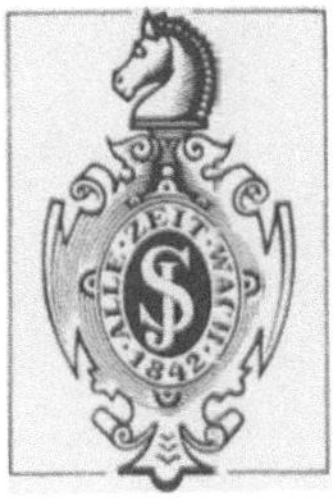

Chirurgische Gastroenterologie

1 Allgemeine chirurgische Gastroenterologie:
Leitsymptome · Diagnostische Techniken
Allgemeine chirurgische Therapieprinzipien
Additive Therapie · Akutes und traumatisiertes Abdomen
Ileus · Peritonitis · Transplantation

Herausgeber
J.R. Siewert · F. Harder (Redaktion)
M. Allgöwer · A.L. Blum · W. Creutzfeldt
L.F. Hollender · H.-J. Peiper

Zweite, vollständig überarbeitete
und erweiterte Auflage

Springer-Verlag Berlin Heidelberg GmbH

Mit insgesamt 1169 Abbildungen und 391 Tabellen in Band 1–3

ISBN 978-3-642-48984-6   ISBN 978-3-642-83674-9 (eBook)
DOI 10.1007/978-3-642-83674-9

CIP-Titelaufnahme der Deutschen Bibliothek
Chirurgische Gastroenterologie/Hrsg J R Siewert
[Ausg in 3 Bd] – Berlin, Heidelberg, New York, London,
Paris, Tokyo, Hong Kong, Barcelona Springer

NE Siewert, Jorg R [Hrsg]
1 Allgemeine chirurgische Gastroenterologie Leitsymptome,
diagnostische Techniken, allgemeine chirurgische
Therapieprinzipien, additive Therapie, akutes und
traumatisiertes Abdomen, Ileus, Peritonitis, Transplantation
– 2 , vollst uberarb u erw Aufl – 1990

Reproduktion der Abbildungen Gustav Dreher GmbH, Stuttgart

Satz, Druck und Bindearbeiten Universitatsdruckerei H Sturtz AG, Wurzburg
2124/3130-543210 – Gedruckt auf saurefreiem Papier

Vorwort zur zweiten Auflage

10 Jahre sind seit dem Erscheinen der 1 Auflage vergangen. Akzeptiert man als „Halbwertszeit" des medizinischen Wissens 5 Jahre, so war die Neuauflage längst uberfallig. Eine völlige Neubearbeitung aller Beitrage war wegen des inzwischen erfolgten beachtlichen Wissenszuwachses unvermeidlich Rein quantitativ stellt sich diese 2. Auflage – selbst nach dem Fortlassen von inzwischen uberholten Verfahren – als nunmehr dreibandige Ausgabe mit einigen neu hinzugekommenen Kapiteln dar.

Die „Chirurgische Gastroenterologie" will dem Leser in Form einer ausgewogenen Synthese neben der chirurgischen Technik bewahrter Verfahren auch die pathophysiologischen und die diagnostischen Voraussetzungen zur erfolgreichen Behandlung gastroenterologischer Erkrankungen zeigen Dabei wird Wert auf zielstrebige Diagnostik und Entscheidungsfindung gelegt. Das Grundkonzept der 1 Auflage blieb unverandert· Chirurgen, Internisten und Theoretiker haben sich gemeinsam bemüht, das aktuelle Wissen in der Gastroenterologie, soweit es fur den Chirurgen von Bedeutung ist, zusammenzutragen und zu werten. Der enge Schulterschluß zwischen Chirurgen und Internisten, ihre haufig unterschiedliche Betrachtungsweise, vor allem auch dort, wo verschiedene Wege zum Ziel führen konnen, hat eine Grundlage geschaffen, die geeignet ist, allfällige chirurgische Euphorien zu bremsen und zu einer gemeinsamen, abgewogenen Indikationsstellung und Verfahrenswahl zu gelangen. Die gastroenterologische Chirurgie – haufig auch im Begriff Viszeralchirurgie subsummiert – stellt nach wie vor das zentrale Element der Allgemeinchirurgie dar. Der zunehmenden Komplexitat und Bedeutung der onkologischen und der Transplantationschirurgie folgend, nehmen diese Gebiete in der Neuauflage des Buches einen größeren Raum als bisher ein Pathologische Zustande des Magen-Darm-Trakts, welche bisher rein chirurgischen Verfahren vorbehalten waren, wurden durch moderne alternative, konservative – insbesondere endoskopische – Verfahren erganzt.

Unser Dank gilt dem Springer-Verlag für die großzügige Geduld, mit welcher er wiederum den oft nicht einfach zu realisierenden Wünschen der Herausgeber entgegengekommen ist Ganz besonders sei Frau Catharina von Doblhoff gedankt, welche die redaktionelle Arbeit an diesen 3 Banden mit Fleiß und viel Geschick auf sich genommen hat. Ferner sei auch Frau Susanne Demou und den Herren Dr A. Stier und Dr. W Barthlen fur ihr sorgfältiges Korrekturlesen unser Dank ausgesprochen.

Juli 1990   Die Herausgeber

Vorwort zur ersten Auflage

Chirurgische Gastroenterologie – Kernstück der allgemeinen Chirurgie – umfaßt eine große Zahl differenzierter chirurgischer Techniken, deren sinnvolle Anwendung Kenntnis der pathophysiologischen Grundlagen voraussetzt. Das heutige Schrifttum zu überblicken und Bewahrtes sowie echte Fortschritte für das eigene chirurgische Handeln auszuwählen, ist kein leichtes Unterfangen.

Es war die Absicht der Herausgeber, den Schwerpunkt auf die in ihren Händen bewahrten Eingriffe zu legen nach der Maxime „aus der Praxis für die Praxis". Dabei war uns Chirurgen die Mitarbeit zweier fachkundiger und kritischer Internisten besonders wertvoll. Sie haben es verstanden, allzu direkten chirurgischen Pragmatismus „herauszufiltern" Ihr Mitwirken hat viel dazu beigetragen, die chirurgisch relevante Pathophysiologie im Auge zu behalten.

Ob das Werk zu dem von uns angestrebten nützlichen Leitfaden chirurgischer Indikation und operativer Technik geworden ist, müssen wir dem Urteil der Leser überlassen. Ist es – auf teils subjektiven Wertungen verschiedener Verfahren durch den Herausgeberkreis beruhend – umfassend genug? Beurteilt nach dem täglichen Handeln in den beteiligten Kliniken, glauben wir, die Frage bejahen zu dürfen. Weglassen unwichtig oder obsolet erscheinender Techniken war nicht leicht – erachteten wir aber als einen ganz wesentlichen Teil unserer Aufgabe Viele von einzelnen Mitarbeitern zur Wiedergabe vorgeschlagene Operationsmethoden sind der gemeinsamen Evaluation zum Opfer gefallen – im hoffentlich verdienstvollen Bestreben der Herausgeber, den Leser nicht mit Überflüssigem zu belasten. Wir waren bemüht, nur das darzustellen, was wir aufgrund eigener Erfahrungen guten Gewissens empfehlen konnten.

Wir glauben, daß die gemeinsame Bearbeitung des Stoffes durch französische und deutschsprachige Autoren und Herausgeber sich als Bereicherung herausstellen wird, auch wenn die französischen Texte nicht in ihrer Originalfassung wiedergegeben sind.

Unser Dank gilt dem Springer-Verlag für die große Geduld und das Vertrauen im Einsatz beträchtlicher Mittel, Frau Schaumburg, deren anatomische Gewissenhaftigkeit und zeichnerisches Darstellungsvermögen höchste Anerkennung verdienen, sowie den Illustratoren, Madame de Launey, Frau Müller, Herrn Struchen und Frau Trocquenet. Zu Dank verpflichtet sind wir auch Frau Nussbaumer für ihre Mitarbeit, besonders beim Korrekturlesen.

Die Herausgeber

Inhaltsverzeichnis Band 1

Chirurgische Leitsymptome

Spezielle chirurgisch wichtige diagnostische Techniken

2 Ultraschalldiagnostik in der Gastroenterologie

3 Radiologische Diagnostik

3.1 Röntgenologische Untersuchungen des Magen-Darm-Trakts

10   Spezielle Labordiagnostik

Allgemeine chirurgische Gastroenterologie

11   Prinzipien der Laparotomie

12   Nahttechniken

Inhaltsverzeichnis Band 2

Inhaltsverzeichnis Band 3

Spezielle chirurgische Gastroenterologie

Adressenverzeichnis

ACKERMANN, CH., Dr med.
Abteilung Allgemeinchirurgie, St. Claraspital, Kleinriehenstr 30, CH-4016 Basel

AKOVBIANTZ, A , Prof Dr med.
Chirurgische Klinik, Stadtspital Waid, Tiechestr. 99, CH-8037 Zürich

ALLGÖWER, M., Prof. Dr med
International Society of Surgery (ISS)/Société Internationale de Chirurgie (SIC),
Hauptstr 63, CH-4153 Reinach BL 1

ANSORG, R , Prof Dr med.
Lehrstuhl für Mikrobiologie, Georg-August-Universität, Kreuzbergring 57,
D-3400 Gottingen

ARBOGAST, R , Prof Dr med.
Chirurgische Klinik, Stadtisches Krankenhaus, Kanzlerstr. 2–6,
D-7530 Pforzheim

ARNOLD, R., Prof Dr med
Zentrum für Innere Medizin, Abteilung Gastroenterologie, Baldingerstraße,
D-3550 Marburg

BAER, H U , Dr med.
Klinik fur Visceralchirurgie, Inselspital, CH-3010 Bern

BARTELS, H., Priv -Doz. Dr med.
Chirurgische Klinik und Poliklinik, Technische Universität München,
Klinikum rechts der Isar, Ismaninger Str 22, D-8000 Munchen 80

BARTH, H O , Dr med.
Chirurgische Klinik, Klinikum Mannheim, Theodor-Kutzer-Ufer,
D-6800 Mannheim

BECKER, H.D., Prof. Dr. med.
Abt. Allgemeinchirurgie, Eberhard-Karls-Universität,
Neuklinikum Schnarrenberg, Hoppe-Seyler-Str. 3, D-7400 Tubingen

BERGES, W , Prof. Dr med.
Medizinische Klinik und Poliklinik, Abteilung für Gastroenterologie,
Universität Dusseldorf, Moorenstr 5, D-4000 Dusseldorf 1

BLUM, A L., Prof Dr. med
Département de Gastroenterologie, Centre Hospitalier Universitaire Vaudois,
CH-1011 Lausanne

BLUMGART, L H , Prof Dr med.
Klinik fur Visceralchirurgie, Inselspital, CH-3010 Bern

BORIES-AZEAU, A., Prof Dr med
5, rue Friperie, F-34000 Montpellier

BÖTTCHER, K , Dr. med.
Chirurgische Klinik und Poliklinik, Technische Universitat München,
Klinikum rechts der Isar, Ismaninger Str. 22, D-8000 Munchen 80

BÜCHELER, E , Prof. Dr. med.
Abteilung fur Röntgendiagnostik, Krankenhaus Eppendorf, Martinistr. 52,
D-2000 Hamburg 20

BUCHWALD, H., M D., Ph.D.
University of Minnesota Hospitals, Department of Surgery,
420 Delaware Street S.E., Minneapolis, MN 55455, USA

BUMM, R , Dr med
Chirurgische Klinik und Poliklinik, Technische Universitat München,
Klinikum rechts der Isar, Ismaninger Str. 22, D-8000 München 80

BUR, F , Prof Dr med.
Service de Chirurgie, Hospital Bon Secours, F-57000 Metz

BUTTERMANN, G., Prof. Dr. med.
Nuklearmedizinische Klinik, Technische Universität München,
Klinikum rechts der Isar, Ismaninger Str. 22, D-8000 München 80

CALDEROLI, H., Dr med
Service de Chirurgie, Hôpital de Hautepierre, 1, Avenue Molière,
F-67098 Strasbourg Cedex

CAMPOS, C.T., M.D.
University of Minnesota Hospitals, Department of Surgery, Box 290 Mayo,
Minneapolis, MN 55455, USA

CASPARY, W.F., Prof Dr med.
Zentrum der Inneren Medizin, Klinikum der Johann-Wolfgang-Goethe-
Universitat, Theodor-Stern-Kai 7, D-6000 Frankfurt 70

CASTRUP, H.J., Prof. Dr. med.
Chirurgische Klinik, Kliniken der Landeshauptstadt, Urdanbacher Allee 83,
D-4000 Düsseldorf

CINQUALBRE, J , Prof. Dr. med.
Service de Transplantation, Hôpital de Hautepierre, 1, Avenue Molière,
F-67098 Strasbourg Cedex

CLASSEN, M., Prof Dr med
II Medizinische Klinik, Technische Universitat München,
Klinikum rechts der Isar, Ismaninger Str. 22, D-8000 Munchen 80

CREUTZFELDT, W., Prof Dr med
Medizinische Univ.-Klinik, Robert-Koch-Str 40, D-3400 Gottingen

DAISS, W , Dr med.
Medizinische Univ.-Klinik, Otfried-Muller-Straße 10, D-7400 Tübingen

DENCK, H , Prof. Dr med.
1 Chirurgische Abteilung, Krankenhaus der Stadt Wien-Lainz,
Wolkersbergenstr. 1, A-1130 Wien

DEYHLE, P., Prof Dr med.
Via della Pace 3, CH-6600 Locarno

DITTLER, H.-J , Dr. med.
Chirurgische Klinik und Poliklinik, Technische Universität Munchen,
Klinikum rechts der Isar, Ismaninger Str. 22, D-8000 Munchen 80

DÖLLE, W , Prof. Dr. med.
I. Medizinische Univ.-Klinik, Otfried-Muller-Str. 10, D-7400 Tübingen

DÜRIG, M., Prof Dr. med.
Chirurgische Klinik, Krankenhaus Eppendorf, Martinistr. 52, D-2000 Hamburg 20

ENCK, P., Dr. med.
Medizinische Klinik und Poliklinik D der Universität, Moorenstr 5,
D-4000 Düsseldorf

ERCKENBRECHT, J.F., Dr. med.
Medizinische Klinik und Poliklinik D der Universitat, Moorenstr. 5,
D-4000 Düsseldorf

ERKELENZ, I., Dr. med.
Zentrum Radiologie, Abteilung Röntgendiagnostik II, Georg-August-Universität,
Robert-Koch-Str 40, D-3400 Göttingen

FARTHMANN, E H., Prof. Dr med.
Chirurgische Univ.-Klinik, Hugstetterstr 55, D-7800 Freiburg

FÉKÉTÉ, F., Prof. Dr med.
Service de Chirurgie, Hôpital Beaujon, 100, Blvd. du Général Leclerc,
F-92118 Clichy-Paris

FEUSSNER, H., Dr med.
Chirurgische Klinik und Poliklinik, Technische Universität München,
Klinikum rechts der Isar, Ismaninger Str. 22, D-8000 München 80

FIEDLER, L., Prof. Dr. med.
Chirurgische Abteilung, St Marien Krankenhaus, Salzburger Str 15,
D-6700 Ludwigshafen

FINK, U , Prof. Dr med.
Chirurgische Onkologie, Chirurgische Klinik und Poliklinik,
Technische Universität München, Klinikum rechts der Isar,
Ismaninger Str 22, D-8000 Munchen 80

FLORACK, G., Priv.-Doz. Dr med.
Chirurgische Klinik und Poliklinik, Technische Universität München,
Klinikum rechts der Isar, Ismaninger Str 22, D-8000 München 80

FÖLSCH, U R., Prof. Dr. med.
Medizinische Univ.-Klinik, Abteilung Gastroenterologie, Robert-Koch-Str. 40,
D-3400 Göttingen

FREDE, K.E , Priv -Doz. Dr. med.
Departement Chirurgie, Kantonsspital, Spitalstr. 21,
CH-4031 Basel

GALL, F P., Prof Dr med.
Chirurgische Univ -Klinik, Maximiliansplatz, D-8520 Erlangen

GEMSENJAGER, E., Priv -Doz Dr. med
Chirurgische Klinik, Spital Neumünster, CH-8125 Zollikerberg/Zurich

GERBES, A L , Dr med.
II Medizinische Univ.-Klinik, Ludwig-Maximilians-Universität,
Klinikum Großhadern, Marchioninistr 15, D-8000 München 70

GOLDER, W., Dr. med
Institut fur Rontgendiagnostik, Technische Universitat München,
Klinikum rechts der Isar, Ismaninger Str 22, D-8000 München 80

GOSSNER, W., Prof. Dr med.
Biedersteinerstr 29, D-8000 München 40

GOSSMANN, A
Chirurgische Klinik und Poliklinik, Technische Universität München,
Klinikum rechts der Isar, Ismaninger Str 22, D-8000 München 80

GRABBE, E., Prof Dr med.
Institut fur Rontgendiagnostik I, Universitats-Klinikum Gottingen,
Robert-Koch-Str 40, D-3400 Gottingen

GUBERNATIS, G., Priv.-Doz Dr med.
Klinik für Abdominal- und Transplantationschirurgie, Medizinische Hochschule
Hannover, Konstanty-Gutschow-Str 8, D-3000 Hannover 61

HAGENMÜLLER, F., Priv -Doz Dr med.
Zentrum für Innere Medizin, Allgemeines Krankenhaus Altona,
Paul-Ehrlich-Str 1, D-2000 Hamburg 50

HARDER, F., Prof Dr. med.
Departement Chirurgie, Kantonsspital, Spitalstr 21, CH-4031 Basel

HÄRING, R., Prof Dr. med.
Chirurgische Univ -Klinik, Klinikum Steglitz der FU Berlin,
Hindenburgdamm 30, D-1000 Berlin 45

HEBERER, M., Priv -Doz Dr med.
Departement Chirurgie, Kantonsspital, CH-4031 Basel

HERFARTH, Ch., Prof Dr. med.
Chirurgische Univ.-Klink, Im Neuenheimer Feld 110, D-6900 Heidelberg

HERZOG, B., Prof Dr med
Kinderchirurgische Klinik, Kinderspital, Romergasse 8,
CH-4058 Basel

HOLLENDER, L.F., Prof. Dr med.
Service de Chirurgie, Hôpital de Hautepierre, 1, Avenue Molière,
F-67098 Strasbourg Cedex

HÓLSCHER, A H , Priv -Doz. Dr. med.
Chirurgische Klinik und Poliklinik, Technische Universität Munchen,
Klinikum rechts der Isar, Ismaninger Str 22, D-8000 Munchen 80

HÓLSCHER, M., Prof Dr. med.
Chirurgische Klinik und Poliklinik, Technische Universität Munchen,
Klinikum rechts der Isar, Ismaninger Str 22, D-8000 Munchen 80

HUBER, F T , Dr med
Chirurgische Klinik und Poliklinik, Technische Universitat Munchen,
Klinikum rechts der Isar, Ismaninger Str 22, D-8000 München 80

HÜNIG, R , Prof Dr. med
Abteilung für Radio-Onkologie, Universitats-Institut für Med. Radiologie,
Kantonsspital, CH-4031 Basel

HUSEMANN, B., Prof Dr. med.
Chirurgische Univ.-Klinik, Maximiliansplatz, D-8520 Erlangen

KARAUS, M , Dr. med
Medizinische Klinik und Poliklinik D der Universitat,
Moorenstr 5, D-4000 Dusseldorf

KIENY, R , Prof Dr med.
Service de Chirurgie Cardio-Vasculaire, Centre Hospitalier Régional,
1, Place de l'Hôpital, F-67091 Strasbourg

KLANN, H., Dr. med
Heuwinkel 4, D-8390 Passau

KLENGEL, Herbert
Zentrum Radiologie, Abteilung Rontgendiagnostik II, Georg-August-Universitat,
Robert-Koch-Str 40, D-3400 Gottingen

KLOSE, K J., Prof Dr. med.
Institut für Klinische Strahlenkunde der Universitat, Langenbeckstr 1,
D-6500 Mainz

KNYRIM, K , Priv.-Doz. Dr med.
Medizinische Klinik I, Stadtische Kliniken Kassel, Mónchebergstr 41–43,
D-3500 Kassel

KOELZ, H R , Priv -Doz Dr med
Medizinische Klinik, Stadtspital Triemli, Birmensdorferstr 497, CH-8063 Zurich

KREJS, G J., Prof Dr med.
Medizinische Univ.-Klinik, Auenbrugger Platz 15, A-8036 Graz

LANGE, J , Priv -Doz Dr. med.
Chirurgische Klinik und Poliklinik, Technische Universitat München,
Klinikum rechts der Isar, Ismaninger Str. 22, D-8000 Munchen 80

LANKISCH, P G , Prof Dr med
Medizinische Abteilung, Stadtkrankenhaus, Bogelstr 1,
D-2120 Lüneburg

LEE, K.K W , M D
Department of Surgery, The University of Chicago Medical Center,
5841 S. Maryland Avenue, Chicago, IL 60637, USA

LEHR, L., Prof Dr vet Dr. med.
Chirurgische Klinik und Poliklinik, Technische Universität München,
Klinikum rechts der Isar, Ismaninger Str 22, D-8000 München 80

LEMBCKE, B., Priv -Doz Dr med
Zentrum der Inneren Medizin, Abteilung Gastroenterologie,
Theodor-Stern-Kai 7, D-6000 Frankfurt 70

LEPSIEN, G , Dr med.
Chirurgische Univ -Klinik, Zentrum Chirurgie I. Robert-Koch-Str 40,
D-3400 Gottingen

LERUT, J , Priv -Doz Dr med
Abt für Transplantationschirurgie, Inselspital, CH-3010 Bern

LEUTENEGGER, A., Priv -Doz Dr med
Chirurgische Klinik, Ratisches Kantons- und Regionalspital, CH-7000 Chur

LIEBERMANN-MEFFERT, D , Priv -Doz Dr med.
Chirurgische Klinik und Poliklinik, Technische Universität München,
Klinikum rechts der Isar, Ismaninger Str. 22, D-8000 Munchen 80

LUBKE, H.-J , Dr med
Medizinische Klinik und Poliklinik D der Universitat,
Moorenstr 5, D-4000 Dusseldorf

LUKAS, P , Dr med.
Institut fur Strahlentherapie, Technische Universität Munchen,
Klinikum rechts der Isar, Ismaninger Str. 22, D-8000 München 80

MAAS, R , Dr. med
Abteilung fur Rontgendiagnostik, Krankenhaus Eppendorf, Martinistr 52,
D-2000 Hamburg 20

MANEGOLD, B C , Prof Dr. med.
Abteilung fur Endoskopie, Klinikum Mannheim. Theodor-Kutzer-Ufer,
D-6800 Mannheim

MANZINI, N DE, Dr med.
Service de Chirurgie, Hôpital de Hautepierre, 1, Avenue Molière,
F-67098 Strasbourg Cedex

MARRIE, A , Dr med.
Service de Chirurgie, Clinique Diaconat, F-68100 Mulhouse

MARTI, M -C , Priv.-Doz Dr med
Département de Chirurgie, Hôpital Cantonal, 24, rue Micheli-du-Crest,
CH-1211 Genève 4

MARTINOLI, S , Priv -Doz Dr med
Ospedale Civico, CH-6900 Lugano

MEYER, Ch., Prof. Dr med
Service de Chirurgie, Hôpital de Hautepierre, 1, Avenue Molière,
F-67098 Strasbourg Cedex

MEYER, H -J , Prof Dr. med.
Klinik fur Abdominal- und Transplantationschirurgie, Medizinische Hochschule
Hannover, Konstanty-Gutschow-Str. 8, D-3000 Hannover 61

MULLER, C., Priv.-Doz Dr med
I. Chirurgische Klinik, Spital Uster, CH-8610 Uster

MULLER-LISSNER, S A , Dr med.
Medizinische Univ.-Klinik, Ziemssenstr 1, D-8000 Munchen 2

OTTENJANN, R , Prof Dr med
Medizinische Klinik, Stadtisches Krankenhaus Munchen-Neuperlach,
Oskar-Maria-Graf-Ring 51, D-8000 Munchen 83

PAUMGARTNER, G., Prof Dr med
II Medizinische Univ -Klinik, Ludwig-Maximilians-Universitat,
Klinikum Großhadern, Marchioninistr 15, D-8000 Munchen 70

PEIPER, H -J , Prof. Dr med
Zentrum Chirurgie I, Abteilung Allgemeinchirurgie, Georg-August-Universität,
Robert-Koch-Str. 40, D-3400 Gottingen

PETERMANN, Ch , Priv -Doz Dr med.
Chirurgische Klinik, Klinikum Mannheim, Theodor-Kutzer-Ufer,
D-6800 Mannheim

PICHLMAYR, R , Prof Dr med.
Klinik für Abdominal- und Transplantationschirurgie, Medizinische Hochschule
Hannover, Konstanty-Gutschow-Str. 8, D-3000 Hannover 61

PIETSCH, B M., Dr med
Medizinische Klinik, Karl-Franzens-Universitat, Auenbrugger Platz 15,
A-8036 Graz

PURRMANN, J., Dr med.
Medizinische Klinik und Poliklinik D der Universität, Moorenstr 5,
D-4000 Dusseldorf

RASCHKE, M , Dr med
Chirurgische Klinik und Poliklinik, Technische Universitat Munchen,
Klinikum rechts der Isar, Ismaninger Str. 22, D-8000 München 80

REISER, S B., Dr med.
Chirurgische Klinik und Poliklinik, Technische Universitat Munchen,
Klinikum rechts der Isar, Ismaninger Str. 22, D-8000 München 80

RIES, G , Priv -Doz Dr. med.
Klinik für Radio-Onkologie, Kantonsspital, CH-9007 St Gallen

SEIFERT, E., Prof. Dr. med
I Medizinische Klinik, Stadtisches Krankenhaus Kemperhof, D-5400 Koblenz

SIDLER, G
Departement Chirurgie, Kantonsspital, Spitalstr 21, CH-4031 Basel

SIEWERT, J.R , Prof. Dr. med.
Chirurgische Klinik und Poliklinik, Technische Universität Munchen,
Klinikum rechts der Isar, Ismaninger Str 22, D-8000 Munchen 80

SØREIDE, O., Dr med.
University of Bergen, Haukeland Hospital, N-Bergen

STOCKMANN, F , Priv -Doz. Dr. med
Zentrum Innere Medizin, Abteilung fur Gastroenterologie und Endokrinologie,
Robert-Koch-Str 40, D-3400 Gottingen

STROHMEYER, G , Prof Dr med.
Medizinische Klinik und Poliklinik D der Universitat, Moorenstr 5,
D-4000 Düsseldorf

STUBY, K , Dr med.
Medizinische Klinik, Stadtisches Krankenhaus, Pettenkoferstraße,
D-6780 Pirmasens

TONDELLI, P , Prof Dr med.
Abteilung Allgemeinchirurgie, St. Claraspital, Kleinriehenstr 30, CH-4016 Basel

TREDE, M , Prof Dr med.
Chirurgische Klinik, Klinikum Mannheim, Theodor-Kutzer-Ufer,
D-6800 Mannheim

VEILLON, F , Dr med.
Service de Radiologie, Hôpital de Hautepierre, 1, Avenue Molière,
F-67098 Strasbourg Cedex

VOETH, Ch., Dr med
Am Fuchsengraben 3, D-8130 Starnberg

WEISER, H.F , Prof Dr. med
I Chirurgische Klinik, Evang -Lutheranisches Diakoniekrankenhaus,
D-2720 Rotenburg/Wumme

WIENBECK, M , Prof Dr med
Medizinische Klinik III, Zentralklinikum, Stenglinstr. 1, D-8900 Augsburg

WINKLER, R., Prof Dr. med.
Chirurgische Klinik, Martin-Luther-Krankenhaus, Lutherstr 22, D-2380 Schleswig

WOLF, Ph , Prof Dr med.
Service de Transplantation, Hôpital de Hautepierre, 1, Avenue Molière,
F-67098 Strasbourg Cedex

WOLFF, H , Prof Dr med.
Chirurgische Klinik und Poliklinik, Humboldt-Universitat,
Schumannstr 20/21, DDR-1040 Berlin

WUKETICH, ST., Doz Dr med.
Laboratorium fur Histopathologie, Schwarzspanierstr 16, A-1090 Wien

Chirurgische Leitsymptome

1.1 Akutes Abdomen

J.R. Siewert und L. Lehr

1 Definition

Der Begriff „akutes Abdomen" ist eine durch Zeitnot diktierte vorläufige Bezeichnung für eine zunächst nicht exakt differenzierbare akute Erkrankung der Bauchhöhle bis zu deren endgültiger ätiologischer Klärung [10]. Es handelt sich zumeist um einen Symptomenkomplex, der anfangs nur eine grobe Einordnung, nicht aber eine endgültige Diagnose erlaubt. Die unter diesem Begriff zusammengefaßten Krankheitsbilder haben folgende *Leitsymptome* gemeinsam:
- Akuter heftiger Leibschmerz
- Peritonitis mit Störung der Darmfunktion (Paralyse)
- Störungen der allgemeinen Kreislaufregulation (Schock)

2 Leitsymptome des akuten Abdomens

Differentialdiagnostische Überlegungen zur Ätiologie des akuten Abdomens setzen eine *Analyse* der 3 bestimmenden Leitsymptome voraus:

Abb. 1.1a, b. Projektion visceraler Schmerzen (**a**) auf das entsprechende Myotom und Dermatom (**b**)

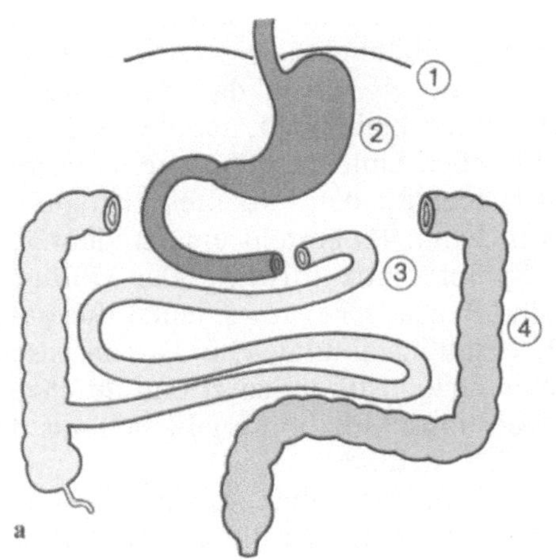

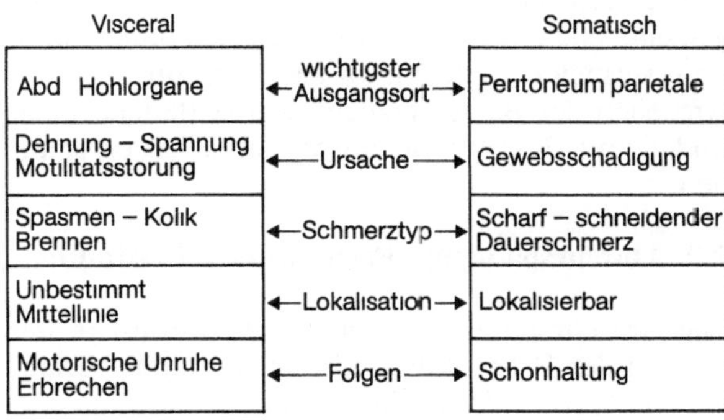

Visceral		Somatisch
Abd Hohlorgane	← wichtigster Ausgangsort →	Peritoneum parietale
Dehnung – Spannung Motilitatsstorung	← Ursache →	Gewebsschadigung
Spasmen – Kolik Brennen	← Schmerztyp →	Scharf – schneidender Dauerschmerz
Unbestimmt Mittellinie	← Lokalisation →	Lokalisierbar
Motorische Unruhe Erbrechen	← Folgen →	Schonhaltung

Abb. 1.2. Differentialdiagnose abdominaler Schmerzen

2.1 Schmerz

Der Schmerz als klinisches Leitsymptom des akuten Abdomens wird in der Regel spontan empfunden oder läßt sich durch die Palpation des Bauchs auslösen bzw verstärken. Er kann mit dem Phänomen der Abwehrspannung verbunden sein. Grundsätzlich können Schmerzen von allen 3 Organtypen der Bauchhöhle ausgehen. von den parenchymatösen Organen, von den muscularen Hohlorganen und vom Peritoneum (Abb. 1 1a, b und 1.2).

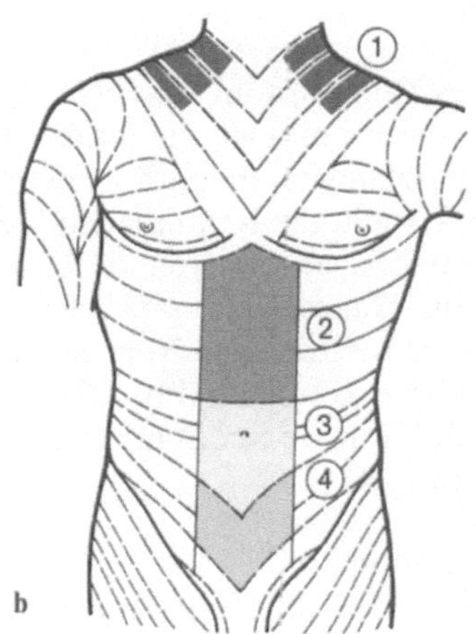

Den parenchymatösen Organen kommt dabei die geringste Bedeutung zu, die von hier ausgehenden Schmerzen sind in der Regel unbestimmbar, dumpf und nur geringgradig. Häufigste Ursache ist die Kapseldehnung

Auslösende Ursachen des Schmerzes können alle Formen der Gewebeschädigung, wie Spannung, Druck, Reibung, Dehnung, chemische Noxen, endogene Toxine und entzündliche Infiltrationen sein. Die Schmerzen werden durch Bewegung, Erschütterungen bzw Lageveränderungen verstärkt, weil hierdurch weitere peritoneale Reizungen entstehen Der Patient verhält sich daher ruhig und vermeidet jede unnötige Bewegung Durch Anziehen der Beine versucht er, die Bauchdecken und damit das Peritoneum parietale zu entspannen.

2.2 Abwehrspannung, Peritonismus, Peritonitis

Die Abwehrspannung, zunächst lokalisiert in der Region der Erkrankung oder im weiteren Verlauf als Dauerkontraktion der gesamten Bauchmuskulatur, ist Folge einer indirekten Erregung, auch des afferenten motorischen Schenkels des Reflexbogens über den durch die peritoneale Reizung erregten somatosensiblen afferenten Schenkel

Bei Überlegungen zur Ursache einer Abwehrspannung sollte zwischen *Peritonismus* und *Peritonitis* differenziert werden. Unter Peritonismus versteht man einen Reizzustand des Bauchfells mit Druckempfindlichkeit ohne erkennbare Entzündungszeichen wie Fieber und Blutbildveränderungen, die nicht durch die Grundkrankheit verursacht sind. Immer muß mit der Möglichkeit gerechnet werden, daß ein Peritonismus durch eine Baucherkrankung ausgelöst sein kann, die schließlich zur echten Peritonitis führt Mehrfache Untersuchungen des Lokalbefunds, der Temperatur, des Pulses und Blutbilds lassen die Krankheitsentwicklung erkennen Eine Reihe von Krankheitsbildern ohne echte peritonitische Reizung kann eine Peritonitis vortäuschen (Pseudoperitonismus; s. Kap. 5.3 3).

Das klinische Symptom *Peritonismus* und erst recht die *Peritonitis* müssen die differentialdiagnostischen Überlegungen in pathogenetische Richtung lenken. Es gilt, die Krankheitsbilder und ihre Komplikationen zu analysieren, die spontan – d.h. außerhalb von Trauma oder postoperativer Komplikation – zum peritonealen Reizzustand bzw. zur Peritonitis führen können (Abb. 1.2):
– die intraabdominale Spontanblutung
– die Perforation
– der Ileus
– die Entzündung
– die viszerale Durchblutungsstörung

2.3 Schock

Die Diagnose akutes Abdomen ist häufig gleichbedeutend mit dem Vorliegen eines Schocks. Bei jeder weiteren diagnostischen Abklärung sollte zuerst die Rückwirkung auf den Gesamtorganismus erfaßt werden. Über das Ausmaß der Veränderungen kann man sich durch einige wenige leicht verfügbare Parameter informieren (s. Kap. 1.4).

3 Diagnostik

3.1 Zielsetzung des diagnostischen Vorgehens

Im allgemeinen gestattet die dringliche Situation des akuten Abdomens der Diagnostik nur wenig Zeit, sie erzwingt eine sinnvolle Koordination diagnostischer und erster therapeutischer Maßnahmen Dabei schafft insbesondere eine rasch einsetzende Schocktherapie die notwendige Zeit für eine gezielte Diagnostik. Diese hat sich auf die Abklärung weniger für das weitere Vorgehen bedeutender Fragen zu konzentrieren Vor allem muß entschieden werden, ob die vom Patienten angegebenen akuten Bauchbeschwerden zunächst einen konservativen Behandlungsversuch und damit eine elektive, umfassende Diagnostik gestatten oder ob ein notfallmäßig chirurgisches Vorgehen notwendig ist. Die verfügbare Zeit richtet sich nach der Schwere des Krankheitsbildes, das in der Regel einem der 3 folgenden Schweregrade zugeordnet werden kann·

Das *perakute Abdomen* als Vollbild des akuten Abdomens, mit Vernichtungsschmerz, brettharter Bauchdeckenspannung und catecholaminbedürftigem Kreislaufschock. Hier darf die diagnostische Phase nur sehr kurz sein, in aller Regel ist unter intensivster Schockbekämpfung eine rasche diagnostische Laparotomie indiziert („operationspflichtiges" Abdomen)

Das *akute Abdomen*, das zwar mit heftigem Bauchschmerz einhergeht, der aber zum Zeitpunkt der klinischen Untersuchung bereits wieder abgeklungen oder für den Patienten erträglich geworden sein kann. Es besteht eine eindeutige peritoneale Symptomatik (druck- oder vibrationsempfindliche Bauchdecke) sowie eine infusionsbedürftige Kreislaufinstabilität. Hier ist eine rasche konsequente Diagnostik indiziert und durchzuführen; die Operationsindikation ergibt sich aus dem diagnostischen Befund.

Schließlich das subakute oder besser *unklare Abdomen* Das klinische Bild ist durch eine eindeutige abdominale Schmerzsymptomatik (fortbestehend oder anamnestisch), eine diskrete peritoneale Mitbeteiligung und eine kompensierte Kreislaufsituation gekennzeichnet Hier kann die Diagnostik elektiv durchgeführt werden, die Therapie richtet sich nach dem diagnostischen Befund.

3.2 Spezielle Diagnostik (Tabelle 1 1)

3.2.1 Anamnese

Der Eigenanamnese kommt eine für die weitere diagnostische Überlegung richtunggebende Bedeutung zu Ausschlaggebend fur die endgültige Diagnose sind die aktuellen Befunde.

Bei der Erhebung der *jetzigen Anamnese* sind 5 Fragen von Wichtigkeit.

Wie begann der Schmerz? Hier sind 2 typische Schmerzformen zu unterscheiden

Einmal der den Patienten mehr oder minder unvorbereitet treffende akute Vernichtungsschmerz, z.B. bei einem intraabdominalen Perforationsgeschehen oder bei der Kolik Ganz ahnlich ist der Schmerzbeginn auch beim Mesenterialinfarkt. Charakteristisch für Perforation und Mesenterialinfarkt ist ein ganz kurzes Intervall relativer Beschwerdebesserung nach dem initialen Schmerzereignis, das dann durch zunehmende Schmerzhaftigkeit des gesamten Abdomens abgelöst wird Bei der Kolik hingegen setzen nach einem kurzen Intervall relativer Schmerzbesserung weitere Schmerzattacken mit erneuter Vehemenz ein.

Anders gestaltet sich der Schmerzbeginn bei den akut entzundlichen Erkrankungen Hier ist der langsam kontinuierlich zunehmende und in seiner Starke nur gering wechselnde Schmerz typisch. Phasen einer echten Remission werden hier nicht beobachtet.

Ging dem Schmerz eine Ursache voraus? Hier gilt es in erster Linie, nach einem zeitlichen Zusammenhang zwischen Schmerzbeginn und Nahrungsaufnahme zu fahnden. Das bekannteste Beispiel hierfur ist der Diatfehler als auslosende Ursache für die Gallensteinkolik Auch die typische Angina abdominalis tritt meistens in Zusammenhang mit der Nahrungsaufnahme auf.

Wann und wo begann der Schmerz? Die Erfahrung des zeitlichen Ablaufs vom Beginn der Beschwerden bis zum Zeitpunkt der Krankenhauseinlieferung laßt Rückschlusse auf die Verlaufsform der Erkrankung zu. Wichtig ist die Lokalisation des Schmerzes, wobei besonders darauf zu achten ist, ob es zu einer Veränderung der Schmerzlokalisation kam. Dieser wandernde Schmerz ist typisch

für die akute Appendicitis, deren Schmerzen sich zunächst in das Epigastrium bzw. in die Nabelgegend projizieren, um spater mit Übergreifen der Entzündung auf das Peritoneum parietale in den rechten Unterbauch zu wandern. Diese Veränderung ist charakteristisch für entzundliche Erkrankungen, die zunächst im Bereich eines intraabdominalen Organs beginnen und dabei zunächst einen visceralen Schmerz auslosen. Erst nach Übergreifen der Entzündung auf das Peritoneum parietale entsteht der lokalisierbare somatische Schmerz und damit verbunden eine Lokalisationsanderung der Schmerzempfindung.

Wo ist der Schmerz jetzt lokalisiert? (Abb 1.3 und 1.4). Auch bei dieser Frage lassen sich Hinweise

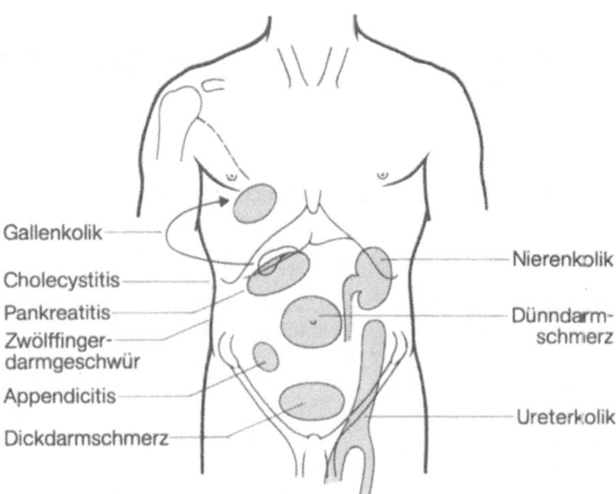

Abb. 1.3. Schmerzprojektion bei verschiedenen akuten abdominalen Erkrankungen (Ansicht von vorne) Aus [5]

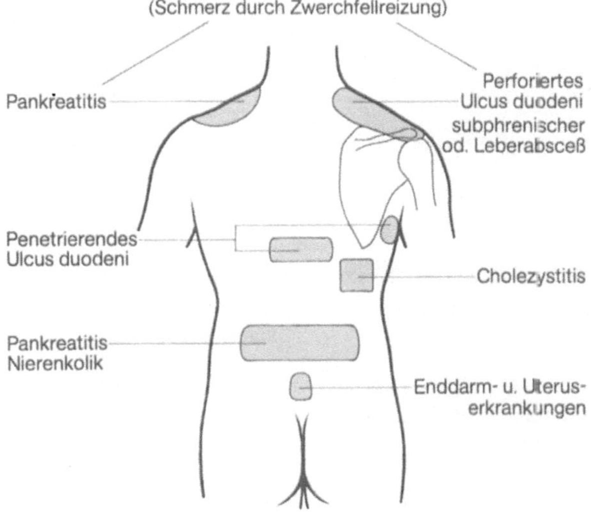

Abb. 1.4. Schmerzprojektion verschiedener akuter abdominaler Erkrankungen (Ansicht von hinten) Aus [5]

Tabelle 1.1. Typische Organsymptomatik beim akuten Abdomen

Organdiagnose	Schmerzentwicklung	Kardinalsymptome	Diagnosesicherung
Akute Appendicitis	Zuerst paraumbilical, dann in den rechten Unterbauch wandernder Dauerschmerz	Erbrechen, Klopf- und Loslaßschmerz, rectaler Druckschmerz, Psoasschmerz, Leukocytose	(Klinischer Verlauf[1])
Akute Cholecystitis	Dauerschmerz mit vagem Beginn, Steigerung innerhalb weniger Stunden, in rechte Schulter ausstrahlend	Lokaler Klopf- und Druckschmerz, Leukocytose, Fieber	Sonographie
Brideníleus	Plötzlicher Beginn, kolikartig, anfänglich manchmal lokalisierbar (z B im Bereich einer Operationsnarbe)	Erbrechen, Hyperperistaltik	Abdomenleeraufnahme im Stehen
Incarcerierte Inguinal- oder Femoralhernie	Plötzlicher Beginn, kolikartig, Maximum an Bruchpforte	Erbrechen, Hyperperistaltik, Lokalbefund an Bruchpforte	Lokalbefund, Abdomenleeraufnahme im Stehen
Incarcerierte Hernia obturatoria	Plötzlicher Beginn, kolikartig	Erbrechen, Hyperperistaltik, Schmerzausstrahlung an der Innenseite des Oberschenkels	Abdomenleeraufnahme im Stehen (Gastrografinpassage)
Mechanischer Dickdarmileus	Langsam zunehmend, kolikartig, diffus	Fehlender Stuhl- und Windabgang, Miserere	Abdomenleeraufnahme im Stehen, rectale Untersuchung, vorsichtiger Colonkontrasteinlauf (Gastrografin)
Sigmavolvulus	Plötzlicher Beginn, kolikartig, Unterbauch	Fehlender Stuhl- und Windabgang	Abdomenleeraufnahme, vorsichtiger Colonkontrasteinlauf (Gastrografin)
Pseudoobstructio coli	Langsam zunehmend, Dauerschmerz, diffus	Fehlender Stuhl- und Windabgang	Abdomenleeraufnahme, vorsichtiger Colonkontrasteinlauf (Gastrografin), evtl Coloskopie
Perforiertes Gastroduodenalulcus	Plötzlicher Beginn mit oder ohne Ulcusanamnese, freies Intervall, lokalisierbar, Ausstrahlung in die rechte Schulter	Bretthartes Abdomen	Abdomenleeraufnahme (im Stehen oder in Linksseitenlage), Luftinsufflation über Magensonde, Gastrografinschluck oder Gastroskopie
Akute Pankreatitis	Plötzlicher Beginn, Dauerschmerz, Vernichtungscharakter, diffus im Oberbauch, gürtelförmig mit Ausstrahlung in den Rücken oder in die linke Schulter	Oberbauchperitonismus, Urin- und Serumamylase- und -lipaseerhöhung, niedriges Serumcalcium	Computertomographie (Sonographie)
Mesenterialinfarkt	Plötzlicher Beginn, manchmal kolikartig, häufig freies Intervall, diffus	Diskrepanz zwischen heftigem Schmerzbild, schlechtem Allgemeinzustand, hoher Leukocytose und geringem Peritonismus	Angiographie
Stielgedrehte Ovarialcyste	Plötzlicher Beginn, lokalisierbar	Keine	Sonographie
Extrauteringravidität	Plötzlicher Beginn, häufig mit Kollaps, Unterbauch	Allgemeine Blutungszeichen bis zum Schock, Schwangerschaftstest positiv, retrouterine Hämatocele	Sonographie, transvaginale Punktion
Spontane oder sekundäre Milzruptur	Plötzlicher Beginn, diffus	Allgemeine Blutungszeichen bis zum Schock	Sonographie, Peritoneallavage
Perforierte Aneurysmen (Aorta, Visceralarterien)	Plötzlicher Beginn, bei Bauchaortenaneurysma Dauerschmerz mit Vernichtungscharakter, gürtelförmig in den Rücken ausstrahlend	Allgemeine Blutungszeichen bis zum Schock, pulsierender Abdominaltumor	Sonographie, Computertomographie, Angiographie

gewinnen, ob noch ein visceraler oder bereits ein somatischer Schmerz vorliegt Kann der Patient seine Schmerzen mit einem Finger genau lokalisieren, so darf man davon ausgehen, daß bereits eine Mitbeteiligung des Peritoneum parietale erfolgt ist. Zeigt der Patient die schmerzhafte Region des Abdomens mit flach aufgelegter, sich bewegender Hand, so kann noch von einem diffusen visceralen Schmerz ausgegangen werden. Der Übergang vom visceralen zum somatischen Schmerz muß als wichtiges diagnostisches Kriterium aufgefaßt werden Er weist darauf hin, daß die Erkrankung die Organgrenzen überschritten und zu einer Mitbeteiligung des Peritoneums geführt hat. Zu diesem Zeitpunkt erleichtert die Schmerztopographie i. allg die Diagnose

Welchen Charakter hat der Schmerz? (Abb 1 5). Hier gilt es, durch gezielte Fragen den Schmerzcharakter gemeinsam mit dem Patienten herauszuarbeiten. Der krampfartig spastische Schmerz bzw. eine richtige Kolik wird auf einen intermittierenden oder persistierenden Verschluß eines intraabdominalen Hohlorgans hinweisen, der brennende Schmerz mehr auf Affektionen der intestinalen Schleimhaut und der kontinuierlich zunehmende schneidende Schmerz schließlich auf die Peritonitis.

3.2.2 Klinische Untersuchung

Zunächst erfolgen Inspektion und Verhaltensbeurteilung des Patienten Ist der Patient ruhig oder walzt er sich herum? Hat er eine abdominale oder thorakale Atmung? Wie sind Gesichtsausdruck und Hautkolorit? Wie erscheint die Zunge? Spricht das Kreislaufverhalten für Schock- oder Kollapszustände?

Lokalbefund Finden sich Narben, besteht eine Abwehrspannung? Gibt es einen Klopf- oder Loslaßschmerz? Liegt ein Meteorismus vor? Wie ist der Auskultationsbefund (hochgestellte Darmgeräusche etc)? Sind Resistenzen tastbar? Sind die Bruchpforten geschlossen, oder besteht eine Hernie?

Selbstverständlich ist jede Palpation wegen der möglichen Schmerzhaftigkeit mit größter Subtilität und Vorsicht vorzunehmen. Bruske Berührungsversuche können ebenso wie kalte Hande des Untersuchers eine Abwehrspannung auslosen und damit zu Fehlbeurteilungen Anlaß geben. Es ist vorteilhaft, mit dem Patienten wahrend der Untersuchung zusätzlichen Körperkontakt, in erster Linie durch Sitzen des Untersuchers auf der Bettkante, aufzunehmen, den Patienten durch ein beruhigendes Gesprach abzulenken und zur Ent-

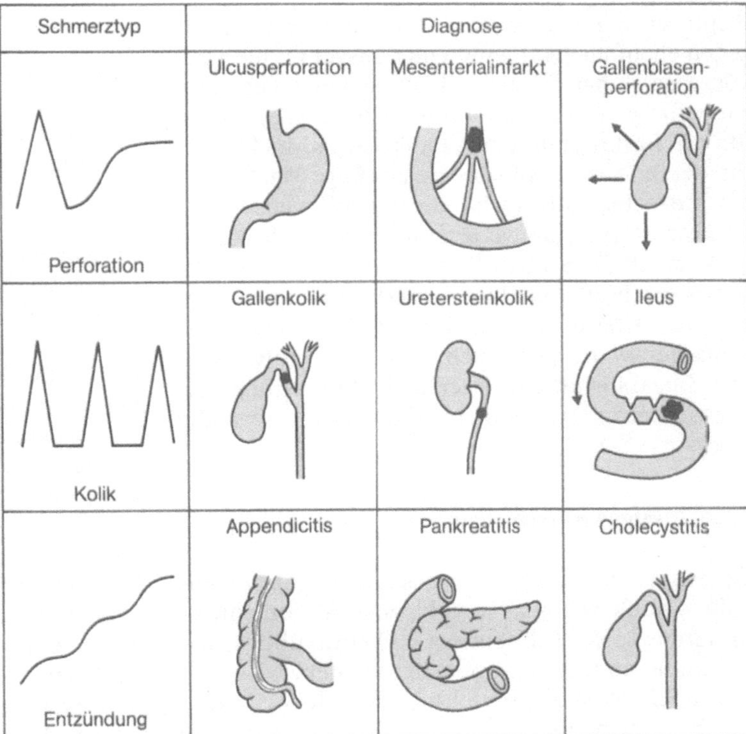

Abb. 1.5. Schmerztypen verschiedener akuter abdominaler Erkrankungen Aus [11]

spannung zu bringen, sowie stets mit der Abtastung des Abdomens fern vom Punkt der maximalen Schmerzangabe zu beginnen.

Auskultation Atmung frei, Atemgeräusch? Pleuritisches Reiben? Herztöne? Sind Darmgerausche hörbar? Besteht eine Hyperperistaltik? Sind Stenosegerausche nachweisbar?

Rectale und vaginale Untersuchung Ist der Douglas-Raum vorgewolbt bzw. druckschmerzhaft, und findet sich Stuhl oder Blut in der Ampulle?

3.2.3 Labor- und Kreislaufparameter

Aufgrund der bisher erhobenen Befunde können etwa 80% aller akuten Abdominalerkrankungen diagnostiziert werden Somit sind sie zumeist bestimmend fur die Diagnose eines akuten Abdomens und damit gleichermaßen meist auch für den Entschluß zur Laparotomie Den Laborbefunden kommt im Rahmen der Diagnostik des akuten Abdomens nur ein geringerer Stellenwert zu Wirklich notwendig sind lediglich die Ermittlung des Hamoglobins sowie des Hamatokrits im Zusammenhang mit der Möglichkeit einer akuten Blutung oder zur Beurteilung einer Bluteindickung, die Ermittlung der Leukocytenzahl bei entzundlichen Prozessen und der α-Amylase zur Erkennung einer Pankreatitis Im Rahmen des akuten Abdomens ist in den meisten Fallen eine Leukocytose nachweisbar. Hohe Werte (uber 20000) sprechen eher für eine Absceßbildung als fur eine diffuse Peritonitis Rupturen parenchymatöser Organe (Milz, Leber) gehen ebenfalls häufig mit einer ausgepragten Leukocytose einher. Niedrige Leukocytenzahlen sprechen für eine Virusinfektion Die α-Amylase ist für die Bestatigung einer Pankreatitis, nicht aber für deren Ausschluß von Bedeutung Wichtig ist die Tatsache, daß auch Niereninsuffizienzen mit erhöhten α-Amylasewerten im Serum einhergehen (s Kap 10.2). Schießlich kann ein Urinsediment zum Ausschluß von Harnwegserkrankungen wichtig sein Alle anderen Untersuchungen sind zwar wunschenswert, aber nicht dringend notwendig. Die Anzahl wunschenswerter Untersuchungsverfahren nimmt zu, wenn eine Operation notwendig erscheint (Tabelle 1 2)

3.2.4 Röntgenuntersuchung

Zu Beginn der Diagnostik des akuten Abdomens sollten nach wie vor sowohl eine Abdomenleeraufnahme als auch eine a p.-Thoraxubersichtsaufnahme im Stehen angefertigt werden.

Zu achten ist auf freie Luft unter dem Zwerchfell Entscheidend ist dafür die Thorax-, nicht die

Tabelle 1.2. Notwendige und wunschenswerte Labordiagnostik im Rahmen des akuten Abdomens

Notwendig	Wunschenswert	Wunschenswert fur die Vorbereitung einer Operation
Hb, Ht	Kreatinin	Elektrolyte
Leucos	Blutzucker	Blutgasanalyse
α-Amylase	CPK	(Verdacht auf
(Urin-Sediment)		respiratorische
		Insuffizienz
		oder Schock)
Kreislaufparameter		Ro-Thorax
RR	Zentraler Venendruck	
Puls	EKG	
Urinausscheidung		

Tabelle 1.3. Ursachen des akuten Abdomens (Literaturzusammenstellung u eigenes Krankengut)

1	Appendicitis[a]	54%
2	Akute Cholecystitis	14%
3	Ileus	11%
4	Magen- bzw Duodenalperforation	7%
5	Akute Pancreatitis	5%
6	Dunndarmerkrankungen (mesenteriale Durchblutungsstorungen, Morbus Crohn etc)	4%
7	Sonstiges inkl gynakologische Erkrankungen	4%
8	Peritonitis unklarer Genese	1%

[a] Unter „Appendicitis" werden die mit der klinischen Diagnose „Appendicitis" operierten Patienten sowie solche mit Lymphadenitis mesenterialis und Patienten ohne sicheren pathologischen Befund zusammengefaßt

Abdomenaufnahme Nach anamnestischem Ausschluß einer Laparotomie oder Laparoskopie sowie einer Tubendurchblasung innerhalb der letzten 5–7 Tage kann freie Luft unter dem Zwerchfell in der Regel nur dem Magen-Darm-Trakt entstammen. Eine seltene Ausnahme stellt die Peritonitis mit gasbildenden Erregern dar. Trotz freier Perforation wird eine Luftsichel in etwa 10–35% der Falle zunächst vermißt. Bei klinischem Verdacht empfiehlt sich eine (zusatzliche) Aufnahme mit Lagerung des Kranken auf die linke Seite, da hiermit vorhandene freie Luft zwischen Leber und rechter Thoraxwand oft besser darstellbar ist.

Gegebenenfalls wird man die Untersuchung nach einem Intervall von etwa 1 h wiederholen, da es dann zu einem stärkeren Luftaustritt gekommen sein kann. Bei fortbestehendem klinischem Verdacht auf eine freie Perforation sollte eine Gastrografinpassage von Oesophagus und Magen durchgefuhrt werden In der überwiegenden Mehrzahl der Falle sieht man dann den Austritt des Kontrastmittels aus dem perforierten Hohlorgan. Ist ein Kontrastmittelaustritt nicht nachweisbar, kann zum Abschluß der in dieser Zeit ausgeschiedene Urin auf Gastrografin hin untersucht werden. Normalerweise wird Gastrografin nur langsam über die Schleimhaute des Gastrointestinaltrakts resorbiert, sehr rasch hingegen von serosen Hauten rückresorbiert und über die Niere ausgeschieden Der Gastrografinnachweis im Urin kann einmal röntgenologisch, zum anderen durch Zusatz von Salzsaure erfolgen.

Auch der rontgenologische Nachweis von Gastrografin in der Harnblase innerhalb der ersten Stunde ist als Hinweis auf eine Perforation zu werten.

Kommt freie Luft unter dem Zwerchfell zur Darstellung, muß selten einmal differentialdiagnostisch ein subphrenischer Absceß (Sonographie!) bzw ein Chilaiditi-Syndrom (Interposition des Colons zwischen Leber und Zwerchfell bzw Milz und Zwerchfell) ausgeschlossen werden

Freie Luft an anderen Stellen des Abdomens, z.B. zwischen den Zwerchfellschenkeln, subhepatisch, pericocal oder im Bereich der Bursa omentalis bzw im Retroperitonealraum nachweisbar, spricht für die Perforation eines Hohlorgans in die entsprechenden anatomischen Raume hinein, wie etwa in den Retroperitonealraum.

Freie Luft in den Gallenwegen beweist eine Gallenblasenperforation. Im Zusammenhang mit einem Dunndarmileus ist die Diagnose eines Gallensteinileus gestellt

Darüber hinaus wird man die Gasverteilung in den Darmschlingen selbst betrachten Luft ist nur im Magen und Dickdarm physiologisch. Im Dunndarm findet sich Luft nur bei Kleinkindern Jede Luftansammlung im Dünndarm ist somit als pathologisch anzusehen. Spiegelbildung im Dünn- und Dickdarm bzw stehende Schlingen sind für einen Ileus beweisend (Einzelheiten s Kap 3)

Hilfreich kann die rontgenologische Überprüfung der Pankreasloge auf vorhandene Verkalkungen sein

Gelegentlich gelingt es, rontgenpositive Konkremente in der Gallenblase, in den Gallen- oder Harnwegen nachzuweisen. Wichtig ist die gleichzeitige Überprufung der dargestellten Weichteile und Knochen.

Thorax. Wie bereits erwähnt, kommt bei der a p.-Aufnahme des Thorax die freie Luft unter dem Zwerchfell besser zur Darstellung als bei der Abdomenübersichtsaufnahme

Weiterhin ist auf Pleuraergusse bzw. auf die Zwerchfellokalisation zu achten Schließlich laßt die Thoraxaufnahme Infiltrationen des Lungenparenchyms ausschließen sowie die Herzkonfiguration beurteilen Beim Verdacht auf eine Zwerchfellhernie kann eine Gastrografinpassage weiterhelfen.

3.2.5 Ultraschalldiagnostik

Eine wesentliche Verbesserung der abdominalen Diagnostik auch im Rahmen des akuten Abdomens ist durch die Ultraschalltechnik moglich geworden [6] Mit Hilfe beweglicher Gerate kann die Ultraschalldiagnostik an jedem gewünschten Ort betrieben werden Das Verfahren ist nicht invasiv und bedarf keiner Vorbereitung Besonders geeignet ist die Ultraschalldiagnostik fur flussigkeitsgefüllte Hohlraume, wie intraabdominale Abscesse oder eine stielgedrehte Ovarialcyste, aber auch um freie Flüssigkeit darzustellen und durch gezielte Punktion ggf in ihrer Natur zu sichern (Blut, Eiter, Galle, Darminhalt). Ein besonderer Fortschritt ist im Rahmen der Diagnostik der akuten Cholecystitis (Sensitivitat 67–100%, Spezifitat 82–100%), der akuten Pankreatitis (Sensitivitat 60–98%, Spezifitat 75–100%) und von Aortenaneurysmen erzielt worden (s Kap 2).

Da es für die Ultraschalluntersuchung keine Kontraindikationen gibt, und sie in einem relativ hohen Prozentsatz entweder durch direkten Nachweis oder auf dem Wege des Ausschlusses einen Beitrag zur Diagnose liefert, sollte die Indikation zur Sonographie beim akuten Abdomen frühzeitig, d.h praktisch immer, gestellt werden.

3.2.6 Stellenwert der Endoskopie

Die Endoskopie nimmt im Rahmen der Diagnostik des akuten Abdomens keinen zentralen Stellenwert ein Andererseits kann sie ein Gastroduodenalulcus ausschließen, und beim incarcerierten prapapillären Gallenwegskonkrement stellt sie sogar den ersten Schritt in Richtung auf die adaquate Therapie, die endoskopische Papillotomie, dar In Operationsbereitschaft ist eine Gastroduodenoskopie unseres Erachtens auch beim Verdacht auf eine gedeckte Perforation statthaft.

3.2.7 Lavage

Die diagnostische Bauchspulung hat, und wird auch in Zukunft, für die Diagnostik des akuten Abdomens wohl keine großere Bedeutung erlangen. Selbst in ihrer Domane, dem Nachweis einer intraabdominalen Blutung (s. Kap. 5), ist sie der völlig ungefahrlichen Ultraschalluntersuchung nicht überlegen und wird zunehmend von dieser ersetzt.

3.2.8 Laparoskopie

Die Laparoskopie hat keine Verbreitung gefunden, sie wird durch die Entwicklung der Sonographie weiter an Bedeutung verlieren.

3.2.9 Kontrastmittelröntgen

Sofern uberhaupt nötig, sind nur wasserlösliche Kontrastmittel statthaft (Bariumbrei in der Regel kontraindiziert!), da sich beim akuten Abdomen eine bereits vorliegende oder zumindest anbahnende Perforation wohl nie mit Sicherheit ausschließen lassen wird Eine Gastrografinpassage beim klinischen und in der Abdomenleeraufnahme eindeutigen mechanischen Ileus, insbesondere bei Verdacht auf Strangulation, ist nicht nötig Bei allen unklaren Ileussituationen aber kann die Gastrografinpassage wertvolle Informationen geben. Ein vorsichtiger Colonkontrasteinlauf – ebenfalls stets mit wasserlöslichem Kontrastmittel – bei Verdacht auf eine Sigmaperforation hat stets nur bei positivem Nachweis eines Kontrastmittelaustritts Beweiskraft, kann aber auch durch Nachweis multipler Divertikel, ggf. mit entzündlicher Engstellung des Sigmas, die Diagnose unterstutzen.

3.2.10 Computertomographie

Die wichtigste Indikation fur eine notfallmäßig durchzufuhrende Computertomographie (CT) ist im Rahmen des akuten Abdomens der Verdacht auf eine akute Pankreatitis. Sie dient dabei neben der Diagnosesicherung auch der Dokumentation morphologischer Veranderungen als Ausgangsbefund für Verlaufsbeobachtungen. Dagegen richtet sich die Operationsindikation mehr nach sekundaren Manifestationen im Sinne eines begleitenden Organversagens (Niere, Lunge, s Kap 41 5).

Andere Informationen, die das CT liefern kann, sind z B. der Nachweis eines Aortenaneurysmas, freier Flüssigkeit (Blut, Ascites) oder direkt von Verletzungen parenchymatöser Organe (Leber, Milz, Niere), von Tumoren und deren Komplikationen (Einblutung, Ruptur) und – ganz besonders wichtig – natürlich von Abscessen. Grundsatzlich ist das Spektrum der Diagnosemöglichkeiten durch die Computertomographie in etwa dasselbe wie das der Sonographie. Bei Verfügbarkeit entsprechend erfahrener und trainierter Untersucher mit dem Ultraschallgerat wird daher das aufwendigere und auch teurere Verfahren der Computertomographie nur mehr vereinzelt zum Einsatz kommen müssen. Solche Falle sind z.B eine eingeschrankte sonographische Beurteilungsmoglich-

keit bei exzessiver Adipositas oder bei Überlagerung des Zielorgans mit luftgefullten Darmschlingen, etwa im Rahmen eines reaktiven paralytischen Ileus.

Bei der Suche nach intraabdominalen Abscessen andererseits ist die Moglichkeit der Computertomographie, durch Gabe von Kontrastmitteln Darmschlingen abgrenzen zu können, ein Vorteil. Die standardisierte, nicht vom Untersucher abhangige Dokumentationsmöglichkeit computertomographischer Befunde erleichert eine vergleichende Beurteilung durch verschiedene Untersucher, was bei unklaren Befunden sowie Verlaufsbeobachtungen (u.a. bei Verlegungen) entscheidend sein kann.

3.2.11 Angiographie

Die Hauptindikation der visceralen Angiographie in Form der Aortographie oder selektiven Angiographie des Truncus coeliacus, der Aa. mesenterica superior und inferior beim akuten Abdomen, ist der Nachweis oder der Ausschluß mesenterialer Durchblutungsstörungen Da noch immer zu viele Patienten mit bereits fortgeschrittener Darmgangrän – und damit entsprechend schlechter Prognose – zur Operation kommen, sollte die Indikation großzugig gestellt werden Ein anderes Anwendungsgebiet ist die Diagnostik von unklaren Blutungsquellen des Gastrointestinaltrakts und von Nierenverletzungen

3.3 Differentialdiagnostik

Sie wird in erster Linie auf dem Wege des Ausschlusses erfolgen.

3.3.1 Extraperitoneale Erkrankungen, die ein akutes Abdomen vortäuschen können

1. Lungen-Pleura-Affektionen: Pleuritis, Pneumonie, Pneumothorax, Mediastinitis, Lungenembolie.
2 Kardiovasculäre Erkrankungen. Herzinfarkt, Rechtsherzinsuffizienz mit akuter Leberschwellung, Aneurysma dissecans der Aorta, Perikarditis, Überdigitalisierung, Budd-Chiari-Syndrom.
3 Urogenitale Erkrankungen: Pyelonephritis, Prostataadenom, paranephritische Abscesse, akute Hydronephrose, Nephrolithiasis, Hodentorsion, Mittelschmerzen, „Endometriose", Abort
4. Neurologische Affektionen und Krankheiten des Bewegungsapparates: Wirbelfrakturen,

Querschnittslahmung, Rippenfrakturen, retroperitoneales Hamatom, akute Discushernie, Rectusscheidenhamatom, Herpes zoster.

3.3.2 Pseudoperitonitische Erkrankungen, die ein akutes Abdomen vortäuschen können

1. Metabolische und endokrine Storungen· Diabetes, Uramie, akute hepatische Porphyrien (neurologische und psychiatrische Zusatzsymptome, Medikamenteneinnahme) [4]. Hypoglykämie, Morbus Addison, idiopathische und alkoholische Hyperlipidamie.
2. Erkrankungen des Blutes: Maligne Leukosen, Hamophilie, hamolytische Krisen, Schonlein-Hennoch-Purpura, Serumkrankheit.
3. Neurologische Erkrankungen: Tabes dorsalis, Epilepsie, Migrane, Neurosen, Psychosen
4. Intoxikationen Blei, Nicotin, Arsen, Thallium, Methylalkohol, Sulfide, Nitrite, akute alkoholische Fettleber („Fettleberhepatitis"), Spinnenbisse.
5 Kollagenosen: Akuter Gelenkrheumatismus, Periarteriitis nodosa, Lupus erythematodes, Dermatomyositis.
6 Infektionen· Malaria, Trichinose, Pleurodynie, Parotitis epidemica, Mononucleose, Leptospirose, Meningitis.
7 Ungeklart· Akute Pseudoobstructio coli (in der Regel assoziiert mit schwerer Grunderkrankung, ausgenommen naturlich die bereits eingetretene Cocalruptur – kritische Grenze bei einem Cocaldurchmesser von 9–12 cm). Heute ist der Versuch einer coloskopischen Dekompression das Verfahren der ersten Wahl vor der operativen Anlage einer Cocalfistel [1].

Literatur

1 Anuras S, Shirazi SS (1984) Colonic pseudoobstruction Am J Gastroenterol 79 525–532
2 Botsford TW, Wilson RE (1969) The acute abdomen In Dunphy JE (ed) Saunders, Philadelphia London Toronto
3 Siewert JR, Burchardi H, Bartels H (1989) Peritonitis – Ileus – intraabdominelle Blutung In Lawin P (Hrsg) Praxis der Intensivbehandlung 5 Aufl Thieme, Stuttgart New York, Kap 44
4 Doss M, Verspohl F (1979) Notfallsituation Porphyrien – Erkennung und Behandlung Notfallmedizin 5 462
5 Gehn LE, Nyhus LM, Condon RE (1973) Akutes Abdomen Ein Wegweiser zur raschen Diagnose Deutsche Bearbeitung von H Heymann Schattauer, Stuttgart New York
6 Holscher AH (1985) Ultraschalldiagnostik des akuten, nichttraumatisierten Abdomens Chir Prax 34 29–39
7 Kunz H (1960) Das akute Abdomen Urban & Schwarzenberg, Munchen Berlin
8 Raffensperger JG, Seeler RA, Moncada R (1974) Das akute Abdomen im Neugeborenen- und Kindesalter Schattauer, Stuttgart New York
9 Shepherd JA (1975) A concise surgery of the acute abdomen Churchill Livingstone, Edinburgh London New York
10 Siewert JR, Pichlmayr R (Hrsg) (1986) Das traumatisierte Abdomen Springer, Berlin Heidelberg New York Tokyo
11 Zuhlke V, Siewert R, Peiper H-J (1977) Das akute Abdomen In Zenker R et al (Hrsg) Chirurgie der Gegenwart Urban & Schwarzenberg, Munchen

1.2 Erbrechen

A.L. Blum, J.R. Siewert und L. Lehr

1 Definition

Unter Erbrechen versteht man den retrograden Transport von Magen- bzw. Dünndarminhalt durch Speiseröhre und Mund nach außen; der Vorgang des Erbrechens wird i. allg. durch Übelkeit (Nausea) und immer durch Würgen eingeleitet. (Nähere Einzelheiten s. Kap. 22.1ff.) Nicht selten werden mit dem Erbrechen verwechselt

- Reflux: Dabei kommt es infolge einer Inkompetenz der Kardia zum Einstrom von Mageninhalt in die Speiseröhre.
- Regurgitation. Dabei öffnet sich auch der obere Oesophagussphincter und der Mageninhalt kann – ohne Nausea und Würgen – in den Mund eintreten.
- Rumination. Es handelt sich um ein meist unwillkürliches, bissenweises Zurückfließen von Nahrung in den Mund. Nach Wiederkauen wird die Nahrung wieder geschluckt

Häufige, weniger haufige und seltene Ursachen des Erbrechens werden in Tabelle 1.4 gezeigt.

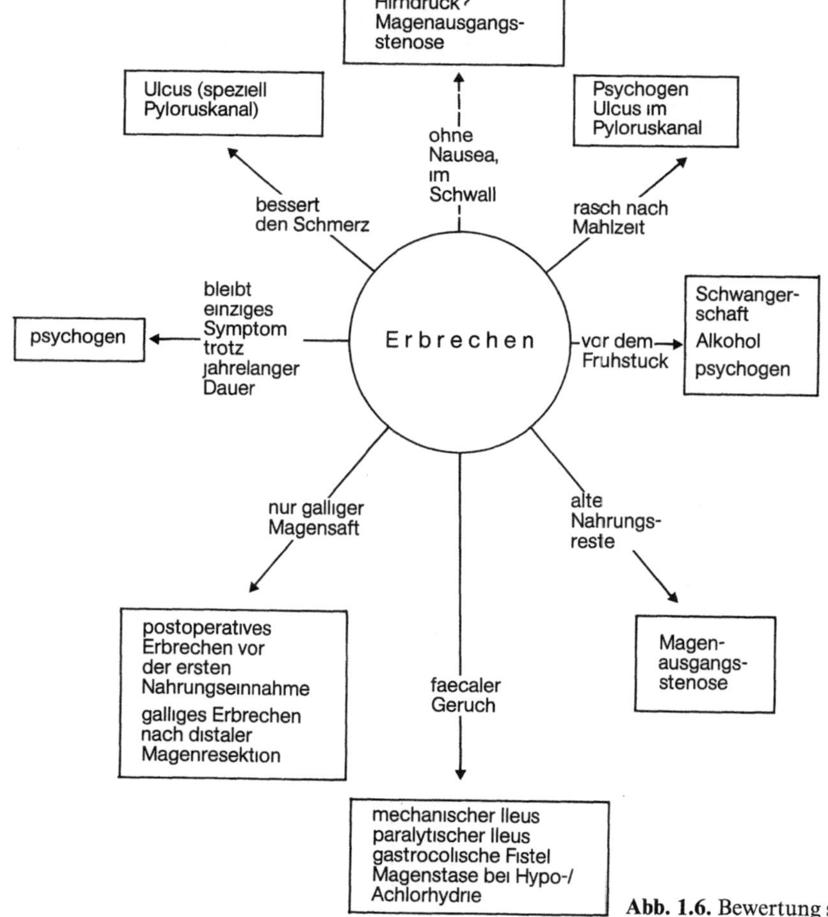

Abb. 1.6. Bewertung spezieller Eigenschaften des Erbrechens

Tabelle 1.4. Differentialdiagnose des massiven Erbrechens

Art des Patienten		Haufig	Weniger haufig	Selten
I	Nicht voroperiert	Magenausgangs-stenose im internistischen Kranken-gut Magenausgangsstenose weniger haufig	Psychogen, Medikamentos, z B Digitalis, Ileus, Neuronitis vestibularis, Menieresche Krankheit, Reisekrankheit, Bestrahlung, Schwangerschaftserbrechen, Infektiose Gastroenteritis, Nahrungsmittelvergiftung, Chronischer Alkoholismus, Ulcera ohne Magenausgangsstenose, spez prapylorische Ulcera	Erkrankungen des ZNS, spez Hirndruck, hypertensive Krise, Migrane, Akute Magendilatation, speziell Diabetes, Metabolische Storungen, z B Niereninsuffizienz, M Addison
II	Abdominal vor-operiert	Ileus, galliges Erbrechen nach distaler Magen-resektion	Magenausgangsstenose	Ursachen wie bei Gruppe I
III	Postoperativ	Postoperative Darmatonie, Sondenirritation	Als Folge der Anasthesie oder medikamentosen Therapie, speziell Digitalis, Cytostatica Ileus (fruh postoperativ paralytisch, spater zunehmend mechanisch)	Metabolische Storungen, z B Niereninsuffizienz, Hyperkaliamie, Hypercalciamie, Arteria-mesenterica-superior-Syndrom infolge der Immobilisation

2 Anamnestische Hinweise

Abb 1 6 zeigt die Rückschlüsse, die aus der anamnestischen Befragung gezogen werden können (Tabelle 1 5).

3 Klinische Untersuchung und Abklärungsuntersuchung

Abb 1 7 zeigt ein Untersuchungsschema Falls anamnestisch der Verdacht auf ein Stenoseerbrechen erhoben worden ist, sind 2 klinische Zeichen von Bedeutung Bei Magenstase ist das Plätscherzeichen (platscherndes Gerausch bei Erschüttern der Bauchwand) charakteristisch. Falls nicht eine Magenatonie, sondern eine verstarkte Muskelaktivitat des Magens bei Magenausgangsstenose vorliegt, ist es moglich, die Magenmotilitat durch die Bauchdecken hindurch zu beobachten. Beide klinischen Zeichen sind selten, beim Vorliegen jedoch diagnostisch relevant.

Das Erbrechen kann eine Reihe ungunstiger Komplikationen bewirken. Am gefürchtetsten,

Tabelle 1.5. Erbrechen bei gastrointestinaler Passagebehinderung in Abhangigkeit von der Lokalisation des Hindernisses

Zeitpunkt des Erbrechens	Passagehindernis	Aussehen und Geruch des Erbrochenen
Bei Nahrungs-aufnahme	Osophaguskarzinom Peptische Òsophagus-striktur Achalasie	Unverdaute Nahrung, neutral
Wahrend bzw rasch nach den Mahlzeiten	Ulcus ad pylorum DD Psychoneurose	Angedaute Nahrung, sauer
Bis ca 1 h postprandial	Syndrome der zufuhrenden und abfuhrenden Schlinge	Angedaute Nahrung, gallig
Intervalle bis ca 12 h	Postvagotomiestase Magenszirrhus Stenosierendes Magen-carcinom A -mesenterica-superior-Syndrom	Angedaute Nahrung, gallig-faulig
Intervalle 12 h	Magenausgangs-stenose Diabetische Gastroparese Dunndarmileus	Alte Nahrungsreste, faulig-fakulent

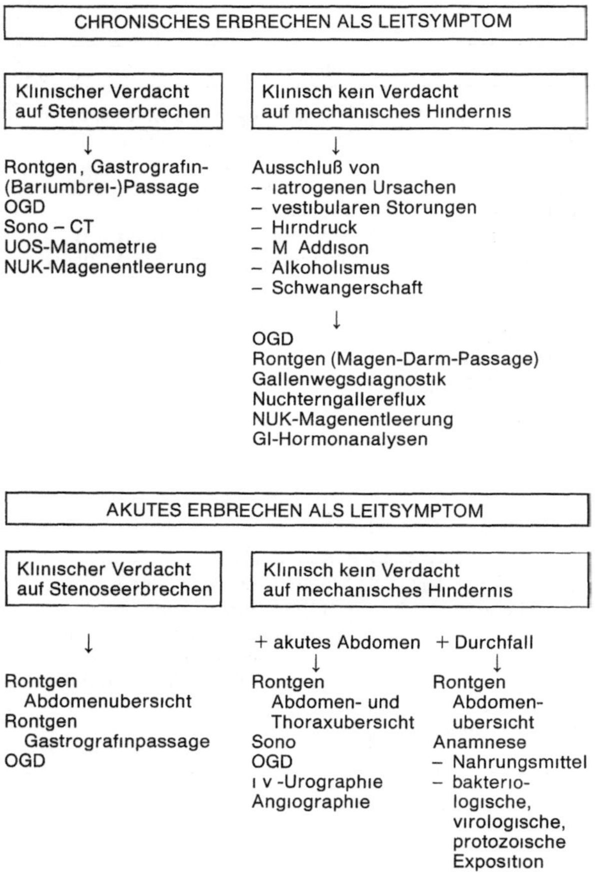

CHRONISCHES ERBRECHEN ALS LEITSYMPTOM

Klinischer Verdacht auf Stenoseerbrechen	Klinisch kein Verdacht auf mechanisches Hindernis

Rontgen, Gastrografin-(Bariumbrei-)Passage
OGD
Sono – CT
UOS-Manometrie
NUK-Magenentleerung

↓

Ausschluß von
– iatrogenen Ursachen
– vestibularen Storungen
– Hirndruck
– M Addison
– Alkoholismus
– Schwangerschaft

↓

OGD
Rontgen (Magen-Darm-Passage)
Gallenwegsdiagnostik
Nuchterngallereflux
NUK-Magenentleerung
GI-Hormonanalysen

AKUTES ERBRECHEN ALS LEITSYMPTOM

Klinischer Verdacht auf Stenoseerbrechen	Klinisch kein Verdacht auf mechanisches Hindernis

↓ (Klinischer Verdacht)

Rontgen
  Abdomenubersicht
Rontgen
  Gastrografinpassage
OGD

+ akutes Abdomen

↓

Rontgen
  Abdomen- und
  Thoraxubersicht
Sono
OGD
i v -Urographie
Angiographie

+ Durchfall

↓

Rontgen
  Abdomen-
  ubersicht
Anamnese
– Nahrungsmittel
– bakterio-
  logische,
  virologische,
  protozoische
  Exposition

Abb. 1.7. Diagnostische Schritte bei Erbrechen

aber am seltensten, ist die Oesophagusruptur (Boerhave-Syndrom) Weitere Komplikationen die Aspiration von Mageninhalt, eine metabolische Alkalose, ein Elektrolytverlust (insbesondere von Na^+, K^+ und Cl^-), eine Malnutrition, Mallory-Weiss-Risse, ein gastrooesophagealer Prolaps, eine Oesophagitis sowie – bei lange dauerndem chronischem Erbrechen – eine Zerstorung des Zahnschmelzes.

1.3 Dysphagie

J R Siewert and A.L. Blum

1 Definition

Die *Dysphagie* im eigentlichen Sinne ist eine schmerzlose Behinderung des Schluckakts, Schmerzen beim Schlucken werden als *Odynophagie* bezeichnet. Im allgemeinen wird „Dysphagie" als Oberbegriff für alle schmerzhaften und schmerzlosen Schluckstörungen verwendet.

Bei der oropharyngealen Dysphagie ist der Transport des Bolus aus dem Mund in den Oesophagus gestört. Der Bissen bleibt wahrend des Schluckakts im Mund liegen; in anderen Fallen tritt er in Nase oder Trachea über. Bei der oesophagealen Dysphagie liegt das Passagehindernis im Oesophagus. Der Patient verspurt die Storung nach Abschluß des willkürlichen Teils des Schluckakts.

2 Symptome

Bei der Dysphagie bringt die exakte Befragung des Patienten fast immer eine recht zuverlässige Verdachtsdiagnose Deshalb wird im folgenden ausführlich auf die Befragung eingegangen, wobei unterschieden wird zwischen oropharyngealer Dysphagie (der Patient lokalisiert seine Beschwerden auf Rachen oder Hals, er kann den Bissen oder Schluck durch den willkürlichen Akt des Schluckens nicht „wegbefördern") und oesophagealer Dysphagie (die Schwierigkeit manifestiert sich im Anschluß an den willkürlichen Akt des Schluckens) Es werden nur die nichtvoroperierten Patienten mit Dysphagie berücksichtigt

2.1 Fragen bei oropharyngealer Dysphagie

Bestehen neben der Dysphagie weitere Beschwerden? Nur in Ausnahmefallen ist eine oropharyngeale Dysphagie erstes oder einziges Symptom einer Myasthenia gravis oder anderer neuromuscularer Erkrankungen. Umgekehrt verursachen Webs und Hypopharynxtumoren oft keine Symptome außer der Dysphagie.

Wird die Storung durch Trinken gebessert? Dies ist der Fall bei Speicheldrüsenerkrankungen Falls umgekehrt Trinken die Dysphagie verstärkt, liegt wahrscheinlich eine neuromusculare Erkrankung vor.

Nehmen die Beschwerden beim Essen zu? Dies ist ein typischer Befund beim Zenker-Divertikel und bei der Myasthenia gravis Divertikel verursachen allerdings häufiger eine oesophageale als eine oropharyngeale Dysphagie

2.2 Fragen bei oesophagealer Dysphagie

Seit wann bestehen die Beschwerden? Bei einer Dauer von mehr als einem Jahr ist ein Carcinom unwährscheinlich. Jahrelange Beschwerden sind bei der Achalasie typisch Die rasche Zunahme der Beschwerden innerhalb von wenigen Wochen spricht für ein Carcinom

Besteht die Schwierigkeit bei jedem Essen? Dies ist ein Hinweis auf eine organische Ursache Falls jedoch nicht bei jedem Essen Beschwerden bestehen, ist eine organische Ursache, z B. ein Carcinom, nicht ausgeschlossen.

Nehmen die Beschwerden beim Essen zu? Die Zunahme ist typisch fur Divertikel, die sich progressiv fullen. Bei der Achalasie mit starker Oesophagusdilatation tritt die Dysphagie ebenfalls erst nach Auffüllen des Oesophagusreservoirs in Erscheinung Bei organischen Stenosen führt besseres Kauen zu weniger Beschwerden im Verlauf der Mahlzeit

Besteht die Schwierigkeit fur feste und flüssige Speisen? Bei einer Achalasie besteht von Anfang an eine Dysphagie fur flüssige und feste Speisen, wobei allerdings eine Erhöhung des hydrostatischen Drucks in der Speiserohre durch Nachtrinken das „elastische" Hindernis überwinden kann. Beim Carcinom ist das Hindernis „unelastisch" und besteht zuerst nur für feste, später auch fur flussige Speisen Bei Oesophagusringen kommt es bei sonst völligem Wohlbefinden plötzlich zur Impaktation schlecht gekauter Fleischstücke (sog Steakhouse-Syndrom). Bei der Refluxkrankheit wird die Dysphagie durch heiße Speisen, Alkohol und saure Getranke, welche die Peristaltik der Speiserohre stören, verstärkt

Ist das Steckenbleiben schmerzhaft? Patienten mit Oesophaguscarcinom verspüren Schmerzen, bis der impactierte Bissen regurgitiert oder geschluckt werden kann Interessanterweise lokalisieren viele Oesophaguscarcinompatienten den Schmerz retroauricular Im spateren Verlauf der Krankheit nimmt die Dysphagie zu, der Impaktations-schmerz ab Bei Refluxkranken sind Schmerzen beim Schlucken weniger haufig, als oft behauptet wird.

Wird das Hindernis nur beim Schlucken verspürt? Ein Fremdkörpergefuhl auch zwischen den Mahl-zeiten findet sich bei vielen Stenosen Falls dagegen das Fremdkorpergefühl *nur* zwischen den Mahlzei-ten besteht und der Patient beim Essen sogar eine Besserung verspurt, handelt es sich nicht um eine Dysphagie, sondern um ein Globusgefühl.

Wo spürt der Patient das Hindernis? Praktisch alle Patienten mit einer Dysphagie verspüren das Hin-dernis an einem eng umschriebenen Ort Im Ge-gensatz zu einer verbreiteten Meinung stimmt die vom Patienten angegebene Lokalisation nur in etwa der Hälfte der Fälle mit dem objektiven Be-fund überein Besonders oft wird das Steckenblei-ben im Hals oder hinter dem Manubrium empfun-den, während die Lasion im distalen Oesophagus sitzt Umgekehrt wird bei hochsitzenden Lasionen das Hindernis gelegentlich im distalen Oesophagus empfunden.

Wie verhält sich der Patient, wenn ein Bissen stek-kenbleibt? Falls der Patient durch Nachtrinken eine Besserung verspurt, spricht dies für eine Acha-lasie. Regurgitation bei jedem Schluckakt spricht für eine organische Stenose. Die Zeit bis zur Re-gurgitation laßt Ruckschlusse auf die Hohe der Stenose zu.

Gingen der Schluckstörung andere Beschwerden vor-aus? Epigastrische Schmerzen, Sodbrennen und Regurgitation sind typische Vorläufer bei pepti-schen Stenosen. Eine ähnliche Anamnese wird je-doch auch bei einem Adenocarcinom infolge eines Endobrachyoesophagus erhoben. Angina-pecto-ris-artige Retrosternalschmerzen als Vorboten der Dysphagie sprechen fur diffusen Oesophagusspas-mus Gurgeln und Spannungsgefühl im Hals sind Symptome eines Divertikels Eine seit langem vor-

bestehende Anàmie spricht für ein Web. Im übri-gen besteht bei der Kombination von Dysphagie und Anamie ein starker Carcinomverdacht.

Bestehen neben der Dysphagie andere Symptome? Bei Carcinom sind Dauerschmerz (Einwachsen ins Mediastinum), Husten (oesophagotracheale Fistel) und Heiserkeit (Recurrensparese) oft Hinweise auf Inoperabilität.

Wird die Dysphagie durch psychischen Streß ver-starkt? Dies ist bei praktisch allen organischen, durch Funktionsstörung und psychoorganisch be-dingten Dysphagien der Fall

Besteht ein Gewichtsverlust? Bei Achalasie und bei psychosomatischen Dysphagieformen tritt im Ver-gleich zur Schwere der geschilderten Beschwerden haufig kein Gewichtsverlust auf, während anderer-seits bei malignen Erkrankungen der rasche Ge-wichtsverlust nicht mit den zunachst nur geringen Schluckbeschwerden kontrastiert. Patienten mit florider Refluxoesophagitis ohne Stenose zeigen haufig eine Gewichtszunahme, da haufiges Essen zu einer Beschwerdelinderung führt.

3 Diagnose bei Dysphagie

Eine Differentialdiagnose der Dysphagie, geordnet nach Haufigkeit der Ursachen, findet sich in Ta-belle 1 6. Bei der oesophagealen Dysphagie neh-men maligne Tumoren, bei der oropharyngealen Dysphagie Koordinationsstörungen den ersten Platz ein.

3.1 Oropharyngeale Dysphagie

Im Abklärungsgang (Abb 1 8) nimmt der Brei-schluck den zentralen Platz ein Gewisse Diagno-sen, beispielsweise Divertikel, erfordern keine wei-teren Untersuchungen. Bei Zenker-Divertikeln muß eine etwaige, doch noch als notwendig erach-tete Fiberendoskopie mit Fingerspitzengefühl durchgeführt werden. Das blinde Einführen des Fiberendoskops ist hier gefährlich. Manometrien im Bereich des oberen Oesophagussphincters sind technisch schwierig. Ihre Interpretation erfordert große Erfahrung. Dagegen sind kinematographi-sche Untersuchungen einfacher durchführbar, be-liebig oft abspielbar und dementsprechend, bei zu-nächst nicht eindeutigem Befund, einer konsiliari-schen Beurteilung besser zuführbar.

Tabelle 1.6. Differentialdiagnose der Dysphagie, geordnet nach der Haufigkeit der Ursachen

	Haufig	Weniger haufig	Selten (nur Beispiele, Liste nicht vollstandig)
Verdacht auf oropharyngeale Dysphagie	Dyskoordination des oberen Oesophagussphincters mit und ohne Divertikel Senile oropharyngeale Dysphagie als Begleitsymptom des psychoorganischen Syndroms	Maligne Tumoren Kompression durch vergroßerte Schilddruse Weitere Abklarung zeigt oesophageale Lasion mit oropharyngealen Symptomen	Benigne Tumoren Kompression durch Osteophyten Webs Neurologisch lokalisierbares Ausfallsyndrom, z B bei Bulbarparalyse, Erkrankungen der Skelettmuskulatur
	je nach diagnostischen (speziell manometrischen) Moglichkeiten oropharyngeale Dysphagie ohne objektivierbaren Befund, „Verdacht auf psychogene Storung"		
Verdacht auf oesophageale Dysphagie	Oesophaguscarcinom, Cardiacarcinom	Funktionsstorung, z B Achalasie oder diffuser Spasmus Peptische Stenose	Unkomplizierte Refluxkrankheit Divertikel (parabronchial, epiphrenisch) Extraoesophageale Kompression, z B durch Osteophyten oder Gefaßanomalien Paraoesophageale Hernie Gastrooesophagealer Schleimhautprolaps

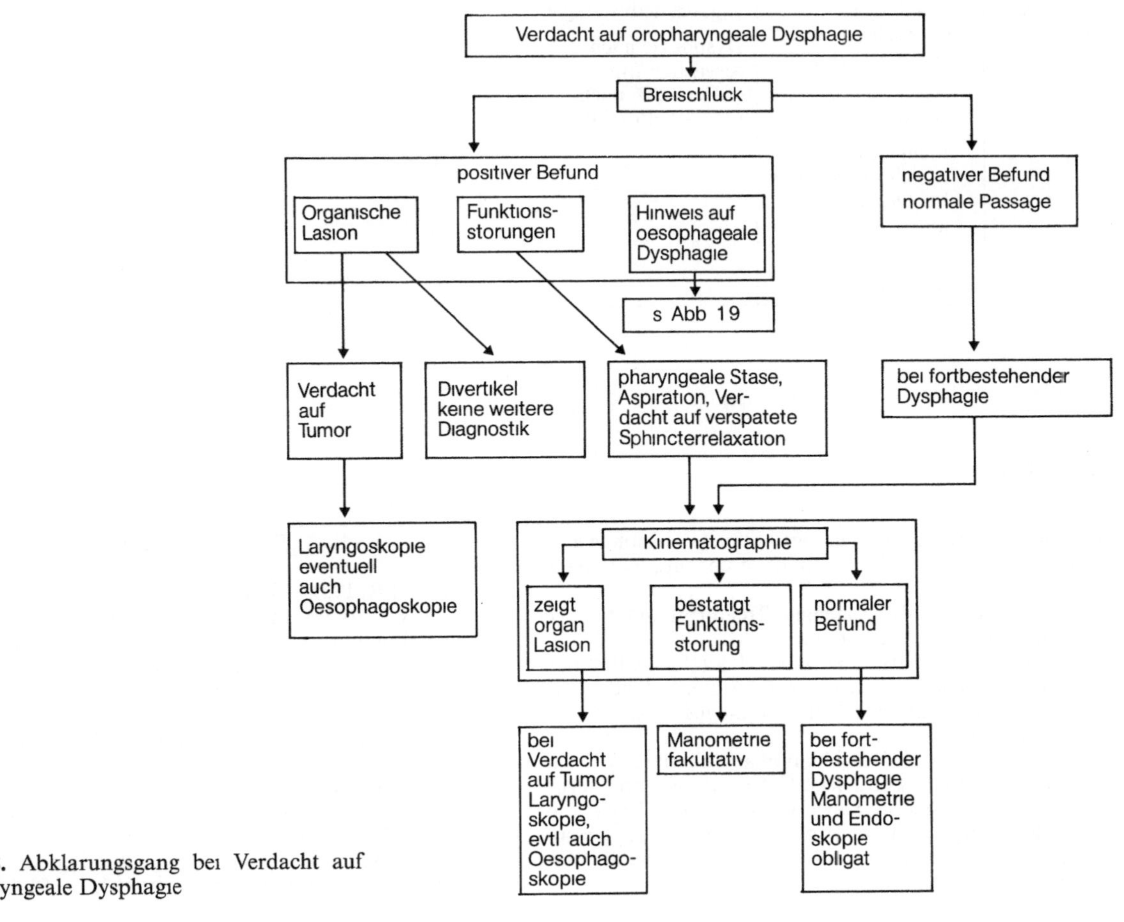

Abb. 1.8. Abklarungsgang bei Verdacht auf oropharyngeale Dysphagie

3.2 Oesophageale Dysphagie

Eine oesophageale Dysphagie von mehr als 2 Wochen Dauer ist ein ernstzunehmendes Zeichen und
erfordert primär die Durchführung sowohl einer
Fiberendoskopie als auch einer radiologischen
Untersuchung. Der Abklarungsgang ist in
Abb 1.9 dargestellt. Die Manometrie bei Funktionsstörungen der Speiserohre ist gut standardisiert, technisch relativ einfach und von therapeutischer Relevanz.

3.3 Postoperative Dysphagien

Die Differentialdiagnose, geordnet nach der Häufigkeit, ist in Tabelle 1.7 dargestellt.

Tabelle 1.7. Postoperative Dysphagien

	Haufig	Relativ selten
Nach jedem Eingriff moglich	Dekompensierte Refluxkrankheit	Sondenstenose (= peptische Stenose durch Magensonde)
Operations-spezifisch, z B	– Superkontinenz durch enge Manschette nach Fundoplicatio – Anastomosen-stenose – Stenosierende Alkalioesophagitis bei Oesophago-antrostomie – Lokalrezidiv von Malignomen	Sogenannte Post-vagotomiedysphagie Dysphagie nach cervicalen Eingriffen, z B nach Divertikelresektion

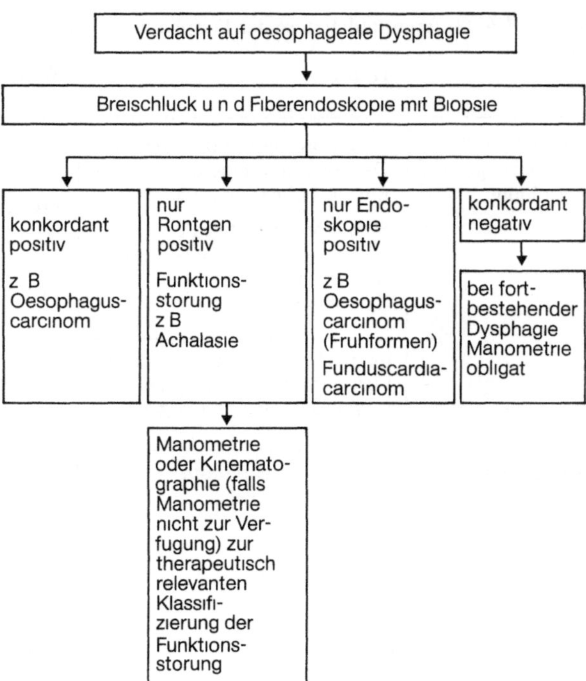

Abb. 1.9. Abklarungsgang bei Verdacht auf oesophageale Dysphagie

Literatur

1 Donner MW (1986) The evaluation of dysphagia by radiography and other methods of imaging Dysphagia 1 49–50
2 Groher ME (1984) Dysphagia Treatment and management Butterworths, London
3 Herrington JP, Burns TW, Balart LA (1984) Chest pain and dysphagia in patients with prolonged peristaltic contractile duration of the esophagus Dig Dis Sci 29 134–140
4 Longmann JL (1983) Evaluation and treatment of swallowing disorders San Diego College Press, San Diego
5 Lovy MR, Levine JS, Steigerwald JC (1983) Lower esophageal rings as a cause of dysphagia in progressive systemic sclerosis – coincidence or consequence? Dig Dis Sci 28 780–783
6 Rosch W (1983) Dysphagie Deutsches Ärzteblatt 80/11 38–40
7 Siewert R, Blum AL (eds) (1979) Esophagus in postsurgical syndromes In Clinics in gastroenterology Saunders, London
8 Siewert R, Blum AL (eds) (1981) Refluxtherapie Springer, Berlin Heidelberg New York
9 Siewert R, Blum AL, Waldeck F (1976) Funktionsstorungen der Speiserohre Springer, Berlin Heidelberg New York
10 Siewert R, Lepsien G, Peiper HJ (1977) Das Carcinom von Oesophagus und Cardia Internist (Berlin) 18 451
11 Webb WA, McDaniel L, Jones L (1984) Endoscopic evaluation of dysphagia in two hundred and ninety-three patients Surg Gynecol Obstet 158 152–156

1.4 Gastrointestinale Blutung

J.R Siewert, L. Lehr und A.L. Blum

1 Symptome der gastrointestinalen Blutung

1.1 Hämatemesis (Abb 1.10a)

Eine Hämatemesis (Erbrechen von rotem Blut) kann auftreten, wenn die Quelle proximal des duodenojejunalen Übergangs liegt Beim Kontakt mit Magensaft wird das Blut innerhalb von Minuten bis wenigen Stunden pracipitiert und braun verfarbt („Kaffeesatz"). Alleiniges Kaffeesatzerbrechen deutet entweder auf eine relativ geringgradige Blutung proximal vom Pylorus hin (eine rasche Blutfüllung des Magens provoziert Erbrechen mit Abgang von rotem Blut) oder ist mit einer massiven Blutung distal vom Pylorus vereinbar. Dabei fließt das Blut vorwiegend in Dunndarm und Colon ab

1.2 Peranaler Blutabgang

Abb 1.10b zeigt den Aspekt der peranalen Blutung in Abhängigkeit von der Blutungsquelle und der Blutungsintensitat. Eine Schwarzfarbung des peranal abgesetzten Blutes (Melaena) kommt durch bakterielle Umwandlung des Bluts im Colon zustande.

1.3 Kreislaufreaktionen

Okkulte Blutungen dokumentieren sich in der Regel durch eine chronische Anamie mit Hamoglobinabfall, Hamatokritabfall und Reticulocytenanstieg Im Gegensatz zur massiven Blutung wird die chronisch anhaltende Blutung erstaunlich gut ertragen. Junge, kreislaufgesunde Individuen bleiben bis zum Absinken des Hamoglobins auf die Halfte des Ausgangswerts haufig beschwerdefrei

Akute Gastrointestinalblutungen, die mindestens 20–25% des zirkulierenden Blutvolumens betreffen, außern sich in Form von.

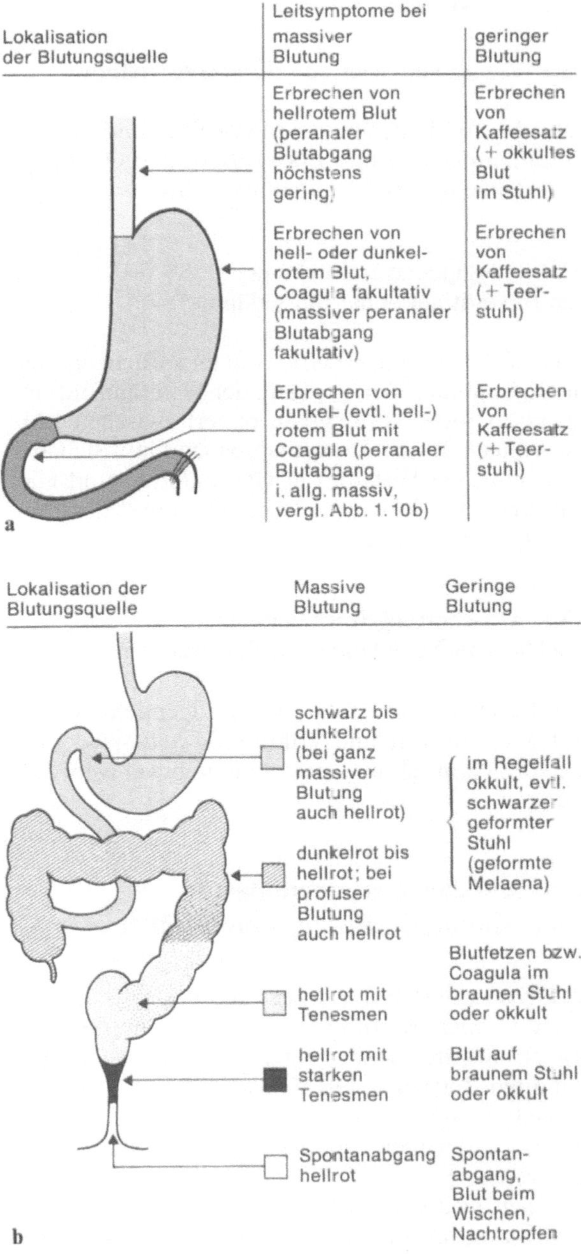

Abb. 1.10a, b. Blutungsquellen **a** Lokalisation und Aspekt der Hamatemesis, **b** Lokalisation und Aspekt der peranalen Blutung

1.3.1 Hypotonie

Zunachst kommt es zu einem Absinken des Herz-
minutenvolumens und des systolischen Blutdrucks, gefolgt von einem Absinken des diastoli-
schen Blutdrucks. Nach einer zunachst orthostati-
schen Hypotonie entwickelt sich eine allgemeine
Hypotonie. Die folgenden 4 Kompensationsme-
chanismen erfolgen in einem individuell unterschiedlichen Ausmaß

1.3.2 Tachykardie

1.3.3 Venöse und arterielle Gefäßconstriction

Zunächst in Haut, Splanchnicusgebiet und Nieren
(klinische Zeichen sind Blässe, Ileus und Oligurie),
spater auch in Herz, Lungen und Hirn.

1.3.4 Flüssigkeitsverschiebung
vom Interstitium in die Blutgefäße

Eine akute Blutung bewirkt keinen sofortigen Hämoglobinabfall. Der Vorgang der Gefäßauffüllung
mit interstitieller Flussigkeit dauert zwischen 12 h
und einigen Tagen Dementsprechend läßt sich aus
dem zeitlichen Verlauf von Hamoglobin- und Hamatokritabfall wenig über den Zeitpunkt des Blu-
tungsbeginns aussagen.

1.3.5 Ausschüttung von Leukocyten,
anschließend Neubildung von Erythrocyten

Der Reticulocytose folgt bei genügendem Vorrat
an Eisen, Folsaure und Vitamin B_{12} ein Wiederan-
stieg des Hamoglobins innerhalb von wenigen Wochen.

2 Abschätzen des Ausmaßes
einer Blutung („Blutungsintensität")

Den relevantesten Wert zur Abschatzung der Intensitat einer Blutung stellt der Konservenverbrauch dar, der benotigt wird, um über einen bestimmten Zeitraum den Kreislauf stabil zu halten
(s. auch Abschn. 3 3). Er orientiert auch am zuver-
lassigsten daruber, ob die Blutung sistiert oder
fortbesteht

Einen weiteren wichtigen Parameter stellt der
Zentralvenendruck dar. Da ohnehin ein zentraler
Venenzugang therapeutisch notwendig ist, darf die
Registrierung des Venendrucks nicht unterlassen
werden.

Das Ausmaß der massiven Blutung kann aufgrund der Messung von *Blutdruck und Puls* ge-
schätzt werden Bei einem ublicherweise normoten-
siven Patienten zeigen ein Absinken des systolischen Blutdrucks unter 100 mmHg und eine Herzfrequenz von über 100/min einen Volumenverlust
von 30% an Falls bei einer relativ kurzen Beobach-
tungsdauer die Herzfrequenz um 20 Schlage/min
ansteigt und der Blutdruck um mehr als 10 mmHg
absinkt, betragt der zusätzliche Blutverlust schat-
zungsweise 1 l Diese Schatzwerte sind nicht zuverlassig (sog Schockindex nach Allgöwer)

3 Epidemiologie der gastrointestinalen
Blutung, Häufigkeit der Ursachen

Tabelle 1.8 ist eine typische Statistik von Blutungsursachen. Solche Statistiken werden in großer Zahl
publiziert Exakte Haufigkeitsangaben sind jedoch
nur dann sinnvoll, wenn sie sich auf ein genau
definiertes Patientengut beziehen.

Es ist prinzipiell zu unterscheiden,
– ob der Patient wegen einer Blutung aus seiner
   häuslichen Umgebung in die Klinik kommt,

Tabelle 1.8. Beispiel der Blutungsstatistik chirurgischer Uni-
versitatskliniken

Notfall- endoskopischer Befund	TU- Munchen (1982– 1985) $n=384$	Koln (1982– 1984) $n=106$	Kiel (1978– 1980) $n=197$	Ham- burg (1974– 1976) $n=257$
	Haufigkeit der Lasionen in %			
Oesophagitis	1	6	4	3
Varicen	23	17	19	10
Sondenlasionen	3	–	–	–
Mallory-Weiss- Syndrom	9	4	4	2
Ulcus ventriculi	19	16	24	11
Magenerosionen	6	11	13	4
Magencarcinom	1	3	1	2
Anastomosenulcus	3	5	7	2
GE-Nachblutung	3	–	–	–
Ulcus duodeni	20	14	26	14

Seltene Befunde
  (Magenpolyp,
  Duodenaltumor,
  aortoduodenale
  Fistel, Angio-
  dysplasie etc)
	4	2	0	6

Mehrfachlasionen	–	17	–	16
Keine Blutungs- quelle	3	5	3	30
Unklare Blutungs- quelle	5	–	–	–

Tabelle 1.9. Epidemiologie der akuten gastrointestinalen Blutung

Leit-symptom	Patient	Haufig	Weniger haufig	Selten	Sehr selten
Hamat-emesis	I Notfall-maßig einge-wiesen	Ulcus duodeni	Ulcus ventriculi	Refluxoesophagitis, Anastomosenulcus, Nasenbluten	Magencarcinom, Polypen, Phlebectasien
		Je nach Einzugsgebiet und endoskopischer Erfahrung erosive Gastritis			
		Je nach Schwerpunkt der Klinik Oesophagus-Fundus-Varicen			
			Je nach Einzugsgebiet Mallory-Weiss-Blutung		
	II Stationar	Akute gastroduo-denale Lasion einschließlich Medikamentenulcus	Ulcus duodeni, Ulcus ventriculi	Refluxoesophagitis	Iatrogen ausgelost (z B nach Endoskopie)
			Je nach Schwerpunkt der Klinik Oesophagus-Fundus-Varicen		
Akute peranale Blutung und Melaena	III Notfall-maßig einge-wiesen	Blutung aus dem oberen Gastro-intestinaltrakt (s I)	Polyp, Coloncarcinom, Hamorrhoiden und andere Anal-erkrankungen	Angiodysplasie, solitares Colonulcus, Colitis ulcerosa, Colitis ischaemica	Dunndarmquellen, z B Meckel-Divertikel, Phlebectasien, Tumoren, M Osler
			Je nach Einzugsgebiet und endo-skopischer Erfahrung Divertikel		
	IV Stationar	Iatrogene mechanisch ausgeloste Blutung (Darmrohr etc)	Blutung aus oberem Gastrointestinal-trakt (wie II)	Pseudomembranose Colitis, postoperative ischamische Colitis	Andere Colonquellen oder Dunndarmquellen (wie III)

– oder ob ein bereits wegen einer anderen Erkrankung stationar behandelter Patient eine Blutung erleidet

Ferner ist zu berücksichtigen, ob Hamatemesis oder Melaena Leitsymptome sind (Tabelle 1.9).

3.1 Externer Patient – Hämatemesis als Leitsymptom

Die haufigste Blutungsursache ist noch immer das Ulcus duodeni, obwohl dessen Haufigkeit abnimmt In vielen Statistiken wird als haufige Ursache auch die erosive Gastritis aufgeführt, dies wohl aus 2 Gründen· 1. in Kollektiven mit vielen Alkoholikern sind massive Blutungen aus Erosionen nicht selten, und 2 neigen weniger erfahrene Endoskopiker dazu, in den endoskopisch unklaren Fallen die bei hypovolamischen schwerkranken Patienten fast ubiquitaren Erosionen als Blutungs-

quellen anzuschuldigen. Die Haufigkeit von blutenden Oesophagusvaricen ist von geographischen Faktoren, vom Alkoholkonsum und vom Schwerpunkt der Klinik (Gastroenterologie, Leberkrankheiten etc) abhangig.

3.2 Externer Patient – Melaena als Leitsymptom (Tabelle 1.9)

Bei massiver peranaler Blutung sind Quellen im oberen Gastrointestinaltrakt 5- bis 10mal haufiger als Quellen im Colon. Unter den Colonquellen sind Angiodysplasien, solitare Colonulcera, ischamische Colitis und Colondivertikel (Divertikel im rechten Colon, *keine* Divertikulitis), relativ haufig. Relativ selten treten massive Blutungen bei entzündlichen Colonkrankheiten, z.B. Colitis ulcerosa, sowie beim Coloncarcinom auf.

Häufige Ursachen der subakuten peranalen Blutung sind neben den Analerkrankungen Colonpolypen, Coloncarcinome, entzundliche Colonerkrankungen, speziell die Colitis ulcerosa und solitare Colonulcera Unklarheit besteht z Z. über die Haufigkeit subakuter und chronischer Blutungen in Folge von Sigmadivertikulose und Diverticulitis. Entgegen manchen Berichten der Literatur sollte diese Diagnose mit Zurückhaltung gestellt werden. In der Mehrzahl der Fälle mit angeblich subakut blutenden Divertikeln finden sich coloskopisch Malignome, Polypen, solitare Colonulcera, Gefäßdysplasien und andere Blutungsquellen, die radiologisch nicht gesehen werden. Erhebliche Blutungen konnen aus Hämorrhoiden auftreten, blutende anale Varicen bei portaler Hypertension sind eine extreme Seltenheit.

3.3 Stationärer Patient –
Hämatemesis als Leitsymptom (Tabelle 1 9)

Die Haufigkeitsverteilung dieser Gruppe wird von der Art der Klinik (Innere Medizin, Chirurgie, Intensivmedizin) und von geographischen Faktoren beeinflußt. Falls es sich um Patienten einer chirurgischen Klinik handelt, ist naturgemaß der Anteil an Frischoperierten, Polytraumatisierten, Schädel-Hirn-Verletzten und Verbrennungspatienten größer als im Kollektiv einer medizinischen Klinik. Unter den intensivmedizinisch betreuten Patienten finden sich viele mit Herz-, Atem- und Niereninsuffizienz In solchen Kollektiven ist der Anteil an akuten Streßblutungen groß

Moglich ist auch die akute Exacerbation einer präexistenten Ulcuskrankheit Darüber hinaus muß an die Folgen therapeutischer Maßnahmen gedacht werden (blutende Lasionen bei lang liegender Magensonde, Erbrechen und Würgen mit gastrooesophagealen Schleimhautprolaps etc.)

3.4 Stationärer Patient –
Melaena als Leitsymptom (Tabelle 1 9)

Auch hier gilt es in erster Linie, an die Folgen therapeutischer Maßnahmen zu denken:
– blutende Analfissuren oder Druckulcera infolge von Einlaufen oder Darmrohr,
– blutende Hamorrhoiden bei multiplen Abfuhrversuchen etc.
Nach Ausschluß „posttherapeutischer Blutungsquellen" sind hier die gleichen Überlegungen wie bei externen Patienten gultig.

4 Prognose der gastrointestinalen Blutung

Die Prognose einer gastrointestinalen Blutung wird einmal durch Charakteristika des Patienten,

des weiteren durch die Blutungsquelle, die Blutungsintensitat und schließlich durch den Operationszeitpunkt gepragt [8]

4.1 Patient

Die Analyse der Literatur zeigt in seltener Einheitlichkeit das ansteigende Risiko einer gastrointestinalen Blutung mit zunehmendem Alter Die entscheidende Verschlechterung der Prognose scheint etwa um das 60. Lebensjahr einzutreten [1]

4.2 Blutungsintensität

Von noch größerer Bedeutung fur die Prognose des Einzelpatienten ist die Blutungsintensitat. Je geringer der Hb-Wert zum Zeitpunkt des stationaren Behandlungsbeginns, desto hoher das Risiko, d h. die Letalitat Der kritische Wert scheint bei einem Hb von 6–7 g% zu liegen. Da der Hb-Wert zum Zeitpunkt des Behandlungsbeginns nur bedingt Hinweise auf die Blutungsintensitat zulaßt, ist die Anzahl der verbrauchten Konserven ein besseres Kriterium Der Grenzwert laßt sich mit ca. 6 Konserven in 24 h relativ gut festlegen. Bei einem Konservenverbrauch von mehr als 6 Konserven verdoppelt sich die Letalitat.

Weiter hat die Existenz einer Zweiterkrankung einen negativen Einfluß auf die Prognose Besonders häufig finden sich Begleiterkrankungen bei den akuten gastroduodenalen Lasionen Gehauft sind sie auch beim blutenden Ulcus ventriculi.

Faßt man diese Fakten zusammen, besteht ein hoheres Risiko bei Patienten
– jenseits des 60. Lebensjahrs,
– mit Begleiterkrankungen,
– mit einem Ausgangs-Hb unter 6–7 g% und
– mit einem initialen Konservenverbrauch von über 6 Einheiten.

4.3 Blutungsquelle

Blutungen aus akuten gastroduodenalen Lasionen sind besonders gefahrlich, da sie fast ausschließlich bei einer schweren Grundkrankheit auftreten Umstritten ist dagegen, ob die Blutung aus einem Ulcus ventriculi für einen Patienten gefährlicher ist als die Blutung aus einem Ulcus duodeni Diese in manchen Publikationen geäußerte Ansicht laßt sich in dieser Form nicht bestatigen. Das Ulcus ventriculi befallt in der Regel altere Menschen mit einer Zweitkrankheit Insofern sind Patienten mit einer Blutung aus einem Ulcus ventriculi häufiger unter die aufgezeigte Risikogruppe zu rechnen als

Patienten mit einer Blutung aus dem Ulcus duodeni

4.3.1 Lokalisation der peptischen Läsion

Die Wahrscheinlichkeit einer massiven arteriellen Blutung bzw. Rezidivblutung ist umso größer, je naher die peptische Lasion zu einer großen Arterie gelegen ist Dies trifft aus anatomischen Grunden fur die Ulcera an der Hinterwand des Bulbus duodeni, evtl auch ad pylorum (Nachbarschaft zur A gastroduodenalis) und für im oberen Magendrittel an der kleinen Kurvatur gelegene Ulcera ventriculi (Nachbarschaft zur A. gastrica sinistra) zu. Eine massive arterielle Blutung bzw Reblutung kann die Prognose entscheidend verschlechtern.

4.4 Verlaufsform, Ansprechen der Blutung auf konservative Therapie (s auch Kap 28 8)

Die gastrointestinale Blutung hat 3 mogliche Verlaufsformen:
- Die Blutung steht spontan oder unter Transfusionstherapie (65–70% aller gastrointestinalen Blutungen). Diese Verlaufsform ist die gunstigste, da die Operationsindikation unter elektiven Bedingungen geprüft werden kann. Eine Operation unter elektiven Bedingungen hat eine deutlich bessere Prognose als eine Notoperation
- Die Blutung steht zunachst spontan oder unter konservativer Therapie, um dann – noch wahrend der stationären Behandlung der Erstblutung – zu rezidivieren (ca 30% der Patienten). Die endoskopische Identifikation dieser Patentengruppe aufgrund sog. Blutungsstigmata (sichtbarer Gefäßstumpf etc.) und aufgrund der Lokalisation der Blutungsquelle (s.o.) vor der Rezidivblutung ist unbedingt anzustreben Diese Patienten sollten in diesem primaren Intervall einer chirurgischen Versorgung der Blutungsquelle zugeführt werden (s Kap 28.8).
- Die Blutung steht nicht (ca. 5%). Die Indikation zur endoskopischen Blutstillung, ggf zur chirurgischen, ist in diesem Fall gegeben Sie wird durch die Kenntnis der Blutungsquelle beeinflußt, aber nicht grundsatzlich in Frage gestellt Das Hinauszögern der Blutstillung erhöht den Konservenverbrauch und verschlechtert die Prognose [13] (vgl. Abschn. 4).

5 Welche Diagnostik ist im Hinblick auf therapeutische Konsequenzen sinnvoll?

Die Diagnostik richtet sich v a nach der zu erwartenden Haufigkeit der Blutungsquelle Diese wechselt je nach Art des Krankenguts und ist in Abb. 1.11 dargestellt

5.1 Hämatemesis und Kaffeesatzerbrechen

Der Aspekt der Hamatemesis wird in Abb 1.10a dargestellt, das Vorgehen bei der Abklarung in Abb. 1 11 und 1 12 Die Intensität, mit welcher die Abklarung erfolgen soll, hangt im wesentlichen von 2 Faktoren ab, namlich
1. vom Vorhandensein der oben erwähnten Risikofaktoren und
2. von der aufgrund bisheriger Erfahrungen geschatzten Wahrscheinlichkeit, daß eine jener Blutungsursachen vorliegt, zu deren Therapie die endoskopische Diagnose dringend notwendig ist (Tabelle 1.9, Abb. 1.12).

Dabei gilt beispielsweise, daß in Gegenden mit großem Alkoholkonsum Varicenblutungen gehauft auftreten Varicenblutungen und die in gewissen Kollektiven besonders haufigen Streßblutungen (Tabelle 1.9) unterscheiden sich in bezug auf konservative Therapie und Operationsindikation grundsatzlich von der Ulcuskrankheit. Unter den Ulcuspatienten steigt mit hoherem Lebensalter der Anteil von Blutungen aus Ulcera ventriculi gegenuber der Ulcus-duodeni-Blutung. Da einerseits die primäre Gefahrdung des Patienten in beiden Fallen unterschiedlich ist (Massenblutung beim duodenalen Hinterwandulcus, Übersehen eines Carcinoms beim Ulcus ventriculi) und damit auch das Ziel des chirurgischen Vorgehens wechselt (Blutstillung bzw. Rezidivblutungsprophylaxe beim Duodenalulcus, beim Ulcus ventriculi ggf. radikale Carcinomoperation), andererseits aber mit hoherem Lebensalter die Operations- und Blutungsmortalität ansteigt, hangt bei alten Patienten die therapeutische Entscheidung in besonderem Maße von der exakten Diagnose ab.

5.1.1 Anamnestische Hinweise

Die Vermutungsdiagnose aufgrund anamnestischer Hinweise ist so unsicher, daß sie bei der Festlegung des Behandlungsplans nur geringgradig berücksichtigt werden kann.

Bei Patienten mit einem blutenden Ulcus duodeni oder Ulcus ventriculi findet sich haufig keine typische Ulcusanamnese. Besonders typisch sind die anamnestischen Angaben bei alten Patienten mit einer Zweitkrankheit [38]. Bei knapp der Hälfte der blutenden Patienten mit Lebercirrhose stammt die Blutung nicht aus Oesophagusvaricen – sogar bei bereits bekannten Oesophagusvaricen sind haufig nicht die Varicen die Blutungsquelle. Umgekehrt läßt sich bei 1/10 der Patienten mit

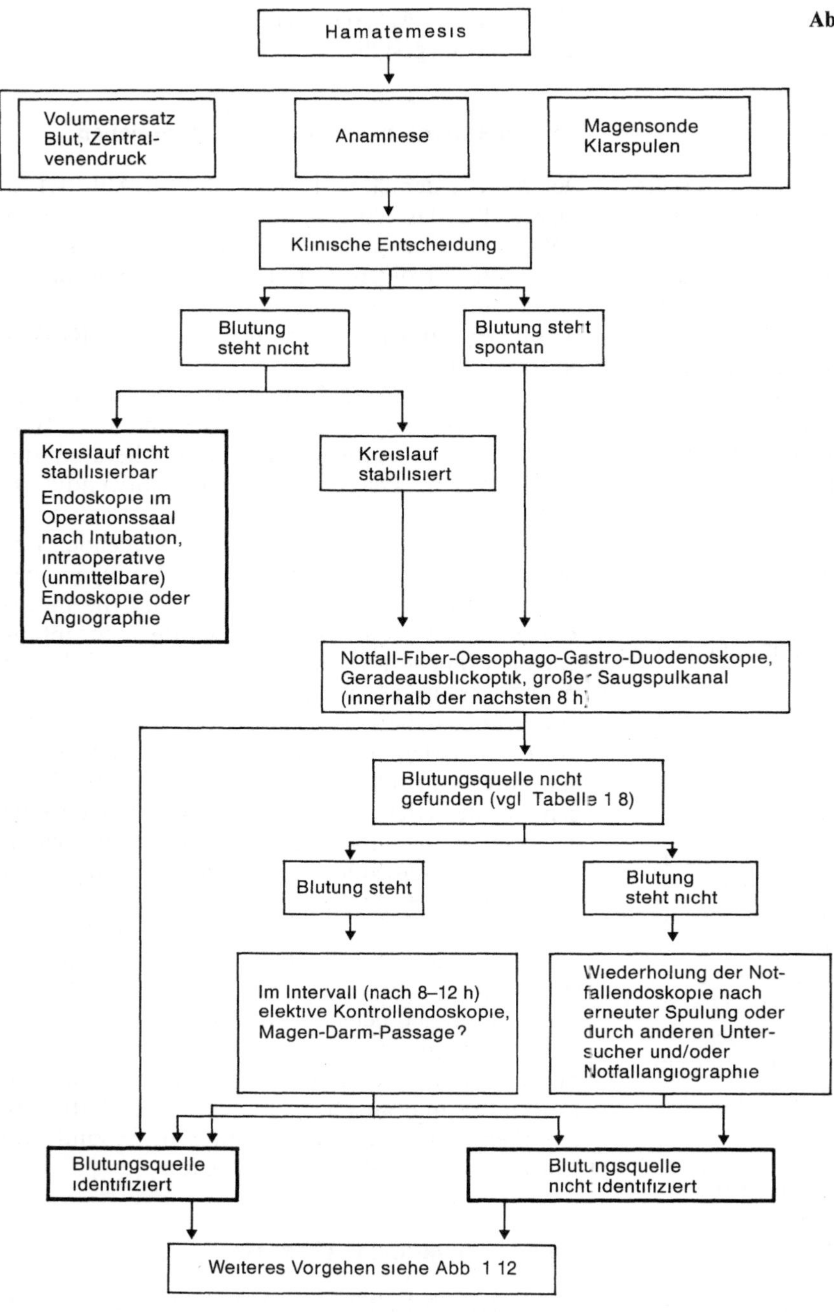

Abb. 1.11. Diagnostik der Hamatemesis

blutenden Varicen eine typische Ulcusanamnese erheben Die sog. typischen anamnestischen Angaben beim Mallory-Weiss-Syndrom, „einer Episode mit heftigem Würgen und Erbrechen blutfreien Mageninhalts folgt plötzlich die Blutung", finden sich nur bei gut der Halfte dieser Patienten Die Unzuverlässigkeit der anamnestischen Angaben bei der Lokalisation der Blutungsquelle soll nicht von einer moglichst exakten Befragung des Patienten abhalten, zeigt aber andererseits die Notwendigkeit einer gezielten und aggressiven Frühdiagnostik

5.1.2 Notfallendoskopie

Die Suche nach einer gastrointestinalen Blutungsquelle durch Laparotomie ist ein bekannt schwieriges Unterfangen Abgesehen von Situationen, in denen die chirurgische Blutstillung erst die Maßnahme 2. Wahl ist (z B Oesophagusvaricen), ergeben sich besondere Probleme bei multiplen Lasionen, wenn die aktuelle Blutung schon zum Stillstand gekommen ist Schließlich kann zur Lokalisation einer noch aktiven Blutungsquelle ein mehrfaches Eroffnen des Magen-Darm-Traktes (z B.

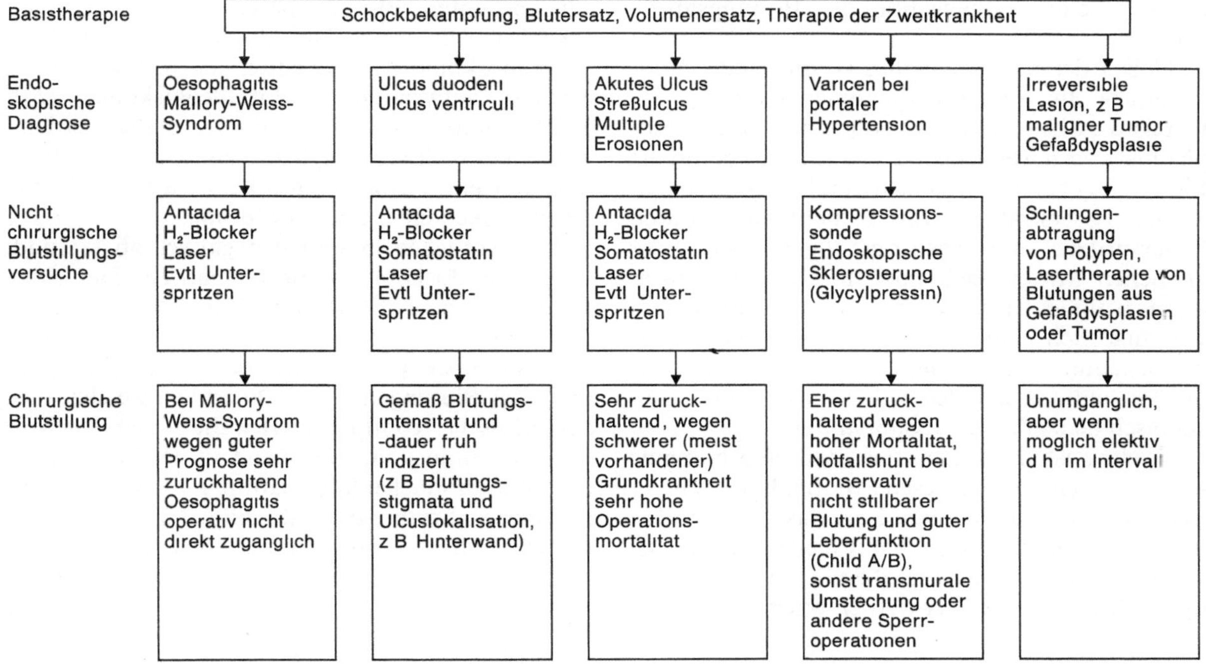

Abb. 1.12. Therapeutische Entscheidungen aufgrund notfallendoskopischer Befunde

zuerst Gastrotomie, dann auch noch Duodenotomie) mit den bekannten postoperativen Komplikationsmoglichkeiten notwendig sein Fur den Chirurgen ist deshalb die Kenntnis der Lokalisation und moglichst auch der Natur der blutenden Läsion ein so großer Vorteil, daß er die Notfallendoskopie möglichst selbst beherrschen sollte.

Allerdings erscheint es zunachst verwunderlich, daß der Wert der Notfallendoskopie offenbar – gemessen an der Frequenz notwendiger Operationen, der Hospitalisationsdauer, der Zahl der erforderlichen Blutkonserven und der Mortalitat – nicht dokumentierbar sein soll [12, 25]. Dafür können z.B. folgende Faktoren verantwortlich sein:

- es wurden Kollektive mit ohnehin geringer Blutungsmortalität, wie z.B vorwiegend junge, bisher gesunde Patienten (hier fuhrt auch eine zögernde Behandlung zum Ziel) untersucht;
- es wurden Kollektive mit extrem hoher Mortalitat, z.B. Patienten einer Intensivstation (hier tritt der Tod haufig auch trotz erfolgreicher Diagnose und Blutstillung ein), untersucht,
- es wurden homogene Kollektive, welche fast ausschließlich aus Ulcuspatienten bestehen, untersucht. Hier ist der Effektivitatsnachweis an die Häufigkeit des Vorliegens des Ulcustyps gebunden, dessen Kenntnis die therapeutische Entscheidung beeinflußt (penetrierende pra- und postpylorische Hinterwandulcera).

Die Abb 1 12 zeigt ein Beispiel, wie die endoskopisch gewonnene Information das therapeutische Handeln beeinflussen kann. Die Notfallendosko-

pie wird zur entscheidenden diagnostischen Maßnahme, wenn sie dazu beiträgt, den optimalen Zeitpunkt für das chirurgische Eingreifen zu finden (z B. prä- und postpylorische Hinterwandulcera mit und ohne Blutungsstigmata). Fur die gastroduodenale Ulcusblutung hat sich dazu die Klassifikation der Blutungsaktivität nach Forrest bei 147 Patienten mit Ulcusblutung bewahrt:

Ia aktive Blutung, arteriell
Ib aktive Blutung, venös
IIa keine aktive Blutung, sichtbarer Gefäßstumpf
IIb keine aktive Blutung, Blutkoagel oder Hämatinbelag
III keine aktive Blutung, kein Zeichen stattgehabter Blutung

Die Notfallendoskopie wird problematisch, wenn sie aufgrund falsch-positiver Befunde eine rechtzeitige Blutstillung verhindert (z.B nichtblutende Oesophagusvaricen gesehen, blutendes Ulcus duodeni übersehen). Angesichts der Fehlermöglichkeiten der Notfallendoskopie ist stets die Blutungsintensität (Konservenverbrauch) von primarer Bedeutung fur die Operationsindikation

Die Nachteile der Methode sind gering. Eine technisch gut durchgeführte Notfallendoskopie besitzt eine sehr kleine Morbiditat (unter 1%), eine verschwindend kleine Mortalitat (unter 0,05%) und führt bei über 90% der Patienten mit Hämatemesis zu einer Lokalisation der Blutungsquelle [17].

Neben der reinen Diagnostik sind auch endoskopische Blutstillungsmaßnahmen möglich Davon ist die Sklerosierungstherapie blutender Oesophagusvaricen weitgehend anerkannt, während die Blutstillung beim Ulcusleiden durch Elektrocoagulation, Laserstrahlen, Infrarotlicht oder durch Unterspritzen mit vasoconstringierenden oder ähnlichen Mitteln sich noch im Erprobungsstadium befindet Das endoskopische Auftröpfeln von angeblich hamostatischen Substanzen ist nur in Ausnahmefallen erfolgreich. Noch im Experimentierstadium befinden sich Versuche mit endoskopisch bedienbaren Nahapparaten.

Wichtig ist die Erkenntnis, daß eine blutende Lasion durch endoskopische Maßnahmen immer nur vom Blutungsstadium I in das Stadium IIa überführt werden kann Damit bleiben die so Behandelten Risikopatienten, die noch einer endgultigen Therapie zugeführt werden müssen.

5.1.3 Radiologische Diagnostik

Eine radiologische Diagnostik mit Bariumsuspensionen oder resorbierbaren Kontrastmitteln ist unzuverlässig und zeitraubend Zudem wird eine anschließende Endoskopie erschwert Aufgrund der radiologischen Information kommt es haufiger zu einer Fehlentscheidung als zu einer Verbesserung des therapeutischen Vorgehens.

Die Angiographie ist keine primäre diagnostische Methode Mit Ausnahme des Dünndarms ist bei vergleichbar geringerem Aufwand und kleinerer Morbidität mit der Notfallendoskopie eine sichere Diagnostik möglich In seltenen verzweifelten Fällen kann bei liegendem Angiographiekatheter eine Infusion mit Octapressin oder eine Embolisierung mit homologen Gefäßthromben versucht werden. Die Resultate sind bisher enttauschend.

5.2 Peranale Blutung

5.2.1 Massive peranale Blutung

Der Aspekt der massiven peranalen Blutung ist in Abb 1 10b festgehalten.

Die Abb 1.13 zeigt das diagnostische Vorgehen bei massiver peranaler Blutung. Bei entsprechenden anamnestischen Angaben (z B bekannte Ulcuskrankheit, frühere obere Gastrointestinalblutung), Aspiration von Blut aus der Magensonde (*Cave* Saugartefakte!) und normaler rectaler digitaler Untersuchung wird zunächst eine Notfall-Oesophago-Gastro-Duodenoskopie durchgeführt Selten sind Fälle, bei denen primar der Verdacht

auf eine untere Blutung besteht. Der Entschluß, zunächst auf eine Notfall-Oesophago-Gastro-Duodenoskopie zu verzichten und die technisch weitaus aufwendigere Notfallcoloskopie [24] durchzuführen, sollte nur dann gefaßt werden, wenn die Wahrscheinlichkeit einer unteren Blutung um ein Vielfaches größer ist als die Wahrscheinlichkeit einer oberen Blutung.

Das Vorgehen in Fällen negativer oberer und unterer Endoskopie ist problematisch. Die Notfallangiographie [3] ist der nächste Schritt, sie zeigt einen positiven Befund aber nur bei sehr starker Blutung (uber 1,5 ml/min), bei Gefäßdysplasien und/oder Blutungen in ein Divertikel, welches das ausgeflossene Kontrastmittel wahrend einiger Minuten zusammenhält. Lohnend ist der Versuch einer Blutungsquellenlokalisation mit Technetiummarkierten Erythrozyten (s. Kap. 3 5) Die Laparotomie mit intraoperativer Endoskopie ist nur beim Verdacht auf eine Dunndarmblutung indiziert.

5.2.2 Subakute peranale Blutung

Das diagnostische Vorgehen unterscheidet sich nicht grundsätzlich von jenem bei der massiven peranalen Blutung Eine peranale rote Blutung geringen Ausmaßes kommt mit Sicherheit aus dem Colon

Mancherorts wird bei der Abklärung von subakuten peranalen Blutungen dem Colonkontrasteinlauf, speziell dem Doppelkontrasteinlauf, der Vorzug gegeben. Ein negativer Röntgenbefund schließt eine Blutungsquelle im Colon keineswegs aus Bei mindestens der Hälfte dieser Falle findet sich in der anschließenden Coloskopie eine Blutungsquelle.

5.2.3 Okkulte Blutung

Die okkulte Blutung ist ein charakteristischer Befund bei der arztlichen Vorsorgeuntersuchung [3, 37]. Deshalb wird im folgenden das Vorgehen unter diesem Aspekt – Verdacht auf okkulte Blutung beim sonst Gesunden – diskutiert.

Grundlagen Der beste z.Z. zur Verfugung stehende Test zur Abklärung einer okkulten Blutung ist der Haemoccult-Test, weil er bei relativ wenig falsch-positiven Resultaten relativ viele Patienten mit bisher stummen Blutungsquellen im Colon identifiziert Der Haemoccult-Test unterscheidet sich nicht prinzipiell vom früher durchgeführten Benzidin-Test. Er beruht ebenfalls auf einer positiven Peroxidasereaktion des Hamoglobins im Stuhl Peroxidasen finden sich jedoch nicht nur im Blut, sondern – in kleineren Mengen – auch

Abb. 1.13. Diagnostik der massiven peranalen Blutung

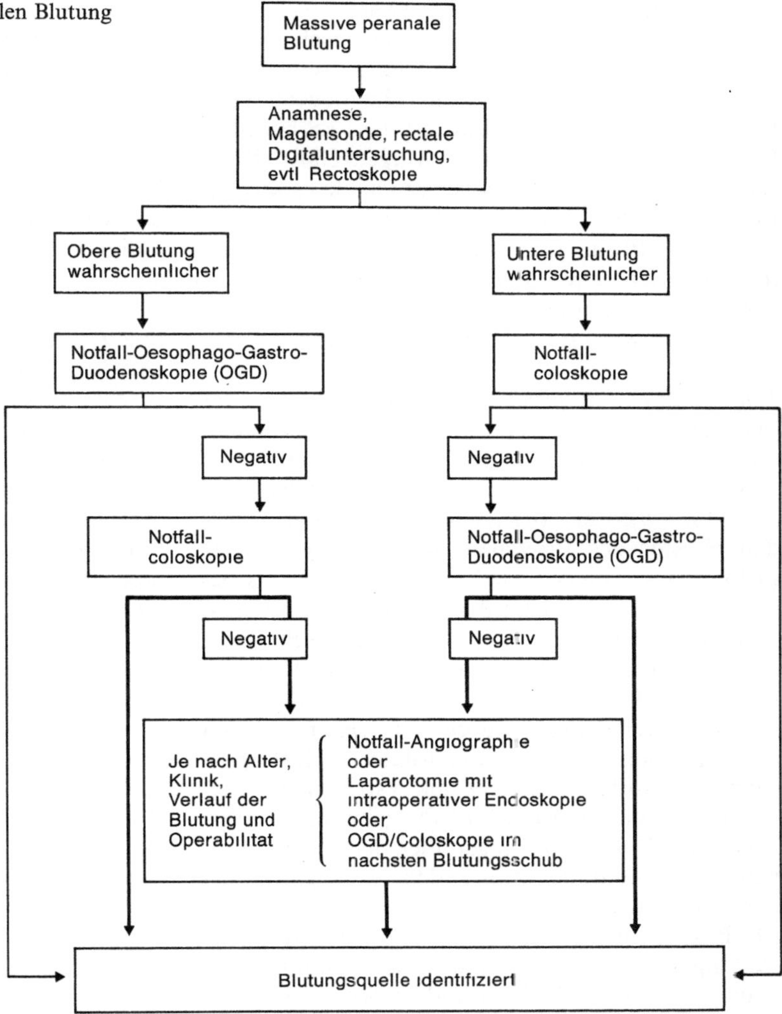

in den Verdauungsruckständen von Gemusen und Fleisch und in den Colonbakterien Aus diesem Grund darf ein Screeningtest nicht zu empfindlich sein, da sonst allzu viele Abklarungen wegen Verdachts auf okkulte Blutung negativ verlaufen würden Ebenso ungunstig wäre auch ein unempfindlicher Test, da er viele Blutungsquellen übersahe. Das „richtige Mittelmaß" ist z Z am besten beim Haemoccult-Test gegeben. Optimal ware ein Test, der nur Blut und dessen Verdauungsrückstande erfaßt, doch liegt ein solcher für die klinische Praxis nicht vor.

Für den Haemoccult-Test gelten folgende Faustregeln:

– Der Test ist bei einer Blutung von *über 1,5–2 ml/100 g Stuhl* i. allg. – bei etwa 4/5 der Untersuchten – positiv Es muß somit angenommen werden, daß mit dem Haemoccult-Test etwa *1/5 der potentiell blutenden Lasionen verpaßt wird.*

– Die Ausbeute bei Lasionen im *Caecum* ist wahrscheinlich besser als bei tiefer sitzenden Lasio-

nen, da sich das Blut um so besser mit dem Stuhl mischt, je länger der Transit zwischen Quelle und Anus ist. Bei *tiefsitzenden Lasionen* besteht die Gefahr, daß ein kleiner Teil des Stuhls viel Blut und der größte Teil des Stuhls fast kein Blut enthalt.

– Bei okkulten Blutungen im *oberen Magen-Darm-Trakt* ist der Haemoccult-Test i. allg. *negativ*, da die peroxidasepositiven Bestandteile des Bluts im Dünndarm zerstört werden.

– Bei 2/3 der Patienten mit positivem Haemoccult-Test verlauft die Abklärung negativ, so daß hier offenbar (letztlich nur durch die Langzeitbeobachtung dieser Patienten beweisbar) ein *falsch-positiver Test* vorliegt. Ein Drittel *richtigpositiver* Testresultate ist jedoch ein Ergebnis, das den Aufwand lohnend erscheinen läßt. Diese Ansicht hat sich auch in einer Nutzen-Kosten-Analyse bestatigen lassen [2].

Ein wissenschaftlicher Test ist die Bestimmung von ^{51}Cr im Stuhl nach der intravenösen Injektion von

^{51}Cr-markierten Erythrocyten Dieser Test erfordert jedoch einen sehr großen technischen Aufwand und unterscheidet sich zudem in seiner Aussage nicht grundsätzlich vom Haemoccult-Test Da ^{51}Cr nicht resorbiert wird, ist der Test bei einer Blutungsquelle im oberen Magen-Darm-Trakt ebenso stark positiv wie bei einer Quelle im Colon. Ein okkulter Blutaustritt von bis zu 2 ml/Tag (oder ein dieser Blutmenge entsprechender ^{51}Cr-Austritt) aus dem oberen Magen-Darm-Trakt ist indessen beim Gesunden die Regel, so daß der ^{51}Cr-Test nur schwer interpretiert werden kann

Praktische Durchführung Folgendes Vorgehen hat sich bis jetzt am besten bewahrt. Dem Patienten werden 3 Haemoccult-Briefchen mit den in Abb. 1.14 erwähnten Vorschriften ausgehandigt Pro Stuhl wird ein Briefchen verwendet Die beiden Fenster des Briefchens werden mit je einer Probe aus verschiedenen Regionen des Stuhls bestrichen Wenn nur eine der 6 Proben positiv ausfallt, wird eine Colonuntersuchung angeschlossen. Manche Autoren führen dabei in jedem Fall eine totale Coloskopie (oder eine Bariumeinlaufdoppelkontrastuntersuchung) durch Wir ziehen – wegen der sonst sehr großen Zahl totaler Coloskopien – ein etwas differenzierteres und restriktiveres Vorgehen vor, das in Abb. 1 14 festgehalten ist Wir geben der Coloskopie gegenüber der Bariumdoppelkontrastmethode immer den Vorzug, da bei gleichem Aufwand die Ausbeute wesentlich hoher ist. Ein Bariumeinlauf ohne Doppelkontrastdarstellung ist obsolet. Verlauft die Colonuntersuchung und eine Gastroduodenoskopie negativ, wiederholen wir den Haemoccult-Test nach 4–6 Wochen und bei seinem neuerlichen positiven Ausfall die gesamte diagnostische Sequenz.

Zunehmend in den Mittelpunkt des Interesses als Ursache akuter wie auch chronischer unterer gastrointestinaler Blutungen rücken die sog. *Angiodysplasien* Die Incidenz von Angiodysplasien als Ursache akuter Blutungen wurde mit 20%, jene für chronische Blutungen bis zu 50% angegeben. Die Diagnose ist aufgrund charakteristischer endoskopischer wie auch radiologischer Befunde i. allg. relativ leicht möglich Endoskopisch imponiert die Angiodysplasie als kirschroter Fleck. Diagnostisches Verfahren der Wahl ist die Angiographie (früh abführende Vene bereits in der arteriellen Gefäßphase, dichtes vasculares Gefäßknauel, verzogerte venöse Entleerung). Die haufigste Lokalisation ist das rechte Colon, dann folgt das Ileum. Haufig sind die Veranderungen multipel. Am operativen Resektat ist makroskopisch der Befund meist nicht mehr zu reproduzieren Bei vielen Patienten besteht eine jahrelange Blutungsanamnese. An Behandlungsmoglichkeiten stehen sich die endoskopische lokale Blutstillung und die chirurgische Resektion gegenuber [14, 27] Da zur Diagnose der unteren gastrointestinalen Blutung heute meist primär eine Coloskopie vorgenommen wird, bietet es sich an – wenn man sich schon vor Ort befindet –, eine endoskopische Blutstillung (Laser, Unterspritzung?) zu versuchen Kommt die Blutung allerdings nicht zum Stillstand, tritt ein akutes frühes Blutungsrezidiv auf oder besteht der chronische Blutverlust aus multiplen Lasionen fort, so sollte man allerdings, ein vertretbares Operationsrisiko vorausgesetzt, mit einem operativen Vorgehen – das ist in der Regel die Hemicolektomie rechts – nicht zu sehr zogern. Erfreulich ist jedenfalls, daß mit dem Wissen um die Angiodysplasie die Zahl der Patienten zurückgegangen ist, bei denen vergeblich nach einer Blutungsquelle gesucht wurde

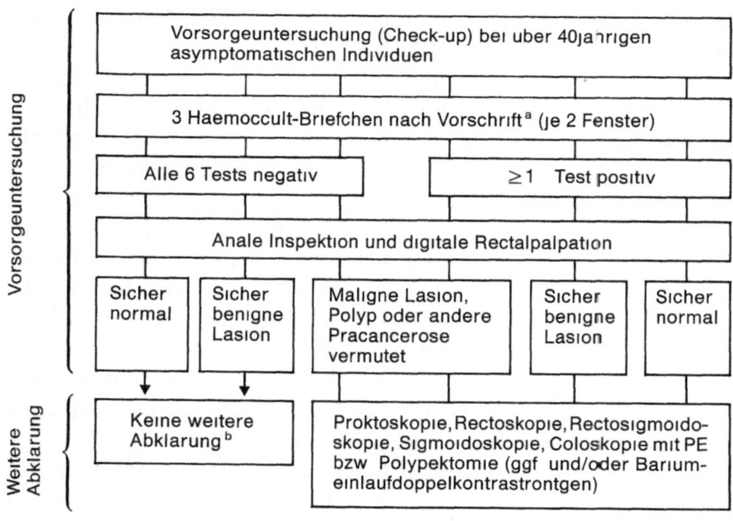

Abb. 1.14. Vorsorgeuntersuchung mit dem Haemoccult-Test

Literatur

1 Allan R, Dykes P (1976) A study of the factors influencing mortality rates from gastro-intestinal haemorrhage Q J Med 45 533–599

2 Allison JE, Feldman R (1985) Cost benefit of hemoccult screening for colo-rectal carcinoma Dig Dis Sci 30 860–865

3 Athanasones CA, Waltmann AC (1976) Angiography, its contribution to the emergency management of gastrointestinal haemorrhage Radiol Clin North Am 14 265–281

4 Berretta KR, Guller R, Singeisen M, Stalder GA (1978) Okkultes Blut im Stuhl – eine prospektive Studie zum Vergleich von Hamoccult und Fecatest Schweiz Med Wochenschr 108 1905–1907

5 Bekada H, Charikhi M, Haicheur R, Yanes Y, Mentouri B (1984) Bleeding peptic ulcer Am J Surg 147 375–377

6 Bornman PC, Theodorou NA, Shuttleworth RD, Essel HP, Marks IN (1985) Importance of hypovolaemic shock and endoscopic signs in predicting recurrent haemorrhage from peptic ulceration a prospective evaluation Br Med J 291 245–247

7 Brearley SP, Morris DL, Hawker PC, Dykes PW, Keighley MRB (1985) Prediction of mortality at endoscopy in bleeding peptic ulcer disease Endoscopy 17 173–174

8 Brearley S, Hawker PC, Morris DL, Dykes PW, Keighley MRB (1987) Selection of patients for surgery following peptic ulcer haemorrhage Br J Surg 74 893–896

9 Clason AE, Macleod DAD, Elton RA (1986) Clinical factors in the prediction of further haemorrhage or mortality in acute upper gastrointestinal haemorrhage Br J Surg 73 985–987

10 Dronfield MW, Atkinson M, Langman MJS (1979) Effect of different operation policies on mortality from bleeding peptic ulcer Lancet I 1126–1128

11 Foster DN, Miloszewski KJA, Losowsky MS (1978) Stigmata of recent haemorrhage in diagnosis and prognosis of upper gastrointestinal bleeding Br Med J 1978/I 1173–1177

12 Graham DY (1980) Limited value of early endoscopy in the management of upper gastrointestinal bleeding Am J Surg 140 284

13 Himal HS, Perrault C, Mzabi R (1978) Upper gastrointestinal haemorrhage aggressive management decreases mortality Surgery 84 448–454

14 Hirner A, Horing R, Karavias T (1985) Angiodysplasie – koagulieren, unterspritzen, operieren? Chirurgischer Standpunkt Z Gastroenterol 23 43–48

15 Hunt PS (1984) Surgical management of bleeding chronic peptic ulcer Ann Surg 199 44–50

16 Hunt PS, Korman MG, Hansky J, Marshall RD, Peck GS, McCann WJ (1979) Bleeding duodenal ulcer reduction in mortality with a planned approach Br J Surg 66 633–635

17 Katon RM, Smith FW (1973) Panendoscopy in the early diagnosis of acute upper gastrointestinal bleeding Gastroenterology 65 728–734

18 McDermott FT (1985) Mortality from bleeding peptic ulcer Med J Australia 142 11–14

19 Morgan AG, McAdam WAF, Walmsley GL, Jessop A, Horrocks JC, De Dombal FT (1977) Clinical findings, early endoscopy, and multivariate analysis in patients bleeding from the upper gastrointestinal tract Br Med J II 237–240

20 Morris DL, Hawker PC, Brearley S, Simms M, Dykes PW, Keighley MRB (1984) Optimal timing of operation for bleeding peptic ulcer prospective randomized trial Br Med J 288 1277–1280

21 Muller C (1982) Gastrointestinale Blutung Ulcus ventriculi et duodeni Chirurgische Therapie In Siewert JR, Blum AL, Farthmann EH, Lankisch PG (Hrsg) Gastrointestinale Notfalltherapie Springer, Berlin Heidelberg New York

22 Northfield TC (1971) Factors predisposing to recurrent haemorrhage after acute gastrointestinal bleeding Br Med J 1971/1 26–28

23 Ohmann C, Lorenz W, Stoltzing H, Thon K (1987) Grundlagen der Risikoforschung in der Chirurgie Definition, Berechnung und klinische Anwendung auf das Problem der oberen Gastrointestinalblutung Chirurg 58 344–351

24 Peter P, Deyhle P, Brandli H, Krejs GJ, Bron B, Nuesch HJ, Blum AL (1976) Endoskopische Diagnose der akuten peranalen Blutung Schweiz Med Wochenschr 106 880–883

25 Peterson WL, Barnett CC, Smith HJ, Allan MH, Corbett DB (1981) Routine early endoscopy in upper gastrointestinal bleeding A randomized controlled trial N Engl J Med 304 925

26 Read RC, Huebl HD, Thal AP (1970) Randomized study of massive bleeding from peptic ulceration Ann Surg 162 561

27 Riemann JF (1985) Angiodysplasie – koagulieren, unterspritzen, operieren Internistischer Standpunkt Z Gastroenterol 23 38–42

28 Saperas E, Piqué JM, Pérez Ayuso B, Bordas JM, Terés J, Pera C (1987) Conservative management of bleeding duodenal ulcer without a visible vessel prospective randomized trial Br J Surg 71 784–786

29 Siewert JR, Holscher AH, Ultsch B (1985) Chirurgische Therapie des blutenden gastroduodenalen Ulkus Zbl Chirurgie 110 1033–1042

30 Siewert JR, Bumm R, Holscher AH, Dittler HJ (1989) Obere gastrointestinale Ulcusblutung – Letalitatssenkung durch fruh-elektive chirurgische Therapie von Risikopatienten Dtsch Med Wochenschr 114 447–452

31 Storey DW, Brown SG, Swain CP, Salmon PR, Kirkham JS, Northfield TC (1981) Endoscopic prediction of recurrent bleeding in peptic ulcers N Eng J Med 305 915–916

32 Swain CP, Salmon PR, Northfield TC (1986) Does ulcer position influence presentation or prognosis of upper gastrointestinal bleeding? Gut 27 A632

33 Swain CP, Storey DW, Brown SG, Heath J, Mills TN, Salmon PR, Northfield TC, Kirkham JS, O'Sullivan JP (1986) Nature of the bleeding vessel in recurrently bleeding gastric ulcers Gastroenterology 90 595–508

34 Troidl H, Lorenz W, Fischer F (1978) Indikationen bei der akuten Ulceration In Blum AL, Siewert JR (Hrsg) Ulcustherapie Springer, Berlin Heidelberg New York

35 Troidl H, Vestweber KH, Kusche J, Bouillon B (1986) Die Blutung beim peptischen Gastroduodenalulcus Daten als Entscheidungshilfe fur ein chirurgisches Therapiekonzept Chirurg 57 372–380

36 Wara P (1985) Endoscopic prediction of major rebleeding – a prospective study of stigmata of haemorrhage in bleeding ulcer Gastroenterology 88 1209–1214

37 Winawer SJ, Sherlock P, Schottenfeld D, Miller DG (1976) Screening for colon cancer Gastroenterology 70 783–789

38 Wursch TG, Hess H, Walser K et al (1978) Die Epidemiologie des Ulcus duodeni in Zurich Dtsch Med Wochenschr 103 613–619

1.5 Durchfall und Obstipation

A.L Blum, L. Lehr und J.R Siewert

1 Definition und Klassifikationen

In den Industrielandern schwankt die normale Stuhlfrequenz unter der ublichen faserarmen Kost betrachtlich: „Normalerweise" kommt es bei einem Stuhlgewicht von 100–150 g pro Tag (60% Wassergehalt des Stuhls) zum Absetzen von mindestens einem Stuhl alle 3 Tage und höchstens 3 Stühlen pro Tag Bei Verabreichung einer Kost mit hohem Fasergehalt ist das tagliche Stuhlgewicht auch bei den Bewohnern von Industrieländern höher als 200 g und die Schwankungsbreite der Stuhlfrequenz ist relativ gering [3]. Wegen dieser nahrungsbedingten Einflusse ist die Definition von Durchfall (ungeformter Stuhl mit einem Gewicht von über 200 g pro Tag) und Obstipation (mehr als 2 Tage ohne Stuhl) für die Klinik nicht sehr sinnvoll Im Einzelfall abklärungsbedürftig sind Abweichungen vom bisherigen Verhalten – selbst dann, wenn sich die neue Stuhlfrequenz noch „innerhalb der Norm" befindet Von geringe-rem klinischem Interesse sind Falle mit eindeutig „abnormem", aber seit Jahren unverandertem Stuhlverhalten.

Abb. 1.15 zeigt die Klassifikation der Durchfallkrankheiten. Es wird unterschieden zwischen *Erkrankungen des Dunndarms, organischen Colonerkrankungen und Störungen der Colonfunktion* ohne organisch erkennbare Läsion Eine ahnliche Klassifikation der Obstipation ist nicht möglich, da die pathogenetischen Mechanismen mancher Obstipationsformen nicht geklart sind Tabelle 1.10 zeigt statt dessen eine Klassifikation der Obstipation aufgrund ihrer Ätiologie In Abb. 1 16 wird der Meteorismus, das haufigste Begleitsymptom von Durchfall und Obstipation, pathogenetisch klassifiziert

Abb. 1.15. Pathophysiologie der Diarrhoe

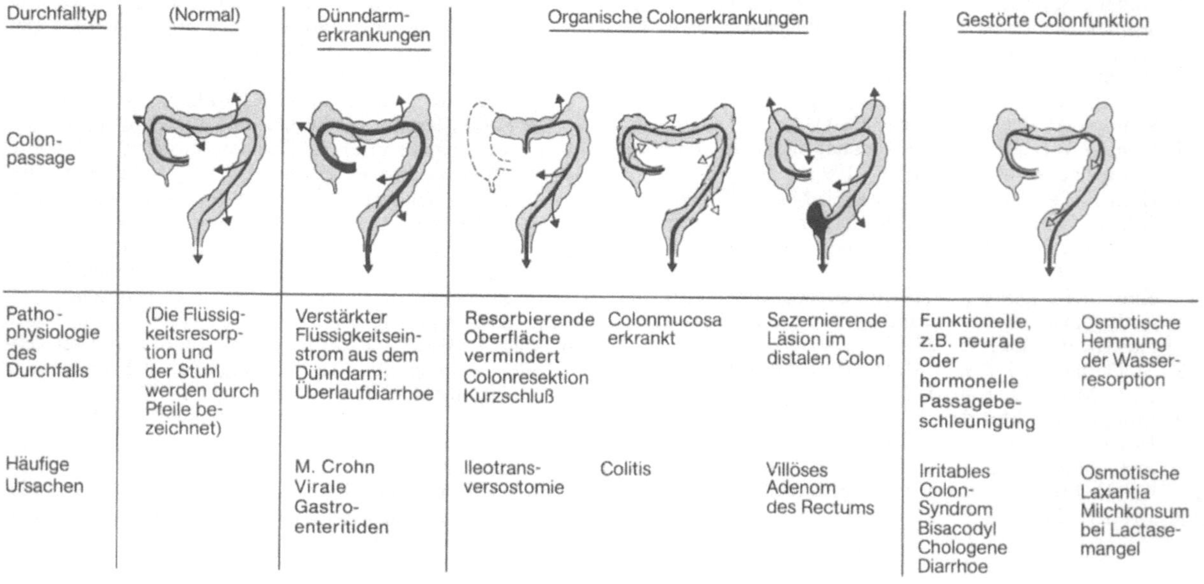

Durchfalltyp	(Normal)	Dünndarm-erkrankungen	Organische Colonerkrankungen			Gestörte Colonfunktion	
Colonpassage							
Patho-physiologie des Durchfalls	(Die Flüssigkeitsresorption und der Stuhl werden durch Pfeile bezeichnet)	Verstärkter Flüssigkeitseinstrom aus dem Dünndarm: Überlaufdiarrhoe	Resorbierende Oberfläche vermindert Colonresektion Kurzschluß	Colonmucosa erkrankt	Sezernierende Läsion im distalen Colon	Funktionelle, z.B. neurale oder hormonelle Passagebeschleunigung	Osmotische Hemmung der Wasserresorption
Häufige Ursachen		M. Crohn Virale Gastroenteritiden	Ileotransversostomie	Colitis	Villöses Adenom des Rectums	Irritables Colon-Syndrom Bisacodyl Chologene Diarrhoe	Osmotische Laxantia Milchkonsum bei Lactasemangel

Tabelle 1.10. Ätiologie der Obstipation

Ätiologie der Obstipation	Bisher scheinbar gesunder Patient ohne spezielle anamnestische Hinweise		Eindeutige anamnestische Hinweise erlauben Vermutungsdiagnose	
	Häufig	Selten	Häufig	Selten
Mechanische Lumenverlegung (Rectosigmoid)	Colontumor	Striktur unbekannter Ätiologie Verschwiegener Fremdkörper	Spätschwangerschaft Entzündliche Striktur, z B bekannter M Crohn	Fremdkörper Endometriose Hernie
Schmerzbedingte Obstipation	–	–	Anale Prozesse aller Art z B Fissuren, Hämorrhoiden	Andere Schmerzzustände z B Gallenkolik
Erkrankungen von Nerven, Muskeln	–	Hirschsprung mit ultrakurzem Segment	Beim Säugling Hirschsprung i e S	Diabetes mellitus Porphyrien Cauda-equina-Läsion Chagas-Krankheit Myotonien
Medikamente	Verschwiegener Analgeticaabusus	–	Antacida Opiate Anticholinergica	Gelegentliches Begleitsymptom bei zahlreichen Medikamenten
Toxisch	–	Blei, Arsen (Verbrechen)	–	Blei (Berufskrankheit)
Endokrin	–	–	Frühschwangerschaft	Hypothyreose Hypercalciamiesyndrom
Paradoxe Obstipation	–	–	Colitis ulcerosa in Remission	Amöbiasis in Remission
Funktionell, psychosomatisch	Dyschezie, irritables Colon-Syndrom, Depression, schlackenarme Ernährung		Marantische Obstipation	

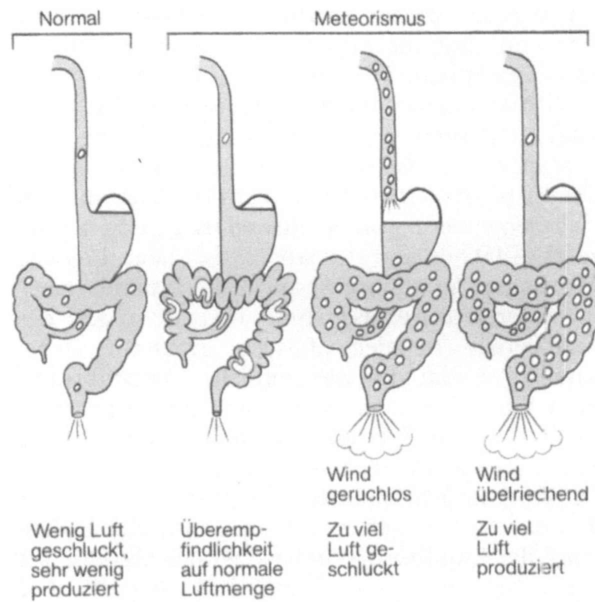

Abb. 1.16. Pathophysiologie des Meteorismus Zuviel Luft wird produziert bei Dyschezie und anderen Erkrankungen mit Obstipation und langer Verweildauer des Stuhls im Colon, Milchgenuß bei Lactasemangel, infektiosen Enteritiden, Reisedurchfall, Malabsorptionssyndromen, z B Sprue, chronischer bakterieller Besiedelung des Dünndarms und nach Genuß von Nahrungsmitteln mit viel Stachyose, Raffinose und nichtresorbierbaren Polysacchariden, z B Kohl

2 Durchfall

2.1 Akuter Durchfall

Patienten mit *infektiosen Diarrhoen* (Salmonellen, Cholera, virale Gastroenteritiden etc) stellen v a. ein internistisches Problem dar [1]

Entscheidend bei hospitalisierten Patienten ist die Frage nach *durchfallerzeugenden Medikamenten.* Durchfall ist eine der häufigsten Nebenwirkungen der medikamentösen Therapie uberhaupt Je nach Art des Medikaments tritt er bei therapeutischen Dosen ublicherweise (z.B Cholchicin) oder nur selten (z.B. Cimetidin) auf. Manche Medikamente besitzen einen unerwunschten, dosisabhangigen laxativen Effekt mit bekanntem Wirkungsmechanismus Typische Beispiele sind Magnesiumhydroxid, Chenodesoxycholsaure und Coffein

Fast alle Antibiotica konnen über eine Forderung des Wachstums von Clostridium difficile zu einer bedrohlichen *pseudomembranosen Colitis* fuhren.

Ein Abklarungsprogramm der akuten Diarrhoe findet sich in Abb 1 17

2.2 Chronischer Durchfall

Als chronisch wird ein Durchfall von mindestens 3 Wochen Dauer bezeichnet

2.2.1 Anamnestische Hinweise

Nicht jede gehauft auftretende Defakation und Verminderung der Stuhlkonsistenz ist ein Durchfall Der Patient bezeichnet als „Durchfall" auch das *fraktionierte Absetzen normaler* Stühle – ein charakteristisches Zeichen beim irritablen Colonsyndrom –, *das unfreiwillige Absetzen von Stuhlen (Stuhlinkontinenz)* und das Absetzen von *Schmierentleerungen.* Schmieren ist typisch bei der *analen Inkontinenz* (postoperativ, neurologische Storungen, marantisch) sowie im Rahmen einer schweren Koprostase. Eine besondere Art des Schmierens ist der „falsche Freund" Dabei kommt es statt des vermeintlichen Windabgangs zum Stuhlgang oder zum Schmieren Zahlreiche anale Lasionen (Tumoren, Hamorrhoiden, andere lumenverlegende Prozesse, Sphincterinkompetenz, Proktitis etc), konnen das Symptom des „falschen Freunds" verursachen Die diagnostische Bedeutung der Stuhlbeschaffenheit bei der chronischen Diarrhoe geht aus Tabelle 1.11 hervor. Die Abb 1 18 zeigt die diagnostische Verwertung weiterer anamnestischer Angaben.

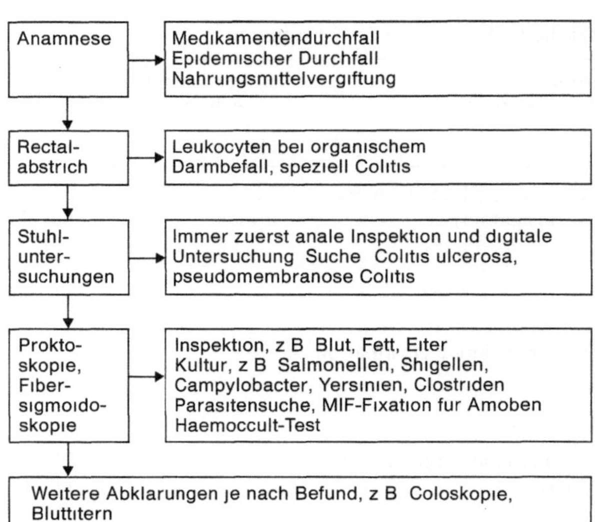

Abb. 1.17. Abklarung des Durchfalls Es wird schematisch der Beginn der Abklarungsserie bei allen Formen von Durchfall (akut und chronisch) gezeigt

Die haufigste Ursache für einen chronischen Durchfall ist das *Syndrom des irritablen Colons* Folgende anamnestische Hinweise sprechen für dieses Syndrom jahrelange Dauer, Wechsel von Obstipation und Durchfall; Beginn einer Serie von Defakationen mit Schafkotstuhl, gefolgt von geformtem Stuhl, weichem ungeformtem Stuhl und waßrigem Stuhl in kurzer Sequenz, kein Gewichtsverlust trotz anhaltendem Durchfall, Auslösung der Durchfalle durch psychische Belastungen (typisch sind Examenssituationen mit Angst vor dem Durchfallen) sowie Beschwerdefreiheit in der Nacht, am Wochenende und in den Ferien, kurzdauernde Episoden mit Abdominalschmerzen und sichtbar aufgetriebenem Bauch, gefolgt von Durchfall, der die Schmerzen bessert, neben dem Durchfall auch andere wahrscheinlich nicht organisch bedingte Symptome, z.B. Globusgefühl und Kopfschmerzen [2, 5]

Folgende Beschwerden lassen sich bei der Differentialdiagnose organischer und funktioneller Ursachen kaum verwerten Gefühl der unvollstandigen Defakation, Abdominalschmerzen mit Besserung durch Windabgang, Entleerung von Schleim.

Die zweithaufigste Ursache von chronischem Durchfall ist der *Laxantiaabusus* Typisch sind 2 Erscheinungsbilder Patienten mit dem irritablen Colonsyndrom setzen den Episoden mit Obstipation durch Laxantiakonsum ein Ende Die Durchfallepisode wird durch ein Laxans eingeleitet. Der schwere heimliche, chronische Laxantiaabusus mit dem klinischen Erscheinungsbild einer therapieresistenten Diarrhoe tritt gehauft bei jungen Frauen auf und bietet große diagnostische und therapeuti-

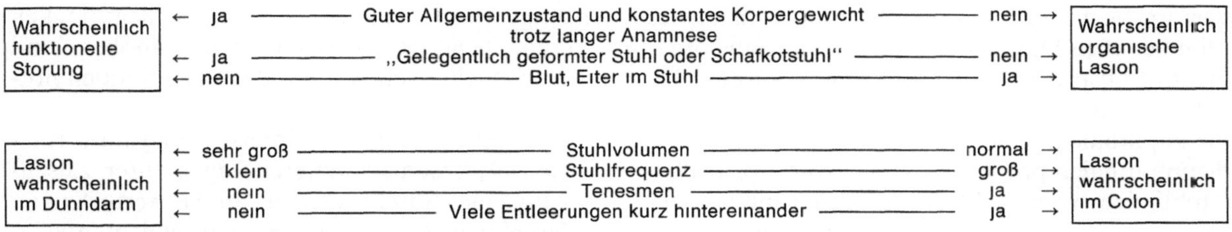

Wahrscheinlich funktionelle Storung	← ja	Guter Allgemeinzustand und konstantes Korpergewicht trotz langer Anamnese	nein →	Wahrscheinlich organische Lasion
	← ja	„Gelegentlich geformter Stuhl oder Schafkotstuhl"	nein →	
	← nein	Blut, Eiter im Stuhl	ja →	

Lasion wahrscheinlich im Dunndarm	← sehr groß	Stuhlvolumen	normal →	Lasion wahrscheinlich im Colon
	← klein	Stuhlfrequenz	groß →	
	← nein	Tenesmen	ja →	
	← nein	Viele Entleerungen kurz hintereinander	ja →	

Abb. 1.18. Symptomatologie bei Durchfallkrankheiten

Tabelle 1.11. Ursachen der Diarrhoe, geordnet nach Haufigkeit und vorhergegangener Operation

| Stuhlbeschaffenheit | Nicht voroperierter Patient | | Folge eines chirurgischen Eingriffs (oder einer postoperativen medikamentosen Therapie) |
	Haufig	Selten	
Wechselnd waßrig-breiige Diarrhoe und normale oder Schafkotstuhle	Irritables Colonsyndrom (mit oder ohne Divertikel) Laxantiaabusus	Amobiasis? Organische Ursachen Nahrungsmittel Heilmittelallergien	Trunculare Vagotomie
Waßrige Diarrhoe Keine normalen Stuhle	Irritables Colonsyndrom Laxantiaabusus	In abnehmender *Haufigkeit* 1 M Crohn 2 Parasiten, z B Hakenwurmer, Lamblien, Amoben 3 Coloncarcinom 4 Massive Saurehypersekretion beim Zollinger-Ellison-Syndrom, Verner-Morrison-Syndrom, Carcinoid 5 Stoffwechselkrankheiten Uramie, akut intermittierende Porphyrie 6 Appendicitis	Vagotomie Magenresektion Ileumresektion (chologene Diarrhoe) Colonresektion Medikamentoser Durchfall (Antibiotica etc) mit oder ohne pseudomembranoser Colitis
Blutdurchmischte Diarrhoe Blutige Diarrhoe	Colitis ulcerosa	Ischamische Colitis M Crohn	Ischamische Colitis, anorectale Chirurgie, pseudomembranose Colitis
Blutig-eitrige Diarrhoe mit Tenesmen	Amoben, Colitis Crohn, Colitis ulcerosa, pseudomembranose Colitis	Infektiose Colitis	Ischamische Colitis, anorectale Chirurgie, pseudomembranose Colitis
Diarrhoe und Stearrhoe	Malabsorptionssyndrome i e S , z B Sprue, exokrine Pankreasinsuffizienz	Begleitstearrhoe bei rascher Dunndarmpassage, z B Vagotomiedurchfalle	Ileumresektion, Kurzdarmsyndrom, Magenresektion, gastrocolische Fistel
„Pseudodurchfall" Normale Stuhlkonsistenz, Schmieren	Irritables Colonsyndrom, anale Prozesse jeder Art, marantische Koprostase, psychoorganisches Syndrom	Traumatische Analsphincterlasion	Postoperative Inkontinenz z B Hamorrhoidenoperation, Inaktivitatskoprostase

sche Probleme [1] Chronischer Laxantiaabusus sollte bei allen Durchfallerkrankungen ohne organisches Substrat in Betracht gezogen werden Da in den meisten heute gebräuchlichen Laxantia kein Phenolphthalein mehr enthalten ist, verlauft die Phenolphthaleinprobe (in Gegenwart von Phenolphthalein verursacht die Alkalisierung eine intensive Rotfärbung) in den meisten Fallen negativ.

2.2.2 Inspektion des Stuhls durch den Arzt

Es handelt sich um die wichtigste Einzeluntersuchung bei der Abklarung von Durchfall Es wird auf folgende Eigenschaften geachtet: *Menge, Geruch* (besonders ubelriechend bei Stearrhoe), *Farbe* (die Entleerung von Bariumkontrastmittel tauscht acholische Stühle vor, bei Melaena müssen auch Eisen-, Kohle- und Wismutpraparate sowie gewisse Lakritzenprodukte in Betracht gezogen werden), *Konsistenz* (beim irritablen Colonsyndrom schwimmt der schafkotartige Stuhlkopf in der nachfolgenden breiig-waßrigen Entleerung, der fett- und lufthaltige Stuhl bei der Sprue schwimmt auf dem Wasser der Klosettschüssel), *Beimengung von Blut* (bei geformten Stühlen darauf achten, ob der Stuhl mit Blut durchmengt ist oder ob das Blut aufliegt und beim nachfolgenden Haemoccult-Test Blutauflagerungen wegschieben und Stuhl aus der scheinbar blutfreien Stuhlsaule entnehmen), *Beimengung von Schleim, Eiter* (weiße oder gelbe Flocken werden fur Leukocytenfarbung benützt und auf Amöben untersucht), *Nahrungsreste* (die für manche Patienten bedrohlich wirkenden Pflanzenbestandteile, z.B Tomatenhaute, sind diagnostisch nicht bedeutungsvoll), *Haften an der Schussel, Ölseen* und *Gasgehalt* (der typische Fettstuhl bei der Sprue ist voluminös, übelriechend, graubeige, scheinbar acholisch, fettglanzend, schaumig, auf dem Wasser schwimmend und/oder stark an der Schussel haftend, um den Stuhl herum bildet sich evtl ein Fettsee), *Parasiten.*

2.2.3 Weitere Abklärung

Abb. 1 17 zeigt schematisch den Untersuchungsgang. Folgende Untersuchungen sind in jedem Fall indiziert:

- *Rectalabstrich* einer Schleim- bzw. Eiterflocke mit Leukocytensuche,
- *Stuhlkulturen* (zum sicheren Ausschluß einer infektiosen Darmerkrankung sind Untersuchungen von mindestens 2 Stühlen notwendig),
- *Suche nach Amoben und anderen Parasiten* in MIF (Merthiolat-Iodin-Formalin-Losung) fixierten Schleimflocken und/oder Nativbetrach-

tung frisch gelöster, warmer Schleimflocken (zum sicheren Ausschluß von Amoben sind Untersuchungen von mindestens 3 Stühlen notwendig);
- *Haemoccult-Test* am Untersuchungstag, Haemoccult-Test an 3 weiteren Tagen durch Zusendung eines Stuhlbriefchens an die Arztpraxis;
- *Inspektion der Analgegend* wahrend manueller Spreizung der Gesaßbacken und gleichzeitigem Pressen durch den Patienten,
- *digitale Untersuchung* des Rectums und die Proktoskopie ohne Vorbereitung (auf Einlaufe und Kleinklistiere kann verzichtet werden) Bei der digitalen Austastung wird nicht nur ein Tumor gesucht, sondern es werden auch die Kompetenz des Sphincterapparats und die Konsistenz des allenfalls in der Ampulle liegenden Stuhls geprüft. Konsistenter Stuhl bei Durchfallanamnese ist vereinbar mit einem irritablen Colonsyndrom, einer Stuhlimpaktation mit Pseudodurchfall oder unwahren Angaben des Patienten
- Proktoskopie, Sigmoidoskopie sowie Coloskopie mit Probeexcisionen sind zum Ausschluß entzundlicher Darmerkrankungen, insbesondere Morbus Crohn (auch Inspektion des terminalen Ileums durch Intubation der Bauhin-Klappe!) und Colitis ulcerosa, erforderlich

Bei Verdacht auf Laxantiaabusus empfiehlt sich die (haufig leider negative) *Phenolphthaleinprobe* (Rotverfarbung nach Alkalisierung des Stuhls). Relativ einfach und nützlich ist die Bestimmung von *Natrium, Kalium, Chlorid* und *Osmolaritat* im Stuhlwasser Falls die Osmolaritat des Stuhls hoher ist als das Doppelte der Summe von Natrium- und Kaliumkonzentration im Stuhlwasser, liegt der Verdacht auf eine osmotische Diarrhoe nahe Falls die Chloridkonzentration im Stuhl höher ist als die Summe der Natrium- und Kaliumkonzentration, handelt es sich um eine (seltene) Chloridmalabsorption. *Stuhlfett* wird zwar am besten im 24-h-Stuhl bestimmt, doch laßt sich eine starke Stearrhoe schon durch die Fettbestimmung in einer Stuhlprobe verifizieren Besteht bei Stearrhoe Verdacht auf eine Pankreasinsuffizienz, empfiehlt sich auch die Bestimmung von *Trypsin-* und *Chymotrypsinkonzentration* in der Stuhlprobe. Ein saures *Stuhl-pH* spricht für eine Kohlenhydratmalassimilation

Fieber, beschleunigte Blutsenkungsreaktion und Anämie sind typische Begleitbefunde bei einem Morbus Crohn und einer schweren Colitis ulcerosa. Falls alle 3 Werte normal sind, ist ein Morbus Crohn als Ursache des Durchfalls praktisch ausgeschlossen. *Weitere Bluttests* geben Aufschluß uber die Auswirkung des Durchfalls auf den Stoffwechsel (metabolische Acidose, Hypokaliamie, Hypovolamie mit hohem Hamatokrit) Sie konnen auch Hinweise fur ein Malabsorptionssyndrom liefern (evtl. niedrige Werte von Calcium, Albumin, Eisen, Hamoglobin, Cholesterin, Vitamin A und Quick) Die seltenen Falle von Carcinoidsyndrom werden durch die Bestimmung von *5-Hydroxytryptamin* im Urin erfaßt.

In vielen Fällen laßt sich die Genese des Durchfalls ohne Labortest durch die *Kenntnis der Grundkrankheit* hinreichend erklaren Typische Beispiele sind: trunculare Vagotomie, subtotale Magenresektion, Hemicolektomie, fortgeschrittener Diabetes mellitus mit diabetischer Neuropathie, Hyperthyreose (Durchfall ist dabei praktisch nie ein Leitsymptom), Uramie

Verlaufen alle bisher genannten Erhebungen negativ, sind weitere Untersuchungen wie ein Colonkontrasteinlauf im Doppelkontrastverfahren (Colitis ulcerosa, beim Morbus Crohn evtl mit retrograder Füllung des terminalen Ileums), radiologische Dünndarmpassage – am besten in der Sondentechnik nach Sellink (Morbus Crohn) –, Magensekretionstests und Hormonbestimmungen im Serum (Gastrinom, Carcinoid, Hyperthyreose, medullares Schilddrüsencarcinom, Vipom, Morbus Addison) bei persistierender Klinik empfehlenswert.

Bei Verdacht auf Diarrhoen im Rahmen eines Malabsorptionssyndroms ist eine weiterführende Diagnostik mit speziellen Funktionstests (Xylosetoleranz, Vitamin-B_{12}-Resorption nach Schilling, Disaccharidbelastung, H_2-Exhalation, 14-Co_2-Glykocholat-Exhalation, Fettbilanz, segmentale Dunndarmperfusion, Enzymaktivitat im Dünndarmschleimhautpepsin, 51Cr-Albumintest für enteralen Eiweißverlust) indiziert [1, 6].

3 Chronische Obstipation

3.1 Ätiologie (s Tabelle 1 10)

3.1.1 Chronische habituelle Obstipation

Die entscheidende Ursache ist der Ballaststoffmangel unserer Kost. Entsprechend ist in zahlreichen therapeutischen Studien die günstige Wirkung von Balaststoffen jeder Art gezeigt worden. Eine 2 Ursache der habituellen Obstipation ist psychologischer Natur Es handelt sich um die Unterdrückung des Defäkationsreflexes. Dies resultiert in der Ablagerung von Stuhl im hypomotilen Rectosigmoid Der Zustand mit langer Retention des Stuhls im Rectosigmoid wird Dyschezie genannt Von einigen Autoren werden fließende Übergange von Dyschezie zum Morbus Hirschsprung mit ultrakurzem Segment postuliert.

Im Rahmen der chronischen habituellen Obstipation lassen sich somit 2 Extremzustände unterscheiden Das spastische Colon mit Stuhlretention im Rahmen des irritablen Colons geht charakteristischerweise mit Schmerzen einher, wahrend die Dyschezie mit Stuhlablagerung im hypomotilen Rectosigmoid schmerzlos verlauft.

3.1.2 Mechanische Ursachen

Bei einer neuauftretenden Obstipation besteht als erstes der Verdacht auf eine Lumenverlegung im Colon Die wichtigste Ursache ist das Coloncarcinom. Eine reine Obstipation ist jedoch beim Coloncarcinom ungewöhnlich. Bei weniger als 10% der Patienten mit Coloncarcinom ist die Obstipation ein Frühsymptom, bei diesen wenigen Fallen wird i allg. ein Wechsel zwischen Obstipation und Durchfall beschrieben, der Patient klagt nicht über Verstopfung, sondern über unregelmaßigen Stuhlgang. Weitaus haufigere Fruhsymptome des Coloncarcinoms sind rectale Blutung und Anämie. Eine Obstipation tritt bei Lokalisation des Tumors im Rectum, im Sigma und im unteren Colon descendens auf, wahrend bei höher gelegenen Tumoren mit einem Subileus zu rechnen ist

Eine weitere Ursache einer Lumenverlegung im Colon ist die benigne Striktur, meistens infolge einer Colitis ulcerosa, eines Morbus Crohn oder einer ischamischen Colitis

Sehr charakteristisch sind die anamnestischen Angaben bei Patienten mit inkomplettem Rectumprolaps bzw. interner Intussusception. Bei hartnäckiger Obstipation besteht hier haufig Stuhldrang Beim Pressen beginnt sich das innere Intussusceptum ins Rectosigmoid vorzuwolben. Dadurch wird der Stuhlfluß abgeklemmt und, infolge des sich vergrößernden Schleimhautzapfens, der Stuhldrang verstarkt. Der Patient klagt somit über kleine Stuhlportionen, gefolgt von zunehmendem Stuhldrang, dem Gefühl der unvollstandigen Entleerung und frustranem Pressen. Bei der Inspektion durch den Arzt wird festgestellt, daß der außere Analrand um mehr als 2,5 cm (obere Grenze der Norm) caudal der pubococcygealen Verbindungslinie absinkt, wenn der Patient preßt. Nur bei vollstandigem Prolaps verspürt der Patient am Ende der Defäkation den ausgetretenen, reponiblen Schleimhautzapfen.

3.1.3 Neuromusculäre Ursachen

Bei der Hirschsprung-Erkrankung mit einem ultrakurzen aganglionaren Segment kann sich die Erkrankung erst im Adolescenten- oder frühen Erwachsenenalter manifestieren, im Gegensatz zur üblichen Hirschsprung-Erkrankung des Sauglings und Kleinkindes Die Aganglionose fuhrt typischerweise zu einem Megacolon. Folgende neurogene Ursachen konnen ebenfalls zur Ausbildung eines Megacolons fuhren.

Traumatische Lasionen im Bereich der Nn pudendi und des Rückenmarks (eine Blasenatonie ist haufig, aber fakultativ damit verbunden), neurologische Erkrankungen wie Morbus Parkinson und multiple Sklerose, cerebrale Lasionen mit Ausfall der Defakationsimpulse, langjahriger Abusus von Laxantia, speziell Antrachinonderivaten sowie Stoffwechselstörungen mit peripherer autonomer Neurophathie, z.B Diabetes mellitus und Porphyrie.

Schließlich kann sich ein Megacolon bei muscularen Erkrankungen wie Sklerodermie, Amyloidose und bei gewissen Myotonien ausbilden.

3.1.4 Medikamentöse und toxische Ursachen

Eine gelegentliche Obstipation ist als Nebenwirkung von fast allen Medikamenten beobachtet worden. Haufig mit einer Obstipation zu rechnen ist bei der Anwendung von Aspirin, Antacida, Anticholinergica, Antidepressiva, Anti-Parkinson-Mittel, MAO-Hemmer, Sedativa etc.

Auch die langjahrige Einnahme von Laxantia, speziell von Antrachinonpraparaten, kann durch eine Schädigung der intramuralen Ganglien massive und therapierefraktare Obstipation bewirken.

3.1.5 Obstipation bei psychiatrischen Erkrankungen

Schwere Obstipationen werden bei der Depression und anderen Psychosen beobachtet, speziell bei hospitalisierten Patienten Im übrigen bestehen fließende Übergange zur habituellen Obstipation, deren psychologische Ursachen bereits diskutiert wurden.

3.1.6 Obstipation bei Stoffwechselstörungen

Schwere Obstipation entwickeln sich bei Hypothyreose, Hypophyseninsuffizienz und Hypercalciamien, z B. im Rahmen des Hyperparathyreoidismus.

3.1.7 Schmerzinduzierte Obstipation

Bei jeder Form von Schmerzen tritt eine Obstipation auf. Bei schmerzhaften Analprozessen wie Hämorrhoiden, Analfissuren und Rhagaden durch Einlaufe schwacht die schmerzhafte Defakation den Defakationsreiz ab. Dies führt zur Eindickung des Stuhls, der wieder nur durch starkes Pressen abgesetzt werden kann Das Pressen verzögert seinerseits die Abheilung der Analprozesse.

3.1.8 Obstipation durch Immobilisation

Alle Obstipationsformen werden durch Immobilisation des Patienten verstarkt.

3.2 Anamnestische Befragung

Entscheidend ist die Frage, ob sich die Stuhlgewohnheiten in letzter Zeit geandert haben. Neuaufgetretene Änderungen sind von größerem diagnostischem Interesse als eine seit langem anhaltende Abnormitat.

Folgende anamnestische Angaben sind Alarmzeichen und sprechen für eine organische Ursache der Obstipation:

Neu aufgetretene Obstipation ohne Änderung des Lebensstils (z B. Reise oder Eintritt in ein Altersheim, endogene und reaktive Depression), langsame, stetige Zunahme der Symptome, Gewichtsverlust, Blutbeimengungen zum Stuhl.

Die folgenden Symptome lassen sich dagegen diagnostisch weniger gut einordnen

Abwechslung von Obstipation und Durchfall, Meteorismus, Beimengungen von Schleim zum Stuhl und subjektives Gefuhl einer unvollstandigen Defakation. Auch das Vorhandensein von Schmerzen laßt sich diagnostisch kaum verwerten. Eine Differenzierung ist nur bei exakter Erfassung von Art und Zeitpunkt des Schmerzes moglich Wandernde Abdominalschmerzen ohne Tagesrhythmus sprechen für ein irritables Colon, umschriebene, d.h. dauernde, stetig zunehmende, durch die Defakation gebesserte Schmerzen weisen auf eine organische Lasion hin

In vielen Fallen gibt die anamnestische Befragung eindeutige Hinweise auf die Ursache der Obstipation Beispiele sind:
- Mechanische Lumenverlegung im Colon durch Morbus Crohn
- Fremdkörper oder Schwangerschaft
- Schmerzhafte Analprozesse
- Endokrine und metabolische Storungen wie Diabetes mellitus und Hypothyreose
- Neuromusculare Lasionen sowie die Einnahme von obstipationsfordernden Medikamenten

3.3 Einfache, in allen Fällen obligate Untersuchungen

3.3.1 Inspektion des Anus

Die Inspektion des Anus einschließlich Untersuchung bei digitaler Spreizung kann Prozesse wie Hamorrhoiden, Fissuren oder Analcarcinome aufzeigen

3.3.2 Digitale Untersuchung des Rectums

Bei dieser Untersuchung ist es wichtig, den Patienten pressen zu lassen Dabei kann ein Intussusceptum getastet werden.

3.3.3 Inspektion des Stuhls

Ein wohlgeformter Stuhl bei hartnackiger Obstipation spricht für eine Dyschezie Schafkotstuhl kann bei Dyschezie und bei spastischer Obstipation abgesetzt werden. Ein Gemisch von Schafkotstuhl, geformtem und breiig-waßrigem Stuhl spricht für spastische Obstipation bzw. irritables Colonsyndrom.

Bleistiftstühle kommen häufiger beim irritablen Colonsyndrom als bei stenosierenden Prozessen des Rectosigmoids vor

Bei Lasionen im Analbereich finden sich Blutauflagerungen auf dem geformten Stuhl.

3.3.4 Durchführung von 3 Haemoccult-Tests und kleines Labor

Hamoglobin und Blutsenkungsgeschwindigkeit sollten in allen Fallen bestimmt werden.

3.4 Weitere diagnostische Tests in ausgewählten Fällen

3.4.1 Abdomenleerbild

Dabei zeigt sich v a., ob ein Megacolon vorhanden ist Beim Erwachsenen tritt ein Megacolon infolge von neuromuscularen Erkrankungen, Stoffwechselstorungen, bei gewissen medikamentösen Therapien, bei hospitalisierten Psychiatriepatienten sowie bei langzeitiger Immobilisation, v.a bei marantischen Greisen, auf. Das Abdomenleerbild kann auch Hinweise auf eine mechanische Lumenverlegung geben.

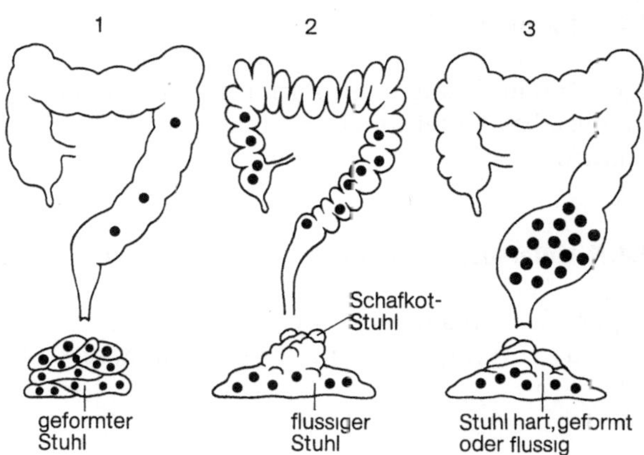

Abb. 1.19. Test mit verschluckten rontgendichten Markern Die Abbildung zeigt schematisch die Abdomenleeraufnahme nach 6 Tagen und die Marker im Stuhl (bei *1* und *3* geformt, bei *2* Mischung von Schafkotstuhl und ungeformtem Stuhl) *1* Normal nach 6 Tagen nur noch maximal 4 Marker im Colon, *2* irritables Colon, „spastische Obstipation", *3* Dyschezie, marantische Impaktation, terminales Reservoir

3.4.2 Test mit röntgendichten Markern (Abb. 1.19)

Rontgendichte Marker lassen sich durch Zerschneiden einer röntgendichten Magen- oder Duodenalsonde herstellen. Sechs Tage nach Verschlukken von 20 Markern wird ein Abdomenleerbild angefertigt Abnorm ist die Retention von mehr als 4 Markern Die Verteilung der Marker gibt Aufschluß uber die Art der Obstipation. Die Ansammlung der Marker im Rectosigmoid spricht fur eine Dyschezie, die gleichmäßige Verteilung der Marker im Bereich des ganzen Colons ist charakteristisch fur eine Obstipation im Rahmen des irritablen Colons Der Markertest ist v.a. dann indiziert, wenn die anamnestischen Angaben des Patienten unglaubwürdig erscheinen und Zweifel daran bestehen, ob der Patient tatsächlich an einer Obstipation leidet. Besonders aussagekraftig ist die Einnahme von je dreimal 20 unterschiedlich geformten (z B. stabförmigen, kreisförmigen und dreieckigen) Markern an 3 verschiedenen Tagen und ein Abdomenleerbild am 4. Tag nach Einnahme der Marker (Magen- Dunndarm- und Colonpassage)

3.4.3 Endoskopische Untersuchung mittels Proktoskopie, Rectoskopie und Coloskopie

Die Indikation besteht v a. im Ausschluß eines Coloncarcinoms Eine endoskopisch erfaßbare Pseudomelanose der Colonschleimhaut spricht für einen Laxantiaabusus

3.4.4 Bariumkontrasteinlauf

Die Durchführung von Bariumkontrastuntersuchungen bei der Obstipation ist meist wenig aussagekräftig.

3.4.5 Untersuchungen an spezialisierten Zentren

Durch die Analmanometrie läßt sich v a beim Morbus Hirschsprung eine exakte Diagnose stellen

4 Häufige Fehlerquellen

Der haufigste Fehler ist die Überschatzung der Röntgendiagnostik und die Unterschatzung einer gut erhobenen Anamnese Beim irritablen Colonsyndrom ist eine exakte Anamnese bereits der erste Schritt zur Behandlung. Ein Laxantiaabusus zeigt sich oft erst wenn der Patient durch Indizien „überführt" werden kann oder wenn der Arzt das Vertrauen des Patienten erworben hat

Die Abb. 1.20 zeigt ein Abklarungsschema, in dem die exakte Erhebung der Anamnese eine zentrale Bedeutung einnimmt

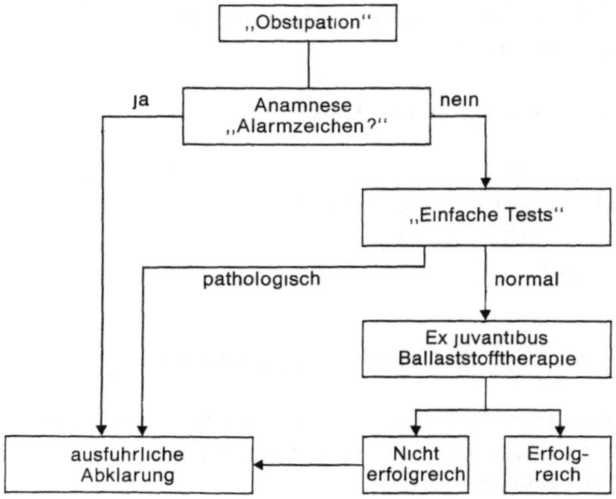

Abb. 1.20. Abklarung bei Obstipation

Literatur

1 Ewe K (1985) Diarrhoe In Blum AL, Siewert JR, Ottenjann R, Lehr L (Hrsg) Aktuelle gastroenterologische Diagnostik Springer, Berlin Heidelberg New York Tokyo, S 62–80

2 Krejs GJ, Walsh JH, Morawski SG, Fordtran JS (1977) Intractable diarrhea Intestinal perfusion studies and plasma VIP concentrations in patients with pancreatic cholera syndrome and surrepetitious ingestion of laxatives and diuretics Am J Dig Dis 22 280–292

3 Manning AP, Thompson WG, Heaton KW, Morris AF (1978) Towards positive diagnosis of the irritable bowel syndrome Br Med J II 653–654

4 Martelli H, Devroede G, Arhan P, Dugnay C, Dornic C, Faverdin C (1978) Some parameters of large bowel mortility in normal man Gastroenterology 75 612–618

4a Muller-Lissner S (1987) Chronische Obstipation Dtsch Med Wochenschr 112 1223–1229

5 Patriquin H, Martelli H, Devroede G (1978) Barium enema in chronic constipation Is it meaningful? Gastroenterology 75 619–622

6 Riecken EO (1985) Dunndarmfunktion Resorption – Digestion – Sekretion In Blum AL, Siewert JR, Ottenjann R, Lehr L (Hrsg) Aktuelle gastroenterologische Diagnostik Springer, Berlin Heidelberg New York Tokyo, S 528–548

7 Watson WC, Sullivan SN, Corke M, Rush D (1978) Globus and headache Common symptoms of the irritable bowel syndrome Can Med Assoc J 118 387

1.6 Ikterus

F. Hagenmüller, A.L. Blum und J R. Siewert

1 Definition, Pathophysiologie und Klassifikation

Ikterus ist die Gelbfarbung von Haut, Skleren, Schleimhauten und Korperflussigkeiten durch Retention von Bilirubin. Wenn mehr Bilirubin produziert als ausgeschieden wird und die Serumkonzentration etwa 3 mg/dl (51 µmol/l) ubersteigt, wird der Ikterus sichtbar.

Die Ursachen des Symptoms „Ikterus" sind vielfaltig Ihre Einteilung nach pathophysiologischen Gesichtspunkten richtet sich nach der Lokalisation der Ausscheidungsstörung innerhalb des Bilirubinstoffwechsels (Tabelle 1.12), der sich klinische Krankheitsbilder und laborchemische Merkmale zuordnen lassen:

– *Produktionsikterus* Vermehrte Bildung von Bilirubin, z.B. durch Hamolyse.
– *Transportikterus*. Die Bindung des Bilirubins an Albumin und/oder die Aufnahme in die Leberzelle sind gestort, z.B. durch Drogen oder beim Gilbert-Syndrom.
– *Speicherungs- und Konjugationsikterus* Die Bindung des Bilirubins an Tragerproteine in der Leberzelle ist defekt, z.B. beim Rotorsyndrom Die Konjugation des Bilirubins mit Glucuronsäure funktioniert nicht, z.B beim Crigler-Najjar-Syndrom, dadurch bleibt das Bilirubin wasserunloslich und kann nicht ausgeschieden werden.
– *Exkretionsikterus*. Verminderte Ausscheidung des Bilirubins in die Gallencanaliculi, z.B bei Hepatitis, Lebercirrhose, Dubin-Johnson-Syndrom, Rotorsyndrom.
– *Kanalisationsikterus* Obstruktion der Gallenwege (Tabelle 1.13).

Einige Ikterusformen beeinträchtigen mehrere Schritte des Bilirubinstoffwechsels

Die Klassifikation des Ikterus nach der Lokalisation des Stoffwechseldefekts unterscheidet prä-

Tabelle 1.12. Einteilung des Ikterus nach Pathophysiologie und Klinik

Pathophysiologie	Lokalisation des Defekts	Klinisches Korrelat	Typische Serumwerte (stark vereinfacht)
Produktionsikterus	Prahepatisch	Hamolyse Storung der Erythrocytenreifung Gilbert-Syndrom	Indirektes Bilirubin ↑, LDH ↑, Haptoglobin ↓, Reticulocyten ↑
Transportikterus (Albuminbindung, Aufnahme in die Leberzelle)	Prahepatisch Intrahepatisch	Drogeninduzierter Ikterus Gilbert-Syndrom	Indirektes und direktes Bilirubin ↑ Indirektes Bilirubin ↑
Speicherungsikterus Konjugationsikterus	Intrahepatisch (hepatocellular)	Rotorsyndrom Neugeborenenikterus Crigler-Najjar-Syndrom Drogeninduzierter Ikterus	Direktes Bilirubin ↑ (da auch Exkretion gestort), BSP-Elimination verzogert Indirektes Bilirubin ↑ Indirektes Bilirubin ↑ Indirektes und direktes Bilirubin ↑
Exkretionsikterus	Intrahepatisch	Hepatitis Lebercirrhose Dubin-Johnson-Syndrom Rotorsyndrom Drogeninduzierter Ikterus	Direktes und indirektes Bilirubin ↑, Transaminasen ↑, γ-GT ↑ Direktes und indirektes Bilirubin ↑, γ-GT ↑, Cholinesterase ↓, Albumin ↓ Direktes Bilirubin ↑ Direktes Bilirubin ↑ Direktes und indirektes Bilirubin ↑
Kanalisationsikterus	Posthepatisch	Obstruktion der Gallenwege	Direktes Bilirubin ↑, alkalische Phosphatase ↑, γ-GT ↑

Tabelle 1.13. Ursachen des Ikterus durch biliare Obstruktion

Choledocholithiasis	Gallenblasentumor
Benigne Gallengangstriktur	Papillentumor
Sklerosierende Cholangitis	Pankreaskopftumor
Primar biliare Cirrhose	Pankreatitis
Benigne Papillenstenose	Pankreaskopfcyste
Lebercarcinom	Parasiten
Lebermetastasen	Choledochocele
Gallengangstumor	

hepatische, intrahepatische, posthepatische und kombinierte Formen [9] In diesem Zusammenhang sollte „intrahepatisch" besser durch „hepatocellulär" ersetzt werden Der Begriff „intrahepatisch" ist mißverständlich, da ein Verschluß der Gallenwege im anatomischen Sinne intrahepatisch lokalisiert sein kann, funktionell aber einen posthepatischen Kanalisationsikterus hervorruft (Abb 1.21)

Fur den Chirurgen ist allein die Frage entscheidend, ob der Ikterus durch eine mechanische Obstruktion der Gallenwege verursacht wird; in diesem Falle wird chirurgisch oder endoskopisch behandelt Wenn feststeht, daß die Ursache des Ikterus im prahepatischen oder hepatocellularen Niveau liegt, wird der Internist die Differentialdiagnostik und Therapie ubernehmen. Der Nachweis oder Ausschluß einer mechanischen biliären Obstruktion stellt die Weichen fur die weitere Behandlung des Patienten.

2 Anamnese und klinisches Bild

Die Anamnese kann wichtige Hinweise zur Differenzierung des Ikterus liefern. So konnen Gallensteine oder eine chronische Leberkrankheit in der Vorgeschichte im Zusammenhang mit Geschlecht, Alter, Schmerzanamnese und Trinkgewohnheiten gelegentlich schon einen „Steinikterus" vom „Cirrhoseikterus" unterscheiden lassen. Besondere Sorgfalt verdient die Fahndung nach Medikamenten. Eine Unzahl von Arzneimitteln sowie Haushalts- und industriellen Giften vermag einen Ikterus zu induzieren Phenothiazine, Sedativa, Tranquilizer, Antidepressiva, Muskelrelaxantia, Antiepileptica, Antiarrhythmica, Thyreostatica, Hormonpraparate, Antidiabetica, Antibiotica, Chemotherapeutica, Tuberculostatica, Cytostatica, Diuretica, Anticoagulantia, fiebersenkende Mittel und Antirheumatica sowie viele andere sind potentielle Kandidaten fur die Verursachung eines Ikte-

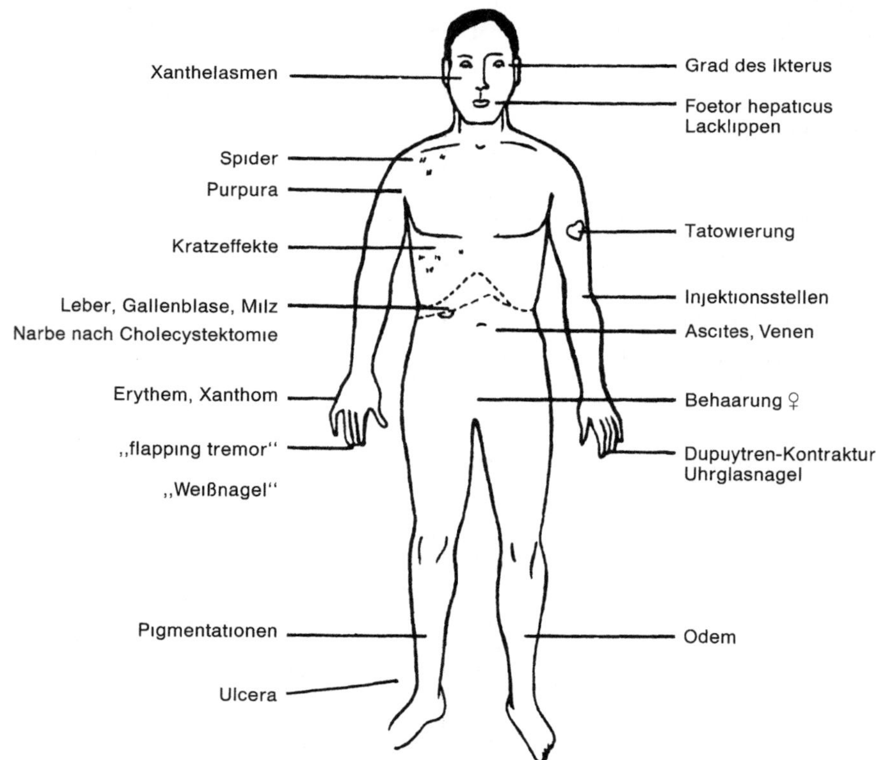

Abb. 1.21. Somatische Befunde bei Ikterus (Nach [5])

rus, der anderweitig nicht erklarbar ist Im Verdachtsfall ist die Verwendung einer Medikamentensuchliste [6] hilfreich.

Die Lehrbuchweisheit, die maligne Obstruktion der Gallenwege führe zum „schmerzlosen Ikterus", trifft nicht zu: Über 60% unserer Patienten mit malignem Verschluß geben Oberbauchschmerzen an, bei der benignen Obstruktion sind es 80% [11] Wenn die Oberbauchschmerzen von Schüttelfrost begleitet werden, ist am ehesten an Cholangitis, Leberabsceß oder Virushepatitis zu denken. Beim Amobenabsceß der Leber sind die Schmerzen oft heftiger als beim bakteriellen Absceß. Schmerzen und Fieber treten auch bei der alkoholischen Hepatitis auf, jedoch meist ohne Schuttelfrost Die drogeninduzierte und virale Hepatitis führt oft zu Fieber ohne allzu heftige Schmerzen Beim mechanischen Verschluß durch eine maligne Grundkrankheit nehmen 76% der Patienten an Gewicht ab, Patienten mit Steinverschluß oder benigner Striktur in 43% der Falle [11].

Weitere typische anamnestische Merkmale und ihre Deutung sind in Tabelle 1.14 aufgelistet

Juckreiz kann bei Patienten mit primär biliarer Cirrhose, chronischer Hepatitis oder Alkoholcirrhose dem Ikterus wochen- oder monatelang vorausgehen. Als Ursache des Juckreizes wird die Ablagerung von Gallensaure in der Haut verantwortlich gemacht. Welcher Mechanismus das Jucken hervorruft, ist unklar Das Maß der Hyperbilirubinamie korreliert mit dem Juckreiz. Folge des Juckreizes sind bei vielen Patienten charakteristische Hautläsionen durch Kratzen Zahlreichen Patienten fallt die Dunkelfärbung des Urins fruher auf als die Gelbfarbung von Haut und Skleren. Ursache ist der Übertritt von konjugiertem Bilirubin in den Blutstrom durch den biliaren Exkretionsstau. Das renal ausgeschiedene Bilirubin farbt den Urin braun. Abhangig vom Ausmaß der Cholestase entfarbt sich der Stuhl, er nimmt eine graue bis hellgelbe Farbe an Bei partieller Obstruktion kann der Stuhl seine normale Farbe bei gleichzeitiger Ausscheidung von braunem Urin behalten Sehr oft ist Ikterus – unabhangig von der Dignitat des Grundleidens – begleitet von Appetitlosigkeit, Übelkeit und Schwache.

Tabelle 1.14. Anamnese, Schlusselfragen und einige mogliche Assoziationen bei Ikterus

Geschlecht, Alter	Gallensteine bei Frauen, „Fixerhepatitis", Gallensteine in einem Alter um 50 Jahre, Tumor im Alter
Beruf, Reisen	Alkohol bei Gastwirten, Amoben und Virushepatitis A nach Tropenreise, Virushepatitis B beim medizinischen Personal
Alkohol, Medikamente	Alkoholische Leberkrankheiten, Medikamentenikterus
Ikterus bei Kontaktperson	Virushepatitis, z B Virushepatitis B bei homosexuellen Partnern
Familiarer Ikterus	Hamolytische Anamie, Gilbert-Syndrom, seltene familiare Syndrome
Schon fruher Ikterus	Abgelaufene Virushepatitis, chronische Leberkrankheit mit akuten Exacerbationen
Cholecystektomie	Choledocholithiasis, benigne Gallengangstriktur, ubersehenes Gallenwegscarcinom
„Grippe" vor Ikterus	Prodromalstadium der Virushepatitis
Schmerzen	Anhaltend bei Pankreascarcinom, anfallsweise bei Choledocholithiasis, sturmischer Beginn bei akuter Pankreatitis
Fieber	Mit Schmerz und Ikterus (Charcot-Trias) bei Cholangitis
Gewichtsverlust	Schon vor Ikterus bei peripapillaren Malignomen, z B Pankreascarcinom
Mudigkeit	Haufiges unspezifisches Symptom bei akuten und chronischen Leberkrankheiten
Juckreiz	Bei Cholestase
Entfarbter Stuhl	Bei Cholestase, schubweise bei Choledocholithiasis
Zunahme des Bauchumfangs	Ascites, Hepato-(Spleno-)megalie
Andere Zeichen einer chronischen Leberkrankheit	z B Feminisierung bei Mannern, Spider-naevi, Uhrglasnagel, Dupuytren-Kontraktur
Postoperativer Ikterus	Ursachen s Tabelle 1 17

3 Körperliche Untersuchung

Bei der korperlichen Untersuchung erlaubt das Maß der Gelbfarbung von Haut und Skleren eine grob quantitative Abschatzung der Hyperbilirubinamie. Eine vergrößerte, druckdolente Leber und Splenomegalie lassen oft auf eine akute oder chronische Hepatitis, eine Alkoholcirrhose mit akutem Schub oder eine primär biliäre Cirrhose schließen Wenn weder Milz noch Leber vergrößert sind, kommen sowohl hepatocellulare als auch extrahepatische Ursachen des Ikterus in Betracht. Die harte, vergroßerte Leber ist oft Ausdruck einer tumorosen Infiltration. Wenn sich die gestaute Gallenblase prallelastisch tasten laßt, liegt meistens ein langer bestehender mechanischer Ver-

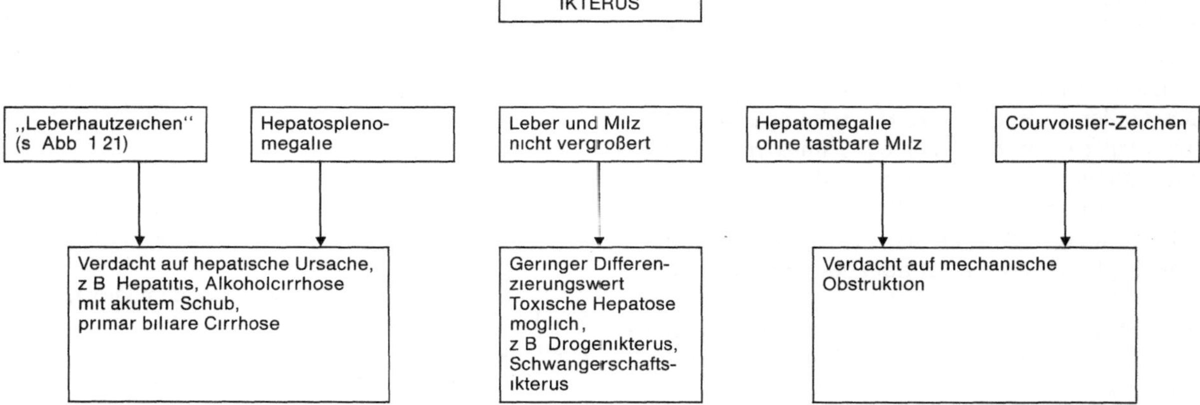

Abb. 1.22. Korperliche Befunde bei Ikterus

schluß der Gallenwege vor; allerdings ist das Courvoisier-Zeichen nicht immer eindeutig zu unterscheiden von einer tumorosen Gallenblase.

Wichtig ist die Fahndung nach „Leberhautzeichen" (s Abb 1 21), die auf eine chronische Leberkrankheit schließen lassen. Injektionsstellen konnen den Verdacht auf eine drogeninduzierte „Fixerhepatitis" lenken.

Kachexie, Anamie und derbe Lymphome weisen auf eine maligne Ursache des Ikterus hin.

Anamnese, korperliche Untersuchung und der klinische Blick des Erfahrenen haben eine hohe diagnostische Treffsicherheit (Abb. 1.22). Sie ubertrifft bei der Unterscheidung zwischen hepatischer und extrahepatisch-mechanischer Cholestase die Treffsicherheit der Ultraschalluntersuchung, der CT und der hepatobiliaren Szintigraphie, wobei besonders die Sensitivitat den technischen Methoden mit 95% weit überlegen ist [22] Trotz allen technischen Fortschritts wird auch bei der Einschatzung der Dignitat des Leidens der Blick des Klinikers nicht vom Ergebnis technischer Untersuchungen übertroffen. Bei Patienten mit Verdacht auf eine biliare Erkrankung wird die klinische Beurteilung der Dignitat des Leidens durch Laboruntersuchungen, Ultraschalluntersuchung, Infusioncholegraphie und endoskopisch-retrograde Cholangiopankreatographie nicht verbessert [25].

4 Chemische Labordiagnostik

Unzählige Labormethoden stehen für die Differenzierung des Ikterus zur Verfügung. Für den Chirurgen sind bei der Erstuntersuchung des ikteri-

Tabelle 1.15. Chemische Labordiagnostik bei der Erstuntersuchung des ikterischen Patienten

Bilirubin   direkt, indirekt
Transaminasen   GOT (AST) oder GPT (ALT)
Alkalische Phosphatase
γ-Glutamyl-Transpeptidase
Leukocyten
Thrombocyten
Prothrombinzeit (Quick)

schen Patienten nur wenige Werte von Belang (Tabelle 1 15). Sie grenzen die Frage ein, ob ein Verschluß der Gallenwege vorliegt, eine bakterielle Infektion im Spiel und – für den Fall einer chirurgischen oder endoskopischen Intervention – die Blutgerinnung gestort ist.

Bilirubin. Die Bilirubinbestimmung im Serum dient der quantitativen Objektivierung der Hyperbilirubinamie. Das bei der Diazoreaktion direkt reagierende Bilirubin entspricht ungefähr dem konjugierten, das indirekt reagierende dem unkonjugierten Bilirubin. Wenn das direkte Bilirubin im Serum 30% übersteigt, liegt eine konjugierte Hyperbilirubinamie vor. Sie macht eine prahepatische Ursache des Ikterus (z B Hämolyse) unwahrscheinlich, beweist aber keinen biliaren Verschluß (s. Tabelle 1.12). Die Bestimmung von Bilirubin und Urobilinogen im Urin ist uberflussig.

Transaminasen Die Erhöhung der Glutamat-Oxalacetat-Transaminase (GOT; Synonym: Aspartataminotransferase, AST) und Glutamat-Pyruvat-Transaminase (GPT; Synonym: Alaninaminotransferase, ALT) im Serum zeigt eine Schädigung der Leberzellen an Für die Erstuntersuchung genügt die Bestimmung der GOT *oder* GPT Eine starke Erhöhung der Transaminasen (über 300 U/l) spricht für eine Virushepatitis, die als ausgeschlossen gelten kann, wenn die Transaminasen im Serum normal sind. Auch bei anderen Virusinfekten, toxischen Leberschaden, Lebermetastasen und Cholangitis können die Transaminasen erhöht sein

Alkalische Phosphatase. Die alkalische Phosphatase im Serum steigt bei allen Formen der Cholestase an Das Enzym ist nicht leberspezifisch, es kommt auch in Knochen und Dunndarm vor. Um nicht von einer alkalischen Phosphataseerhöhung ossaren Ursprungs fehlgeleitet zu werden, ist es zweckmäßig, bei der Erstuntersuchung die γ-Glutamyl-Transpeptidase (γ-GT) mitzubestimmen Dies ist zunächst einfacher und schneller als die Differenzierung der hepatischen und ossaren Isoenzyme der alkalischen Phosphatase. Eine starke Erhöhung der alkalischen Phosphatase spricht für eine biliäre Obstruktion oder Lebermetastasen. Normale Werte sind beim Verschlußikterus sehr selten

γ-Glutamyl-Transpeptidase (γ-GT). Die Erhöhung der γ-GT im Serum ist ein hochempfindlicher Parameter fur hepatobiliare Storungen, sie kann aber nicht zur Differenzierung der Ursache herangezogen werden. Die γ-GT im Serum entgleist stark beim Verschlußikterus und bei alkoholischen Leberschaden, weniger deutlich auch bei allen anderen hepatobiliaren Läsionen.

Leukocyten Leukocytose kann Ausdruck einer bakteriellen Cholangitis, Cholecystitis oder eines Leberabscesses sein. Sie kommt auch bei alkoholischer Hepatitis und bei jeder Art von massivem Leberzelluntergang vor.

Thrombocyten Die Thrombocytenzahl muß für den Fall einer chirurgischen oder endoskopischen Intervention bekannt sein. Daruber hinaus kann eine Thrombopenie auf eine Lebercirrhose hinweisen Sie kann sich auch im Rahmen einer Sepsis entwickeln.

Prothrombinzeit nach Quick. Die Prothrombinzeit ist ein globaler Parameter für die in der Leber synthetisierten Gerinnungsfaktoren Sie fällt bei vermninderter Syntheseleistung pathologisch aus. Wenn eine Cholestase länger besteht, kann es zur Fettmalabsorption mit konsekutivem Vitamin-K-Mangel und Verlangerung der Prothrombinzeit kommen. In diesem Fall muß Vitamin K parenteral substituiert werden.

Die beschriebenen Laborparameter reichen aus, um die folgenden Schritte der „bildgebenden" Diagnostik festzulegen Unabhangig vom Ergebnis der Laboruntersuchungen wird immer eine Ultraschalluntersuchung des Abdomens durchgeführt. Wenn sich der Verdacht auf eine hepatische oder prahepatische Ursache des Ikterus ergibt, schließen sich weitere klinisch-chemische, serologisch-virologische und ggf. immunologische Untersuchungen an Hierzu sei auf die weiterführende Literatur verwiesen (z.B. bei [8] oder [27].

5 Bildgebende Diagnostik

5.1 Ultraschalluntersuchung

Die Ultraschalluntersuchung des Abdomens ist beim Ikterus obligat. Ihr Ziel ist der Nachweis bzw. Ausschluß einer Dilatation der Gallenwege und die Fahndung nach Leberparenchymveränderungen, Tumoren und Steinen im hepatobiliaren System und im Pankreas. Der Nachweis dilatierter Gallenwege, die auf ein biliäres Abflußhindernis schließen lassen, gelingt der Ultraschalluntersuchung mit einer Sensitivitat von 87–97% und einer Spezifitat von 93–100% [5] Die Ikterusursache kann mit einer Sensitivitat von 50–81% und einer Spezifitat von 90–93% differenziert werden [3, 5] Wenn die Ultraschalluntersuchung tumoröse Raumforderungen aufdeckt, kann im selben Arbeitsgang die Feinnadelbiopsie der Lasion vorgenommen werden. Steine im distalen Ductus choledochus sind im Ultraschallbild schwer zu erkennen, da sie oft von Duodenalluft überlagert sind.

Aufgrund ihrer hohen Empfindlichkeit im Auffinden extrahepatischer Verschlüsse fungiert die Ultraschalluntersuchung als Weichensteller für das weitere diagnostische Vorgehen. Sie führt die Patienten mit Verschlußikterus der direkten Cholegraphie zu und schützt andererseits Patienten ohne dilatierte Gallenwege vor dieser Maßnahme.

5.2 Computertomographie

Die Computertomographie (CT) ergibt bei der Differenzierung des Ikterus ahnliche Resultate wie die Ultraschalluntersuchung. Beim Verschlußikterus werden der CT Vorteile in der Lokalisierung und Artdiagnose des Verschlusses gegenüber der Ultraschalldiagnostik zugeschrieben [2, 21] Diese Beurteilung wird von anderen Autoren nicht bestatigt [18]; deshalb sollte generell die Ultraschalluntersuchung zur Ikterusdiagnostik bevorzugt werden – auch in Anbetracht der hohen Kosten der CT.

Bei zweifelhaftem Ergebnis der Ultraschalluntersuchung ist die CT eine wertvolle Ergänzung, sofern nicht bereits die Indikation zur direkten Cholegraphie gegeben ist. Gelegentlich ist eine Sonographie wegen Meteorismus (z.B beim akuten Abdomen) oder frischer Bauchwunden mit Verbanden und Drains (z B beim postoperativen Ikterus) nicht durchfuhrbar Diese Probleme werden mit dem alternativen Einsatz der CT gelost.

5.3 Direkte Cholegraphie

Für die röntgenmorphologische Darstellung der Gallenwege stehen die endoskopisch-retrograde Cholangiopankreatographie (ERCP) und die percutan-transhepatische Cholangiographie (PTC) zur Verfügung. Die ERCP hat eine höhere technische und diagnostische Trefferquote und weniger Komplikationen als die PTC [5]. Außerdem liefert sie diagnostische Informationen nicht nur über die Gallenwege, sondern auch uber das Duodenum, die Papilla Vateri und das Pankreasgangsystem. Deshalb wird die ERCP als primares Verfahren der direkten Cholegraphie eingesetzt Die PTC dient als ergänzendes Verfahren bei Mißlingen der ERCP. Matzen et al. [17] geben für die Klärung des Ikterus eine diagnostische Treffsicherheit von 91% für die ERCP und 69% für die PTC an. Das schlechtere Abschneiden der PTC geht auf Fehlpunktionen bei Patienten mit normalem Gallenwegskaliber zurück Wenn man die PTC als Ergänzung bei Nichtgelingen der ERCP einsetzt, gelingt die Differentialdiagnose des Verschlußikterus fast immer Der positive pradiktive Wert zum Nachweis einer Obstruktion der Gallenwege betragt bei diesem Vorgehen 99%, der negative pradiktive Wert (Ausschluß der Obstruktion) 89%. Fur den Nachweis eines malignen Befundes gelten 92%, für den Ausschluß 89%. Bei der Diagnostik von Gallenwegsteinen liegt die Trefferquote noch höher [16]

Die diagnostische Leistungsfähigkeit der direkten Cholegraphie – wenn man ERCP und PTC komplementar einsetzt – ubertrifft alle anderen Methoden deutlich Wegen des Komplikationsrisikos kann die direkte Cholegraphie aber nicht bei jedem Patienten mit Ikterus eingesetzt werden. Deswegen werden als „Indikationsfilter" eine sparsame Labordiagnostik und die Ultraschalluntersuchung vorgeschaltet.

5.4 Endoskopische Ultraschalluntersuchung

Die endoskopische Ultraschalluntersuchung wird in jüngster Zeit bei Patienten mit malignem Ikterus praoperativ zur Stagingdiagnostik eingesetzt [29]. Die ersten, sehr begrenzten Erfahrungen rechtfertigen die Hoffnung, daß die lokale Ausbreitung biliarer und pankreatischer Carcinome praziser beurteilt werden kann als bisher. Es ware ein großer Fortschritt, wenn diese neue Methode dem Chirurgen in Zukunft zu einer exakten präoperativen Einschatzung der Resektabilitat des Tumors verhelfen könnte Derzeit steht diese Methode erst an der Schwelle zum routinemäßigen Einsatz in der Klinik.

5.5 Choleszintigraphie

Die hepatobiliare Sequenzszintigraphie hat sich in der Differentialdiagnostik des manifesten Ikterus nicht bewährt [18, 22] Neuere Mitteilungen weisen darauf hin, daß mit der Choleszintigraphie eine Cholestase schon sehr früh entdeckt werden kann, namlich *bevor* sich der Ikterus einstellt und die Gallenwege dilatieren [13, 15].

5.6 Laparoskopie und Leberbiopsie

Die Indikation zur Laparoskopie und Leberbiopsie bei der Ikterusdiagnostik beschränkt sich auf Patienten mit langer bestehender Cholestase, wenn ein mechanischer Verschluß im Bereich der Gallenwege ausgeschlossen ist. In dieser Situation geht es meistens um den Nachweis einer chronischen Hepatitis, einer Lebercirrhose oder focalen hepatischen Veranderung.

5.7 Infusionscholegraphie

Die Infusionscholegraphie ist beim Ikterus kontraindiziert.

6 Diagnostisches Vorgehen

Das diagnostische Vorgehen bei Patienten mit Ikterus ist in Abb 1.23 skizziert Zunächst werden Anamnese und körperlicher Befund erhoben Fur die primare chemische Labordiagnostik genugen die in Abschn 4 aufgeführten Parameter. Die Ultraschalluntersuchung des Abdomens ist obligat und gehört zum Programm der ersten Diagnostikstufe Wird bei der Ultraschalluntersuchung ein

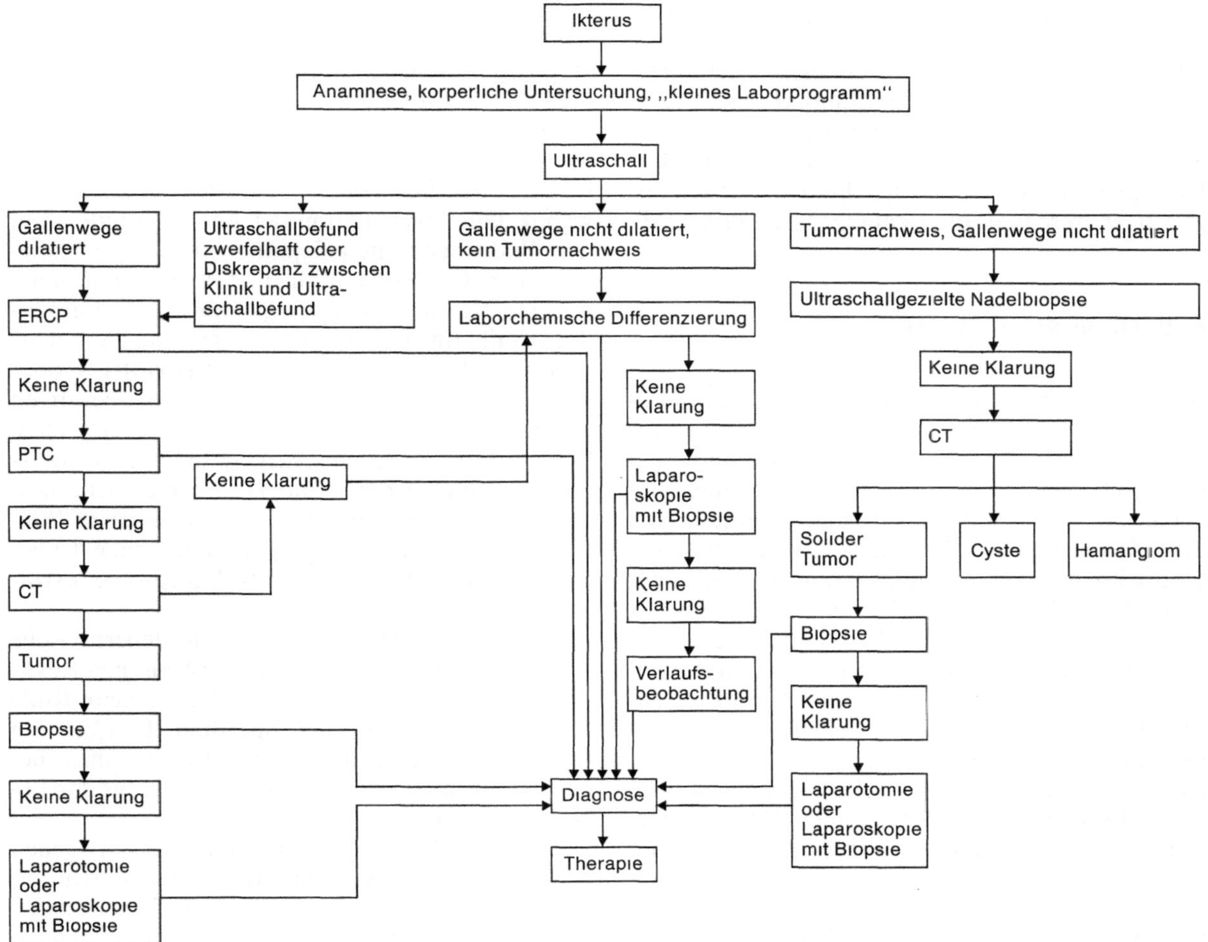

Abb. 1.23. Diagnostisches Vorgehen bei Ikterus

solider Tumor nachgewiesen, kann dieser im selben Arbeitsgang biopsiert werden, sofern keine Kontraindikation (Gerinnungsstorung) vorliegt Sind die Gallenwege im Ultraschallbild dilatiert, schließt sich die endoskopisch-retrograde Cholangiopankreatographie an. Bei zweifelhaftem Ultraschallbefund oder einer Diskrepanz zwischen der klinischen Einschatzung und dem Ultraschallergebnis sollte ebenfalls die direkte Cholegraphie angeschlossen werden Es hat in diesem Fall keinen Sinn, vor der ERCP noch eine CT durchzufuhren [3] Die Wahrscheinlichkeit, daß durch die vorgeschaltete CT die Indikation zur ERCP ausgeraumt wird, ist sehr klein Wenn die Ultraschalluntersuchung weder dilatierte Gallenwege noch einen Tumor nachweist, laßt dies auf eine hepatische oder prahepatische Ursache des Ikterus schließen Die weitere Klarung erfolgt durch laborchemische Untersuchungen und ggf. Laparoskopie mit Leberbiopsie.

7 Verschlußikterus und Operationsrisiko

Ikterus gilt als Risikofaktor für systemische Komplikationen nach chirurgischen Eingriffen. Im Tierexperiment sind toxische Effekte der Hyperbilirubinamie auf die Eiweißsynthese, die Aktivität verschiedener Enzymsysteme und kardiale Funktionen [10] nachgewiesen Patienten und Versuchstiere mit Verschlußikterus sind empfindlicher gegenuber Endotoxin [23, 31] und weisen Storungen des reticuloendothelialen Systems auf [14] Diese Faktoren werden für postoperative Komplikationen verantwortlich gemacht.

Die praoperative Gallendrainage auf endoskopischem oder percutan-transhepatischem Wege verbessert bei Patienten mit Verschlußikterus die Leber- und Nierenfunktion [28] Trotz theoretischer Plausibilitat ist nicht bewiesen, daß die praoperative Gallendrainage die Komplikationsrate und Letalität des chirurgischen Eingriffs senkt [12, 19, 24, 28], insbesondere, wenn man auch die Komplikationen durch den drainierenden Eingriff berucksichtigt Dennoch scheinen bestimmte Patientengruppen von einer präoperativen Gallendrainage zu profitieren So lassen sich die postoperativen Komplikationen und Todesfalle bei unterernahrten Patienten mit Verschlußikterus senken, wenn die Galle abgeleitet und gleichzeitig eine hochcalorische Ernahrung durchgefuhrt wird [7]. Die Ableitung der Galle ins Duodenum scheint gunstiger zu sein als die Drainage nach außen [1]

8 Postoperativer Ikterus

Ikterus nach chirurgischen Eingriffen ist ein Symptom von vielfaltiger Ätiopathogenese (Tabelle 1 16). Vermehrter Anfall von Bilirubin, Leberzellschadigung und Abflußbehinderung der Galle sind die Entstehungsmechanismen [20]. Die Transfusion größerer Blutmengen kann zu einem Überschreiten der Abbaukapazitat fur Bilirubin und zum Ikterus führen Derselbe Mechanismus trifft auf die Resorption großer Hämatome zu, die einen milden Ikterus bis zu 10 Tage lang unterhalten kann. Nach Operationen mit Herz-Lungen-Maschine ist in etwa 20% der Falle mit einem Ikterus zu rechnen [4], der vorwiegend Folge einer hepatischen Hypoxie ist, Hamolyse spielt in diesem Zusammenhang eine untergeordnete Rolle Hingegen konnen Wundinfektionen mit Clostridium welchii zu massiver Hamolyse mit Ikterus fuhren.

Die hepatischen Formen des postoperativen Ikterus werden verursacht durch Schock, Hypoxie, Sepsis, Drogen, traumatische Schädigung der Leber einschließlich Resektion oder durch die Kombination mehrerer dieser Faktoren Oft sind Patienten mit vorgeschädigter Leber betroffen. Hypoxische Schäden werden von der normalen Leber i allg. gut toleriert Nur 2% der Patienten nach traumatischem Schock werden ikterisch. Die Begriffe „Leberischamie", „ischamische Hepatitis" und „akuter Leberinfarkt" werden synonym verwandt Die Konstellation der Laborbefunde kann dem Bild einer akuten Hepatitis oder einer intrahepatischen Cholestase ahneln. Oft fallt eine hartnäckige Neigung zu Hypoglykämie auf. Im Verdachtsfall läßt sich durch Angiographie die Leberperfusion beurteilen. Eine Virushepatitis B oder Non-A-non-B Hepatitis kann im postoperativen Verlauf als Folge von Bluttransfusionen auftreten Sie wird am starken Anstieg der Serumtransaminasen und durch serologische Untersuchungen nachgewiesen. Selten tritt ein postoperativer Ikterus auch im Zusammenhang mit anderen, extrahepatischen Infektionen auf, z.B. Pneumonie, extrahepatischer Absceß.

Drogen konnen durch direkte lebertoxische Wirkung oder im Rahmen einer allergischen Reaktion zum Ikterus führen [6]. Eine besondere Rolle spielt das Anaestheticum Halothan. Es führt bei wiederholter Anwendung sehr selten zu einem hepatitisartigen Krankheitsbild und kann bis zur Lebernekrose führen.

Extrahepatische Abflußbehinderungen gehen meistens auf Operationen am biliaren System zuruck Die häufigste Ursache sind zuruckgebliebene Steine im Gallengang, akzidentelle Verletzungen des Ductus cysticus mit anschließender Fistel oder Striktur. Laborchemisch besteht das Bild einer extrahepatischen Cholestase Residualsteine im Gallengang lassen sich durch Cholegraphie via T-Drain meist schnell nachweisen und endoskopisch entfernen.

Tabelle 1.16. Ursachen des postoperativen Ikterus (Nach [20])

Erhohte Bilirubinproduktion
Hamolyse
Bluttransfusionen
Hamatomresorption
Zustand nach offener Herzchirurgie, Herzklappenprothese

Leberfunktionsstorungen
Leberzellschadigung
   Toxische Drogenwirkung
   Virushepatitis
   Leberischamie
   Zustand nach Leberresektion

Cholestase
   Drogen
   Sepsis
   „Benigner postoperativer Ikterus"

Extrahepatische Abflußbehinderung
Verletzung des Gallengangs
Choledocholithiasis
Pankreatitis

Literatur

1 Bailey ME (1976) Endotoxin, bile salts and renal function in obstructive jaundice Br J Surg 63 774–778
2 Baron RL, Stanley RJ, Lee JKT, Koehler RE, Melson GL, Balfe DM, Weymann PJ (1982) A prospective comparison of the evaluation of biliary obstruction using computed tomography and ultrasonography Radiology 145 91–94
3 Borsch G, Wegener M, Schmidt G (1987) Differentialdiagnose der Cholestase Dtsch Med Wochenschr 112 1380–1383
4 Chu CM, Chang CH, Liaw YF, Hsieh MJ (1984) Jaundice after open heart surgery A prospective study Thorax 39 52–56
5 Classen M (1985) Ikterus In Blum AL, Siewert JR, Ottenjahn R, Lehr L (Hrsg) Aktuelle gastroenterologische Diagnostik Springer, Berlin Heidelberg New York Tokyo, S 155–167

6 Dolle W (1984) Suchlisten fur potentiell leberschadigende Medikamente In Demling, L (Hrsg) Klinische Gastroenterologie Thieme, Stuttgart, S 108–114

7 Foschi D, Cavagna G, Calliom F, Morandi E, Rovati V (1986) Hyperalimentation of jaundiced patients on percutaneous transhepatic biliary drainage Br J Surg 73 716–719

8 Gerok W (Hrsg) (1987) Hepatologie Urban & Schwarzenberg, Munchen

9 Gerok W (1987) Ikterus In Gerok W (Hrsg) Hepatologie Urban & Schwarzenberg, Munchen, S 49–63

10 Green J, Beyar S, Sideman S, Mordechovitz D, Better OS (1986) The jaundiced heart – a possible explanation for postoperative shock in obstructive jaundice Surgery 100 14–19

11 Grunow G (1987) Nicht-operative Gallendrainage Indikationen und Ergebnisse im Zeitraum 1979–1984 Dissertation, Universitat Frankfurt

12 Hatfield ARW, Tobias R, Terblanche J et al (1982) Preoperative external biliary drainage in obstructive jaundice Lancet II 896–899

13 Kaplun L, Weissmann HS, Rosenblatt RR, Freeman LM (1985) The early diagnosis of common bile duct obstruction using cholescintigraphy JAMA 254 2431–2434

14 Katz S, Grosfeld JL, Gross K et al (1984) Impaired bacterial clearance and trapping in obstructive jaundice Ann Surg 199(1) 14–20

15 Lieberman DA, Krishnamurty GT (1986) Intrahepatic versus extrahepatic cholestasis Discrimination with biliary scintigraphy combined with ultrasound Gastroenterology 90 734–743

16 Matzen P, Haubeck A, Holst-Christenson J, Lejerstofte J, Juhl E (1981) Accuracy of direct cholangiography by endoscopic or transhepatic route in jaundice Gastroenterology 81 237–241

17 Matzen P, Malchow-Moller A, Lejerstofte J, Stage P, Juhl E (1982) Endoscopic retrograde cholangio-pancreatography and transhepatic cholangiography in patients with suspected obstructive jaundice – a prospective study Scand J Gastroenterol 17 731–735

18 Matzen P, Malchow-Moller A, Brun B et al (1983) Ultrasonography, computed tomography and cholescintigraphy in suspected obstructive jaundice – a prospective comparative study Gastroenterology 84 1492–1497

19 McPherson GAD, Benjamin IS, Hodgson HJF et al (1984) Pre-operative percutaneous transhepatic biliary drainage the results of a controlled trial Br J Surg 71 371–375

20 Moody FG, Thompson DA (1987) Postoperative jaundice In Schiff L, Schiff ER (eds), Diseases of the liver Lippincott, Philadelphia, pp 1223–1233

21 Morris EI, Fawcitt RA, Wood R, Forbes WSC, Isherwood J, Marsh MN (1978) Computed tomography, ultrasound and cholestatic jaundice Gut 19 685–688

22 O'Connor K, Snodgrass RJ, Swonder JE, Mahoney S, Burt R, Cockerill EM, Lumeng L (1983) A blinded prospective study comparing four current noninvasive approaches in the differential diagnosis of medical versus surgical jaundice Gastroenterology 84 1489–1504

23 Pain JA, Cehill CJ, Bailey ME (1985) Perioperative complications in obstructive jaundice therapeutic considerations Br J Surg 72 942–945

24 Pitt HA, Gomes AS, Lois JF, Mann LL, Deutsch LS, Longmire WP (1985) Does preoperative percutaneous biliary drainage reduce operative risk or increase hospital cost? Ann Surg 201 545–553

25 Ruus P (1988) Diagnostik bei Patienten mit biliarer Erkrankung Dissertation, Universitat Frankfurt

26 Schaffner F (1985) Jaundice In Berk JE (ed) Bockus Gastroenterology Saunders, Philadelphia, pp 167–176

27 Schmidt E, Schmidt FW (1984) Diagnostik des Ikterus Dtsch Med Wochenschr 109 139–144

28 Smith RC, Polley M, George CRP, Faithful GR (1985) Preoperative percutaneous transhepatic internal drainage in obstructive jaundice A randomized, controlled trial examining renal function Surgery 97 641–647

29 Tio TL, Tytgat GNJ (1986) Endoscopic ultrasonography of bile duct malignancy and the preoperative assessment of local resectability Scand J Gastroenterol [Suppl 123] 21 151–157

30 Tio TL, Tytgat GNJ (1986) Endoscopic ultrasonography in staging local resectability of pancreatic and periampullary malignancy Scand J Gastroenterol [Suppl 123] 21 135–142

31 Warren RS, Molt P, Paidas CN, Jeevanandam M, Brennan MF (1986) Impaired metabolic response to endotoxin in obstructive jaundice Surgery 100 349–353

32 Wildhirt E (1984) Differentialdiagnose des Ikterus In Demling, L (Hrsg) Klinische Gastroenterologie Thieme, Stuttgart, S 303–319

1.7 Raumforderungen im Abdomen

M ROTHMUND und K.J. KLOSE

1 Definition

Unter intraabdominaler Raumforderung versteht man nach klinischen Kriterien jede tastbare oder sichtbare Resistenz bzw Vorwölbung im Abdominalbereich, die der Peritonealhöhle zugeordnet werden kann. Nach Kriterien bildgebender Verfahren werden intraabdominale Raumforderungen als Kontrastmittelaussparung definiert, die zu einer Veränderung normaler Organkonturen oder einer Verdrangung von Organen und Organsystemen gefuhrt hat. Differentialdiagnostisch konnen Tumoren des Retroperitonealraums, des kleinen Beckens oder der Bauchdecken einen intraabdominalen Tumor vortauschen.

2 Klassifikation

Ursache intraabdominaler Tumoren sind bosartige oder gutartige Neubildungen, entzundliche Prozesse oder reparative Vorgange nach Entzündungen (z.B. Pankreaspseudocysten). Intraabdominale Raumforderungen konnen nach klinischen Kriterien klassifiziert werden, z.B solide oder cystisch, schmerzhaft oder nichtschmerzhaft, derb oder weich, verschieblich oder nichtverschieblich. Zur Klassifikation intraabdominaler Tumoren konnen neben klinischen auch aufgrund technischer Untersuchungen erarbeitete Kriterien herangezogen werden Ein Tumor kann z B neben seiner Zuordnung zu bestimmten Organen durch Sonographie nach seiner Echogenitat oder durch die Computertomographie nach seiner Dichte beurteilt werden.

3 Diagnostik

3.1 Klinische Diagnostik

Auch bei intraabdominalen Tumoren gilt die Regel, daß Anamnese und klinische Untersuchung mehr als die halbe Diagnose ausmachen. Als Bei-
spiel sei nur die Inspektion erwähnt Sie kann eine Atemverschieblichkeit, und damit eine Beziehung zum Zwerchfell, oder ein pulssynchrones Verhalten, und damit eine Nachbarschaft zu großen Gefaßen, erkennen lassen. Es konnen Darmsteifung oder auch Verfarbungen der Haut, die auf die Pathogenese des Tumors hinweisen, festgestellt werden, z B. livide Verfarbung um den Nabel, in der Flanken- und Leistengegend bei akuter Pankreatitis und retrocolischen Nekrosestraßen (Cullen- bzw. Grey-Turner-Zeichen).

3.2 Nichtinvasive apparative Diagnostik

Bei der Fahndung nach intraabdominalen Tumoren haben die nichtinvasiven bildgebenden Verfahren Sonographie und Computertomographie in den letzten Jahren eine führende Stellung erlangt.

Tabelle 1.17. Sonographie

Vorteile	*Nachteile*	
Verfugbarkeit	Subjektivitat von	Sensitivitat
Nichtinvasiv	Untersuchungsgang	60–80%
Wiederholbar	und Dokumentation	Spezifitat
Keine Strahlen-	Darmgasuberlagerung	70%
belastung	Linker Oberbauch	Treffsicher-
Mobilitat	schlecht einsehbar	heit
Geringe Kosten	Keine Beurteilung des	70–85%
Variable Schnitt-	Magen-Darm-Trakts	
fuhrung	moglich	

Tabelle 1.18. Computertomographie

Vorteile	*Nachteile*	
Nichtinvasiv	Verfugbarkeit	Sensitivitat
Standardisierte	Strahlenbelastung	85–100%
Dokumentation	Kontrastmittel-	Spezifitat
Untersucher-	applikation	100%
unabhangig	Kosten	Treffsicher-
Hohe Auflosung		heit
Abdomen auch		95%
einsehbar bei		
– Luftuberlagerung		
– Verbanden		
– Drainagen		

Eine Ausnahme bilden Tumoren des Magens und des Darms, die nach wie vor durch Endoskopie und Biopsie sowie Röntgenkontrastmitteluntersuchung diagnostiziert werden

Unter den bildgebenden Verfahren sollte die Sonographie (Tabelle 1.17) zuerst eingesetzt werden Bei Verdacht auf Tumorbildung in einem parenchymatosen Organ kann die Computertomographie (Tabelle 1 18) folgen. Erst später kommen weitere invasive und nichtinvasive Spezialuntersuchungen zum Zuge.

3.3 Labordiagnostik

Neben unspezifischen Laborparametern, die lediglich Hinweisfunktion haben, z.B. Erhöhung der BSG, Erhöhung der α_2- und β-Fraktion in der Elektrophorese, Erniedrigung des Serumeisenspiegels und Erhöhung des Ferritinspiegels, hat in der klinischen Praxis eine Reihe von Tumormarkern bei intraabdominalen Tumoren Bedeutung erlangt (Tabelle 1 19)

Tabelle 1.19. Labordiagnostik bei intraabdominalen Tumoren

BSG	
Eisen/Ferritin	$(\downarrow/\uparrow)$
Elektrophorese	$(\alpha_2, \beta\uparrow)$
SGOT/SGPT	
Alkalische Phosphatase	
GLDH	
CEA	
CA 19/9	
α_1-Fetoprotein	

3.4 Invasive und weitere Diagnostik

Invasive Verfahren sollten möglichst erst dann zum Einsatz kommen, wenn eine definitive Diagnostik mit den oben angeführten Methoden nicht möglich war oder wenn bei einem geplanten operativen Eingriff zur Resezierbarkeit des Tumors Stellung genommen werden soll Zu nennen ist die angiographische Darstellung der abdominalen Gefäße in der arteriellen und venösen Phase, die z B. bei Lebertumoren zur Artdiagnose herangezogen werden kann und hier auch wie bei einigen anderen Tumoren (Pankreascarcinomen) zur Feststellung der Resezierbarkeit des Tumors dient Einen wichtigen Platz nehmen auch endoskopische Untersuchungen ein, hier v.a. die retrograde Cholangiographie und Pankreaticographie (ERCP) Insbesondere bei Tumoren von Gallenblase und Gallenwegen sowie bei Tumoren des Pankreas kann die

ERCP entscheidende Hinweise zur Diagnose geben und auch zur palliativen Therapie beitragen. Unter den invasiven Verfahren ist auch die percutane Feinnadelpunktion zu nennen, die ultraschall- oder CT-gesteuert eingesetzt werden kann und durch die Möglichkeit der histologischen bzw. cytologischen Untersuchung zur Sicherung der Tumordiagnose und damit zur Operationsindikation bzw zur Vermeidung von Eingriffen bei nichtresezierbaren Tumoren entscheidend beitragen kann. Gegenüber den geschilderten Verfahren ist die Laparoskopie in den letzten Jahren in den Hintergrund getreten.

Auch nuklearmedizinische Untersuchungen haben bei der Diagnostik intraabdominaler Tumoren eine Bedeutung. Sie dienen z B. zur Feststellung intraabdominaler Abscesse und in Form der Funktionsszintigraphie zur differentialdiagnostischen Abklärung von Lebertumoren (z B. focale noduläre Hyperplasie oder Leberadenom) [11].

4 Procedere

4.1 Verdacht auf Tumor im rechten Oberbauch
(Abb. 1 24)

Die Sonographie ist in der Lage, viele Fragen in einem Untersuchungsgang zu beantworten. Ihre Domäne ist zweifellos die Gallenblase und ihre Erkrankungen, in erster Linie die Cholelithiasis. Der weitere Untersuchungsgang wird davon beeinflußt, ob ein Ikterus vorliegt oder nicht.

4.1.1 Tumor im rechten Oberbauch
mit Verschlußikterus

Ist beim ikterischen Patienten nach klinischer Untersuchung und sonographischem Befund ein Lebertumor diagnostiziert worden, wird die Computertomographie das sinnvollste Verfahren sein. Eine Angiographie als nächster diagnostischer Schritt dient der weiteren Klärung der Artdiagnose, v.a. aber der Frage nach der Resezierbarkeit des Tumors bzw der Klärung operationstaktischer Fragen

Bei Verdacht auf das Vorliegen eines Pankreaskopftumors kann nach der Sonographie als nächstes Verfahren die ERCP der Computertomographie vorgezogen werden

Alternativ zur ERCP kann die percutane transhepatische Cholangiographie (PTC) herangezogen werden Im allgemeinen muß sie jedoch als Verfahren der 2 Wahl angesehen werden. Sowohl ERCP

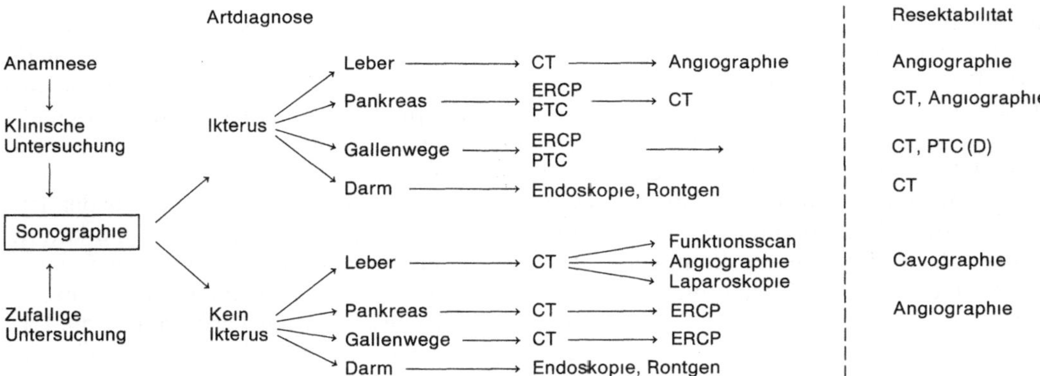

Abb. 1.24. Einsatz bildgebender Verfahren bei Verdacht auf Tumor im rechten Oberbauch

Tabelle 1.20. Wertigkeit differentialdiagnostischer Kriterien beim Pankreastumor

	Pankreas-carcinom	Chronische Pankreatitis
Schmerz	+	+ + +
Ikterus	+ + +	+
Gewichtsabnahme	+ +	+ +
Kopftumor	+ +	+ +
Cyste	+	+ + +
Verkalkungen	+	+ + +
D. Wirsungianus		
– Stau	+	+
– Abbruch	+ +	+
– Stenosen	+	+ +
Lebermetastasen	+ + +	∅
Lymphknoten, Ascites	+ +	+

als auch CT können zur Artdiagnose des Pankreaskopftumors beitragen (Tabelle 1.20).

Die Computertomographie kann auch entscheidend zur Klärung der Resezierbarkeit beitragen, z.B. dann, wenn ein Ausbruch in die Mesenterialwurzel nachgewiesen werden kann. Sind die Zeichen der Nichtresezierbarkeit in der Computertomographie und in der Sonographie nicht eindeutig, muß die Angiographie herangezogen werden, da sich auch aus Gefäßumklammerung in der arteriellen Phase und Verschlussen in der venosen Phase eindeutige Kriterien ergeben. Darüber hinaus informiert bei resezierbaren Tumoren die Angiographie uber anatomische Varianten im Bereich der Oberbauchgefäße.

Weist die Sonographie beim ikterischen Patienten auf eine Erkrankung von Gallenblase und Gallenwegen hin und kann sie nicht schon allein zur Diagnosestellung (z.B. akute Cholecystitis) als ausreichend erachtet werden, wird als nachster Schritt am besten eine ERCP weitere Informationen liefern.

Ein Vorteil der PTC bei Gallengangstumoren liegt darin, daß eine Abgrenzung des Tumors leberwarts besser abschatzbar ist. Dies tragt entscheidender zur Information über die Resezierbarkeit bei als die durch die ERCP mogliche Aussage über die Beziehung des Tumors zum Pankreas oder Duodenum.

Als nächsten diagnostischen Schritt wird man, falls die Kontrastmitteldarstellung des Gallengangs durch die genannten Verfahren noch nicht zur Klärung führt, eine Computertomographie durchführen. Auch sie erlaubt mehr Aussagen zur Resezierbarkeit eines Tumors als zur Artdiagnose, ebenso wie die hier nur in seltenen Fallen indizierte Arteriographie.

4.1.2 Tumor im rechten Oberbauch ohne Verschlußikterus

Wird nach klinischer Untersuchung der Verdacht auf einen Tumor im rechten Oberbauch geäußert und liegt kein Ikterus vor, ist ebenfalls die Sonographie das Verfahren der ersten Wahl. Wird ein Lebertumor festgestellt, über dessen Beschaffenheit – solide oder cystisch, solitär oder multipel – die Sonographie sehr gut Auskunft geben kann, schließt sich die Computertomographie an. Ist unter den differentialdiagnostischen Möglichkeiten – Lebermetastasen, primares Lebercarcinom, gutartiger Lebertumor (focale nodulare Hyperplasie, Hämangiom, Adenom, Cyste) – eine focale noduläre Hyperplasie in Erwägung zu ziehen, ist die Funktionsszintigraphie der nachste sinnvolle Schritt. Sprechen die Befunde für ein Leberhämangiom, hat die Angiographie oder die Blutpoolszintigraphie Vorrang.

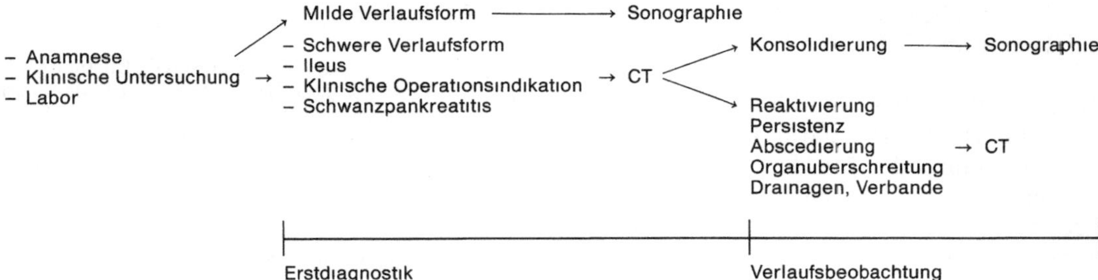

Abb. 1.25. Akute hamorrhagisch-nekrotisierende Pankreatitis Erstdiagnostik und Verlaufsdiagnostik durch bildgebende Verfahren

4.2 Pankreastumor

4.2.1 Verlaufsbeobachtungen entzündlicher Pankreastumoren bei akuter hämorrhagisch-nekrotisierender Pankreatitis (Abb 1.25)

Bei der akuten hämorrhagisch-nekrotisierenden Pankreatitis, d.h. der Pankreatitis des Stadiums II oder III, ist eine Verlaufskontrolle durch Sonographie und Computertomographie angezeigt Beide bildgebenden Verfahren haben zu einer optimalen Darstellung des erkrankten Organs und der moglichen Komplikationen gefuhrt. Es ist allerdings streng zu beachten, daß therapeutische Konsequenzen, v.a. eine Operationsindikation, durch klinische Kriterien wie Fieber, Leukocytose, Ileus, Peritonitis, Sepsis, Niereninsuffizienz und respiratorische Insuffizienz bestimmt werden

4.2.2 Verlaufsbeobachtung und Therapieplanung bei Pankreaspseudocysten (Abb 1.26)

Die Therapie der Pankreaspseudocysten ist in den letzten Jahren durch Sonographie und Computertomographie erheblich beeinflußt worden

Dabei haben sich neue Erkenntnisse in der Cystendynamik gezeigt, d h. Pankreaspseudocysten konnen sowohl kleiner werden und sogar vollstandig verschwinden, sie konnen aber auch konstant bleiben oder an Größe zunehmen

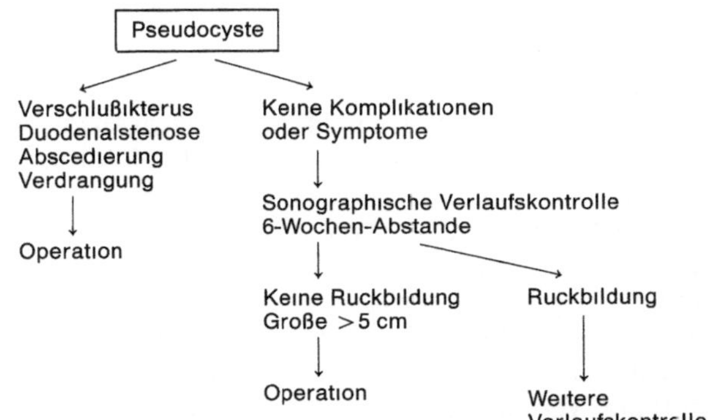

Abb. 1.26. Vorgehen bei Pankreaspseudocysten

4.3 Praktisches Vorgehen bei Tumoren im linken Oberbauch (Abb. 1.27)

Auch hier ist die Sonographie das bildgebende Verfahren der Wahl Gehort nach sonographischem Befund der Tumor zu Pankreas oder Niere, oder laßt sich nicht klar entscheiden, von welchem Organ der Tumor ausgeht, ist eine Computertomographie erforderlich

Nicht selten ist bei Tumoren im linken Oberbauch die Organzugehorigkeit präoperativ nicht zu klaren So konnen Pankreastumoren in die Niere einbrechen und Hypernephrome in das Pankreas. Es können auch Folgezustände der chronischen Pankreatitis eine Stenose an der linken Colonflexur und damit ein Coloncarcinom vortauschen, so daß Fehldiagnosen durchaus moglich sind.

Abb. 1.27. Einsatz bildgebender Verfahren bei Verdacht auf Tumor im linken Oberbauch

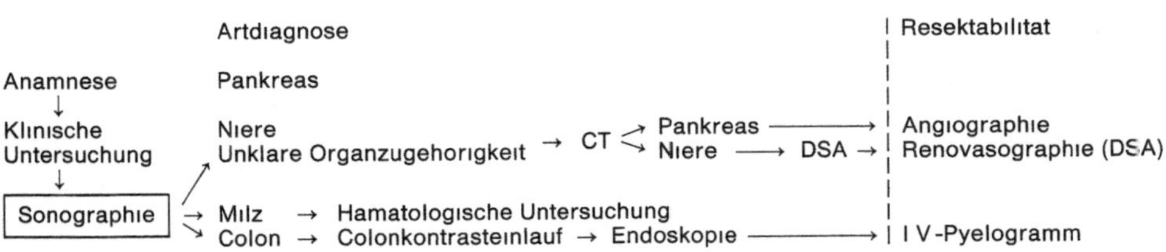

4.4 Praktisches Vorgehen bei Verdacht auf Tumor im Mittel- und Unterbauch (Abb 1 28)

Tumoren im Mittel- und Unterbauch gehen meist vom Dünn- oder Dickdarm, haufig auch vom Retroperitoneum oder von den Organen des kleinen Beckens aus So konnen Ovarialcysten, Ovarial- oder Uterustumoren das Vorliegen eines intraabdominalen Tumors vortauschen.

Durch die Sonographie läßt sich die Zugehorigkeit von Tumoren zur Peritonealhohle bzw. zum Retroperitoneum oder zum kleinen Becken differenzieren

Die Computertomographie wird in jüngster Zeit haufig zum Nachweis lokaler Tumorrezidive bei Zustand nach Rectumamputation bei Rectumcarcinomen eingesetzt. Wie eigene Untersuchungen ergeben haben, ist das Verfahren hier von eingeschrankter Bedeutung. Noch unbefriedigend sind die Ergebnisse der *Immunszintigraphie* mit gegen CEA gerichteten monoclonalen Antikorpern Eine höhere Wertigkeit haben der klinische Befund und die Verlaufskontrolle durch CEA Ist man dennoch geneigt, die Computertomographie zur Verlaufskontrolle heranzuziehen, muß unmittelbar postoperativ ein Ausgangsbefund erhoben werden. Nur so lassen sich spater Vergleiche ziehen. Allerdings kann zwischen Tumor- und Narbengewebe nur schwer unterschieden werden, so daß als einziger sicherer Hinweis auf das Vorliegen eines lokalen Rezidivs Osteolysen im Bereich des Os sacrum gewertet werden konnen. Bessere Hinweise sind von der *Magnet-Resonanz-Tomographie (MRT)* zu erwarten.

Literatur

1 Block S, Maier W, Clausen C, Buchler M, Malfertheiner P, Beger HG (1985) Diagnostik der nekrotisierenden Pankreatitis Dtsch Med Wochenschr 110 826–832
2 Danielson KS, Sheedy PF II, Stephens DH, Hattery RR, LaRusso NF (1983) Computed tomography and peritoneoscopy for detection of liver metastases Review of Mayo Clinic experience J Comput Assist Tomogr 712 230–234
3 Erkenbrecht J, Naus W, Peter P et al (1983) Praoperative Diagnostik intraabdomineller Erkrankungen Dtsch Med Wochenschr 108 581–583
4 Fiegler W, Wegener OH, Hartmann K, Felix R (1980) Computertomographie und Sonographie Vergleichsstudie bei Erkrankungen des Oberbauches und des Retroperitonealraumes Fortschr Roentgenstr 132/3 262–271
5 Freeny PC, Marks WM, Ball TJ (1982) Impact of high-resolution computed tomography of the pancreas on utilization of endoscopic retrograde cholangiopancreatography and angiography Radiology 142 35–39
6 Hessel SJ, Siegelman SS, McNeil BJ et al (1982) A prospective evaluation of computed tomography and ultrasound of the pancreas Radiology 143 129–133
7 Meryn S, Francesconi M, Abel B (1983) Carcinoembryonales Antigen (CEA) and Tennessee Antigen (TAG) in der Tumordiagnostik des Gastrointestinaltraktes Tumor Diagn Ther 4 101–104
8 Neher M, Braun B, Klose KJ (1982) Der Einfluß von Sonographie und Computer-Tomographie auf die operative Behandlung der akuten Pankreatitis Langenbecks Arch Chir 356 141–149
9 Niederau C, Strohmeyer G, Siewert R (1981) Pankreaspseudocysten Aktuelle Moglichkeiten der Diagnostik und Therapie Wann und wie soll man operieren? Z Gastroenterol 19 772
10 Scherer U (1981) Computertomographie der Oberbauchorgane – Leber – biliares System – Pankreas – Therapiewoche 31 2198–2205
11 Schild H, Thelen M, Paquet KJ et al (1980) Fokalnodulare Hyperplasie Fortschr Roentgenstr 133 355
12 Schulze P-J, Brockmann W-P (1981) Ultraschalldiagnostik der Oberbauchorgane Therapiewoche 31 2183–2197

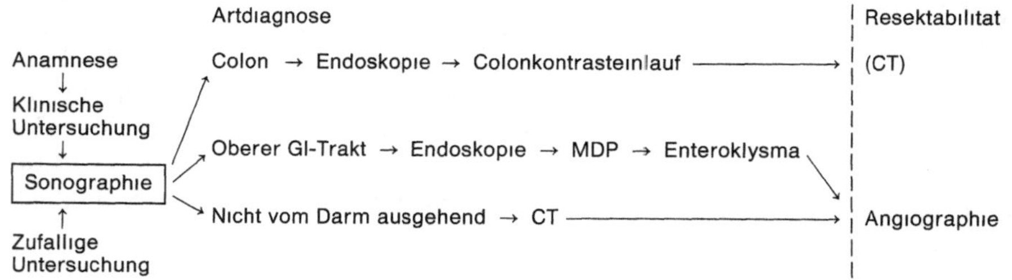

Abb. 1.28. Einsatz bildgebender Verfahren bei Verdacht auf Tumor im Mittel- und Unterbauch

1.8 Analinkontinenz

E H. FARTHMANN und L FIEDLER

1 Definition

Als Analinkontinenz wird der Verlust der Kontrolle uber festen, flüssigen oder gasformigen Darminhalt definiert. Hiermit verbunden ist der Verlust der sozialen Integrationsfahigkeit

2 Morphologie und Physiologie der Kontinenz (s Kap. 36.1)

3 Ätiologie und Pathogenese

Dem komplexen Aufbau des Kontinenzorgans entsprechend, können zentrale und periphere, sensible und motorische Storungen eintreten. Selten handelt es sich um isolierte Störungen, meist liegen kombinierte Ausfalle vor (Abb. 1.29).

Zu den zentralen Storungen zahlen in erster Linie cerebrale Erkrankungen, z.B degenerative Hirnlasionen und Querschnittlahmungen Letztere fuhren meist zu dissozierten Storungen, bei denen die Willkurinnervation des Beckenbodens und der außeren Sphincteren ausgefallen ist Der elastische Dauerverschluß des Analkanals durch den inneren Sphincter bleibt erhalten. Seltener sind isolierte Lahmungen des inneren Sphinctes, bei denen der After nur noch willkürlich und kurzfristig geschlossen werden kann.

Die klassische sensible Storung resultiert nach einem Verlust der Analkanalhaut, z.B. durch eine Hamorrhoidenoperation mit vollstandiger Entfernung dieser sensiblen Zone, der sog Whitehead-Schaden.

Isolierte motorische Störungen können unfallbedingt aus Pfahlungsverletzungen resultieren Die postpartale Inkontinenz nach Dammriß ist ebenso wie die Kontinenzstorung durch Tumorinfiltration bei analem und tief sitzendem Rectumcarcinom in diesem Zusammenhang zu nennen. Inkontinenz als Operationsfolge nach Fistelchirurgie und Sphincterdehnung ist motorisch bedingt, wahrend nach tiefen rectalen und analen Anastomosen neben motorischen auch sensible Storungen eintreten, die eher transitorischen Charakter haben. Der Verlust der Reservoirfunktion des Rectums ist zusatzlich zu bedenken.

Die größte Gruppe stellen die kombinierten sensiblen/motorischen Störungen dar:
- Anlagebedingt Atresien, Myelomeningocelen
- Systemisch· Myopathien, Neuropathien (Diabetes mellitus)
- Vascular Ischämische Proktitis
- Entzundlich· Morbus Crohn, Colitis ulcerosa, Absceß, Fistel, Proktitis
- Prolaps
- Querschnittlahmung
- Obstipation

Diese reichen von anlagebedingten Ausfallen bei Atresien und Spaltbildungen des Rückenmarks bis

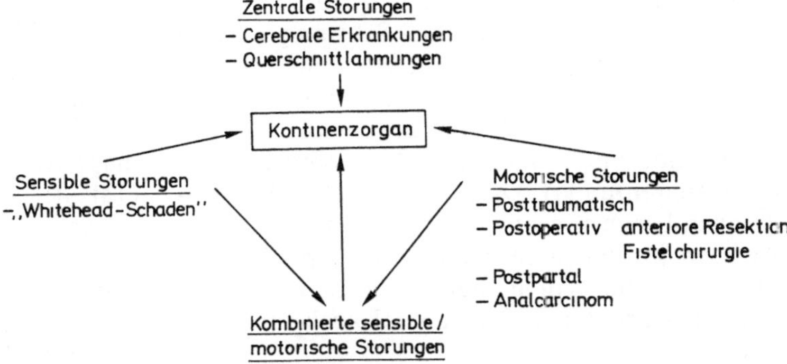

Abb. 1.29. Storungen des Kontinenzorgans

zu systemischen Erkrankungen des Muskel-, Nerven- und Gefaßsystems Praktisch wichtig ist die diabetische Neuropathie, die zu einer Storung der Kontinenz fuhren kann Entzundliche Darmerkrankungen wie Colitis ulcerosa und der Morbus Crohn können die Kontinenzfunktion erheblich beeintrachtigen Dabei mussen nicht die Elemente des Kontinenzorgans selbst geschadigt sein, vielmehr kann die Umwandlung des Darms in ein starres Rohr, trotz voller Funktionstüchtigkeit des Kontinenzorgans, ungenugend kontrollierte Stuhlentleerung erzwingen.

Direkte entzundliche Schadigungen können nach Abscessen, Fisteln und Proktitis resultieren Prolapse führen bei mehr als der Halfte der Betroffenen zur Inkontinenz. Auch die bereits angeführte Querschnittlahmung kann als eine kombinierte sensible/motorische Storung auftreten.

Schließlich ist die chronische Obstipation zu nennen, die im Sinne einer Überlaufdiarrhoe Ursache der Stuhlinkontinenz sein kann. Bei alten Menschen ist dieses Problem weit verbreitet Durch Laxantiaabusus kann ebenfalls Inkontinenz induziert werden [5]

Trotz zahlreicher bekannter pathogenetischer Faktoren der Stuhlinkontinenz gibt es immer wieder Patienten ohne zunachst erkennbare Ursache ihres Leidens Diese „idiopathische Stuhlinkontinenz" ist haufig mit einer histologisch nachweisbaren partiellen Denervation der Beckenbodenmuskulatur assoziiert [1, 10]. Anamnestisch sind schwierige und mehrfache vaginale Entbindungen sowie verstarktes Pressen beim Stuhlgang typische Risikofaktoren [6, 14] Stuhlinkontinenz kann sich auch bei völlig normaler Sphincter- und Beckenbodenmuskulatur einstellen, z B bei Diarrhoe Zumeist ist diese Form der Inkontinenz passager und durch eine Überlastung des Kontinenzorgans mit flüssigem Stuhl zu erklaren.

4 Klassifikation

Es gibt zahlreiche Versuche, das Ausmaß einer Stuhlinkontinenz im Sinne eines Schweregrades zu klassifizieren. Weniger sinnvoll ist es, die Inkontinenz im engeren Sinne als Unfähigkeit des Patienten zur Perception des Stuhlabgangs von der Überlaufdiarrhoe und Inkontinenz bei Sphincterschaden abzugrenzen [7] Die gebrauchlichen Klassifikationen beruhen weitgehend auf den subjektiven Angaben des Patienten. Stadium I entspricht einer Inkontinenz für Winde, Stadium II für Winde und flussigen Darminhalt, Stadium III auch für festen Stuhl

Wichtig für das Vorgehen sind die Fragen, wofur der Patient inkontinent ist (fester, flussiger oder gasformiger Darminhalt), wann er inkontinent (Pressen, Husten) und wie oft er inkontinent ist (taglich oder nur mehrmals monatlich)

Nach dem Ergebnis dieser Befragung wird man eine komplette oder inkomplette Inkontinenz diagnostizieren Durch Scoringsysteme laßt sich die Kontinenzleistung differenzierter klassifizieren [8, 13]. Die Bedeutung derartiger Einteilungen ist eher klinisch-wissenschaftlich als praktisch zu sehen.

5 Epidemiologie

Inkontinenz ist ein haufiges, aber nur selten spontan ausgesprochenes Symptom. Die Patienten scheuen sich, diese mißliche Lage zuzugeben. So wurde berichtet, daß mehr als 50% der Patienten, die wegen Diarrhoe den Arzt aufsuchten, eine Inkontinenz hatten Von diesen wiederum gaben weniger als die Hälfte spontan ihre Inkontinenz an [9] Das entspricht einer Erfahrung, die Bennett [2] bei der Befragung von 100 nichtselektierten und unoperierten, sog. Gesunden, machte · 3% waren komplett inkontinent, 10% gasinkontinent und 2% berichteten über Schleimabsonderung.

Trotz der nicht geringen Incidenz des Symptoms „Stuhlinkontinenz" liegen nur wenige aussagekraftige epidemiologische Daten vor Brocklehurst [3] gibt die Haufigkeit mit knapp 1% der Bevolkerung an. Ältere Menschen sind besonders betroffen. In geriatrischen Abteilungen sind ca 1/3 der Patienten stuhlinkontinent [4]. Die häufige Kombination mit der Urininkontinenz akzentuiert die Problematik.

Sowohl die Tatsache, daß das Kontinenzorgan der Frau physiologisch schwacher ist als das des Mannes [15], als auch geschlechtsspezifische Risikofaktoren wie das Geburtstrauma [14] machen eine Pravalenz der Stuhlinkontinenz bei Frauen verstandlich.

6 Diagnostik

Im Sinne einer rationellen Stufendiagnostik kann zwischen klinischen, allgemeinen und speziellen diagnostischen Maßnahmen unterschieden werden (Tabelle 1.21)

Am Anfang der klinischen Diagnostik (Tabelle 1 22) steht die Anamnese, die eine Graduierung der Stuhlinkontinenz erlauben sollte. Zu fragen ist nach der Dauer der Symptomatik, nicht zuletzt um Zusammenhange mit Vorerkrankungen

Tabelle 1.21. Diagnostik der Analinkontinenz

Klinische Diagnostik	Allgemeine Diagnostik	Spezielle Diagnostik
Anamnese Inspektion Palpation	Prokto-/Rectoskopie Kontrasteinlauf/ Coloskopie Druck- und Volumenkapazitat des Rectums	Erweiterte neurologisch-internistische Diagnostik Manometrie EMG Defakogramm

Tabelle 1.22. Klinische Diagnostik der Analinkontinenz

Anamnese	Inspektion	Palpation
Graduierung Dauer Stuhlfrequenz Stuhlkonsistenz Laxantia Essensgewohnheiten Vorerkrankungen Begleiterkrankungen	Kleidung etc Perianale Region Analtrichter Pressen, Husten Analreflex	Schmerzen Ruhetonus Kontraktion Neoplasie Stuhlgehalt Stuhlqualitat Klaffen

zu erkennen, nach Stuhlfrequenz, Stuhlkonsistenz, Laxantiaeinnahme und Essensgewohnheiten Unfalle, Operationen und Geburten sollten erfragt werden, ebenso der Diabetes mellitus.

Die Inspektion beginnt bei der Kleidung des Patienten und evtl. benutzter Vorlagen. Erste wichtige diagnostische Hinweise ergibt die Betrachtung der perianalen Region und die Konfiguration des Analtrichters. Durch die Aufforderung zum Pressen und Husten laßt sich ein erster Aufschluß über das Ausmaß der Kontinenzstorung gewinnen, außerdem fallen pathologische Konfigurationen und das Tiefertreten des Analtrichters auf.

Das Fehlen des cutanen Analreflexes weist auf eine Lasion des N. pudendus oder der Cauda equina hin

Nach wie vor stehen die Palpation und digitale Untersuchung im Zentrum aller diagnostischen Maßnahmen. Sie geben Aufschluß über Schmerzhaftigkeit, Ruhetonus und Kontraktionsverhalten. Weiterhin kann eine etwaige Neoplasie erkannt und Stuhlgehalt wie Stuhlqualitat in der Ampulle beurteilt werden. Das Klaffen des Afters nach Ende der digitalen Austastung ist ein außerordentlich wichtiges Zeichen, das Rückschlusse auf Kontraktilitat und Muskeldefekte im Kontinenzorgan zuläßt.

Allgemeine weiterführende diagnostische Maßnahmen (Tabelle 1 23) sind in jedem Falle angezeigt, in dem eine Kontinenzstorung vermutet oder nachgewiesen ist. Prokto- und Rectoskopie dienen der Diagnostik von Hamorrhoiden sowie entzünd-

lichen und neoplastischen Veränderungen. Durch Rontgenkontrasteinlauf und Coloskopie werden neben tumorösen und entzündlichen auch andere Veranderungen des Colons, z.B auch das Megacolon, erfaßt. Als praktisch nutzlich und reproduzierbar hat sich die Bestimmung der Volumen- und Druckkapazität erwiesen [11]. Dabei wird das Fullvolumen des Rectums und der Öffnungsdruck gemessen, bei dem das Kontinenzorgan der Fullung nicht mehr widerstehen kann. Diese einfache, noch nicht allgemein übliche Untersuchung ist diagnostisch wertvoll und v.a. auch fur Verlaufskontrollen geeignet. Der Vorteil der Methode besteht auch in ihrer Kombinierbarkeit mit speziellen diagnostischen Maßnahmen (s.u), wenngleich hiermit nur die Inkontinenz fur flussigen Darminhalt sicher uberprufbar ist Die Befunde konnen daher auf Patienten, die auch für festen Darminhalt, also komplett inkontinent sind, nicht bedenkenlos ubertragen werden [12] Patienten mit einer Colostomie sind fur diese Methode aufgrund der irregularen Colonvolumen- und Druckverhaltnisse nicht geeignet.

Spezielle diagnostische Maßnahmen (Tabelle 1 24) sollten durchgeführt werden, wenn eine operative Behandlung erwogen wird Dabei sollte durch eine erweiterte neurologisch-internistische Diagnostik insbesondere Aufschluß uber systemische Muskel- und Nervenerkrankungen sowie Stoffwechselstörungen gewonnen werden Grundsatzlich sind urodynamische Untersuchungen zu empfehlen, um komplexe Storungen im Bereich des Beckenbodens zu erfassen. Die anorectale Ma-

Tabelle 1.23. Allgemeine Diagnostik der Analinkontinenz

Procto-Rectoskopie	Kontrasteinlauf/ Coloskopie	Druck-/Volumen-kapazitat des Rectums
Hamorrhoiden Entzundungen Neoplasie	Tumoren Entzundungen Megacolon	Fullvolumen Öffnungsdruck

Tabelle 1.24. Spezielle Diagnostik der Analinkontinenz

Erweiterte neurologisch-internistische Diagnostik	Mano-metrie	EMG	Defako-gramm
Systemische Muskel- und Nerven-erkrankungen Stoffwechsel-erkrankungen Urodynamik	Ruhetonus Kontraktions-tonus Anorectaler Reflex	Inner-vations-diagnostik	Kapazitat Anorectaler Winkel Analkanal

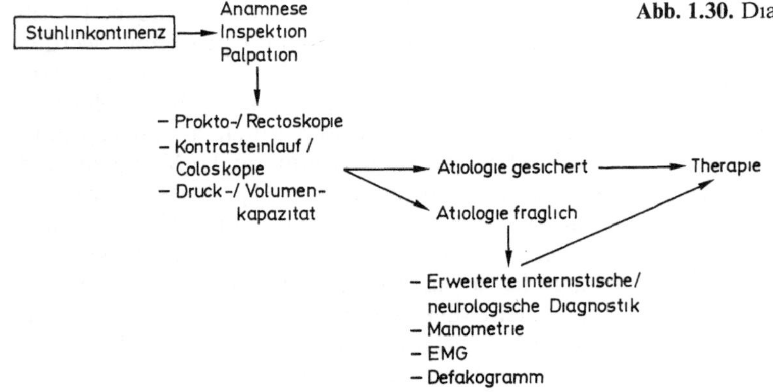

Abb. 1.30. Diagnostik der Analinkontinenz

nometrie ergibt Aufschluß über das Ruhe- und Kontraktionsverhalten sowie anorectale Reflexmechanismen. Diese Untersuchungen sind für die Aufhellung physiologischer und pathophysiologischer Zusammenhange von außerordentlicher Bedeutung. Sie dokumentieren Funktionsstorungen und erlauben die Erfolgskontrolle von Behandlungsmaßnahmen.

Das Elektromyogramm zur Innervations- bzw. Denervationsdiagnostik des Beckenbodens und der Sphincteren objektiviert neurologische Ausfalle und Muskeldefekte. Die Interpretation und Korrelation zum klinischen Befund ist nicht immer einfach.

Ein Defäkogramm durch Kontrastfullung und Rontgenuntersuchung im seitlichen Strahlengang zeigt neben der Kapazitat der Rectumampulle den Verlauf des anorectalen Winkels und die Dynamik des Analkanals

In kurzer Zusammenfassung stellt sich das Vorgehen bei der Diagnostik von Kontinenzstörungen z Z. folgendermaßen dar (Abb. 1.30): Am Beginn stehen Anamnese, Inspektion und Palpation, bei jedem Verdacht auf eine Funktionsstorung gefolgt von der Proktorectoskopie, dem Colonkontrasteinlauf bzw. der Coloskopie und der Bestimmung der Druck- und Volumenkapazitat der Rectumampulle Aufgrund der durch diese Untersuchung gewonnenen Befunde kann bei gesicherter Ätiologie bereits ein entsprechender Therapieplan erstellt werden. Nur bei fraglicher Ätiologie ist eine erweiterte internistisch-neurologische Diagnostik erforderlich, die außerdem die Manometrie, Elektromyographie und Defäkographie einschließt.

Literatur

1 Beersiek F, Parks AG, Swash M (1979) Pathogenesis of anorectal incontinence A histometric study of the anal musculature J Neurol Sci 42 111

2 Bennett RC (1962) A review of the results of orthodox treatment for anal fistulae Proc R Soc Med 55 756

3 Brocklehurst JC (1972) Bowel management in the neurologically disabled The problems of old age Proc R Soc Med 65 66

4 Clarke N, Hughes AO, Dodd KJ, Palmer RL, Brandon S, Holden AN, Pearce D (1979) The elderly in residential care Patterns of disability Health Trends 11 17

5 Corman ML (1983) The management of anal incontinence Surg Clin North Am 63 177

6 Henry MM, Swash M (1985) Faecal incontinence Pathogenesis and clinical features In Henry MM, Swash M (eds) Coloproctology and the pelvic floor Butterworths, London, p 222 ff

7 Keighley MRB, Henry M (1983/84) Faecal incontinence In Ruedi TP (ed) State of the art of surgery 1983/84 S I C, Basel

8 Kelly JH (1972) The clinical and radiological assessment of anal continence in childhood Aust NZ J Surg 42 62

9 Leigh RJ, Turnberg LA (1982) Faecal incontinence The unvoiced symptom Lancet I 1349

10 Parks AG, Swash M, Ulrich H (1977) Sphincter denervation in anorectal incontinence and rectal prolapse Gut 18 656

11 Read NW, Harford WV, Schmulen AC, Read MG, Santa Ana CA, Fordtran JS (1979) A clinical study of patients with fecal incontinence and diarrhea Gastroenterology 76 747

12 Read NW, Haynes WG, Bartolo DCC, Hall J, Read MG, Donelly TC, Johnson AG (1983) Use of anorectal manometry during rectal infusion of saline to investigate sphincter function in incontinent patients Gastroenterology 85 105

13 Scharli AF, Kiesewetter WB (1970) Defecation and continence Some new concepts Dis Colon Rectum 13 81

14 Snooks SJ, Swash M, Henry MM, Setchell M (1985) Risk factors in childbirth causing damage to the pelvic floor innervation Br J Surg [Suppl] 72 15

15 Stelzner F (1981) Die anorektalen Fisteln Springer, Berlin Heidelberg New York, S 287

Spezielle chirurgisch wichtige diagnostische Techniken

2 Ultraschalldiagnostik in der Gastroenterologie

W.B SCHWERK

1 Prinzip des Verfahrens

Das Ultraschallverfahren (Sonographie) basiert auf dem Echolotprinzip Die in der medizinischen Diagnostik gebräuchlichsten Schallfrequenzen liegen zwischen 2,5 und 10 MHz

Ausgehend von einem Ultraschallsender (Transducer), der über ein flüssiges Ankopplungsmedium (Gel, Öl) der Haut aufgesetzt wird, gelangen die Schallwellen in den menschlichen Körper und unterliegen dort den physikalischen Gesetzen der mechanischen Wellenausbreitung Reflexion, Brechung, Streuung, Absorption

An akustisch relevanten Grenzflachen, d.h. Grenzen zwischen Medien (Geweben) unterschiedlicher physikalischer Dichte und Kompressibilität und damit auch unterschiedlicher Schallwellenwiderstande (akustischer Impedanzen) kommt es zur Teilreflexion des Schallimpulses Dabei ist das Ausmaß der Reflexion um so stärker, je größer die Differenz der Schallwellenwiderstande aneinandergrenzender Medien ist (Wellenwiderstand $Z =$ Dichte Schallgeschwindigkeit) An der Grenzfläche zwischen Gewebe ($Z \sim 1,63 \cdot 10^5$ g/cm s) und Luft ($Z \sim 0,0043 \cdot 10^5$ g/cm s) erfolgt daher eine nahezu vollstandige Schallreflexion mit dahinterliegender Schallschattenzone („diagnostischer Totraum"). Die an den akustischen Grenzflachen im Gewebe teilreflektierten Impulse gelangen zurück zum Sender, der in den Sendepausen als Empfanger dient (Impuls-Echo-Verfahren) Sie werden laufzeitabhangig als Echozacken (eindimensionales A-Bild) oder punktformig nebeneinander und amplitudenabhangig helligkeitsmoduliert in einer Grauabstufung abgebildet (zweidimensionales B-Bild)

Da die akustisch relevanten Grenzflachen im Gewebe recht gut mit den anatomischen Strukturen ubereinstimmen, entstehen bei der Beschallung des menschlichen Korpers strahlen- und kontrastmittelunabhangig Abbildungen, die wie anatomische *Schnittbilder* ausgewertet werden können Im Unterschied zu den *Summationsbildern* konventionell-rontgenologischer und szintigraphischer Untersuchungsmethoden erfolgt sonographisch somit eine topographisch maßstabgerechte Schnittbilddarstellung von Organen und Gewebestrukturen

2 Ultraschalltechniken

In der gastroenterologischen Ultraschalldiagnostik werden mittlerweile nahezu ausschließlich Real-time-Gerate mit digitalisiertem Bildaufbau verwendet. Beim *Real-time-Verfahren* wird durch mechanisch oder elektronisch gesteuerte automatische Abtastung der Schnittebene ein schneller Bildaufbau (bis zu 50 Bilder/s) erreicht Auf diese Weise konnen korperinterne Bewegungen wie Pulsation, Peristaltik, Atemverschieblichkeit oder Kompressibilität sichtbar gemacht werden

Nahezu keine Bedeutung mehr hat dagegen das sog *Compound-scan-Verfahren,* bei dem durch manuelle Schallkopfführung langs einer Linie ein statisches Ultraschallschnittbild aufgebaut werden muß.

Als *Duplexsysteme* bezeichnet man Kombinationen von Echoimpuls- und Doppler-Verfahren Mit Hilfe dieser Verfahren gelingt es, auf nichtinvasive Weise Stromungsphanomene und Flußprofile in Gefaßen B-Bild-gesteuert zu analysieren.

3 Untersuchungsgang und Stellung des Verfahrens

Die Ultraschalluntersuchungen des Abdomens und Retroperitonealraums werden in der Regel am liegenden, möglichst nüchternen Patienten ohne besondere Vorbereitung durchgeführt. Die Untersuchungsdauer für Patient und Arzt betragt, abhangig von der Fragestellung, etwa 5–20 min Luftinsufflation bei endoskopischen Eingriffen, Bariumreste im Magen-Darm-Trakt und Meteorismus hindern die sonographische Exploration u.a. wegen auftretender Schallschattenzonen (s o). Daher sollte die Sonographie am Anfang der bildgebenden diagnostischen Maßnahmen stehen, nach Erhebung von Anamnese und klinischem Untersuchungsbefund. Endoskopische, röntgenologische und ggf invasive diagnostische Verfahren können im Anschluß daran zudem haufig eingespart oder gezielter eingesetzt werden.

Zu Recht wird haufig auf die sinnvolle Ergänzung der bildgebenden Verfahren – Sonographie, Endoskopie, Szintigraphie, Röntgenologie – im Sinne einer Diagnostikoptimierung verwiesen Andererseits gibt es unzweifelhaft Situationen und Indikationen, bei denen die abbildenden Methoden in einer gewissen Konkurrenz zueinander stehen, wenn Faktoren wie Verfügbarkeit und Aussagekraft der Untersuchung, Nebenwirkungen, Zeit- und Kostenaufwand die „Stufenleiter der Diagnostik" beeinflussen. Hierbei gilt es zu berücksichtigen, daß die Ergebnisse der Sonographie in besonders hohem Maße von der individuellen Erfahrung des Untersuchers sowohl in der Bilderstellung als auch in der Befundinterpretation abhangen.

4 Spezielle Organdiagnostik

4.1 Gallenblase und Gallenwege

Indikationen zur Sonographie von Gallenblase und Gallenwegen sind:
- Primaruntersuchung bei Verdacht auf Cholecystolithiasis, Cholecystitis, Cholangitis, Gallenblasenperforation
- Differenzierung des Verschlußikterus
- Lagebestimmung der Gallenblase vor Leberblindpunktion und Laparoskopie
- Untersuchung der (stimulierten) Gallenblasenkontraktion (Cysticusverschluß)
- Verlaufskontrolle von Gallenblasenpolypen und Konkrementen unter medikamentöser Lyse
- Allgemeine Tumorsuche

Als flüssigkeitsgefülltes Hohlorgan ist die Gallenblase ideal zur sonographischen Untersuchung geeignet Im unausgewahlten Patientengut gelingt ihre Darstellung bei nüchternen Probanden nahezu regelmaßig, so daß die kontrastmittelabhangigen Röntgenverfahren (orale/intravenöse Cholecystocholangiographie) stark an Bedeutung verloren haben Haufigster Anlaß zur sonographischen Exploration der Gallenblase ist zweifellos die Frage nach Konkrementen Dabei basiert die sonographische Steindiagnose auf dem Nachweis hochamplitudiger intraluminaler Reflexformationen mit schwerkraftabhangiger Lagevariabilitat und distaler Schallauslöschungszone infolge mangelnder Schalltransmission in Konkrementen (s.

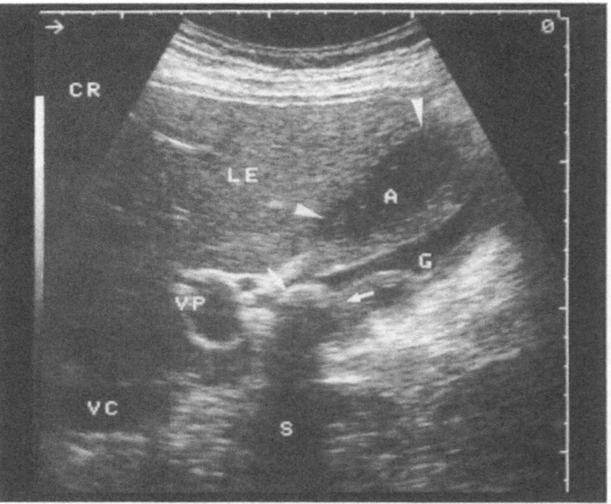

Abb. 2.1. Akute Cholecystitis bei Cholelithiasis Langsschnitt durch die entzundlich wandverdickte Gallenblase (*G*) Die *Pfeile* deuten auf ein Konkrement mit Schallabschattung (*S*), die *Pfeilkopfe* auf einen Absceß (*A*) im Gallenblasenbett der Leber (*LE*) *VP* V portae, *VC* V cava, *CR* cranial

Abb. 2.1 u. 2.4). Solitarkonkremente in der Gallenblase sind unter ausreichenden Untersuchungsbedingungen ab ca. 2–3 mm Durchmesser sonographisch zu erkennen, ab etwa 3–5 mm Durchmesser kann die charakteristische distale Schallabschattung nachweisbar werden, welche abhangig ist u a von der chemischen Zusammensetzung und der physikalischen Struktur des Konkrements. In z T prospektiven Untersuchungen wurde eine hohe Wertigkeit der Sonographie für die Diagnose der Cholecystolithiasis bestimmt, mit einer Treffsicherheit zwischen 92 und 97%, wobei Spezifitat und Sensitivitat des Verfahrens zwischen 91 und 99% lagen [1–3, 7].

Besondere Indikation und Wertigkeit hat die Sonographie bei akutem Abdomen und zwar sowohl in der bildgebenden Differentialdiagnostik als auch insbesondere bei Verdacht auf eine *akute Cholecystitis* Die sonographische Beurteilung des in diesen Fallen röntgenologisch haufig nicht kontrastierten entzündeten Organs beinhaltet die Großenbestimmung (Hydrops), die Beurteilung der entzundlich-ödematosen Wandschwellung, die Identifikation intraluminaler Konkremente (Abb 2 1) sowie den Ausschluß oder Nachweis einer Perforation in die freie Bauchhöhle oder in den Intestinaltrakt (Nachweis einer Aerobilie). Die Sonographie hat dabei einen hohen Stellenwert als Entscheidungshilfe für die Wahl des Zeitpunkts der chirurgischen Intervention (Früh- oder Intervalloperation).

Tumoren der Gallenblase sind sonographisch als umschriebene oder diffus wandinfiltrierende

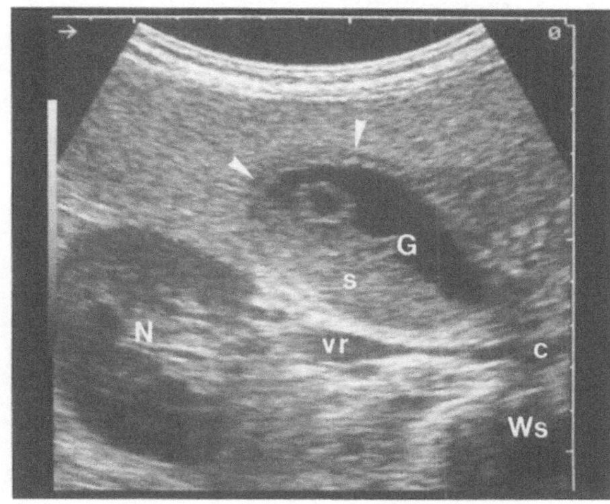

Abb. 2.2. Chronische Cholecystitis Dezent wandverdickte Gallenblase (*G, Pfeilkopfe*) mit sedimentierendem Gallenschlick (*S*) im subcostalen Schragschnitt *N* rechte Niere mit *Vr*, V renalis, *c* V cava, *Ws* Wirbelsaule

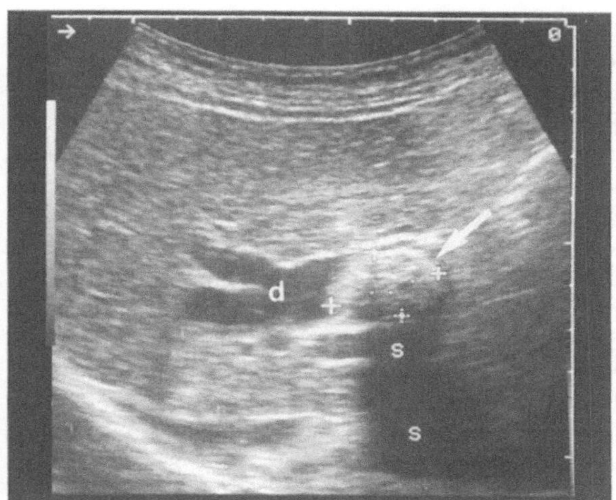

Abb. 2.4. Biliare Obstruktion bei Choledocholithiasis, 26 × 17 mm großes Konkrement (*Pfeil, Meßkreuze*) mit Schallabschattung (*s*) *d* dilatierter Ductus hepatocholedochus/Hepaticusgabel

solide Prozesse darstellbar – mitunter ergeben sich allerdings differentialdiagnostische Abgrenzungsprobleme bei ausgeprägter intravesicularer Sludgebildung (Abb 2 2) Meist als Zufallsbefunde konnen bereits wenige Millimeter große, echogen in das Lumen protuberierende Cholesterolpolypen oder adenomatöse Polypen der Gallenblasenmucosa erkannt werden

Die zentrale Stellung der Ultraschalldiagnostik für den Untersuchungsgang bei vermuteter *Cholestase* ist aus Abb 2.3 ersichtlich. Die normale Weite des Ductus hepatocholedochus liegt bei einem Durchmesser unter 5–7 mm. Anhand sonographischer Lumenmessungen definierter intra- und extrahepatischer Abschnitte der Gallenwege wird eine Treffsicherheit zwischen 92 und 97% in der Differenzierung des intrahepatischen vom ex-

trahepatischen, obstruktiven Ikterus erreicht [7] Mit 50–80% der Fälle sind die genauen Ursachen einer biliaren Obstruktion (Abb 2.4) dagegen weniger zuverlassig zu ermitteln [3, 7] Duodenale Luftüberlagerung des distalen Choledochus und ein begrenztes praktisches Auflösungsvermögen sind Grunde für die eingeschrankte Wertigkeit der sonographischen Erkennung präpapillarer Choledochuskonkremente oder kleiner Papillentumoren Der sinnvolle Einsatz weiterführender, u a invasiver Diagnostik bei biliarer Obstruktion wird jedoch durch die Sonographie maßgebend beeinflußt.

4.2 Leber

Die wichtigsten Indikationen zur Sonographie der Leber sind:
- Beurteilung von Lebergröße, -kontur und Parenchymstruktur
- Beurteilung der Lebervenen und des Pfortaderstromgebiets (Ursachenfahndung bei Pfortaderhochdruck)
- Differenzierung intrahepatischer Raumforderungen (solide, semisolide, liquide)
- Differenzierung der Cholestase
- Allgemeine Tumor- und Metastasensuche
- Lokalisation von Abscessen (intrahepatisch, subhepatisch, subphrenisch)
- Verlaufskontrolle traumatischer Organlasionen (subcapsuläre Blutung/Leberhamatom)
- Ultraschallgeführte percutane diagnostische und therapeutische Punktionen/Drainagen

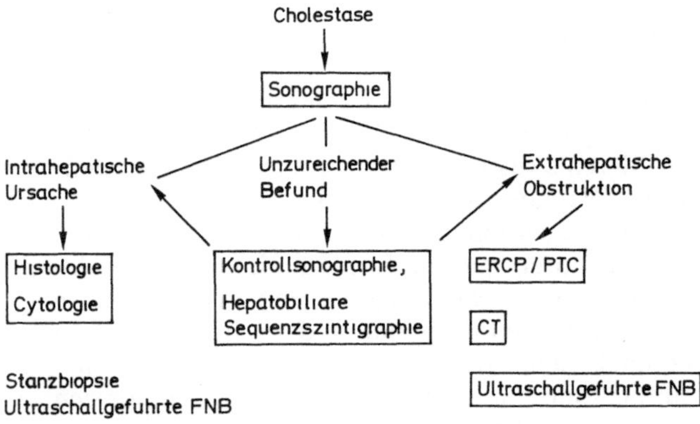

Abb. 2.3. Untersuchungsgang bei Cholestase

Die Beurteilung von Organgröße, Oberflachenkonturen und Parenchymtextur sowie die gezielte Exploration vascularer Strukturen – Lebervenen, Pfortaderaste, Gallengange – ergeben den sonographischen Organstatus. Diffuse Parenchymerkrankungen der Leber konnen zu mehr oder weniger charakteristischen Veranderungen der Organkonturen und der Echotextur des Gewebes fuhren Gut belegt ist die progrediente Zunahme der internen Echogenitat bei relativ geringer Schallschwachung fur die *Fettleber*. Angaben zur Treffsicherheit der bioptisch kontrollierten sonographischen Fettleberdiagnose anhand der Parenchymreflexibilitat im intraindividuellen Vergleich zur Niere schwanken zwischen 60 und 92% bei steigender Treffsicherheit mit zunehmendem Grad der Verfettung [18]. Die sonomorphologischen Befunde bei *Lebercirrhose* dagegen sind nicht einheitlich Knotige, wellige Konturirregularitaten der Leber zeigen fortgeschrittene makromorphologische Veranderungen an (Abb. 2 5) Die verschiedenen Komponenten des cirrhotischen Umbaus (kollagene Fibrose, knotige Regeneration, Verfettung) aber beeinflussen unterschiedlich die Reflexibilitat und Schallabsorption und damit die Echotextur des Parenchyms. Zu den indirekten Hinweisen auf diffuse Leberparenchymerkrankungen zahlen u a der sonographische Nachweis bereits geringer Ascitesmengen, einer Splenomegalie sowie portalvenöser Collateralen als Folge einer portalen Hypertension.

Fur die Diagnose und Einordnung der Hepatitiden liefert die Ultraschalldiagnostik keinen entscheidenden Beitrag

Im Vergleich zur Differenzierung diffuser Hepatopathien hat die Sonographie dagegen eine große Bedeutung für die Erkennung und Qualifizierung umschriebener *Raumforderungen* der Leber. Abhangig von der Differenz ihrer Echodichte zum umgebenden Parenchym werden Lebertumoren, Metastasen sowie dysontogenetische und parasitare Cysten bei ausreichenden Untersuchungsbedingungen bereits ab 0,5–1 cm Durchmesser darstellbar (Abb 2.6–2 8) Liquide und solide Lasionen sind mit hoher Sicherheit zu unterscheiden, wobei die Echotextur solider Tumoren sehr unterschiedlich sein kann. So reicht das Spektrum der Tumorechogenitat von sehr reflexarm bis akzentuiert reflexreich, wobei maligne Neoplasien haufig (aber nicht ausschließlich) einen charakteristischen (aber nicht spezifischen) echoarmen Randsaum (Halo) aufweisen (Targetform). Angaben zur Treffsicherheit der sonographischen Metastasendiagnostik schwanken zwischen 60 und 90% [7, 8]. Da es dignitats- und gewebespezifische echographische Merkmale jedoch grundsatzlich nicht gibt, sind anhand der Echomorphologie hepati

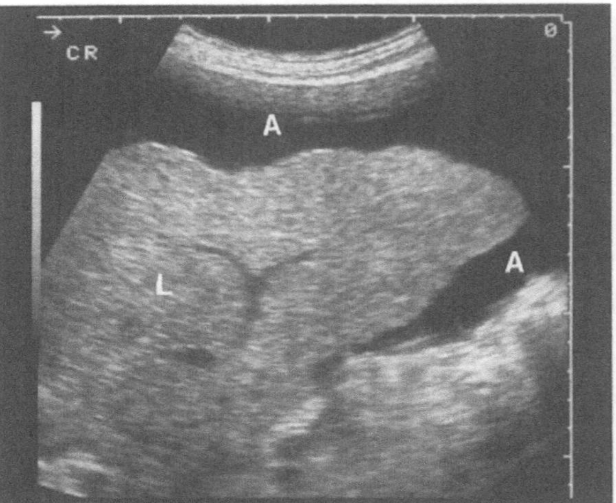

Abb. 2.5. Komplette Lebercirrhose Langsschnitt rechter Leberlappen (*L*) mit knotig welliger Kontur umgeben von Ascites (*A*)

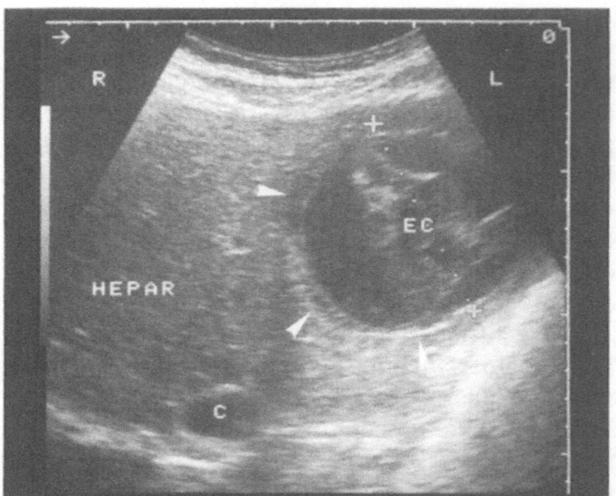

Abb. 2.6. Echinococcuscyste (*EC*) von 7,5 cm Durchmesser im linken Leberlappen Die *Pfeilkopfe* markieren die verdickte Cystenwand *C* V cava

scher Tumoren derzeit allerdings keine der Histologie vergleichbaren sicheren Vorhersagen im Hinblick auf die Dignitat oder den Tumortyp moglich Zudem gibt es benigne Raumforderungen der Leber, deren akustische Strukturmerkmale eine definitive Diagnosestellung und konklusive Diskriminierung gegen maligne Neoplasien nicht erlauben. Dazu gehoren u a die focale noduläre Hyperplasie, Adenome, Hamangiome und auch Abscesse (Abb 2.9) Die Interpretation der echographischen Befunde unter Berucksichtigung des Krankheitsbildes, sonographisch geführte Feinnadelbiopsien oder weiterfuhrende diagnostische Verfahren lassen dann haufig die Diagnose sichern.

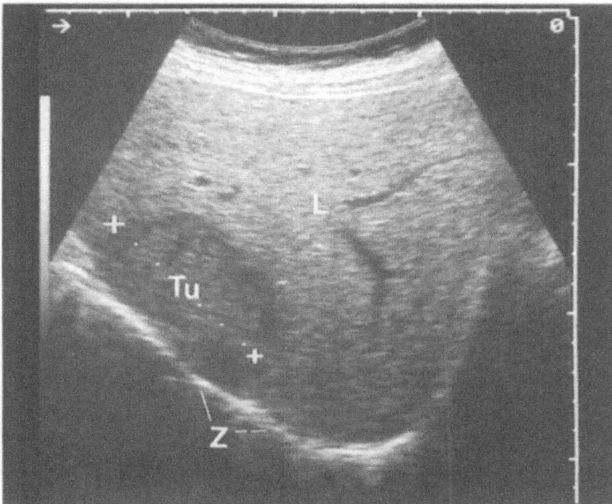

Abb. 2.7. Reflexarmer solider Tumor (*Tu, Meßkreuze*) von 6,6 cm Durchmesser, subphrenisch im rechten Leberlappen (*Z* Zwerchfell) Feinnadelbiopsie primares Leberzellcarcinom

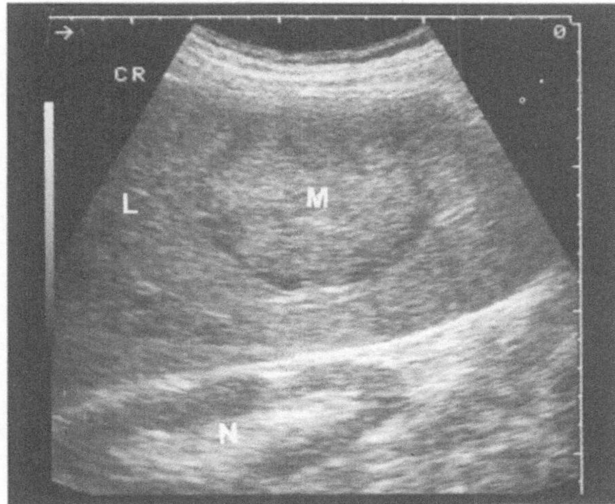

Abb. 2.8. Echodichte Metastase (*M*) mit haloniertem Randsaum bei Coloncarcinom Langsschnitt rechter Leberlappen (*L*) *N* Niere

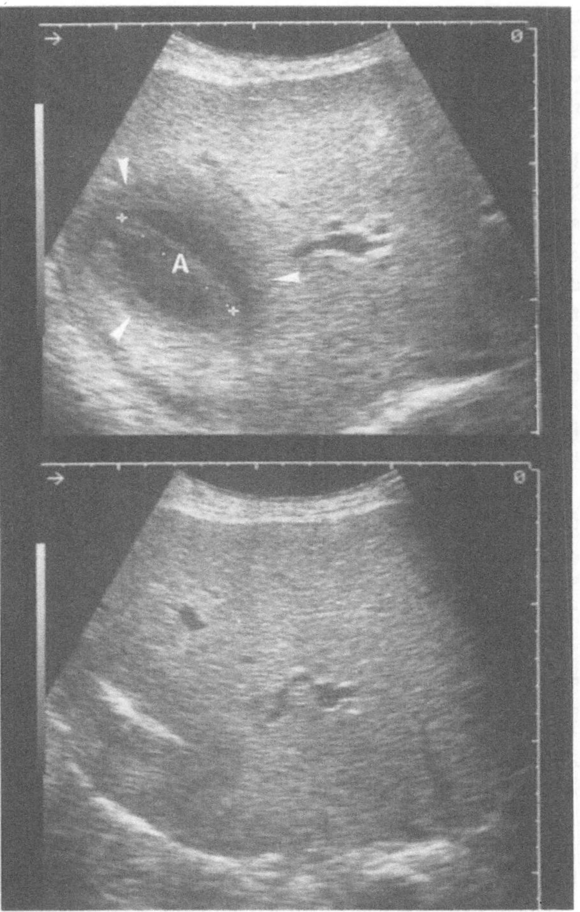

Abb. 2.9. Pyogener Leberabsceß (*A*) von 6 cm Durchmesser vor (*oben*) und nach (*unten*) ultraschallgefuhrter, percutaner Drainagepunktion Deutlich erkennbar ein durch Sedimentation bedingtes Schichtungsphanomen im Absceß sowie der echoarme entzundliche Randsaum (*Pfeilkopfe*)

Zunehmende Beachtung, u a. in Verbindung mit einer B-bildgesteuerten Doppler-sonographischen Blutflußmessung (Douplex-Sonographie), gewinnt die hochauflosende Sonographie darüber hinaus für den Nachweis oder Ausschluß von (Tumor-)Thrombosen in Pfortader (s Abb. 2.15) und Lebervenen sowie fur die Ursachenfahndung bei Pfortaderhochdruck [9].

4.3 Pankreas

Indikationen zur Pankreassonographie sind ·
- Verlaufskontrolle morphologischer Organveranderungen bei akuter/chronischer Pankreatitis
- Verlaufsbeobachtung von Pseudocysten
- Konsistenzdiagnose pancreatogener Raumforderungen
- Differenzierung des Verschlußikterus
- Verlaufskontrolle nach Pankreaschirurgie
- Ultraschallgefuhrte percutane diagnostische und therapeutische Punktionen/Drainagen

Auch unter Anwendung besonderer Untersuchungstechniken muß aus unterschiedlichen Grunden in etwa 5–7% der Pankreassonographien mit inadaquaten Untersuchungen gerechnet werden Die sinnvolle Einbindung der Ultraschalldiagnostik bei vermuteter Pankreaserkrankung erfolgt zu Beginn der Untersuchungsfolge mit befundadaptierter Erganzung der sonomorphologischen Diagnostik durch ERCP und CT sowie durch (semi-)quantitative Analysen zur exkretorischen und endokrinen Pankreasfunktion

Das verbesserte Auflosungsvermogen neuerer Ultraschallgerate hat die morphologische Detailerkennbarkeit erheblich gesteigert. So konnte in prospektiven Studien gezeigt werden, daß in bis zu 82% der Falle Anteile des normalen Ductus pancreaticus sonographisch darstellbar werden (mit einem mittleren normalen Durchmesser von 1,3 ± 0,3 mm); ein Lumen über 2 mm Durchmesser gilt als dilatiert [4] Deutlichere Pankreasgangerweiterungen (uber 3 mm Durchmesser) finden sich v.a bei chronischer Pankreatitis sowie bei Pankreaskopf- und Papillentumoren

Abhangig von der Auspragung entzündlicher, ödematoser und hamorrhagisch-nekrotischer Veranderungen des Organs bzw der peripankreatischen Region bei *akuter Pankreatitis* oder akutem Schub einer chronischen Pankreatitis, gibt es ein Spektrum der sonomorphologischen Veranderungen. Dieses reicht von geringer Verminderung der glandularen Echogenitat bis hin zu ausgepragter Verbreiterung des normalerweise unter 2,5 cm dikken Organs mit Nachweis retroperitonealer Nekrosestraßen und Pseudocysten (Abb. 2 10) Strukturelle Veranderungen bei *chronischer Pankreatitis* sind insbesondere eine zunehmende Inhomogenitat der Echotextur mit Arealen vergröberter und verminderter Reflexibilitat als Folge akustisch relevanter pathomorphologischer Veranderungen, wie z B interlobare Fibrose, Narben, kleinste Cysten, echoarme Nekrosen und reflexogene Verkalkungen

Bei guten Untersuchungsbedingungen sind *Pankreastumoren* prinzipiell ab 1,5 cm Durchmesser sonographisch darstellbar (Abb 2.11) Die Diagnose kurativ operabler Tumoren dieser Größenordnung (T-1-Tumoren) stellt jedoch weiterhin die Ausnahme dar Die Mehrzahl der Patienten kommt wegen meist schleichender klinischer Symptomatik sowie fruhzeitiger locoregionaler Metastasierung im kurativ inoperablen Stadium zur Untersuchung (Abb. 2.12) Dabei ist es besonders wichtig, sonographisch Hinweise zur technischen Operabilitat, also lokalen Tumorausbreitung, zu überprüfen (z B. organuberschreitendes Wachstum, Gefaßinvasion und -ummauerung) sowie Aussagen zur allgemeinen Operabilitat der Patienten (Metastasierung) zu vermitteln

Publizierte sonographische Entdeckungsraten fur Pankreascarcinome schwanken zwischen 73 und 94% [2, 7, 8] In einer prospektiven Untersuchung an klinisch vorselektionierten Patienten wurde fur die sonographische Diagnostik des Pankreascarcinoms eine Sensitivitat von 94% und eine

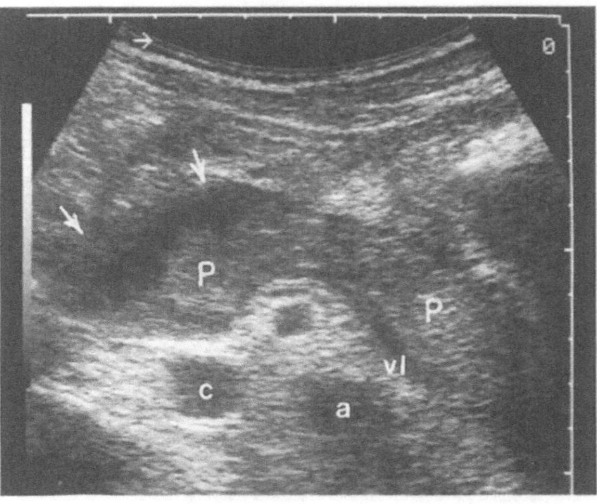

Abb. 2.10. Akute Pankreatitis Oberbauchquerschnitt durch das Pankreas (*P*) mit echoarmer Strukturtransformation und peripankreatischer Odem-/Nekrosezone (*Pfeile*) im Kopfbereich *vl* V lienalis, *a* Aorta, *c* V cava

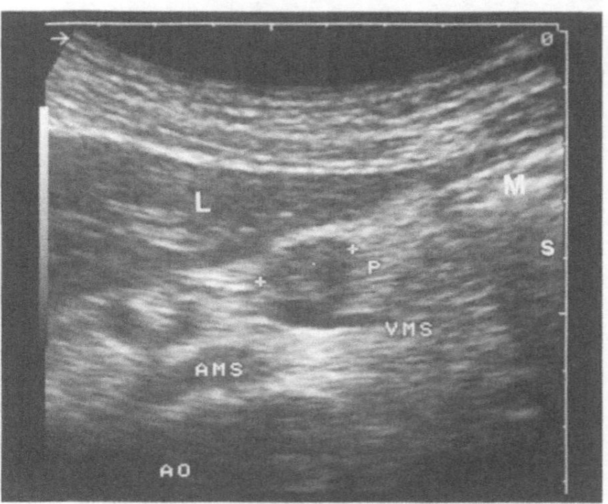

Abb. 2.11. Reflexarmer Pankreastumor (*Meßkreuze*) mit 17 mm Durchmesser im Pankreascorpusbereich (*P*) Langsschnitt entlang der Aorta (*AO*) *VMS/AMS* V und A mesenterica superior, *L* Leber, *M* Magenquerschnitt mit *S* Schallabschattung Histologie Gastrinom

Spezifität von 99% erreicht, wobei insbesondere auch die hohe okonomische Wertigkeit der Sonographie fur die Ausschlußdiagnose hervorgehoben wurde [19]

Pankreascysten und Pseudocysten (Abb 2 13) sind sonographisch mit über 90%iger Treffsicherheit zu diagnostizieren, wobei wichtige Angaben zur Lokalisation, Ausbreitung, Wanddicke und Cystendynamik (Großenzunahme/Einblutung/Spontanregression) insbesondere durch Verlaufsuntersuchungen moglich sind.

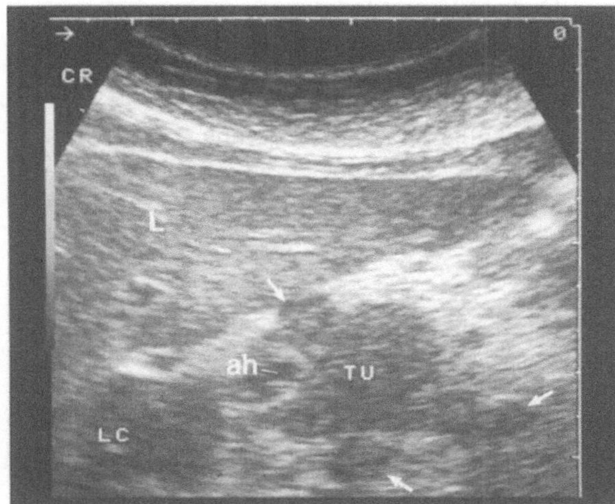

Abb. 2.12. Oberbauchlangsschnitt durch die Pankreaskopfregion Organuberschreitender solider Tumor (*TU*) mit locoregionaler Metastasierung (*Pfeile*) und Ummauerung der A hepatica (*ah*) Ultraschallgefuhrte FNB Adenocarcinom *L* Leber mit *LC* Lobus caudatus

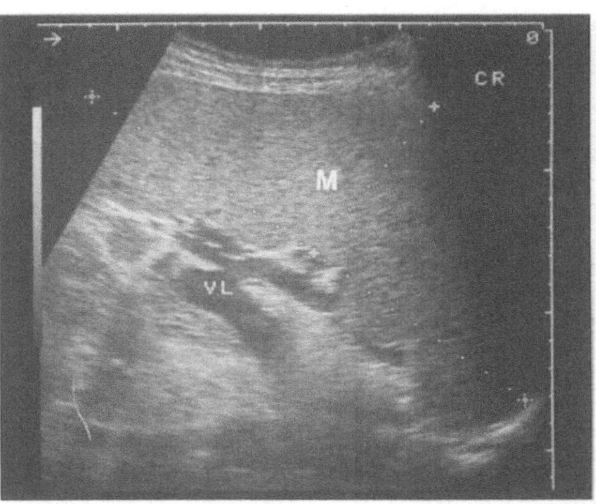

Abb. 2.14. Kongestive Splenomegalie (*Meßkreuze* 19 × 7 cm) bei Lebercirrhose mit portaler Hypertension und Milzhilusvaricen (*VL*)

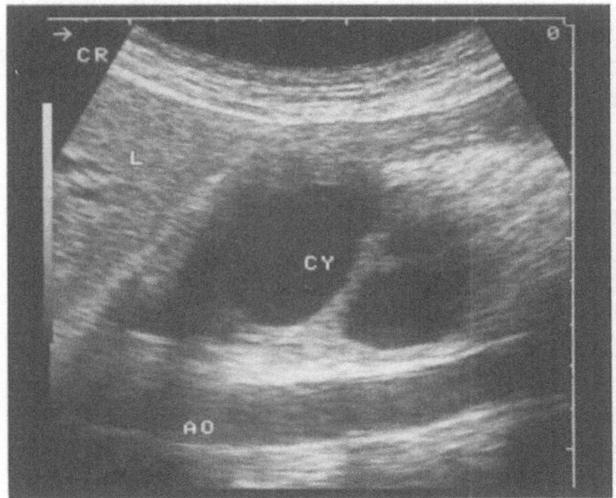

Abb. 2.13. Oberbauchlangsschnitt durch eine gekammerte Pankreaspseudocyste (*CY*) mit distaler Schallverstarkung *L* Leber, *AO* Aorta

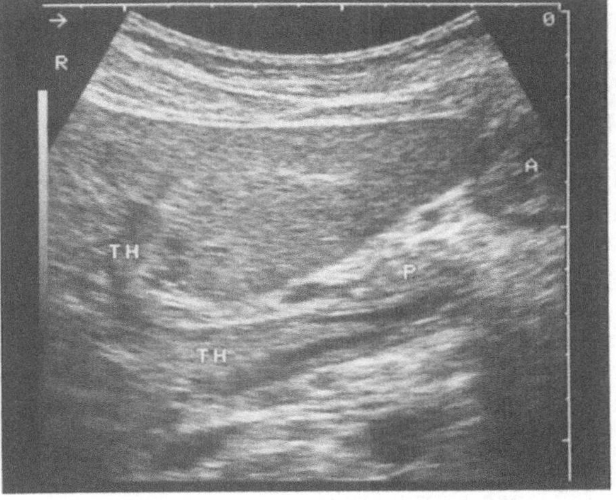

Abb. 2.15. Pfortader- und Milzvenenthrombose bei chronischer Pankreatitis Reflexogener Thrombus (*TH*) im Pfortaderhauptstamm und den intrahepatischen Seitenasten *P* Pankreascorpus, *A* Magenantrumquerschnitt

4.4 Milz

Indikationen zur Sonographie der Milz sind
- Großenbestimmung und -kontrolle
- Allgemeine Tumor- und Metastasensuche
- Ursachenfahndung bei Pfortaderhochdruck
- Stumpfes Bauchtrauma (Organruptur/subcapsulare Blutung)

Ähnlich wie in der Leber sind auch im Milzparenchym focale Raumforderungen wie Cysten, Metastasen, benigne/maligne Tumoren und Ab-

scesse ab ca. 1 cm Durchmesser sonographisch erkennbar. Der sonographische Nachweis einer Splenomegalie (normale Milzgroße bis 11 × 4 cm) kann Hinweis sein auf eine Organbeteiligung u.a. bei hamatologischen Systemerkrankungen, Infektionen und beim Pfortaderhochdruck (Abb. 2 14). Milzinfarkte, Milzvenenthrombosen (Abb 2.15) oder eine hamorrhagische Infarzierung der Milz sind ebenso darzustellen wie Organverletzungen bei stumpfem Bauchtrauma mit subcapsularer Milzblutung (Abb 2 16) und/oder Blutung in die

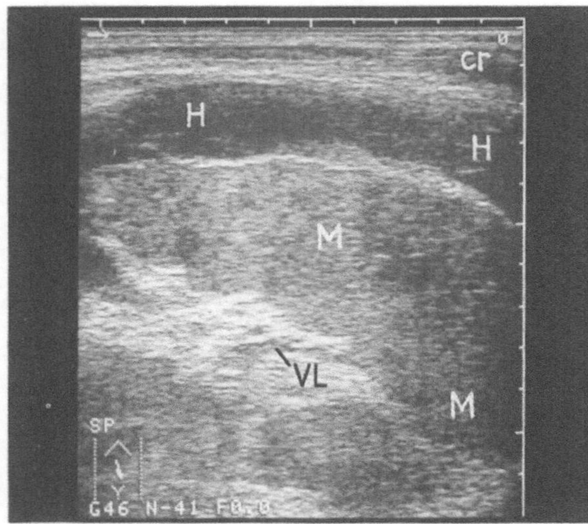

Abb. 2.16. Subcapsulare Milzblutung (*H*) nach stumpfem Bauchtrauma Langsschnitt durch die Milz (*M*) *VL* V lienalis

freie Bauchhöhle. Wegen ihrer raschen Verfügbarkeit, der zuverlassigen Aussage und der Moglichkeit, engmaschige Kontrollen sowie semiquantitative Angaben zum Blutungsvolumen zu erhalten, hat die Sonographie eine herausragende Bedeutung fur die Diagnostik der *Milzruptur* [10] Die Indikation zur diagnostischen Peritoneallavage kann durch eine adaquate Abdominalsonographie weitgehend reduziert werden Nicht immer jedoch gelingt es, bei sonographischem Nachweis einer intraperitonealen Blutung uber ultraschallgefuhrte Aspirationspunktion auch die definitive Blutungsquelle mittels Ultraschall zu lokalisieren

4.5 Magen-Darm-Trakt

Die Sonographie ist weder zur Diagnose von Fruhstadien gastrointestinaler Tumoren und Entzundungen noch zu deren sicherem Ausschluß geeignet Dennoch gibt es eine Reihe von Indikationen und klinische Situationen, in denen die Ultraschalldiagnostik diagnoseweisende und therapeutisch relevante morphologische Aussagen erlaubt
- Zuordnung unklarer abdominaler Tastbefunde
- Primardiagnostik oder Komplimentaruntersuchung zur Rontgendiagnostik/Endoskopie bei Verdacht auf:
  - Magenausgangsstenose
  - Mechanischen/paralytischen Ileus
  - Mesenterialen Gefäßprozeß
  - Intestinale/mesenteriale Tumoren
  - Colitis ulcerosa, Morbus Crohn
  - Darmperforation
  - Darminvagination
  - Akute Appendicitis
  - Diverticulitis
- Lokalisation von Abscessen
- Ultraschallgeführte percutane Punktionen/Drainagen

Zirkular infiltrierende oder exzentrisch protuberierende gastrointestinale Tumoren im fortgeschrittenen Stadium (Abb. 2.17), aber auch entzundlichproliferativ verdickte Darmsegmente, u a. bei Morbus Crohn (Abb 2.18), Colitis ulcerosa, Appendicitis, perityphlitischem Absceß oder Darmtuberkulose, ergeben charakteristische Ultraschallbefunde, deren gezielte Abklarung durch radiologische und endoskopisch-bioptische Maßnahmen erfolgen kann.

So konnte im Rahmen von Screeninguntersuchungen sowie bei der Abklarung abdominaler Palpationsbefunde gezeigt werden, daß Darmtumoren primar sonographisch und auch zu einem noch kurativ operablen Zeitpunkt mittels Ultraschall darstellbar waren [11]. In einer prospektiven, kontrollierten Studie wurde für das sonographische Zeichen intestinaler Wandverdickungen beim Morbus Crohn eine Spezifitat von 88% und eine Sensitivitat von 76% angegeben [16].

Mittels hochauflosender Ultraschallsonden (5–7,5 MHz) gelingt auch die Darstellung der entzundeten Appendix bei akuter Appendicitis (Abb 2 19) In mehreren prospektiven Untersuchungen wurde eine diagnostische Treffsicherheit der Sonographie von 87–96% erreicht Die Angaben zur Sensitivitat und Spezifitat der Appendixsonographie schwanken zwischen 75 und 88% bzw 94 und 100% [6, 14] Durch routinemaßigen Einsatz der hochauflosenden Sonographie bei Patienten mit vermuteter Appendicitis konnte die negative Laparotomierate bei diesen Patienten von 22% auf 11,4% gesenkt werden [14].

Hilfreiche sonographische Befunde sind ferner die Diskriminierung hamorrhagisch-ödematös verdickter Darmsegmente bei mesenterialem Gefäßverschluß (Abb 2 20), die Darstellung pathologisch flüssigkeitsgefullter Magen-Darm-Abschnitte bei Magenausgangsstenose oder Ileus mit Nachweis oder Ausschluß von Peristaltik (Abb 2 21), die Abbildung einer Darminvagination (Abb. 2.22) oder der sonographische Nachweis von freier Luft im Abdomen bei intestinaler Perforation (Abb 2.23).

Daruber hinaus vermittelt die abdominale Sonographie in der Diagnostik des akuten Abdomens wichtige Informationen durch den Nachweis oder Ausschluß nicht gastroenterologischer Ursachen wie (perforierter) Aneurysmen, stielgedrehter Ovarialcysten, Adnexitis, Extrauteringravidität, akutem Harnstau u a

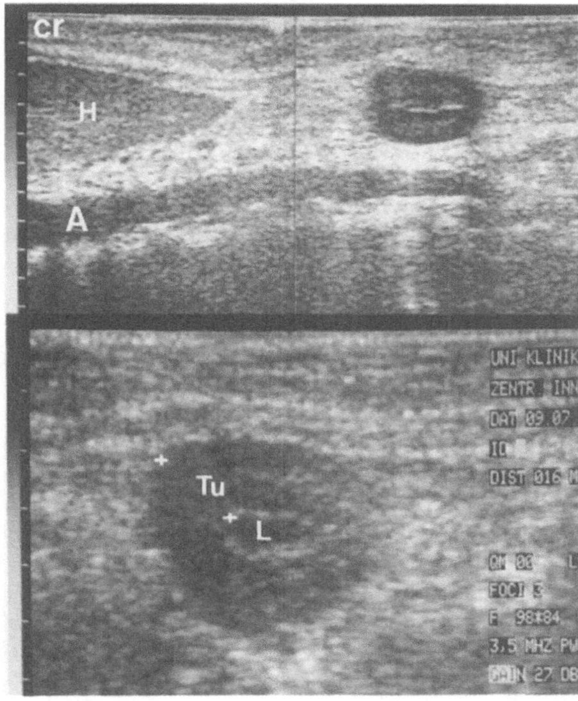

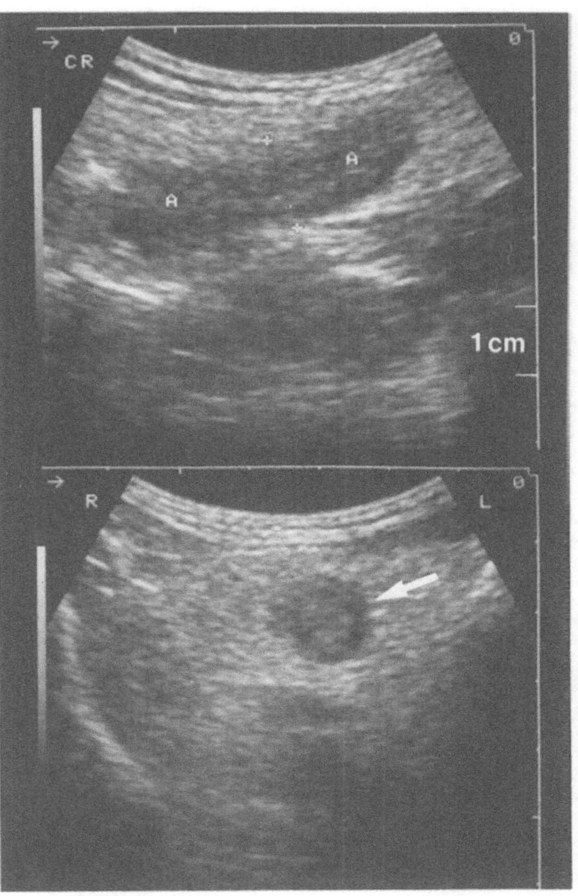

Abb. 2.17. Intestinale „Kokarde" Querschnitt durch ein zirkular stenosierendes Magenantrumcarcinom (*TU*) mit Einengung des Lumens (*L*) Tumordicke bis 16 mm (*Meßkreuze*) *H* Leber, *A* Aorta

Abb. 2.19. Akute Appendicitis Sonographischer Langsschnitt (*oben*) und Querschnitt (*unten*) durch die entzundlich wandverdickte Appendix (*A, Pfeil*)

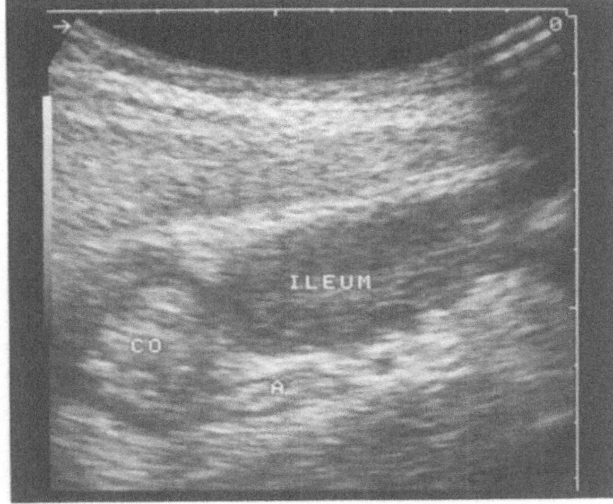

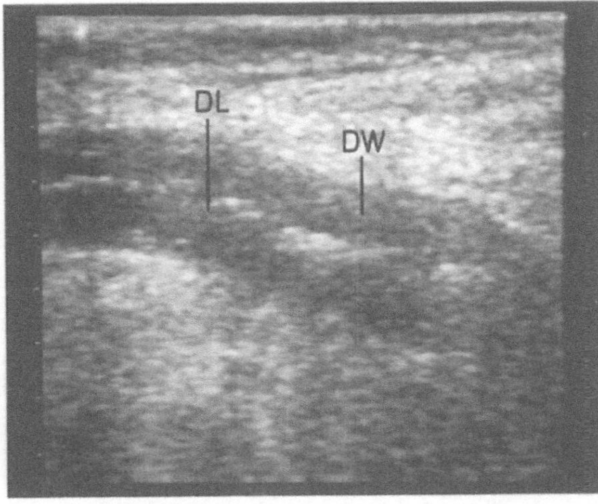

Abb. 2.18. Morbus Crohn Axialschnitt durch das terminale Ileum mit echoarmer entzundlich-proliferativer Wandschwellung, Wandstarre und diskontinuierlicher Einengung des Lumens *CO* Colonquerschnitt in Hohe der Bauhin-Klappe, *A* retrocolische Appendix

Abb. 2.20. Echoarme odematos-hamorrhagische Wandschwellung (*DW*) eines Darmsegments mit Einengung des Darmlumens (*DL*) bei mesenterialem Gefaßprozeß (Mesenterialvenenthrombose)

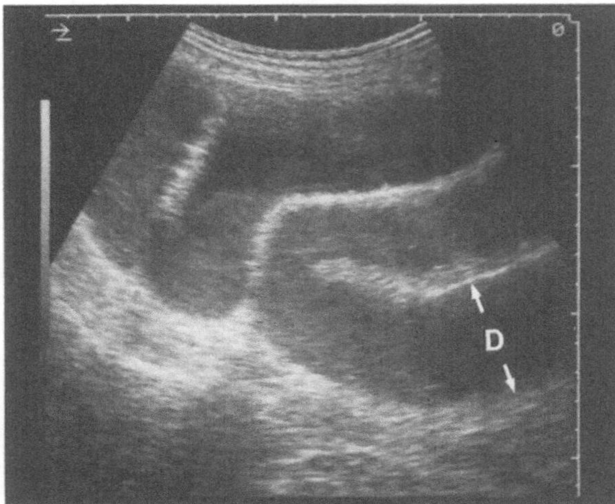

Abb. 2.21. Pathologische Flüssigkeitsfüllung von Darmschlingen (*D*) bei (Briden-)Ileus

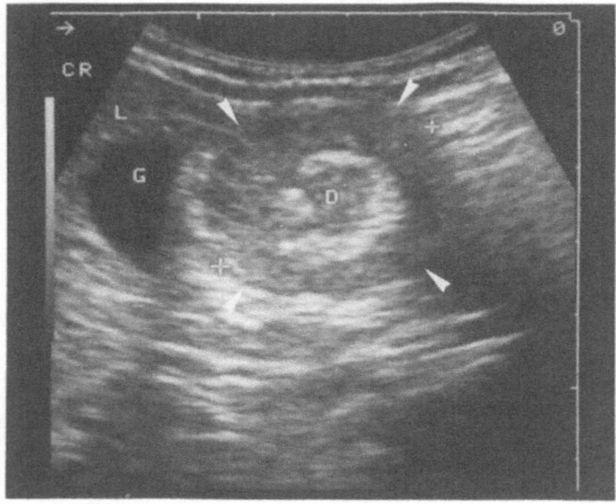

Abb. 2.22. Charakteristische Targetkonfiguration invaginierter Darmwände (*Pfeilkopfe*) bei einjährigem Kind mit Ileuminvagination in das Colon ascendens *G* Gallenblase, *L* Leberunterrand

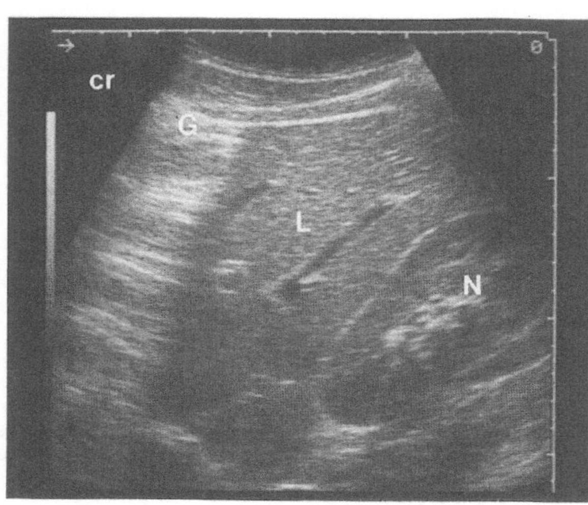

Abb. 2.23. 19jähriger Patient mit „akutem Abdomen" bei perforiertem Duodenalulcus Freie Luft (*G*) im Abdomen zwischen Bauchwand und rechtem Leberlappen (*L*) mit typischer Fahne von Wiederholungsechos *N* rechte Niere

5 Endoskopische und intraoperative Sonographie

Mit Hilfe von hochfrequenten Nahbereichsschallsonden (5–7,5 MHz), die auf der Spitze von starren oder flexiblen Endoskopen befestigt sind und so in den Körper eingebracht werden können (sog. Ultraschallendoskope), ist ein weiterer Fortschritt endosonographischer Untersuchungstechniken erreicht worden

Obwohl dieses vergleichsweise aufwendige Verfahren nicht zur Routinediagnostik geeignet ist, gibt es doch spezielle Indikationen, die ihren gezielten Einsatz rechtfertigen [19]. Dies gilt insbesondere dann, wenn limitierende Faktoren wie Darmgasüberlagerung und Schallabsorption die konventionelle percutane Schalleinstrahlung behindern. Mögliche Indikationen sind u.a. Choledocholithiasis, Papillen- und Pankreastumoren, linksseitige Nebennierenprozesse, Bestimmung der Infiltrationstiefe von Oesophagus-, Magen- und Rectumtumoren

Bei der *intraoperativen Sonographie* wird eine hochfrequente sterilisierbare Schallsonde vom Operateur direkt auf die zu untersuchende Region gebracht und eine echographische Schnittbilduntersuchung am offenen Situs durchgeführt Dieses Verfahren findet zunehmende Bedeutung für die Leber- und Pankreaschirurgie zur intraoperativ exakten Lokalisation von Cysten, Tumoren und Metastasen unter Berücksichtigung der Gefäßtopographie [5].

Erste Studien zur intraoperativen Gallenwegsonographie ergaben eine vergleichbar hohe Treffsicherheit in der Konkrementdiagnostik wie für die intraoperative Cholangiographie [15] Weitere Anwendungsmöglichkeiten dieses Verfahrens (z.B die Bestimmung der Infiltrationstiefe von Magencarcinomen vor Resektion) befinden sich in der klinischen Erprobung

6 Interventionelle Sonographie

Da es grundsätzlich keine dignitatsspezifischen echomorphologischen Merkmale gibt, stellt sich vor definitiven Therapieentscheidungen häufig die Notwendigkeit einer cytohistologischen, bakteriologischen oder laborchemischen Analyse sonographisch georteter Raumforderungen Mit Hilfe ansteckbarer Fuhrungshilfen oder zentral perforierter Schallwandler gelingt es, Punktionsnadeln unter permanenter sonographischer Sichtkontrolle percutan in ein Zielvolumen zu leiten und unter wünschenswert niedrigem Komplikationsrisiko Feinnadelbiopsien (FNB) oder Aspirationspunktionen durchzufuhren

Die Treffsicherheit sonographisch gezielter transperitonealer Feinnadelbiopsien solider Pankreastumoren lag in mehreren Untersuchungen zwischen 60 und 90% [12] Ultraschallgeleitete Feinnadelbiopsien von Raumforderungen der Leber mit cytohistologischer Aufarbeitung feinster Gewebezylinder ergaben eine Treffsicherheit von über 90% [12], die Treffsicherheit von percutanen Punktionen gastrointestinaler Tumoren lag bei etwa 85% [21] Darüber hinaus gewinnt die Sonographie zunehmende Bedeutung als bildgebende Führungshilfe bei Ascitespunktionen, Leberstanzbiopsien sowie für therapeutische Eingriffe, wie z B percutane Drainagen von Pankreaspseudocysten (Erfolgsrate ca 50–60%) oder abdominalen und retroperitonealen Abscessen uber quantitative Feinnadelaspirationen oder Katheterplazierungen [17] Fur die ultraschallgezielte percutane Drainage von Leber- und Milzabscessen (s Abb. 2 9) konnte gezeigt werden, daß durch diese weniger belastenden Verfahren die hohe Letalitat der Erkrankung, im Vergleich zur operativ-chirurgischen Absceßdrainage [12], weiter gesenkt werden konnte

Literatur

1 Braun B (1982) Moglichkeiten und Grenzen der Ultraschalldiagnostik in der Gastroenterologie Z Gastroenterol 20 53–65
2 Ferrucci JT (1979) Body ultrasonography (Two parts) N Engl J Med 300 538–542, 590–602
3 Okuda K (1981) Advances in hepatobiliary ultrasonography Hepatology 1 662–672
4 Parulekar SG (1980) Ultrasonic evaluation of the pancreatic duct J Clin Ultrasound 8 457–460
5 Plainfosse M, Merrau S (1983) Work in progress Intraoperative abdominal ultrasound Radiology 147 829–832
6 Puylaert JB, Rutgers P, Labisang R et al (1987) A prospective study of ultrasonography in the diagnosis of appendicitis N Engl J Med 317 666–669
7 Schwerk WB (1982) Ultraschalldiagnostik in der Gastroenterologie Indikationen und Ergebnisse Internist (Berlin) 23 36–46
8 Schwerk WB (1983) Stellung der Sonographie im Untersuchungsgang des Gastroenterologen Z Gastroenterol 21 93–97
9 Schwerk WB (1986a) Portal vein thrombosis Real-time ultrasonic demonstration and follow up Gastrointest Radiol 11 312–318
10 Schwerk WB (1986) Milz In Braun B, Gunther R, Schwerk WB (Hrsg) Ultraschalldiagnostik Lehrbuch und Atlas Ecomed, Landsberg
11 Schwerk WB, Braun B, Dombrowski H (1979) Real-time ultrasound examination in the diagnosis of gastrointestinal tumors J Clin Ultrasound 7 425–431
12 Schwerk WB, Durr HK, Schmitz-Moormann P (1983) Ultrasound guided fine-needle biopsies in pancreatic and hepatic neoplasms Gastrointest Radiol 8 219–225
13 Schwerk WB, Maroske D, Roth S, Arnold R (1986) Ultraschallgefuhrte Feinnadelpunktion in der Diagnostik und Therapie von Leber- und Milzabszessen Dtsch Med Wochenschr 111 847–853
14 Schwerk WB, Wichtrup B, Maroske D, Ruschoff J (1988) Sonographie bei akuter Appendizitis Eine prospektive Studie Dtsch Med Wochenschr 113 493–499
15 Sigel B, Coelho J, Spigos D, Donahue P, Wood D, Nyhus L (1981) Ultrasound imaging during biliary and pancreatic surgery Am J Surg 141 84–89
16 Sonnenberg A, Erckenbrecht J, Peter P, Niederau C (1982) Detection of Crohn's disease by ultrasound Gastroenterology 83 430–434
17 Sonnenberg E, Mueller P, Ferrucci J (1984) Percutaneous drainage of 250 abdominal abscesses and fluid collections Radiology 151 337–341
18 Spuhler A, Posl H, Sander R, Gotz U (1981) Bedeutung der Sonographie in der Fettleberdiagnostik Leber Magen Darm 11 15–20
19 Strohm WD, Classen M (1982) Endoskopische Ultraschallsonographie im oberen Gastrointestinaltrakt Internist (Berlin) 23 556–564
20 Taylor KJ, Buchin P, Viscomi G, Rosenfield A (1981) Ultrasonographic scanning of the pancreas Prospective study of clinical results Radiology 138 211–215
21 Torp-Pedersen S, Gronvall S, Holm HH (1984) Ultrasonically guided fine-needle aspiration biopsy of gastrointestinal mass lesions J Ultrasound Med 3 65–68

3 Radiologische Diagnostik

3.1 Röntgenologische Untersuchungen des Magen-Darm-Trakts

R SCHUSTER und I. ERKELENZ

1 Nativdiagnostik des Abdominalbereichs

1.1 Übersichtsaufnahmen

Bei allen akuten Krankheiten mit einer abdominalen Symptomatik sollte zunachst eine Nativaufnahme des Abdomens im Stehen oder in linker Seitenlage im horizontalen Strahlengang angefertigt werden Auf der Übersichtsaufnahme im Stehen lassen sich bei Perforation eines Hohlorgans subphrenisch gelegene Luftsicheln nachweisen Gasmengen bis zu wenigen ml konnen bei der Linksseitenlage zwischen Leber und Thoraxwand sichtbar werden, da es in dieser Position zu keiner Überlagerung durch Magen-, Luft- oder Lungenanteile kommt [33]

Die Nativaufnahme in Rückenlage mit vertikalem Strahlengang ermoglicht die Darstellung der Weichteilschatten von Nieren, Leber, Milz, von Verkalkungen sowie auch von Fremdkorpern (Abb 3 1) Extraperitoneal gelegene Gasansammlungen lassen sich ebenfalls in dieser Übersichtsaufnahme nachweisen [49]

Die Aufnahmen im Stehen und in Seitenlage (mit horizontalem Strahlengang) ermoglichen ferner eine Aussage über das Vorliegen eines Ileus mit geblahten Darmschlingen und Flussigkeits-

spiegeln in den Darmschlingen (Abb 3.2) Ein vermehrter Luftgehalt des Duodenums in Linksseitenlage kann bei akuter Pankreatitis beobachtet werden [50]

1.2 Durchleuchtung

Soweit der Zustand des Patienten es erlaubt, sollten die Nativubersichtsaufnahmen durch eine Durchleuchtungsuntersuchung im Stehen und im Liegen erganzt werden Dabei können gleichzeitig orientierend pulmonale, pleurale oder kardiale Veranderungen erfaßt werden. Besonders ist auf kleine Ergußbildungen im dorsalen Sinus zu achten sowie auf kleine plattenformige Atelektasen zur Differentialdiagnose basaler Lungenembolien Die Durchleuchtung ermoglicht zusatzlich die Beurteilung der Motilitat der Zwerchfellschenkel.

1.3 Thoraxübersichtsaufnahmen

Bei akuter abdominaler Symptomatik ist die Anfertigung von Rontgenaufnahmen der Thoraxorgane in 2 Ebenen angezeigt [49] Basale Pneumonien, Lungenembolien, mediastinale Prozesse, die zu einer akuten abdominalen Symptomatik führen können, müssen durch die Nativdiagnostik des

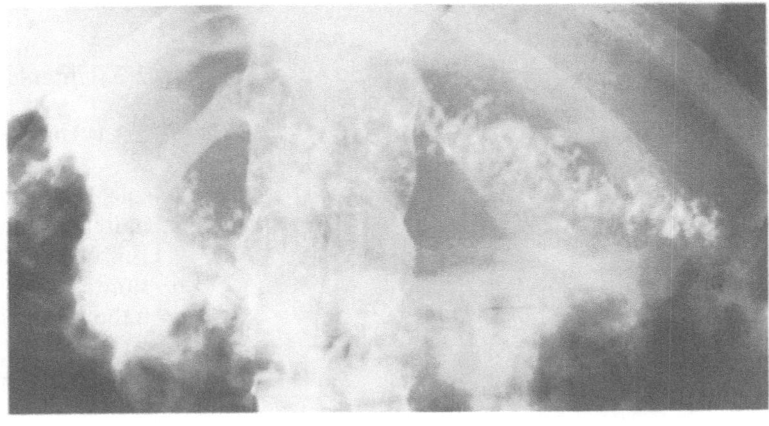

Abb. 3.1. Pankreasverkalkungen

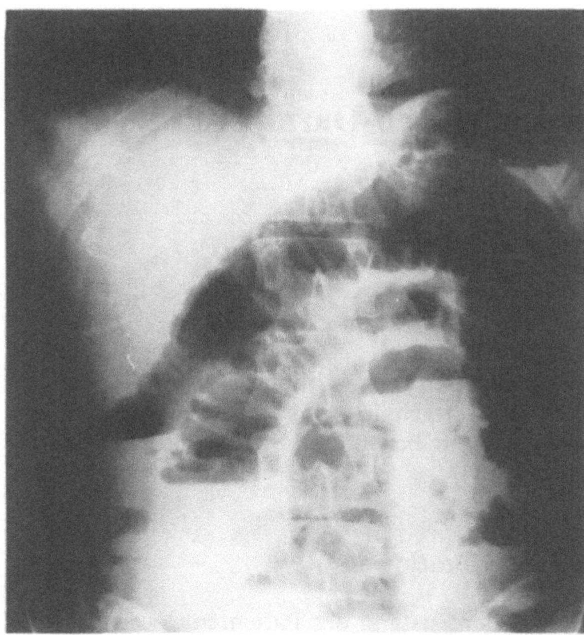

Abb. 3.2. Dunn- und Dickdarmspiegel bei Ileus

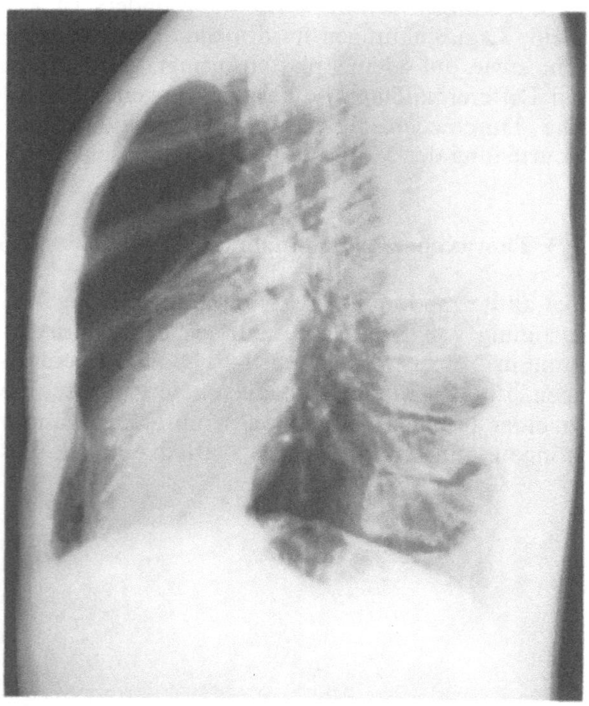

Abb. 3.3. Mediastinalemphysem mit Luftsaum vorwiegend dem Bronchialsystem und der Trachea folgend

Thorax beurteilt werden Besonders ist auf mediastinale Gasansammlungen zu achten. Bei einem Mediastinalemphysem als Folge einer Perforation des Oesophagus oder im Abdominalbereich stellen sich vielfach zarte Gasansammlungen den vorgegebenen anatomischen Strukturen folgend, dar. Häufig läßt sich entlang dem Bronchialsystem ein Luftsaum bis in die Halsweichteile verfolgen (Abb 3.3). Auch auf ein Weichteilemphysem, besonders in den Halsweichteilen ist zu achten.

2 Oesophagus

2.1 Indikationen

Beim Leitsymptom Dysphagie kann die röntgenologische Untersuchung am Anfang der Diagnostik stehen, da sie neben der Erfassung stenosierender Wandprozesse auch Aussagen über Veränderungen funktioneller Abläufe erlaubt. Bei endoskopisch nicht passierbaren Stenosen kann vielfach noch eine Kontrastmittelpassage erfolgen, so daß aboral der Stenose gelegene Abschnitte beurteilt werden können.

Neben der Erfassung von Lage und Verlaufsanomalie können röntgenologisch auch Veränderungen des Oesophagus als Folge der Erkrankung von Nachbarorganen (Verformung, Impression, Infiltration des Oesophagus) beurteilt werden.

2.2 Vorbereitung des Patienten

Der Patient sollte zur Untersuchung des Oesophagus nüchtern bleiben (nicht trinken, nicht essen, nicht rauchen) Medikamente, die die Motilität des Oesophagus beeinflussen, sollten mindestens am Tag vor der Untersuchung und am Untersuchungstag abgesetzt werden

Weitere spezielle Vorbereitungen des Patienten sind nicht erforderlich.

2.3 Untersuchungstechnik

2.3.1 Untersuchung ohne Kontrastmittel

Die Röntgenuntersuchung des Oesophagus beinhaltet die Beurteilung des Pharynx im Rahmen des Einschluckvorgangs sowie die Darstellung des gesamten Oesophagus, der Kardia und der kardianahen Magenabschnitte

Der Oesophagus ist, von einzelnen Ausnahmen bei Säuglingen und Kleinkindern abgesehen, luftleer und von den Mediastinalorganen nicht zu differenzieren. Der Nachweis von Luft im Oesophagus stellt daher bereits einen pathologischen Befund dar Luft im Oesophagus kann bei Stenosen unterschiedlicher Genese (bei benignen oder malignen Raumforderungen des Oesophagus, Raumforderungen im Mediastinum mit Kompression des Oesophagus, bei entzündlichen Veranderungen als Folge einer Veratzung, bei Achalasie und Sklerodermie) beobachtet werden.

Bei Säuglingen und Kleinkindern ist ein Luftoesophagogramm als physiologisch anzusehen [37] Gleichzeitig mit dem Luftgehalt kann eine eventuelle Spiegelbildung durch Flussigkeit in einem erweiterten Oesophagus erkannt werden Bei einer Achalasie oder bei Stenosen kann sich dann die Notwendigkeit ergeben, die Flussigkeit vor einer Kontrastmittelverabfolgung abzusaugen. Spiegelbildungen können auch einmal Hinweis auf eine große Hiatushernie oder auf das Vorliegen eines Thoraxmagens sein. Eine Verbreiterung des Mediastinums, v a. rechtsseitig, im Zusammenhang mit der Beobachtung von Spiegelbildungen deutet auf eine Achalasie hin.

Bei der Beurteilung des Mediastinums zur Frage von Raumforderungen mit Beteiligung des Oesophagus ist ebenfalls zunachst die Untersuchung ohne Kontrastmittel unerlaßlich. Hier ergeben Thoraxubersichtsaufnahmen und Schichtaufnahmen oder auch CT-Befunde die entscheidende Vorinformation zur Durchführung der Oesophaguspassage

Von außerordentlicher Bedeutung ist die Nativdiagnostik ohne Kontrastmittel fur die Aufdeckung einer Perforation. Mediastinalemphysem, Pneumoperikard (Abb. 3.3), Pneumothorax, Pleuraergusse, supradiaphragmale und retroperitoneale Luft sowie Luft in der freien Bauchhohle konnen bei Perforationen beobachtet werden Wesentlich ist, daß bei Flachlagerung des Patienten oder Seitenlagerung das Mediastinalemphysem unverandert lokalisiert bleibt, wahrend Pneumothorax und Pneumoperikard sich verlagern konnen [54].

Bei Vorhandensein einer Durchleuchtungseinrichtung mit der Möglichkeit von Schichtaufnahmen konnen feine Luftsicheln auch beim liegenden Patienten durch zusätzliche Tomographie erfaßt werden.

Auch für die cervicalen Abschnitte des Oesophagus ermöglichen Leeraufnahmen, rotierende Durchleuchtungen sowie Beurteilung des Phonations- und Schluckvorgangs Vorinformationen zur Wahl der weiteren diagnostischen Maßnahmen und besonders zur Wahl des geeigneten Kontrastmittels

2.3.2 Untersuchung mit Kontrastmittel

Die zahlenmäßig häufigste Kontrastmitteluntersuchung des Oesophagus wird mit Bariumsulfatsuspensionen (50-, 60- und 70%ig) durchgeführt, wobei eine 60%ige Suspension für die meisten Fragestellungen am günstigsten ist

Zur Beurteilung der oesophagogastrischen Übergangszone sowie zum Hiatushernien- und Refluxnachweis ist am ehesten ein dünnflüssiges Kontrastmittel (50%iges Bariumsulfat) geeignet. Bei dünnflussigem Kontrastmittel kommt es jedoch haufiger zu Artefakten als Folge von Luftblasen, die Füllungsdefekte vortauschen. Hier können etwa bei der Beurteilung von Oesophagusvaricen Fehldeutungen entstehen.

Bei Verdacht auf Perforation, bei Aspirationsgefahr, bei frischen Verätzungen, bei oesophagomediastinalen und oesophagobronchialen Fisteln sowie unmittelbar nach chirurgischen Eingriffen dürfen *Bariumsulfatsuspensionen nicht* verabfolgt werden.

Bei *Perforationsverdacht* können *wasserlosliche* jodhaltige Kontrastmittelsalze wie etwa Gastrografin verabfolgt werden Bei *Aspirationsgefahr* können wasserlosliche Kontrastmittel, die fur die Bronchographie geeignet sind, wie Dionosil und Hytrast (Kontrastmittelester), verwendet werden [6, 13].

Aspiriertes Bariumsulfat kann zur nekrotisierenden Bronchopneumonie oder zu granulomatösen Lungenveranderungen führen. Dünnflüssiges jodhaltiges Kontrastmittelsalz kann durch osmotische Effekte schädigende Wirkungen haben, besonders bei Kindern, aber auch beim Erwachsenen, mit Auftreten eines akuten alveolaren Ödems [9].

Dickflüssige, zur Bronchographie verwendbare Kontrastmittelester beinhalten diese Nebenwirkung in geringerem Maße.

Doppelkontrast. Zur Doppelkontrastdarstellung können luft- oder CO_2-freisetzende Substanzen in Pulver- oder Tablettenform oder in Fertigsuspensionen (Topcontral Boehringer) verwendet werden Auch das Nachtrinken von Wasser nach der Verabfolgung von Bariumbrei ergibt einen Doppelkontrast [17].

Pharmakoradiographie Durch Spasmolytica kann eine Herabsetzung des Tonus und der Gesamtmotilität des Oesophagus bewirkt werden (Buscopan 40–60 mg i v. beim Erwachsenen oder Glucagon 1 mg i.v. beim Erwachsenen). Damit ergibt sich die Möglichkeit, etwa eine kontraktionsbedingte Verformung des Oesophagus gegenüber starrwandigen organischen Stenosen zu differenzieren (Abb 3 4) [36, 57].

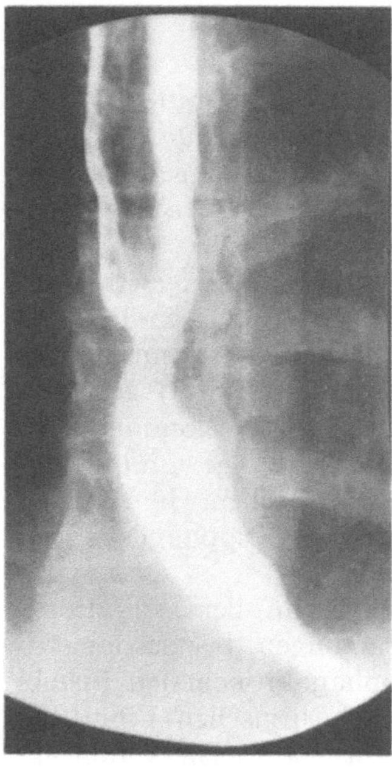

Abb. 3.4. Darstellung von Oesophagusimpressionen in Hypotonie bei mediastinaler Raumforderung

Doppelkontrastverfahren und Pharmakoradiographie können kombiniert verwendet werden Indikationen ergeben sich bei umschriebener Oesophagusstenose zur Differenzierung gegenüber kontraktionsbedingten Veranderungen, bei der Darstellung von Oesophagusvaricen, in begrenztem Maße auch einmal zur Darstellung von unteren Oesophagusringbildungen.

2.3.3 Untersuchungsgang

Bei der Untersuchung des Oesophagus im Rahmen der Magen-Darm-Exploration sollten der Einschluckvorgang, die Passage des Kontrastmittels bei Prallfüllung oder mit Doppelkontrast, Reliefveranderungen, Verlagerungen und Verformungen sowie Veränderungen der Oesophaguswand beurteilt werden Auch bei dieser routinemäßigen Mituntersuchung des Oesophagus sollte eine Darstellung mit mindestens 2 Aufnahmen in verschiedenen Ebenen erfolgen.

Der Schluckvorgang wird im sagittalen Strahlengang und in linker Schragposition beobachtet. Beim Schluckakt wird der Kehlkopf angehoben Das Kontrastmittel farbt beide Valleculae und die Sinus piriformes an. Nach dem Kontrastmittelabfluß bleiben sowohl Valleculae als auch Sinus piriformes meist beschlagen. Eine Asymmetrie der Valleculae und/oder der Sinus piriformes kann durch eine Raumforderung bedingt sein oder aber durch partielle Schlucklahmung auf einer Seite.

Die fehlende Cranialverlagerung des Kehlkopfs mit weitgestelltem Pharynx und verzögerter Entleerung erweiterter Sinus piriformes und Valleculae epiglotticae kann Hinweis auf eine beginnende Schlucklahmung sein.

Im thorakalen Oesophagus dehnt sich bei Prallfullung der Oesophagus gleichmaßig auf und zeigt glatte Wandkonturen

Auch die physiologischen Engen (Ringknorpelenge am Oesophagusmund, Aortenbogenenge, Bronchusenge durch den linken Hauptbronchus, Hiatusenge) zeigen glattbegrenzte bogige Konturen. Im Stehen gelangt das Kontrastmittel ohne Verzogerung kontinuierlich bis zur Kardia und in den Magen.

Für die Untersuchung im Liegen nimmt der Patient einen Schluck in den Mund. Der Untersuchungstisch wird in horizontale oder in leichte Kopftieflage von 5–10° gebracht. Zur Beurteilung einer Hiatushernie sollte sich der Patient über die linke Seite auf den Bauch in leichte Rechtsseitenlage drehen, so daß der Oesophagus zwischen Wirbelsaule und Herzschatten projiziert wird. Meist kann diese Position aus den noch verbliebenen Kontrastmittelresiduen des ersten Schlucks im Oesophagus leicht ermittelt werden. Jetzt wird der Patient aufgefordert zu schlucken, tief einzuatmen und den Atem anzuhalten. In dieser Position erfolgen Zielaufnahmen bei maximaler Dehnung des Oesophagus und Dilatation des suprahiatalen Vestibulums.

Mit dieser Technik lassen sich ein oberer Ring (A-Ring, Grenze tubulärer Oesophagusring/Vestibulum), ggf. ein mittlerer (B-Ring, sog Schatzki-Ring, Grenze zwischen Oesophagus und Magenschleimhaut) und ein unterer Ring (C-Ring, der Hiatusrinne entsprechend) darstellen. Der Nachweis eines mittleren Oesophagusrings beinhaltet die Diagnose einer oesophagealen Gleithernie (axialen Hernie [40])

Paraoesophageale Hiatushernien lassen sich auch in Rückenlage und in geringgradiger Linksseitenlage nachweisen.

In der Exspirationsphase fließt das Kontrastmittel in den Magen, wobei der abdominale Anteil des Oesophagus weitgestellt ist

Zur Diagnose einer Hiatushernie sollte die intrathorakale Verlagerung eines Magenanteils, der Nachweis eines mittleren Oesophagusrings oder die Lokalisation des Vestibulums oberhalb des Hiatus nachgewiesen werden [4] Rontgenologisch muß über die Reversibilitat bzw die Fixierung einer Hernie eine Aussage u U nach einem langeren Intervall nach der Untersuchung erfolgen.

Zur Diagnostik von Oesophagusvaricen wird zunächst normales Magenkontrastmittel (60%ige Bariumsulfatsuspension) im Stehen in linker

Schragposition geschluckt Dabei sollten kleine Mengen des im Mund befindlichen Breis bei sofortiger tiefer Inspiration geschluckt werden. Erst nach Erhalt eines gleichmäßigen Wandbeschlages des Oesophagus erfolgen Flachlagerung des Untersuchungstisches und Zielaufnahmen des Oesophagus in linker Rückenlage und Exspiration. Der Oesophagus muß hierbei vor die vordere Wirbelsaulenkante gedreht werden Oft ist ein wiederholtes Schlucken, tiefes Ein- und Ausatmen notwendig, um einen optimalen Schleimhautbeschlag wahrend einer Relaxationsphase im Exspirium zu erzielen [4, 6]

Die Varicendarstellung in Hypotonie (Buscopan 40–60 mg, Glucagon 1 mg, Pro-Banthine 15–45 mg) verbessert die Treffsicherheit bis zu Großenordnungen von 90% [36, 57].

Bei der routinemäßigen Fragestellung nach Oesophagusvaricen wird gewöhnlich nur an die portale Hypertension gedacht. Dabei ist jedoch auch die Ausbildung von Oesophagusvaricen bei Abflußstorungen im Bereich der oberen Hohlvene mit Varicen im mittleren und oberen Drittel des Oesophagus zu berücksichtigen.

Die Doppelkontrastuntersuchung, gewohnlich in Kombination mit Hypotonie, verbessert die Aussagemöglichkeiten uber kleine Geschwülste. Auch flachige Wandstarren kommen in der Kombination mit Hypotonie besser zur Darstellung. CO_2-freisetzende Substanzen konnen bei vorliegender Passagebehinderung zu einem blasigen Gasgehalt des Kontrastmittels fuhren. Hier ist Schlucken von Wasser unmittelbar nach dem Breischluck gelegentlich gunstiger.

Bei der Suche nach Fremdkorpern ist zunachst die Anfertigung von Leeraufnahmen angezeigt, besonders auch Übersichtsaufnahmen des Thorax in 2 Ebenen zur Beurteilung einer Perforation Auch wenn kein Hinweis auf eine Perforation besteht, sollte wasserlosliches jodiertes Kontrastmittel wie Gastrografin gegeben werden, damit auch bei einer kleinen, noch nicht erfaßbaren Perforation keine Kontrastmittelkomplikationen entstehen

Außerdem stellt die Verabfolgung von Gastrografin *keine* Behinderung einer evtl erforderlichen, unmittelbar anschließenden endoskopischen Untersuchung dar

2.4 Leistungsstärke des Verfahrens

Bei der Dysphagie vermag die rontgenologische Untersuchung am Anfang aller diagnostischen Maßnahmen fast risikolos Aussagen uber das Vorliegen von Stenosen, über Motilitätsstörungen des Oesophagus und der Kardia sowie uber neurogene Funktionsstörungen zu erbringen. Die Erfassung

mediastinaler Prozesse mit Beteiligung des Oesophagus (einschließlich der Impressionen durch Gefaßvarianten sowie durch Aneurysmen) bleibt der primaren röntgenologischen Diagnostik vorbehalten Im Gegensatz zur endoskopischen Untersuchung sind beim Vorliegen von Stenosen vielfach auch Aussagen uber poststenotische Abschnitte durch die Passagemöglichkeit dünner Kontrastmittel gegeben. Über das Vorliegen von Divertikeln, Fisteln und Perforationen ist mit den geschilderten Untersuchungsverfahren komplikationsarm eine Aussage zu gewinnen.

Die Suche nach einer Blutungsquelle stellt keine Indikation zur primaren rontgenologischen Untersuchung dar. Hier ist die Endoskopie überlegen, ebenso bei der Suche nach Fremdkörpern.

3 Magen, Duodenum

Die Entwicklung auf dem Gebiet endoskopischer Untersuchungsverfahren hat die klassischen Indikationsstellungen zu Magenuntersuchungen verandert. Tumorsuche und Ulcusdiagnostik werden in der Regel primar endoskopisch erfolgen Erst bei fraglichen Befunden oder bei Behinderung der endoskopischen Technik wird sekundar die röntgenologische Untersuchung hinzugezogen. Beide Verfahren müssen als sich erganzende Untersuchungstechniken gesehen werden.

Gerade für die Frage chirurgischer Maßnahmen können auch Lage und Umgebungsbeziehungen des Magens und damit röntgenologische Beurteilungsmoglichkeiten von wesentlicher Bedeutung sein.

Die derzeit erfolgende Selektion der Indikationsstellungen zur röntgenologischen Untersuchung des Magens beinhaltet, daß uberwiegend schwierige Fragestellungen an den radiologischen Untersucher herangebracht werden, sei es als Folge der Behinderung endoskopischer Untersuchungsverfahren (etwa durch Stenosen), sei es durch endoskopisch nicht voll abklarbare Befunde Dies bedeutet aber, daß der rontgenologische Untersucher die Untersuchungstechniken souveran und mit Erfahrung beherrschen muß. Röntgenologische Diagnostik des Magens auf der Basis nebenbei und nur gelegentlich betriebener Untersuchungstechnik ist hier fehl am Platze.

3.1 Indikationen, Kontraindikationen

Entwicklungs- und Lageanomalie, Motilitats- und Entleerungsstörungen, raumfordernde, infiltrierende und penetrierende Prozesse der Magenwandungen sowie auch oberflächliche Schleimhautveranderungen sind Indikationen für eine radiologische Untersuchung. Dabei kann auch die Umgebungsbeziehung des Magens, insbesondere das Übergreifen von Magenwandprozessen auf die Umgebung sowie die Einbeziehung des Magens in Erkrankungen der Nachbarorgane, untersucht werden Bei Vorliegen von Perforationen, akutem Abdomen, Ileussymptomatik sowie bei frisch Operierten ergeben sich Kontraindikationen gegen die Verabfolgung von Bariumsulfatsuspensionen. Hier sollten trijodierte wasserlösliche Kontrastmittel gegeben werden [4, 6, 13].

Es sei nochmals darauf verwiesen, daß die wasserlöslichen Kontrastmittel wie Gastrografin (Natriummegluminsalz der Amidotrizoesäure) wegen ihrer Hyperosmolarität bei Patienten mit Störung des Wasser- und Elektrolythaushalts sowie bei Säuglingen und Kleinkindern mit Vorsicht anzuwenden sind (Maximaldosen für Frühgeborene, Säuglinge und Kleinkinder beachten!) [7] Außerdem sind Jodüberempfindlichkeiten zu berucksichtigen.

Wasserlösliche Kontrastmittel wie Gastrografin können in Form des sog. „Gastrografintests" im Rahmen einer Notfalldiagnostik nach Perforationen oder Anastomosendehiscenzen im Urin nachgewiesen werden. Bei Verdacht auf extraenteralen Kontrastmittelaustritt werden 5 ml einer Urinprobe mit 5 Tropfen konzentrierter Salzsäure versetzt. Bei Vorliegen von Kontrastmittel kommt es zu einer charakteristischen Kristallbildung im Bodensatz. Der Nachweis kann 30–60 min nach Kontrastmittelverabfolgung und bei einer Mindestmenge von 5 ml extraenteral ausgetretenem Kontrastmittel erfolgen [38]

3.2 Untersuchungstechnik

3.2.1 Vorbereitung des Patienten

Am Tag der Untersuchung muß der Patient nüchtern bleiben, d.h Essen, Trinken, Rauchen, Kaugummikauen, Spülen sowie Zahneputzen unterlassen. Am Abend vor der Untersuchung darf der Patient keinen Alkohol trinken, nicht rauchen, nur wenig essen Die Untersuchung soll in den frühen Vormittagsstunden erfolgen, weil hier die Nuchternsekretion gering ist Wird bei der Untersuchung ohne Kontrastmittel ein hoher Nüchternsekretspiegel beobachtet, kann Paspertin (Metoclopramid 10–20 mg i v.) verabfolgt werden Sind bei Verdacht auf eine Stenose große Sekretmengen wahrnehmbar, müssen diese durch eine Sonde abgesaugt werden.

Medikamente, die die Motilität und Sekretion des Magens beeinflussen, sollen am Vortag moglichst abgesetzt werden.

Der überweisende Arzt muß den röntgenologischen Untersucher über vorliegende Untersuchungsergebnisse, Operationen, mögliche Unverträglichkeitserscheinungen sowie eine gezielte Fragestellung unterrichten. Leider sind diese Vorinformationen erfahrungsgemäß in der Mehrzahl der Falle unzureichend, so daß es für den Untersucher unerlaßlich ist, selbst eine sorgfältige Anamnese zu erheben.

3.2.2 Untersuchung ohne Kontrastmittel

Die Untersuchung *ohne* Kontrastmittel ist auch bei der Magenuntersuchung unbedingt erforderlich. Mit Hilfe der orientierenden Durchleuchtung im Stehen ist auf Dünn- und Dickdarmspiegel zum Ausschluß einer Ileussymptomatik, auf subphrenische Luft sowie pulmonale und mediastinale Veranderungen zu achten. Bei unklaren Befunden mussen vor Kontrastmittelgabe Übersichtsaufnahmen des Abdomens und des Thorax, wie in den Abschnitten „Nativdiagnostik" und „Oesophagus" erlautert, angefertigt werden.

3.2.3 Untersuchung mit Kontrastmittel

Bei Verdacht auf Blutung im oberen Gastrointestinaltrakt ist die Endoskopie in jedem Falle das primare Untersuchungsverfahren Sollte endoskopisch eine Blutungsquelle nicht erfaßt werden konnen, ist die Angiographie in ihrer Aussagemoglichkeit gegenüber der oralen Kontrastmittelverabfolgung und der dadurch bedingten Behinderung angiographischer Verfahren abzuwagen. Bei der akuten Blutung kann die Angiographie aussagefahiger sein (Blutung mehr als 1 ml/min). Sollte eine orientierende Kontrastmitteluntersuchung vor der Endoskopie erforderlich sein, ist ebenfalls ein wasserlösliches Kontrastmittel wie Gastrografin anzuwenden, da dies leicht auswaschbar ist und die Sicht bei der Endoskopie nicht behindert.

Bestehen keine Kontraindikationen gegen Bariumsulfatverabfolgung, werden Bariumsulfatsuspensionen, wie sie bereits bei der Darstellung des Oesophagus besprochen wurden, angewendet, also am ehesten Fertigsuspensionen wie Micropaque oder auch CO_2-freisetzende Fertigsuspensionen wie Topcontral.

Als negatives Kontrastmittel ist Luft geeignet, wobei die Applikation über eine Nasen- oder Mundsonde eine geeignete Dosierung erlaubt. CO_2-freisetzende Tabletten oder Pulver (etwa Gastrovison) sind bequemer zu verabfolgen, hinsichtlich der Dosierung des Gases jedoch unsicherer. Als Entschaumer ist Endo-Paractol geeignet Fertigsuspensionen enthalten gewöhnlich bereits Entschaumer. Zur Hypotonie wird Buscopan in Dosierungen von 20, 40 bis 60 mg i v oder Glucagon, 1 mg i.v , verwendet [4, 12, 13].

3.2.4 Prinzip des Verfahrens

Die Untersuchungstechnik stutzt sich auf die Reliefdarstellung, die Prallfüllung sowie die Doppelkontrastmethode.

Die Reliefdarstellung erstrebt mit geringer Kontrastmittelmenge bis höchstens 40 ml eine Beurteilung des Schleimhautreliefs Durch dosierte Kompression kann die Aussage über das Relief noch verbessert werden [9, 10].

Die Prallfüllung ermöglicht v a. Aussagen über Form, Lage, Tonus und Peristaltikablauf sowie die Entleerung Verformungen der Magenwandungen, aber auch kleine, in das Lumen ragende Strukturen lassen sich mit Hilfe der Prallfüllung in Kombination mit Kompression und Palpation darstellen [9, 10].

Die Doppelkontrastmethode [4, 46] beinhaltet die Möglichkeit, durch einen feinen Kontrastmittelbeschlag Schleimhautveranderungen zu erfassen.

3.2.5 Doppelkontrastdarstellung

Für die Doppelkontrasttechnik werden 250–300 ml Kontrastmittel verabfolgt, dann Luft oder CO$_2$ in gleicher Menge. Die Gabe von Buscopan (20–40 mg i.v) vor der Magenuntersuchung hemmt die Peristaltik und erlaubt die Betrachtung der Schleimhaut in Hypotonie und Aufdehnung des Magens. Dunndarmüberlagerungen können damit vermieden werden.

Die kombinierte Untersuchungstechnik [12] erlaubt nach eigener Erfahrung große Aussagemöglichkeiten, auch wenn hierbei Dünndarmüberlagerungen in Kauf genommen werden mussen Buscopan wird bei diesem Verfahren erst nach der Prallfullung und Verabfolgung von CO$_2$-freisetzenden Substanzen gegeben.

Nach Buscopanverabfolgung erübrigt sich gewöhnlich die gezielte hypotone Duodenographie über eine Duodenalsonde Letztgenanntes Verfahren ermoglicht allerdings besonders bei engumschriebenen Duodenal- oder Pankreasprozessen eine überlagerungsfreie Darstellung (Abb 3.5)

Zusammenfassend sind folgende Positionen darzustellen:
- Relief in Bauchlage: Relief unter dosierter Kompression in Rücken- und linker Schräglage (Kamera).
- Prallfüllung im Stehen in linker Schragposition (rechte Schulter nach vorn) In Abhangigkeit vom Befund Ausschnittaufnahmen unter Kompression (Kamera).
- Doppelkontrast im Liegen: Ausschnittaufnahmen linke Schraglage (Corpus-Antrum-Bulbus-Bereich), rechte Seitenlage mit Ablauf des Kontrastmittels aus der Fornix (bei unauffälligem Befund Dokumentation nicht erforderlich), in rechter Schräglage ggf Kameraaufnahmen des Corpus-Fornix-Übergangs in 60° Aufrichtung.

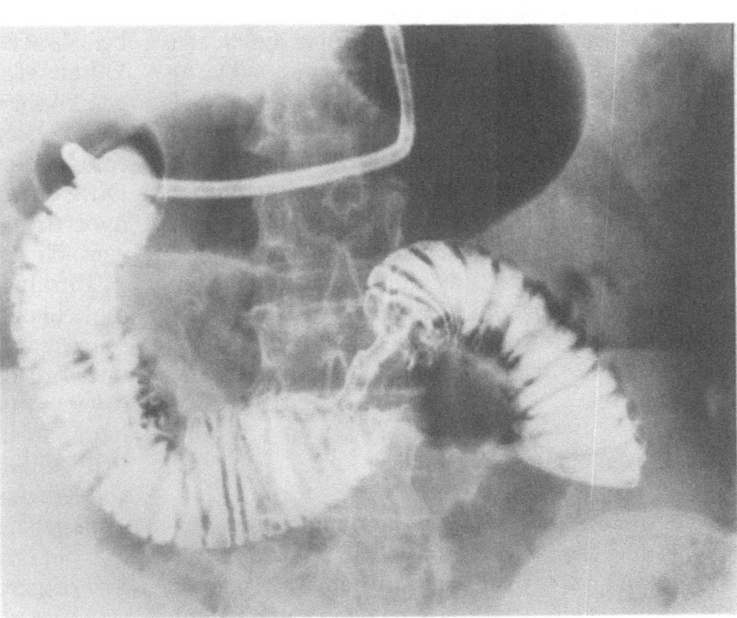

Abb. 3.5. Hypotone Duodenographie bei umschriebener zirkularer Stenose der Pars ascendens duodeni bei dem histologischen Befund eines hochdifferenzierten schleimbildenden Adenocarcinoms

- Fornixdarstellung mit Kardia im Doppelkontrast in linker oder rechter Schrägposition im Stehen
- Darstellung des unteren Oesophagus in rechter Bauchlage.

3.3 Befunde

Im vorliegenden Rahmen können nur einige wesentliche Aussagemöglichkeiten der Magenexploration erläutert werden. Hinsichtlich der ausführlichen Differentialdiagnose muß auf die einschlägige Literatur verwiesen werden [4].

3.3.1 Nativdiagnostik

Bei der Nativdiagnostik ohne Kontrastmittel muß, wie eingangs erwähnt, auf das Vorliegen von Dünn- und Dickdarmspiegeln, freier subphrenischer Luft, Pneumomediastinum, Pneumothorax sowie basaler Pleuraergüsse geachtet werden. Ferner sind lufthaltige Abdominalorgane unter den Zwerchfellschenkeln räumlich zuzuordnen Luftgefüllte Abdominalorgane im Thorax sollten ebenfalls bereits vor der Kontrastmittelgabe orientierend zugeordnet werden.

Magenblase über dem Zwerchfell Hiatusgleithernie, Paraoesophageal- oder Mischhernie, „upsidedown stomach", Thoraxmagen bei Brachyoesophagus, parasternale Hernie (Morgagni), ventral, meist rechts gelegen, paralumbale Hernie (Bochdalek), dorsal, meist links gelegen (Kindesalter!) Bei traumatischer Zwerchfellruptur zeigt sich meist links eine breite Zwerchfellucke, wobei außer dem Magen noch andere Bauchorgane und Darmschlingen in den Thoraxraum vorgefallen sind Seltene Veränderungen stellt die Zwerchfellaplasie mit größeren Defekten und die falsche Hernie durch Auseinanderweichen der Muskelinterstitien dar [18, 28, 30, 53].

Die Darstellungsmöglichkeit der Hiatusgleithernie, paraoesophagealer und gemischter Hernien, wurde bereits im Abschnitt „Oesophagus" erläutert Bei paraoesophagealen Hernien können zusätzliche Aussagen über die Fixierung erfolgen.

3.3.2 Lageanomalien, Kaskaden

Bei der Beurteilung von Lageanomalien des Magens ist auf den sog. organoaxialen Volvulus mit Verlagerung der großen Kurvatur nach vorn, oben und rechts oder mesenterioaxialen Volvulus mit

Anhebung des Antrums sowie dorsocaudaler Verlagerung der Fornix zu achten [4]. Häufig ist der Kaskadenmagen als eine erworbene Fehllagerung mit Knickbildung der Fornix gegenüber dem Corpus. Die Kaskadenform des Magens kann wechseln oder konstant vorkommen. Unterschiedliche Ursachen bewirken eine Kaskade So kann ein linksseitiger Zwerchfellhochstand zur Ausbildung einer Kaskade führen Aber auch Adhäsionen, intraabdominale Raumforderungen, Verwachsungen und ein Ulcus ventriculi können eine solche Kaskadenbildung bewirken Hier ist unbedingt eine Differenzierung zwischen einer einfachen Kaskadenbildung und einem infiltrierenden Wandprozeß anzustreben Eine einfache Kaskadenbildung verschwindet vielfach in Hypotonie.

Grobe Veränderungen der Magenform können in Form des sog. Sanduhrmagens entstehen Diese Formveränderung kann als Folgezustand eines Ulcus, tumorbedingt und auch einmal durch eine Verätzung verursacht sein. Auch Impressionen durch die Milz, durch Magenanteile sowie durch gasgefüllte Darmschlingen können eine Sanduhrform des Magens vortäuschen

3.3.3 Intraluminale Füllungsdefekte

Intraluminale Füllungsdefekte des Magens kommen sowohl bei gutartigen (Polyp, Neurinom, Leiomyom, Angiom, Fibrom, Lipom, umschriebenen Varicen im Fornixbereich) als auch bei malignen Geschwülsten (Carcinom, Sarkom, lymphatische Systemerkrankung) vor (Abb. 3.6).

Ferner sind differentialdiagnostisch Fremdkörper und Blutcoagel zu erwägen. Multiple Füllungsdefekte können einmal bei der Polyposis und auch bei Varicenbildungen beobachtet werden. Grobe Faltenwulstungen bei beweglichen Magenwandungen können bei Schleimhautbefall durch lymphatische Systemerkrankungen vorkommen Von der röntgenologischen Symptomatik her ist hier eine Differenzierung gegenüber einer Gastropathia hypertrophica gigantea (Morbus Ménétrier) gelegentlich schwierig.

Intraluminale Raumforderungen bei ausschließlicher Beteiligung der Mucosa ohne Überschreiten der Submucosa bewirken *keine* Motilitätsstörungen [42]. Dies gilt für das Frühcarcinom sowie auch für Schleimhautmanifestationen lymphatischer Systemerkrankungen Gerade beim Frühcarcinom ist die Doppelkontrastmethode besonders aussagekräftig [15, 45–47]. Hier kann eine Treffsicherheit von rund 85% [47] bis über 95% [55, 56] erreicht werden.

Fortgeschrittene Carcinome beinhalten die charakteristischen Merkmale des Füllungsdefektes,

Abb. 3.6. Magenpolyp in Doppelkontrast

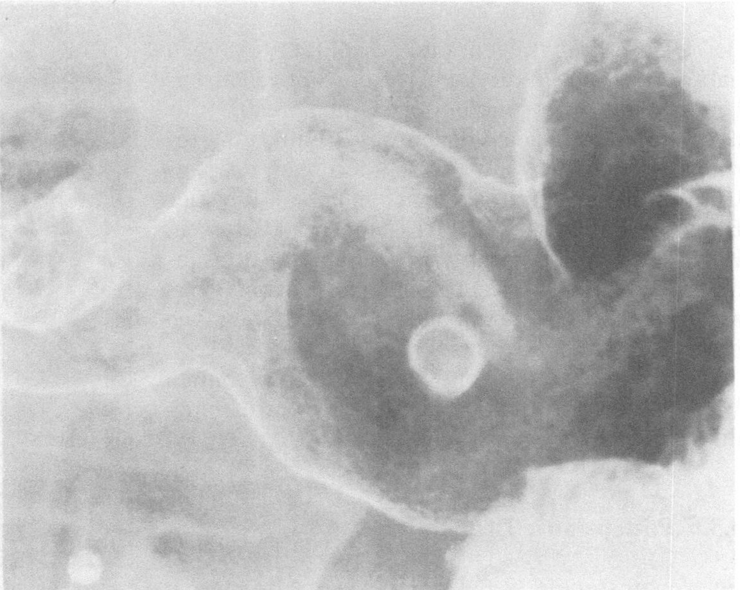

des Faltenabbruches, der Wandstarre, Änderungen der Wandkontur sowie Stenosen (Abb 3.7).

Hierbei sind fast immer Motilitatsstorungen auffallig und auch mit Zielaufnahmetechnik zu erfassen.

Trotz der Erfolge der Doppelkontrastmethode darf fur die Darstellung des Frühcarcinoms auch die Prallfullung mit dosierter Kompression als Untersuchungstechnik nicht vergessen werden [19].

Bei fortgeschrittenen wandinfiltrierenden Prozessen ist immer auch auf die Umgebungsbeziehungen des Prozesses zu achten (Fixierung von Magenanteilen)

3.3.4 Ulcerationen

Ulcerationen sind möglichst im Profilbild und in der Aufsicht darzustellen Die sog. Hampton-Linie zeigt sich als feine, scharf abgegrenzte Aufhellungslinie, die die Basis des Ulcus durchlauft und sozusagen das Ulcus vom Magenlumen trennt Es handelt sich um den Rand der in den Ulcusgrund uberhangenden Schleimhaut [62]

Nach Wolf u. Marshak [64] ist die Hampton-Linie nicht nur bei benignen Ulcerationen, sondern auch bei ulcerierenden, scirrhós wachsenden Carcinomen nachweisbar Bei dem Ulcuskragen handelt es sich um odematos entzundliche Schwellungen der Submucosa.

Weitere entzundliche odematose Schwellungen der ulcusnahen Wandungen bedingen den sog Ulcuswall, in Aufsicht darstellbar als Aufhellungsring mit sog. Konvergenz der Schleimhautfalten [9, 10].

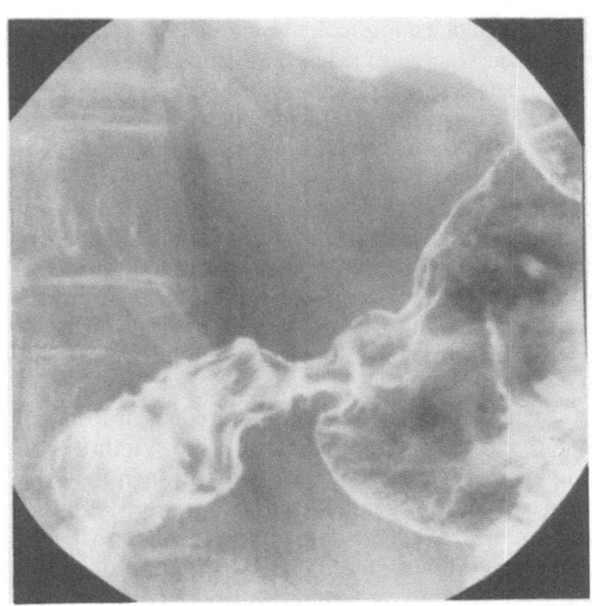

Abb. 3.7. Antrumcarcinom mit Verformung vorwiegend der kleinen Kurvaturseite

Ein malignes Ulcus liegt im Profilbild innerhalb des Magenlumens Die Ulceration kann exzentrisch im Tumor lokalisiert sein Eine unregelmaßige Begrenzung des Ulcus spricht für einen malignen Prozeß [64, 65].

3.3.5 Motilitätsstörungen

Bei Ulcuserkrankungen sind Motilitätsstörungen häufig. Die sog. indirekten Geschwürzeichen haben bei der röntgenologischen Diagnostik nur noch untergeordnete Bedeutung. Funktionsstörungen des Pylorus mit Formänderungen des Antrums können vielfältige Ursachen haben. In erster Linie ist die maligne Pylorusstenose zu erfassen. Hier wird durch Spasmolytica keine Funktionsänderung eintreten. Ulcerationen und narbige Veränderungen sind hier in jedem Falle soweit wie möglich endoskopisch abzuklaren.

Hypotonie und Atonie des Magens können Folge von Stenosierungen sein. Häufig wird an medikamentöse Ursachen nicht gedacht!

3.3.6 Postoperative Diagnostik

Bei der postoperativen Diagnostik am operierten Magen ergeben sich hinsichtlich der Beurteilung von Schleimhautverformungen röntgenologisch ohne Vergleichsmöglichkeiten in der Regel Schwierigkeiten. Hier ist in jedem Falle die endoskopische Untersuchung überlegen. Alle Nahtbereiche können Kontrastmittelfüllungsdefekte bewirken, die gegenüber Raumforderungen nicht differenzierbar sind. Technisch sollte die Untersuchung des operierten Magens mit kleinen Kontrastmittelmengen begonnen und möglichst auch mit Doppelkontrastverfahren weitergeführt werden (Abb. 3.8) [21]. Hinsichtlich der röntgenologisch-anatomischen Abbildungsform des operierten Magens sei auf die Zusammenstellung von Büchler et al. verwiesen [2].

Auch unter Berücksichtigung der endoskopischen Möglichkeiten verbleibt eine Vielfalt von Aussagemöglichkeiten und Indikationen bei der Beurteilung röntgenologisch erfaßbarer Veränderungen des Magens. Die optimale diagnostische Aussage wird nur aus einer Koordination der Indikationsstellung von seiten des Endoskopikers und des Radiologen zu erreichen sein.

4 Dünndarm

Die röntgenologische Dünndarmuntersuchung sollte grundsätzlich nur mit einer gezielten Fragestellung erfolgen. Die Untersuchungsanforderung „Magen-Darm-Passage" (MDP) ist zu verwerfen. Eine Mitbeurteilung der Kontrastmittelpassage durch den Dünndarm beinhaltet eine erhebliche Strahlenbelastung des Patienten. Sie kann zeitlich aufwendig sein und bringt in der konventionellen

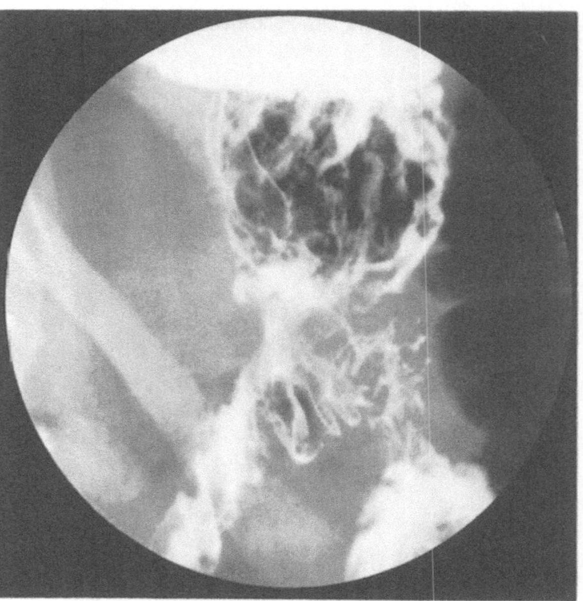

Abb. 3.8. Billroth-II-Magen, anastomosennahes Ulcus mit CO_2-freisetzendem Kontrastmittel

sog. fraktionierten Dünndarmpassage ausreichende Aussagemöglichkeiten nur, wenn eine zusammenhängende Dünndarmfüllung erzielt wird.

Gegenüber der konventionellen fraktionierten Dünndarmpassage müssen die Möglichkeiten des sog. Enteroklysmas mit zusammenhängender Kontrastmittelfüllung, Weitstellung der Dünndarmschlingen und flüssigkeitsbedingtem Doppelkontrast [34, 35, 41, 44] abgewogen werden.

4.1 Indikationen und Kontraindikationen

Indikationen
- Abklärung von Diarrhoen und Steatorrhoen
- Verdacht auf entzündliche Dünndarmveränderungen (Morbus Crohn)
- Dünndarmbeteiligungen im Rahmen von lymphatischen Geschwulsterkrankungen
- Abdominale Raumforderungen mit Verlagerung, Verformung und Stenosierung des Dünndarms
- Adhäsionen mit Passagebehinderungen, Stenosen
- Endoskopisch nicht abklärbare gastrointestinale Blutung

Für die akute Blutung ist die Angiographie der Kontrastmittelpassage vorzuziehen.

Zur Frage eines Malabsorptionssyndroms ist die Aussagekraft der Dünndarmdarstellung wegen der bei der konventionellen fraktionierten Dünndarmpassage möglichen Artefakte (Kontrastmittelausfallungen, unterschiedlicher Flüssigkeitsgehalt etc) begrenzt.

Die Frage nach den seltenen malignen Geschwulsten des Dunndarms wird in Anbetracht der Symptomarmut selten primar gestellt werden.

Für die exakte Abklarung diskreter Befunde ist das Enteroklysma (Sondenmethode) indiziert. Durch die Notwendigkeit, unter Durchleuchtungskontrolle eine Sonde einzuführen, können jedoch langere Durchleuchtungszeiten entstehen Die eigentliche Kontrastmittelverabfolgung verlauft im Rahmen von Durchleuchtungszeiten von höchstens 4–5 min Insgesamt, also unter Einbeziehung der Sondenlegung, kommen jedoch Flachen-Dosis-Produkte in der Großenordnung von 1500–3000 mGy $\times$ cm^2 10 zustande Bei unzureichender Erfahrung des Untersuchers konnen gerade beim Sondenlegen naturgemaß noch höhere Flachendosisprodukte entstehen. Bei der konventionellen Dünndarmpassage sollte auch bei ungeubtem Untersucher ein Flächendosisprodukt von 2500 mGy $\times$ cm^2 keinesfalls uberschritten werden.

Bei der Indikationsstellung ist also eine gewisse Abwagung der Strahlenbelastung sowie der Aussagemöglichkeiten vorzunehmen Die Moglichkeit, das Sondenverfahren bei entsprechender Indikationsstellung mit Übung und Erfahrung durchzuführen, sollte in jedem diagnostischen Bereich, in dem Magen-Darm-Diagnostik betrieben wird, gegeben sein

Kontraindikationen
Verdacht auf Perforation im Magen-Darm-Bereich (absolute Kontraindikation)
Dickdarmileus
Indikationsbegrenzungen ergeben sich bei der Sondenmethode nach Sellink bei Erkrankungen, bei denen eine vermehrte Flüssigkeitszufuhr zu vermeiden ist· Herzinsuffizienz, oligurische Niereninsuffizienz, dekompensierte Lebercirrhose, schwere Hypertonie

4.2 Vorbereitung des Patienten und Untersuchungstechnik

Die Vorbereitung des Patienten soll in gleicher Weise erfolgen wie für die Magenuntersuchung. Absetzen von Medikamenten, die die Motilität des Dunndarms beeintrachtigen, einen Tag vor der Untersuchung. Der Patient muß am Untersuchungstag nüchtern sein (nicht essen, nicht trinken, nicht rauchen).

Moglicherweise ist ein Reinigungseinlauf zur Entleerung des Colons notwendig, um Überlagerungseffekte zu vermeiden. Vor der Untersuchung muß eine Gravidität ausgeschlossen werden.

Zur konventionellen Dünndarmpassage werden 300 ml Kontrastmittel oral verabfolgt. In rechter Seitenlage läßt sich dann eine gleichmaßige Fraktionierung der Kontrastmittelpassage durch die Pylorusfunktion erreichen.

Beim Enteroklysma wird durch eine jenseits des Treitz-Bandes liegende Duodenalsonde Bariumsulfatsuspension mit einem spezifischen Gewicht von etwa 1,25 in einer Menge von 600–800 ml und einem Fluß von 100 ml/min verabfolgt Nach Erreichen der mittleren Ileumschlingen wird die Kontrastmittelgabe beendet Sofort anschließend erfolgt die Verabfolgung von Wasser in einer Menge von 500–1200 ml und einem Fluß von 150–200 ml/min, am ehesten unter Anwendung eines Pneumocolons [44].

4.3 Untersuchung bei Dünndarmileus

Bei Verdacht auf Dünndarmileus ohne Lokalisationsmöglichkeit des Darmverschlusses mit Hilfe von Leeraufnahmen kann auch die Sondenmethode verwendet werden.

Die *orale* Gabe von wasserloslichen Kontrastmitteln ist wegen des starken Verdunnungseffektes zur Lokalisation eines Dunndarmverschlusses in den mittleren und unteren Dunndarmabschnitten ungeeignet. Statt dessen kann trijodiertes wasserlosliches Kontrastmittel durch eine Sonde, deren Öffnung moglichst aboral der Pars duodenojejunalis liegt, mit ausreichender Kontrastierung verabfolgt werden. Mit 100 ml eines 76%igen Kontrastmittels wird in einer Verdünnung von 1·1 eine Dunndarmdarstellung erzielt, die Stenosen und Verschlusse hinreichend lokalisieren laßt. Nach Beendigung der Kontrastmittelgabe können bei kontinuierlicher Verabfolgung, etwa mit Hilfe eines Pneumocolon, etwa 200–300 ml Wasser folgen, damit die Kontrastmittelspitze auch in die unteren Dünndarmabschnitte gelangt

Als Kontraindikation ist eine Jodallergie anzusehen Bei Verdacht auf Schilddrüsenüberfunktion muß eine kurzzeitige Überwachung mit Bestimmung der Parameter der Schilddrüsenfunktion zur Erfassung einer evtl. jodinduzierten Hyperthyreose erfolgen

4.4 Befunde

Der *Normalbefund* ergibt eine übersichtliche zusammenhängende Darstellung des Dünndarms. Diese Darstellung kann gewöhnlich mit einer Übersichtsaufnahme dokumentiert werden Auch bei Überlagerungen einzelner Dünndarmschlingen ist als Folge der Transparenz eine ausreichende Beurteilungsmoglichkeit gegeben. Da durch die

Flussigkeitsmenge der Darm gestreckt und das Schleimhautrelief entfaltet ist, gelingt es, auch kleinste intraluminale Veranderungen sowie Wandverformungen zu erfassen.

Es muß ausdrücklich darauf hingewiesen werden, daß diese Weitstellung und Streckung des Dunndarms *ohne* Pharmaka ausschließlich durch die Flüssigkeitsverabfolgung erreicht wird.

Auch bei der konventionellen Dunndarmpassage laßt sich, wie anfangs ausgefuhrt, eine zusammenhangende Füllung erreichen (Abb. 3.9). Durch die unterschiedlichen Kontraktionszustande sowie Ausfüllungen von Kontrastmittel in Dünndarmbereichen mit unterschiedlichem Flussigkeitsgehalt entstehen Artefakte.

Morbus Crohn. Dünndarmveränderungen bei M Crohn lassen sich in der am haufigsten betroffenen Region des terminalen Ileums durchaus auch mit der konventionellen Dünndarmpassage erfassen [13].

Bei der Verdachtsdiagnose „Morbus Crohn" halten wir nicht in jedem Falle primar die Sondenmethode für angezeigt Klassische Veränderungen bei Morbus Crohn wie Wandverdickungen, Stenosen, Bodar-Intermediarsegment, Pflastersteinrelief und Fisteln lassen sich gewohnlich auch mit der konventionellen Passage darstellen [32].

Eine Indikation zur Durchfuhrung eines Enteroklysmas besteht jedoch, wenn etwa zur Frage des operativen Vorgehens außerhalb des terminalen Ileums weitere oral gelegene sog. „skip lesions" erfaßt werden mussen. Dies gelingt fast ausschließlich nur durch die Sondenmethode (Abb. 3.10).

Zur Beurteilung des Malabsorptionssyndroms kann die konventionelle Passage keine wesentlichen Aussagen erbringen Unterschichtungseffekte bei vermehrtem Flussigkeitsgehalt, Kontrastmittelausfallungen etc können Kunstprodukte sein Die Diagnose der Sprue kann letztlich nur durch die Dunndarmbiopsie erfolgen.

Bei der Verlaufsbeurteilung der idiopathischen *Sprue* kann die Sondenmethode zur Frage der Entstehung von Dünndarmcarcinomen nach längerem Krankheitsbestehen im Rahmen der Verlaufsbeobachtung angewendet werden [13].

Grobere Impressionseffekte, etwa im Rahmen einer *Peritonealcarcinose* oder bei primaren Geschwulsten des Dünndarms, lassen sich mit beiden Verfahren erfassen. Diskrete Befunde sind jedoch mit der Sondenmethode zweifellos sicherer darstellbar.

Auch die Beobachtung des *Meckel-Divertikels* gelingt mit Hilfe der Sondenmethode haufiger als mit der konventionellen Untersuchungsmethode, die zur Suche eines Meckel-Divertikels unergiebig ist.

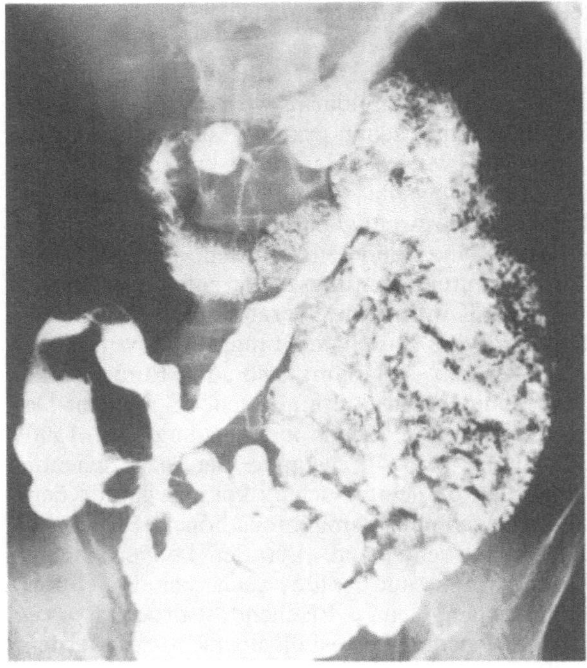

Abb. 3.9. Zusammenhangende konventionelle Dunndarmdarstellung mit Hilfe der fraktionierten Kontrastmittelpassage Morbus Crohn mit Fistelbildung zwischen Ileum, Colon ascendens und Colon transversum

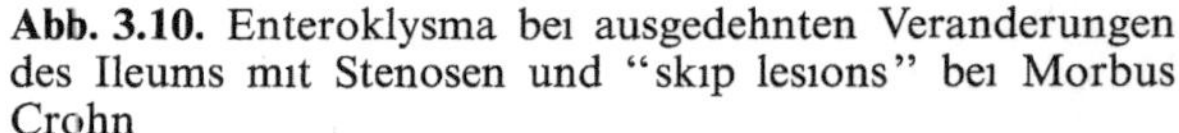

Abb. 3.10. Enteroklysma bei ausgedehnten Veranderungen des Ileums mit Stenosen und "skip lesions" bei Morbus Crohn

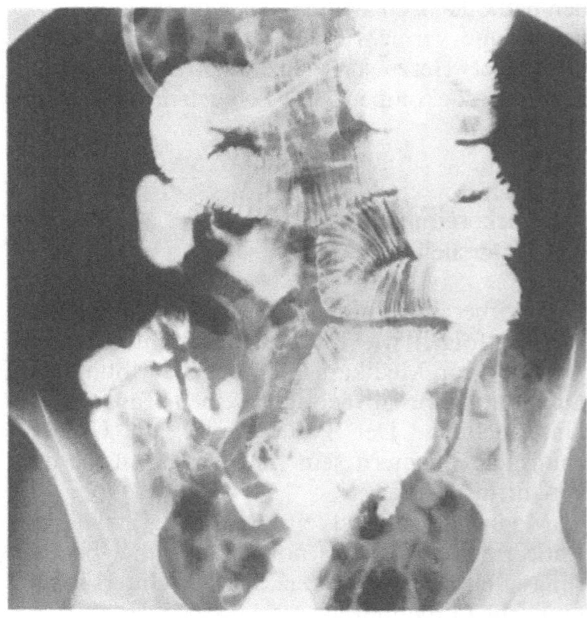

5 Dickdarm

Für die Dickdarmuntersuchung ergibt fast ausschließlich die Doppelkontrastmethode ausreichende Aussagemoglichkeiten Der konventionelle Kontrasteinlauf mit Prallfüllung und Entleerung vermag gröbere Stenosierungen, Lageanomalien und grobere Störungen des Kontraktionsreliefs zu ermitteln Feinere Details der Schleimhaut sind jedoch mit dieser Methode nicht zu erfassen. Die orale Verabfolgung von Kontrastmittel erlaubt keinesfalls eine ausreichende Beurteilung funktioneller Störungen Auch bei langzeitig bestehender Obstipation kann ein zusatzlich sich entwickelnder stenosierender Prozeß vorliegen. Bei der sog Funktionsdiagnostik mit Hilfe der oralen Fullung wäre ein solcher Prozeß nicht erfaßbar.

In jedem Falle ist es zweckmaßig, vor jeder Dickdarmuntersuchung nach einer Ileussymptomatik durch Leeraufnahmen und/oder Durchleuchtung im Stehen zu fahnden. Der Untersuchung soll in jedem Falle eine digitale rectale Untersuchung vorangehen, möglichst auch eine Rectoskopie, damit unmittelbar im Rectumbereich liegende Prozesse, die zu einer Perforation führen können, entsprechend berücksichtigt werden.

Zur Doppelkontrastdarstellung wird Bariumsulfatsuspension mit einer Verdünnung von 1 Teil Kontrastmittel und 2 Teilen Wasser verwendet. Das Kontrastmittel sollte kontinuierlich, etwa mit Hilfe eines Pneumocolons, gegeben werden Nach Erreichen der rechten Flexur sollte ebenfalls kontinuierlich die Luftverabfolgung erfolgen, bis ein Beschlagsbild des gesamten Colons erreicht ist Bei Perforationsgefahr kann auch mit Hilfe wasserloslicher Kontrastmittel (Gastrografin in einer Verdünnung von 1 3, etwa 300–400 ml, Peritrast-RE 36% bis etwa 500 ml) eine Doppelkontrastdarstellung durchgeführt werden. Fur die trijodierten wasserloslichen Kontrastmittel gelten die Indikationseinschrankungen, wie sie in Abschn. 4 3 aufgefuhrt sind.

5.1 Indikationen, Kontraindikationen

Indikationen
Der Kontrasteinlauf ist indiziert bei ·
- Verdacht auf organische Colonerkrankungen,
- Abgang von Schleim,
- Blut, Eiter, Änderung des Stuhlverhaltens, palpabler Raumforderung,
- Annahme funktioneller Abdominalbeschwerden (Ausschlußdiagnostik),

- Risikopatienten, bei denen eine erhöhte Tendenz zur Entwicklung von Dickdarmcarcinomen besteht ·
  - bereits nachgewiesene Dickdarmpolypen,
  - Vorkommen von adenomatösen Dickdarmpolypen sowie Rectum-Colon-Carcinomen in der Familie,
  - juvenile Dickdarmpolypen,
  - familiare polypose Syndrome,
  - Zustand nach Entfernung eines Colon-Rectum-Carcinoms (Gefahr des Zweittumors, etwa 5%),
  - mehrjahrig bestehende diffuse Colitis ulcerosa,
  - Colitis granulomatosa, Morbus Crohn.

Kontraindikationen
- Verdacht auf toxisches Megacolon (Leeraufnahme im Stehen oder in Seitenlage im horizontalen Strahlengang!),
- hochakute Colitis ulcerosa,
- Verdacht auf Dickdarmperforation,
- akute Diverticulitis,
- Zustand nach Rectumbiopsie für 10–14 Tage und
- Polypektomie für 4–6 Wochen,
- massive anale Blutung.

5.2 Vorbereitung des Patienten

Für die Doppelkontrastmethode ist die Vorbereitung des Patienten wesentlich.

Die diätetische Vorbereitung beginnt 2 Tage vor der Untersuchung mit schlackenarmer und moglichst ausschließlich breiiger und flüssiger Kost. Am Vortag der Untersuchung wird ausschließlich flüssige Kost gegeben Im Verlauf des Tages sollten jeweils 2–3 l Flussigkeit aufgenommen werden. 2 Tage vor der Untersuchung sollte bereits ein Abführmittel verabfolgt werden, X-Prep (75 ml) oder 30–60 ml Rhizinusöl, am Vortag der Untersuchung erneut ein Abführmittel. Ferner kann am Vortag morgens und nachmittags je ein Reinigungseinlauf mit 2 l Flussigkeit erfolgen

Am Untersuchungstag selbst kann zusätzlich ein Klysma gegeben werden. Ein hoher Einlauf fuhrt am Untersuchungstag selbst gelegentlich zum Verbleiben von Flüssigkeitsresten im Colon, wodurch ein zusammenhangender Kontrastmittelbeschlag gestört werden kann.

Eine halbe Stunde vor der Untersuchung empfiehlt sich die Verabfolgung von 0,5 mg Atropin subcutan

Nach Welin u Welin [58] kann die Vorbereitung verkurzt werden Am Vortag der Untersuchung erhalt der Patient vor dem Frühstuck einen Beutel

Cascara-Salax-Pulver in einem Glas Wasser (200 ml) und 2 Cascara-Salax-Tabletten. Ab 8 00 Uhr müssen stündlich etwa 150–200 ml Flüssigkeit in Form von Wasser, Tee oder Saften getrunken werden Um 14.00 Uhr erneute Einnahme eines Beutels Cascara-Salax-Pulver und von 2 Cascara-Salex-Tabletten. Die Flüssigkeitszufuhr sollte etwa bis 21 00 Uhr des Vortages erfolgen. Am Untersuchungstag selbst wird dann ein Klysma verabfolgt sowie weiter stündlich 1 Glas Flüssigkeit. Eine halbe Stunde vor der Untersuchung wird 0,5 mg Atropin subcutan verabfolgt [13, 14, 24]

In gleicher Weise kann auch die 2malige Verabfolgung von X-Prep an einem Tage sowie entsprechende Flüssigkeitsaufnahmen als verkürztes Verfahren eine ausreichende Reinigung ergeben In der eigenen Erfahrung hat sich dieses Verfahren bewährt.

Bei der Anweisung zur Vorbereitung handelt es sich um eine ärztliche Maßnahme! Es ist selbstverständlich, daß Krankheitsbilder wie Herzinsuffizienz, schwere Hypertonie, oligurische Niereninsuffizienz und fortgeschrittene Lebercirrhose mit Storungen des Elektrolythaushalts berücksichtigt werden müssen

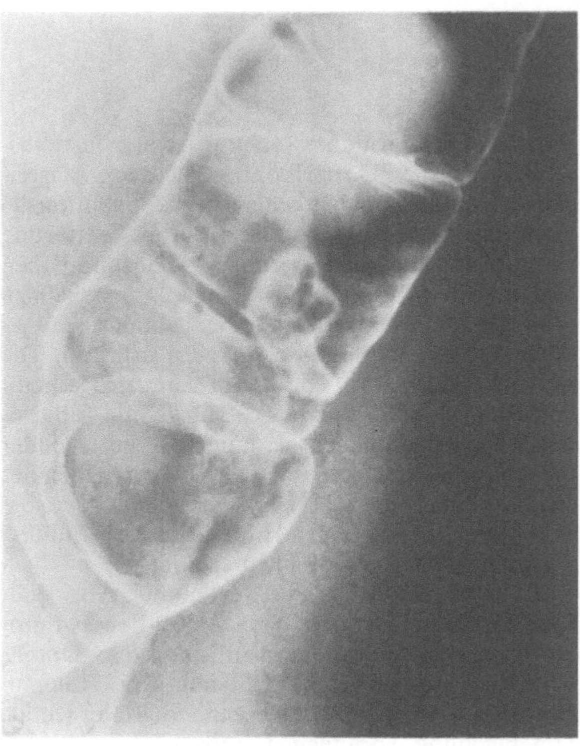

Abb. 3.11. Gestielter Polyp in Doppelkontrastdarstellung

5.3 Komplikationen

Wesentliche Komplikationen können sich aus der bereits erwahnten Perforationsgefahr ergeben. Die Doppelkontrastuntersuchung ist im Vergleich zur konventionellen Untersuchungstechnik *nicht* mit einem höheren Risiko belastet. Von Welin u Welin [58] wurden bei 60 000 Doppelkontrastuntersuchungen 2 Darmperforationen beobachtet Sie waren die Folge unsachgemaßer Katheterhandhabung, nicht der Aufdehnung des Colons durch die Luftinsufflation. Bei Perforationen ist daran zu denken, daß Luft und Barium in eröffnete Gefaße eintreten und Embolien auslosen können. Übertritt von Barium in das Peritoneum kann eine Peritonitis auslösen [5, 24, 26, 58].

Zur Vermeidung von Komplikationen sollte das Darmrohr nicht höher als 8 cm oberhalb des Anus liegen. Die Anwendung von Ballonkathetern ist möglichst zu vermeiden Wichtig ist es auch, Schmerzangaben des Patienten sofort zu berücksichtigen.

5.4 Befunde

Mit Hilfe der Doppelkontrastmethode sind auch feinste Strukturen bis zu Polypengrößen von 0,5 cm Durchmesser darstellbar. Über 95% der coloskopisch gesehenen Polypen können mit Doppelkontrastverfahren erfaßt werden [61]. Gröbere Wanddeformitaten und Stenosen, Verformungen der Haustrierungen und Verlagerungen des Colons sind besonders in Hypotonie zu erfassen (Abb 3 11, 3 12) Dies gilt besonders auch für Geschwülste des weiblichen Genitale mit der Frage der Adhäsion, Impression, Infiltration von Dickdarmanteilen. Hier ist eine praoperative Aussage uber die mögliche Dickdarmbeteiligung erforderlich. Eine Schleimhautdiagnostik ermoglicht hierbei nur eine Aussage bei bereits bestehender Infiltration innerhalb des Darmlumens Wesentlich ist auch die Suche nach Zweitcarcinomen, wenn bereits ein Coloncarcinom gesichert ist.

Eine haufige Differentialdiagnose bedeutet die Stenosierung bei Divertikelbildungen. Eine in Hypotonie verbleibende Stenosierung kann rontgenologisch differentialdiagnostisch nicht gegenüber einem Geschwulstprozeß abgegrenzt werden. Hier muß die Differentialdiagnose entzündlich bedingter Stenose bei Diverticulitis gegenüber einer Tumorstenose endoskopisch abgesichert werden.

Colitis ulcerosa und M Crohn Rontgenologisch zeigen sich zarte unregelmäßige Spiculabildungen Die Haustrierungen sind abgeflacht, die Schleimhaut ist fein granuliert Im Doppelkontrast zeigen sich Kontrastmittelflecken als Folge von Depotbil-

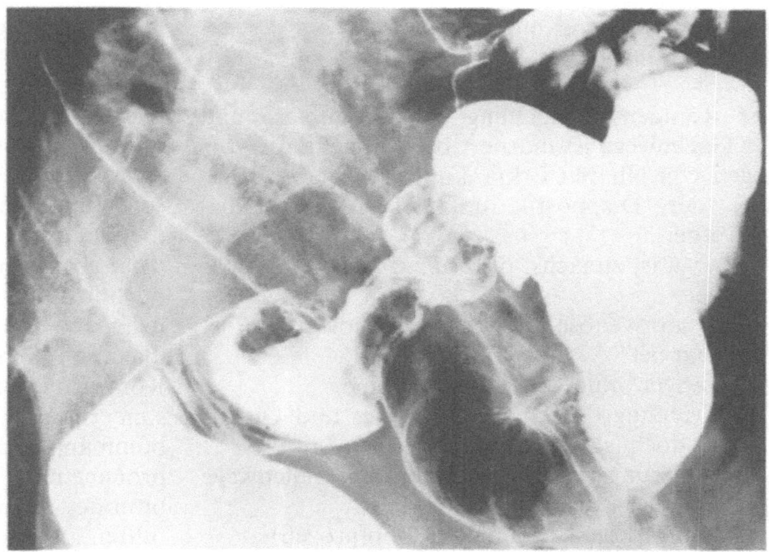

Abb. 3.12. Zirkular wachsende Geschwulst des Sigmas mit Adhasionen der Umgebung

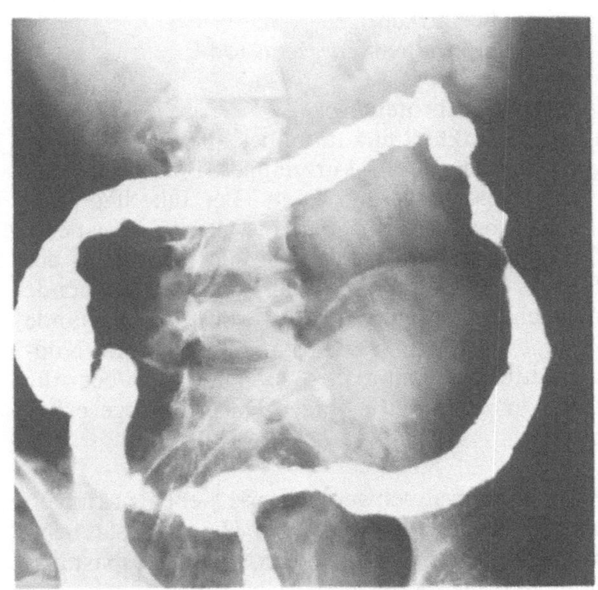

Abb. 3.13. Hochgradig geschrumpftes Colon mit Stenosen bei Morbus Crohn

dungen in Ulcerationen Bei weiterem Fortschreiten der Erkrankung finden sich pseudopolypose Wandstrukturen als Folge persistierender Schleimhautinseln bzw. von Granulationsgewebe Das weitere Fortschreiten bewirkt eine zunehmende Fibrosierung und Schrumpfung der befallenen Abschnitte mit dem schließlichen Verbleiben eines glattwandigen Rohrs (Abb 3 13) Differentialdiagnostisch wesentlich ist der Mitbefall von Dünndarmanteilen sowie der segmentare Befall von Darmabschnitten in Form sog. "skip lesions" beim Morbus Crohn. Bei der Erfassung und Differenzierung beider Krankheitsbilder werden sich Endoskopie und röntgenologische Diagnostik erganzen Verlaufs- und Therapiekontrollen werden eher endoskopisch zu erstreben sein, um bei jungen Patienten Strahlenbelastungen moglichst gering zu halten.

Die röntgenologische Dickdarmdiagnostik hat in Erganzung und Koordination mit endoskopischen Verfahren gerade fur chirurgische Fragestellungen hinsichtlich der Umgebungsbeziehungen auch unter Berücksichtigung des verhaltnismaßig aufwendigen und strahlenbelastenden Doppelkontrastverfahrens berechtigte Indikationen

6 Galle und Gallenwege

Im Rahmen der Routinediagnostik konnen über den Leber-, Gallen-, Gallenwegsbereich Aussagen durch die Nativaufnahme, die orale Cholecystographie und die Injektions- und Infusionscholegraphie ermoglicht werden.

Die direkten cholegraphischen Verfahren (ERCP, PTC) werden in den entsprechenden Kapiteln abgehandelt.

6.1 Indikationen, Kontraindikationen, Komplikationen

Die Röntgenuntersuchung der Gallenblase und der Gallenwege ist indiziert bei Verdacht auf Vorliegen von biliaren Erkrankungen sowie im Rahmen der Diagnostik unklarer Abdominalbeschwerden

Hierzu ist zunächst die *orale Cholecystographie* geeignet

Das intravenöse oder Infusionscholegramm ist angezeigt bei
- negativer oraler Cholecystographie
- Beurteilung des Ductus hepaticus und Ductus choledochus (Choledocholithiasis)
- Verlagerung oder Verformung der Gallenwege bei
- Raumforderungen (Pankreaskopfprozeß)
- Zustand nach Cholecystektomie
- Verdacht auf Absorptionsstorung fur orales Gallenkontrastmittel

Kontraindikationen
- Schwere hepatorenale Schaden, die sowohl die Ausscheidung uber die Leber als auch uber die Niere beeintrachtigen
- Überempfindlichkeit gegen Jod
- Hyperthyreose
- IGM-Paraproteinose.

Eingeschrankte Indikation bei allen Erkrankungen, bei denen ein kurzzeitiger Blutdruckabfall nicht toleriert werden kann Bei biliodigestiven Anastomosen mit Luft in den Gallenwegen ist eine Cholangiographie nicht angezeigt, da wegen des Fehlens des Sphincter Oddi keine ausreichende Anreicherung von Kontrastmittel zustande kommt In diesen Fallen kann jedoch eine Kontrastmittelanfarbung der Gallenwege uber die Anastomose bei der Magen-Darm-Passage erfolgen [24].

Komplikationen, schwerwiegende Nebenwirkungen von seiten des Atmungs- und Herz-Kreislauf-Systems (Schock, Glottisodem, Bronchospasmus) sind bei oralen Kontrastmitteln selten.

Bei der i.v - und Infusionscholegraphie treten bis zu 30% Nebenwirkungen in Form von Übelkeit, Hitzegefuhl, Erbrechen und Urticaria auf. Die Haufigkeit todlicher Zwischenfalle liegt bei 3–21 pro Million Untersuchungen [8].

Die prophylaktische Gabe von Antihistaminica und/oder Steroiden wird unterschiedlich beurteilt Überwiegend wird darauf verzichtet.

Unerläßlich ist jedoch eine entsprechende Ausstattung fur die Behandlung des Kontrastmittelzwischenfalls [8, 23]

6.2 Prinzip des Verfahrens

Gallengangige Kontrastmittel sind Derivate des trijodierten Benzols, die eine hohe Albuminbindungsfahigkeit haben Dadurch wird eine rasche Ausscheidung verhindert Anders als bei der Ausscheidung nierengangiger Kontrastmittel erfolgt die Elimination gallengangiger Kontrastmittel in der Leber aktiv und ist begrenzt durch ein Transportmaximum Eine Erhohung des Kontrastmittelangebotes pro Zeiteinheit uber dieses Transportmaximum hinaus fuhrt nicht zu einer höheren Kontrastmittelkonzentration in den Gallenwegen, sondern zur Ausscheidung uber die Niere Hypalbuminamie, Besetzung der Kontrastmitteltragerproteine mit Fremdsubstanz (etwa Salicylate, Barbiturate), Parenchymschaden, Verschlußikterus fuhren zur Verminderung der Transportkapazitat fur gallengängige Kontrastmittel [13, 24, 51, 52]. Bei einem Serumbilirubin von 1 mg% sind die Gallenwege in uber 90%, bei einem Serumbilirubin über 4 mg% nur noch in 9% der Untersuchungen darstellbar Das verlangerte, aber pro Zeiteinheit verminderte Kontrastmittelangebot in Form einer Langzeitinfusion kann auch unter den genannten Bedingungen Darstellungsmöglichkeiten erbringen

6.3 Vorbereitung des Patienten

Eine Testung des Kontrastmittels ist nicht möglich [51]. Die Einverstandniserklarung ist bei der i v.- und Infusionscholegraphie angezeigt Graviditatsausschluß!

Diatetische Vorbereitungen sind wahrscheinlich ohne wesentlichen Einfluß auf die Cholecystographie.

Bei der oralen Cholecystographie wird 12 h vor der Untersuchung ein orales Kontrastmittel (Bilibyk, Solubiloptin), je nach Korpergewicht mit einfacher oder doppelter Standarddosis (3–6 g), verabreicht. Anschließend nicht essen und nicht rauchen!

Zur sog Schnellcholegraphie kann am Morgen der Untersuchung eine Dosis von 6 g Solubiloptin zusammen mit einer Tablette Metoclopramid (Paspertin) zur Verkurzung der Magenpassage gegeben werden. Nach 3–5 h ist die Gallenblase normalerweise kontrastmittelgefullt [13]

6.4 Aussagekraft

Ein positives unauffälliges orales Cholecystogramm erlaubt mit einer Treffsicherheit von etwa 90% den Ausschluß einer Gallenblasenerkrankung [1].

In etwa 25% der Falle kommt eine ausreichende Kontrastgebung der Gallenblase nicht zustande

In der Gallensteindiagnostik wird die Treffsicherheit der Sonographie gleichrangig mit der Aussagemoglichkeit der oralen Cholegraphie [31] bewertet.

Bei ikterischen Patienten sind die Moglichkeiten der Injektionscholegraphie begrenzt Bei 1,0 mg% Serumbilirubin lassen sich die Gallengange in über 90% der Falle darstellen, wahrend bei Werten uber 4 mg% nur noch in etwa 9% eine Kontrastgebung erwartet werden kann [63]

Erweiterte Gallenwege können mit Hilfe der Sonographie und auch der Computertomographie beobachtet werden Es kann dann direkt die Indikation zur PTC oder ERCP gestellt werden. Liegt keine Stauungssymptomatik vor, kann der Versuch einer Langzeitinfusion unternommen werden Bei negativem Cholegramm ergibt sich dann ebenfalls die Indikation zur ERCP und PTC [13].

7 Pankreas

Mit Ausnahme der direkten Pankreasgangdarstellung (ERCP) ist das Pankreas der rontgenologischen Diagnostik nur begrenzt zugänglich. Aufwendige und eingreifende Verfahren wie das kombinierte Pneumoperitoneum und Pneumoretroperitoneum, die Aussagen uber Größe, Form und evtl auch Raumforderungen ermoglichen, sind kaum noch indiziert, zumal nichtinvasive Verfahren wie die Computertomographie und Sonographie zunehmend auch Raum in der Pankreasdiagnostik gewinnen Dennoch haben die Untersuchungsmethoden der indirekten Pankreasdarstellung, d h der Beurteilung von Nachbarorganen des Pankreas, nicht an Bedeutung verloren.

7.1 Nativdiagnostik

Bei der Pankreasdiagnostik ermöglicht die Leeraufnahme Aussagen uber Pankreasverkalkungen Grobe Verformungen oder Verlagerungen von Organen, etwa durch Pankreaspseudocysten, sind ebenfalls auf dem Nativbild sichtbar.

7.2 Thoraxuntersuchung

Bei akuter Pankreatitis wird häufig ein geringgradiger Zwerchfellhochstand mit eingeschrankter Zwerchfellbeweglichkeit linksseitig beobachtet. Es bestehen kleine basale Plattenatelektasen sowie Si-

nuswinkelergusse Die Thoraxuntersuchung dient vorwiegend dem Ausschluß intrathorakaler Erkrankungen mit abdominaler Symptomatik Bei chronischer Pankreatitis werden gewohnlich keine pleuralen oder pulmonalen Veranderungen gesehen [33, 50]

7.3 Magen- und obere Dünndarmpassage

Raumforderungen des Pankreas konnen Verlagerungen oder Verformungen des Duodenums und der Magenwandungen bewirken. Diese sind bei der Kontrastmitteldarstellung des Magens und des Duodenums am ehesten mit Hilfe der Doppelkontrastmethode in Hypotonie zu erfassen [59]

7.4 Cholegraphie

Die i v - oder Infusionscholegraphie kann Hinweise auf Pankreasprozesse durch Verlagerung, Verformung und Stenosierung des Ductus choledochus ermöglichen Hinsichtlich der Aussage der PTC bei bestehender Stauungssymptomatik in den Gallenwegen sei auf das entsprechende Kapitel verwiesen.

7.5 Colonkontrasteinlauf

Entzundliche Erkrankungen des Pankreas können Stenosierungen des Colons vorwiegend im Bereich des Quercolons und des Colon descendens bewirken Diese Stenosierungen sind z.T. vorubergehend, am ehesten durch entzundliches Ödem bedingt, z T konnen sie persistieren und fibrosierende Veranderungen der Darmwand bewirken. Es kommt in seltenen Fallen auch zu gedeckten Perforationen des Colons in den entsprechenden Kontaktbereichen mit entzundlich verandertem Pankreas. Die rontgenologische Symptomatik zeigt Stenosen mit konischer Einengung des Darmlumens, vorwiegend in den proximalen Abschnitten des Colon descendens und den linken lateralen Anteilen des Quercolons (Abb. 3.14) [27].

Differentialdiagnostisch kommen anderweitige Impressionseffekte oder primare Geschwulststenosen in Betracht Pseudocysten und nichtentzundliche Raumforderungen des Pankreasbereichs bewirken im Colon descendens und Quercolon Impressions- und Verlagerungseffekte.

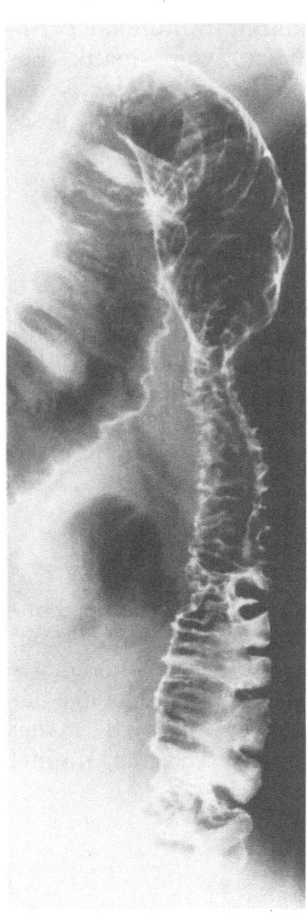

Abb. 3.14. Konische
Einengung des Colon
descendens bei Pankreatitis

7.6 Angiographie

Bis auf seltene hormonbildende vascularisierte Geschwulste sind anderweitige Pankreasveränderungen überwiegend indirekt zu erfassen (s. Kap 3 2). Gefäßverlagerungen oder Verformungen sowie Gefäßstenosen konnen Hinweise auf Pankreasraumforderungen sein. Angiographische Befunde bei entzündlichen Pankreasveranderungen geben keine ausreichend verwertbaren Aussagen.

Neben der arteriographischen Darstellung können auch phlebographische Methoden wegen der Verformbarkeit der Venenwandungen gerade bei Raumforderungen zusatzliche Aussagen ermöglichen. Hier kommen als phlebographische Verfahren die transumbilicale, die percutane transhepatische Katheterisierung, die Cavographie sowie die retroperitoneale Phlebographie über die linke V lumbalis ascendens in Betracht [59, 60].

7.7 Urogramm

Das Urogramm kann bei Raumforderungen des Pankreas eine Verlagerung der Nieren aufzeigen [59].

Literatur

1 Baker HL, Hodgeson JR (1960) Further studies on the accuracy of the oral cholecystography Radiology 74 239
2 Bucheler E, Kremer K, Lierse W, Schreiber H-W (1979) Klinisch-anatomische Tafel Operierter Magen Thieme, Stuttgart
3 Classen M, Sturzenhofecker P, Rosch W (1971) Die Wirkung von Metoclopramid auf die Motilitat des Magens bei parenteraler Applikation Med Welt 22 1389
4 Correll R, Roth F-J, Fuchs HF (1978) Magen In Teschendorf W, Wenz W (Hrsg) Rontgenologische Differentialdiagnose, Bd 2 Thieme, Stuttgart, S 37
5 Covi J, Karen J, Snyder N (1974) Fatal Barium intravasation during Barium enema Radiology 112 9
6 Dux A (1977) Oesophaguserkrankungen In Teschendorf W, Anacker H, Thurn P (Hrsg) Rontgenologische Differentialdiagnose, Bd 1, Teil 2 Thieme, Stuttgart, S 807
7 Ebel K-D, Willich I (1968) Die Rontgenuntersuchung im Kindesalter Springer, Berlin Heidelberg New York
8 Elke M, Ferstl A (1974) Notfallsituationen in der Rontgendiagnostik Erkennung und Behandlung Thieme, Stuttgart
9 Frick W (1965) Magen In Schinz HR, Baensch WE, Frommhold W, Glauner R, Uehlinger E, Wellauer J (Hrsg) Lehrbuch der Rontgendiagnostik, 6 Aufl, Bd 5 Thieme, Stuttgart
10 Frick W, Zeidner A (1953) Rontgenuntersuchungen des Magenfeinreliefs Fortschr Rontgenstr 79 681
11 Fuchs HF (1973) Die Bedeutung der indirekten Aufnahmetechnik fur die Rontgenuntersuchung des Magens In Bekker V (Hrsg) Gastroenterologie und Stoffwechsel Witzstrock, Baden-Baden
12 Fuchs HF (1976) Die kombinierte radiologische Untersuchungstechnik des Magens mit direkten Aufnahmen und verbesserten Indirektaufnahmen Leber Magen Darm 6 146
13 Fuchs HF, Geiter B (1979) Rontgenologische Untersuchungen, Magen-Darmtrakt In Domschke W, Koch H (Hrsg) Diagnostik in der Gastroenterologie Thieme, Stuttgart, S 2
14 Fuchs HF, Riemann JF (1977) Der Colondoppelkontrast muß-kann-wie? Radiol Prax 2 40
15 Fuchs HF, Heckenhausen H, Rosch W, Hacker J (1974) Radiologischer Nachweis der Fruhcarcinome des Magens Med Welt 25 503
16 Fuchs WA, Preisig R (1975) Die Langzeitinfusionscholangiographie bei Patienten mit Ikterus Fortschr Rontgenstr 122 148
17 Goldstein HM, Dodd GD (1976) Doublecontrast examination of the esophagus Gastrointest Radiol 1 3
18 Gremmel H, Vieten H (1961) Extrahiatale Zwerchfellbruche Radiol 1 147
19 Gutmann RA (1967) Le diagnostic du cancer d'estomac précoce et avancé Dion, Paris
20 Hellemans J, Vantrappen G (1976) Physiologie des tubularen Oesophagus In Siewert R, Blum AC, Waldeck F (Hrsg) Funktionsstorungen der Speiserohre Springer, Berlin Heidelberg New York, S 21
21 Hertel N, Kreel L (1978) Das normale Pankreas im computerisierten Tomogramm Fortschr Rontgenstr 128 1–7
22 Herzer R (1977) Das Rontgenbild des operierten Magens In Frommhold W, Gerhardt P (Hrsg) Erkrankungen des Magens Klin -radiol Seminar, Bd 6 Thieme, Stuttgart
23 Just OH (1972) Behandlung und Prophylaxe von Kontrastmittelzwischenfallen Roentgenpraxis 25 102

24 Kauffmann G (1978) Gallenblase, Gallenwege In Teschendorf W, Wenz W (Hrsg) Rontgenologische Differentialdiagnose, Bd 2 Thieme, Stuttgart, S 197

25 Kempmann G, Kempgens U (1974) Die Dickdarmperforation als Komplikation des Kontrasteinlaufes Fortschr Rontgenstr 121 197

26 Kiser JL, Spratt JS, Johnson CA (1968) Colonperforation during sigmoidoscopic examinations and barium enema Mo Med 65 969

27 Lankisch PG, Lopez E, Winckler K, Schuster R (1976) Colonveranderungen nach Pankreatitis Dtsch Med Wochenschr 101 1855

28 Lanuza A (1971) The sign of the cane A new radiological sign for the diagnosis of small Morgagni hernias Radiology 101 293

29 Lenz H (1966) Pathophysiologie der nichtperistaltischen tertiaren Kontraktion des Oesophagus Fortschr Rontgenstr 105 222

30 Linden G (1961) Überdiaphragmale Netzhernien und partielle Relaxationen der rechten Zwerchfellhalfte mit Leberbuckel Radiol 1 157

31 Lutz H, Seidel R, Petzold R, Fuchs HF (1974) Gallensteindiagnostik im Ultraschall Dtsch Med Wochenschr 100 1329

32 Marshak RH (1975) Granulomatous disease of the intestinal tract (Crohn's disease) Radiology 114 3

33 Miller RE (1973) The technical approach to the acute abdomen In Felsson B (ed) Acute abdomen Seminars in Roentgenol Grune & Stratton, New York, p 267

34 Miller RE (1975) Die vollstandige Colonuntersuchung Radiologe 15 410

35 Miller RE, Sellink JL (1979) Enteroclysis The small bowel enema Gastrointest Radiol 4 269

36 Novak D (1975) Die hypotone Oesophagographie mit Probanthelinbromid (Pro-Banthine) Fortschr Rontgenstr 123 5–409

37 Pringot J, Ponette E (1974) Radiological examination of the esophagus In Vantrappen G, Hellemanns J (eds) Diseases of the esophagus Springer, Berlin Heidelberg New York (Handbuch der inneren Medizin, 5 Aufl Bd 3/1)

38 Riedel P, Dinstl K, Keminger K, Lechner G, Schiessel R (1976) Klinisch-radiologische Untersuchung uber die Treffsicherheit des Diatrizoat-(Gastrografin-)Testes zum Nachweis von Anastomosendehiszenzen und Perforationen des Gastrointestinaltraktes Fortschr Rontgenstr 124 1–48

39 Rosch W, Fruhmorgen P (1973) Differentialdiagnose der Colitis Klinikarzt 2 7

40 Schatzki R (1965) Esophagus, progress and problems AJR 94 523

41 Schmidt-Mieber H-M (1978) Dunndarm In Teschendorf W, Wenz W (Hrsg) Rontgenologische Differentialdiagnostik Bd 2 Thieme, Stuttgart, S 243

42 Schoen HD (1977) Die Methodik der Rontgenuntersuchung des Magens In Frommhold W, Gerhardt P (Hrsg) Klinisch-radiol Seminar, Bd 4 Erkrankungen des Magens Thieme, Stuttgart, S 31

43 Schumacher EC, Hampton AO (1956) Radiographic differentiation of benign and malignant gastric ulcers Clin Symp 8 161

44 Sellink SL (1976) Examination of the small intestine by means of duodenal intubation Stenfert-Kroese, Leiden

45 Shirakabe H (1969) Fruhcarcinom des Magens Thieme, Stuttgart

46 Shirakabe H (1972) Doublecontrast studies of the stomach Thieme, Stuttgart

47 Stender HSt, Seifert E (1977) Vergleich rontgenologischer und endoskopischer Untersuchungen beim Magenfruhcarcinom Roentgenblaetter 30 332

48 Swart B (1968) Duodenum und Nachbarschaft In Diethelm L, Heuck F, Olsson O, Vieten H, Zuppinger A (Hrsg) Rontgendiagnostik des Digestionstraktes und des Abdomen Springer, Berlin Heidelberg New York Handbuch der med Radiologie, Bd 11/2, S 129

49 Swart B (1977) Leerbauchdiagnostik des rechten Oberbauches In Frommhold W, Gerhardt P (Hrsg) Erkrankungen der Organe des rechten Oberbauches Thieme, Stuttgart, S 48

50 Swart B, Meyer G (1974) Die Diagnostik des akuten Abdomen beim Erwachsenen Ein neues klinisch-rontgenradiologisches Konzept Radiologe 14 1

51 Swart B, Meyer B, Herrmann FJ, Blaszkiwitz P (1976) Die Routinediagnostik der Gallenblase und Gallenwege In Diethelm L, Heuck F, Olsen O, Ranninger K, Strand F, Vieten H, Zuppinger A (Hrsg) Rontgendiagnostik der Leber- und Gallenwege, des Pankreas und der Milz Springer, Berlin Heidelberg New York Handbuch der med Radiologie, Bd 12/1, S 305

52 Taenzer V (1974) Rationelle Gallenwegsdiagnostik Roentgenblaetter 25 213

53 Thommesen P, Hedemand N (1975) Congenital diaphragmatic hernias (Bochdalek) with special reference to the prognostic influence of congenital cardia and gastrointestinal anomalities Fortschr Roentgenstr 122 156

54 Toledo TM, Moore WL, Nash DA, North RL (1972) Spontaneous pneumopericardium in acute asthma Case report and review of the literature Chest 62 118

55 Treichel J, Oeser H (1975) Die Doppelkontrastmethode Optimale Technik der rontgenologischen Magenuntersuchung Dtsch Med Wochenschr 100 2226

56 Treichel J, Koeppe P, Dorflinger B, Truber E, Lowis R von (1977) Klinisch-radiologische Beurteilung von Bariumsulfatsuspensionen fur die Doppelkontrastuntersuchung des Magens Fortschr Rontgenstr 127 308

57 Uthgenannt HA, Stromlid A, Zwad HD (1973) Die Rontgenuntersuchung des Oesophagus in Buscopan-Hypotonie Fortschr Roentgenstr 119 10

58 Welin C-S, Welin D (1976) Doublecontrast examination of the colon Experiences with the Welin modification Thieme, Stuttgart

59 Wenz W (1978) Pankreas In Teschendorf W, Wenz W (Hrsg) Rontgenologische Differentialdiagnostik, Bd 2 Thieme, Stuttgart, S 547

60 Wenz W, Roth F-J, Bruckner U (1969) Die Angiographie bei der akuten Gastrointestinalblutung Experimentelle Voraussetzungen und klinische Ergebnisse Fortschr Rontgenstr 110 616

61 Williams CB, Hunt RH, Loose H, Riddell RH, Sakai Y, Swarbrick ED (1974) Colonoscopy in the management of colon polyps Br J Surg 61 673

62 Winawer SJ, Sherlock P, Schottenfeld D, Miller DG (1976) Screening for colon cancer Gastroenterology 70 783

63 Wise RE (1973) Intravenous cholangiography In Margulis AR, Burhenne HJ (eds) Alimentary tract roentgenology, 2nd edn, vol 2 Mosby, St Louis, p 1291

64 Wolf PS, Marshak RH (1957) Profile features of benign gastric niches on roentgen examination J Mt Sinai Hosp 24 604

65 Zbóralske F-F (1973) Gastric ulcer In Margulis AR, Burhenne HJ (eds) Alimentary tract roentgenology Mosby, St Louis, p 648

3.2 Angiographie

R. Schuster, H.-J v Romatowski und H. Klengel

1 Indikationen

Die Angiographie im Rahmen chirurgischer gastroenterologischer Diagnostik stellt ein ergänzendes Verfahren dar, das in der Regel erst nach Ausschöpfung der Möglichkeiten anderer Untersuchungsmethoden wie Ultraschall, Endoskopie, Computertomographie und Biopsien zur Anwendung kommt. Die ergänzende Aussage der Angiographie erstreckt sich daher im wesentlichen auf die Ermittlung der Gefäßanatomie in Beziehung zu Geschwulsterkrankungen, Blutungen, vascularen Erkrankungen und venösen Ruckstromstorungen im Milzvenen-Pfortader-Bereich. Für die Differenzierung der Indikationen zu ausschließlich chirurgischem Vorgehen, zur Anwendung von Embolisationsverfahren oder zur Kombination chirurgischer Eingriffe mit der Embolisation sowie zur Planung von arteriellen Perfusionsverfahren ist die genaue angiographische Analyse der Gefäßanatomie unerläßlich. Die angiograpischen Untersuchungsverfahren beinhalten im wesentlichen die Darstellung der Versorgungsgebiete des Truncus coeliacus, der A. mesenterica superior und inferior sowie die indirekte Darstellung des portalen Kreislaufs über die arterielle Kontrastmittelverabfolgung. Hinzu kommen als phlebographische Verfahren die transumbilicale und die percutane transhepatische Katheterisierung der Pfortader und ihres Einstromgebiets sowie Phlebographie der linken V lumbalis ascendens.

Durch anderweitige Verfahren nicht abklarbare intestinale Blutungen stellen im Stadium der akuten Blutung eine Indikation zur Angiographie dar. Das akute Bauchtrauma wird im Rahmen der gastroenterologischen Diagnostik nur in seltenen Fallen eine erganzende angiographische Abklarung erfordern [3, 5, 11, 23, 26, 36] Eine posttraumatisch auftretende Hamobilie richtet den Verdacht auf eine Verbindung zwischen Gefäß- und Gallenwegssystem, etwa als Folge kleiner Leberrupturen. Hier ist die angiographische Erfassung einer Gefäßverletzung sowie ihre Lokalisation indiziert. Weitere Indikationen ergeben sich aus der

Fragestellung nach Raumforderungen oder vascularisierten Geschwulsten in den oben genannten arteriellen Versorgungsgebieten. Insbesondere vascularisierte Geschwülste und ihre Absiedlungen sind angiographisch erfaßbar [8, 12, 13, 14, 15, 39]. Raumforderungen mit indirekten Zeichen der Gefäßverlagerung, Impression und Stenosierung erlauben besonders im Pankreasbereich nur eine unzureichende Differenzierung gegenüber entzündlich bedingten Gefäßveranderungen Von wesentlicher Bedeutung ist gerade für die Tumorchirurgie die angiographische Beurteilung des venösen Einstroms in die Pfortader Die Kenntnis eines Ruckstromhindernisses aus den Mesenterialvenen in die Pfortader als Folge einer Tumorausbreitung wird die Operationsplanung entscheidend beeinflussen [16, 18, 21, 24, 27, 32] Die Untersuchung des portalen Einstroms ist weiterhin bei Vorliegen von Oesophagusvaricen sowie auch für Shuntkontrollen für die Operationsplanung von Bedeutung.

Bei der Beurteilung vascularisierter Raumforderungen der Leber sind die angiographischen Möglichkeiten einer Artdiagnose begrenzt. Zur Frage eines chirurgischen Vorgehens ist jedoch die angiographische Diagnostik in der Lage, bei hinreichend selektivem Vorgehen eine genaue anatomische Analyse der Gefäßversorgung zu erbringen. Besonders Gefaßvarianten im Versorgungsgebiet des Truncus coeliacus und der A mesenterica cranialis lassen sich mit Hilfe selektiver angiographischer Verfahren darstellen [20, 28, 39, 40, 41]. Hier ergeben sich Indikationen bei der Operationsplanung, besonders bei Eingriffen an der Leber, aber auch in der Planung einer Embolisationsbehandlung bei vascularisierten Geschwülsten sowie auch bei der Kombination eines chirurgischen Vorgehens mit einem Embolisationsverfahren [39, 41, 50].

Indikationen zur Angiographie leiten sich auch aus dem Verdacht isolierter Gefaßverschlüsse her Die chronische Verschlußkrankheit verläuft gewöhnlich symptomarm. Eine Embolie geht in erster Linie mit dem Bild eines akuten Abdomens einher. Hier wird selten die gezielte Indikation zur

Gefäßdarstellung gestellt. Dabei ist zu berücksichtigen, daß *nur* die Frühdiagnose Behandlungschancen bietet. Die Frühdiagnose kann ausschließlich angiographisch erfolgen [1, 34].

2 Kontraindikationen

Hinsichtlich der Kontraindikationen ist die jeweilige Schwere des Krankheitsbilds maßgebend Relative Kontraindikationen können bekannte Kontrastmittelüberempfindlichkeit sowie Gerinnungsstorungen sein Die Nierenfunktion ist zu berucksichtigen. Bei dringlichen operativen Eingriffen muß das Ausmaß der Kontrastmittelverabfolgung bei eingeschränkter Nierenfunktion gegenuber der Notwendigkeit einer Entfernung des Kontrastmittels durch Dialyse abgewogen werden

Eine Schilddrüsenuberfunktion ist keine grundsätzliche Kontraindikation. Bei anamnestischen Hinweisen können vorsorglich vor der Untersuchung Funktionsparameter (RT$_3$-uptake, entsprechend Tyroxinbindungsindex, Gesamtmenge T$_4$ und T$_3$ im Serum) bestimmt werden, damit Ausgangswerte für eine jodinduzierte Änderung der Schilddrusenfunktion vorliegen Kurzfristige Kontrollen ermöglichen dann, jodindizierte Änderungen der Schilddrüsenfunktion zu erfassen. Entscheidend ist die Kontrolle des Patienten in 1- bis 4wochigen Abstànden, um möglichst frühzeitig eine jodinduzierte Hyperthyreose erfassen zu konnen.

Bei systolischen Blutdruckwerten von uber 200 mmHg sollten angiographische Untersuchungen moglichst nicht durchgeführt werden. Ist anamnestisch eine Kontrastmittelüberempfindlichkeit bekannt, ist eine Vorbehandlung mit Sostril bzw Fenistil und Tavegil sowie auch Corticoiden vor der Kontrastmittelverabfolgung angezeigt. In jedem Fall ist es jedoch zweckmaßig, die Untersuchung in Anaesthesiebereitschaft vorzunehmen Im Rahmen von Gerinnungsstörungen sollten angiographische Untersuchungen bei Quick-Werten unterhalb von 40% sowie bei Thrombopenien unterhalb von 50 000 moglichst nicht durchgefuhrt werden Sind akute Notfalluntersuchungen auch unterhalb dieser Werte erforderlich, kann zur Vermeidung einer Nachblutung eine für die Durchführung der Angiographie eingeführte Schleuse zunachst belassen und sorgfaltig fixiert werden.

3 Komplikationen

Als Komplikationen sind eingriffstypische Schadigungen an den Gefaßen und Kontrastmittelnebenwirkungen zu berücksichtigen Der angiographische Eingriff der Gefäßpunktion und der Katheterführung kann Thrombosen, Embolien, Blutungen an der Punktionsstelle und im Bereich von Katheterperforationen, Dissektionen, die Ausbildung von Aneurysmen und arteriovenösen Fisteln bewirken Thromboembolische Geschehen werden bei aortalen Katheterführungen mit einer Haufigkeit von 0,23% angegeben Insgesamt betragt die mittlere Häufigkeit der oben angegebenen Komplikationen etwa 1,4% bei angiographischen Eingriffen an der Abdominalaorta sowie bei selektivem Zugang zu den Organgefaßen dieses Bereichs [7, 25, 37, 44, 48, 50, 51].

Nach den bisherigen Beobachtungen treten bei Anwendung nichtionischer Kontrastmittel Nebenwirkungen wie Quaddelbildung, Erythem und Erbrechen in einer Haufigkeit von etwa 1,7% gegenuber etwa 3,3% bei ionischen Kontrastmitteln auf [43, 45, 47].

Lokale Gewebereaktionen bei Paravasaten lassen sich durch nichtionische Kontrastmittel fast vollstandig vermeiden Allergoide Allgemeinreaktionen sind nach dem bisherigen Kenntnisstand in gleicher Weise bei nichtionischen und ionischen Kontrastmitteln zu erwarten

Die Jodkonzentrationen der Kontrastmittel bewegen sich von 300–370 mg Jod/ml als Obergrenze. Das bedeutet eine Dosis von 12,7 g Jod in ca. 35 ml Kontrastmittel bei einer Konzentration von 370 mg Jod/ml und 40–45 ml eines Kontrastmittels mit 300 mg Jod/ml Im Mittel sollte eine Gesamtmenge von 200 ml Kontrastmittel mit einem Jodgehalt bis zu 320 mg/ml pro Untersuchung nicht uberschritten werden [45] Diese Größenordnungen gelten im wesentlichen gleichartig fur die ausschließliche arterielle Applikation sowie die intravenöse Injektion bei der Subtraktionsangiographie. Oberhalb der genannten Grenze ist mit einer Zunahme der Nierenschadigungen in Form eines akuten Nierenversagens zu rechnen Bei bereits bestehender Niereninsuffizienz, bei Herzinsuffizienz, Diabetes mellitus, Anamie und Proteinurie ist die Kontrastmittelverabfolgung mit dem erhohten Risiko eines Nierenversagens versehen [33].

Hier muß die Kontrastmittelgabe entsprechend gegen die Notwendigkeit und Dringlichkeit der Indikation abgewogen werden. In jedem Fall ist es auch bei der Anwendung wenig dissoziierender und nichtionischer Kontrastmittel erforderlich, Vorsorge für Notfallsituationen der akuten aller-

Tabelle 3.1. Osmolalität und Jodgehalt vergleichbarer Kontrastmittel

Chemische Kurzbezeichnung	Handelspräparat	Osmolalität bei 37° C (m Osmol/ kg H_2O)	Jodgehalt (mg/ml)
Ionische Kontrastmittel			
Jotalamat	Conray 60	1540	282
Diabrizoat	Angiografin	1530	306
Joxitalamat	Telebrix 300	1600	300
Amidotrizat	Peritrast	1500	300
Wenig dissoziierende Kontrastmittel			
Joxaglat	Hexabrix	490	320
Nichtionische Kontrastmittel			
Metrizamid	Amipaque	470	300
Iohexol	Omnipaque	720	300
Iopamidol	Solutrast 300	616	300
(Blut, zum Vergleich	–	300	–)

golden Allgemeinreaktionen zu treffen, wie dies bisher für ionische Kontrastmittel ebenfalls erforderlich war.

Osmolalität und Jodgehalt vergleichbarer, wenig dissoziierender und nichtdissoziierender Kontrastmittel werden in Tabelle 3.1 aufgeführt. Im Rahmen der eigenen Untersuchungen verwenden wir für die Kontrastmittelverabfolgung bei der Subtraktionsangiographie und der konventionellen Angiographie nichtionische Kontrastmittel.

4 Apparative und technische Voraussetzungen

Als apparative Voraussetzung kommen Angiographieeinrichtungen mit einer Aufnahmefrequenz von mindestens 2 Bildern pro Sekunde sowie einer Programmierungsmöglichkeit von Aufnahmepausen in Betracht Die digitale Subtraktionsangiographie vermag auch bei der Angiographie des Gastrointestinaltrakts ihren Indikationsbereich zu erweitern und zu verändern Subtraktion und Kontrastanhebung im Rahmen der digitalen Bildverarbeitung ermöglichen bei arterieller Kontrastmittelverabfolgung eine erhebliche Reduzierung der Kontrastmittelmengen gegenüber der konventionellen Angiographie. Durch die Abbildungsmöglichkeit von stark verdünnten Kontrastmitteln können über den Weg der intravenösen Kontrastmittelverabfolgung auch für die oben angegebenen Gefäßbereiche Übersichtsdarstellungen erzielt werden. Eine wesentliche Ergänzung stellt die Subtraktionsangiographie jedoch für die selektive und superselektive Organgefäßdiagnostik dar, da sie eine Reduzierung der Kontrastmittelmengen gegenüber der konventionellen Angiographie auf etwa 1/10 ermöglicht. Dieser Vorteil kann bei Vorliegen einer eingeschränkten Nierenfunktion sowie gerade bei der Notwendigkeit, mehrere Organgefäßbereiche in unterschiedlichen Untersuchungsgängen isoliert darzustellen, eine erhebliche Kontrastmittelersparnis bewirken. Als Nachteile des Verfahrens sind v.a. Bewegungsunschärfen durch unzureichende Kooperationsfähigkeit des Patienten sowie durch Organbewegungen zu nennen [2, 4, 9, 15, 16, 21, 22].

5 Vorbereitung des Patienten

Der Patient muß im Hinblick auf die erläuterten Kontrastmittelnebenwirkungen am Untersuchungstag in jedem Fall *nüchtern* sein Wenn möglich, sollte eine Aufklärung des Patienten bereits am Vortag erfolgt sein Für den Gerinnungsstatus sowie die Nierenfunktion (Kreatininwert) müssen aktuelle Daten vorliegen

6 Untersuchungstechnik

Der Zugang für arterielle Katheterverfahren erfolgt in erster Linie über den femoralen Weg nach der Seldinger-Technik [42]. Bei Behinderung des femoralen Zugangs kann die Katheterführung über die A. brachialis ebenfalls durch einfache Punktion erfolgen. Als Katheter kommen für die Übersichtsdarstellung der sog. Pigtail-Katheter, für die selektiven Darstellungen vorwiegend der sog. Sidewinder-Katheter in Betracht [28].

Bei der konventionellen Angiographie werden für ein Übersichtsangiogramm der oberen Abdominalaorta etwa 70 ml eines etwa 70%igen Kontrastmittels mit einem Fluß von 12 ml/s benötigt Zur Darstellung des Truncus coeliacus beläuft sich die Kontrastmittelmenge auf etwa 50 ml mit einem Fluß von 8 ml/s, für die selektive Darstellung des Hepaticusbereichs auf etwa 40–50 ml mit einem Fluß von 8 ml/s. Ein indirektes Portogramm über die A. lienalis läßt sich mit Kontrastmittelmengen von 50–60 ml, ebenfalls mit einem Fluß von 8 ml/s, erzielen. Ähnliche Größenordnungen gelten auch für die Darstellung der A mesenterica superior sowie des venösen Rückstroms über die Mesenterialvene (etwa 40–50 ml mit einem Fluß von 8 ml/s).

7 Befunde

7.1 Gefäßanatomie und Gefäßvarianten

Für die gastrointestinale angiographische Diagnostik ist in erster Linie die selektive Darstellung des Truncus coeliacus, der A. mesenterica superior sowie der A. mesenterica inferior von Bedeutung. Zusätzlich können superselektiv die Aufzweigungen des Truncus coeliacus aufgesucht werden. Ebenso lassen sich auch einzelne größere Äste der A. mesenterica superior superselektiv darstellen Das Übersichtsangiogramm des Truncus coeliacus (Abb 3.15, 3.16) erlaubt in der Regel bereits eine Aussage über das Vorliegen von Gefaßvarianten. Ein „lehrbuchmaßig" typischer Truncus coeliacus besteht nur in einer Haufigkeit von 50% [6, 29, 47] Mit einer Haufigkeit von etwa 10% entspringt die A. hepatica dextra aus der A mesenterica superior. Die Analyse der zahlreichen Varianten des Truncus (Abb. 3.17–3.19), [6, 29, 46] ist besonders für Fragen der Embolisation und der selektiven Organperfusion von Bedeutung. Hinsichtlich der Vielfalt und der Haufigkeit der Varianten sei auf die ausführlichen Beschreibungen von Lippert u. Pabst verwiesen [29] Bei der arteriellen Darstellung der A lienalis können vascularisierte Raumforderungen im Bereich der Rr. pancreatici gelegentlich gegenüber einer kleinen Nebenmilz unzureichend differenziert werden. Der isolierte Abgang der A. lienalis aus der Aorta ist selten [6, 31], verursacht aber bei primar selektivem Vorgehen Deutungs- und Sondierungsschwierigkeiten.

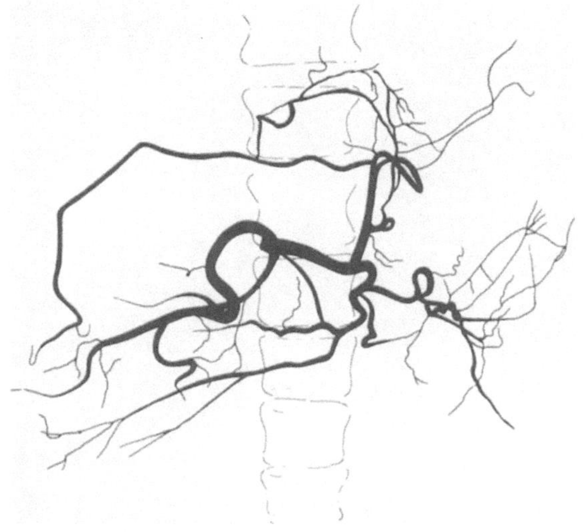

Abb. 3.15. Angiogramm des Truncus coeliacus mit den arteriellen Versorgungsgebieten der A hepatica communis, der A lienalis und der A gastrica sinistra Haufigkeit der dargestellten Gefaßversorgung ca 50% (Zeichnung nach einer Lichtpause)

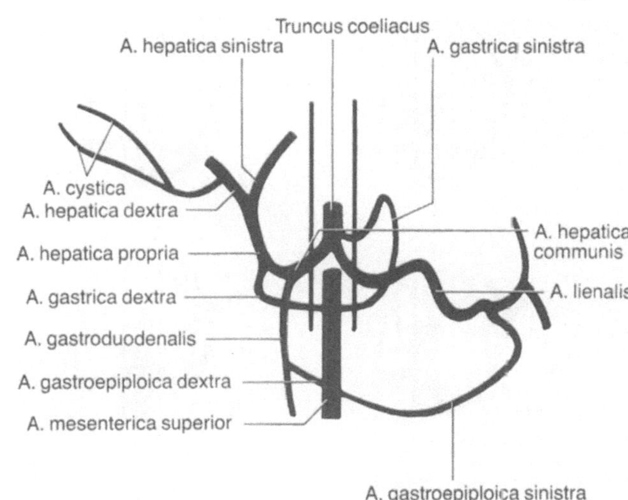

Abb. 3.16. Schematische Zeichnung des Truncus coeliacus und seiner Versorgungsbereiche, Haufigkeit ca 50% (Nach [29]) Versorgung der Leber aus dem Truncus coeliacus ca 76% [29] bis ca 90% [6]

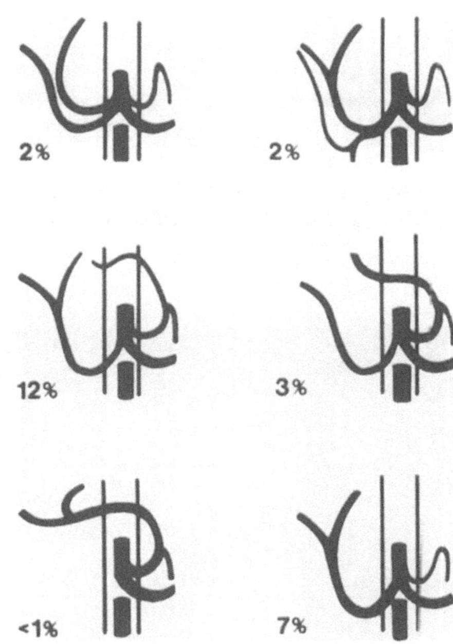

Abb. 3.17. Varianten der arteriellen Gefaßversorgung der Leber aus dem Truncus coeliacus (Nach [29])

Die arterielle digitalisierte Subtraktionsangiographie ermöglicht mit geringen Kontrastmittelmengen (5–10 ml) eine rasche Orientierung bei Varianten der Abgänge der gastrointestinalen Arterien Das gleiche gilt für die Erfassung nicht sondierbarer, abgangsnahe verschlossener Gefäße bei postoperativen Kontrollangiographien.

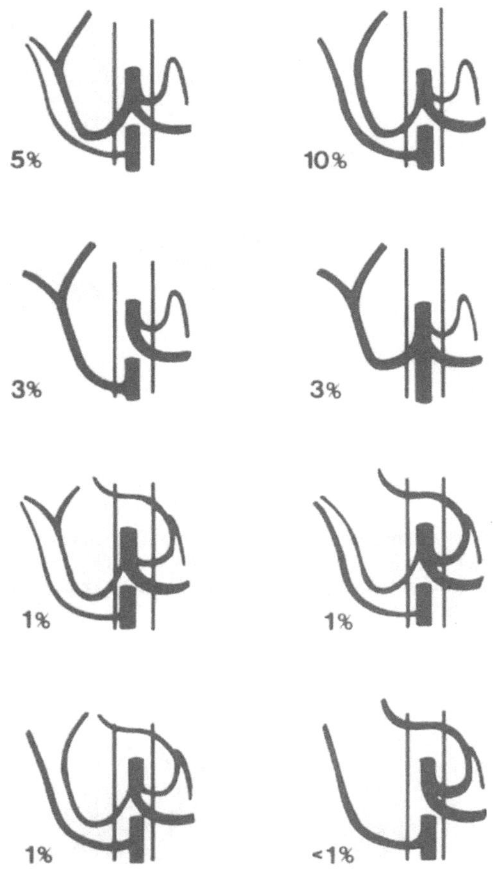
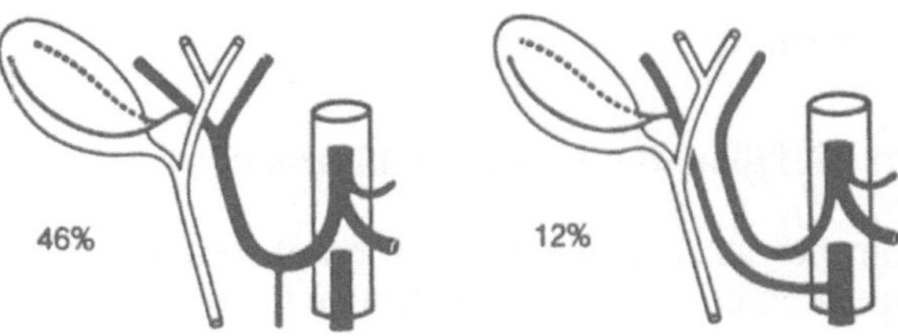

Abb. 3.19. Abgang der Gallenblasenarterie aus der A hepatica dextra nach Lippert u Pabst [29] Für Embolisationen der rechten Leberarterie ist die angiographische Darstellung dieses Abgangs wichtig zur Vermeidung einer Mitembolisation und damit einer Gallenblasennekrose Abgänge der A cystica aus der A hepatica sinistra, der A hepatica propria und der A gastroduodenalis sind angiographisch meist schwer erfaßbar

7.2 Geschwulstdiagnostik

Im Rahmen der Geschwulstdiagnostik kommt der Angiographie für die Primärdiagnostik der Tumorerkrankungen eine untergeordnete Bedeutung zu. Die Angiographie läßt auch bei Vorliegen von Tumorvascularisationen keine hinreichende Artdiagnose zu Die indirekten Zeichen einer Geschwulst in Form von Gefäßverengungen und Abbrüchen (Abb 3.20) sowie Gefäßverlagerungen bedeuten in der Regel eine Tumorgröße und eine Tumorausbreitung, die keine Radikaloperation mehr erlauben In der Indikationskette von Sonographie, Endoskopie, konventionellen radiologischen Verfahren, Computertomographie und

Abb. 3.18. Varianten der arteriellen Gefäßversorgung der Leber mit Beteiligung der A mesenterica superior (Nach [29])

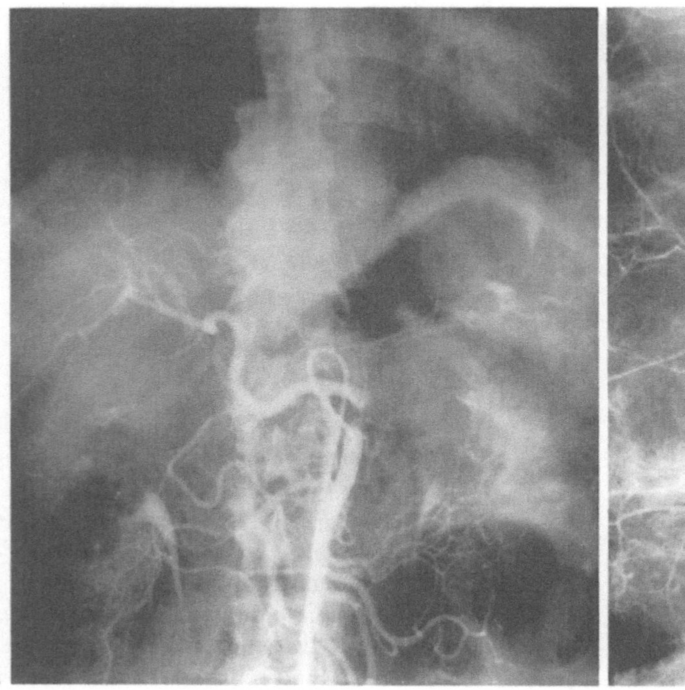
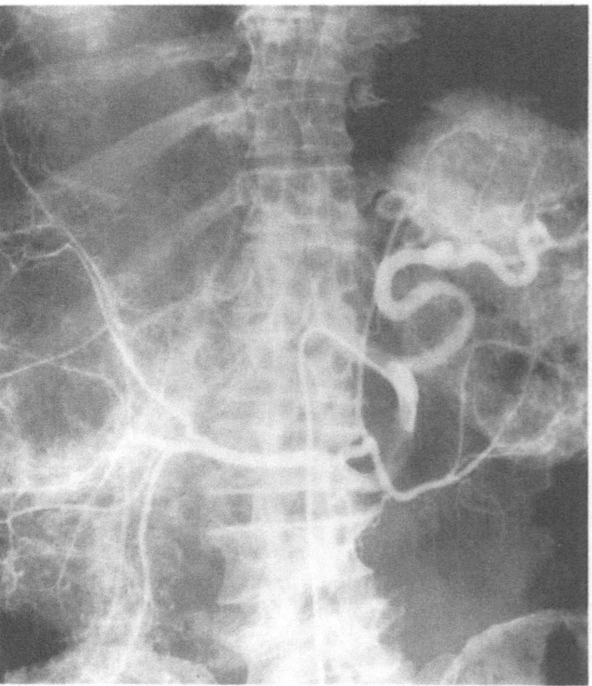

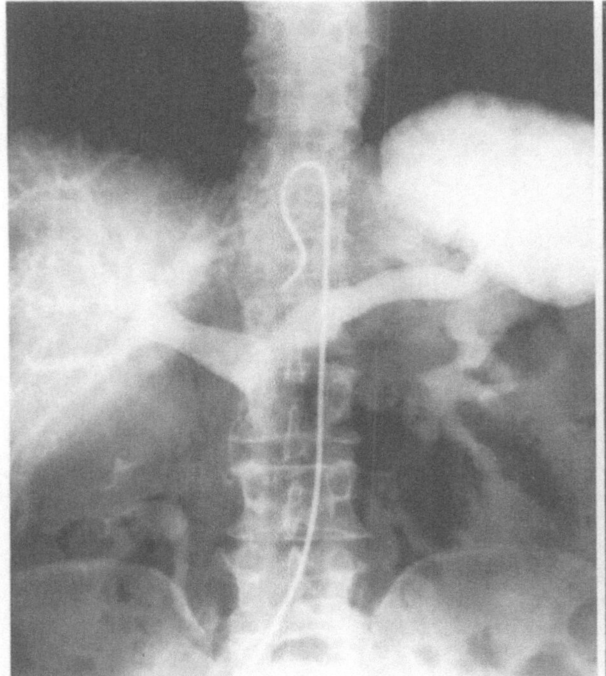

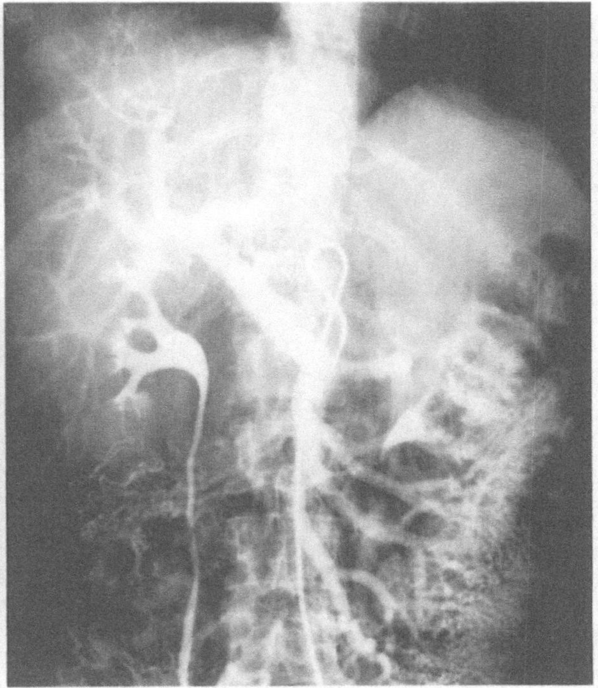

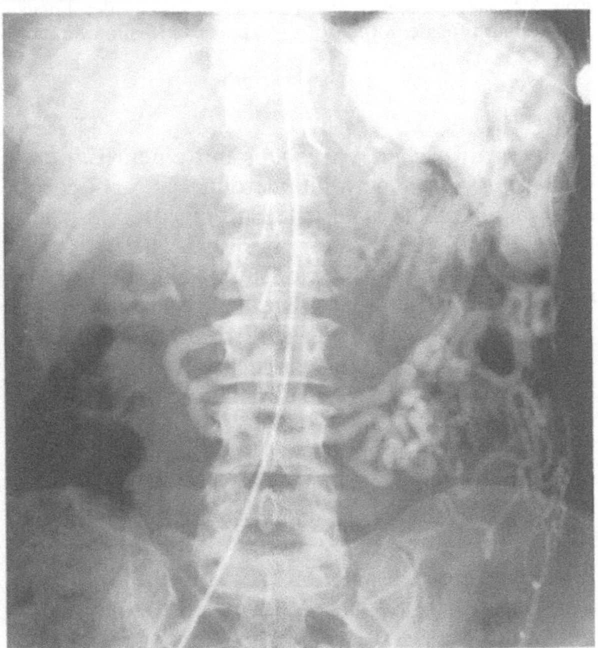

Abb. 3.21 a–c. Darstellung des Einstromgebiets der Pfortader sowie der Pfortader und ihrer Aufzweigungen uber den arteriellen Weg der selektiven Kontrastmittelverabfolgung in die A lienalis (**a**) sowie uber den Weg der A mesenterica superior (**b**) (Darstellung mit jeweils 50 ml eines wenig dissozierenden Kontrastmittels-Hexabrix mit einem Fluß von 8 ml/s) Verschluß der V lienalis durch einen Pankreastumor mit Anfarbung der Pfortader uber Umgehungskreislaufe (**c**)

Biopsie steht die Angiographie gewöhnlich erst zur Frage operativer Maßnahmen an letzter Stelle. Behinderungen des venösen Einstroms zur Pfortader aus dem splenalen und mesenterialen Einstromgebiet ergeben Hinweise auf die Tumorausbreitung. Derartige Zeichen eines venösen Ruckstromhindernisses bedeuten in der Regel, daß kurative operative Maßnahmen nicht mehr möglich sind [24] (Abb. 3.21) Hier vermag die Angiographie eine gegenüber der Sonographie und Computertomographie weitergehende Aussage zu erzielen. Bei der Erfassung von vascularisierten Raumforderungen [12, 18, 39, 40] kommt der Angiographie ebenfalls überwiegend eine ergänzende Beurteilung zu. Die Differentialdiagnose umfaßt primäre gefäßreiche Leberveranderungen wie das primare Lebercarcinom, Angiome der Leber, die focale noduläre Hyperplasie sowie vascularisierte Metastasen (Abb 3.22) Die Primärdiagnostik wird in erster Linie durch sonographische und computertomographische Untersuchungen sowie durch bioptische Verfahren erfolgen Der Angiographie kommt zur Frage operativer Maßnahmen die Aufgabe zu,

◁ **Abb. 3.20 a, b.** Tumorbedingte Gefaßveranderungen im konventionellen Angiogramm **a** Verlagerung und Verformung von Ästen der A hepatica dextra durch Raumforderungen Angedeutet auch Kaliberschwankungen von Gefaßen im Versorgungsgebiet der A mesenterica superior, die eine unmittelbare Verbindung zur A hepatica propria aufweist Liegende Choledochusdrainage **b** Coliacogramm bei ausgedehnten Lebermetastasen, die z T vascularisiert sind Die Aufzweigungen der A hepatica dextra sind deutlich gespreizt Die Raumforderungen markieren sich durch pathologische Vascularisationen in den Randbezirken

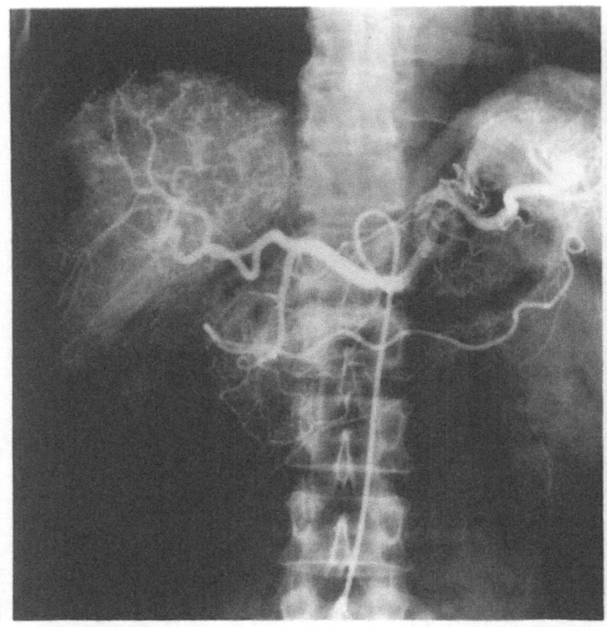

a

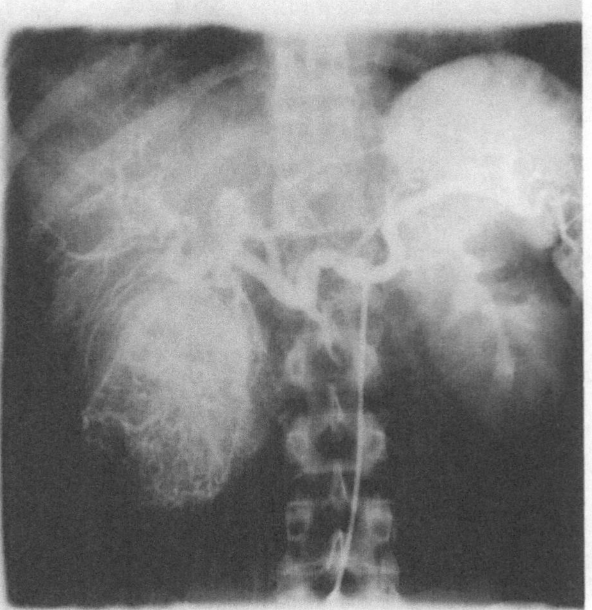

b

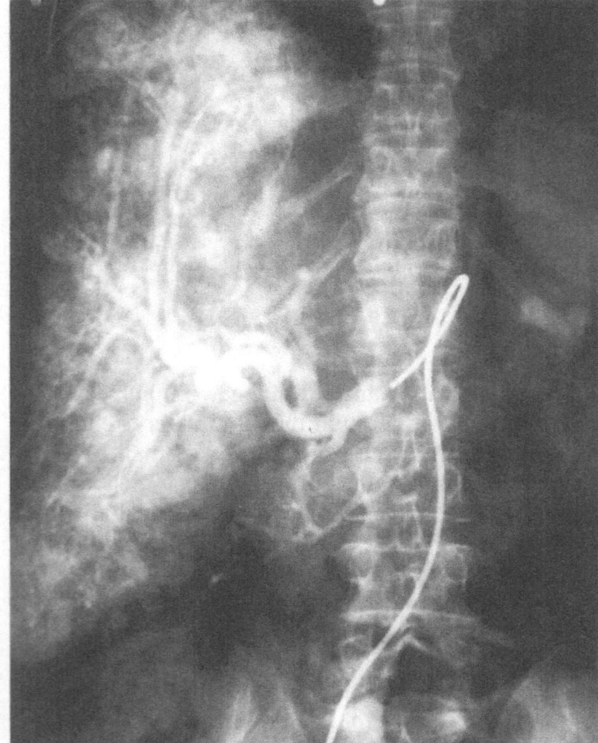

c

Abb. 3.22a–c. Vascularisierte Raumforderungen der Leber
a Angiom, **b** focale nodulare Hyperplasie, **c** Insulinommeta-
stasen

die anatomischen Gefäßbezeichnungen und das
Ausmaß der Vascularisation zu beurteilen. Hier ergibt sich bei hormonaktiven Geschwulsten mit Absiedlungen in der Leber die Frage einer operativen
Verkleinerungsmöglichkeit bzw. einer Segmentre-
sektion Die Angiographie vermag zur Entscheidung beizutragen, ob ein ausschließlich chirurgisches Vorgehen sinnvoll ist, ob die Kombination

eines chirurgischen Vorgehens mit einem Embolisationsverfahren gewählt werden kann, oder ob
eine ausschließlich arterielle Embolisation indiziert
ist [6, 10, 30, 40, 41].

Die digitale Subtraktionsangiographie mit selektiver arterieller Kontrastmittelverabfolgung ermöglicht gerade bei derartigen Fragestellungen,
mit der Notwendigkeit mehrfacher Organgefäß-
darstellungen, eine wesentliche Reduzierung der
Kontrastmittelmengen (Abb. 3 23). Die Kenntnis
von Umgehungskreislaufen ist sowohl fur die Em-
bolisationstechnik als auch für die Anwendung
von Cytostaticaperfusionen von Bedeutung Hier
vermag ebenfalls die Angiographie für die Ein-
griffsplanung Aussagen zu ermoglichen [6, 10, 20,
24, 40, 41, 46]. Superselektiv konnen sogar noch
Umgehungskreislaufe nach proximaler Unterbindung tumorversorgender Gefäße mit dem Ziel einer Occlusionstherapie auch der Collateralen dargestellt werden [40, 41]. Auch hier kann die digitalisierte Subtraktionsangiographie kontrastmittel-
sparend zur Vororientierung und zum gezielten
superselektiven Vorgehen wesentliche Beiträge leisten Außerdem lassen sich auch wenig vascularisierte Geschwülste wie Rezidive und regionale Absiedlungen colorectaler Geschwülste mit Hilfe der
arteriellen digitalisierten Subtraktionsangiographie kontrastreicher als mit der konventionellen
Angiographie darstellen (Abb. 3.24).

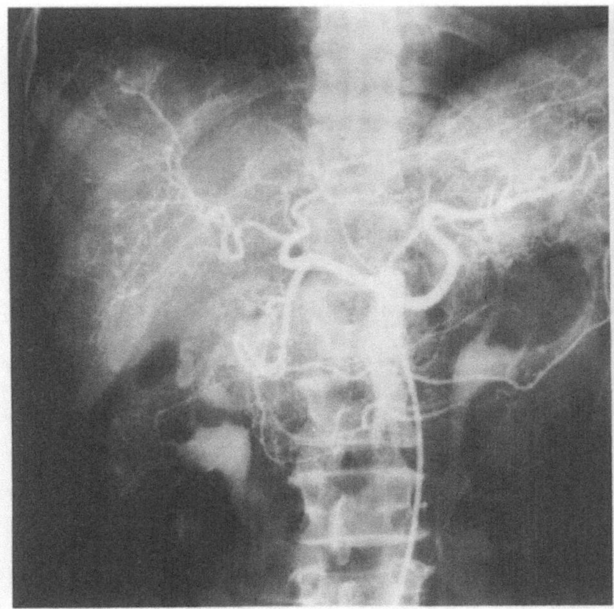
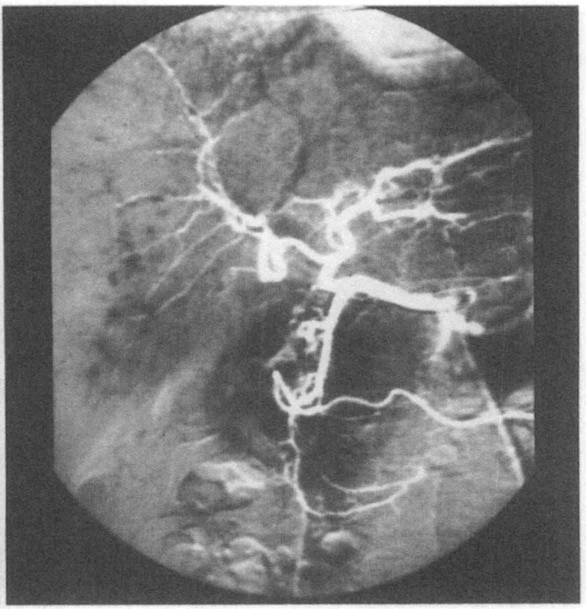

a   b

Abb. 3.23a, b. Leberangiom mit multiplen kleinfleckigen Herden **a** Im konventionellen Angiogramm schwache Anfarbung einzelner kleinfleckiger Herde in der spatarteriellen Phase, nach Verabfolgung von 50 ml Kontrastmittel mit einem Fluß von 8 ml/s **b** Digitales Subtraktionsangiogramm mit deutlicher Kontrastierung der kleinfleckigen Herde mit Nachverabfolgung von 5 ml Kontrastmittel

Abb. 3.24. Digitales Subtraktionsangiogramm uber einen in der A iliaca interna liegenden Selektivkatheter zur Durchfuhrung intraarterieller Cytostaticainfusion Anfarbung pathologischer Vascularisationen im medialen Versorgungsgebiet der A iliaca interna nach Injektion von 5 ml Kontrastmittel bei Rezidiv eines Rectumcarcinoms

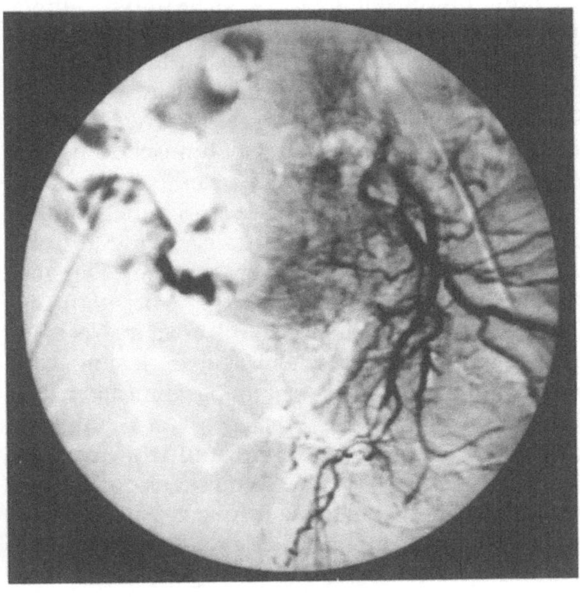

7.3 Gastrointestinale Blutung

Ist durch nichtinvasive Verfahren sowie durch endoskopische Untersuchungen eine intestinale Blutungsquelle nicht zu erfassen, ergibt sich die Indikation zum Versuch einer angiographischen Lokalisation der vermuteten Blutungsquelle. Wenn irgend möglich, sollten vor Durchführung der Angiographie die in Betracht kommenden Gefäßbereiche abgegrenzt werden. Wenn endoskopisch bereits Bereiche des Intestinaltrakts als Ort einer Blutungsquelle ausgeschlossen werden konnen, vermag sich die angiographische Suche nach der Blutungsquelle auf einzelne Gefäßareale zu beschranken Hier liegen jedoch auch die Grenzen der Methoden. Es kommt durchaus vor, daß trotz eines endoskopischen Ausschlusses einer Blutungsquelle angiographisch in dem untersuchten Bereich eine frische Blutung erkannt werden kann (Abb. 3 25). Das angiographische Vorgehen muß daher so ausgerichtet sein, daß zunachst die endoskopisch nicht beurteilbaren Bereiche abgeklart werden. Ergibt sich hier kein Hinweis für eine Blutung, so mussen die übrigen in Betracht kommenden Versorgungsgebiete angiographiert werden, so daß ggf. eine komplette Darstellung des Versorgungsgebiets des Truncus coeliacus mit superselektivem Aufsuchen einzelner Äste, vorwiegend im gastroduodenalen sowie pancreaticoduodenalen Versorgungsbereich sowie eine Darstellung der A. mesenterica superior und inferior erforderlich werden.

Nur wahrend der *akuten Blutung* ist es möglich, mit angiographischen Verfahren eine Blutungs-

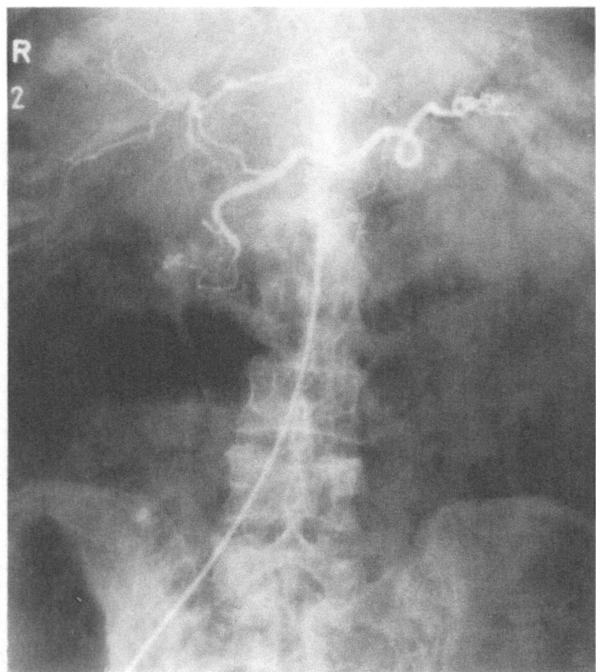
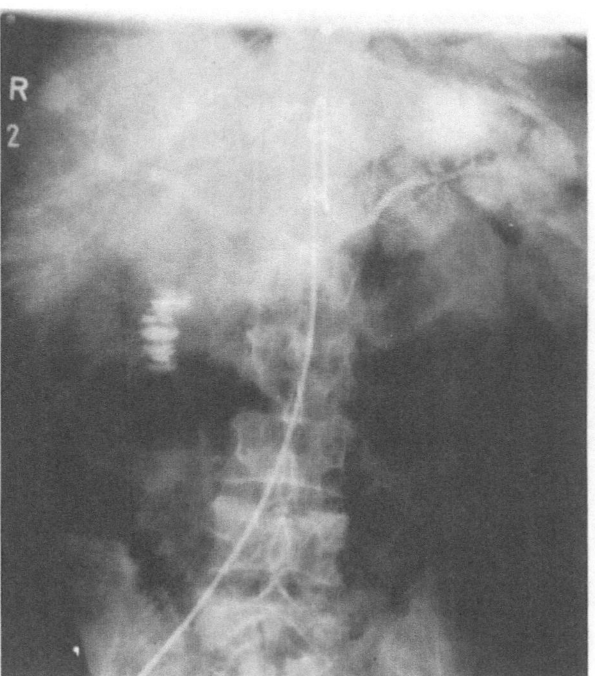

Abb. 3.25a, b. Coliacogramm mit Darstellung des Kontrastmittelaustritts in das Duodenum, von der arteriellen (**a**) zur venösen (**b**) Phase zunehmend, bei einem blutenden Ulcus duodeni Bei der vor der Angiographie durchgeführten Notfallendoskopie konnte das Ulcus nicht lokalisiert werden

quelle zu entdecken. Es ist mindestens ein Blutaustritt der Größenordnung von 1–3 ml/min erforderlich, damit überhaupt ein Kontrastmittelaustritt aus einer Blutungsquelle bildlich erfaßt werden kann.

Chronische Blutungen mit nur zeitweiligem geringem Blutaustritt aus der Blutungsquelle sind daher angiographisch nur selten und gewöhnlich nicht hinreichend sicher erfaßbar (Abb. 3 26). In derartigen Fällen kann die Angiographie einmal durch die Diagnose von Angiodysplasien den Verdacht einer Blutung aus einer derartigen Gefäßveranderung bestärken [3, 5, 17, 26, 35, 37]. Für die Lokalisation der Blutungsquelle ist jedoch auch dann die Untersuchung im Stadium der akuten Blutung unerläßlich Die Haufigkeit der angiographischen Erfassung von Blutungsquellen wird mit etwa 53% angegeben, wobei eine Treffsicherheit für eine obere gastrointestinale Blutung mit 63% und für eine untere gastrointestinale Blutung mit 39% beobachtet wird [26, 35]

Das selektive Vorgehen richtet sich nach dem Verdacht der Lokalisation der Blutung, der durch andere Untersuchungen gestutzt wird.

Obere gastrointestinale Blutung
– Coliacographie (ggf. mit weiterer selektiver Darstellung)
– Angiographie der A mesenterica superior
– Angiographie der A. mesenterica inferior

Untere gastrointestinale Blutung
– Angiographie der A. mesenterica superior
– Angiographie der A. mesenterica inferior
– Coliacographie

Bei Zugänglichkeit des Versorgungsgebiets der A. gastrica sinistra für Embolisationsverfahren können akute Blutungen dieses Bereichs durch temporare Occlusion mit resorbierbaren Embolisaten oder auch durch selektive Perfusion mit Vasoconstrictiva zumindest zeitweilig beherrscht werden [5, 19, 26, 35, 36] Grundlage für derartige Indikationsstellungen ist die genaue anatomische Analyse aufgrund selektiver und superselektiver Darstellungen Für diese Zwecke erweist sich die Kombinationsmöglichkeit einer digitalisierten Subtraktionsangiographie mit konventionellem Darstellungsverfahren als zweckmäßig. Mit geringen Kontrastmittelmengen (10–20 ml, etwa im Verhaltnis 1 1 mit physiologischer Kochsalzlosung verdünnt) kann ein Übersichtsangiogramm über den arteriellen Weg über das Vorliegen von Gefäßvarianten orientieren. Mit Kontrastmittelmengen in Größenordnungen von 5–10 ml kann dann die weitere selektive Abklarung erfolgen. Nach den eigenen Erfahrungen hat sich die Kombinationsmöglichkeit von Subtraktionsangiographie und

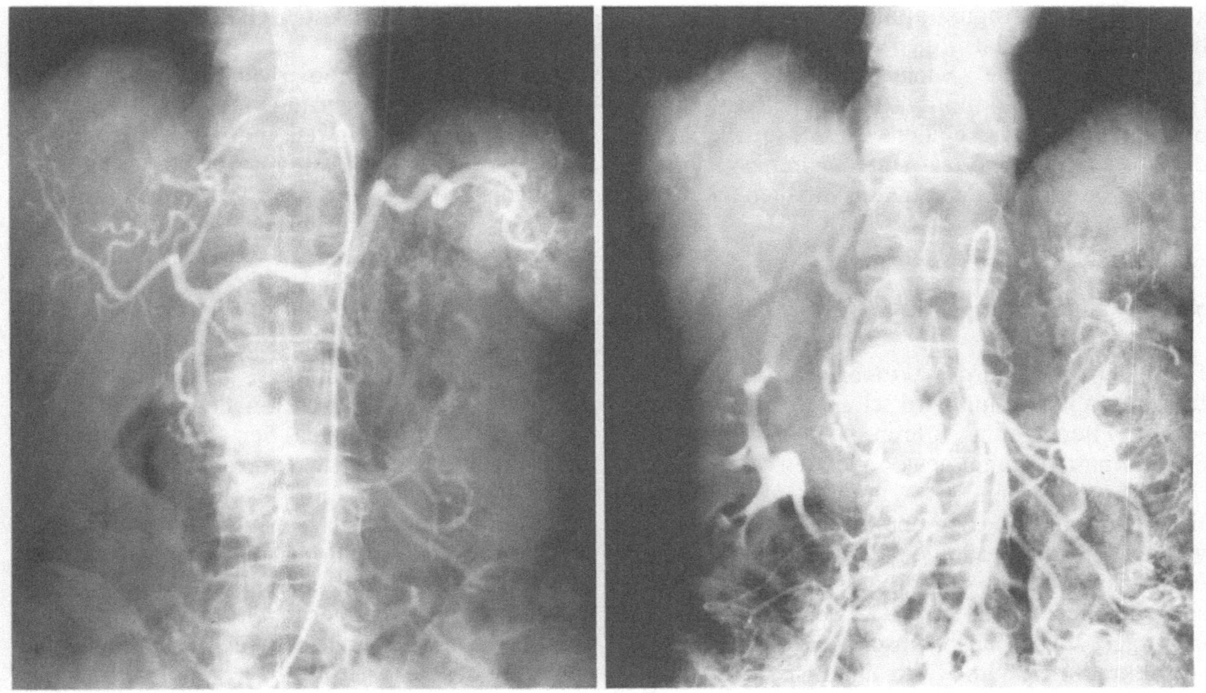

a

b

△

Abb. 3.26a, b. Einblutung in eine Pankreaspseudocyste
sowohl aus dem Versorgungsgebiet der A gastroduodenalis als auch der A mesenterica superior Darstellung
des Kontrastmittelaustritts **a** im Coliacogramm und **b**
im Mesentericogramm

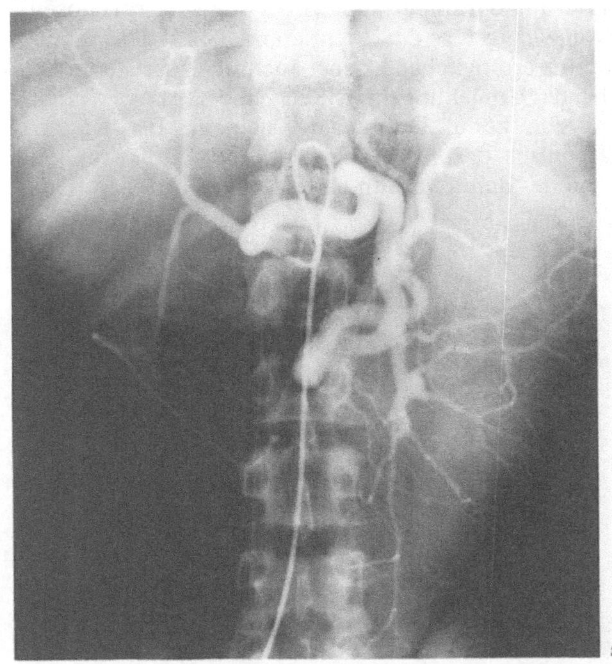

a

Abb. 3.27a, b. Konventionelles Coliacogramm bei einer
juvenilen Hypotrophie der Leber mit Splenomegalie
a Arterielle Verabfolgung von 50 ml Kontrastmittel mit
einem Fluß von 8 ml/s **b** Digitales Subtraktionsangiogramm nach selektiver Verabfolgung von 5 ml Kontrastmittel mit Handinjektion

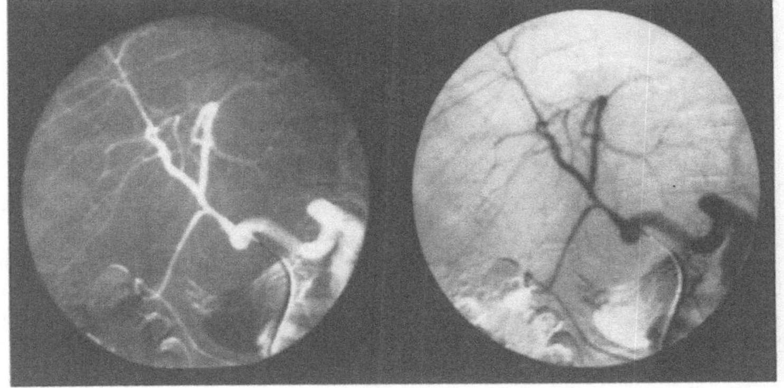

b

konventioneller Angiographie mit großformatigen
herkömmlichen Blattfilmen gerade für detaillierte
angiographische Suchverfahren bewahrt
(Abb. 3.27) Auch für das Aufsuchen einer sich
postoperativ entwickelnden Blutungsquelle lassen
derartige kombinierte Untersuchungsverfahren
eine Verbesserung der Aussagemöglichkeiten erwarten.

7.4 Ischämie – Gefäßverschluß

Der unter dem Bild des akuten Abdomens auftretende Gefäßverschluß wird selten zur angiographischen Untersuchung führen [1, 36]. Die akute
Symptomatik bedingt gewöhnlich ein rasches chirurgisches Vorgehen, etwa unter dem Bild einer
Ileussymptomatik. Bei der Angina abdominalis
vermag die Angiographie zumindest eine Aussage
über das Vorliegen von organischen Gefäßstenosen oder generalisierten Gefäßveranderungen zu
erbringen. Bei der chronisch verlaufenden Verschlußkrankheit kann die digitalisierte Subtraktionsangiographie auch über den intravenosen
Weg wenigstens ein orientierendes Bild des Gefäß-
status ermoglichen, wobei auch über bereits bestehende Umgehungskreisläufe eine Aussage erzielt
werden kann. Damit läßt sich ein Beitrag zur
Kenntnis des Ausmaßes der Verschlußkrankheit
und des damit verbundenen Risikos erstellen.

7.5 Pfortader – venöse Untersuchungsverfahren

Genau wie bei den schon erwähnten tumorbedingten Rückstrombehinderungen im Einstromgebiet
der Pfortader, vermag das indirekte Portogramm
über die A. lienalis und die A. mesenterica superior
Aussagen über das Vorliegen von thrombotischen
Verschlüssen, von Umgehungskreislaufen und va-
ricosen Veränderungen von Gefäßen in Collateralen zu erbringen (s. auch Abb. 3.21). Die digitalisierte Subtraktionsangiographie ermöglicht dabei,
ebenfalls unter erheblicher Reduzierung von Kontrastmittelmengen, zumindest gleichartige Aussagen wie die konventionelle Angiographie
(Abb. 3.28 a). Im Bereich der Pfortader können
auch intrahepatisch die Pfortaderaufzweigungen
mit Hilfe der indirekten Portographie unter Anwendung der digitalisierten Subtraktionsangiographie kontrastreicher dargestellt werden als im konventionellen Bild. Hier lassen sich Aussagen über
Verformungen, Verlagerungen und Einengungen
von Pfortaderästen erzielen. Auch die zeitliche Verzögerung des venösen Anstroms läßt sich diagnostisch hinsichtlich eines venösen Rückstromhin-
dernisses auswerten. Direkte laparoskopisch
durchgeführte Splenoportographien ermöglichen
eine kontrastreiche Darstellung der V. lienalis und
der Pfortader (Abb. 3.28 b) sowie bestehender Umgehungskreisläufe mit gleichzeitiger Venendruck-
messung. Die übrigen im Rahmen der Untersu-

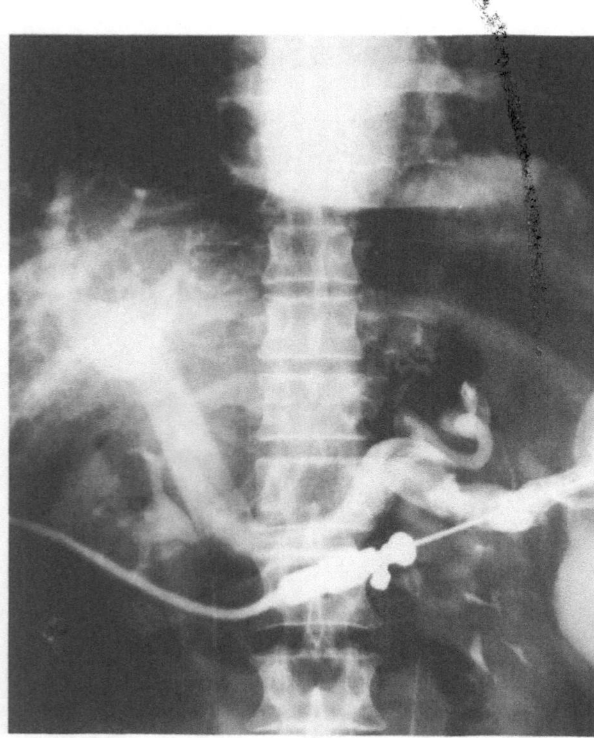

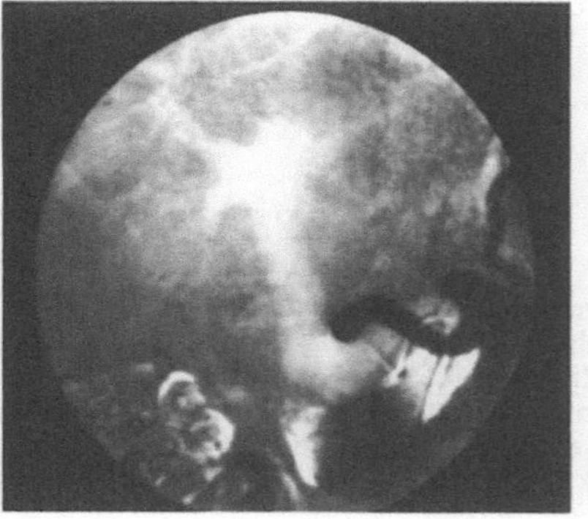

Abb. 3.28. a Digitales Subtraktionsangiogramm einer indirekten Portographie durch Verabfolgung von 7 ml
eines nichtionischen Kontrastmittels in den Truncus coeliacus **b** Direktes Portogramm durch Injektion von Kontrastmittel in das hilusnahe Milzparenchym unter Sicht
bei einer Laparoskopie

chungstechniken erwähnten phlebographischen Verfahren uber anderweitige Zugange zur Pfortader finden in unserem Erfahrungsbereich selten Indikationen und haben fur chirurgische Fragestellungen eine untergeordnete Bedeutung behalten.

Über den Weg indirekter Verfahren können auch Shuntdarstellungen erfolgen [52]. Für derartige Fragestellungen laßt die Subtraktionsangiographie eine Verbesserung der Aussagemoglichkeiten erwarten.

Literatur

1 Aakhus T, Evensen A (1978) Angiography in acute mesenteric arterial insufficiency Acta Radiol [Diagn] (Stockh) 19/6 945

2 Allison DJ, Hemingway AP, Cunningham DA (1982) Angiography in gastrointestinal bleeding Lancet II 30

3 Arlart IP (1985) Mesentericographie Rolle der intraarteriellen DSA bei der akuten Verschlußkrankheit Fortschr Rontgenstr 143/1 261

4 Ballier R, Haendle H, Maaß W, Mccandle J (1985) Die Bedeutung der intravenosen digitalen Subtraktionsangiographie zur Diagnostik von Aneurysmen im Bereich der Bauchaorta Digitale Bilddiagn 5 160

5 Baum S (1982) Angiography and the gastrointestinal bleeding Radiology 143 569

6 Beringer M (1983) Die Arteria lienalis, ihre Varianten und Gefäßbeziehungen in der angiographischen Darstellung (anatomische Grundlagen der selektiven, superselektiven Darstellung und Embolisation) Med Dissertation, Universitat, Gottingen S 72, 42, 43, 97

7 Bollinger A (1979) Funktionelle Angiologie Thieme, Stuttgart, S 121

8 Bosnjakovic S, Barth V, Heuck F (1980) Radiologische Befunde bei seltenen Lebertumoren Radiologe 20 355

9 Busch HP, Hoevels J, Prager P, Strauss L (1985) DSA der mesentericosplenorenalen Gefaße Rontgenpraxis 38 7

10 Charnasagavej C, Chuang VP, Wallace S, Soo CS, Bowers TA (1982) Angiography classification of hepatic arterial collaterals Radiology 144 485

11 Danchin N, Thisses JY, Neimann JL, Faivre G (1983) Osler-Weber-Rendu disease with multiple intrahepatic arteriovenous fistulas Am Heart J 105 856–859

12 Dunnick NR, Long JA, Krudy A, Shawker TH, Doppmann JL (1980) Localizing insulinomas with combined radiographic methods AJR 135 747

13 Fiegler W, Felix R, Langer M, Kohler D (1984) Diagnostisches Prozedere bei Pancreaserkrankungen Diagnostik 17/14 24

14 Fiegler W, Felix R, Hedde JP (1984) Einsatzmoglichkeiten der bildgebenden Verfahren bei fokalen Leberlasionen Diagn Intensivmed 9/14 18

15 Flannigan BD, Gomes AS, Stambuk EC, Lois JF, Pais SO (1983) Intraarterial subtraction angiography Comparison with conventional hepatic arteriography Radiology 148 17

16 Foley WD, Stewert ET, Milbrath JR, Sandretto M, Milde M (1983) Digital subtraction angiography of the portal venous systems AJR 140 497

17 Gehn J, Wilms G (1985) Angiodysplasien der Leber und des Gastrointestinaltraktes bei Morbus Rendu-Osler-Weber Fortschr Geb Rontgenstr Nuklearmed 143/6 722

18 Georgi M, Freitag B (1980) Pharmakoangiographie bei Lebertumoren Fortschr Geb Rontgenstr Nuklearmed 132/3 287

19 Goldman MC, Land WC Jr, Bradley EL, Anderson J (1976) Transcatheter therapeutic embolization in the management of massive upper gastrointestinal bleeding Radiology 120 513

20 Grabbe E, Lange G (1981) Angiographische Darstellung von Anastomosen im Leberhilus Radiologe 21 337

21 Grabbe E, Bucheler E, Buthzow GH (1983) Assessment of the digital subtraction angiography in visualization of the hepatic vessels of the portal vein Excerpta Medica 12 338

22 Grabbe E, Witte G, Jend HH, Bucheler E (1984) Die angiographische Oberbauchdiagnostik mit Hilfe der DSA Fortschr Geb Rontgenstr Nuklearmed 140 13

23 Gunther R, Georgi M, Kurtenbach P, Brunner H, Schmidt HD (1976) Perkutane transhepatische Pfortadersondierung mit Verodung blutender Oesophagusvarizen Dtsch Med Wochenschr 41 1491

24 Heaston DK, Chuang VP, Wallace S, de Santos LA (1981) Metastatic hepatic neoplasmas, angiographic featus of portal vein involvement AJR 136 897–900

25 Johnson K, Lunderquist A, Petterson H, Sigstedt B (1977) Subintimal injection of contrast medium as a complication of selective abdominal angiography Acta Radiol [Diagn] (Stockh) 18 55–64

26 Kadir S, Athanasoulis CA (1979) Angiographic management of gastrointestinal bleeding Ass Rev Med 30 41–59

27 Lamarque JL, Triby X, Bruel JM, Rounanet JP, Lopez P (1981) The results of angiography studies of abdominal masses Eur J Radiol 1 104–113

28 Levy IM, Sheedy PF, Fulton RE, Stanson AW (1979) Use of Simmons "Sidewinder" femoral-cerebral catheter for abdominal angiography Radiology 131 251

29 Lippert H, Pabst R (1985) Arterial variations in man Bergmann, Munchen, S 31–41

30 Lunderquist A, Vang J (1974) Transhepatic catherization and obliteration of the coronary vein in patients with portal hypertension and esophageal varices N Engl J Med 291 646–649

31 Michels NA (1942) The variational anatomy of the spleen and splenic artery J Anat 70 21–72

32 Nyman U, Boijsen E, Lindstrom C, Rosengren JE (1980) Angiography in angiomatous lesions of the gastrointestinal tract Acta Radio [Diagn] 21/1 21–31

33 Ostertag B, Seybold D, Zeitler E, Gessler U (1983) Retrospektive Untersuchung uber akutes Nierenversagen nach Kontrastmittelinjektion Inn Med 10 331

34 Probst P, Hirschmann DM, Haertel M, Fuchs WA (1980) Die Rontgendiagnostik der akuten intestinalen Ischamie Fortschr Rontgenstr 132/5 527–534

35 Rahn NH, Tishler JM, Han SY, Russonsvich NAE (1982) Diagnostic and interventional angiography in acute gastrointestinal hemorrhage Radiology 143 361–366

36 Rewane J (1983) Hereditary hemorrhagic teleangiectasia (Oslers's disease) with special reference to angiographic findings in liver cirrhosis Br J Radiol 56 207–208

37 Rich NM, Hobson R, Fedde CW (1974) Vascular trauma secondary to diagnostic and therapeutic procedures Am J Surg 128 715

38 Roberts LK, Gold RE, Routt WE (1981) Gastric angiodysplasia Radiology 139 355–359

39 Schmidt LR, Pfeifer KJ, Spelsberg F, Wirshing R, Kuntz R (1980) Angiographische Diagnostik bei Inselzelltumoren Fortschr Geb Rontgenstr Nuklearmed 132/1 1–8

40 Schuster R, Romatowski HJ von, Erkelenz I, Kramer R, Stockmann F (1982) Kriterien diagnostischer und therapeutischer Verfahren zur Organgefäßembolisation (Niere, Milz, Leber) Rontgenblatter 35 139–145

41 Schuster R, Romatowski HJ von, Creutzfeldt W, Stockmann F (1983) Transluminale Occlusionsbehandlung von Lebermetastasen hormonbildender Geschwulste Rontgenpraxis 36 368–373

42 Seldinger SJ (1953) Catheter replacement of the needle in percutaneous arteriography Acta Radiol 39 368–376

43 Seyfarth W, Dilbat G, Zeitler E (1983) Efficiency and safety of digital subtraction angiography with special reference of contrast agents Cardiovasc Intervent Radiol 6 265

44 Soo CS, Wallace S, Chuang VP, Charnsangavej C, Bowers TA (1982) Injury to the intima of the hepatic artery Radiology 143 373–378

45 Speck U, Niendorf HP (1984) Kontrastmittelanwendung in der DSA In Thurn P, Felix R (Hrsg) Standortbestimmung der digitalen Subtraktionsangiographie (DSA) Schering, Berlin

46 Stecher A (1985) Die variable Versorgung der Leber in anatomischen und angiographischen Untersuchungen als Grundlage zur transluminalen Embolisation Med Dissertation, Universität Gottingen, S 8, 11, 198

47 Steidle B, Wolf KJ, Banzer D, Seyfarth W (1984) Iopromid, ein neues Kontrastmittel zur Angiographie Dtsch Med Wochenschr 109/34 1275–1278

48 Takolander R, Bergquist D, Jonsson K, Karlsson S, Falt K (1985) Fatal thrombo-embolic complications at aorto-femoral angiography Acta Radiol [Diagn] (Stockh) 26/1 15

49 Triller J, Schroder R (1985) Percutane intraarterielle Infusion und Embolisation von Lebermetastasen kolorektaler Karzinome Fortschr Geb Rontgenstr Nuklearmed 143/3 307–315

50 Vogel H, Belz I, Bucheler E (1981) Komplikationen des transkathedralen Verschlusses von Abdominalarterien Rontgenblatter 34 342–350

51 Wenz W (1972) Abdominale Angiographie Springer, Berlin Heidelberg New York, S 24

52 Wittich G, Czembirek H, Appel W, Funovics J, Lechner G (1980) Angiographische Ergebnisse bei distalen splenorenalen Shunts Radiologe 20 528–533

3.3 Computertomographische Diagnostik bei pathologischen Veränderungen des Abdominalraums

E BÜCHELER, R. MAAS und E GRABBE

Die Computertomographie (CT) des Abdomens gewinnt gerade unter dem chirurgischen Aspekt der praoperativen Diagnostik, aber auch unter Berucksichtigung postoperativer Verlaufskontrollen, zunehmend an Bedeutung. Hierbei erganzt sie die konventionelle Rontgendiagnostik, aber auch die Endoskopie und die Sonographie Aufgrund der uberlagerungsfreien Darstellung der 3 Dimension des Korpers durch axiale Schichten in Verbindung mit der Gewebedifferenzierung durch Dichtemessungen im Weichteilbereich ergeben sich sehr prazise und differenzierte Indikationsspektren [5, 26, 28, 33].

Im Bereich des Magen-Darm-Traktes sind die Endoskopie und/oder die konventionelle Röntgenuntersuchung mit Barıumsulfat als Magen-Darm-Passage oder als Colonkontrastdarstellung in Doppelkontrasttechnik zur Erstuntersuchung die führenden diagnostischen Methoden. Beide Untersuchungsverfahren sind jedoch in ihren Aussagen im wesentlichen auf die Innenflachen von Hohlorganen beschrankt. Pathologische extraluminale Veranderungen sind naturgemaß nur indirekt darstellbar oder entgehen ganzlich dem Nachweis. Hier liegt die Domane der Computertomographie, die den Raum außerhalb der Hohlorgane direkt und uberlagerungsfrei darstellt Dadurch liefert die CT erganzende Informationen bei wandüberschreitenden oder an den Darm angrenzenden Erkrankungen [8, 19, 59]

1 Untersuchungsmethode

Eine medikamentose oder diatetische Vorbereitung des Patienten zur CT des Abdomens ist normalerweise nicht erforderlich Lediglich bei vorgesehener intravenoser Kontrastmittelapplikation sollte der Patient nüchtern sein Zur besseren Abgrenzbarkeit von Magen sowie Dunn- und Dickdarm empfiehlt sich die orale Applikation von 500–1000 ml einer 5%igen Gastrografinlosung, die der Patient ca 0,5 h vor Untersuchungsbeginn trinken sollte. Eine rectale Gabe derselben Losung ist bei Prozessen im Beckenbereich hilfreich [15]. Zur Kontrastierung der harnableitenden Strukturen ist im Einzelfall die Gabe von 25 ml Urovison i.v empfehlenswert. Zur Dichteanhebung von Gefäßen oder gefäßreichen Prozessen eignet sich die intravenose Gabe von nierengangigem Kontrastmittel Erfolgt die Applikation in Bolusform und ggf. unter mehrfachen Boluswiederholungen [47] in Verbindung mit Serienschichtuntersuchungen (Angio- oder Serien-CT mit bis zu 8 Bilder/min), so kann durch das zeitliche Verhalten des an- und abflutenden Kontrastmittels im Vergleich zur Umgebung häufig eine weitere Differenzierung vorgenommen werden [16, 27, 31]. Bei differentialdiagnostischen Problemen ist die CT-gezielte Feinnadelaspirationspunktion zum Zweck der Zellgewinnung und cytologischen Untersuchung eine wertvolle diagnostische Bereicherung.

2 Oesophagus

Der Nachweis von Luft in der Speiseröhre ist physiologisch. Alle Abschnitte des Oesophagus sind im CT gut erfaßbar Dabei ist die Wandstarke abhangig vom Dehnungszustand. Eine Wandverdickung von mehr als 5 mm ist als pathologisch zu werten. Eine Vergroßerung des Innenlumendurchmessers von mehr als 10 mm weist auf eine prastenotische Dilatation hin [9, 10, 40] Die Langenausdehnung eines tumorosen Prozesses kann in der CT auch bei hochgradigen Stenosen bestimmt werden, die für Kontrastmittelstudien oder endoskopische Untersuchungen nicht mehr passierbar sind [45] Für den Chirurgen ist daruber hinaus die Erfassung eines intramuralen oder extraluminalen Wachstums von großem Interesse (Abb 3.29). Zusatzlich vermag die CT den Grad einer mediastinalen Tumorinfiltration mit Arrosion von Nachbarorganen wie Aorta descendens, Trachea, Stammbronchen oder Perikard zur Darstellung zu bringen. Hierbei erreicht die Diagnostik, korreliert mit Operations- oder Obduktionsbefund, eine Treffsicherheit von 80–90% [18].

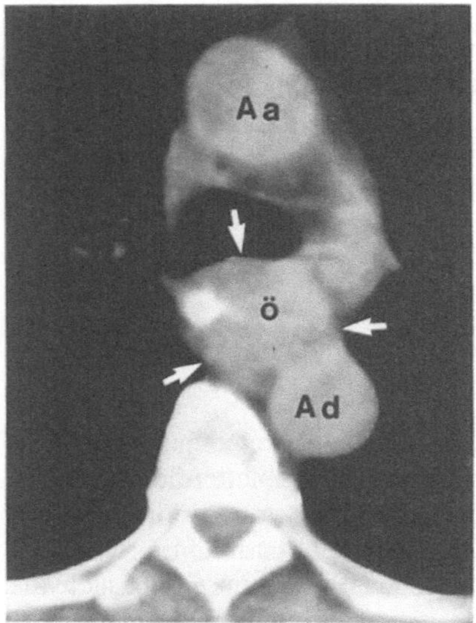

Abb. 3.29. Oesophaguscarcinom im mittleren Drittel (→) Exzentrische Wandverdickung mit Kontrastmittel im Restlumen und fehlender Abgrenzung zur Trachealbifurkation *Aa* Aorta ascendens, *Ad* Aorta descendens, *o* Oesophagus

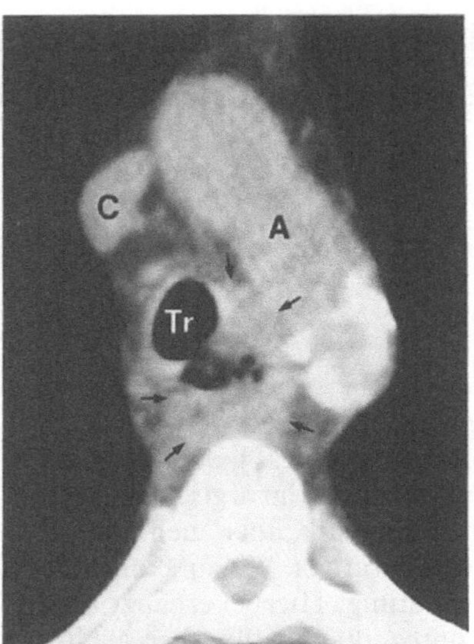

Abb. 3.30. Oesophaguscarcinom (→) mit Ausbildung einer oesophagotrachealen Fistel *A* Arcus aortae mit Wandverkalkungen, *C* V cava superior, *Tr* Trachea

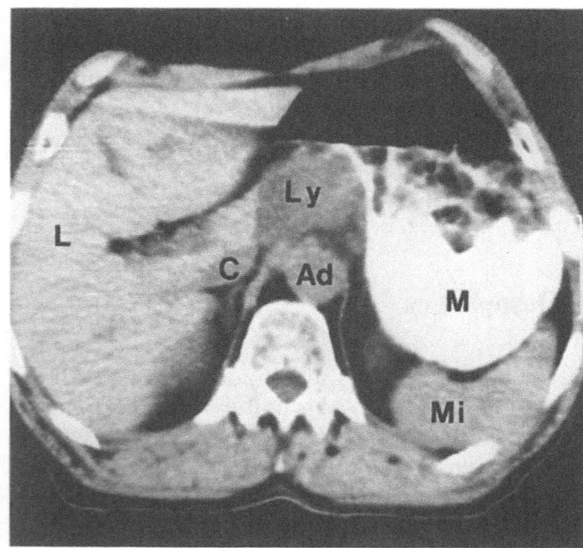

Abb. 3.31. Lymphom an der kleinen Kurvatur des Magens bei Oesophaguscarcinom *C* V cava inferior, *Ad* Aorta descendens, *L* Leber, *Ly* Lymphom, *Mi* Milz, *M* Magen

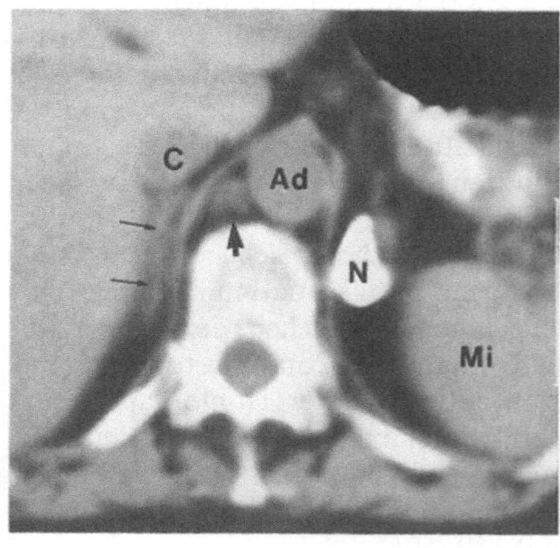

Abb. 3.32. Vergroßerter, retrocruraler Lymphknoten (→) bei Oesophaguscarcinom im distalen Drittel *Ad* Aorta descendens, *N* verkalkte linke Nebenniere, *Mi* Milz, → normale rechte Nebenniere, *C* V cava inferior

Darüber hinaus zeigt die CT vergrößerte regionäre Lymphknoten, die ab einer Nachweisgröße von 1–1,5 cm als metastasenverdächtig gelten [32, 45] Fistelbildungen zwischen der Speiserohre und benachbarten Hohlorganen können in ihrer topographischen Zuordnung gut dargestellt werden (Abb 3.30). Ferner weist die CT Fernmetastasen in der mituntersuchten Körperregion (Lunge, Pleura, Rippen, Leber oder Pankreas) auf

(Abb 3.31 und 3.32) Somit sind beim praoperativen Staging des Oesophaguscarcinoms früher gebräuchliche, invasive Methoden wie Mediastinoskopie, Azygographie oder Pneumomediastinum durch die CT heute entbehrlich geworden. Diagnostische Probleme können durch die Bewegungsunscharfe in unmittelbarer Nachbarschaft zum linken Vorhof entstehen oder durch das Fehlen demarkierender perioesophagealer Fettschichten bei kachektischen alteren Patienten hervorgerufen werden. Differentialdiagnostische Schwierigkeiten konnen beim Vorliegen von Oesophagusvaricen hervorgerufen werden, wenngleich diese im Nativ-CT oder durch die Serien-CT nach Kontrastmittel-applikation nachgewiesen werden konnen [6]

In der Verlaufsbeurteilung postoperativer Beschwerdebilder vermag die CT ebenfalls wertvolle Zusatzinformationen zu liefern. Da der überwiegende Teil der Tumorrezidive im Gebiet der cranialen Anastomose extraluminal wächst, ist eine frühe endoskopische Erfassung haufig unmöglich. In solchen Fällen ist die CT Methode der Wahl zum Nachweis eines Anastomosenrezidivs

Bei inoperablen Oesophaguscarcinomen, ebenso wie bei Tumorrezidiven, ist die CT für die Strahlentherapie von wesentlicher Bedeutung Hierbei erweist sich die reproduzierbare Darstellung des Tumors in axialer Schichtenfolge in topographischer Beziehung zum Körperumriß als Voraussetzung für eine optimale Bestrahlungsplanung.

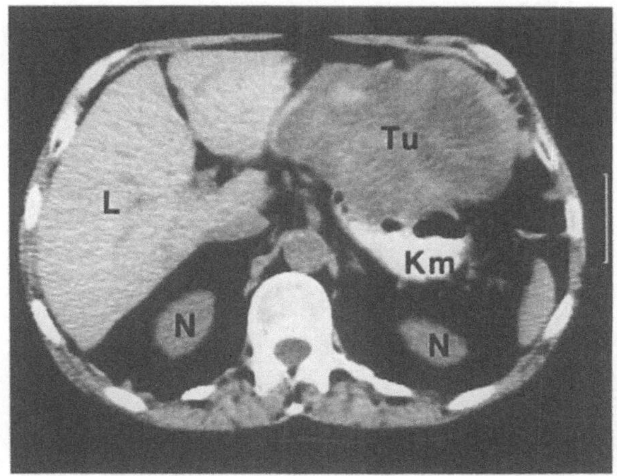

Abb. 3.33. Leiomyosarkom des Magens, an der ventralen Wand gelegen Kontrastmittel im Magencorpus *L* Leber, *Km* Kontrastmittel, *N* Niere, *Tu* Tumor

3 Magen

Die Bedeutung der CT bei Magentumoren liegt weniger in der Primardiagnostik als vielmehr in der Möglichkeit zu einem nichtinvasiven Staging histologisch gesicherter Raumforderungen. Hierbei sind Wandverdickungen des Magens von mehr als 1–1,5 cm bei normaler Füllung und physiologischem Dehnungszustand als pathologisch zu werten (Abb. 3.33) Insbesondere Carcinome mit einer Wanddicke von mehr als 2 cm sind überwiegend dem Stadium T 4 zuzuordnen [19, 32]. Ausnahmen – und damit Anlaß zu falsch-positiven Befunden – macht die tangentiale und damit scheinbar verbreiterte Darstellung der Kardiawand sowie der Fundusregion und angrenzender Bereiche der kleinen Kurvatur, sofern diese Wandschichten die Abbildungsebene der CT schräg durchlaufen und eine Raumforderung vortauschen

Die extragastrale Vorwölbung eines Magentumors sowie die Obliteration des den Magen umgebenden Fettgewebes sind als wandüberschreitendes Tumorwachstum zu interpretieren [3, 8, 34]. Dabei kann die CT im Einzelfall den direkten Nachweis einer Arrosion von Pankreas, Leberpforte oder Milz erbringen bzw. eine Tumorinfiltration entlang der Ligg gastrocolicum, gastroduodenale oder gastrolienale darstellen. Artdiagnostisch vermag die CT lediglich bei hypodensen Raumforderungen mit Dichtewerten deutlich unter 0 H.E. den Verdacht auf eine lipomatose Geschwulst zu äußern. Im übrigen ist eine computertomographische Differenzierung zwischen einem

Magencarcinom, einem Non-Hodgkin-Lymphom, einer Metastase oder einem entzündlichen Prozeß nicht möglich [33, 39]. Dagegen können pathologische Magenpelottierungen, die in der konventionellen Röntgenuntersuchung auffallen, durch die CT weiter abgeklart werden. Bei derartigen perigastralen Raumforderungen kann es sich um Tumoren des Pankreas, Lymphome beim Morbus Hodgkin sowie Non-Hodgkin-Lymphome oder um eine atypisch gelegene bzw. vergrößerte Milz handeln.

Von besonderem chirurgischem Interesse ist die Früherfassung eines postoperativen Tumorrezidivs Fur solche Nachuntersuchungen, um spater bereits fruhzeitig kleinere Rezidive erfassen zu konnen, ist es im Einzelfall sinnvoll, ca. 1–3 Monate nach der Operation einen Ausgangsbefund anzufertigen. Dieser kann bei Folgeuntersuchungen zum Vergleich herangezogen werden. Aufgrund der begrenzten Ortsauflösung der CT, aber auch aus Kostengründen, ist gleichwohl die routinemaßige endoskopische Kontrolluntersuchung die Methode der Wahl. Die Bedeutung der CT liegt vielmehr im Nachweis und in der Dokumentation der Ausdehnung des gesicherten Rezidivs.

4 Dünndarm

Die Aussagefahigkeit der CT-Untersuchung des Dünndarms wird auch unter chirurgischem Aspekt nur bei bestimmten Fragestellungen von Bedeutung sein [33] Dabei erstreckt sich das chirurgische Interesse in erster Linie auf den Nachweis und die Topographie von Dunndarmfisteln und

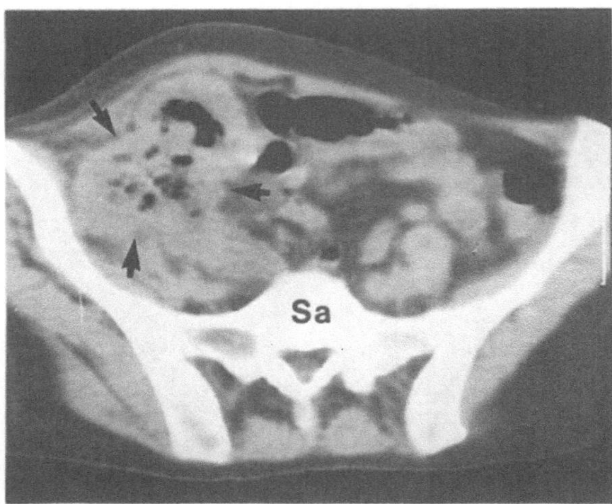

Abb. 3.34. Retroperitonealer Absceß mit pathologischen Lufteinschlussen bei Morbus Crohn (→) *Sa* Os sacrum

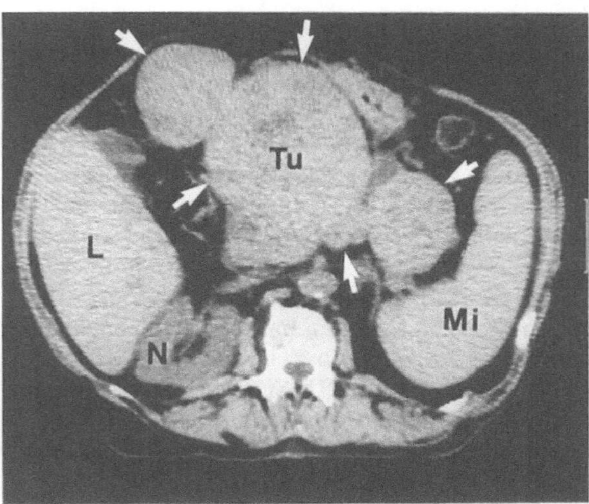

Abb. 3.36. Hamangiopericytom des Mesenteriums Polycyclische (→) Begrenzung und Verlagerung der Darmschlingen *L* Leber, *Mi* Milz, *N* rechte Niere, *Tu* Tumor

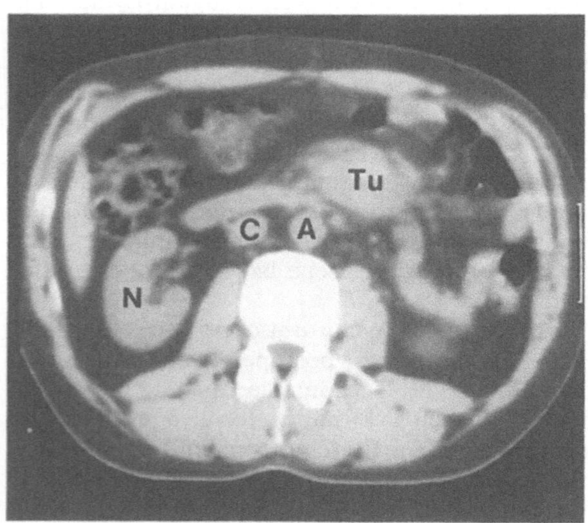

Abb. 3.35. Non-Hodgkin-Lymphom des Dunndarms *A* Aorta descendens, *C* V cava inferior, *N* rechte Niere, *Tu* Tumor

Abscessen Fisteln können bei günstiger Schichtenfolge und konsekutiver Betrachtungsweise anhand verschwollener Dunndarmwande mit Einengung des Lumens sowie Kontrastmittelaustritt in benachbarte Regionen erfaßt werden [2] Schlingenabscesse lassen sich als hypodense Raumforderungen außerhalb des kontrastierten Dunndarms leicht identifizieren. Der Nachweis extraintestinaler pathologischer Luftansammlung sichert die Diagnose, so daß auf die Bolusinjektion eines nierengängigen Kontrastmittels in aller Regel verzichtet werden kann. Abscesse in der Mesenterialwurzel lassen sich ebenfalls aufgrund des haufigen Nachweises kleiner Luftbläschen relativ sicher identifizieren (Abb 3.34).

Bei der Untersuchung normaler Dunndarmschlingen kommen Lumendurchmesser bis zu 3 cm zur Darstellung, wobei die Darmwandstarke 3 mm nicht überschreiten sollte Dabei konnen unterschiedliche Dunndarmtumore, wie Adenocarcinome, Lymphome (Abb 3.35), Leiomyosarkome [39] und Carcinoide oder Metastasen (Abb. 3.36) in ihrer Ausdehnung und Nachbarschaftsbeziehung prazise erfaßt werden Das trifft u.a auch auf Pankreaspseudocysten zu, die ggf. komprimierend auf das Duodenum wirken konnen [38] Vorteile bietet die CT insbesondere in der Darstellung des Übergreifens eines malignen Prozesses auf den Retroperitonealraum Schleimhautschwellungen, z B. als Folge einer Strahlentherapie oder von posttraumatischen Einblutungen in die Dunndarmwand, konnen mittels der CT nicht naher differenziert werden Interpretationsschwierigkeiten konnen insbesondere nach operativen Eingriffen auftreten, wie z.B in der Leberpfortenregion nach biliodigestiver Anastomose, in der Nierenloge nach Nephrektomie oder im kleinen Becken nach Hysterektomie

Die fur den Chirurgen wichtige Frage einer Dunndarminvagination wird üblicherweise durch die konventionelle Röntgenuntersuchung diagnostiziert. In der CT kann sich das Bild mehrerer, konzentrisch ineinander gelegener Ringe ergeben. Diese Befunde entsprechen mehrfach angeschnittenen Darmwanden und Darmlumina sowie dazwischenliegendem mesenterialem Fettgewebe [44].

Bei Dunndarmperforation und unsicherem Nachweis freier Luft in der konventionellen Dia-

gnostik gestattet das hohe Dichteauflosungsver-
mogen der CT die Dokumentation kleinster extra-
peritonealer Gasansammlungen. Gleichwohl wird
die CT als zeitaufwendige Untersuchung nur im
Einzelfall die konventionelle Abdomenübersichtsaufnahme im Stehen und in linker Seitenlage mit
horizontalem Strahlengang erganzen oder gar ersetzen konnen.

5 Colon

Die CT ist für die primare Untersuchung bei Erkrankungen im Bereich des Colons ungeeignet.
Erst bei nachgewiesenen pathologischen Veranderungen in der konventionellen Röntgendiagnostik
in Doppelkontrasttechnik bzw. in der Endoskopie
vermag die CT bei gezielter Indikationsstellung zusatzliche Informationen zu liefern, die dem Chirurgen fur die Operationsindikation und therapeutische Verfahrenswahl hilfreich sein konnen. Dabei
hat sich der Nachweis von darmwanduberschrei-
tenden Tumoren als wesentlich erwiesen [28, 33].
Bei einer normalen Dicke der Colonwand von weniger als 5 mm zeigen sich größere Tumoren als
ovale oder die gesamte Coloncircumferenz einneh-
mende, weichteildichte Raumforderungen, die
auch bei Lagewechsel des Patienten formkonstant
bleiben Große Adenocarcinome konnen zentrale
Dichteminderungen als Ausdruck eines nekrotischen Zerfalls aufweisen Chirurgisch wesentlich
ist neben der pericolischen Tumorausdehnung der
zusatzliche Nachweis einer peritumorosen Absceßbildung, einer Diverticulitis, einer Fistelung oder
einer Hernienbildung [2, 59]. Multiple kleine extraluminale Gasansammlungen lassen einen Absceß
wahrscheinlich erscheinen

Eine Aussage zur Dignitat der Raumforderung
ist im CT naturgemaß nicht moglich. Lediglich der
Nachweis weiterer Veranderungen, wie eine Invasion des umgebenden Fettgewebes, eine Infiltration benachbarter Organe und Strukturen sowie
Lymphknotenvergrößerungen oder Fernmetastasen in der Leber, können als indirekte Kriterien
der Malignitat gelten.

Speziell im Enddarm stellt die CT im Hinblick
auf das perirectale Tumorwachstum beim Rectumcarcinom eine Bereicherung der klinischen Diagnostik dar. Dabei kann mit einer Sensitivitat von
nahezu 80% das fortgeschrittene Carcinom am
Rande der Operabilität mit einer Infiltration des
perirectalen Fettgewebes bzw einer Mitbeteiligung
der angrenzenden Hüllfascien oder einem Durch-
bruch in das pararectale Bindegewebe demonstriert werden (Abb 3 37 und 3.38) In diesen Fallen ist die CT der digitalen Austastung beim pra-

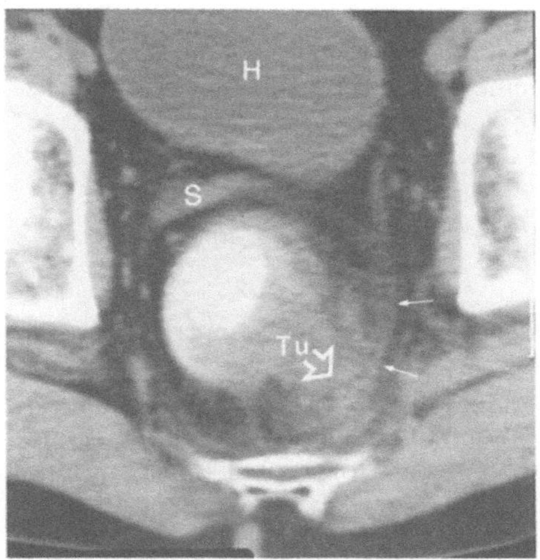

Abb. 3.37. Fortgeschrittenes, inoperables Rectumcarcinom
mit Infiltration der Capsula adiposa rectalis sowie Uberschreiten der Hullfascien (→) und Einbruch in die pararecta-
len Spatien (⇒) *H* Harnblase, *S* rechte Samenblase, *Tu* Tumor

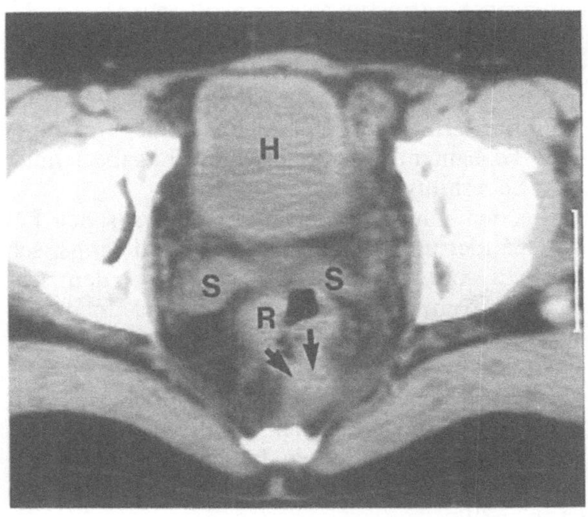

Abb. 3.38. Anastomosenrezidiv nach anteriorer Rectumkon-
tinenzresektion (→) *H* Harnblase, *R* Rectum, *S* Samenbla-
sen

operativen Tumorstaging deutlich überlegen [7, 13,
17, 60].

Insbesondere bei der Rezidivdiagnostik von Patienten nach Kontinenzresektion oder Rectumamputation ist die CT eine ideale Ergänzungsme-
thode zur Endoskopie bei der Objektivierung des
extraluminal wachsenden Anastomosenrezidivs.
Dabei werden Tumoren ab einer Größe von 1,5 cm
Durchmesser mit einer Sensitivitat von 80–90%
erfaßt Ein Ausgangsbefund ca 3 Monate postoperativ nach Konsolidierung der Wundverhält-
nisse hat sich als sinnvoll erwiesen, um den hierbei
erhobenen Situs als Vergleich für spatere Verlaufs-

beobachtungen heranziehen zu konnen. Bleiben dennoch unklare Befunde bestehen, so konnen diese durch eine CT-gezielte Feinnadelaspirationspunktion problemlos geklart werden [17, 22].

6 Leber

Die Computertomographie der Leber ist für den Chirurgen wegen der hohen Nachweisempfindlichkeit focaler Lasionen von besonderem Interesse. Hierbei konnen i.allg. intrahepatische Raumforderungen ab einer Größe von 1–2 cm mit einer Treffsicherheit zwischen 85 und 95% erfaßt werden. In der Mehrzahl handelt es sich dabei um hypodense Lasionen, bei denen eine Artdiagnose im CT aufgrund ihrer morphologischen Struktur, ihrer Dichtewerte und ihres Verhaltens bei Kontrastmittelapplikation in ca. 70% der Fälle möglich ist. Dabei kann in Einzelfällen eine Serienoder Angio-CT nach Bolusinjektion eines nierengangigen Kontrastmittels sinnvoll sein [1, 16, 27, 31]. Vorteilhaft ist darüber hinaus die überlagerungsfreie Darstellung der topographischen Verhaltnisse, die dem Chirurgen die Lokalisation einer Raumforderung vor geplanter Hemihepatektomie bzw. Trisegmentektomie sowie ihre Lagebeziehung zum Leberhilus dokumentieren kann.

Bei den solitären oder multiplen cystischen Leberveränderungen muß differentialdiagnostisch neben dysontogenetischen Lebercysten, dem Caroli-Syndrom, intrahepatischen Choledochuscysten und Gallengangsdivertikeln auch an einen Echinococcusbefall der Leber gedacht werden. Dabei sprechen glattwandige septierte Cysten mit „Hydatidensand" für einen Befall mit Echinococcus granulosus. In diesen Fällen sichert die entsprechende Serologie die Verdachtsdiagnose (Abb. 3 39).

Intrahepatische Abscesse zeigen als umschriebene Raumforderungen infolge der zentralen Verflüssigung ein hypodenses Dichtemuster mit Betonung des Randwalls (Abb. 3 40). Dieser zeigt als Ausdruck der Hypervascularisation der Absceßkapsel nach Kontrastmittelapplikation ein charakteristisches Enhancement ("rim sign"). Multiple kleine Gasblasen innerhalb der Raumforderung erharten die Diagnose, die ggf. durch gezielte Punktion gesichert werden kann. Zusatzlich erhalt man die Möglichkeit, ein Antibiogramm zu erstellen. Dagegen hat sich die CT-gezielte Absceßdrainage im Vergleich zur operativen Revision nicht durchsetzen konnen (Abb. 3 41).

Hamatome weisen in Abhangigkeit von ihrem Alter ein unterschiedliches Dichteverhalten auf. Im frischen Zustand sind sie mit bis zu 90 H.E. hyper-

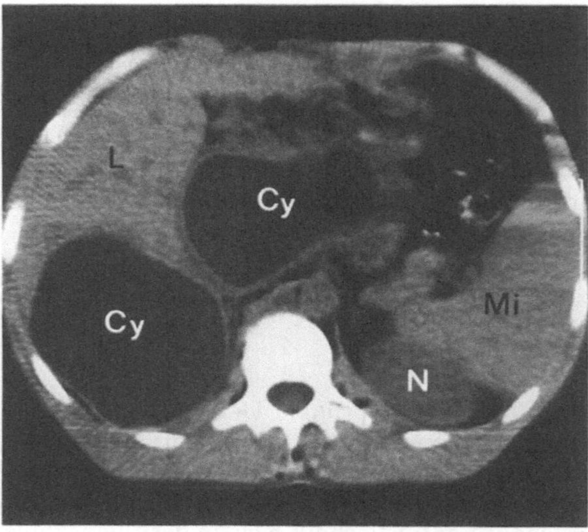

Abb. 3.39. Echinococcuscysten im dorsalen Bereich des rechten Leberlappens sowie in Hohe der Leberpforte. *Cy* Cysten, *L* Leber, *Mi* Milz, *N* linke Niere

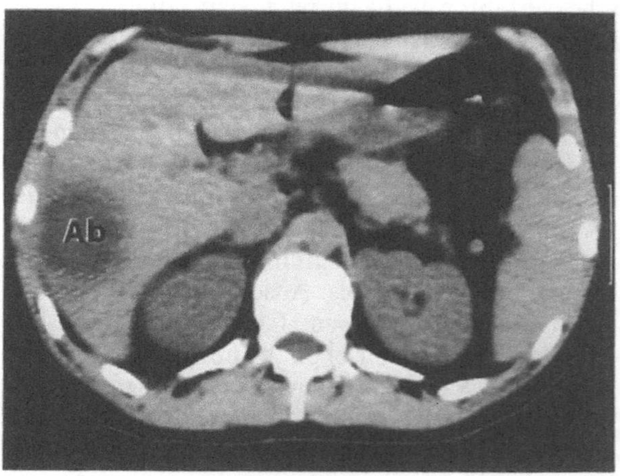

Abb. 3.40. Absceß im rechten Leberlappen dorsolateral. *Ab* Absceß

dens, da Serum in das umliegende Gewebe diffundiert und ein relativer Konzentrationsanstieg des Hämoglobins eintritt. Im Verlauf von Tagen oder Wochen werden infolge resorptiver Vorgange wasseräquivalente Dichtewerte erreicht. Dabei ist die computertomographische Lokalisation des Hamatoms (intrahepatisch, subcapsular oder perihepatisch) unter dem chirurgischen Aspekt einer eventuellen Druckentlastung bedeutsam (Abb. 3.42).

Primäre Lebertumoren oder Metastasen weisen gegenüber dem normalen Leberparenchym eine unscharfe Begrenzung sowie mäßig hypodense Dichtewerte auf (Abb. 3.43 und 3.44). Die seltenen isodensen focalen Lasionen können naturgemäß im CT nur indirekt durch bogige Verlagerung an-

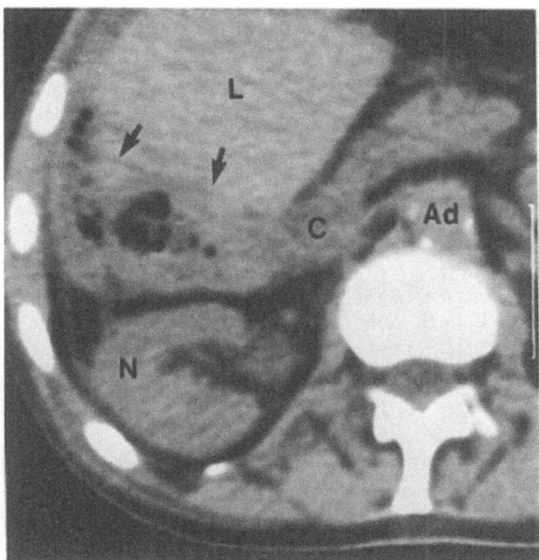

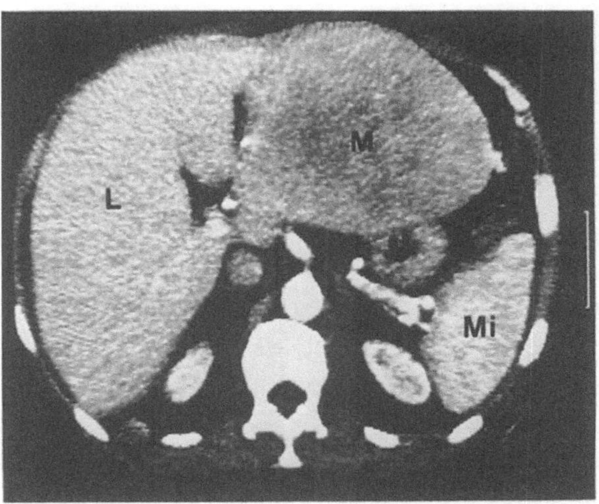

Abb. 3.41. Subhepatischer Absceß mit pathologischer Gasansammlung (→) nach Leberteilresektion *Ad* Aorta descendens, *C* V cava inferior, *L* Leber, *N* Niere

Abb. 3.43. Solitare, hypovascularisierte Lebermetastase im lateralen Segment des linken Leberlappens bei Coloncarcinom nach Kontrastmittelapplikation *L* Leber, *M* Metastase, *Mi* Milz

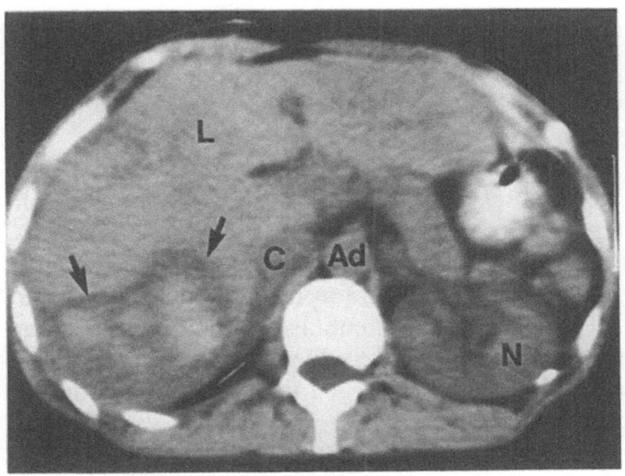

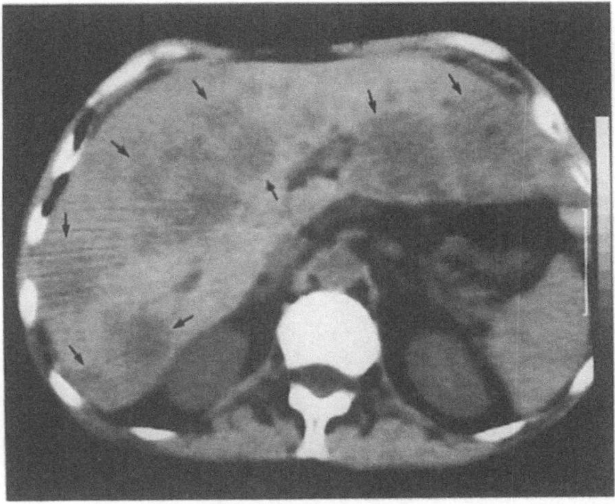

Abb. 3.42. Posttraumatisches Hamatom im rechten Leberlappen mit teils hypodensen alteren, teils hyperdensen frischeren Blutansammlungen (→) *Ad* Aorta descendens, *C* V cava inferior, *L* Leber, *N* Niere

Abb. 3.44. Diffuse Lebermetastasierung (→) bei Oesophaguscarcinom

grenzender Gefaßstrukturen oder Vorbuckelung der Leberaußenkontur erkannt werden. Zur weiteren Abklarung ist die Bolusinjektion mit Serienschichtuntersuchung sinnvoll, die neben dem differenten Kontrastverhalten gelegentlich arteriovenose Shunts sowie Abbruche größerer Gefaße als Hinweis auf Malignitat nachweisen kann (Abb. 3.45). Beim cavernösen Hamangiom, das als hypodenses Areal imponiert, laßt sich mittels der Angio-CT ein rasches Kontrastmittelanfluten im

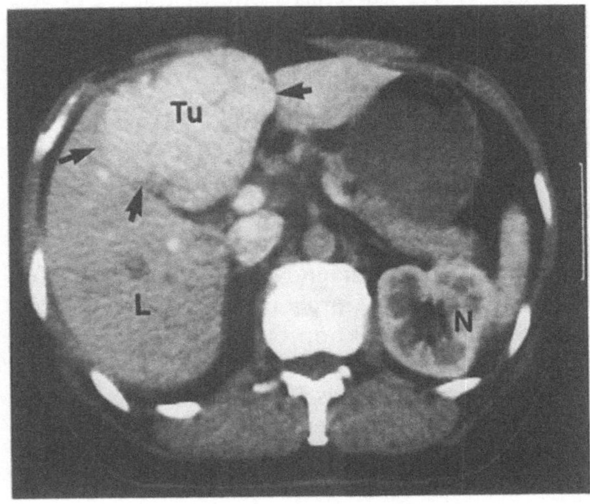

Abb. 3.45. Leberzelladenom im Lobus quadratus Hypervascularisation nach Kontrastmittelapplikation (→) *L* Leber, *N* linke Niere, *Tu* Tumor

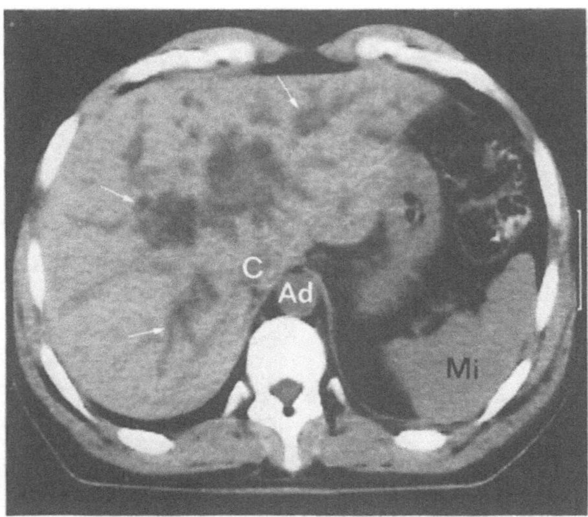

Abb. 3.46. Extrahepatische Cholestase Dilatation der intrahepatischen Gallenwege (→) *Ad* Aorta descendens, *C* V cava inferior, *Mi* Milz

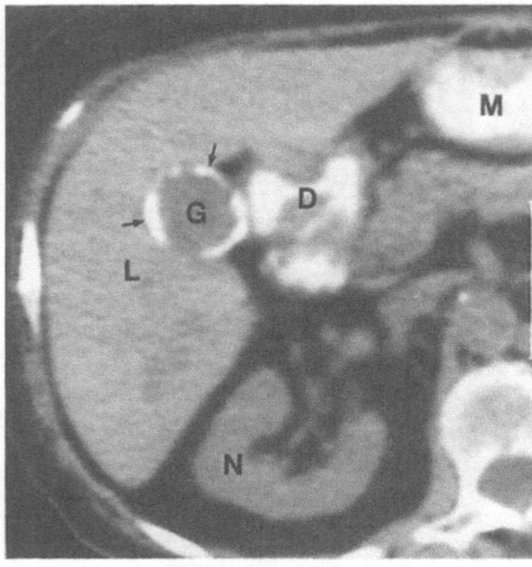

Abb. 3.48. Chronische Cholecystitis Randstandige Verkalkung der Gallenblasenwand („Porzellangallenblase") *M* Magen, *D* Duodenum, *G* Gallenblase, *L* Leber, *N* rechte Niere

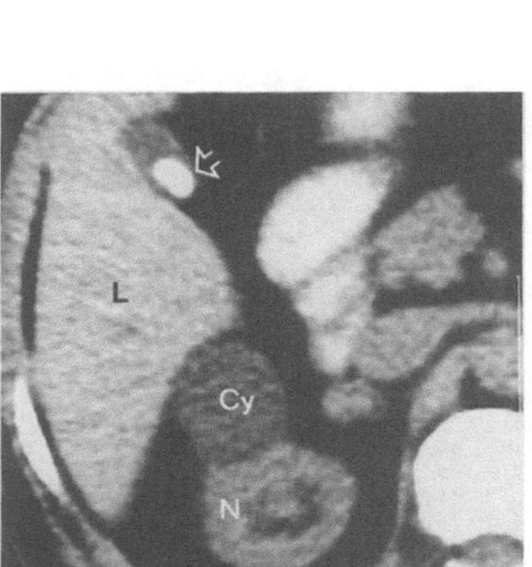

Abb. 3.47. Cholecystolithiasis Solitarstein (⇒) im Gallenblasenhals Nierencyste rechts als Nebenbefund *Cy* Cyste, *L* Leber, *N* rechte Niere

Randgebiet der Raumforderung als Ausdruck der Hypervascularisation nachweisen. Dieses Phanomen, zusammen mit dem sich anschließenden, langanhaltenden „Kontrastmittelpooling", ist charakteristisch für diese benigne Raumforderung Bleiben differentialdiagnostische Schwierigkeiten bestehen, so kann durch eine CT-gezielte Feinnadelaspirationspunktion eine Klarung herbeigefuhrt werden [16, 37].

Beim Vorliegen eines Ikterus kann die CT eine Unterscheidung zwischen obstruktiver und nichtobstruktiver Form vornehmen, sofern die laborchemischen Parameter uncharakteristisch sind. Di-

latierte intrahepatische Gallengänge sowie ein erweiterter Ductus hepatocholedochus weisen auf eine extrahepatische Verschlußebene hin (Abb 3 46). Hierbei sind größere Tumoren des Gallengangsystems oder Lymphome im Bereich der Leberpforte als Ursache sicher diagnostizierbar, während kleinere Gallengangskonkremente oder papillennahe Tumoren dem Nachweis in der CT entgehen. Gallenblasencarcinome konnen ebenfalls erfaßt werden. Der Nachweis einer Cholecystolithiasis ist dagegen in erster Linie dem Ultraschall bzw der Cholecystographie vorbehalten (Abb. 3.47 und 3 48).

7 Milz

Bei einem Abdominaltrauma hat die CT die fruher gebrauchliche Arteriographie und explorative Laparotomie weitgehend verdrangt. Bei Verdacht auf Milzruptur ist fur den Chirurgen die CT-Untersuchung der Milz von hohem Wert. Dabei imponiert das subcapsulare Hamatom nativdiagnostisch mehrheitlich als ein hyperdenses Areal an der Lateralseite der Milz. Innerhalb der folgenden 1–2 Wochen nimmt die Dichte kontinuierlich ab, so daß eine hypodense, subcapsulare Raumforderung resultiert Nur selten ist eine Kontrastmittelapplikation zum Nachweis eines isodensen Hamatoms erforderlich

Im Falle einer Milzruptur findet sich eine unregelmaßige Außenkontur der Milz als Folge der Kapselzerreißung. Durch konsekutiven Blutaus-

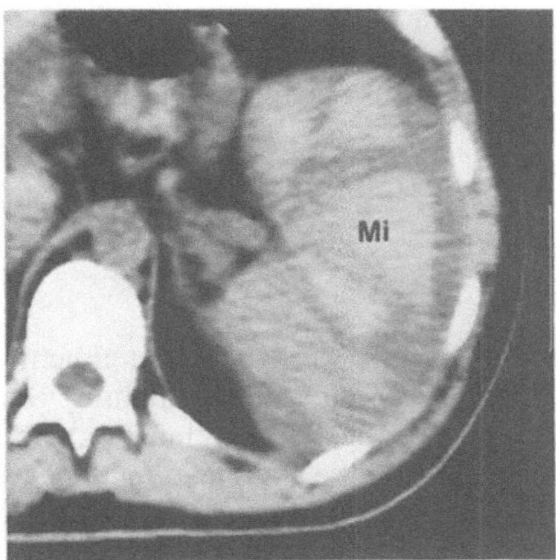

Abb. 3.49. Ältere Milzruptur mit Parenchymzerreißung und subcapsularem Hamatom *Mi* Milzparenchym

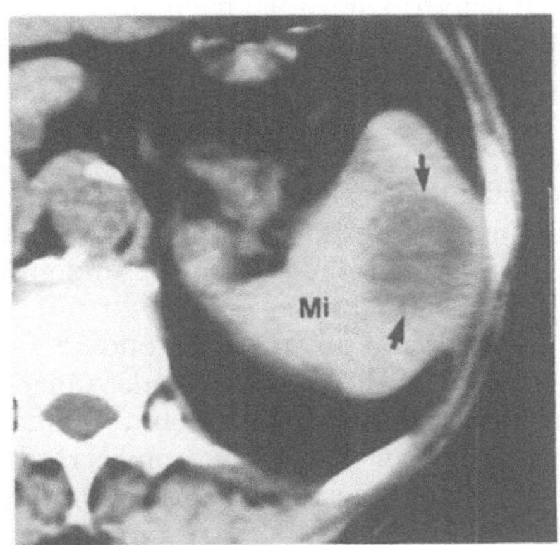

Abb. 3.50. Milzmetastase (→) *Mi* Milz

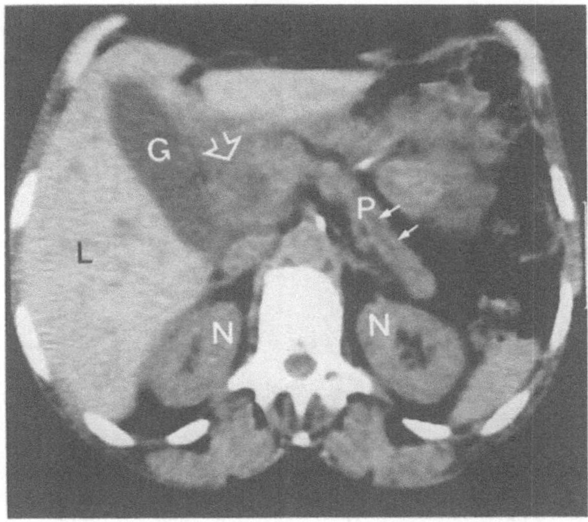

Abb. 3.51. Pankreaskopfcarcinom (⇒) mit dilatiertem Ductus pancreaticus (→) *G* Gallenblase, *L* Leber, *N* Nieren, *P* Pankreascorpus

tritt finden sich hyperdense Areale in der unmittelbaren Nachbarschaft sowie intraperitoneal (Abb 3 49).

Focale Lasionen innerhalb der Milz sind selten. Differentialdiagnostisch ist am ehesten an eine Milzcyste oder an einen Milzabsceß bzw an einen Milzinfarkt [56] zu denken (Abb. 3 50). Insbesondere bei partiellen Verkalkungen muß differentialdiagnostisch eine Epidermoidcyste, eine Echinococcusinfektion oder ein maligner Tumor mit regressiven Veranderungen erörtert werden

8 Pankreas

Pankreascarcinome konnen in der CT erst sicher erfaßt werden, wenn sie eine Große von ca 2–3 cm erreicht haben Hierbei handelt es sich um umschriebene, weichteildichte Raumforderungen, die nach bolusartiger Kontrastmittelapplikation gegenüber dem normalen Pankreasgewebe mehrheitlich hypodens werden [5, 24, 47]. Eine Aufweitung des Ductus pancreaticus bzw eine Unscharfe des retropankreatischen Raums oder peripankreatische Lymphknotenvergrößerungen sowie eine Dilatation der Gallenwege oder Lebermetastasen und Ascites weisen auf das Vorliegen eines fortgeschrittenen Pankreasmalignoms hin. Die Treffsicherheit der CT liegt bei ca 80% (Abb. 3 51). Als besonders schwierig erweist sich weiterhin die Diagnostik operabler Pankreascarcinome, da diese nur eine umschriebene Vergrößerung des Pankreas sowie eine im Nativscan nur geringe Dichtedifferenz gegenuber dem normalen Pankreasgewebe aufweisen. Demnach entgehen kleinere Pankreastumoren unter 1 cm Durchmesser, speziell des endokrinen Systems, in aller Regel dem CT-Nachweis. Das erklart den Prozentsatz von ca. 40% falsch-negativer CT-Diagnosen beim operablen Pankreascarcinom Da die Sonographie ahnliche Ergebnisse aufweist, wird diese als Screeningmethode bevorzugt eingesetzt.

Bei der akuten Pankreatitis ist die CT zur Differenzierung der Stadien die Methode der Wahl Sie kann das Ausmaß der pankreatischen Exsudation im Retroperitonealraum dokumentieren, wodurch ödematöse und hamorrhagisch nekrotisierende Formen voneinander abgegrenzt werden konnen [14, 50] Für den Chirurgen ist diese Stadieneinteilung sowie die frühzeitige Erkennung von Komplikationen von großer Bedeutung Dabei sprechen eine diffuse Organvergrößerung, eine Inhomogenität des Parenchyms sowie eine Flussigkeitsan-

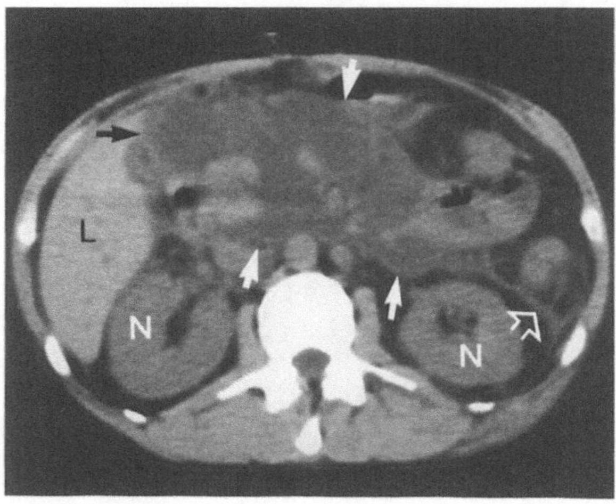

Abb. 3.52. Hamorrhagisch-nekrotisierende Pankreatitis (→) Ausgepragte Exsudation in den Intra- und Retroperitonealraum mit Markierung der Fascia Gerota (⇒) *L* Leber, *N* Nieren

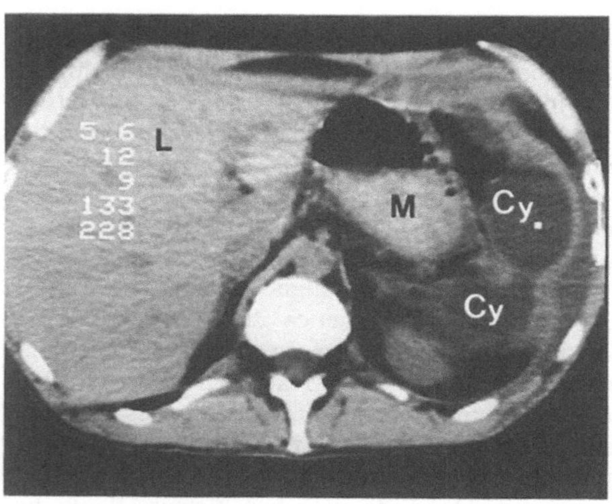

Abb. 3.53. Pankreaspseudocysten mit einem Dichtewert von 5,6 H E *Cy* Cysten, *L* Leber, *M* Magen

sammlung im pararenalen Raum für eine hamorrhagisch-nekrotisierende Verlaufsform. Der odematöse Reizzustand des Pankreas zeigt sich dagegen in Form einer maßiggradigen Konturunscharfe des Organs ohne Flussigkeits- und Blutansammlungen in den Nachbargebieten (Abb. 3.52).

Bei chronischer Pankreatitis kommen regressive Veranderungen in Form von Pankreaspseudocysten [38] sowie Verkalkungen in der CT gut zur Darstellung. Diese konnen in Pankreasnahe monstrose Dimensionen erreichen und somit komprimierend auf Nachbarorgane wirken (Abb. 3 53). Sie konnen sich aber auch entlang fascienartiger Leitstrukturen in weiter entfernten Körpergebieten

ausbilden, so z.B. im hinteren unteren Mediastinum oder im Bereich des Beckens, wo sie zu Pelottierungseffekten an benachbarten Organen führen können.

9 Nieren

Die Nieren kommen in der CT als weichteildichte Organe nativdiagnostisch gut zur Darstellung. Sie sind gegen das umgebende Fettgewebe exakt abgrenzbar. Haufig ist die Gabe eines nierengängigen Kontrastmittels als Schnellinfusion in einem 2. Untersuchungsgang zur Darstellung kleinerer pathologischer Bezirke sinnvoll. Bei unklaren Befunden der konventionellen Röntgendiagnostik und/oder Sonographie vermag die CT zusatzliche Informationen zu liefern. Die Frage nach einer Nierenaplasie oder -hypoplasie sowie die Untersuchung einer „stummen Niere" sind sinnvolle Indikationen zur CT (Abb. 3.54) Cystische Veränderungen können ab ca. 1 cm durch intravenöse Kontrastmittelgabe sicher diagnostiziert werden. Dabei vermag die CT aufgrund der hohen Dichteauflösung bei sonographisch unklarem Befund gut zwischen solider oder cystischer Läsion zu differenzieren Cystennieren konnen insbesondere in großvolumigen Fallen durch das axiale Querschnittsbild in ihrer raumlichen Ausdehnung und Zuordnung besser als in der Sonographie erfaßt werden Dabei ist eine zusätzliche polycyclische Degeneration von Leber oder Pankreas in einem Arbeitsgang mit darstellbar (Abb 3.55). Bei Hydronephrosen vermag die CT das Ausmaß der Nierenbeckenerweiterung sowie Parenchymverschmälerung exakt zu dokumentieren Gestaute Ureteren sind in ihrem Verlauf auch ohne Kontrastmittelausscheidung der betreffenden Niere zu verfolgen, wobei die Ätiologie bei extraluminalen Abflußhindernissen im Beckenbereich haufig bestimmt werden kann.

Bei abdominalem Trauma kann die CT kleinere Parenchymblutungen bis hin zur Nierenruptur mit konsekutivem Blut- und Urinaustritt nachweisen. Die subcapsuläre oder perirenale Lokalisation des Hamatoms sind ebenso erkennbar wie weitere Ausbreitungswege entlang der Fascia Gerota bzw. in die Pankreasregion

In der Diagnostik von soliden Nierentumoren kommt der CT ein besonderer Stellenwert zu. Bei sonographischem Verdacht schließt sich heute zwangsläufig die CT an. Ihre Treffsicherheit ist so hoch, daß haufig auf eine praoperative Angiographie verzichtet werden kann. Lediglich bei Tumorstadien, die eine Mitbeteiligung der großen abdominalen Gefäße vermuten lassen, ist eine Cavo-

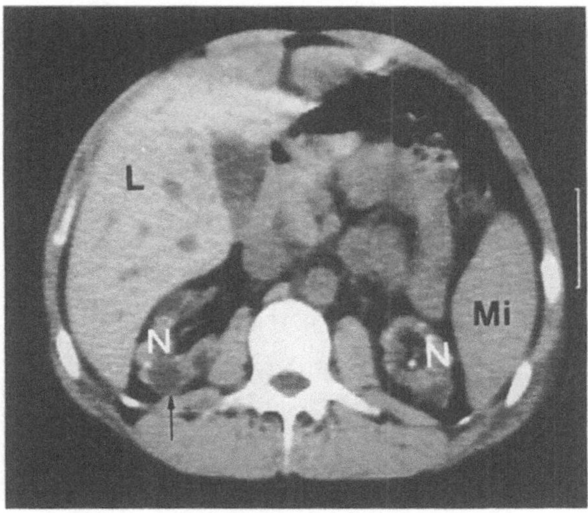

Abb. 3.54. Pyelonephritische Schrumpfnieren beidseits (→) Cyste, *L* Leber, *Mi* Milz, *N* Nieren

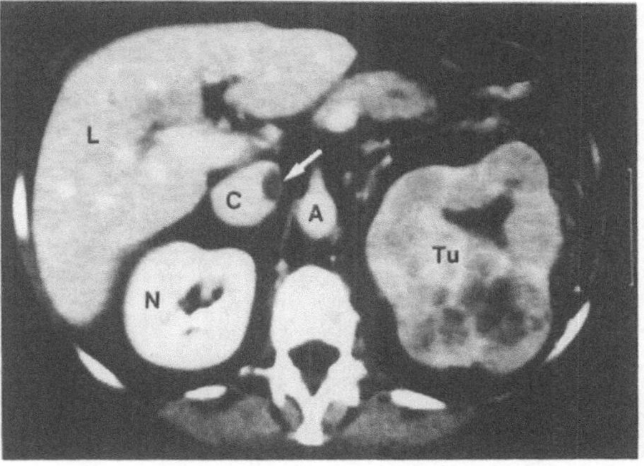

Abb. 3.56. Ausgedehnter solider Tumor der linken Niere (Hypernephrom) mit Ausbildung eines Thrombus in der V cava inferior (→) *A* Aorta abdominalis, *C* V cava inferior, *L* Leber, *N* Niere, *Tu* Tumor

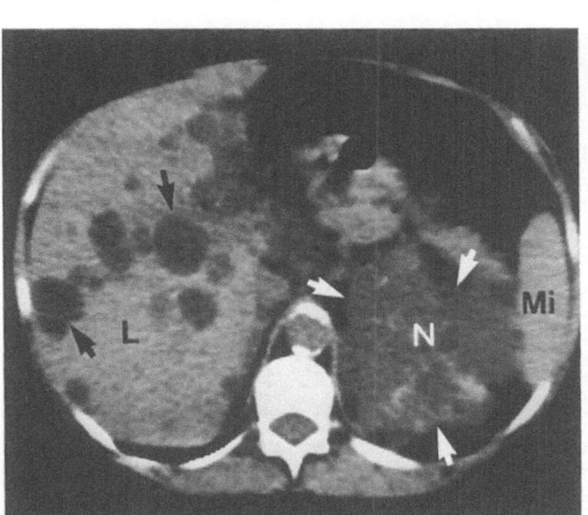

Abb. 3.55. Polycystische Degeneration von Leber und Nieren (→) *L* Leber, *Mi* Milz, *N* Niere

oder Aortographie erforderlich. Die gefäßreichen hypernephroiden Carcinome sind bezüglich ihrer Stadieneinteilung und im Hinblick auf eine Vergrößerung regionaler Lymphknoten sowie unter Berücksichtigung einer Infiltration der V. cava inferior gut klassifizierbar (Abb. 3.56) Kleine Tumoren in der Größenordnung von 1 cm entgehen allerdings der CT-Diagnose.

Postoperative Komplikationen wie Serome, Urinome oder Absceßbildungen lassen sich durch die CT prazise diagnostizieren. Nach Nierentransplantation ist die CT in der Lage, bei entsprechender klinischer Symptomatik eine Abstoßungsreaktion des Transplantats in Form einer ödematösen Schwellung deutlich zu machen. Dabei kann versucht werden, durch Kontrastmittelgabe die verbliebene Nierenfunktion abzuschätzen. Fur eine sichere Stellungnahme zur Rejektion ist die histologische Diagnostik nach Punktion erforderlich.

10 Nebennieren

Die Darstellung der im Retroperitonealraum verborgen gelegenen, asymmetrisch geformten Nebennieren ist mit der konventionellen Röntgendiagnostik und der Sonographie problematisch. Die CT vermag dagegen die Nebennieren bei akkurater Untersuchungstechnik in dünnen Schichten eindeutig darzustellen. Wenngleich eine Abgrenzung zwischen Nebennierenmark und -rinde nicht möglich ist, so stellt doch die CT bei klinischem Verdacht auf einen Nebennierentumor heute die Methode der Wahl dar [43]. Der Vorteil des Verfahrens liegt in der guten Nachweisbarkeit selbst relativ kleiner Tumoren mit einer Größenausdehnung unter 1 cm Hierbei kann die CT sowohl eine Seitenlokalisation bei einem endokrin aktiven Tumor vornehmen, als auch nicht endokrin aktive Tumoren topographisch nachweisen Dies ist für den Chirurgen von großer Bedeutung (Abb. 3 57). Der Organunterfunktion wie bei Morbus Addison entsprechen dabei Organe, die häufig regressive Veranderungen oder Verkalkungen aufweisen (s Abb 3.32). Adenome wie beim Morbus Cushing oder beim Conn-Syndrom sind in ihrem Dichteverhalten entsprechend ihrem unterschiedlichen Gehalt an Cholesterin, Fett und Wasser sehr variabel.

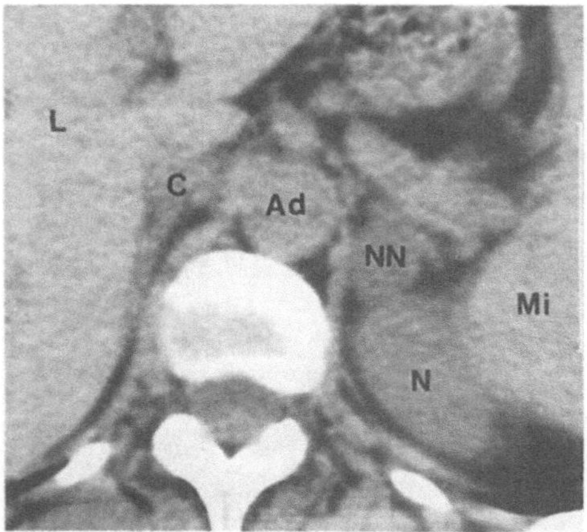

Abb. 3.57. Nebennierentumor links *Ad* Aorta descendens, *C* V cava inferior, *L* Leber, *Mi* Milz, *N* linke Niere, *NN* linke Nebenniere

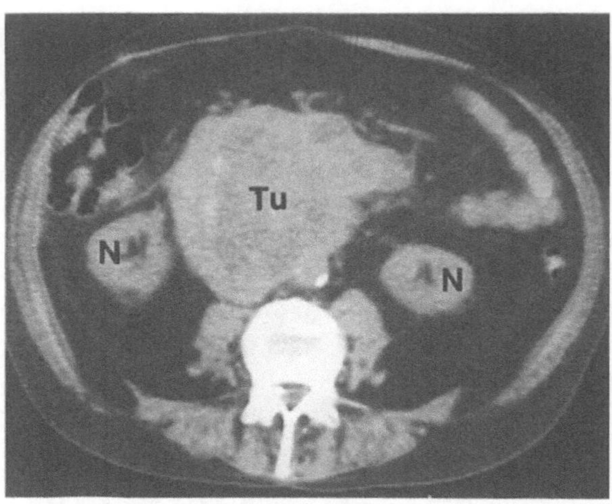

Abb. 3.58. Retroperitoneales Fibrosarkom Fehlende Abgrenzbarkeit zur Aorta abdominalis sowie Kompression der V cava inferior *N* Nieren, *Tu* Tumor

Bei klinischem Verdacht auf ein Phaochromocytom des Nebennierenmarks kann die CT-Untersuchung, im Gegensatz zur konventionellen Angiographie, ohne die Gabe von Kontrastmittel erfolgen. Dadurch entfallt der Kontrastmittelreiz, der u U. zu unbeherrschbaren Blutdruckkrisen fuhren kann Die CT kann auch extraglandulare Phaochromocytome, die im Gebiet des Grenzstrangs liegen, nativdiagnostisch nachweisen.

Carcinome der Nebennieren wie das Neuroblastoma sympathicum des Kleinkindes oder Nebennierenrindencarcinome zeichnen sich durch polycyclisches und die umgebenden Organstrukturen infiltrierendes Wachstum aus

11 Übriger Retroperitonealraum

Die CT vermag aufgrund der hohen Dichteauflösung im Weichteilbereich gut- oder bösartige Tumoren des retroperitonealen Fett- oder Bindegewebes sowie der Muskulatur direkt darzustellen Die relativ seltenen Tumoren wie Fibrom (Abb 3 58), Schwannom, Neurinom, Lipom und Rhabdomyom sowie ihre sarkomatösen Entartungen können durch die konventionelle Röntgendiagnostik nur indirekt aufgrund von Aussparungen, Verlagerungen oder Pelotteneffekten vermutet werden Die CT kann bei der Vielzahl von Lokalisationen dieser Tumoren ihre Ausdehnung sowie Topographie für den Chirurgen übersichtlich erfassen. Diese CT-Befunde finden haufig Berucksichtigung bei der Wahl des operativen Verfahrens bzw. des operativen Zugangs

Die Artdiagnose von Weichteiltumoren kann in der CT lediglich bei Dichtewerten von weniger als

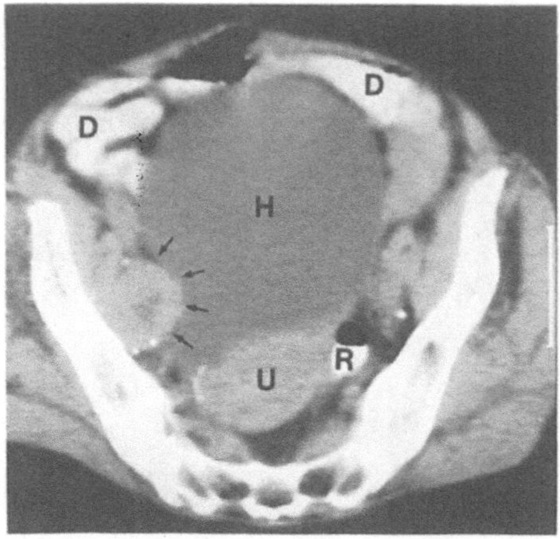

Abb. 3.59. Parapelvines Lymphom rechtsseits (→) *D* kontrastierte Dunndarmschlingen, *R* Rectum, *H* Harnblase, *U* Uterus

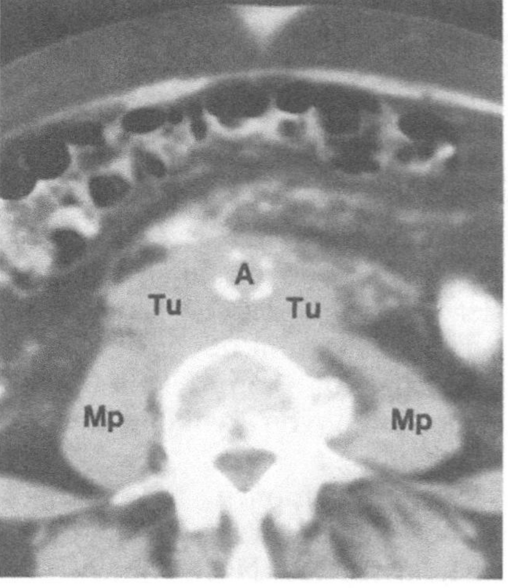

Abb. 3.60. Paraaortale Lymphome mit fehlender Abgrenzbarkeit der V cava inferior *A* Aorta abdominalis, *Mp* M psoas, *Tu* Lymphome

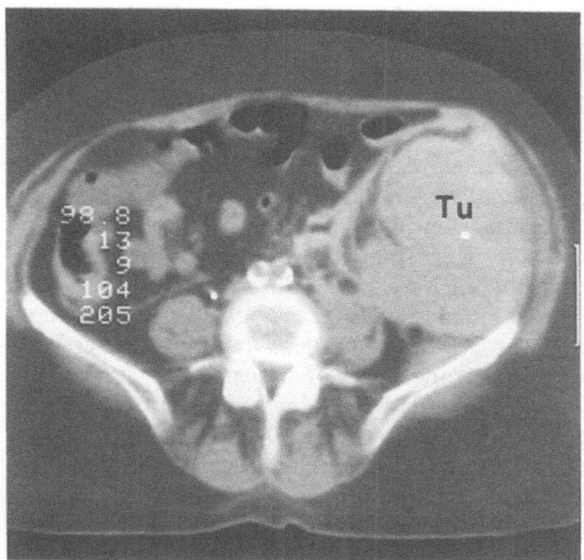

Abb. 3.61. Große, retroperitoneale Raumforderung an der linken Beckenschaufel Entstehung unter Marcumartherapie Die Densitat von 98,8 H E entspricht einem frischen Hamatom *Tu* Hamatom

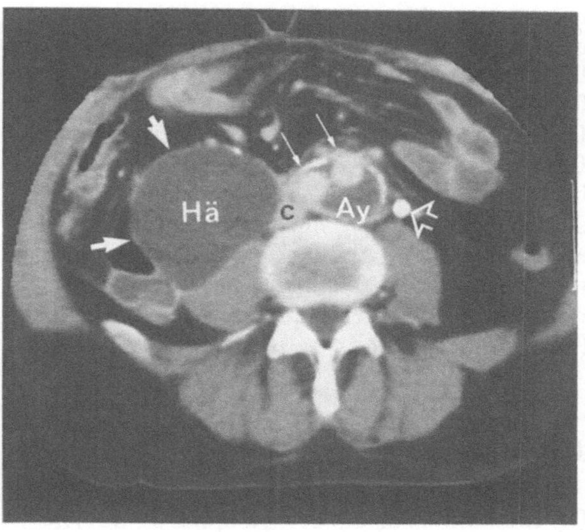

Abb. 3.63. Älteres, hypodenses Hamatom rechts paravertebral (→) Zustand nach Operation eines Aneurysmas der Aorta abdominalis Durch Kontrastmittelinfusion Abgrenzung des durchstromten Lumens der Y-Prothese (→) vom belassenen Aneurysma mit Wandverkalkung *Ay* altes Aneurysma, *c* V cava inferior, *Ha* altes Hamatom, ⇒ kontrastierter linker Ureter

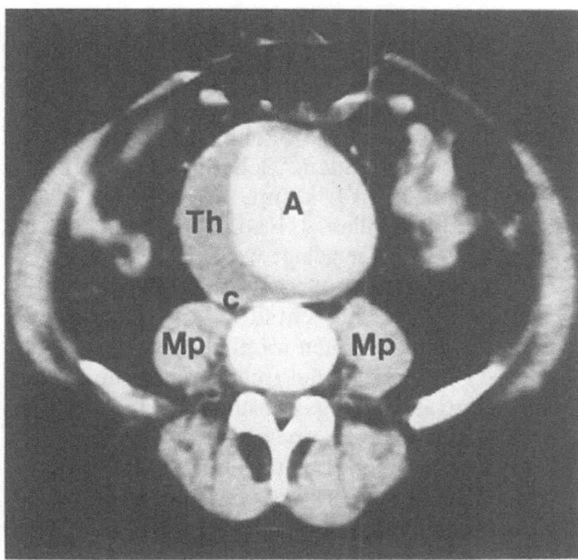

Abb. 3.62. Aneurysma der Aorta abdominalis Nach Kontrastmittelgabe Abgrenzung des durchstromten Lumens vom wandstandigen Thrombus, Kompression der V cava inferior *A* Aorta, *Th* Thrombus, *c* V cava inferior, *Mp* M psoas

fassenderes präoperatives Staging des Lymphknotenbefalls zu erhalten Dabei kommen nicht nur die kontrastmittelspeichernden Lymphknoten nach Lymphographie zur Darstellung, sondern auch diejenigen Lymphknoten, die entweder aufgrund von Tumorbefall nicht speichern oder die vom Kontrastmittelfluß nicht erreicht werden. Entzündliche Vergrößerungen sind allerdings in der CT von tumorösen Auftreibungen der Lymphknoten nicht zu unterscheiden Im allgemeinen gelten Lymphknotenvergrößerungen von mehr als 1,5 cm als pathologisch (Abb 3.59 und 3.50).

In der postoperativen Verlaufsbeurteilung abdominaler oder retroperitonealer chirurgischer Eingriffe gestattet die CT daruber hinaus ein frühzeitiges Erfassen von Komplikationen wie Absceßbildung, Blutung oder die Ausbildung von Lymphocelen, Seromen oder Urinomen (Abb 3 61).

In der Gefaßdiagnostik vermag die CT nichtinvasiv Wandverkalkungen, Gefaßdilatationen oder Aneurysmen darzustellen Es ist möglich, bereits nativdiagnostisch ein vom Blut durchflossenes Lumen von thrombosierten Anteilen zu unterscheiden Dabei ist in der synoptischen Interpretation aufeinanderfolgender Schichten die konzentrische oder exzentrische Lage des Aneurysmas sowie seine Langenausdehnung bestimmbar (Abb 3 62). Probleme konnen sich im Einzelfall bei der Beur-

—50 H E im Sinne eines Lipoms bzw. Liposarkoms getroffen werden. Eine weitere Differenzierung von Tumoren mit höheren Dichtewerten kann nur über die gezielte Feinnadelaspirationspunktion erfolgen [55]

Die CT bietet fur den Chirurgen die Möglichkeit, uber die Lymphographie hinaus ein umteilung einer Miteinbeziehung der Nierenarterien in ein bekanntes Aneurysma abdominalis ergeben. Bei Verdacht auf ein Aneurysma dissecans empfiehlt sich eine Kontrastmittelinfusion, die eine Differenzierung zwischen dem wahren und echten Lumen ermöglicht. Der hohe Stellenwert der CT bei aneurysmatischen Gefäßprozessen wird durch die postoperative Verlaufskontrolle mit Erfassung eventueller Komplikationen wie Nachblutungen im Anastomosenbereich der Prothese oder periprothetischen Abszeßbildungen noch verdeutlicht (Abb 3.63).

12 Zusammenfassung

Die Indikation zur CT des Oesophagus, des Abdomens und des Beckens ist aus chirurgischer Sicht je nach Krankheitsbild und Fragestellung sehr differenziert Im allgemeinen sind im Gastrointestinaltrakt Endoskopie und konventionelle Röntgenprimärdiagnostik die führenden Verfahren. Bei den parenchymatösen Organen des Oberbauchs steht die CT in Konkurrenz zur Sonographie, die aufgrund der häufigeren Verwendbarkeit, der fehlenden Strahlenbelastung und der günstigen Kosten-Nutzen-Relation als Screeningmethode der Wahl gilt. Sie kann allerdings durch Darmgasüberlagerungen beeinträchtigt sein. Die CT erreicht dagegen bei focalen Prozessen, insbesondere durch die Möglichkeit zur Kontrastmittelapplikation, haufig zusätzliche Informationen. Bei raumfordernden Prozessen im Bereich des Retroperitonealraums ist die CT der Sonographie und Angiographie haufig überlegen. Sie ermöglicht eine Präzisierung des praoperativen Tumorstagings und hat deshalb Einfluß auf die Wahl des Operationsverfahrens sowie des operativen Zugangs. Auch in der Nachsorge maligner Tumoren hat die CT insbesondere in bezug auf die Rezidiverfassung, Reoperation, Chemo- oder Strahlentherapie, eine wesentliche Bedeutung erlangt.

13 Magnetische Kernspintomographie in der bildgebenden Diagnostik des Abdomens und des Beckens

Die Kernspintomographie oder magnetische Resonanztomographie (MRT) muß sich als eine kostenaufwendige und zeitintensive Untersuchungsmethode an den bereits etablierten Verfahren (konventionelle Röntgendiagnostik, nuklearmedizinische Untersuchungsverfahren, Sonographie und Computertomographie) messen lassen Dabei sind

zur genauen Indikationsstellung zur MRT sowie zum Verständnis der Untersuchungsergebnisse orientierende Kenntnisse über die Prinzipien der Bildgebung mit Hilfe der Kernspinresonanz erforderlich.

Grundlage des Verfahrens, das gegenüber den Ultraschallwellen und den Röntgenstrahlen auf völlig anderen physikalischen Effekten beruht, ist die sog. Kernspinresonanz von Wasserstoffatomen, die im Magnetfeld durch Einstrahlung eines Hochfrequenzsignals im Radiowellenbereich angeregt werden. Aufgrund des Drehimpulses der Wasserstoffprotonen werden diese in einem starken äußeren Magnetfeld aus ihrer Längsrichtung herausgelenkt und führen eine Drehbewegung (Präzession) um die Magnetfeldachse durch Die Frequenz der Drehbewegung ist proportional zur angelegten Magnetfeldstärke. Wahrend der Rückkehr in ihre Ausgangsposition geben die prazedierenden Protonen die zuvor eingestrahlte Energie als Signal im Radiofrequenzbereich an die Umgebung wieder ab Dieses Signal wird in Empfängerspulen registriert und mittels eines leistungsstarken Computers in ein zweidimensionales Bild umgesetzt

Gegenüber der Computertomographie besitzt die Kernspintomographie folgende Vorteile:
- Die Aufnahmen sind nicht mit ionisierender Strahlung verbunden. Schädliche Nebenwirkungen sind nicht bekannt.
- Es konnen in allen 3 Raumebenen Schichten durch den Körper gelegt werden, ohne daß der Patient umgelagert werden muß. Daruber hinaus sind schräge Schichtaufnahmen in allen beliebigen Winkelebenen möglich.
- Das Verfahren zeichnet sich durch einen größeren Kontrastumfang zwischen normalem und pathologischem Gewebe aus.
- Durch die Wahl geeigneter Untersuchungsparameter scheint eine bessere Gewebecharakterisierung möglich zu sein.
- Das Gefäßsystem ist ohne Kontrastmittel darstellbar (Abb 3 64).
- In naher Zukunft dürften Stoffwechselvorgänge in bestimmten Körperarealen aufgrund einer lokalisierbaren Spektroskopie bildlich dokumentierbar sein.

Als Nachteile der MRT sind folgende Gesichtspunkte aufzuführen.
- Hohe Kosten für Geräteanschaffung und Betrieb.
- Relativ lange Untersuchungszeit pro Patient
- Bildunschärfe durch Bewegungsartefakte wie Atmung, Herzschlag, fortgeleitete Gefäßpulsationen und Darmperistaltik.

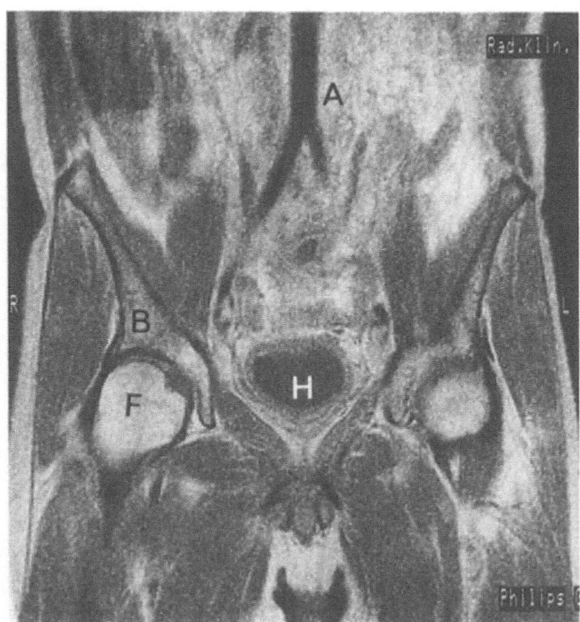

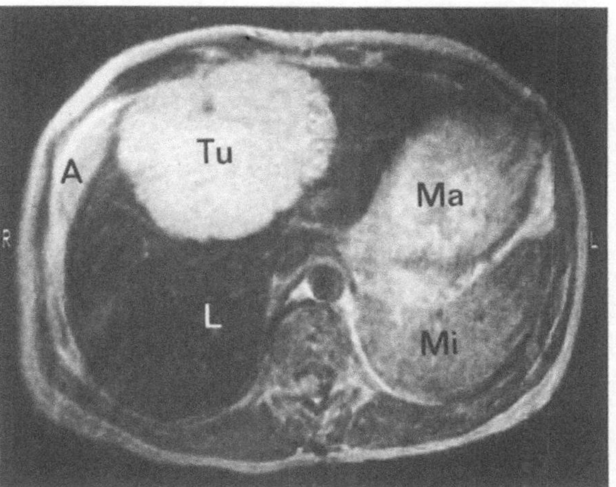

Abb. 3.65. Transversalschnitt durch den Oberbauch Spin-Echo-Mode (TE 350 ms, TR 2100 ms) *L* Leber mit maßiger Hamochromatose, *Tu* Metastase eines Seminoms, *Ma* Magen, *Mi* Milz, *A* Ascites

Abb. 3.64. Coronarer Schnitt durch ein mannliches Becken mit unterem Abdomen Spin-Echo-Mode (TE 30 ms, TR 1020 ms) *F* Femurkopf, *B* Beckenschaufel, *H* Harnblase, *A* Aorta abdominalis mit Bifurkation

- Allgemeine Kontraindikationen durch Beeinflussung biomedizinischer Geräte (Herzschrittmacherpatienten) sowie infolge der Anziehungskraft des Magneten auf Metallclips oder andere metallische Gegenstande.
- Klaustrophobie des Patienten

Vor dem Hintergrund der z.Z. noch begrenzten Erfahrungen ist es verfrüht, exakt umrissene Indikationen für bestimmte chirurgische Fragestellungen anzugeben. Insbesondere ist zum jetzigen Zeitpunkt ein abschließendes Urteil über die Wertigkeit der MRT im Abdomen- und Beckenbereich noch nicht möglich [12, 41, 48, 49] Hier soll daher versucht werden darzustellen, welche moglichen Zusatzinformationen gegenüber den herkömmlichen Verfahren gewonnen werden können.

Im Bereich der *Leber* machen sich wie bei allen Oberbauchorganen Atembewegungen und Herzpulsationen negativ bemerkbar Dies kann zu Konturunscharfen und Verwischungen führen, die durch eine zeitaufwendige EKG- oder Atemtriggerung nur bedingt zu eliminieren sind. Die hohe Kontrastauflosung hebt die reduzierte Ortsauflösung im Bereich der Oberbauchorgane im Vergleich zur CT nur teilweise auf (Abb. 3.65). Mehrheitlich sehen viele Arbeitsgruppen eine Indikation zur Leber-MRT nur dann als sinnvoll an, wenn es um die Differenzierung einer focalen Leberzellverfettung von einer Metastasierung geht Wenn-

gleich eine diffuse Leberzellverfettung oder eine Lebercirrhose keine signifikanten Signalveranderungen ergeben, so ist doch davon auszugehen, daß die MRT das hepatocellulare Carcinom innerhalb einer cirrhotisch umgebauten Leber mit hoher Sensitivitat zu erfassen vermag. Ferner ergeben sich Hinweise, daß die MRT in der Artdiagnostik eines cavernosen Leberhämangioms der Sonographie und Computertomographie überlegen ist [4, 46, 48]. Hierbei gilt ein T2-gewichtetes Spinechobild als Methode der Wahl. Unter Umstanden können cystische Lasionen durch eine deutliche Signalverstärkung im T2-Bild leichter erfaßt werden [25, 53, 57]. Im übrigen vermag auch die MRT keine sichere Abgrenzung zwischen malignen und benignen Raumforderungen herzustellen. Unter den Leberparenchymveranderungen zeigt die Hämochromatose eine deutliche homogene Signalabschwachung (s Abb. 3.65), da die paramagnetischen Eigenschaften der Eisenionen die Relaxationszeiten T1 und T2 der benachbarten Wasserstoffkerne verkürzen [4, 54].

Im Retroperitonealraum ist die diagnostische Darstellung des *Pankreas* z.Z. noch nicht befriedigend, zumal der Gastrointestinaltrakt noch nicht sicher abgrenzbar ist und die Darmperistaltik sich als storend erweist Daher besteht – von Einzelfällen abgesehen – ein umrissener Indikationskatalog fur die Pankreasuntersuchung noch nicht [51] Dagegen sind die *Nieren* überlagerungsfrei darstellbar (Abb 3.66) Die Kernspintomographie kann hier, in Kenntnis der Möglichkeiten der anderen Methoden, insbesondere mit Erfolg zur Differenzierung „komplizierter" Nierencysten eingesetzt werden, z B. nach Einblutungen [23, 30]. Ferner erscheint die MRT aufgrund der guten Darstellbar-

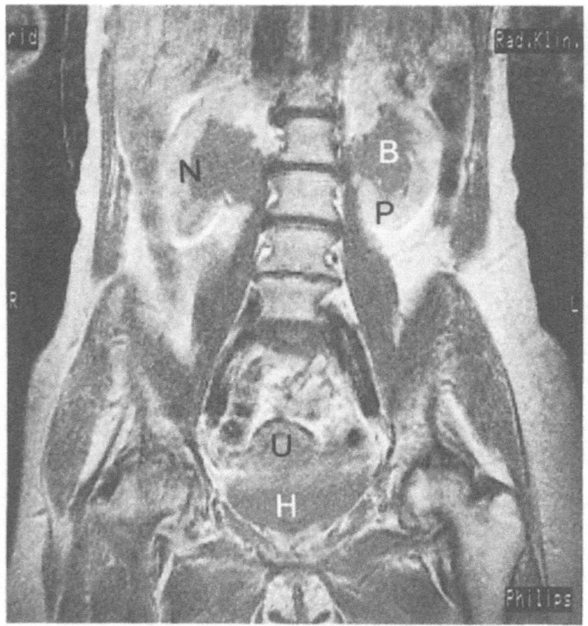

Abb. 3.66. Coronarer Schnitt durch ein weibliches Becken mit unterem Abdomen *N* rechte Niere, *P* Parenchymsaum der linken Niere, *B* aufgestautes Nierenbecken beidseits, *U* Uterus, *H* Harnblase

Abb. 3.67a, b. Sagittaler Schnitt durch ein weibliches Becken Spin-Echo-Mode **a** Erstes Echo (TE 50 ms, TR 1000 ms) **b** Drittes Echo (TE 150 ms, TR 1000 ms) *Tu* Ovarialtumor mit unterschiedlich signalgebenden Arealen, *S* Symphyse, *V* Vagina, *R* Rectum, *W* Wirbelkorper, *B* Bandscheibe

keit von Nierenrinde und Nierenmark zur Beurteilung von Nephropathien, speziell bei Transplantatnieren, indiziert.

Im Bereich des *Beckens* liegen fur die Kernspintomographie ebenfalls günstige Abbildungsbedingungen vor, da hier nur in geringem Maße störende Organbewegungen auftreten Die engen raumlichen Lagebeziehungen der Organe im kleinen Becken lassen sich durch die Darstellung in 3 Ebenen ubersichtlicher abbilden Hierdurch sind wichtige Zusatzinformationen über die Ausbreitung von Blasentumoren auf die Blasenhinterwand und den Blasenboden oder über die Ausdehnung des Tumors auf die Ureterostien zu gewinnen [30]. Die anfanglich geaußerte Hoffnung, maligne Prostataveranderungen von gutartigen Hyperplasien differenzieren zu können, ist von mehreren Arbeitsgruppen zwischenzeitlich in Frage gestellt worden [36]

Gynakologische Raumforderungen wurden vielfaltig dokumentiert (Abb 3.67a, b) Dabei fanden sich die kurzesten Relaxationszeiten bei Patientinnen mit hamorrhagischen Cysten bei Endometriose [21]. Gynakologische Pelvimetrie ist ohne ionisierende Strahlung in allen Ebenen problemlos mit einer Fehlerbreite unter 1% durchfuhrbar [52]. Bei Artefakten infolge von nichtmagnetischen Endoprothesen oder Operationsclips treten lokale Ausloschungsphanomene auf, so daß lediglich informationsfreie „Locher" im Bild existieren, die die Beurteilung der Nachbarschaftsstrukturen nicht unmoglich machen [58]. In der Rezidivdiagnostik intrapelviner Tumoren scheint die MRT der CT ebenbürtig, wenn nicht sogar uberlegen zu sein, was sich zum einen durch die sagittalen und coronaren Schnittführungen erklart, zum an-

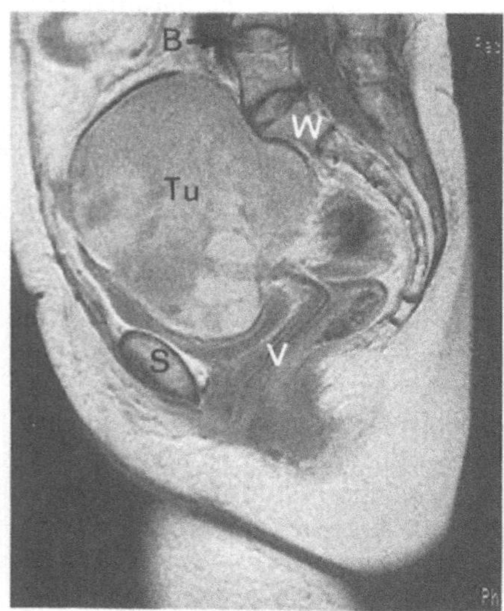

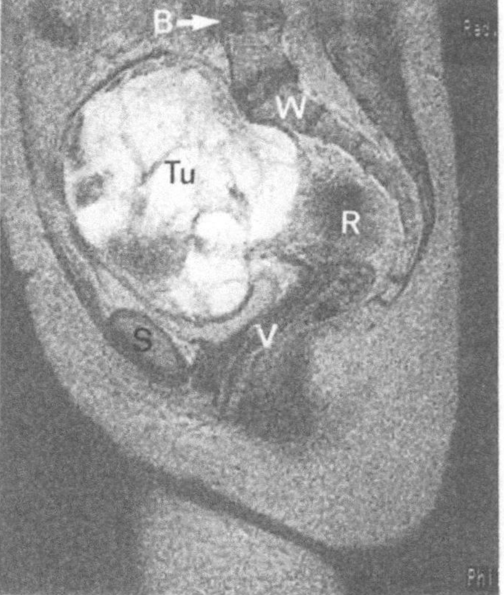

deren aber auf die gute Gewebedifferenzierung und damit die besseren Beurteilungskriterien fur narbige Residuen bzw. Rezidivtumoren zuruckzufuhren ist Unterlegen ist die MRT der CT im Nachweis knocherner Arrosionen der Compacta [29] Allerdings sind entzundliche und tumorose Prozesse, die primar das signalreiche Knochenmark infiltrieren, mit hohem Kontrast zu erfassen

Zusammenfassend ist darauf hinzuweisen, daß der Stellenwert der Magnetresonanzuntersuchung im Bereich des Abdomens geringer einzuschatzen ist als in anderen Korperregionen wie Schadel, Ruckenmark oder Extremitaten Methodische Vorteile ergeben sich in der Diagnostik pelviner raumfordernder Prozesse Hinzu kommt die diagnostische Dimension, in naher Zukunft nicht nur morphologische Schnittbilder, sondern auch ortlich aufgeloste Stoffwechselvorgange im Korper spektroskopisch untersuchen zu konnen.

Literatur

1 Araki T, Itai Y, Furui S, Tasaka A (1980) Dynamic CT densitometry of hepatic tumors AJR 135 1037–1043

2 Aspestrand F (1980) Demonstration of thoracic and abdominal fistulas by computed tomography J Comput Assist Tomogr 4 536–537

3 Balfe D, Koehler R, Karstedt N, Stanley R, Sagel S (1981) Computed tomography of gastric neoplasms Radiology 140 431–436

4 Baumann R, Grodd W, Kurtz B (1985) Kernspintomographische Untersuchungen bei Erkrankungen der Leber Fortschr Geb Roentgenstr Nuklearmed 142/5 494–504

5 Buurman R, Grabbe E (1983) Computertomographie des Oberbauches Chir Prax 31 271–282

6 Clark K, Foley W, Lawson T, Berland L, Massison F (1980) ECT evaluation of esophageal and upper abdominal varices J Comput Assist Tomogr 4 510–515

7 Cohan R, Silverman P, Thompson W, Halvorsen R, Baker M (1985) Computed tomography of epithelial neoplasms of the anal canal AJR 145 569–573

8 Crone-Munzebrock W, Brockmann WP (1983) Computertomographische und sonographische Diagnostik und Verlaufskontrolle beim malignen Lymphom des Magens Fortschr Geb Roentgenstr Nuklearmed 139/6 676–680

9 Crone-Munzebrock W, Maas R, Gurtler KF, Brassow F (1982) Computertomographische Befunde beim Osophagustumor Fortschr Geb Roentgenstr Nuklearmed 136/4 374–378

10 Daffner R, Postlethwait R, Putman C (1978) Retrotracheal abnormalities in esophageal carcinoma Prognostic implications AJR 130 719–723

11 Daffner R, Halber M, Postlethwait R, Korobkin M, Thompson W (1979) CT of the esophagus II Carcinoma AJR 133 1051–1055

12 Damadian R (1971) Tumor detection by nuclear magnetic resonance Science 171 1151–1153

13 Dixon A, Fry I, Morson B, Nicholls R, Mason A (1981) Pre-operative computed tomography of carcinoma of the rectum Br J Radiol 54 655–659

14 Elbrechtz F, Albrecht A, Renner P (1986) Gas im Pankreas Bedeutung der Computertomographie Fortschr Geb Roentgenstr Nuklearmed 144/1 63–66

15 Grabbe E (1979) Methodik und Wert der Darmkontrastierung bei der abdominellen Computertomographie Fortschr Geb Roentgenstr Nuklearmed 131/6 588–594

16 Grabbe E, Heller M (1982) Serien-Computertomographie der Leber – Moglichkeiten und Grenzen der Methode Roentgen Blatter 35 181–186

17 Grabbe E, Lierse W, Winkler R (1983) The perirectal fascia Morphology and use in staging of rectal carcinoma Radiology 149 241–246

18 Grosser G, Wimmer B, Ruf G (1985) Computertomographie beim Osophaguskarzinom Fortschr Geb Roentgenstr Nuklearmed 143/3 288–293

19 Grosser G, Wimmer B, Ruf G (1985) Diagnostischer Wert der Computertomographie beim Magenkarzinom Fortschr Geb Roentgenstr Nuklearmed 142/5 514–519

20 Halber M, Daffner R, Thompson W (1979) CT of the esophagus I Normal appearance AJR 133 1047–1050

21 Hamlin D, Fitzsimmons J, Pettersson H, Riggall F, Morgan L, Wilkinson E (1985) Magnetic resonance imaging of the pelvis Evaluation of ovarian masses at 0 15 T AJR 145 585–590

22 Hollmann J, Goebel N (1985) Computertomographie (CT) und Sonographie (US) in der Rezidivdiagnostik kolorektaler Tumoren Fortschr Geb Roentgenstr Nuklearmed 143/6 665–671

23 Hricak H, William RD, Moon KL et al (1983) Nuclear magnetic resonance imaging of the kidney Renal masses Radiology 147 765–772

24 Inamoto K, Yamazaki H, Kuwata K, Okamoto E, Kotoura Y, Ishikawa Y (1981) Computed tomography of carcinoma in the pancreatic head Gastrointest Radiol 6 343–347

25 Itai Y, Ohtomo K, Furui S, Yamauchi T, Minami M, Yashiro N (1985) Noninvasive diagnosis of small cavernous hemangioma of the liver Advantage of MRI AJR 145 1195–1199

26 Koster O, Rau W, Lackner K, Koischwitz D (1986) Sonographie und Computertomographie vor und nach Leberresektion und -transplantation Fortschr Geb Rontgenstr Nuklearmed 144/1 56–62

27 Krahe T, Harder T, Lackner K (1985) Seriencomputertomographie Fortschr Geb Roentgenstr Nuklearmed 143/1 28–35

28 Kressel HY, Callen PW, Montagne S-P et al (1978) Computed tomographic evaluation of disorders affecting the alimentary tract Radiology 129 451–455

29 Kuper K, Bautz W, Gnann H (1985) Wertigkeit der MR-Tomographie fur die Diagnostik des Rektumkarzinoms und dessen Rezidiv im Vergleich zur CT Fortschr Geb Rontgenstr Nuklearmed 143/3 301–308

30 Kulkarni MV, Shaff MI, Sandler MP et al (1984) Evaluation of renal masses by MRI imaging J Comput Assist Tomogr 8 861–865

31 Kurtz B, Plauth M, Metzger H (1986) Bedeutung der schnellen sequentiellen Computertomographie fur die Diagnostik der Leberzirrhose Fortschr Geb Roentgenstr Nuklearmed 144/1 46–51

32 Lackner K, Weigand G, Koster O, Engel K (1981) Computertomographie bei Tumoren des Osophagus und Magens Fortschr Geb Roentgenstr Nuklearmed 134 364–370

33 Lee J, Sagel SS, Stanley RJ (1982) Computed tomography Raven, New York

34 Lee KR, Levine E, Moffat RE, Biogongiari LR, Hermreck AS (1979) Computed tomographic staging of malignant gastric neoplasms Radiology 133 151–155

35 Lenz M, Bautz W, Deimling M, Kuper K (1985) Kern-spintomographie des mannlichen Beckens Fortschr Geb Rontgenstr Nuklearmed 143/5 507–520

36 Ling D, Lee J, Heiken J, Balfe D, Glazer H, McClennan B (1986) Prostatic carcinoma and benign prostatic hyperplasia Inability of MR imaging to distinguish between the two diseases Radiology 158 103–107

37 Majewski A, Hendrick P, Brolsch C, Wiese H (1983) Computertomographische Densitometrie primarer Lebertumoren Fortschr Geb Rontgenstr Nuklearmed 138/1 8–14

38 McCowin M, Federle M (1985) Computed tomography of pancreatic pseudocysts of the duodenum AJR 145 1003–1007

39 Megibow A, Balthazar E, Hulnick D, Naidich D, Bosniak M (1985) CT evaluation of gastrointestinal leiomyomas and leiomyosarcomas AJR 144 727–731

40 Moss AA, Schnyder P, Thoeni RF, Margulis AR (1981) Esophageal carcinoma Pretherapy staging by computed tomography AJR 136 1051–1056

41 Moss AA, Stark DD, Goldberg HI, Margulis AR (1983) Liver, gallbladder, alimentary tube, spleen, peritoneal cavity and pancreas In Margulis AR, Higgins CR, Kaufmann L, Crooks LE (eds) Clinical magnetic resonance imaging Radiation Research and Education Foundation, San Francisco, pp 357–380

42 Muhling T, Kuklinski M, Hubsch T, Witte J (1985) Computertomographie des Òsophaguskarzinoms Fortschr Geb Rontgenstr Nuklearmed 143/2 189–193

43 Nicolas V, Eichler H, Franken T (1985) Die Bedeutung der Computertomographie bei der Diagnose und Differentialdiagnose primarer Nebennierentumoren Fortschr Geb Rontgenstr Nuklearmed 143/4 437–443

44 Parienty R, Lepreux J, Gruson B (1981) Sonographic and CT features of ileocolic intussusception AJR 136 608–610

45 Picus D, Balfe DM, Koehler RE, Roper CL, Owen JW (1983) Computed tomography in the staging of esophageal carcinoma Radiology 146 433–438

46 Rodl W (1985) Differentialdiagnose von Lebererkrankungen im Kernspintomogramm Fortschr Geb Rontgenstr Nuklearmed 142/5 505–510

47 Rossi P, Baert A, Passariello R, Simonetti G, Pavone P, Tempesta P (1985) CT of functioning tumors of the pancreas AJR 144 57–60

48 Rupp N, Reiser M, Stetter E (1983) The diagnostic value of morphology and relaxation times in NMR imaging of the body Eur J Radiol 3 68–76

49 Rupp N, Reiser M, Stetter E (1983) Die klinisch radiologische Bedeutung der verschiedenen Untersuchungsparameter in der NMR-Tomographie des Abdomens Fortschr Geb Rontgenstr Nuklearmed 139/3 359–365

50 Sager WD, zur Nedden D, Lepuschutz H, Zalaudek G, Bodner E, Fotter R, Lammer J (1981) Computertomographische Diagnostik der Pankreatitis und des Pankreaskarzinoms Computertomographie 1 52–58

51 Simeone J, Edelman R, Stark D et al (1985) Surface coil MR imaging of abdominal viscera, part III The pancreas Radiology 157 437–441

52 Stark D, McCarthy S, Filly R, Parer J, Hricak H, Callen P (1985) Pelvimetry by magnetic resonance imaging AJR 144 947–950

53 Stark D, Felder R, Wittenberg J et al (1985) Magnetic resonance imaging of cavernous hemangioma of the liver Tissue-specific characterization AJR 145 213–222

54 Stark D, Moseley M, Bacon B, Moss A, Goldberg H, Bass N, James T (1985) Magnetic resonance imaging and spectroscopy of hepatic iron overload Radiology 154 137–142

55 Stomper P, Jochelson M, Garnick M, Richie J (1985) Residual abdominal masses after chemotherapy for nonseminomatous testicular cancer Correlation of CT and histology AJR 145 743–746

56 Triller J, Bona E, Barbier P (1985) Der Milzinfarkt im Computertomogramm Fortschr Geb Rontgenstr Nuklearmed 142/4 374–379

57 Uhlenbrock D, Borsch G, Beyer HK, Schmidt G (1985) Erste Erfahrungen mit MR bei Lebertumoren Fortschr Geb Rontgenstr Nuklearmed 143/2 200–207

58 Wall S, Fisher M, Amparo E, Hricak H, Higgins C (1985) Magnetic resonance imaging in the evaluation of abscesses AJR 144 1217–1221

59 Wimmer B, Hauenstein K (1985) Hernien im Computertomogramm des Abdomens Fortschr Geb Rontgenstr Nuklearmed 143/4 443–449

60 Zaunbauer W, Haertel M, Fuchs WA (1981) Computed tomography in carcinoma of the rectum Gastrointest Radiol 6 79–84

3.4 Percutane transhepatische Cholangiographie und percutane transhepatische Drainage der Gallenwege

U R. FOLSCH

1 Diagnostische Anwendung

Unter den direkten Cholangiographieverfahren hat die percutane transhepatische Cholangiographie (PTC) neben der endoskopischen retrograden Cholangiopankreaticographie (ERCP) in den letzten Jahren erneuten Aufschwung genommen [3, 5, 6], nachdem Okuda et al 1974 durch die Einführung der sehr dünnen und biegsamen Chiba-Nadel das Untersuchungsrisiko im Vergleich zur herkömmlichen Technik erheblich vermindern konnten [14]. Im Gegensatz zur früher angewandten Technik ist es insbesondere nicht mehr erforderlich, vor Beginn der Untersuchung Operationsvorbereitungen zu treffen.

1.1. Instrumente und apparative Voraussetzungen

Für die Durchfuhrung der Untersuchung benötigt man ein Durchleuchtungsgerät mit Bildverstärkerfernsehanlage mit einem Kipptisch Die Chiba-Nadel selbst ist 15 oder 20 cm lang, besitzt einen inneren Durchmesser von 0,5 mm (früher mindestens 1 mm) und einen außeren Durchmesser von 0,7 mm Die Nadelspitze hat einen Schragschliff von 30° Für die Untersuchung hat sich nichtionisches Kontrastmittel mit einem Gehalt von 240–300 mg/ml Jod bewährt. Die mit Kontrastmittel gefullte Spritze wird über einen Silikonverbindungsschlauch an die Nadel angeschlossen. Neben dem Untersucher, der mit der Röntgentechnik vertraut sein muß, wird nur eine weitere Hilfsperson benotigt.

1.2 Technik

Die Patienten werden allgemein mit 3–5 mg Midazolam sediert und in Ruckenlage auf den Rontgentisch gelagert Die rechte Hand des Patienten ruht unter dem Hinterkopf Die Höhe des Einstichorts liegt in der Regel im 7 ICR in der Me-

dioaxillarlinie, was meist der Hohe des Xiphoids entspricht Vor Durchführung der Lokalanaesthesie wird mittels Durchleuchtung überprüft, ob diese Stelle deutlich unterhalb der Zwerchfellkuppe liegt, damit die Leber etwa in ihrem maximalen Durchmesser von der Nadel durchstochen werden kann. Dieser Punkt wird markiert (Abb. 3.68 b) Nach einer Lokalanaesthesie (z.B. 0,5%ige Scandicainlösung) und einer Stichincision wird die Nadel unter Röntgenkontrolle parallel zur Tischoberfläche und vertikal zur Körperachse vorgeschoben (Abb. 3.68 a), bis die Nadelspitze etwa 2 cm vom rechten Wirbelsäulenrand entfernt liegt. Bei einem weiteren Vorschieben würde die Nadelspitze den rechten Leberlappen medial wieder verlassen. Das birgt einmal das Risiko einer Cholerrhagie, zum anderen wird das Röntgenbild durch in diesem Bereich instilliertes Kontrastmittel unübersichtlich. Liegt die Nadel in der gewünschten Position, wird Kontrastmittel unter vorsichtigem Druck auf den Spritzenkolben injiziert. Kommt kein Gallengang zur Darstellung, wird unter langsamen Rückzug der Nadel so lange Kontastmittel injiziert, bis die Darstellung eines Gallengangs auf dem Bildschirm erkennbar wird. In dieser Nadelposition wird nun Kontrastmittel injiziert, bis das gesamte Gallengangsystem sichtbar ist. Wenn beim ersten Versuch Gallenwege nicht zur Darstellung kommen, wird die Nadel durch die gleiche Stichincision in einem um 30° veränderten Winkel cranial bzw caudal, dorsal und ventral vorgeschoben und die Untersuchung wiederholt. Bei nicht in ihrem maximalen Durchmesser getroffener oder sehr großer Leber kann eine erneute Stichincision einen ICR höher oder tiefer angelegt werden. Nach in der Regel 6–10 erfolglosen Versuchen sollte die Untersuchung beendet werden (erweiterte Gallenwege sind bei 6–10 erfolglosen Punktionsversuchen nahezu auszuschließen).

An den in Abb. 3 69 a und b dargestellten Befunden läßt sich der Informationsgewinn ablesen, wenn ERCP und PTC komplementär angewandt werden [6]. Bei dem 91jährigen Patienten wurde wegen eines schmerzlosen Ikterus primar die ERCP durchgeführt, wobei eine Choledocholithia-

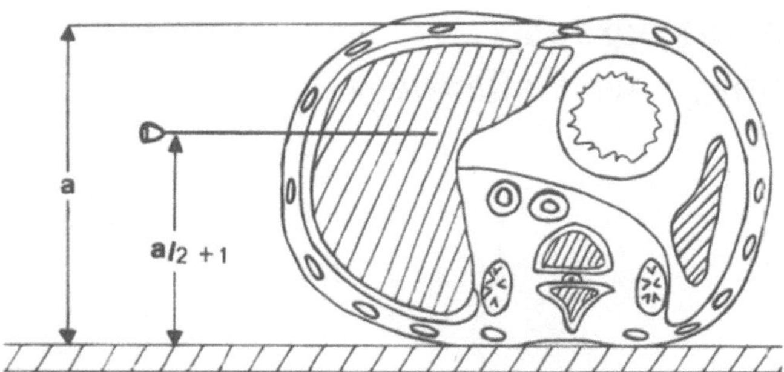

Abb. 3.68a. Topographisches Schema der percutanen transhepatischen Cholangiographie Die Nadel ist vom linken Bildrand parallel zur Tischoberflache ca 1 cm oberhalb der mittleren Axillarlinie (a/2 + 1 cm) in die Leber hineingefuhrt

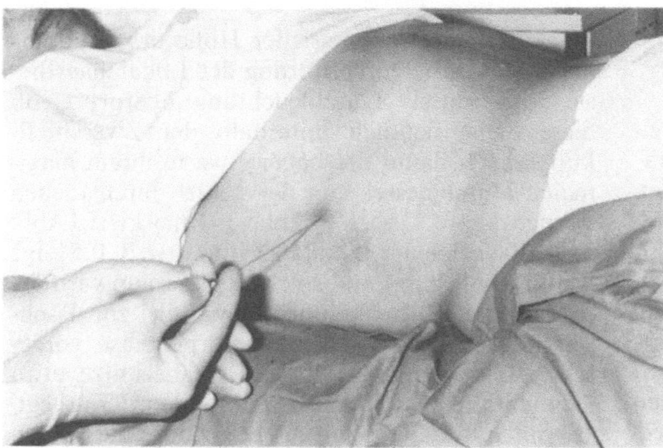

Abb. 3.68b. Lokalisation der Einstichstelle in situ Einfuhren der Chiba-Nadel etwas oberhalb der mittleren Axillarlinie rechts im 8 ICR

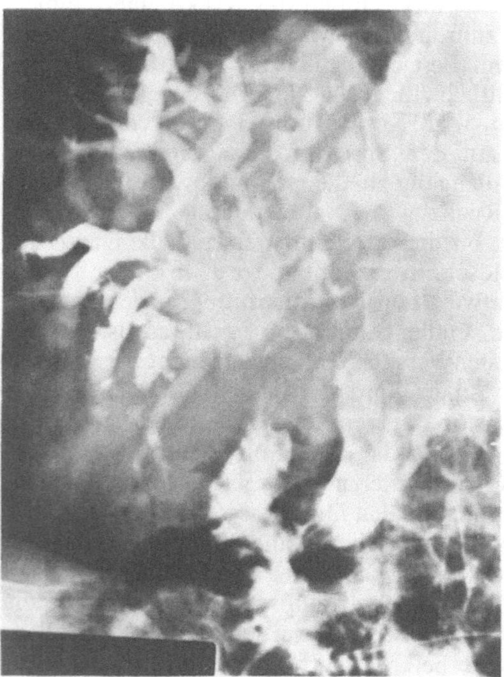

Abb. 3.69a. Etwa erbsgroße Konkremente im distalen Ductus choledochus mit Unterbrechung der Kontrastmittelsaule im mittleren Abschnitt und Dilatation der intrahepatischen Gallenwege bei der ERCP bei einem 91jahrigen Patienten mit cholestatischem Ikterus Stummelformige Anfarbung des Ductus pancreaticus

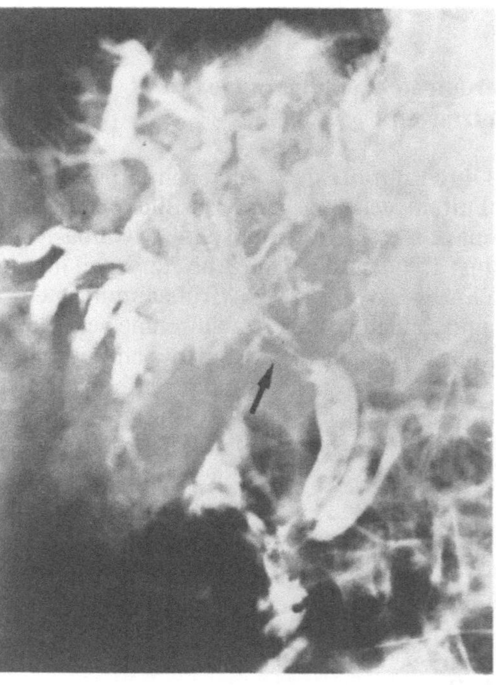

Abb. 3.69b. PTC bei dem gleichen Patienten Jetzt erkennt man zusatzlich zu den bei der ERCP beschriebenen Konkrementen eine fadenformige Einengung im Bereich des mittleren Abschnitts des Ductus choledochus (*Pfeil*) Die Chiba-Nadel fuhrt vom linken mittleren Bildrand in einen intrahepatischen Gallengang Sektionsbefund Bronchialcarcinom mit den Ductus choledochus ummauernden Lymphknotenmetastasen und Choledocholithiasis

sis und stark erweiterte und gestaute intrahepatische Gallenwege diagnostiziert wurden. Der mittlere Abschnitt des Ductus choledochus war auf den angefertigten Röntgenaufnahmen nicht erkennbar. Die anschließend erfolgte PTC zeigte dann zusätzlich eine tumorbedingte fadenformige Einengung des mittleren Ductus choledochus.

1.3 Nebenwirkungen und Nachsorge

Die Untersuchung wird von den Patienten i allg. gut toleriert Als haufigste Nebenwirkung treten bei 25–30% der Patienten unter oder kurz nach der Untersuchung temporäre Schmerzen auf, die bis in die rechte Schulter ziehen konnen. Ursache der Beschwerden kann neben einer peritonealen Reizung auch eine geringe Nachblutung und v.a. ein Austritt des Kontrastmittels in die Bauchhohle sein Die Schmerzen verschwinden entweder ohne weitere Therapie oder sistieren in der Regel nach i v -Applikation von Butylscopolamin Weiterhin kann bei Patienten, bei denen die Chiba-Nadel mehrfach in verschiedenen Richtungen vorgeschoben wird, ein Transaminasenanstieg auf das 6- bis 8fache uber den basalen Wert beobachtet werden [6] Dieser Transaminasenanstieg ist innerhalb von 2–3 Tagen wieder rucklaufig und vermutlich bedingt durch eine direkte Lasion der Hepatocyten durch die unter Druck stattfindende Kontrastmittelinjektion in das Leberparenchym Auf der Station sollten nach Rückkehr des Patienten von der Untersuchung die Schmerzen uberwacht sowie Blutdruck und Puls halbstundlich kontrolliert werden In seltenen Fällen, insbesondere dann, wenn die Gallenwege stark gestaut sind, kann das Auftreten von Fieber beobachtet werden Die Fieberzustande klingen in der Regel unter antibiotischer Therapie in 2–3 Tagen wieder ab Sollte das Fieber bei einem festgestellten krankhaften Befund an den Gallenwegen fortbestehen, ist eine schnellstmogliche Operation anzustreben.

Die Haufigkeit ernstzunehmender Komplikationen dieser Untersuchungsmethode (Blutung, gallige Peritonitis), die eine baldige Laparotomie notwendig machen, liegt bei 1–1,5% [14] und ist etwa der Komplikationsrate der ERCP vergleichbar

1.4 Indikationen und Kontraindikationen

Die PTC mit der Chiba-Nadel sollte zur Anwendung kommen, wenn bei einer unklaren Cholestase zuvor durchgeführte intravenöse Cholangiogramme entweder negativ waren oder zu nicht befriedigenden Resultaten geführt haben. In der Regel werden nach dem i v.-Cholangiogramm eine

Ultraschalldiagnostik und die ERCP angeschlossen. Bei nicht gelungener und unzureichender (bzw. nicht zur Verfügung stehender) ERCP sollte gleich anschließend die PTC durchgeführt werden Neben der bereits erwahnten komplementären Anwendung von ERCP und PTC gibt es einige Indikationen, die den primaren Einsatz der PTC erforderlich machen. Bei einer endoskopisch nicht zuganglichen biliodigestiven Anastomose oder bei Verdacht bzw. bei Vorliegen von Pankreaspseudocysten ist primär die PTC indiziert. Auch bei einem Billroth-II-Magen besteht aus anatomischen Gründen eine relative Indikation, zunächst die Chiba-Nadel einzusetzen Die Anwendung der PTC verbietet sich bei bekannter Kontrastmittelallergie und Gerinnungsstörungen Da bei bestehender Cholestase ohnehin mit Gerinngungsstörungen zu rechnen ist, sollte vor Beginn der PTC in jedem Fall der komplette Gerinnungsstatus vorliegen.

2 Therapeutische Anwendung

Die percutane transhepatische Drainage (PTD) bzw. die modifizierte Technik, bei der die Galle in das Duodenum abgeleitet wird, ist eine sinnvolle Erganzung zur transpapillaren Gallengangdrainage [9, 17].

2.1 Instrumente und Technik

Die Technik der PTD wurde von Nakayama et al. 1978 nach der Chiba-Technik an einem großen Krankengut beschrieben [13] und ist seitdem mehrfach modifiziert und verbessert worden [9, 11, 15].

Da die Patienten meist einen schon langer bestehenden Verschlußikterus haben, sollten die Gerinnungsverhaltnisse durch mehrtagige parenterale Gaben von Vitamin K vor der Drainage normalisiert werden Im ubrigen werden die Patienten wie zur PTC vorbereitet.

Die optimale Punktionsstelle wird dabei sonographisch festgelegt [7, 11]. In Ausnahmefällen (z B. ausgepragtes Lungenemphysem bei kleinem linkem Leberlappen oder nur gering erweiterten intrahepatischen Gallenwegen) wird die Gallenblase gezielt im Isthmusbereich transhepatisch punktiert, sofern der Verschluß distal der Einmundung des Ductus cysticus liegt (Abb. 3 71). Nach Festlegung der Punktionsstelle wird unter permanenter Ultraschallkontrolle der vorher ausgesuchte Gallengang punktiert Das Vorschieben des Fuhrungsdrahts und anschließend des Drainagekatheters erfolgt unter Rontgenkontrolle

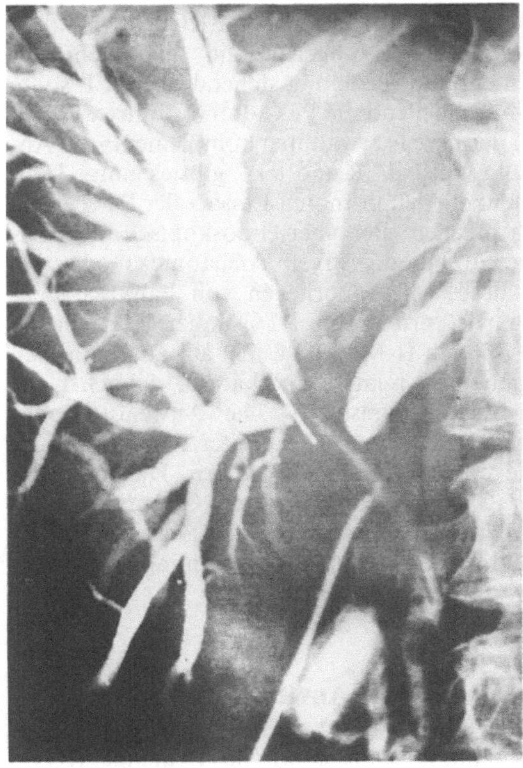

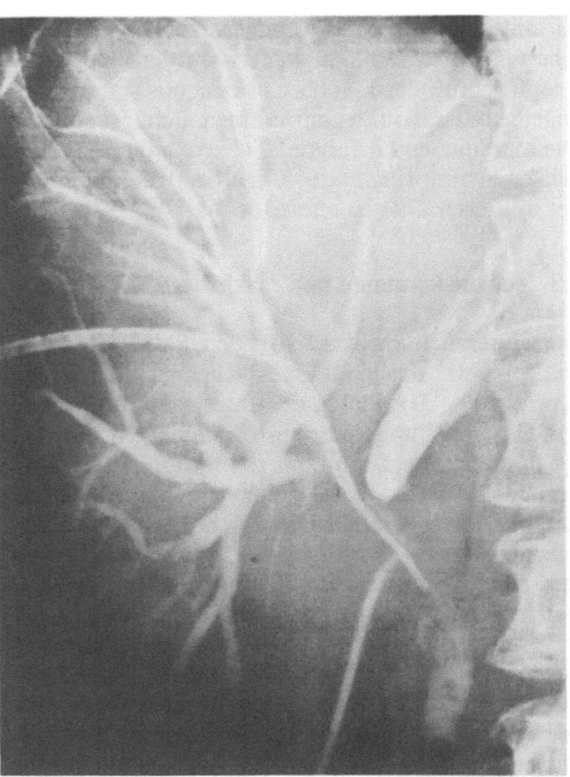

Abb. 3.70a. Percutane transhepatische Drainage bei einer 69jährigen Patientin mit einem inoperablen zentralen Gallengangscarcinom Der Fuhrungsdraht liegt vom linken Bildrand kommend im Leberhilusbereich Vom unteren Bildrand fuhrt ein T-Drain in den Ductus choledochus

Abb. 3.70b. Gleiche Patientin wie in Abb 3 70a Über den Fuhrungsdraht ist der Drainagekatheter eingefuhrt, der Draht wurde entfernt

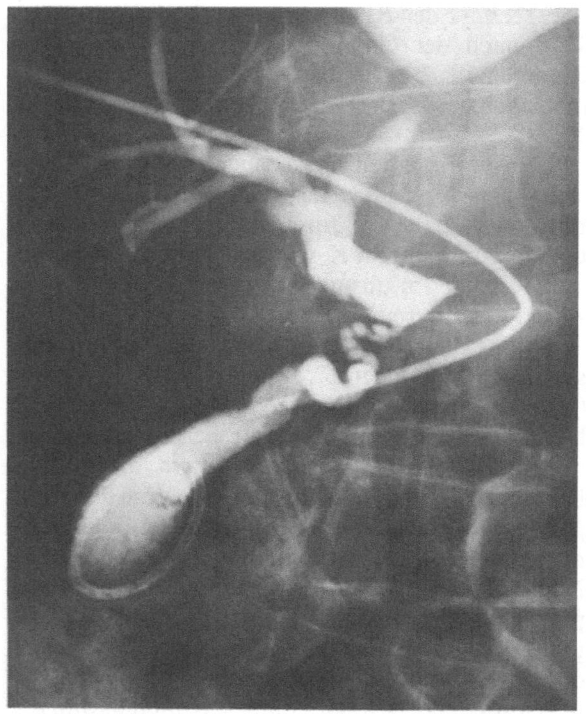

Abb. 3.71. Percutane transhepatische Drainage der Gallenblase uber den Isthmusbereich bei einer 75jahrigen Patientin mit einem den Gallengang knapp unterhalb des Abgangs des Ductus cysticus komplett obstruierenden Pankreaskopfcarcinom Vor der Drainage war das Volumen der Gallenblase etwa um 100% größer

(Abb 3.70a, b). Wenn es gelingt, die Spitze des Drains am Abflußhindernis vorbei in das Duodenum zu führen, ist es mit dieser Technik ebenfalls möglich, die Gallenflussigkeit transpapillär abzuleiten [1] Mittlerweile wird von zahlreichen Firmen ein ganzes Spektrum von verschiedenen Kathetersets unterschiedlicher Materialien angeboten.

2.2 Nebenwirkungen und Nachsorge

Die Komplikationsrate der transhepatischen Drainage ist beachtenswert und lag bei einer großen Umfrage an mehreren Zentren bei 20%, wobei zwischen leichten und schweren Komplikationen unterschieden werden kann [15]. Zu den schweren

Komplikationen zahlen dabei die biliare Peritonitis bzw. Galleleck mit 2%, Sepsis mit 1,7%, Hamobilie mit 1,6%, Blutung mit 1,6% sowie der retroperitoneale bzw subphrenische Absceß mit 0,4%. Zu den leichteren Komplikationen zahlt u.a. die Katheterdislokation, die eine Neuanlage der Drainage notwendig macht Durch eine Sicherung des Drainagekatheters mit einem Stomabeutel ließ sich diese Komplikation bei uns zuletzt immer vermeiden. Neben der Belastigung für die Patienten liegt der prinzipielle Nachteil der externen Drainage im Gallen- und Elektrolytverlust nach außen Dies macht eine Substitution an konjugierten Gallensauren und Elektrolyten erforderlich. Daruber hinaus muß eine standige Katheterpflege erfolgen, um infektiöse Komplikationen zu vermeiden. Daher ist die „innere Drainage" (s.o) in jedem Fall vorzuziehen, wenn es gelingt, das Abflußhindernis mit dem Drainagekatheter zu überwinden (Abb 3 72).

2.3 Indikation und Kontraindikation

Während die transpapillare Gallengangdrainage bei distalen Choledochusverschlussen zur Anwendung kommen sollte, ist die PTD bei hochsitzenden inoperablen Gallengangverschlussen die Methode der Wahl. Eine Gallenwegentlastung um jeden Preis ist nicht indiziert und sollte bei inoperablen Tumoren nicht zu einer qualvollen Lebensverlängerung beitragen. Daruber hinaus wird schon seit Jahren die Indikation für eine präoperative PTD kontrovers diskutiert [18]. Mehrere retrospektive Studien hatten eine Senkung der postoperativen Letalitat und Morbidität nach praoperativer Gallengangentlastung gezeigt [2, 4, 13, 16]. In 2 prospektiven randomisierten Studien konnte die Senkung der postoperativen Mortalität und Morbidität durch die PTD aber nicht reproduziert werden [10, 12], wahrend in einer anderen Studie an insgesamt 50 Patienten durchaus positive Aspekte gesehen wurden [8] Allerdings muß in diesen Serien das zusatzliche Risiko der percutanen transhepatischen Drainage hervorgehoben werden (s.o.). Hieraus ergibt sich, daß eine generelle Anwendung derartiger praoperativer Drainagen beim Verschlußikterus nicht indiziert ist Es sollten nur einzelne Patienten ausgewählt werden, die von einer praoperativen Drainage profitieren würden Dazu gehoren Patienten mit einem lange bestehenden Verschlußikterus und hohem Bilirubin, wobei man sich bei der Entscheidung zur praoperativen Drainage daruber im klaren sein muß, daß nur eine Drainage uber ca. 3 Wochen die Leberfunktion bessern und das hohe Risiko des Patienten mindern kann

Literatur

1 Burchardt F (1978) A new endoprosthesis for nonoperative intubation of the biliary tract in malignant obstructive jaundice Surg Gynecol Obstet 146 76

2 Denning DA, Ellison EC, Carey LC (1985) Preoperative percutaneous transhepatic biliary decompression lowers operative morbidity in patients with obstructive jaundice Am J Surg 141 61

3 Elias E, Hamlyn AN, Jain S, Long RG, Summerfield JA, Dick R, Sherlock S (1976) A randomized trial of percutaneous transhepatic cholangiography with the Chiba-needle versus endoscopic retrograde cholangiography for bile duct visualization in jaundice Gastroenterology 71 439

4 Ellison EC, Van Aman ME, Carey LC (1984) Preoperative transhepatic biliary decompression in pancreatic and periampullary cancer World J Surg 8 862

5 Folsch UR, Erkelenz I, Schuster R, Creutzfeldt W (1978) Technik und Anwendung der perkutanen transhepatischen Cholangiographie (PTC) mit der Chiba-Nadel Rontgenblatter 31 471

6 Folsch UR, Wurbs D, Classen M, Creutzfeldt W (1979) Vergleich der perkutanen transhepatischen Cholangiographie und der endoskopischen retrograden Cholangiopankreaticographie Dtsch Med Wochenschr 104 625

7 Folsch UR (1988) Perkutane transhepatische Cholangiographie (PTC) und perkutane transhepatische Drainage (PTD) der Gallenwege In Hollender LF, Peiper HJ (Hrsg) Pankreaschirurgie Springer, Berlin Heidelberg New York, S 176–183

8 Gundry SR, Strodel WE, Knol JA, Eckhauser FE, Thompson NW (1984) Efficacy of preoperative biliary tract decompression in patients with obstructive jaundice Arch Surg 119 703

9 Hagenmuller F, Soehendra N (1983) Non-surgical biliary drainage Clin Gastroenterol 12 297

10 Hatfield ARW, Terblanche J, Fataar S et al (1982) Preoperative external biliary drainage in obstructive jaundice Lancet II 896

11 Kehl A, Folsch UR, Becker HD (1984) Die ultraschallgesteuerte perkutane transhepatische Gallengangsdrainage Dtsch Med Wochenschr 109 1072

12 McPherson GAD, Benjamin IS, Habib NA, Bowley NB, Blumgart LH (1982) Percutaneous transhepatic drainage in obstructive jaundice Advantages and problems Br J Surg 69 261

13 Nakayama T, Ikeda A, Okuda K (1978) Percutaneous transhepatic drainage of the biliary tract Technique and results in 104 cases Gastroenterology 74 554

14 Okuda K, Tanikawa K, Emura T et al (1974) Nonsurgical, percutaneous transhepatic cholangiography – diagnostic significance in medical problems of the liver Am J Dig Dis 19 21

15 Riemann JF (1984) Extrahepatische Cholestase Transhepatische Drainagen Z Gastroenterol 22 64

16 Ruckert K, Gunther R, Kuemmerle F (1980) Praoperative perkutane transhepatische Gallenwegsdrainage (PTCD) beim malignen Verschlußikterus Langenbecks Arch Chir 350 227

17 Safrany L, Schott B, Krause S, Portocarrero G (1982) Endoskopische transpapillare Gallengangsdrainage bei tumorbedingtem Verschlußikterus Dtsch Med Wochenschr 107 1867

18 Trede M, Schwall G (1985) Nutzen und Risiko praoperativer Gallendrainage aus chirurgischer Sicht Dtsch Med Wochenschr 110 556

3.5 Nuklearmedizinische Verfahren in der chirurgischen Gastroenterologie

G. BUTTERMANN

1 Einleitung

Wahrscheinlich wurden auf keinem anderen Gebiet so viele nuklearmedizinische in-vivo-Verfahren propagiert wie auf dem der Gastroenterologie Viele sind oft validiert worden und werden routinemäßig eingesetzt, andere erreichen keine große Verbreitung, obwohl sie wertvoll und brauchbar sind. Ursache hierfür ist die erhebliche Ausweitung verfügbarer Radiopharmazeutica und der Bild- und Datenverarbeitung (digitale Datenakquisition und Analyse unter Verwendung spezifischer mathematischer Modelle für zahlreiche physiologische gastrointestinale Funktionen inklusive ihrer Übertragung in Computersoftware).

Neben den alteren, bekannten, morphologisch orientierten Verfahren sollen daher v a die modernen, auf die Quantifizierung von Organfunktionen ausgerichteten Verfahren der Nuklearmedizin inklusive innovativer Tracer und Technologien dem Chirurgen bekannt gemacht werden.

Radiopharmazeutica sind per definitionem Substanzen beliebiger chemischer Form, die neben ihren spezifischen physiologischen Eigenschaften aufgrund ihrer radioaktiven Strahlung außerhalb des Körpers gemessen werden konnen. Die dabei zur Anwendung kommenden chemischen Substanzmengen sind extrem klein, so daß eine Beeinflussung körpereigener Funktionen grundsätzlich ausgeschlossen ist. Die Strahlenbelastung moderner, mit kurzlebigen γ-Strahlern markierter Radiopharmazeutica ist ebenfalls sehr gering und meist niedriger als die vergleichbarer Rontgenuntersuchungen Dies gilt nicht nur für den Patienten selbst, sondern auch fur seine Umgebung (medizinisches Personal usw.) Patienten, die mit Radionukliden therapiert werden, bei denen also eine bestimmte Strahlenexposition beabsichtigt ist, müssen dagegen aus Strahlenschutzgrunden in hierzu ermachtigten Spezialabteilungen stationar aufgenommen werden.

Meßgerate für die nuklearmedizinische Diagnostik sind heute v a. die Szintillationskamera, die analog einer Photokamera Momentaufnahmen der radioaktiven Verteilung in unterschiedlich großen Körperregionen (bis zu 60 cm Breite) erlaubt. Neben diesem Standardinstrument gibt es Gerate, die anstelle einer zweidimensionalen Abbildung dreidimensionaler Organe, ahnlich wie die röntgenologische CT Schnitte in beliebiger Projektion durch den Patienten erlauben. Dieses Emissionscomputertomographie genannte Verfahren mißt die aus dem Körper des Patienten austretende Strahlung dreidimensional (die Meßdetektoren rotieren dabei um den Patienten), anschließend errechnet ein Computer aus den Meßdaten die bildliche Verteilung der Radioaktivitat in der gewunschten Schnittebene. Wie bei CT und NMR erhalt man auf diese Weise uberlagerungsfreie Bilder mit hoherer Auflosung Das SPECT genannte Verfahren (single photon emission computed tomography) ist bereits weitgehend in der Bundesrepublik Deutschland verfügbar Das mit den konventionellen Radionukliden durchführbare Verfahren eignet sich v a für Hirn, Herz und Untersuchungen großer Organe (Lunge, Leber). Die damit erzielbare Auflosung liegt im Bereich von ca. 1–2 cm Zu höherer Auflösung (ca. 3–5 mm), zu exakter Quantifizierung und v.a Markierung beliebiger korpereigener oder -fremder Substanzen fuhrt das bisher nur an wenigen Stellen in der Bundesrepublik Deutschland verfügbare PET-Verfahren (Positronenemissionstomographie) Hierbei werden spezielle Isotope mit Positronenstrahlung, spezielle Kameras und eine aufwendige Datenverarbeitung verwendet. Das technisch langst geloste Verfahren konnte sich wegen erheblicher Kosten (Notwendigkeit eines klinikeigenen Zyklotrons zur Erzeugung der kurzlebigen Positronenstrahler) trotz seiner enormen Vorzüge nur langsam durchsetzen Aufgrund von Weiterentwicklung und Kostensenkungen ist mit seiner Verfügbarkeit an den großen Instituten jedoch in den nachsten Jahren zu rechnen.

Neben den Kameras werden in der nuklearmedizinischen Diagnostik einfache Meßsonden zur Erfassung des Radioaktivitätsverlaufs in Abhangigkeit von der Zeit, sog Bohrlochkristalle zur Messung extrem niedriger Radioaktivitat in Proben von Reagenzglasgröße und sog Ganzkörperzahler zur Messung niedriger Patientenaktivitaten unter Abschirmung der natürlichen Radioaktivitat verwendet. Sie sind ahnlich wie auch die Gerate zur Messung von Radioaktivitat im Labor (Untersuchung von Korperflussigkeiten, Abmessen der für den Patienten bestimmten diagnostischen oder therapeutischen Radioaktivität) oder wie Überwachungsgerate konstruiert, aber ihrem jeweiligen Verwendungszweck optimal angepaßt

Hier sollen nur die für den Chirurgen im Rahmen der Thematik dieses Buches interessanten nuklearmedizinischen Verfahren besprochen werden. Dabei wurden nur für ihn wichtige technische und methodische Einzelheiten erwahnt. Das Kapitel gliedert sich nach den Organen des Intestinaltrakts inklusive hepatobiliärem System und Milz. Die Pankreasszintigraphie spielt heute angesichts weit überlegener Verfahren keine Rolle mehr Erganzt wird das Kapitel durch einen Abschnitt über Tumorszintigraphie und nuklearmedizinische Infektionsquellenlokalisation.

2 Oesophagus

2.1 Oesophageale Transitzeitbestimmung und gastrooesophagealer Reflux

Primäre motorische Storungen der Oesophagusperistaltik finden sich bei der Achalasie, bei diffusen oesophagealen Spasmen, der Sklerodermie und bei Strikturen. Konventionelle Methoden zur Abklärung der Oesophagusfunktion sind die röntgenologische Oesophagographie mit Kontrastmittel, Bestimmung der Saureclearance und oesophageale Manometrie. Alle Verfahren konnen keine Quantifizierung vornehmen, was fur die Beurteilung des Obstruktionsgrades oder der Therapie wichtig sein kann. Nuklearmedizinische Verfahren gestatten eine einfache Abschatzung des Obstruktionsausmaßes durch Bestimmung der Transitzeit eines radioaktiven Bolus

In der Regel trinkt der nuchterne Patient 15 ml Wasser, das ca 5 MBq Tc-S-Kolloid (oder eine andere Tc-Verbindung) enthält, in einem Schluck aus [67] Dabei liegt oder sitzt er unter/vor einer γ-Kamera mit angeschlossenem Rechner. Die Daten werden mit einem Zeitinkrement von 1 s aufgezeichnet; ggf. wird der Patient aufgefordert, „trokken" zu schlucken, falls die Flüssigkeit nicht innerhalb der ersten Sekunden den Magen erreicht Eine Modifikation der Untersuchung besteht darin, den Patienten ca. 20 ml markiertes Wasser durch einen Strohhalm trinken zu lassen [37] In jedem Fall erfolgt die Auswertung über die sog Region-ofinterest-Technik, bei der der gesamte Oesophagus

oder Teile von ihm auf dem Bildschirm markiert werden. Der Rechner ermittelt den uber diesem Areal erfolgten zeitlichen Verlauf der Radioaktivitat (Zeit-Aktivitats-Kurve), aus der anschließend die Halbwertszeit (HWZ) bestimmt wird (Norm· <10 s). Mit zunehmendem Grad an außerer oder innerer Obstruktion akkumuliert die Radioaktivität in Hohe der Stenose, und die Transitzeit wird verlangert Mit der oesophagealen Transitzeitbestimmung läßt sich der Therapieverlauf verfolgen Oesophageale Fisteln sollen wegen der geringeren Viscositat nuklearmedizinisch früher als mit röntgenologischen Methoden erkannt werden können [18].

Ein gastrooesophagealer Reflux durch einen inkompetenten Sphincter bewirkt meist eine Oesophagitis Falls die Diagnose nicht bereits durch die Anamnese geklart wird, erfolgt sie heute meist durch pH-Metrie unter Säureprovokation, durch Messungen des Oesophagusdrucks und seiner Motilität. Die Verfahren haben den Vorteil, Langzeitmessungen, auch über Nacht, zu gestatten. Fisher et al. konnten 1976 zeigen, daß eine einfache Untersuchung, in der der Patient 100 MBq Tc-S-Kolloid trinkt, ausreicht, um einen gastrooesophagealen Reflux zuverlassig zu diagnostizieren [23]. Dabei wird der Reflux ggf. durch Aufblasen einer über dem Abdomen liegenden Staumanschette bis zu 100 mmHg provoziert. Sequenzszintigraphisch konnen Radioaktivitat in Magen und Oesophagus verfolgt und ggf. ein Reflux mittels Region-ofinterest-Technik quantifiziert werden Man gibt den Reflux als Prozentsatz des Mageninhalts an; bis 4% werden als normal angesehen. Der Hauptvorteil nuklearmedizinischer Verfahren liegt darin, daß eine Intubation vermieden wird Dies ist besonders in der Padiatrie von Bedeutung. Zahlreiche Untersuchungen haben die Überlegenheit der Oesophagoszintimetrie über die Rontgenoesophagographie, die Manometrie und Oesophagoskopie bewiesen Bei Kindern konnte in 80–90% der gastrooesophageale Reflux richtig diagnostiziert bzw ausgeschlossen werden [60].

3 Magen

3.1 Nachweis von eutoper oder ektoper Magenmucosa

Pertechnetat wird wie die Halogene in den Zylinderzellen der Magenschleimhaut, nicht jedoch vom Dunndarmepithel oder den squamosen Zellen des Oesophagus akkumuliert. Es kann deshalb zum Nachweis eutoper Magenmucosa (z B. nach unvollständiger Resektion des Antrums) wie auch ektoper Magenschleimhaut (z B in einem Meckel-Divertikel oder beim Barrett-Oesophagus) herangezogen werden Man injiziert dem nüchternen Patienten ca 500 MBq ^{99}Tc-O$_4$ i v (Schilddrüsenblockade nicht mit Perchlorat, das auch die Tc-Aufnahme des Magens verhindert, Speichel absaugen oder mit Tampons auffangen!) Für den Nachweis von magenähnlichem Zylinderepithel im unteren Oesophagus werden Aufnahmen nach 30 min in verschiedenen Projektionen durchgeführt. Die Akkumulation im distalen Oesophagus beweist das Vorliegen dieser congenitalen und prämalignen Variation; der Magen ist eindeutig abzugrenzen [3].

Der Nachweis unerwartet noch vorhandener Magenschleimhaut nach partieller Gastrektomie, die dennoch große Mengen Gastrin produzieren kann, gelingt 20 min nach Infusion, wenn der Patient so positioniert wurde, daß diese Anreicherung nicht durch Leberaktivität maskiert wird. Sogar sehr geringe Schleimhautreste sollen mit geringer Rate an falsch-positiven Resultaten nachgewiesen werden können [58].

Eine der wichtigsten Ursachen von intestinalen Blutungen im Kindesalter ist das Meckel-Divertikel als Residuum des Ductus omphalomesentericus, das gewöhnlich im terminalen Ileum gefunden wird Seine Identifizierung mit Radioisotopen ist problemlos und weist eine Sensitivität von mehr als 75% auf [4] Nach Injektion von 3,7 MBq/kg KG werden Serienaufnahmen des Abdomens in 5-min-Intervallen bis ca. 45 min nach Infusion angefertigt. Bezugspunkt auf den Scans ist eine eutope Magenschleimhaut in der oberen Bildhälfte, die innerhalb der ersten 5–10 min nach Infusion abgrenzbar wird, gefolgt von sezernierter Aktivität in Duodenum und Jejunum und schließlich Harnblasenaktivität am unteren Bildrand Ektope Magenschleimhaut erkennt man üblicherweise im rechten unteren Quadranten cranial der Blase paramedian rechts (Abb 3.72). Über falsch-positive Ergebnisse als Folge rascher Magensaftentleerung, Verwechslung mit dem Nierenhohlsystem bei Ureterobstruktion, bei intestinaler Duplikation und Invagination, bei Lymphom, Gefäßmißbildungen und Morbus Crohn wird berichtet. Durch Erweiterung der Sequenz- zur Funktionsszintigraphie mit Ableitung von Zeit-Aktivitäts-Kurven (vergleichbarer Kurvenverlauf über eutoper und ektoper Mucosa mit synchroner Akkumulation und Sekretion) läßt sich die Fehlerquote entscheidend reduzieren. Falsch-negative Befunde kommen durch Fehlen oder zu geringe Präsenz von Magenmucosa im Divertikel oder durch Nekrose zustande Im Erwachsenenalter wird ein Meckel-Divertikel gewohnlich zufällig entdeckt Mit entsprechenden Verfahren wird meist der Sitz der Blutung, seltener der Sitz der Ektopie erkannt.

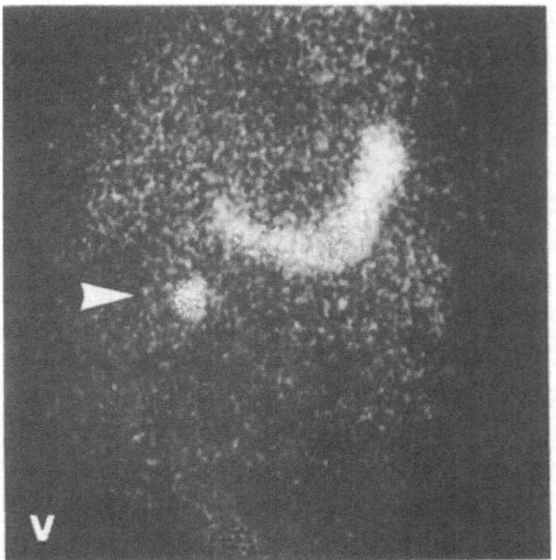

Abb. 3.72. Nachweis eines Meckel-Divertikels mit 37 MBq ^{99}Tc-O$_4$ 30 min post injectionem findet sich außerhalb der physiologisch anreichernden eutopen Magenmucosa ein kleiner rundlicher, synchron akkumulierender Bezirk im rechten Unterbauch Das Divertikel enthält demnach funktionierende Magenschleimhaut *V* ventrale Ansicht

Cimetidin – 300 mg oral (Erwachsene) 24 h vor Tc-Injektion gegeben – soll die Pertechnetatkonzentration in der Schleimhaut durch Blockade der Sekretion erhöhen [52], Pentagastrin (6 µg/kg subcutan 15 min vor Tc-Injektion) soll in Verbindung mit Glucagon (50 µg/kg i.v. 10 min nach Tc-Injektion) die Erkennbarkeit der Magen-Schleimhaut erhöhen

3.2 Bestimmung der Magenentleerung

Die physiologische Magenentleerung stellt ein komplexes Phänomen dar, das teilweise von den Anteilen an festen und flüssigen Bestandteilen der Nahrung, z.T. von deren Üppigkeit, von Osmolarität und pH des Mageninhalts abhängt Dennoch ist es wichtig, die Magenentleerung zu beurteilen, da zum einen Operationsverfahren mit dem Ziel einer Beschleunigung der Magenentleerung durchgeführt werden, zum anderen operative Eingriffe als Nebenwirkung zu beschleunigter oder verzögerter Magenentleerung führen können. Zu rasche Entleerung soll eine Rolle bei der Entwicklung von Ulcera duodeni spielen und stellt eine häufige Komplikation nach Gastrektomie dar (Dumpingsyndrom) Verzögerte Entleerung findet sich bei Ulcera ventriculi, Pylorusstenose, Vagotomie, Diabetes mellitus, Malignom und allgemein nach chirurgischen Eingriffen. Eine Messung mit Bariumsulfat führt zu unphysiologischen Ergebnissen, deshalb sind die nuklearmedizinischen Verfahren Methoden der Wahl. Testmahlzeiten bestehen entweder aus flüssigen, halbfesten oder festen Speisen Da die Entleerung flüssiger und fester Nahrungsbestandteile unterschiedlichen physiologischen Funktionen folgt, wird häufig die separate Messung beider Partialfunktionen (mit energetisch diskriminierbaren Nukliden) gefordert. Da die Halbwertszeit für feste Speisen schon normalerweise bei ca. 1 h liegt, müssen Patienten mit verzögerter Entleerung mehrere Stunden beobachtet werden. Eine On-line-Untersuchung ist weder dem Patienten zuzumuten, noch mit den Erfordernissen der Klinik in Einklang zu bringen Die unterbrochene Messung führt wegen der nicht exakt möglichen Repositionierung des Patienten zwangsläufig zu erheblichen Fehlern. Zahlreiche Untersucher verwenden deshalb als Kompromiß breiige (semisolide) Testmahlzeiten und nur in Ausnahmefällen (z.B. bei normalem Ausfall der Magenentleerung für halbfeste Speisen, aber klinischem Verdacht für verzögerte Entleerung von fester Nahrung) auch markierte solide Speisen (z.B. Standardmahlzeiten aus Mayonnaise, Butter, Toast und einem ^{99}Tc-S-Kolloid-injizierten und anschließend hartgekochten Hühnerei) In jedem Fall ist darauf zu achten, daß die Markierung auch unter intragastralen Bedingungen (HCl) stabil bleibt, da anderenfalls eine Beschleunigung der Entleerung vorgetäuscht werden kann. Es hat sich als vorteilhaft erwiesen, die Magenentleerung einmal durch das Zeitintervall bis zur halben Entleerung zu beschreiben (50%ige

Entleerungszeit), zum anderen durch Angaben der Retentionen zu bestimmten Zeiten, da die Magenentleerungskurve von Patient zu Patient betrachtliche Abweichungen zeigen kann und auch nicht immer reproduzierbar verlauft. Ein entsprechendes Beispiel zeigt Abb. 3.73 Da manchmal eine initial beschleunigte, manchmal eine spät einsetzende deutlichere Entleerung stattfindet, erscheint es auch wenig befriedigend, die Magenentleerung mit einer monoexponentiellen Funktion zu beschreiben. Für bestimmte klinische Fragestellungen (z.B. Vergleich von Operationsmethoden) ist dieses Verfahren jedoch brauchbar. Normale Halbwertszeiten für Flüssigkeiten liegen bei $12 \pm$ 3 min, für semisolide Testmahlzeiten zwischen 10 und 20 min, für feste Nahrung bei 55 ± 15 min Da es zahlreiche unterschiedliche Testmahlzeiten und Meßmethoden gibt, müssen die Normalwerte in jedem Institut selbst ermittelt werden [11, 12, 48].

4 Dünndarm

4.1 Lokalisation intestinaler Blutungsquellen

Der Wert der Endoskopie bei akuter Hamatemesis oder Melaena ist unumstritten. Sie ist jedoch nicht immer durchführbar, z.B. nicht bei polytraumatisierten Patienten. Auch die Arteriographie stellt eine wichtige praoperative Untersuchungsmethode dar, sie deckt aber v.a. Quellen massiver Blutungen auf. Durch den intermittierenden Charakter sogar mancher akuten Blutung wird eine Anwendung weiter limitiert. Nuklearmedizinische Verfahren zum Nachweis gastrointestinaler Blutungen weisen keinerlei Morbiditätsrisiko auf und werden zunehmend akzeptiert, v.a. da sie auch dann noch in 50% der Fälle eine Lokalisation der Blutungsquelle gestatten, in denen die komplementaren Verfahren versagen oder nicht durchführbar sind [1, 2]

Ursprünglich verwendete man ^{99}Tc-S-Kolloid. Besteht eine aktive Blutung, wird ein kleiner Teil des Radiopharmazeuticums in den Intestinaltrakt gelangen, dies allerdings nur so lange, wie das vom RES phagocytierte Kolloid zirkuliert (Halbwertszeit ca. 3 min) Mit dieser Technik sollen Blutungen bis 0,1 ml/min nachweisbar sein, vorausgesetzt, der Sitz der Blutung wird nicht von Leber oder Milz überdeckt. In jüngster Zeit wurden andere Radiopharmaka verwendet, um deren Zirkulation in der Blutbahn zu verlangern und dadurch intermittierende Blutungen besser zu erfassen. Erythrocyten können in vitro und in vivo mit ^{99}Tc-Methylendiphosphonat markiert werden. Mit 500–1500 MBq werden serielle Aufnahmen in der er-

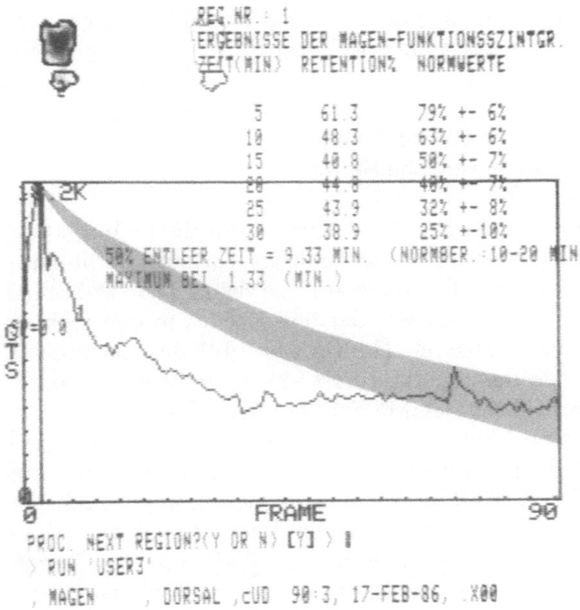

Abb. 3.73. Rechnerausdruck der quantitativen Magenentleerungsszintigraphie (semisolide Testmahlzeit) bei einem 50jahrigen Patienten mit diabetischer Neuropathie Die Entleerungskurve zeigt keine Adaptationszeit (Plateau nach dem Maximum) Initial beschleunigte, 12 min nach Untersuchungsbeginn nahezu sistierende Magenentleerung

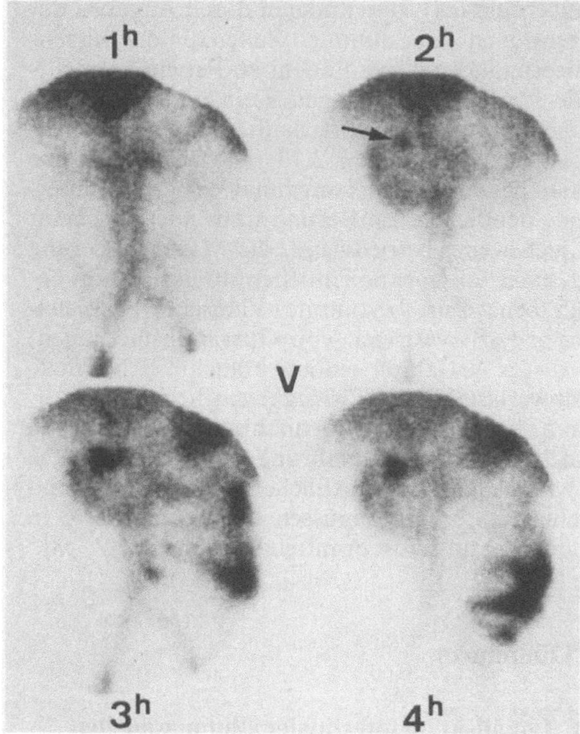

Abb. 3.74. Nachweis einer intermittierenden Blutung im oberen Gastrointestinaltrakt (postpylorisch) ab der 2 Stunde nach Injektion von ^{99}Tc-markierten, autologen Erythrocyten *1 h* (1 h post injectionem) Unauffalliger Befund mit Darstellung der angeschnittenen Leber und Milz, den großen abdominalen Gefäßen, Abgangen der Nierengefäße und Bifurkation *2 h* (2 h post injectionem) Nachweis der Blutungsquelle (*Pfeil*) sowie durch Darmperistaltik in die C-Schlinge des Duodenums weitertransportiertes Blut *3 h* (3 h post injectionem) Erkennbarkeit des gesamten Duodenums, der Flexura duodenojejunalis und der oralen Jejunumschlingen *4 h* (4 h post injectionem) Nach vorubergehendem Sistieren erneute Blutung *V* ventrale Ansicht

sten und in den folgenden Stunden angefertigt Fallen die anfanglichen Untersuchungen negativ aus, konnen sie trotz des gegenuber S-Kolloid hoheren Untergrundes bis maximal 36 h nach Infusion ausgedehnt werden. In 83–100% der Falle konnten Blutungsquellen mit dieser Technik nachgewiesen werden [1, 75], verglichen mit 65% der Falle bei Angiographie [5] Die Blutungsintensitat muß jedoch größer sein (ca 1 ml/min). Auf den Szintigrammen erkennt man die abdominale Aorta mit ihren Aufzweigungen, Leber, Nieren, Milz und Harnblase. Sonstige Radioaktivitätsfoci weisen auf den Sitz der Blutung hin Markiertes Blut wird auf spateren Aufnahmen infolge der Darmperistaltik aboral weitertransportiert sein (Abb. 3.74). Neuerdings werden auch ^{111}In-markierte Erythrocyten erfolgreich verwendet Seine relativ lange Halbwertszeit erlaubt, die Untersuchung sogar bis zu 3 Tagen auszudehnen, was bei intermittierenden

Blutungen von entscheidender Bedeutung sein kann.

Es wird von den jeweiligen klinischen Umstanden abhangen, ob die Arteriographie und/oder der nuklearmedizinische Blutungsquellennachweis vor der Laparotomie durchgeführt werden. Hat man den Sitz der Blutung mit Radioisotopen lokalisiert, wird man die entsprechende Arterie zweckmäßigerweise zunachst angiographieren, wenn man aus Gründen größerer Detailerkennbarkeit meint, auf die radiologische Darstellung nicht verzichten zu können.

4.2 Chronischer intestinaler Blutverlust

Die Frage nach einem geringen intestinalen Blutverlust kann bei der Abklarung einer chronischen Anamie von Bedeutung sein Sensitivstes Verfahren hierfür ist die Markierung autologer Erythrocyten mit ^{51}Cr Nach Reinjektion wird sowohl die Plasmaaktivitat als auch die Aktivitat von Stuhlproben gemessen (bis 2 Wochen nach Infusion). Mit diesen Daten und durch Vergleich mit einem bekannten Standard laßt sich das Blutvolumen jeder Probe errechnen (normal bis zu 3 ml/Tag). Mit diesem Verfahren laßt sich auch der durch Pharmaka hervorgerufene Blutverlust quantifizieren. Bei über langere Zeit intermittierenden Blutungen tauscht man ^{51}Cr gegen ^{59}Fe wegen dessen langerer Halbwertszeit aus und verwendet einen Ganzkörperzahler. Dieses Verfahren soll allerdings weniger zuverlassig sein [14, 15].

4.3 Funktionsprüfung von peritoneovenösen Shunts

Therapieresistenter Ascites kann durch Implantation eines peritoneovenosen Katheters mit endständigem Einwegventil (LeVeen-, Denver-Shunt) behandelt werden, der den Ascites in den rechten Vorhof ableitet. Haufig verstopft das peritoneale Ende des Shunts durch fibrinöses Material, seltener führen defekte Ventile oder Thromben am venösen Ende zum Funktionsverlust. Die Durchgangigkeit des Shunts laßt sich durch Injektion von ^{99}Tc-S-Kolloid (oder -Makroalbuminpartikeln) in den Abscites leicht prüfen. Bei durchgangigem Katheter stellt sich dieser innerhalb von ca. 30 min in seiner ganzen Lange dar. Je nach verwendetem Radiopharmazeuticum kommt es mit Eintritt des Tracers in die Blutbahn zur Leber-, Milz- oder Lungendarstellung. Bleibt eine solche uber Stunden aus, muß ein Shuntverschluß angenommen werden. Zeit-Aktivitäts-Kurven des Ascitesreservoirs (in halblogarithmischer Darstellung) gestat-

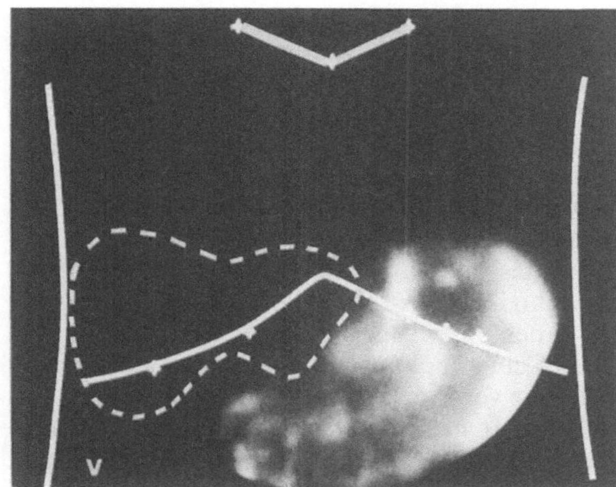

Abb. 3.75. Ascitesmarkierung mit 370 MBq ^{99}Tc-S-Kolloid bei einem 56jahrigen Patienten mit Lebercirrhose, dem 4 Jahre zuvor ein LeVeen-Shunt zur Ascitesableitung in die Blutbahn gelegt wurde und bei dem wieder vermehrt Flussigkeit im Abdomen nachweisbar war Wiederholte Szintigramme des Thorax und Abdomens ergaben weder eine Darstellung des Shunts selbst, noch eine von Leber und Milz Der vermutete Shuntverschluß konnte damit bestatigt werden *V* ventrale Ansicht

ten leicht eine Quantifizierung des Shuntflusses in ml/min (Abschalmethode, Differenzierung zwischen langsamen und schnellen Halbwertszeiten) [21, 65]. Ähnlich können peritoneopleurale Fisteln diagnostiziert werden (Abb. 3.75 und 3.76).

4.4 Malabsorption

4.4.1 Gastrointestinaler Eiweißverlust

Ein weites Spektrum verschiedener Darmerkrankungen kann einem intestinalen Eiweißverlust ursachlich zugrundeliegen. Sein Nachweis kann daher von vitaler Bedeutung bei der Abklärung von Proteinmangelzustanden sein. Der zuverlassigste Test beruht auf der Tatsache, daß i v.-injiziertes ^{51}CrCl (ca. 50 kBq/kg) an Transferrin gebunden wird, so daß dessen Metabolismus verfolgt werden kann. Hierzu wird der Stuhl 4 Tage lang gesammelt und portionsweise gemessen Exkretion von insgesamt mehr als 2% der applizierten Dosis wird als Hinweis auf einen signifikanten Proteinverlust gewertet. Bis zu 10% der Dosis konnen im Normalfall verlorengehen. Fehler konnen durch unvollständige Stuhlsammlung, Urinkontamination, intestinale Blutung usw entstehen. Der Test ist als Screeningmethode wertvoll, kann auch zur Beurteilung eines Therapieerfolgs herangezogen werden, kann aber beispielsweise nicht zwischen bereits erfolgter intestinaler Ausscheidung und verzögerter Defäkation unterscheiden Genauere Informationen erhält man durch Verlängerung des Tests auf ca. 9 Tage und synchrone Messung der Plasmaaktivitaten in gleicher Meßgeometrie. Hierdurch wird eine Bestimmung der gastrointestinalen Clearance von Plasmaproteinen möglich (Norm: <3 ml/Tag) [69, 38].

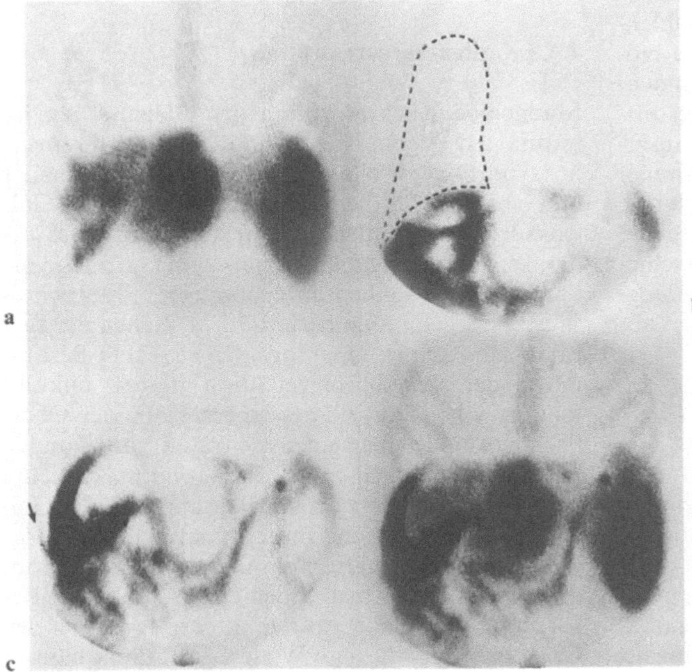

Abb. 3.76a–d. Die statische Leber-Milz-Szintigraphie mit 130 MBq ^{99}Tc-S-Kolloid zeigt eine atrophische Lebercirrhose mit knotiger Schrumpfung des rechten und relativer Hypertrophie des linken Leberlappens, Splenomegalie und Aktivierung des extrahepatischen RES in Milz und Knochenmark (**a**) Injektion von ^{99}Tc-S-Kolloid in den Ascites fuhrt zur Darstellung des rechten Pleuraraums und nicht zur Markierung von Leber und Milz, d h es besteht eine peritoneopleurale Fistel, und der zur Ascitesableitung gelegte Denver-Shunt ist verschlossen (**b**) Nach Pleurapunktion verschwindet die dorthin geflossene, markierte Ascitesflussigkeit, und die Fistel im Bereich des Sinus phrenicocostalis wird sichtbar (*Pfeil*, **c**) Übereinanderprojektion der beiden linken Abbildungen zeigt, daß die Leber genau in den vom markierten Ascites freien Raum hineinpaßt (**d**)

4.4.2 Fettresorptionsstörungen

Fettresorptionsstörungen äußern sich in Stearrhoe. Gründe sind Digestions-(Pankreas-, Galleninsuffizienz, intestinale Läsionen) oder Resorptionsdefekte (Läsionen der Darmwand oder des intestinalen Lymphsystems, Veränderungen von Darmflora oder intestinaler Anatomie, biochemische Ursachen usw.). Die zahlreichen chemischen Untersuchungsmethoden sind zeitaufwendig und ungenau, weshalb die Verwendung markierter Lipide vorteilhaft ist. Triolein benötigt Verdauungsenzyme zur Spaltung vor der Resorption, testet also Verdauung *und* Resorption, Ölsäure nur die Resorption. Ideal ist daher die simultane Applikation beider, mit unterschiedlichen, energetisch diskriminierbaren Jodisotopen markierter Radiopharmaka, anderenfalls wird man mit dem Trioleintest beginnen, da bei normalem Ausfall sich weitere Schritte erübrigen. Dem nüchternen Patienten werden 1–2 MBq oral verabfolgt (Schilddrüse geblockt, keine pankreasspezifische Medikation in den letzten 2 Tagen). Heparinisierte Blutproben werden 1–8 h nach Infusion entnommen, im Bohrlochzähler gemessen und zum tabellarischen Gesamtblutvolumen in Beziehung gesetzt (Norm. 12% nach 6 h). Malabsorption äußert sich in einem deutlich flacheren Kurvenverlauf. Stuhlproben sollten ähnlich wie bei der Quantifizierung des intestinalen Proteinverlusts zusätzlich gemessen werden, da sie die Zuverlässigkeit des Tests erhöhen [42, 47].

Um die Messung von Stuhlproben zu umgehen, kann anstelle der Jod- die stabilere ^{14}C-Markierung treten. Obwohl ^{14}C eine physikalische Halbwertszeit von 5730 Jahren besitzt, ist die Strahlenbelastung des Patienten aufgrund der kurzen biologischen Halbwertszeit (Minuten bis Stunden) vernachlässigbar. Endprodukt des Fettsäurestoffwechsels ist CO_2. $^{14}CO_2$ kann leicht in der Ausatmungsluft bestimmt werden (Ionisationskammer oder β-Zähler nach Auffangen in Hyaminlösung). Eine wesentliche Fehlerquelle ist die wechselnde Produktion von endogenem CO_2, die von verschiedenen Umständen (Fieber, körperliche Belastung, Diabetes mellitus, Schilddrüsenfunktion usw.) abhängt [49, 53, 57].

4.4.3 Vitamin-B$_{12}$-Mangel

Der sog. Schilling-Test ist unter den nuklearmedizinischen Tests zur Aufdeckung einer intestinalen Malabsorption wohl der bekannteste und dient zum Nachweis/Ausschluß bzw. zur Differentialdiagnostik einer Vitamin-B$_{12}$-Malabsorption. Wird (markiertes) Vitamin B$_{12}$ zusammen mit In-

trinsicfactor oral verabreicht, wird es im terminalen Ileum resorbiert. Werden die Bindungsstellen Leber und Plasma durch große Dosen (nichtmarkierten) Vitamin B$_{12}$ abgesättigt (1 mg i.m.), wird der Überschuß renal ausgeschieden, man findet also Anteile des markierten Vitamins im Urin. Der 24-h-Urin Gesunder enthält mehr als 8% der applizierten Dosis, bei weniger als 8% liegt eine gestörte Resorption, bei weniger als 3% eine perniziöse Anämie vor. Normale Vitamin-B$_{12}$-Spiegel bei Patienten mit megaloblastischer Anämie weisen auf einen Folsäuremangel hin. Eine Niereninsuffizienz verursacht falsch-positive Resultate. Abhilfe bringt oft eine 3tägige Urinsammlung und wiederholte Auswaschinjektionen mit nichtmarkiertem Vitamin B$_{12}$. Fiel früher der Test positiv aus, wurde er unter zusätzlicher Gabe von Intrinsicfactor wiederholt, um zwischen dem Mangel an diesem Faktor und einer Malabsorption im Ileum (z. B. bei Morbus Crohn) unterscheiden zu können. Aus Zeitersparnisgründen verabfolgt man heute simultan ^{58}Co-markiertes und ^{57}Co-markiertes Vitamin B$_{12}$ (letzteres inklusive Intrinsicfactor) und mißt beide Isotope im Urin (unterschiedliche γ-Energien). Bei pathologischem Ausfall des einen (^{57}Co) und normalem Ausfall des anderen Tests (^{58}Co) liegt ein Mangel an Intrinsicfactor, bei pathologischem Ausfall beider Tests eine intestinale Malabsorption vor. Neben der Frage nach der Vitamin-B$_{12}$-Resorption bei Verdacht auf perniziöse Anämie eignet sich der Test auch für Untersuchungen beim sog. Syndrom der blinden Schlinge, bei der Postgastrektomieanämie, bei Pankreaserkrankungen und Bandwurmbefall [29, 55].

4.4.4 Gallensäurenresorption

Mangelnde Rückresorption der Gallensäuren im terminalen Ileum führt zum Gallensäurenverlustsyndrom mit chologenen Diarrhoen. Genauer und einfacher als die direkte Bestimmung der Gallensäuren im Stuhl ist die Verwendung eines radioaktiv markierten Analogons zum natürlich vorkommenden Gallensäurenconjugat Taurocholsäure (^{75}Se-Homotaurocholsäure). Neben der faecalen Messung ist die unproblematischere Bestimmung der Ganzkörperretention mittels unkollimierter γ-Kamera, Ganzkörperzähler oder Obertischmeßsonde über einen Zeitraum von Stunden bis Tagen möglich. Das Radiopharmazeutikum wird wie die natürlichen Gallensäuren in die Gallenwege sezerniert und im terminalen Ileum resorbiert. Eine krankhafte Veränderung dieses Darmabschnitts, die sich in einer eingeschränkten Resorption der Gallensäuren äußert (z. B. bei M. Crohn), kann auf diese Weise erfaßt und quantifiziert werden. Die untere Normbereichsgrenze für die Retention nach 7 Tagen beträgt 19%, entsprechend einer Halbwertszeit von 2,5 Tagen. Durch orale Applikation von Cholestyramin, eines unlöslichen, gallensaurenbindenden Ionenaustauschers, kann die direkte Ursache der chologenen Diarrhoe (die Wasserbindungsfähigkeit der ins Colon gelangten Gallensäuren) beseitigt werden. Therapie mit Cholestyramin führt aber auch zu einer beschleunigten Ausscheidung der Gallensauren und ist daher mindestens 2 Tage vor Testbeginn abzusetzen. Da Diarrhoen andere Ursachen zugrundeliegen konnen (z B. ulcerative Colitis oder Dünndarminfektionen), läßt sich mit diesem Test eine Differentialdiagnostik der Diarrhoe betreiben. Weitere Indikationen stellen die Ermittlung der Ileumfunktion nach chirurgischen Eingriffen im intestinalen Bereich, nach Strahlentherapie des Abdomens sowie nach therapeutischen Maßnahmen zur Erhohung des Gallenflusses (Medikamente, Papillenspaltung, Cholelitholyse usw) dar [22, 56].

5 Leber und Gallenwege

5.1 Statische Leberszintigraphie

5.1.1 Focale Lebererkrankungen

Die beiden wichtigsten Zellpopulationen der Leber sind die Hepatocyten (85%) und die Zellen des reticuloendothelialen Systems, die Kupffer-Sternzellen (15%). Von letzteren finden sich 80% in der Leber, 10% in der Milz und 5% im Knochenmark. Da sie Kolloide aus dem Blut phagocytieren, lassen sich diese Organe szintigraphisch darstellen. Markierungsnuklid ist heute ^{99}Tc, das in Verbindung mit modernen Szintillationskameras zu einer Auflösung von 1–2 cm führt (Abb. 3.77 und 3.78).

Intrahepatische Raumforderungen verdrangen das normale Leberparenchym und mit ihm die Zellen des RES. Sie zeigen sich somit als „kalte Areale". Häufigste Ursache für intrahepatische Raumforderungen sind Metastasen, v.a. von Rectum-, Lungen- und Mammacarcinomen. Ihr Ausmaß kann so extrem werden, daß die resultierende generalisierte Speicherungsminderung nicht mehr von benignen, diffusen Hepatopathien differenziert werden kann Im allgemeinen liegt die Sensitivität für focale Läsionen bei 80%, sie hangt entscheidend von der Pravalenz der Erkrankung, von der Art des Tumors, von seiner Größe und von der Erfahrung des Untersuchers bzw. den von ihm zugrundegelegten Entscheidungskriterien ab. Zum Beispiel ist der Prozentsatz richtig-positiver Diagnosen bei Lebermetastasen eines Mammacarci-

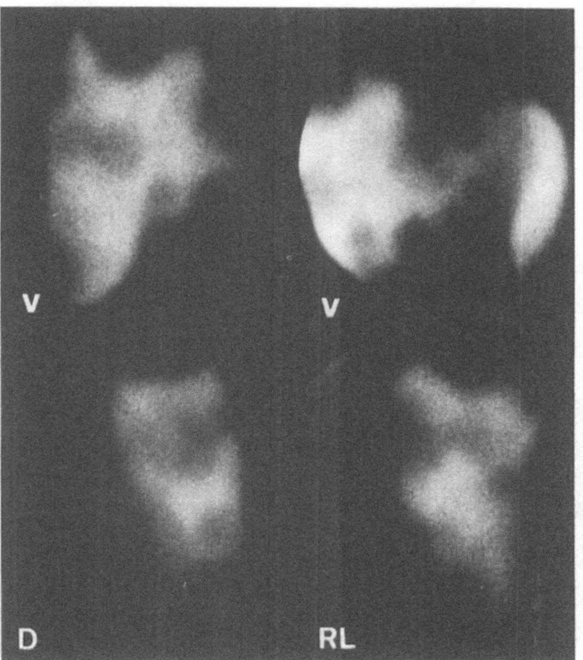

Abb. 3.77. Statisches Leberszintigramm mit ^{99}Tc-S-Kolloid bei einem 57jährigen Patienten Typisches Bild einer vergrößerten Leber mit multiplen intrahepatischen Raumforderungen unterschiedlicher Große in allen Projektionen, hier Metastasen eines Coloncarcinoms Die vergroßerte Milz (ventrale Projektion) ist angesichts der noch funktionstuchtigen Parenchymmenge jedoch untypisch, hier bedingt durch eine zusatzlich bestehende chronische, myeloische Leukamie V ventrale, D dorsale, RL rechtslaterale Projektion

noms bedeutend niedriger als bei Metastasen eines Coloncarcinoms oder eines malignen Melanoms; die Rate an richtig-positiven Diagnosen schwankt in Abhängigkeit von der Strenge der Diagnosekriterien zwischen 67 (nur focale Defekte) bis zu 87% (Einschluß von Hepatomegalie, Inhomogenität, Leberkonfiguration). Gleichzeitig steigt naturgemaß die Rate an falsch-positiven Resultaten [17].

Naturgemaß ist die Spezifität der statischen Leberszintigraphie gering, da zwischen den Ursachen verschiedener intrahepatischer Raumforderungen in der Regel nicht unterschieden werden kann. Dies wird besonders bei einer solitaren Raumforderung deutlich, deren Natur durch Zuhilfenahme anderer Verfahren (Ultraschall, CT mit gezielter Feinnadelbiopsie, Kernspintomographie) weiter abgeklart werden kann. Zahlreiche Untersuchungen haben sich mit dem Vergleich der 3 Verfahren auseinandergesetzt, keine von ihnen kann als prospektiv bezeichnet werden, d h. keine kommt bei einem unausgewählten Patientengut zu einem von den konkurrierenden Verfahren unbeeinflußten Ergebnis. Sie kommen jedoch alle zu dem Schluß, daß die statische Leberszintigraphie die zweckmaßigste Einzeluntersuchung darstellt Die CT ist

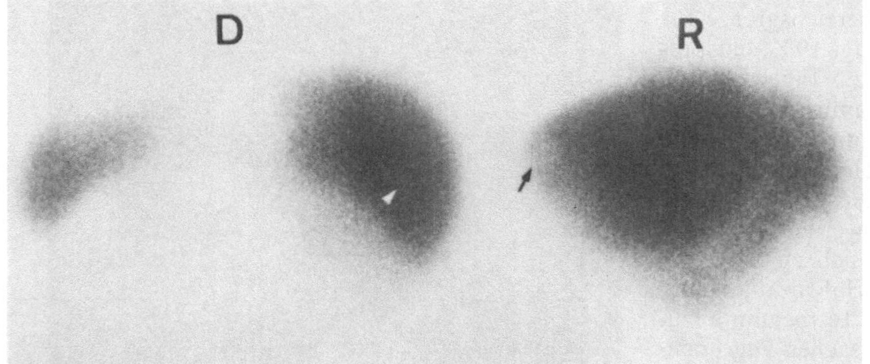

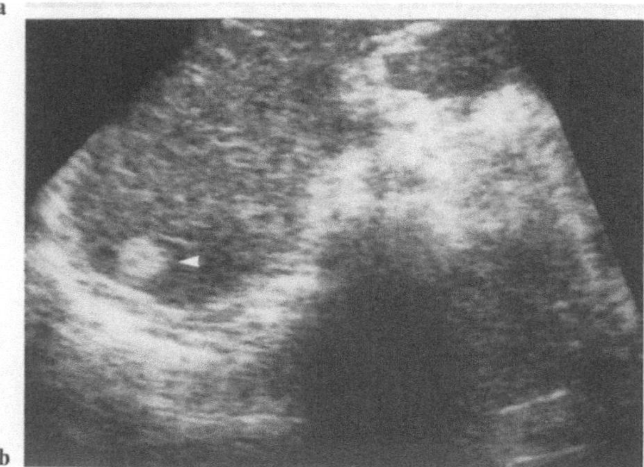

Abb. 3.78a, b. Statische Leberszintigramme (**a**, *D* dorsal, *R* rechtslateral) und Sonogramm eines 52jährigen Patienten mit Bronchialcarcinom und solitarer Metastase im dorsalen rechten Leberlappen Die kleine Metastase (ca 2 cm Durchmesser) wurde nach unauffälliger Erstsonographie aufgrund des Szintigramms vermutet (im Original besser erkennbar) und durch die Zweitsonograhie (**b**) bestatigt

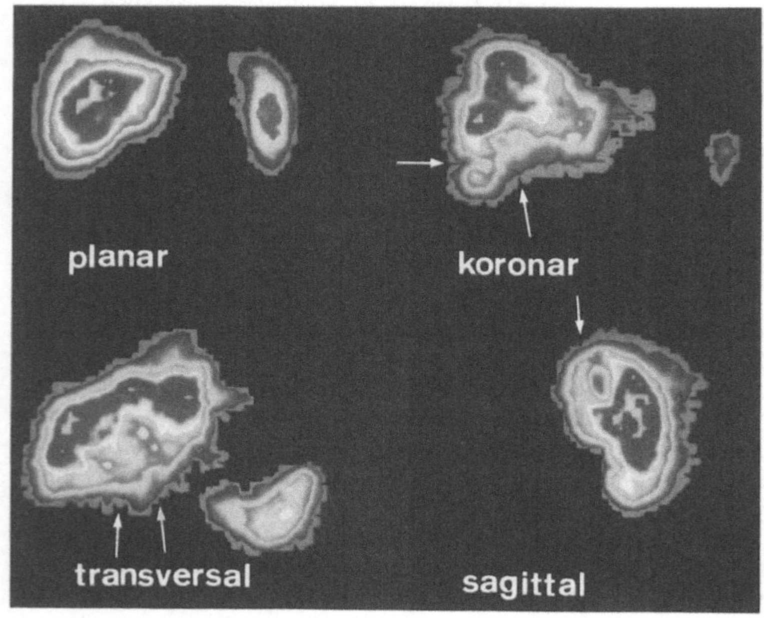

Abb. 3.79. Planare statische Leberszintigraphie und SPECT (Single Photon Emission Computed Tomography) bei einem Patienten mit Lebermetastasen eines colorectalen Carcinoms Die intrahepatischen Raumforderungen sind infolge Überlagerung durch gut speicherndes Parenchym in der planaren Technik nicht, dagegen eindeutig auf den Schichtaufnahmen in den verschiedenen Schnittebenen zu erkennen (*Pfeile*)

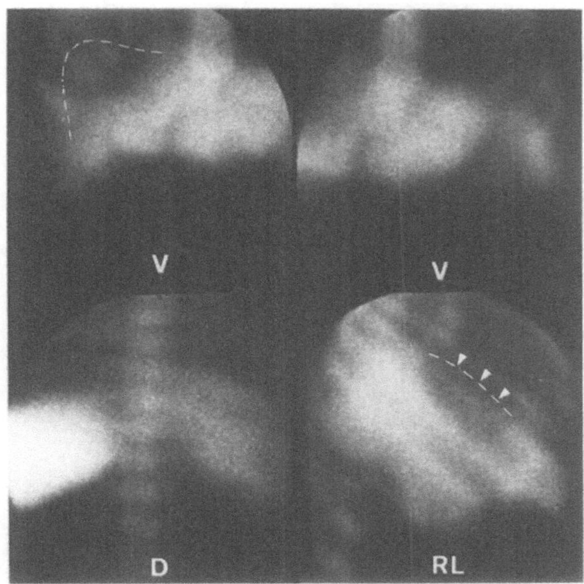

Abb. 3.80. Statische Leberszintigraphie mit ⁹⁹Tc-S-Kolloid bei einem 68jährigen Patienten Vollbild einer atrophischen Cirrhose geschrumpfter rechter und relativ hypertrophierter linker Lappen (*V* ventral), vergrößerte und vermehrt speichernde Milz, Darstellung des RES von Wirbelsäule und Rippen (*D* dorsal und *RL* rechtslateral) Zusätzlich schusselformiger Speicherdefekt im cranialen rechten Lappen (*RL*), cholangiolares primares Carcinom auf dem Boden einer kleinknotigen posthepatischen Cirrhose (*Pfeile*)

vergleichbar sensitiv, spezifischer aber nur bei Dichteverstärkung durch Kontrastmittel (mit den bekannten Risiken), außerdem wesentlich teurer und häufig nicht verfügbar. Ultraschall besitzt wie die CT den Vorteil „extrahepatischer" Information, hat seine Vorteile bei der Erkennung von flussigkeitsgefüllten Hohlraumen (Cysten, Gallenblase, Abscesse, erweiterte Gallengänge), ist aber wegen der notwendigerweise langen Inanspruchnahme des Arztes selbst nur scheinbar billiger Es zeigen sich daher allmahlich Entscheidungswege, die die verschiedenen Verfahren stufenweise einsetzen, und an deren Anfang der einfache Leberscan steht. Mit Hilfe der Emissionstomographie (SPECT) lassen sich v a. im Leberzentrum Lasionen mit höherer Auflösung erkennen, Sensitivität und Spezifitat steigen [64] (Abb 3 79). Ähnliches gilt für eine hard- oder softwaremaßig gesteuerte Atemtriggerung.

Seltenere Ursachen für focale intrahepatische Raumforderungen sind primare Lebertumoren, die sich szintigraphisch als solitare Lasionen darstellen Man findet sie nicht selten bei progredienter Cirrhose (Abb. 3.80), nach Antiovulantiaeinnahme usw Ergänzend lassen sie sich durch Szintigraphie mit ⁶⁷Ga oder ⁷⁵Se-Methionin positiv darstellen. Szintigraphisch zu differenzieren

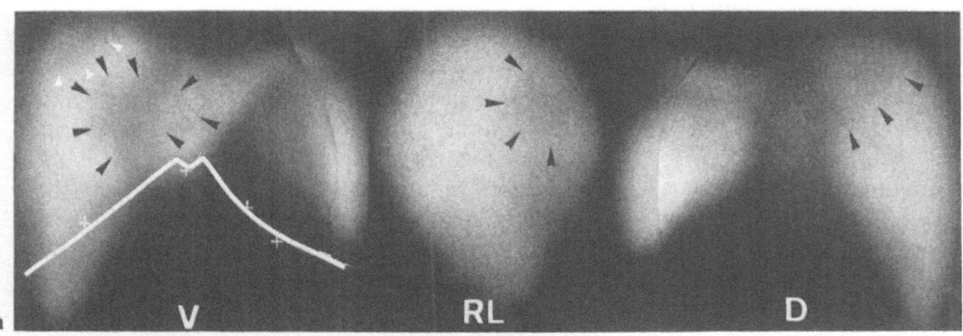

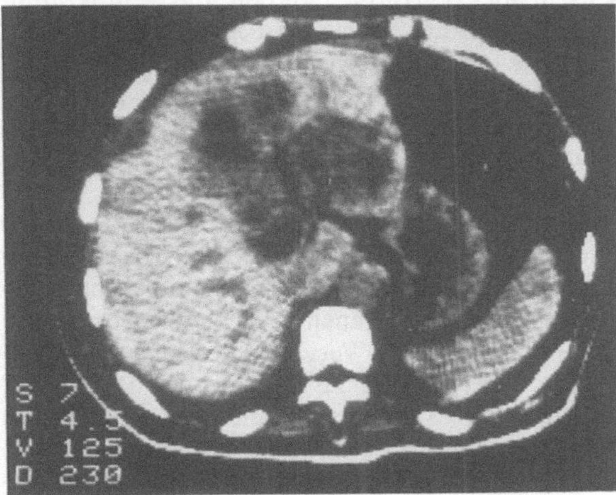

Abb. 3.81a, b. Statische Leberszintigramme (**a**, *V* ventral, *RL* rechtslateral, *D* dorsal) und CT (**b**) eines 59jährigen Patienten mit kleinem subphrenischem Absceß (*weiße Pfeile*) und ausgedehnten intrahepatischen Abscessen (*schwarze Pfeile*) nach Magenresektion Der klinisch vermutete, zusätzliche subphrenische Absceß konnte mittels CT nicht geklart werden

sind Leberadenome, focale noduläre Hyperplasien, Hämangiome, Hämatome nach Traumen, Nekrosen und ausgedehnte Fibrosierungen durch zusatzliche dynamische Szintigraphien, die Perfusion oder hepatozellulare Funktionen erfassen.

Traumatische Leberverletzungen konnen ebenfalls zuverlassig mit der statischen Leberszintigraphie erfaßt werden, zumal die CT nicht immer verfugbar oder aufgrund eines Polytraumas undurchführbar ist Auch die Durchführung der Sonographie kann infolge von Schmerzen oder Darmgas scheitern. Subcapsuläre Hämatome bewirken einen typisch halbkreisförmigen, peripheren Aktivitatsausfall im Szintigramm, Leberrisse stellen sich oft als Band verminderter Radioaktivität dar, Hämatome außern sich in einem focalen Defekt. Entzündliche Prozesse führen ebenfalls zu einem meist unscharf begrenzten Defekt. Die statische Szintigraphie kann über die mit der CT erhältliche Information hinaus weitere wesentliche Daten, z.B. das gleichzeitige Bestehen eines subphrenischen neben einem intrahepatischen Absceß (Abb 3.81) liefern. Beeindruckend läßt sich auch der operative Therapieerfolg und die Regenerationsfähigkeit der Leber anhand des statischen Leberscans belegen In Fällen von subphrenischen Abscessen und Hämatomen bewahrt sich die kombinierte Leber-Lungen-Szinitgraphie (letztere mit ^{99}Tc-MAA), um das Ausmaß des Defekts besser darstellen zu konnen (Abb. 3.82) Entzündliche Herde konnen spezifisch mit ^{111}In-markierten autologen Leukocyten, ersatzweise mit ^{67}Ga-citrat, positiv dargestellt werden. Eine Anbehandlung mit Antibiotica sollte vermieden werden.

5.1.2 Diffuse Lebererkrankungen

Szintigraphisches Leitsymptom bei diffusen Hepatopathien ist die Lebervergrößerung, gefolgt von Formänderungen der Leber und Speicherinhomogenitäten sowie vermehrter extrahepatischer Speicherung. Deshalb ist szintigraphisch eine Differenzierung zwischen diffusen Hepatopathien und Lebervergrößerungen aus anderen Gründen (z.B. Stauungsleber) in der Regel möglich. Diffuse Lebererkrankungen beeinträchtigen die Sternzellenfunktion, verändern den intrahepatischen Blutfluß, führen zu lokaler Ischämie und zur Bindegewebebildung. Diese Veränderungen schlagen sich szintigraphisch in einer diffusen Verminderung der Gesamtradioaktivitat und in einer irregularen Verteilung (Inhomogenität) nieder. Mit der Reduktion der Hepatocyten geht eine Verminderung der Kupffer-Sternzellen einher. Damit steht dem extrahepatischen RES ein relativ größerer Anteil an markierten Kolloiden zur Verfügung, die lienale

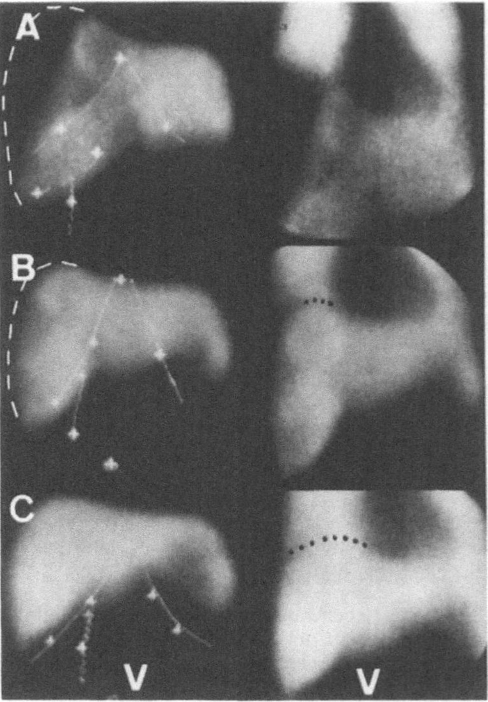

Abb. 3.82. Leberruptur mit subcapsularem Hämatom und Hämatothorax nach stumpfem Bauchtrauma bei einer 26jährigen Patientin Defekt und Regeneration sind besonders gut in der kombinierten Leber-Lungen-Szintigraphie zu erkennen (*A*) Verlaufskontrolle nach 3 und 6 Monaten (*B, C*) *V* ventrale Ansicht

Speicherung nimmt zu, das Knochenmark wird sichtbar. Zwischen dem Ausmaß der Leberschädigung und der Zunahme der extrahepatischen Speicherung besteht eine gute Korrelation [27]. Bei Leberverfettung und bei sehr geringem cirrhotischem Umbau findet sich meist nur eine Hepatomegalie, jedoch noch keine Aktivierung des extrahepatischen RES. Mit zunehmender Fibrosierung, Entwicklung eines Pfortaderhochdrucks, also fortschreitender Cirrhose, werden die szintigraphischen Symptome immer ausgeprägter und korrelieren mit histologischen Veranderungen Meist findet sich dann eine relative oder absolute Atrophie des rechten Lappens und relative Hypertrophie des linken Lappens, die beide zur sog „Kastenform" der Leber (in ventraler Ansicht), im Gegensatz zur normalen Dreiecksform führen (Abb 3.83, s. auch Abb. 3.80). Die Spezifitat der statischen Leberszintigraphie ist naturgemäß gering, Hepatitiden können oft nicht von Cirrhosen differenziert werden Verschlechtert sich die Leberfunktion akut, findet das seinen Ausdruck in einer zunehmenden Speicherungsminderung. Bei akuten Nekrosen nimmt die Lebergröße laufend ab. Diffuse Hepatomegalien finden sich außer bei den genannten Erkrankungen bei Amyloidose, Hämochromatose, Sarkoidose, leukämischer oder lymphatischer Leberinfiltration, hämolytischer Anämie, Kollagenerkrankungen, Parasitosen; darüber hinaus sieht man sie auch bei Lebermetastasierung, Absceß, polycystischer Degeneration, Echinococcus cysticus, die aber wegen ihres focalen Charakters abgegrenzt werden können. Eine Besonderheit bildet das Budd-Chiari-Syndrom. Durch Verschluß der größeren Lebervenen kommt es zu einer spärlichen Aktivitätsbelebung der gesamten Leber mit Ausnahme des Lobus caudatus, dessen direkt in die V cava einmundende Venen von der Thrombose nicht betroffen sind. Das typische Szintigramm zeigt dementsprechend in ventraler Projektion ein gut speicherndes zentrales Areal, noch deutlicher wird es in dorsaler Projektion Gelegentlich ahmt ein Verschluß der V. cava superior das szintigraphische Bild des Budd-Chiari-Syndroms nach. Ursache ist ein Collateralkreislauf über die V. umbilicalis, über welchen die markierten Kolloide kleine zentrale Leberanteile erreichen können [34, 66].

5.2 Hepatische Angioszintigraphie

Im Rahmen einer selektiven Chemotherapie von Lebermetastasen mittels implantierbarer Pumpensysteme kommt es nicht selten zu Dislokationen der Katheterspitze, zu Thrombosierungen des Katheters oder des Gefäßes distal vom Katheterende bzw. zu unerwünschter Perfusion extrahepatischer Gefäße, z.B. mit der Folge cytostaticabedingter Magenulcera. Die Angioszintigraphie mit aus der Lungenperfusionsszintigraphie bekannten humanen Makroalbuminpartikeln gestattet unter physiologischen Bedingungen (niedrige Flußraten), neben der Prüfung auf Durchgängigkeit von Katheter und weiterführenden Gefäßen, die Beurteilung der korrekten Katheterposition, den Vascularisationsgrad der Metastasen (zentral und peripher) und das Vorliegen von arteriovenösen Shunts Sie ist damit in der Regel angiographischen Methoden uberlegen. In Verbindung mit der statischen Leberszintigraphie gestattet sie eine Therapiebeurteilung. Sie ist jederzeit leicht durchführbar und nimmt nur wenige Minuten in Anspruch Die dabei festgestellten Aberrationen führen zumeist zur chirurgischen Reintervention In Fällen von Doppelkathetersystemen mit simultaner systemischer Cytostaticaapplikation werden beide Systeme konsekutiv mit ^{99}Tc-MAA injiziert (Abb. 3.84) [36, 78].

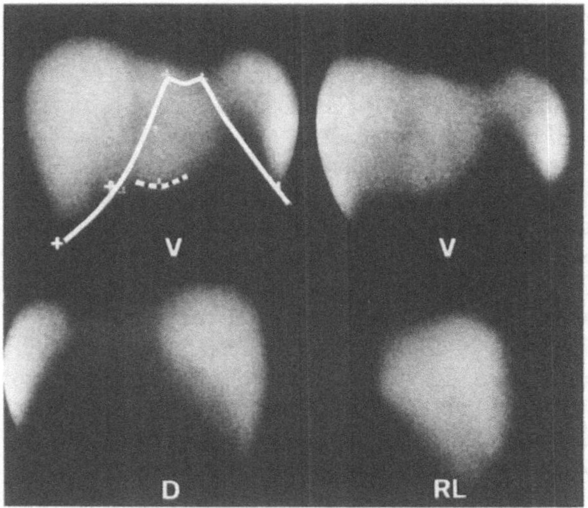

Abb. 3.83. Statische Leberszintigraphie mit ^{99}Tc-S-Kolloid bei einem 42jährigen Patienten mit chronisch-aggressiver Hepatitis Leber v a im Bereich des linken Lappens leicht vergrößert, im mittleren Epigastrium deutlich konsistenzvermehrt palpabel Die Leber wirkt durch die Formänderung plump Keine intrahepatischen Raumforderungen (Betonung des Hilus), keine Erkennbarkeit des Knochenmarks Die Milz ist vergrößert (erreicht den Rippenbogen) und speichert vermehrt, *V* ventral, *D* dorsal, *RL* rechtslateral

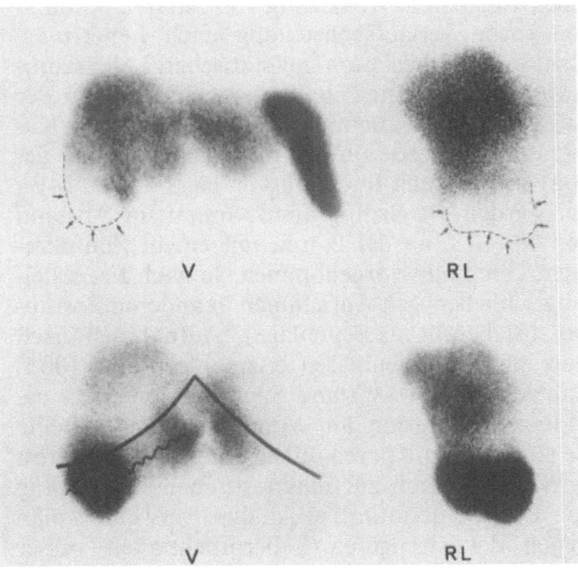

Abb. 3.84. Statische Leberszintigraphie [*obere Bildreihe* ventrale (*V*) und rechtslaterale (*RL*) Ansichten] und Angioszintigraphie via implantiertem Port-A-Katheter (*untere Bildreihe*, gleiche Ansichten) bei einem 73jährigen Patienten mit Lebermetastasen eines Rectumcarcinoms Man erkennt 2 große Raumforderungen im caudalen rechten Leberlappen bei vergrößerter und inhomogen speichernder übriger Leber sowie vermehrt speichernder, vergrößerter Milz Die beiden Metastasen werden optimal durchblutet (^{99}Tc-Mikrosphären)

5.3 Hepatobiliäre Funktionsszintigraphie

Moderne Radiopharmazeutica, die einer hepato-cellulären Exkretion unterliegen, und hochauflösende Szintillationskameras haben zur raschen Verbreitung der hepatobiliären Sequenz- und Funktionsszintigraphie geführt, obwohl zahlreiche konkurrierende Verfahren (orale Cholecystographie, intravenöse Cholangiographie, Sonographie, CT sowie interventionelle Techniken wie transhepatische Cholangiographie und retrograde endoskopische Cholangiopancreaticographie) verfügbar sind. Ursächlich sind die hohe hepatobiliäre Spezifität der Tracer, die rasche Verfügbarkeit der Ergebnisse und die Nebenwirkungsfreiheit. Die hepatobiliäre Szintigraphie (als Sequenzszintigraphie mit visueller und qualitativer sowie als Funktionsszintigraphie mit rechnergestützter quantitativer Beurteilung) wird daher zur Klärung zahlreicher diagnostischer Probleme herangezogen [76].

Radiopharmazeutica sind heute ^{99}Tc-markierte IDA-Derivate (Iminodiessigsäure, Lidocain), die einer raschen hepatocellulären und nur sehr geringen renalen Elimination unterliegen, solange nicht die Transportkapazität des Albumins durch hohe Bilirubinspiegel erschopft ist. Indikationen sind Verdacht auf Cholecystitis (insbesondere akute), Differentialdiagnostik des Ikterus, Beurteilung der biliären Exkretion nach Trauma oder chirurgischen Eingriffen, Abklärung von biliaren Anomalien sowie Verlaufsbeurteilung nach Lebertransplantation, Korrelation mit statischen Leberszintigrammen und Ultraschalluntersuchungen. In der Regel liegt der Patient ca. 60 min unter der γ-Kamera, die fallweise on line mit einem Rechner gekoppelt ist. Nach Injektion von ca. 100–200 MBq i.v. werden die Szintigramme initial im Abstand von ca. 10 s, ab der 2 min mit einem Zeitinkrement von 5 min vorgenommen. Je nach Fragestellung schließen sich Aufnahmen in anderen Positionen (Stehen, Linksseitenlage), Aufnahmen nach Reizung der Gallenblase (Reizmahlzeit oder 100 E Cholecystokinin i.v.) und Spataufnahmen bis ca. 24 h nach Infusion an. Vom Computer erstellte Zeit-Aktivitäts-Kurven über Regions-of-interest tragen wesentlich zur diagnostischen Beurteilung bei. Für die quantitative Analyse verwendet man wegen der strengeren Leberpflichtigkeit besser ^{123}J-markierte, hepatocellular eliminierte Farbstoffe (Bengalrosa, Indiocyaningrün, Bromsulphthalein) Zur Clearancebestimmung können das aus der Nierendiagnostik bekannte Oberhausen-Modell, mit der Notwendigkeit die Radioaktivität mehrerer Plasmaproben zu bestimmen, oder die Kompartimentanalyse, die ohne sie auskommt, herangezogen werden [8, 77]. Am besten fuhrt man die Untersuchung am mindestens seit 4 h

nüchternen Patienten durch, um sicherzugehen, daß sich die Gallenblase nicht im kontrahierten Zustand befindet Sofern der Patient nicht parenteral ernährt wird, stellt sich die Gallenblase bei durchgangigem Ductus cysticus obligat dar. Die Ausscheidung gallenpflichtiger Substanzen kann durch verschiedene Einflüsse beeintrachtigt werden, z.B. durch eingeschränkte arterielle Durchblutung oder Funktion der Hepatocyten, Mißbildungen, gestorte Dekonjugation, Infektionen, Intoxikationen und Gallenwegsobstruktionen. Überschreitet der Gallendruck 35 mmH$_2$O, geht die Sekretion und damit die Elimination der hepatocellularen Tracer zurück Ihre Ausscheidung wird somit bereits vor Ausbildung eines Ikterus gestört, was einen sensitiven Indikator für einen pathologischen Leberstoffwechsel darstellt. Parallel zu einer beeintrachtigten hepatocellularen Elimination bleiben nicht nur die Plasmaspiegel hoher, sondern es erfolgt auch eine zunehmende kompensatorische, aber nicht kompensierende renale Ausscheidung, die ebenfalls quantifizierbar ist [70, 72]

5.3.1 Cholecystitis

Die *akute* Cholecystitis wird in der Regel von einer Obstruktion des Ductus cysticus, sei es durch Stein oder Schleimhautschwellung, begleitet. Leitsymptom für ihre Diagnostik mittels hepatobiliarer Sequenzszintigraphie ist daher die fehlende Gallenblasendarstellung (30 min nach Infusion) bei gleichzeitig guter Darstellung von Leber, Gallengängen und intestinaler Radioaktivität. Umgekehrt schließt ein normales Radiocholecystogramm eine akute Cholecystitis mit 98–100% Sicherheit aus. In großangelegten Studien fanden Weissmann et al. [72] und Freitas [25] eine Sensitivitat von 95,2% bei einer Spezifität von 99,2% für die Diagnostik der akuten Cholecystitis Liegt der Symptombeginn mehr als 12 h zurück, kann sich die Gallenblase gelegentlich trotz Vorliegens einer akuten Cholecystitis darstellen (Abb. 3 85).

Verglichen mit alternativen Methoden liegen die Vorzüge der hepatobiliaren Sequenzszintigraphie in ihrer Zuverlässigkeit, ihrer Risiko- und Nebenwirkungsfreiheit der Durchführbarkeit auch bei hohem Bilirubinspiegel oder schmerzhaftem Abdomen. Rontgenologische Verfahren sind nicht nur durch das Kontrastmittelrisiko, sondern auch durch fehlende Ausscheidung gallenpflichtiger Kontrastmittel bei Bilirubinspiegel über 5 mg% limitiert, sonographische Untersuchungen werden durch Darmgas und Schmerzen im Abdomen behindert. Zwar ist die Sonographie im Erkennen von Gallensteinen ungleich sensitiver, vermag auch manchmal eine Verdickung der Gallenblasen-

Abb. 3.85. Hepatobiliare Funktionsszintigraphie mit 150 MBq ^{99}Tc-HIDA bei einer 45jahrigen Patientin mit Verdacht auf akute Cholecystitis Positive Radiocholecystographie (*G* Gallenblase), unauffallige biliare Abflußverhaltnisse (*H* Ductus hepaticus, *C* Ductus choledochus, *D* Duodenum) und normale exkretorische Leberleistung schließen die Diagnose mit großer Wahrscheinlichkeit aus

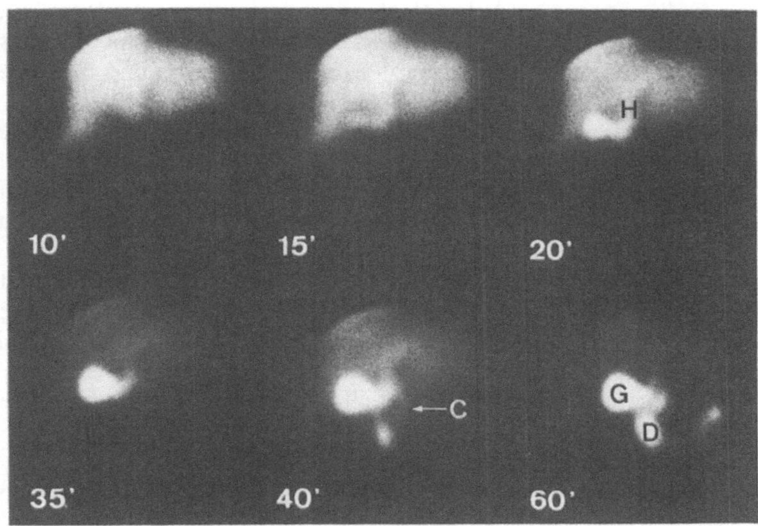

wand oder einen Cysticusstein zu diagnostizieren, ihre Treffsicherheit liegt jedoch insgesamt niedriger. Sensitivitat und Spezifität der Sonographie werden von Freitas [25] mit 81,4% bzw. 60,2% angegeben. Die Sonographie eignet sich dennoch aufgrund zusätzlicher Informationen in zweifelhaften Fallen oft als komplementäres Verfahren [26]

Zur Abklärung einer *chronischen* Cholecystitis tragt die hepatobiliare Sequenzszintigraphie dagegen in der Regel nicht viel bei, da die sie verursachenden Gallensteine szintigraphisch so lange nicht erkannt werden konnen, wie sie keine Obstruktion verursachen. Cholangiographie und Sonographie stellen die entscheidenden Verfahren dar. Weissmann et al. konnten allerdings 1981 zeigen, daß die zwischen 1 und 4 h nach Infusion verzogerte Gallenblasendarstellung bei sonst unauffalligem Befund ein wichtiger Hinweis auf eine chronische Cholecystitis ist [72]. Dafür sprechen eine verlängerte Transitzeit zwischen Gallengang und Intestinum und Füllungsdefekte in Gallenblase und Ductus choledochus sowie eine suboptimale Reizantwort der Gallenblase (völlig fehlende Reizbeantwortung spricht dagegen eher für akute Cholecystitis) Reizung der Gallenblase in den seltenen Fällen mit szintigraphisch sichtbarer Gallenblase bei klinischem Verdacht auf akute Cholecystitis stellt demnach einen weiteren Schritt in der Abklarung dieser Erkrankung dar.

5.3.2 Ikterus

In der Differentialdiagnostik des Ikterus kann die hepatobiliare Sequenzszintigraphie zwischen dem chirurgisch therapierbaren Verschlußikterus und dem hepatocellulár bedingten differenzieren. Ein durchgángiges Gallengangsystem schließt eine Obstruktion mit hoher Wahrscheinscheinlichkeit aus. Der Sitz der Obstruktion – intra- oder extrahepatisch – kann ebenfalls leicht visuell geortet werden, dagegen bleibt die Ursache der Obstruktion (intrahepatische Metastasierung, biliares Carcinom, Cholangitis usw. bzw. extrahepatische Gallengangsteine, Tumoren oder Cysten der Gallenwege, Pankreasaffektionen oder entzündliche Ursachen) im Unklaren [24, 71].

Durch klinische und biochemische Untersuchungen gelingt eine differentialdiagnostische Abklärung in der Mehrzahl der Fälle. Wichtigste Untersuchung ist die (Real-time-)Sonographie mit hoher Treffsicherheit in der Differentialdiagnostik und in der Lokalisation der Obstruktion, aber nur von geringem Wert bei der Abklarung ihrer Ätiologie. Wesentlich ist ihre geringe Rate an falsch-positiven Fallen. Leitsymptome sind gestaute Gallengange und intraductale Steine Bei einer nur partiellen Obstruktion verliert sie naturgemäß erheblich an Wert. Die CT ist ebenso zum Nachweis dilatierter Gallengange geeignet, nur bei solitärer Stauung des Ductus choledochus weniger zuverlässig. Sie vermag jedoch in 80% der Fälle die Ikterusursache anzugeben. Man wird demnach die hepatobiliare Sequenzszintigraphie einsetzen, wenn andere Untersuchungen widersprüchlich oder nicht verfügbar sind. Wichtig ist, Spätaufnahmen bis zu 24 h nach Infusion in den Fällen anzufertigen, in denen weder Gallengänge, noch Gallenblase bzw intestinale Aktivitat innerhalb der üblichen Untersuchungsdauer zu erkennen sind. Trotz hohem Bilirubinspiegel, infolge hepatocellulár bedingtem Ikterus, gelingt meist die Erkennung von Gallengängen und der Nachweis intestinaler Aktivität Im Gegensatz dazu findet sich bei obstruktiv bedingtem Ikterus meist eine rasche Anreicherung des Tracers in der Leber, während eine Aktivität in Gallengängen und Darm meist verzögert auftritt oder fehlt. Das Ausmaß dieser Verzögerung ist abhängig vom Schweregrad und der Dauer des Ikterus, außerdem vom Sitz der Obstruktion. Akute Obstruktion bei normalkalibrigen Gallengängen, die sog. physiologische Obstruktion bei anatomischer Erweiterung, und lokale bzw. segmentale Gallengangsobstruktion sind prädestiniert für eine Abklärung mittels hepatobiliarer Sequenzszintigraphie. Sie stellt auch das einzige Verfahren zur Beurteilung und Quantifizierung des Gallenflusses dar [40, 71].

5.3.3 Biliodigestive Anastomosen, Gallenfisteln, Syndrom der zuführenden Schlinge

Die hepatocellulare Sequenzszintigraphie eignet sich ferner zur Abklärung zahlreicher klinischer Probleme nach chirurgischen Eingriffen oder Traumen. So können Lecks im Gallensystem bzw. Gallenfisteln einfach und nichtinvasiv lokalisiert werden. Ebenso können Durchgängigkeit bzw. Stenosierungen biliodigestiver Anastomosen sicher beurteilt werden. Entleert sich ein normal weiter oder dilatierter Gallengang innerhalb von 1 h, liegen mit hoher Wahrscheinlichkeit normale Verhältnisse vor, finden sich dagegen erweiterte oder nicht erkennbare Gallengange bei verzögert erscheinender Darmaktivität, liegen pathologische Verhältnisse vor, die weiterer Abklarung bedürfen (Abb. 3.86). Intraductale Gallensteine konnen in

der Regel auch nicht mit der CT oder der Sonographie diagnostiziert werden. Vor einer methodisch und instrumentell aufwendigen und den Patienten belastenden ERCP wird man daher immer eine nichtinvasive hepatobiliäre Sequenzszintigraphie durchführen [40, 41, 73].

Weitere Indikationen für die hepatobiliare Sequenzszintigraphie stellen Fälle von partieller Gastrektomie und Gastrojejunostomie dar, bei denen die antegrade Füllung der zuführenden Schlinge und entsprechende Transitzeiten gemessen werden können. Mehr als 2 h persistierende Aktivität in der Schlinge ist mit deren verzogerter Entleerung gleichzusetzen [54].

5.3.4 Duodenogastraler Reflux, Gallengangsanomalien, Lebertransplantation

Duodenogastrale Refluxe finden sich in geringem Maß gelegentlich im Rahmen einer aus anderen Gründen durchgeführten hepatobiliaren Sequenzszintigraphie Sie konnen durch Linksseiten-

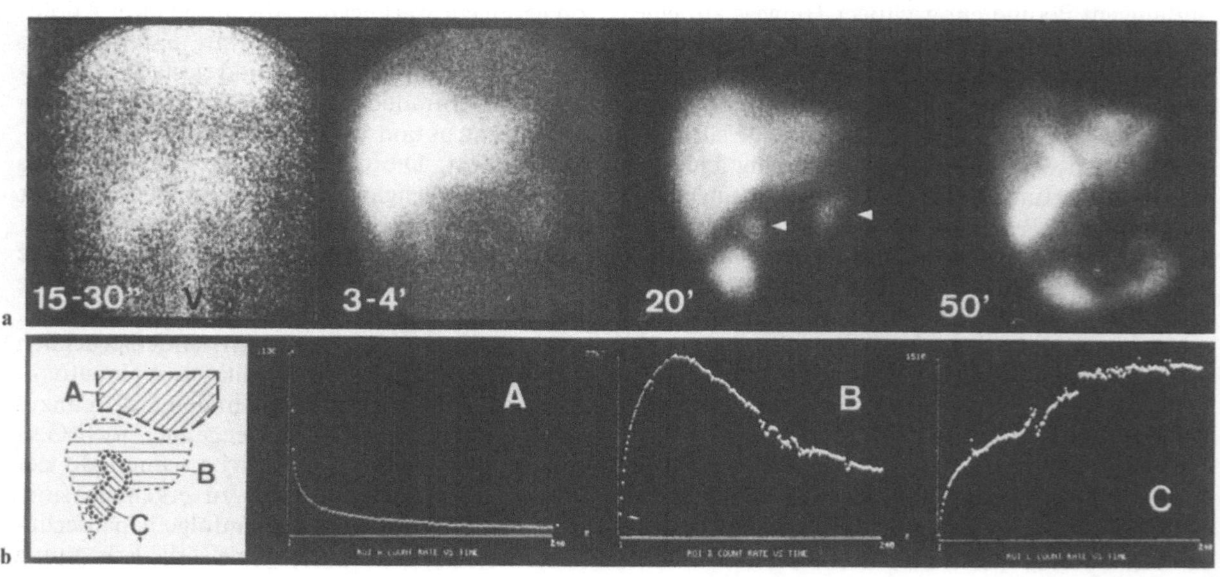

Abb. 3.86 a, b. Hepatobiliare Funktionsszintigraphie (**a**) mit ^{99}Tc-HIDA bei einem 60jahrigen Patienten, der einige Wochen zuvor wegen Gallengangscarcinom cholecystektomiert worden war und eine biliodigestive Anastomose erhalten hatte Der protrahiert verlaufende Ruckgang seines zuvor hohen Bilirubinspiegels erklart sich aus einer partiellen Stauung im Anastomosenbereich Auf der Aufnahme 20 min nach Infusion erkennt man neben den aktivitatsgefullten Nierenbecken (◄), daß ein Teil der markierten Galle bereits intestinal abgeflossen ist **b** Lage der Regions-of-interest und Zeitaktivitatskurven uber Herz (*A*), Leber (*B*) und Anastomosen- bzw Gallengangsbereich (*C*) Die Kurven *A* und *B* verlaufen unauffallig, *C* demonstriert die Stauung

Abb. 3.87. Hepatobiliare Funktionsszintigraphie mit 110 MBq ^{99}Tc-HIDA bei einem 72jahrigen Patienten nach Oesophagektomie und Magenhochzug wegen Carcinoms vor 7 Monaten Leber und intrahepatischer biliarer Abfluß unauffallig, positive Radiocholecystographie (◄) 20 min nach Infusion erkennt man angedeutet markierte Galle im hochgezogenen Magen (*Pfeil*) Nach Reizung Kontraktion der Gallenblase (90 min nach Infusion ◄) und Verdeutlichung des duodenogastralen Refluxes im Stehen stellt sich die caudale Magenhalfte, im Liegen der gesamte Magen dar

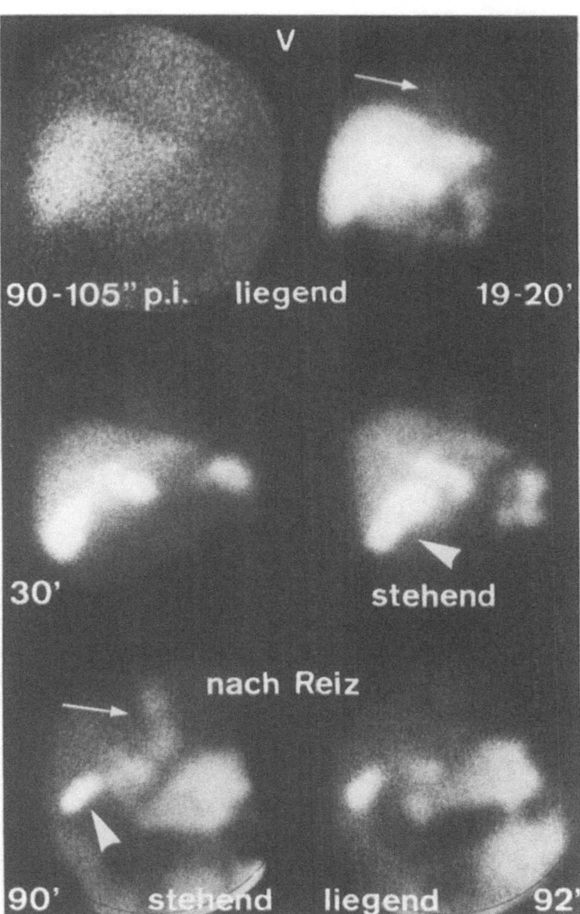

lage verstärkt, durch Stehen abgeschwacht werden. Nach chirurgischen Eingriffen finden sie sich häufiger (Billroth-II, Vagotomie). Teilweise sind sie so erheblich, daß im Liegen zunachst die gesamte markierte Galle in den Magen fließt Es verwundert daher nicht, daß Heidenreich et al eine direkt mit dem Schweregrad des Refluxes korrelierende Beziehung zu den Beschwerden der Patienten fanden [31]. Ähnliche Ergebnisse bei internistischen Patienten wurden von Bornschein et al. berichtet [7]. Mit der hepatobiliaren Sequenzszintigraphie steht ein einfaches und zuverlässiges Verfahren für den Nachweis duodenogastraler Refluxe zur Verfügung, das man im Hinblick auf die veranderte Fragestellung zweckmaßigerweise etwas modifiziert So werden provokative Maßnahmen (Linksseitenlage, Reizung der Gallenblase) zusatzlich durchgeführt, ggf. erganzt durch Aufnahmen im Stehen. Im Zweifel genügt ein Schluck ^{99}Tc-haltigen Wassers, um den Magen zu identifizieren. Eine Quantifizierung des Refluxes ist bisher wegen der Abhangigkeit der Gallensekretion von der Leberleistung nur qualitativ moglich (Abb. 3.87).

Hilfreich ist die hepatobiliäre Sequenzszintigraphie auch bei der Abklarung von Gallengangsanomalien (Choledochuscysten, cystische Erweiterung intrahepatischer Gallengange, neonatale Gallengangsatresie) [29, 46]

Eingesetzt wird die hepatobiliäre Sequenzszintigraphie auch zur Verlaufsbeurteilung nach Lebertransplantation. Abstoßung und biliäre Obstruktion konnen leicht differenziert werden [39].

Hepatome akkumulieren nicht selten die hepatobiliären Radiopharmazeutica und erscheinen somit mit positivem Kontrast auf dem Leberfunktionsszintigramm, während sie mit negativem Kontrast im statischen Leberscan imponieren. Auch pulmonale Hepatommetastasen haben IDA-Derivate angereichert und konnten so von anderen Tumoren differenziert werden. Der Vergleich der hepatobiliaren Sequenzszintigraphie mit der statischen Leberszintigraphie bringt i.allg. wertvolle Zusatzinformationen, da die Leberform, die Lage und Große der Gallenblase usw. zahlreichen Variationen unterliegt Ähnliches gilt für unklare oder diskrepante CT- und Ultraschallbefunde [9, 68].

6 Milz

Die Milz stellt sich bei der statischen Leberszintigraphie mit kolloidalen Partikeln obligat mit dar, es sei denn, es liegt eine funktionelle Asplenie vor (Sichelzellanamie bei Kindern). Damit werden die meisten Fragen nach der Milzgröße, Lage und intralienalen Defekten (Trauma, Infarkt, Metastase) direkt mit der Leberszintigraphie mitbeantwortet. In Spezialfällen steht darüber hinaus ein Verfahren der selektiven Milzszintigraphie mit hitzealterierten, markierten autologen Erythrocyten zur Verfügung, das indiziert ist, wenn bei ausgeprägter Hepatomegalie eine Differenzierung zwischen Leber und Milz unmöglich ist, wenn die Milz betreffende, diskrepante Befunde vorliegen oder wenn nach einer akzessorischen Milz gesucht wird (Abb. 3 88) Auch nach spontaner Aussaat lienaler Zellen nach Milzruptur oder nach chirurgischer Implantation von Milzgewebe in das Omentum majus empfiehlt sich eine selektive Darstellung le-

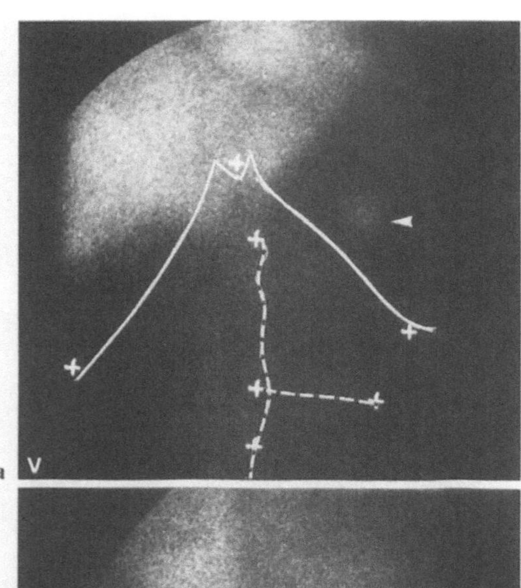

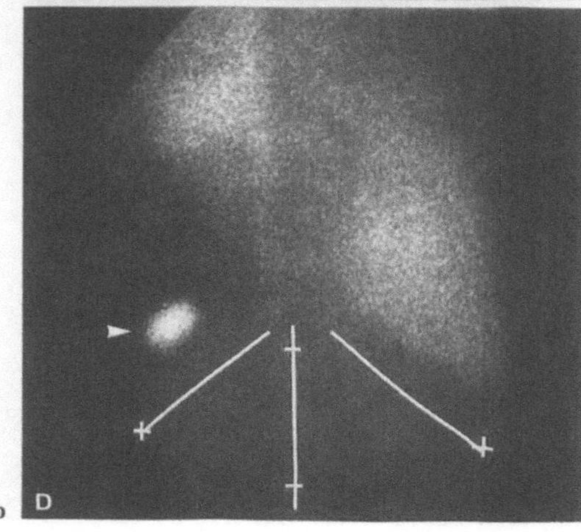

Abb. 3.88a, b. Nachweis einer kleinen orthotopen Nebenmilz (*Pfeile*) mit hitzealterierten, ^{99}Tc-markierten autologen Erythrocyten bei einer 31jährigen Patientin, der 6 Monate zuvor die (Haupt-)Milz wegen Thrombocytopenie bei Morbus Werlhoff entfernt worden war, deren Blutbild sich aber danach nicht besserte Die kleine funktionstüchtige Nebenmilz vermag nicht alle ladierten Erythrocyten abzufangen, so daß ein Teil in den Blutraumen von Herz und Leber verbleibt (—— Rippenbogen bzw Wirbelsaule, – – – Operationsnarben) *V* ventrale, *D* dorsale Ansicht

nalen Gewebes, um den jeweils gewünschten Therapieerfolg (Splenektomie bei Anämien oder Morbus Hodgkin bzw Splenose oder „born again spleen") zu sichern [19, 45, 51].

7 Tumor- und Infektionsherdsuche

Von zahlreichen propagierten tumoraffinen Radiopharmazeutica hat sich nur ^{67}Ga-citrat halten können. Es liefert bei einer Vielzahl maligner Prozesse Informationen über Lokalisation, Ausmaß und Metastasierung der Lasion sowie über den Therapieerfolg (Nachweis vitalen Tumorrestgewe-

bes) Im Bereich des Beckens und Abdomens ist jedoch eine Anwendung für die Suche nach Infektionsquellen (s.u) beschrankt, da gastrointestinale Adenocarcinome selten ^{67}Ga anreichern Dagegen leistet es wertvolle Hilfe bei der Abklarung von primaren Lebercarcinomen. Ein positiver Kontrast von ^{67}Ga zur umgebenden Leber in topischer Übereinstimmung mit Speicherdefekten im statischen Leberszintigramm ist in hohem Maße suspekt für das Vorliegen eines primaren Lebermalignoms, das auf diese Weise von cirrhotischen Regeneratknoten abgegrenzt werden kann. ^{67}Ga wird außerdem gelegentlich bei Tumorverdacht oder Suche nach unbekanntem Primartumor bei nachgewiesenen Metastasen eingesetzt Im Abdominalbereich ist sein Einsatz wegen der physiologischen Ausscheidung uber Galle und Colonmucosa generell eingeschrankt, häufig können jedoch pathologische ^{67}Ga-Speicherungen durch Verlaufskontrolle am folgenden Tag (intestinaler Transport von ^{67}Ga-haltigem Darminhalt), u U. kombiniert mit dem Einsatz von Laxantia oder Reinigungseinlaufen, identifiziert werden [6, 16, 30].

Es ist davon auszugehen, daß markierte monoklonale Antikorper gegen Tumorreceptoren (Anti-CEA-, CA-19-9-, CA-12-5-, Antimelanomantikorper [28, 33, 43, 44]) künftig ^{67}Ga teilweise verdrangen und zu spezifischeren Resultaten fuhren werden Die bisherigen Resultate sind auf der einen Seite vielversprechend, auf der anderen Seite widersprüchlich Immerhin konnte nicht nur in manchen Fällen zwischen Tumorrest-, Rezidiv- und Narbengewebe unterschieden werden, wobei die überlagerungsfreie Darstellung durch die Emissionscomputertomographie von wesentlicher Bedeutung war, sondern auch in Einzelfällen durch Beladung der monoklonalen Antikorper mit geeigneten Radioisotopen (α- und β-Strahler) eine Therapie durchgeführt werden Es steht zu erwarten, daß die augenblicklich zahlreichen Probleme in nächster Zeit gelöst und damit Diagnostik und Therapie wesentlich bereichert werden [20]. Eine größere Bedeutung besitzt ^{67}Ga-citrat dagegen bei der Suche nach Infektionsherden, z B bei Verdacht auf intrahepatischen, subphrenischen, pelvinen oder abdominalen Abszeß. Nach i v -Injektion wird es an Lactoferrin gebunden, außerdem in lysosomenreichen Zellen und Granulocyten angereichert sowie von Bakterien (mehr von Anaerobiern als von Aerobiern) gespeichert Dennoch ist sein Anreicherungsmechanismus nicht vollig geklärt Der Wert der ^{67}Ga-Szintigraphie liegt trotz einiger Nachteile v.a. in der Tatsache begründet, daß man den gesamten Korper untersucht, was mit anderen Verfahren nicht moglich ist. Man wird also die ^{67}Ga-Szintigraphie haufig zuerst vornehmen, um z B die Differenzierung zwischen Tumor

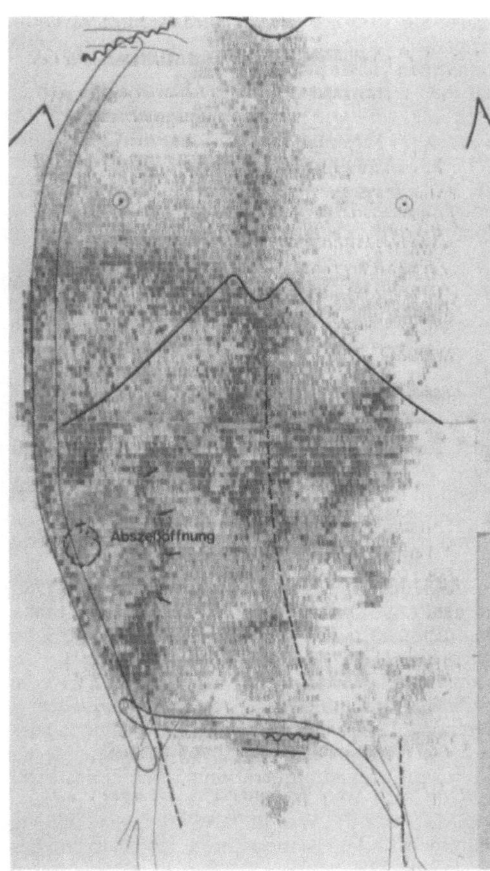

Abb. 3.89. Infizierte Gefäßprothese (axillofemoraler Bypass rechts) mit Absceßbildung bei einem 75jährigen Patienten mit Aortenaneurysma Die Ganzkorperszintigraphie mit Radiogallium zeigt, daß das Prothesenbett in seiner ganzen Lange betroffen, der zusatzliche Bypass von der rechten zur linken A femoralis dagegen nicht infiziert ist

und Infektionsherd (falls nicht klinisch eindeutig) oder die Einbeziehung von Nachbarorganen durch hochauflösende Verfahren (CT, Ultraschall) anschließend vorzunehmen [32, 74] In den letzten Jahren haben ^{111}In-hydroxyquinolin-markierte, autologe, vitale Leukocyten, die sich spezifischer in entzundlichen Foci anreichern, ^{67}Ga-citrat teilweise verdrängt. Vorteilhaft ist insbesondere die fehlende intestinale Ausscheidung, die raschere Verfügbarkeit der Ergebnisse (24 h nach Infusion) sowie die höhere spezifischere Anreicherung, insbesondere bei akuten Infektionen Dem stehen an Nachteilen die störende Aktivität in Leber, Milz und Knochenmark, die mühsame und zeitraubende Separierung und Markierung der Granulocyten (deren Vitalität unbedingt erhalten werden muß) sowie die eingeschränkte Verfügbarkeit des ^{111}In (Zyklotronprodukt, 2 Tage Halbwertszeit, teuer) gegenüber Vergleichende Untersuchungen haben etwa gleiche Treffsicherheiten für beide Tracer er-

bracht (um 90%), ^{67}Ga besitzt eine höhere Sensitivitat bei etwas geringerer Spezifität als ^{111}In-Leukocyten [63].

Außerdem weist ^{67}Ga-citrat eine etwas höhere Rate an falsch-negativen Befunden bei akuten Infektionsfällen auf, die weniger als 1 Woche bestanden, markierte Leukocyten zeigen mehr falsch-negative Befunde bei langer als 2 Wochen dauernden und antibiotisch unbehandelten Fällen. Die CT hat zum Vergleich eine etwas höhere Sensitivität und Spezifität (ca. 95%), die Sonographie eine niedrigere Sensitivität als die Entzündungsszintigraphie. Beide Verfahren können jedoch keine Ganzkörperuntersuchungen liefern, werden also nach der Szintigraphie stufenweise eingesetzt [10, 13, 59]. Ein Beispiel, in dem es um die Frage nach der Ausdehnung einer klinisch bekannten und erfolglos antibiotisch behandelten Infektion ging, die mit ^{67}Ga-Citrat beantwortet werden konnte, zeigt Abb. 3 89.

Literatur

1 Alavi A (1982) A comparison of scintigraphy and angiography in the detection and localizatin of acute lower gastrointestinal bleeding In Schmidt HAE, Rosler FH (eds) Nuclear medicine – Computer assisted functional analysis Schattauer, Stuttgart New York pp 657–660

2 Bauer R, Hartel E, Haluszcynski I, Langhammer H, Pabst HW (1982) Detection of gastrointestinal bleeding using in vivo/in vitro Tc-99m labelled red cells In Schmidt HAE, Rosler FH (eds) Nuclear medicine – Computer assisted functional analysis Schattauer, Stuttgart New York pp 661–664

3 Bergquist TH, Nolan NG, Carlson HC et al (1973) Diagnosis of Barrett's esophagus by pertechnetate scintigraphy Mayo Clin Proc 48 276

4 Bergquist TH, Nolan NG, Stephens DH, Carlson HC (1976) Specificity of Tc-99m-pertechnetate in scintigraphic diagnosis of Meckel's diverticulum Review of 100 cases J Nucl Med 17 465

5 Best EB, Teaford KA, Rader FE et al (1979) Angiography in chronic recurrent gastrointestinal bleeding A nine year study Surg Clin North Am 59 811

6 Blazek C, Mastnac C, Kahn P (1975) Gallium-67 scintigraphy as an auxiliary method for differentiation of mass lesions of the liver Wien Klin Wochenschr 87 77

7 Bornschein W, Staber F, Buttermann G (1986) Intragastraler Wasserstoffnachweis im Magen Internat Kongreß fur Gastroenterologie, Berlin, 13 –15 3 1986

8 Buttermann G, Wolf IH, Pabst HW et al (1974) Quantitative analysis of hepatograms using a gamma camera and labeled contrast media In Dynamic studies with radioisotopes in medicine 1974, Vol 1 International Atomic Energy Agency, Wien, pp 137–155

9 Cannon JR, Long RF, Berens SW et al (1980) Uptake of Tc-99m-PIPIDA in pulmonary metastases from a hepatoma Clin Nucl Med 5 22

10 Caroll B, Silverman PM, Goodwin DA, McDougall IR (1981) Ultrasonography and Indium-111 white blood cell scanning for the detection of intra-abdominal abscesses Radiology 140 155

11 Chaudhuri TK (1974) Use of Tc-99m-DPTA for measuring gastric emptying time J Nucl Med 15 391

12 Chaudhuri TK, Hudgins MH (1982) Effect of librium, quarzan, and librax on gastric emptying time J Nucl Med 23 21

13 Coleman RE, Black RE, Welch DM, Maxwell JC (1980) Indium-111 labeled leucocytes in the evaluation of suspected abdominal abscesses Am J Surg 139 99

14 Croft DN, Wood PHN (1967) Gastric mucosa susceptibility to occult gastrointestinal bleeding caused by aspirin Br Med J I 137

15 Croft DN, Cuddigan JHA, Sweetland C (1972) Gastric bleeding and benorylate, a new aspirin Br Med J III 545

16 Douds H, Berens S, Long R et al (1978) Ga-67 citrate scanning in gastrointestinal malignancies Clin Nucl Med 3 179

17 Drum DE, Beard JM (1976) Scintigraphic criteria for hepatic metastases from cancer of the colon and breast J Nucl Med 17 677

18 Dunn EK, Mann AC, Lin KJ et al (1983) Scintigraphic demonstration of tracheo-esophageal fistula J Nucl Med 24 1151

19 Engelstad B (1982) Functional asplenia in hemoglobin SE disease Clin Nucl Med 7 100

20 Ettinger DS, Order SE, Wharam MD et al (1982) Phase I–II study for isotopic immunoglobulin therapy for primary liver cancer Cancer Treat Rep 66 289

21 Farrer PA, Friede J, Wexler MJ (1979) Scintiphotographic evaluation of LeVeen peritoneovenous shunt patency using interperitoneal Tc-99m-MAA Clin Nucl Med 4 451

22 Ferraris, Jazrawi R, Bridges C, Northfield TC (1983) Improved tests of ileal function using SeHCAT The British Society of Gastroenterology, Spring Meeting, London, April 1983

23 Fischer RS, Malmud LS, Roberts GS et al (1976) Gastroesophageal (GE) scintiscanning to detect and quantitate GE reflux Gastroenterology 70 301

24 Fonseca C, Greenberg D, Rosenthall L (1979) Differential diagnosis of jaundice by Tc-99m-IDA hepatobiliary imaging Clin Nucl Med 4 135

25 Freitas JE (1982) Cholescintigraphy in acute and chronic cholecystitis Semin Nucl Med 21 844

26 Freitas JE, Fink-Bennett DM, Thrall JH et al (1980) Efficacy of hepatobiliary imaging in acute abdominal pain J Nucl Med 21 919

27 Geslien GE, Pinksy SM, Poth RK, Johnson MC (1976) The sensitivity and specificity of Tc-99m-sulphur colloid liver imaging in diffuse hepato-cellular disease Radiology 118 115

28 Goldenberg DM, Kim EE, DeLand F et al (1980) Clinical studies on the radioimmunodetection of tumors containing alpha-feto protein Cancer 45 2500

29 Han BK, Babcock DS, Gelfand MH (1981) Choledochal cyst with bile duct dilatation Sonography and Tc-99m-IDA cholescintigraphy 136 1075

30 Heidenreich P, Remplik V, Kempken K et al (1971) Untersuchungen zur Tumorlokalisation mit Ga-67 Fortschr Geb Roentgenstr Nuclearmed 115 1

31 Heidenreich P, Vogt H, Eisenberger AS, Wolfle KD (1982) Diagnostik des duodenogastralen Reflux mit Tc-99m-HIDA Methode und Ergebnisse nach selektiver proximaler Vagotomie und Pyloroplastik Nuklearmedizin 2 5 83

32 Henkin RE (1978) Gallium-67 in the diagnosis of inflammatory disease In Hoffer PB, Beckerman C, Henkin RE (eds) Gallium-67 imaging Wiley, New York p 65

33 Hine KR, Bradwell AR, Reeder TA et al (1980) Radioimmunodetection of gastrointestinal neoplasms with antibodies to carcinoembryonic antigen Cancer Res 40 2984

34 Holmquest DL, Burdine JA (1973) Caval portal shunting as a cause of a focal increase in radiocolloid uptake in normal livers J Nucl Med 14 348

35 International Committee for Standardization in Hematology (ICSH) (1981) Recommended methods for the measurement of vitamin B-12 absorption J Nucl Med 22 1091

36 Kaplan WD, Ensminger WD, Come SE et al (1980) Radionuclide angiography to predict patient's response to hepatic artery chemotherapy Cancer Treat Rep 64 1217

37 Kazem I (1972) A new scintigraphic technique for the study of the esophagus AJR 115 681

38 Kinmonth JB, Cox SJ (1974) Protein loosing enteropathy in primary lymphadenoma, mesenteric lymphography and gut resection Br J Surg 61 589

39 Klingensmith WC, Koep LJ, Fritzberg AR (1978) Bile leakage into a hepatic abscess in a liver transplant Demonstration with Tc-99m-diethyliminodiacetic acid AJR 133 889

40 Klingensmith WC III, Johnson ML, Kuni CC et al (1981) Complementary role of Tc-99m-diethyl-IDA and ultrasound in large and small duct biliary obstruction Radiology 138 177

41 Kuni CC, Klingensmith WC, Koep LJ et al (1980) Communication of intrahepatic cavities with bile ducts Demonstration with Tc-99m-diethyl-IDA imaging Clin Nucl Med 5 349

42 Lakshminarayana G, Kruger FA, Cornwell DG et al (1960) Chromatographic studies on the composition of commercial samples of triolein-I-131 and oleic acid-I-131, and the distribution of the label in human serum lipids following oral administration of these lipids Arch Biochem 88 318

43 Larson SM, Brown JP, Wright PW et al (1983) Imaging of melanoma with I-131-labeled monoclonal antibodies J Nucl Med 24 123

44 Levin J, Kew MC (1975) Gallium-67 citrate scanning in primary cancer of the liver Diagnostic value in the presence of cirrhosis and relation of alpha-fetoprotein J Nucl Med 16 949

45 Low A, Tischler E, Meier H, Mahlstedt J, Wolf F (1981) Selektive Milzszintigraphie zur Beurteilung der Splenosis-Haufigkeit nach posttraumatischer Splenektomie NUC-compact, 12·210

46 Majd M, Reba RC, Altman RP (1981) Hepatobiliary scintigraphy with Tc-99m-PIPIDA in the evaluation of neonatal jaundice Pediatrics 67 140

47 Malm JR, Reemtsma K, Barker HG (1956) Comparative fat and fatty acid intestinal absorption test utilizing radioiodine labeling – Results in normal subjects Proc Soc Exp Biol 92 471

48 Malmud LS, Fisher RS, Knight LC, Rock E (1982) Scintigraphic evaluation of gastric emptying Semin Nucl Med 12 116

49 Newcomer AD, Hofmann AF, Dimago EP et al (1979) Triolein breath test A sensitive and specific test for fat malabsorption Gastroenterology 76 6

50 Oberhausen E (1968) Bestimmung der Nierenclearance mit dem Ganzkorperzahler In Hofer R (Hrsg) Nierenclearance Schriftenreihe Nuklearmedizin der Farbwerke Hoechst, Frankfurt S 111–119

51 Pearson HA, Johnston D, Smith KA, Touloukian RJ (1978) The born-again spleen Return of splenic function after splenectomy for trauma N Engl J Med 298 1389

52 Petrokubi RJ, Baum S, Rohrer GV (1978) Cimetidine administration resulting in improved pertechnetate imaging of Meckel's diverticulum Clin Nucl Med 3 385

53 Reba RC, Stalkeld J (1982) In vivo studies of malabsorption and other disorders Semin Nucl Med 12 147

54 Rosenthall L, Fonseca, Arzoumanian A et al (1979)
Tc-99m-IDA hepatobiliary imaging following upper abdominal surgery Radiology 130 735

55 Schilling RF (1953) Intrinsic factor studies II The effect of gastric juice on the urinary excretion of radioactivity after the oral administration of radioactive B-12
J Lab Clin Med 42 860

56 Schroth HJ, Muller KP, Hausinger F (1984) Untersuchungen zur Resorption von Se-75-markierten Gallensauren (Se-75-HCAT) 16 Internat Symposium in Bad
Gastein, Österreich (Radioaktive Isotope in Klinik und
Forschung), 9–12 1 1984, S 255–262

57 Schwabe AD, Cozetto FJ, Bennett RL et al (1962) Estimation of fat absorption by monitoring of exspired radioactive carbon dioxide after feeding a radioactive fat
Gastroenterology, 42 285

58 Sciaretta G, Malaguli P, Turba E et al (1978) Retained
gastric antrum syndrome diagnosed by Tc-99m-pertech-
netate scintiphotography in man J Nucl Med 19 377

59 Segal AW, Ensell J, Munro JA, Sarner M (1981) In-
dium-111 labeled autologous leucocytes in the diagnosis
of inflammatory bowel disease Lancet II 230

60 Seibert JJ, Byrne WJ, Eler AR et al (1983) Gastroesophageal reflux The acid-test – scintigraphy or the
pH probe? 140 1087

61 Sfakianakis GN, Conway JJ (1981) Detection of ectopic
gastric mucosa in Meckel's diverticulum and in other
aberrations by scintigraphy I Pathophysiology and 10-
year clinical experience J Nucl Med 22 647

62 Sfakianakis GN, Conway JJ (1981) Detection of ectopic
gastric mucosa in Meckel's diverticulum and in other
aberrations by scintigraphy II Indications and methods J Nucl Med 22 732

63 Sfakianakis GN, Al-Sheikh W, Heal A et al (1982)
Comparisons of scintigraphy with In-111 leucocytes and
Ga-67 in the diagnosis of occult sepsis J Nucl Med
23 618

64 Strauss L, Bostel F, Clorius JH et al (1982) Single-pho-
ton emission computed tomography (SPECT) for assessment of hepatic lesions J Nucl Med 23 1059

65 Taggart CJ, Sullivan DC, Gusberg RJ et al (1981) Percutaneous transtubal scintigraphic assessment of patency of peritoneovenous shunts Clin Nucl Med 6 70

66 Tavill AS, Wood EJ, Kreel L et al (1975) The Budd-
Chiari syndrome Correlation between hepatic scintigraphy and the clinical, radiological and pathological
findings in 19 cases of hepatic venous outflow obstruction Gastroenterology 68 509

67 Tolin LS, Malmud LS, Reilly J et al (1979) Esophageal
scintigraphy to quantitate esophageal transit Gastroenterology 76 1402

68 Utz JA, Lull RJ, Anderson JH (1981) Hepatoma visualization with Tc-99m-pyridoxylidene glutamate J Nucl
Med 21 747

69 Waldmann TA (1969) Protein loosing enteropathy
Mod Trends Gastroenterol 4 125

70 Weissmann HS, Badia JD, Hall T et al (1980) Tc-99m-
diisopropyl iminodiacetic acid (DISIDA) The best
overall cholescintigraphic radionuclide for the evaluation of hepatobiliary disorders J Nucl Med 21 18

71 Weissmann HS, Rosenblatt R, Sugarman LA (1980)
The role of nuclear imaging in evaluating cholestasis
– An update Semin Nucl Med 1 134

72 Weissmann HS, Badia JD, Sugarman LA et al (1981)
Spectrums of Tc-99m-IDA-cholescintigraphic patterns
in acute cholecystitis Radiology 138 167

73 Weissmann HS, Byun KJC, Freeman LM (1983) The
role of Tc-99m-IDA cholescintigraphy in the evaluation
of hepatobiliary trauma Semin Nucl Med 13 199

74 Wiener R, Hoffer PB, Thakur ML (1981) Lactoferrin
Its role as a Ga-67 binding protein in polymorphonu-
clear leucocytes J Nucl Med 18 455

75 Winzelberg GG, McKinick KA, Froelich JW et al
(1982) Detection of gastrointestinal bleeding with Tc-
99m-labelled red blood cells Semin Nucl Med 12 139

76 Wistow BW, Subramanian G, van Heertum RL et al
(1977) An evaluation of Tc-99m-labelled hepatobiliary
agents J Nucl Med 18 455

77 Wolf IH, Schneider H, Kempken K et al (1979) Erste
Ergebnisse einer adaptiven Kompartmentanalyse zur
Auswertung der Kamera-Funktionsszintigraphie der
Leber In Schmidt HAE, Berrocal OJ (Hrsg) Nuklear-
medizin Schattauer, Stuttgart New York

78 Yang PJ, Thrall JH, Ensminger WD et al (1982) Perfusion scintigraphy (Tc-99m-MAA) during surgery for
placement of chemotherapy catheter in hepatic artery
J Nucl Med 23 1066

4 Endoskopische Diagnostik

4.1 Allgemeine Endoskopie

W Rösch

Die 70er Jahre sind von amerikanischen Gastroenterologen als das „Jahrzehnt der Endoskopie" bezeichnet worden, da dieses auf der Entwicklung moderner Glasfasern beruhende Untersuchungsverfahren die Diagnostik und z.T auch die Therapie vieler gastroenterologischer Krankheitsbilder entscheidend verändert hat Wie die Etablierung endoskopischer Arbeitsgruppen durch die Deutsche Gesellschaft für Chirurgie zeigt, hat sich die gastroenterologische Endoskopie zu einem fachumgreifenden Arbeitsgebiet entwickelt, wobei insbesondere die neu entwickelten endoskopischen Operationsverfahren für den Chirurgen Anreiz sein sollten, sich mit der Methodik vertraut zu machen

1 Oberer Verdauungstrakt (Speiseröhre – Magen – Zwölffingerdarm)

1.1 Instrumente und Technik

Die noch vor wenigen Jahren üblichen Seitblickendoskope, die für die gezielte Magendiagnostik nach wie vor optimal geeignet erscheinen, sind durch Vorausblickendoskope weitgehend verdrängt worden, mit denen Speiseröhre, Magen und Duodenum in einem Arbeitsgang untersucht werden können. Instrumente mit Schrägblickoptik haben sich ebensowenig durchsetzen können wie die sog. Kippoptik, bei der die Vorteile eines Seitblickinstruments für die Magendiagnostik mit der üblichen Vorausblickoptik kombiniert sind.

Die Untersuchung erfolgt in Linksseitenlage des Patienten, Schwierigkeiten beim Einführen des Instruments lassen sich durch einfache Manöver beheben [41] So läßt sich eine Relaxierung des oberen Oesophagusmunds durch tiefe Inspiration oder Zubeißen auf den Beißring erzielen Bei der systematischen Ausspiegelung des oberen Verdauungstrakts, die im Bulbus duodeni beginnt, sollte darauf geachtet werden, daß die kleine Kurvatur des Antrums sowie der endoskopische Magenwinkel ebenso wie die Kardiaregion durch entsprechende Inversion der Instrumentenspitze optimal einzusehen sind (Abb 4.1).

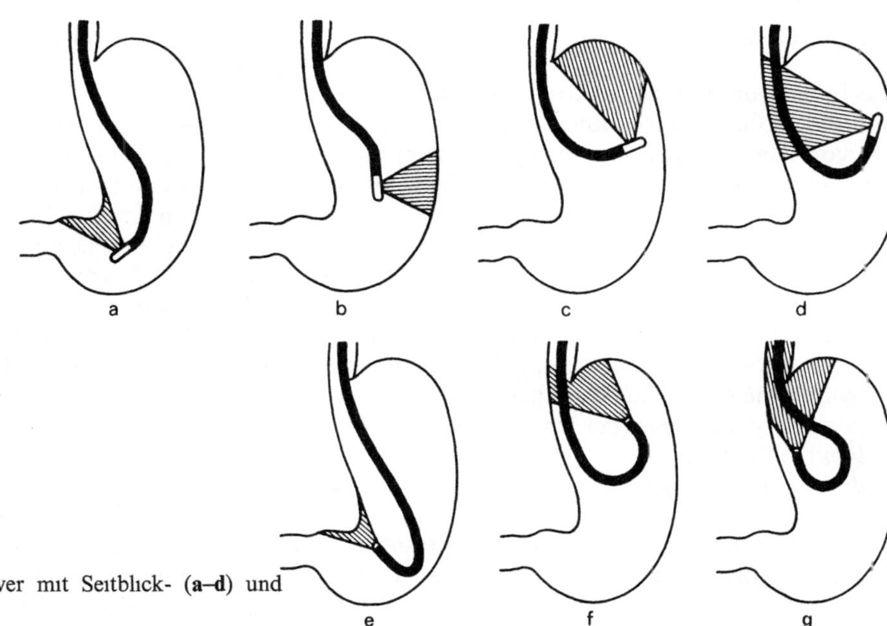

Abb. 4.1 a–g. Inversionsmanöver mit Seitblick- (**a–d**) und Vorausblickoptik **e–g**

1.2 Vorbereitung und Nachsorge

Die ambulante endoskopische Untersuchung erfolgt zweckmäßigerweise ohne eine das Allgemeinbefinden beeinträchtigende Prämedikation. Im klinischen Bereich wird vielerorts noch eine Sedierung mit 10–20 mg Triflupromazin i m., 30 min vor Untersuchungsbeginn, zusammen mit 0,5 mg Atrophin s.c. gegeben, sowie 10 mg Diazepam oder 50–100 mg Pethidin i v zu Beginn der Endoskopie vorgenommen. Bei uns hat sich die Gabe von Pethidin bewahrt, das möglicherweise auch einen ruhigstellenden Effekt auf die Motorik hat. Die Rachenanaesthesie tragt sicher auch psychotherapeutische Züge, der besseren Sicht im Magen dient die perorale Applikation eines Entschäumers vom Typ des Polysiloxans.

Die Frage der Pramedikation spielt bei der Verwendung der heute bevorzugten dünnkalibrigen Endoskope nur noch eine untergeordnete Rolle. Wir selbst verzichten seit Jahren auf Rachenanaesthesie und Prämedikation; nur bei sehr unruhigen, meist jugendlichen Patienten erfolgt mitunter eine Sedierung mit Diazepam oder Midazolam.

Da die endoskopische Untersuchung zu den invasiven diagnostischen Eingriffen mit einer, wenn auch verschwindend geringen Komplikationsquote gehört, sollte eine schriftliche Einverständniserklärung nach entsprechender Aufklarung des Patienten vorliegen (Stufenaufklärung nach Weissauer). Nachsorgemaßnahmen betreffen ein Verbot der Nahrungsaufnahme für 1–2 h nach Rachenanaesthesie sowie eine Überwachung des Patienten nach Sedierung.

1.3 Indikationen, Kontraindikationen, Komplikationen

Die Indikation zu einer endoskopischen Untersuchung des oberen Verdauungstrakts wird zum einen von den örtlichen Gegebenheiten, zum anderen von der Erfahrung des Untersuchers mitbestimmt. An manchen gastroenterologischen Zentren ist, nicht zuletzt auch unter dem Gesichtspunkt des Strahlenschutzes, die Röntgenuntersuchung als primärdiagnostische Maßnahme ganz in den Hintergrund getreten. Als Indikationen für eine endoskopische Untersuchung konnen gelten:
1. Symptome der Refluxkrankheit,
2. persistierende Beschwerden bei unauffälligem Röntgenbefund,
3. der operierte Magen,
   a) mit Beschwerden,
   b) zur Früherkennung des Carcinomrezidivs,
4 jede umschriebene, durch eine andere Untersuchungsmethode festgestellte Veranderung (Dif-

ferenzierung durch gezielte Biopsie); bei Ulcus duodeni nicht erforderlich,
5. Überwachung von Carcinomrisikopatienten,
6. akute gastrointestinale Blutung

Eine absolute Kontraindikation für eine endoskopische Untersuchung stellt heute noch der unkooperative Patient dar Blutungszwischenfälle sollten durch Blutungs- und Gerinnungszeit bzw. durch die Bestimmung von Quick-Wert, partieller Thromboplastinzeit und Thrombocyten ausgeschlossen werden. Als relative Kontraindikationen sind die akute Speiseröhrenverätzung, das dissezierende Aortenaneurysma, der kurze Zeit zurückliegende Myokardinfarkt, ein Zenker-Divertikel und eine ausgeprägte Osteochondrose der Halswirbelsäule anzusehen; hier hat die Instrumentation vorsichtig zu erfolgen

Die Komplikationsrate ist, einer Umfrage der American Society for Gastrointestinal Endoscopy zufolge, mit 0,13% anzusetzen, die Letalität mit 0,004% [50]. Ähnliche Zahlen sind 1974 von Stadelmann [54] in Deutschland anhand einer Umfrage ermittelt worden. Im Vordergrund stehen hierbei Prämedikationsreaktionen und kardiopulmonale Zwischenfälle, während Perforation und Blutung nur eine untergeordnete Rolle spielen.

1.4 Befundinterpretation

Wesentliches Ziel der endoskopischen Untersuchung ist die exakte Differenzierung zwischen benignen und malignen Läsionen durch die gezielte Gewebeentnahme. Wie Nachuntersuchungen von Tytgat et al. [58] ergeben haben, erreicht die Endoskopie hierbei eine diagnostische Genauigkeit von 99,8%. Die „Trefferquote" der Biopsie liegt im eigenen Krankengut bei 362 fortgeschrittenen Malignomen bei 88,6%, beim Magenfrühcarcinom bei 97%.

Seit der Einführung der Gastroskopie stieg der Anteil der Frühcarcinome an den resezierbaren Magencarcinomen von unter 3% in der vorendoskopischen Ära auf 14,1% an [42]. Für die Operationstaktik entscheidend ist hierbei das relativ häufige (16%) Vorkommen von synchronen Mehrfachcarcinomen, die nur in Ausnahmefällen zu tasten sind. Multiple Befunde an Speiseröhre, Magen und Duodenum, die z.T das chirurgische Vorgehen oder die postoperative Nachsorge beeinflussen, werden bei jedem 5. endoskopierten Patienten erhoben. So werden multiple Magengeschwüre in 23–32% der Fälle gefunden, röntgennegative Varicen bei einem Ulcus duodeni sind keine Seltenheit.

Die Refluxkrankheit wird heute weitgehend aufgrund des endoskopischen Aspekts in Schweregrade eingeteilt, von denen die Indikation zu einem chirurgischen Vorgehen abhängig gemacht wird. Verlaufsbeobachtungen der Ruckbildung der oesophagitischen Veränderungen objektivieren den Operationserfolg, ahnliches gilt für die Diagnostik der Oesophagusvaricen und die Shuntoperation.

Die Frage der endoskopischen Bestimmung der Tumorgrenzen ist mit Vorsicht zu interpretieren. Wohl kann der Endoskopiker Distanzangaben beim Oesophaguscarcinom (Entfernung von der oberen Zahnreihe) oder ein Übergreifen eines Magencarcinoms auf die Speiseröhre verläßlich beantworten, doch laßt sich die Flächenausdehnung eines Magencarcinoms aufgrund der endoskopischen Mucosabeurteilung nur zurückhaltend festlegen. Erfahrungsgemaß sind die Tumorgrenzen beim Intestinalzellcarcinom eindeutiger identifizierbar als beim diffusen Carcinom, bei dem es zu einer diskontinuierlichen Ausbreitung kommt [43]. Bei kleinen für den Chirurgen oft nicht tastbaren Magentumoren, z B. beim Frühcarcinom Typ IIb (vgl. Kap. 27), empfiehlt sich zur Tumorlokalisation fur den Operateur eine endoskopische Tuschemarkierung oder eine intraoperative Endoskopie.

Die Endoskopie des operierten Magens erfordert große Erfahrung. Sie dient zum einen der Erfassung des Carcinomrezidivs im Restmagen durch Kontrolluntersuchungen in 3monatigen Intervallen, zum anderen dem Nachweis von Anastomosenulcera (Biopsie des Duodenalstumpfs bei Verdacht auf belassenen Antrumrest) und der Differenzierung postoperativer Faltenwulstungen von einem Stumpfcarcinom.

Die Frage der klinischen Bedeutung zurückgebliebener Fäden läßt sich nach wie vor nicht eindeutig beantworten. Wohl finden sich mitunter Fadenulcera, die nach endoskopischer Entfernung des Nahtmaterials abheilen, ob jedoch nichtresorbierbare Nähte, die primar seromuscular gelegt wurden und sich ins Magenlumen vorgearbeitet haben, für postoperative Beschwerden verantwortlich gemacht werden können und deshalb entfernt werden müssen, kann nicht beantwortet werden.

1.5 Vergleich mit anderen Untersuchungsverfahren

5–17% aller röntgenologisch erhobenen Befunde sind endoskopisch nicht nachweisbar, in etwa gleicher Haufigkeit werden bei der Radiologie Befunde von Krankheitswert übersehen [27] So berichten Stender et al. [56] von der Radiologischen Abteilung des Klinikums Hannover, daß Ulcera ventriculi auswärts in 20% und in der Klinik in 10% der Fälle radiologisch nicht erfaßt wurden Die entsprechenden Zahlen fur das Ulcus duodeni

lagen bei 27 bzw 8% Beim Magenfrühcarcinom werden selbst bei optimaler Rontgentechnik mit Prallfüllung, dosierter Kompression und Doppelkontrast nur etwa 80% aller Lasionen dargestellt, beim Nachweis von Oesophagusvaricen ergeben sich radiologisch falsch-negative Befunde in 22–33% [5].

Betont werden muß jedoch, daß mit der Endoskopie letztlich nur eine Schleimhautdiagnostik betrieben werden kann (allerdings nehmen 95% aller Krankheitsprozesse ihren Ausgang von der Mucosa). Peristaltikablauf, Wandinfiltration und Nachbarorgane sind radiologisch besser zu erfassen, so daß das diagnostische Vorgehen weitgehend von der Symptomatologie (z.B bei Dysphagie primar Radiologie) und der Klinik bestimmt wird.

Der Chirurg wird sicher auf einer radiologischen Befunddokumentation prä- und postoperativ bestehen wollen. Da zudem der vom Internisten erhobene Befund haufig die für den Chirurgen relevanten Fragestellungen nicht beantwortet (z B. die Distanz eines Ulcus ventriculi der kleinen Kurvatur von der Kardia), wird in der chirurgischen Gastroenterologie auf eine Doppeluntersuchung mittels Radiologie und Endoskopie nur schwer zu verzichten sein. Es ist jedoch vorstellbar, daß durch Videoaufzeichnungen der endoskopischen Untersuchung der Dokumentationspflicht in ausreichendem Maße Genüge geleistet wird.

2 Pankreas – Gallenwege – Dünndarm

2.1 Instrumente und Technik

Für die endoskopische retrograde Cholangiopancreaticographie (ERCP) finden dünnkalibrige Seitblickinstrumente Verwendung, die eine optimale Einstellung der Vater-Papille erlauben. Lediglich beim nach Billroth II operierten Magen kann der Einsatz eines Vorausblickendoskops Vorteile bieten

Je nach gewünschtem Gangsystem erfolgt die Kanulierung der Vater-Papille unter einem bestimmten Winkel (Abb. 4.2). Über einen in das Orificium der Papille vorgeschobenen Teflonkatheter erfolgt die Instillation eines 60%igen Kontrastmittels unter konstanter radiologischer Kontrolle, wobei insbesondere bei der Bauchspeicheldrüse eine „Überspritzung" (Parenchymographie) zu vermeiden ist.

Die Enteroskopie steckt noch immer im Experimentierstadium Wohl gelingt es, mit verlängerten Routineinstrumenten die Region jenseits des Treitz-Bandes und auf peranalem Wege mit dem

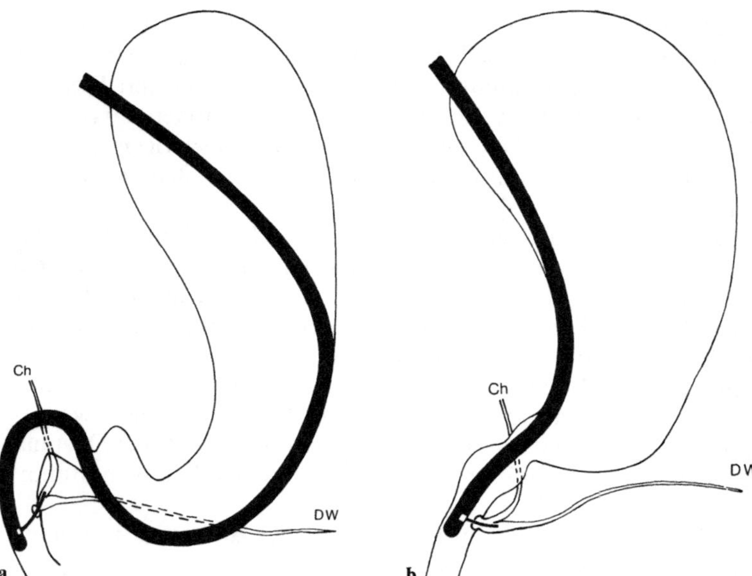

Abb. 4.2a–b. Selektive Darstellung von
Gallen-(**a**) und Pankreasgang (**b**)

Coloskop das terminale Ileum zu erreichen, doch
ist für die Inspektion des gesamten Dünndarms
immer noch eine transintestinale Intubation erforderlich, die als Leitschiene für das Enteroskop
dient. Da die Passage dieser mit einem Schrotbeu-
tel armierten Sonde bis zu 1 Woche betragen kann,
hat dieses aufwendige Verfahren, nicht zuletzt auch
wegen der seltenen Indikation, keine Verbreitung
gefunden.

2.2 Vorbereitung und Nachsorge

Vorbereitung und Prämedikation des Patienten zur
ERCP entsprechen weitgehend dem Vorgehen bei
der Untersuchung des oberen Verdauungstrakts.
Zur Ruhigstellung der Duodenalmotorik empfiehlt sich die Gabe von 0,5–1 mg Glucagon oder
von 2 ml Buscopan i.v. Der Wert einer prophylaktischen Antibioticagabe zur Vermeidung bakterieller Komplikationen, z.B. mit 3×500 mg Tetracyclin, ist umstritten. Der retrograden Pancreaticographie sollte eine Ultraschalluntersuchung der
Bauchspeicheldrüse zum Ausschluß einer Pseudocyste vorausgehen.

Für die Enteroskopie ist, vom Legen der transintestinalen Sonde abgesehen, keine zusätzliche
Vorbereitung erforderlich.

Zur Früherkennung von Komplikationen sollten während der ersten 36 h nach ERCP die Kör-
pertemperatur alle 6 h, Amylase, Lipase, Leukocyten, alkalische Phosphatase und γ-GT an den beiden der Untersuchung folgenden Tagen bestimmt
und auf klinische Zeichen einer akuten Pankreatitis bzw. Cholangitis geachtet werden.

2.3 Indikationen, Kontraindikationen, Komplikationen

Für die retrograde Gangdarstellung ergeben sich
folgende Indikationen:
1. Verschlußikterus unklarer Genese
2. Verdacht auf chronische Pankreatitis, Frage der
   Operation. Nicht indiziert bei chronischer Pankreatitis ohne Beschwerden
3. Verdacht auf Pankreasneoplasma. Nicht indiziert bei Verdacht auf hormonell aktive Tumoren der Bauchspeicheldrüse
4. Rezidivierende akute Pankreatitis im Intervall,
   Frage eines Abflußhindernisses
5. Sog. Postcholecystektomiesyndrom
6. Verdacht auf Papillenstenose (ERCP und Manometrie)

Seltene Indikationen für eine Darstellung des Ductus pancreaticus (Ductus Wirsungianus) sind ein
stumpfes Bauchtrauma mit der Frage der Pan-
kreasruptur, ein pankreatogener Ascites, eine Pan-
creaticorrhagie sowie Pankreasfisteln. Für eine retrograde Gallengangsdarstellung sind der Verdacht auf eine sklerosierende Cholangitis bei chronisch-entzündlichen Darmerkrankungen, der Verdacht auf ein Caroli-Syndrom, eine traumatische
Leberruptur mit Cholaskos, Hämobilie und Bilhä-
mie, die postoperative Verlaufsbeobachtung nach
Choledochuscystenoperation, eine Ascariasis sowie Verdacht auf Leberabsceß, Tumor, Metastasen
oder Echinococcus [6] als Indikation zu sehen.

Als relative Indikationen gelten eine radiologisch nachgewiesene Choledochusdilatation, der
Verdacht auf Gallenwegserkrankung bei Kontrastmittelallergie, ein Zustand nach Choledochoduo-

denostomie (Blindsacksyndrom), ein negatives Cholecystcholangiogramm bei klinischem Verdacht auf Steinleiden sowie ungeklarte anhaltende Oberbauchbeschwerden, hinter denen eine Pankreaserkrankung vermutet wird

Fur die Enteroskopie gelten als Indikationen.
1 Verdacht auf Dünndarmtumor
2 Ungeklarte gastrointestinale Blutung
3 Jejunoileitis Crohn (Frage der Ausdehnung)
4. Verdacht auf Meckel-Divertikel
5 Durchfalle unklarer Genese

Kontraindikation für die ERCP ist die akute nicht biliare Pankreatitis Die Methode sollte nur dort praktiziert werden, wo die Moglichkeit zu einem adaquaten chirurgischen Eingriff, der gelegentlich innerhalb weniger Stunden erforderlich werden kann, gegeben ist Fur die Enteroskopie gelten hochentzundliche Prozesse als Kontraindikation. Bei hochgradiger Lumenstenose des Intestinums besteht die Gefahr, daß der Beutel der transintestinalen Sonde steckenbleibt und zu einem akuten Ileus fuhrt.

Gefurchtete Komplikation der ERCP ist zum einen die akute Pankreatitis, mit der in 1,3% [2] zu rechnen ist, und die Infektion von Pseudocysten oder eines schlecht drainierten Gangsystems Dies trifft in erster Linie für den steintragenden Choledochus zu, wo die Gefahr einer eitrigen Cholangitis mit gramnegativer Sepsis besteht Die Letalitat der Untersuchung ist mit 0,2% anzusetzen [33].

2.4 Befundinterpretation

Die retrograde Pancreaticographie dient im wesentlichen als Orientierungshilfe für den Chirurgen, wenn therapieresistente Beschwerden ein operatives Vorgehen indiziert erscheinen lassen. Mit der Einführung der ERCP ist die Zahl der pankreas-chirurgischen Eingriffe deutlich angestiegen, wobei insbesondere die resezierenden Verfahren zugenommen haben [48].

Ein operatives Vorgehen ist nach Kasugai [24] fast immer nur im Stadium III einer chronischen Pankreatitis erforderlich, wenn eine massive Gangdestruktion mit Calcifikationen vorliegt oder wenn es zu einer Rohrenstenose des Gallengangs gekommen ist (Abb. 4 3)

Dabei ist das Stadium I durch eine kleincystische Degeneration der Seitenaste 1 Ordnung charakterisiert („minimal change pancreatitis"), die Funktion ist schon deutlich eingeschränkt Im Stadium II weist der Ductus pancreaticus eine perlschnurartige Schlangelung auf, Verkalkungen finden sich in 6%, eine Einengung des Ductus choledochus in 42% der Falle Im Stadium III schließ-

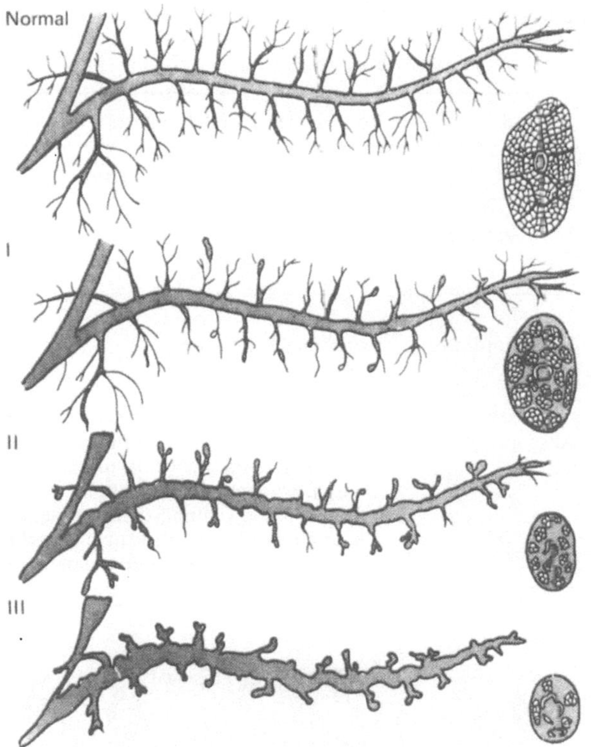

Abb. 4.3. Stadieneinteilung der chronischen Pankreatitis nach Kasugai [24]

lich liegt eine massive Destruktion des Drüsenparenchyms mit Gangstrikturen und prastenotischer Dilatation, Verkalkungen in 34% und einer Rohrenstenose des Gallengangs in 66% der Falle vor

Auf einem internationalen Workshop wurde 1983 in Cambridge eine Klassifikation der chronischen Pankreatitis fur die bildgebenden Verfahren erarbeitet, die in Tabelle 4 1 wiedergegeben ist Dabei werden ERCP und Ultraschall bzw CT analog der vorgenannten Klassifikation nach Kasugai [24] in 3 Schweregrade unterteilt, focale Veranderungen berücksichtigt und Grenzfalle deskriptiv festgehalten

Die segmentare Pankreatitis mit bevorzugter Lokalisation im Schwanzbereich (Abb. 4 4) stellt eine besondere Indikation zur ERCP dar, denn diese Patienten werden mit einer einfachen Linksresektion beschwerdefrei [44]. Segmentäre Veranderungen finden sich bei etwa 10% aller Patienten mit chronischer Pankreatitis, wobei allerdings z.T nur eine segmentare Betonung vorliegt Man tendiert heute dazu, von einer focalen Pankreatitis zu sprechen, wenn weniger als 30% der Drüse chronisch-entzündliche Veranderungen erkennen lassen. Hinsichtlich der Pathogenese der isolierten Schwanzpankreatitis kann man wohl davon ausgehen, daß es im Rahmen einer akuten Pankreatitis

Tabelle 4.1. Bildgebende Verfahren bei der chronischen Pankreatitis (Cambridge-Klassifikation von 1983)

	ERCP	US/CT	
1 Normal	Vollständige Darstellung des Organs ohne pathologische Veränderungen		
2 Fraglich	Weniger als 3 abnorme Seitenäste	Nur 1 Pathologicum	*Pathologica* Hauptgang über 4 mm Durchmesser
3 Geringgradig	Abnorme Seitenäste (> 3) Normaler Hauptgang		Organvergrößerung (2 × N) Hohlräume (> 10 mm)
		2 oder mehr Pathologica	Gangunregelmäßigkeiten Focale Pankreatitis
4 Mittelgradig	Abnormer Hauptgang Abnorme Seitenäste		Parenchymheterogenität Verstärkte Gangwandechos Irreguläre Konturen
5 Ausgeprägt	Wie oben, aber zusätzlich mit einem oder mehreren der folgenden Kriterien Große Hohlräume (> 10 mm) Organvergrößerung (doppelt) Intraductale Füllungsdefekte oder Steine Gangobstruktion, Striktur, unregelmäßige Organstruktur Übergreifen auf Nachbarorgane		

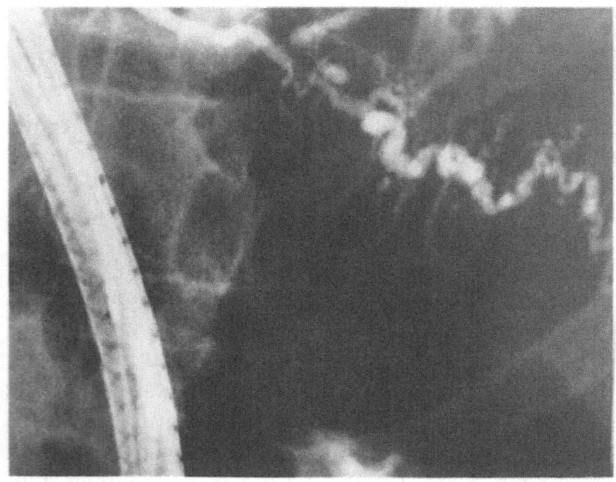

Abb. 4.4. Segmentäre Schwanzpankreatitis mit perlschnurartiger Schlängelung des Ductus Wirsungianus

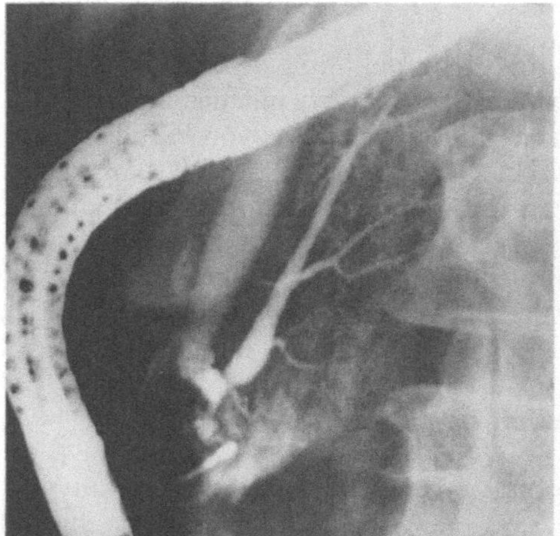

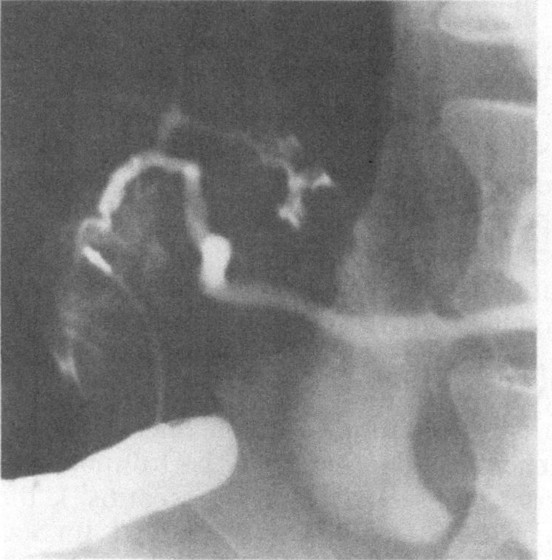

Abb. 4.5.a Unauffälliges ventrales Pankreas mit beginnender Parenchymanfärbung **b** Vom Ductus Santorini ausgehende Pseudocyste beim selben Patienten

zu einer Gangalteration, z.B durch Ausbildung einer kleinen Pseudocyste gekommen ist, die wiederum über eine Gangstenose als Abflußhindernis einen chronischen Entzündungsprozeß unterhalt. Daher sollte auch vor jeder Cystenoperation eine Wirsungographie erfolgen, um eine zusätzlich vorliegende segmentäre chronische Pankreatitis oder ein Pankreascarcinom auszuschließen.

Schließlich soll noch auf das Pancreas divisum hingewiesen werden, eine entwicklungsgeschichtliche Anomalie (Malfusion von ventraler und dorsaler Anlage), bei der jede Anlage getrennt erkranken kann (Abb. 4.5) Sonographisch und compu-

tertomographisch imponiert dabei eine tumorver-
dächtige Pankreaskopfvergroßerung, die durch die
getrennt mündenden Pankreasgange vorgetäuscht
wird [46]. Nur durch eine mehr oder weniger simultane Darstellung beider nicht miteinander
kommunizierender Gangsysteme laßt sich diese
Anomalie, mit der bei etwa 6% aller Patienten zu
rechnen ist, darstellen. Die Sondierung der Minor-
papille gelingt aus anatomischen Gründen allerdings nur bei knapp der Hälfte der Patienten. Das
Pankreascarcinom führt bei der ERCP entweder
zu einem Gangabbruch, einer Gangstenose, einer
Dislokation oder einer Tumorzerfallshohle
(Abb 4 6).

Auch wenn eine eindeutige Differenzierung
zwischen chronischer Pankreatitis und Pankreascarcinom aufgrund des Röntgenbildes nicht mit
absoluter Sicherheit moglich ist, so erlaubt doch
das Ductogramm, evtl. in Verbindung mit entsprechenden Veranderungen am Choledochus (double
duct sign), zusammen mit dem klinischen Erscheinungsbild in über 90% der Fälle die richtige Diagnose. Hauptindikation ist, nicht zuletzt auch
unter dem Eindruck der endoskopischen Papillotomie, die Differentialdiagnose des Verschlußikterus geworden. In bis zu 25% kann Patienten
mit einer Verschlußsymptomatik eine unnotige Laparotomie erspart werden, wenn die retrograde
Cholangiographie einen Drogenikterus wahrscheinlich macht. Extra- und intrahepatisch gelegene Tumoren und/oder Konkremente sind eindeutig zu lokalisieren, eine supplementare percutane transhepatische Cholangiographie ist nur selten erforderlich. Das sog. Postcholecystektomiesyndrom hat durch die retrograde Cholangiographie insofern neue Akzente erfahren, als sich
in bis zu 70% der Falle organische Ursachen für
die angegebenen Beschwerden finden lassen [30].

Die klinische Bedeutung der Enteroskopie ist
nach wie vor umstritten. Wohl gelingt es gelegentlich, als Ursache einer okkulten Blutung ein Dünn-
darmcarcinom oder eine Gefäßmißbildung zu finden, doch haben die bislang vorliegenden Ergebnisse im großen und ganzen enttauscht.

2.5 Vergleich mit anderen
Untersuchungsverfahren

Der Secretin-Pankreozymin-Test ist, was die Empfindlichkeit zum Nachweis einer Funktionseinschrankung der Bauchspeicheldruse anbelangt, der
ERCP eindeutig überlegen [60], doch lassen sich
alle bei der Gangdarstellung nachweisbaren Gang-
alterationen im Resektionspraparat entsprechenden chronisch-entzündlichen Veranderungen bei
der histologischen Untersuchung zuordnen Die

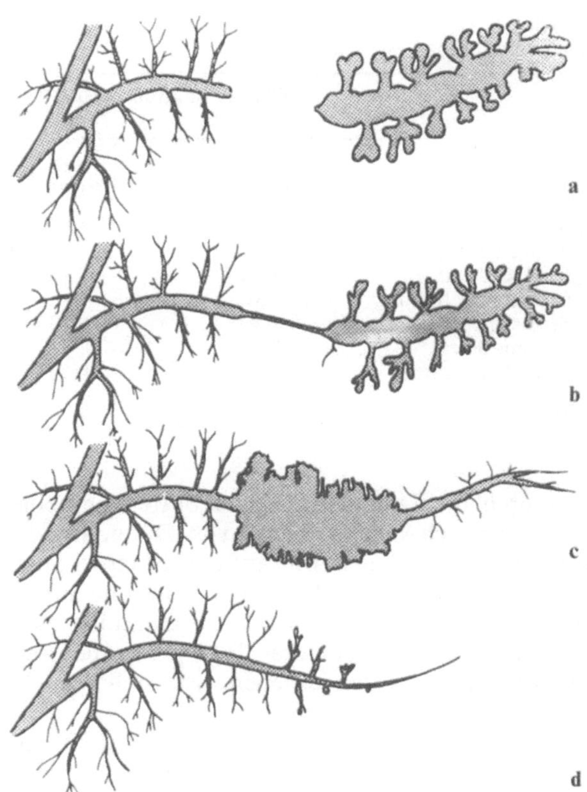

Abb. 4.6a–d. Endoskopischer Aspekt beim Pankreascarcinom **a** Gangabbruch, **b** Gangstenose mit prastenotischer
Dilatation, **c** Tumorzerfallshohle, **d** sich verjungender Pankreasgang (durch Tumorkompression) im Schwanzbereich

Sonographie gestattet eine grobe Orientierung
uber Größe und Struktur der Bauchspeicheldruse.
Sie sollte heute, insbesondere zum Nachweis von
Pseudocysten, die nur zu etwa 50% mit dem Gangsystem kommunizieren [29], in jedem Fall der
ERCP vorausgehen und kann als Screeningunter-
suchung für Pankreaserkrankungen dienen.

Ein Vergleich zwischen Infusionscholangio-
gramm und retrograder Cholangiographie zeigt
nicht nur beim ausgepragten Verschlußikterus eine
eindeutige Überlegenheit des endoskopischen Verfahrens, dem in jüngster Zeit durch die sog. Chiba-
Punktion eine echte Konkurrenz erwachsen ist [10]
(Tabelle 4.2). Die percutane transhepatische Cholangiographie mit der „skinny needle" ist häufiger
bei gestauten Gallenwegen erfolgreich zu prakti-
zieren als die ERCP, doch erlaubt das letztgenannte Verfahren in vielen Fällen noch eine zusatzliche Aussage über die Bauchspeicheldruse als Ursache eines Ikterus Die Komplikationsrate beider
Verfahren entspricht sich in etwa, die Moglichkeit
eines gleichzeitig vorzunehmenden therapeutischen Eingriffs (endoskopische Papillotomie)
spricht für die ERCP als das primare Verfahren
(s Kap 38 15).

Tabelle 4.2. ERCP versus Chiba-Punktion, Ergebnisse und Komplikationen in %   (Nach [33a])

	Chiba-Punktion $n=1,293$	ERCP $n=822$
Erfolgreiche Cholangiographie	94,3	71,9
Komplikationen	1,39	1,06
gallige Peritonitis	0,15	0,16
fragl. Galleaustritt	0,31	
abdominale Blutung	0,08	
Sepsis, Cholangitis	0,46	0,73
Pneumothorax	0,15	–
akute Pankreatitis	–	0,16
Letalität	0	0

Durch die Dünndarmdoppelkontrastmethode [16] lassen sich viele Probleme von Dünndarmerkrankungen ohne den Einsatz der Enteroskopie klären Auch neue Verfahren mit einem sondenformigen Intestinoskop, das durch die Dünndarmperistaltik im Verlauf mehrerer Tage bis in die „region of interest" vorangetrieben wird, stellen noch keine echte Alternative dar.

Im Rahmen der präoperativen Diagnostik wird der Chirurg auf eine computertomographische Darstellung der Oberbauchorgane, insbesondere beim Pankreascarcinom, kaum verzichten wollen. Die selektive Angiographie ist in den letzten Jahren etwas in den Hintergrund getreten, erscheint jedoch weniger im Rahmen der Pankreatitis- oder Tumordiagnostik als vielmehr zur Dokumentation des Gefäßverlaufs und möglicher anatomischer Varianten wunschenswert. Eine Zusammenstellung der einzelnen Untersuchungsverfahren hinsichtlich Sensitivität und Spezifität bei Pankreaserkrankungen, der entsprechende vergleichende Untersuchungen zugrunde liegen, ist in Tabelle 4.3 wiedergegeben [32].

2.6 Intraoperative Endoskopie

Zur Festlegung des erkrankten Darmabschnitts und zur Lokalisation unklarer Blutungsquellen hat sich die intraoperative Endoskopie des Dunndarms bewahrt, bei der ein Routineinstrument uber eine Enterotomie oder peroral vom Chirurgen vorgeschoben wird, während der Endoskopiker das Darmlumen inspiziert. Bei Osler-Efflorescenzen ist hierbei im gleichen Arbeitsgang eine endoskopische Elektrocoagulation von Blutungsquellen moglich [18] Wegen der Gefahr eines postoperativen paralytischen Ileus sollte möglichst wenig Luft gegeben werden und nach Beendigung der Untersuchung die gesamte Luft, evtl. mit Hilfe des Operateurs, entfernt werden [53].

Von einigen Chirurgen wird auch bei lumenobstruierenden Prozessen im Sigma eine intraoperative Coloskopie zum Ausschluß eines synchronen Zweitcarcinoms durchgeführt. Das Verfahren wird jedoch nicht generell akzeptiert.

3 Unterer Verdauungstrakt (Colon und Rectum)

3.1 Instrumente und Technik

Die Rectosigmoidoskopie und Proktoskopie mit starren Instrumenten stellt das älteste endoskopische Untersuchungsverfahren dar, auf das wegen der weiten Verbreitung der Methode nicht näher eingegangen zu werden braucht Die Untersuchung kann in Knie-Brust-Lage, in der Seitenlage nach Sims oder in Steinschnittlage durchgeführt werden, auf eine Luftinsufflation zur Aufdehnung des Darmlumens wird vielerorts verzichtet. Für die fiberendoskopische Untersuchung des Dickdarms steht eine Vielzahl von unterschiedlich langen Coloskopen zur Verfügung, deren Nutzlange von 65–186 cm reicht Wie vergleichende Untersuchungen zwischen starrer Rectoskopie und partieller Coloskopie gezeigt haben, erhoht sich mit der partiellen Coloskopie die diagnostische Ausbeute an Carcinomen und Polypen um das $1^{1}/_{2}$fache [7]. Moglicherweise wird, zumindest in gastroenterologischen Zentren, in absehbarer Zeit die starre Rectoskopie durch die Fibersigmoidoskopie ganz abgelost werden, doch stehen die hohen Anschaffungskosten der Glasfaserinstrumente einer weiten Verbreitung und einem routinemäßigen Einsatz im Wege.

Tabelle 4.3. Sensitivität und Spezifität bildgebender Verfahren bei Verschlußikterus, Pankreascarcinom, Choledocholithiasis und Lebermetastasen (Auswertung von 91 Publikationen durch Moscowitz [32])

	US	CT	ERCP	PTC	Scan
n	27–30	7–9	7–10	15	7
Sensitivität	$0,84 \pm 0,04$	$0,87 \pm 0,02$	$0,88 \pm 0,06$	$0,97 \pm 0,01$	$0,70 \pm 0,10$
Spezifität	$0,92 \pm 0,04$	$0,96 \pm 0,02$	$0,96 \pm 0,03$	$0,62 \pm 0,08$	$0,58 \pm 0,17$
Genauigkeit	$0,91 \pm 0,02$	$0,89 \pm 0,01$	$0,92 \pm 0,05$	$0,85 \pm 0,03$	$0,63 \pm 0,09$

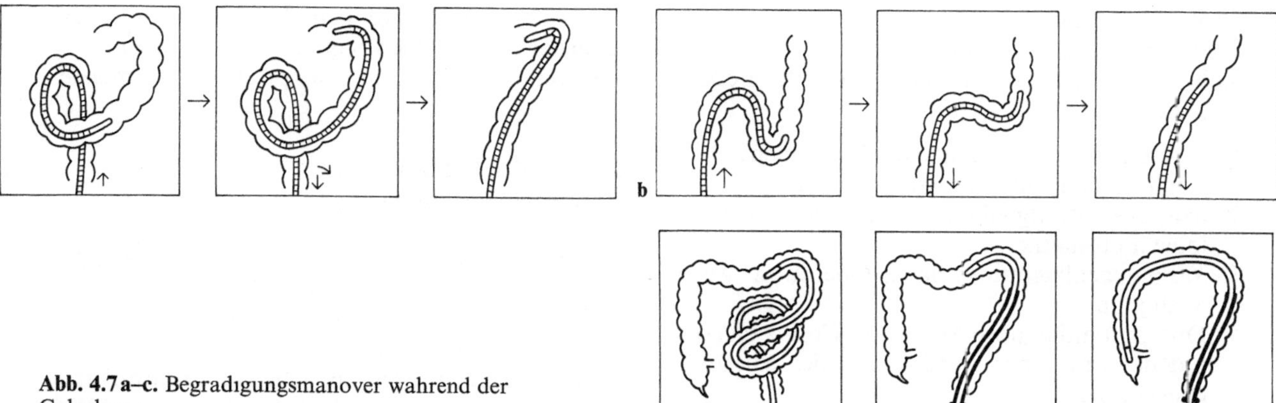

Abb. 4.7a–c. Begradigungsmanover wahrend der Coloskopie

Anatomische Schleifenbildungen in Sigma und Transversum machen eine Begradigung des Instruments erforderlich, um ein Vorschieben der Instrumentenspitze bis ins Coecum zu gewahrleisten (Abb 4.7). Eine partielle Versteifung des Coloskops durch einen externen Kunststofftubus oder einen in den Biopsiekanal eingeführten teflonbeschichteten Stahldraht erlauben es, eine einmal durchgeführte Begradigung bei weiteren Manövern aufrecht zu erhalten; dies ist jedoch mit modernen Coloskopen nicht mehr erforderlich.

3.2 Vorbereitung und Nachsorge

Voraussetzung einer optimalen endoskopischen Dickdarmdiagnostik ist eine suffiziente Darmreinigung Für die Rectoskopie genügt in der Regel ein Reinigungseinlauf oder die Applikation eines Einmalklysmas kurz vor der Untersuchung Für die Coloskopie erhalten die Patienten am Tag vor der Untersuchung neben einer flussigen Diat (süßer Tee, Fleischbrühe) morgens und nachmittags je 125 ml einer 25%igen Magnesiumsulfatlösung sowie hohe Reinigungseinläufe mit lauwarmem Wasser ohne Glycerinzusatz (verschmierte Optik). Die Gabe einer sog. Astronautenkost hat sich nicht bewährt, da es unter dieser kostpieligen Vorbereitung zu einem tapetenartigen braunen Beschlag der Colonschleimhaut kommt. In jüngster Zeit setzt sich immer mehr die perorale Darmlavage mit einer Elektrolytlösung bestehend aus 6,5 g/l NaCl, 2,5 g/l NaHCO$_3$ und 0,75 g/l KCl durch. 4 h vor Untersuchungsbeginn beginnt der Patient, etwa 1 l dieser Lösung, die ggf auch uber eine Magensonde appliziert werden kann, pro 40 min zu trinken Sobald peranal nur noch klare Flüssigkeit ausgeschieden wird, was in der Regel nach 4–6 l der Fall ist, kann die Coloskopie durchgeführt werden. Kontraindiziert ist diese Art der Darmreinigung, die von den meisten Patienten der bislang üblichen Methode vorgezogen wird, bei alten Patienten mit kardialer oder renaler Insuffizienz, bei Störungen des Wasser- und Elektrolythaushalts und bei floriden entzündlichen Darmerkrankungen, obwohl Bilanzuntersuchungen gezeigt haben, daß nur verschwindend kleine Flüssigkeitsmengen retiniert werden.

Auf eine Prämedikation wird in der Regel verzichtet, bei starkeren Schmerzen empfiehlt sich die Gabe von 50–100 mg Pethidin. Bewahrt hat sich die Gabe von Midazolam (Dormicum) zur Sedierung wahrend der Coloskopie, eine Substanz, die bei kurzer Halbwertszeit eine weitgehende retrograde Amnesie gewahrleistet.

Eine spezielle Nachsorge ist, von operativen Eingriffen wahrend der Coloskopie abgesehen, nicht erforderlich.

Nach einer mit einer starren Zange durchgeführten Rectumbiopsie sollte für 8 Tage eine Röntgenuntersuchung des Colons unterbleiben, da eine erhöhte Perforationsgefahr besteht. Dies trifft nicht für Biopsien mit einer flexiblen Zange zu, wo nur 24 h abgewartet werden sollte. Nach einer endoskopischen Polypektomie, bei der zumindest nach ungenügender Darmreinigung und bei Verwendung einer mannithaltigen Trinklösung ein relatives Explosionsrisiko besteht, sollte wegen der Gefahr einer Perforation im Abtragungsbereich eine erneute endoskopische oder radiologische Untersuchung des Darms für 6 Wochen unterbleiben.

3.3 Indikationen, Kontraindikationen, Komplikationen

Indikationen für eine endoskopische Darmuntersuchung ergeben sich aus Anamnese, klinischem Befund und röntgenologischen Voruntersuchungen. Für die Rectosigmoidoskopie sind dies.

1. anorectale Beschwerden
2. Blutnachweis im Stuhl
3. Vorsorgeuntersuchung jenseits des 40. Lebensjahrs

Für die Coloskopie gelten als Indikationen:
1. fragliche oder unklare Röntgenbefunde
2. negativer Röntgenbefund bei eindeutiger Colonsymptomatik
3. Verlaufsbeobachtung nach Operation wegen Malignom
4. Differentialdiagnose M. Crohn-Colitis ulcerosa mit der Frage der Ausdehnung des entzündlichen Prozesses

Während für eine vorsichtig durchgeführte Rectoskopie keine Kontraindikationen bestehen, gelten hochfloride entzündliche Dickdarmerkrankungen, ein toxisches Megacolon und eine Peritonitis als absolute Kontraindikationen für eine Coloskopie. Beim Sigmavolvulus hingegen kann sogar ein Repositionsversuch mit dem Instrument unternommen werden [17].

Mit Komplikationen bei der Rectoskopie, insbesondere einer Perforation, ist nur zu rechnen, wenn das Instrument blind über den Analkanal hinaus eingeführt wird, Stenosen forciert dilatiert werden, mit dem Zusatzinstrumentarium (Biopsiezange, Diathermieschlinge) unvorsichtig hantiert oder aus Carcinomen zu tiefgreifend biopsiert wird. Die Häufigkeit ernster Komplikationen bewegt sich zwischen 1 : 50 000 und 4 74 000 Untersuchungen [40]. An coloskopischen Komplikationen sind Perforation, Divertikelruptur, Mesosigmahämatom und Blutung zu nennen, die Morbidität wird bei 25 298 Coloskopien mit 0,32%, die Letalität mit 0,008% angegeben [47].

3.4 Befundinterpretation

Diagnose, Differentialdiagnose und Therapiekontrolle bei Colitis ulcerosa und Morbus Crohn des Colons erfolgen heute fast ausschließlich endoskopisch-bioptisch, wobei der makroskopische Aspekt in vielen Fällen mehr zur Diagnostik beiträgt als der histologische Befund, da die für den Morbus Crohn typischen Granulome in nur knapp 30% im Biopsiematerial nachweisbar sind. Auch die Differenzierung zur ischämischen, pseudomembranösen oder radiogenen Colitis gelingt ohne größere Schwierigkeiten. Auf die Bedeutung der Endoskopie des Dickdarms bei Polypen, insbesondere wegen der endoskopischen Polypektomie, wird noch gesondert eingegangen. Beim Coloncarcinom hat die Endoskopie nicht nur die Diagnose präoperativ histologisch zu sichern, sondern auch Zweitcarcinome (in 2,5–8%) und assoziierte poly-

pose Adenome zu erkennen. Auch eine exakte Differenzierung zwischen Sigmadiverticulitis und Sigmacarcinom gelingt endoskopisch in den meisten Fällen.

3.5 Vergleich mit anderen Untersuchungsmethoden

Mit Ausnahme der Divertikeldiagnose, die radiologisch einfacher und verläßlicher zu treffen ist, hat sich gezeigt, daß selbst bei Verwendung des Doppelkontrastverfahrens Polypen und Carcinome übersehen werden. Die Literaturangaben schwanken je nach Röntgenmethode zwischen 58% [65] und 98% [62] Trefferquote der Radiologie bei über 1 cm großen Polypen. Williams [62] konnte bei 950 Coloskopien 270 Patienten eine Laparotomie ersparen, bei 140 erbrachte erst die Coloskopie eine definitive Diagnose, darunter 31 „röntgennegative" Carcinome; bei 102 Patienten konnte coloskopisch ein pathologischer Röntgenbefund widerlegt werden. Aus Praktikabilitätsgründen wird man sich jedoch nach wie vor an einem Colondoppelkontrast als primärer Suchmethode orientieren und nur im Zweifelsfall coloskopieren, von Zentren mit einer ausgebauten Coloskopieabteilung abgesehen.

4 Notfallendoskopie (s. auch Kap. 1.4)

4.1 Akute Blutung aus dem oberen Verdauungstrakt

Die Diagnostik der akuten „Magenblutung" hat durch die Notfallendoskopie eine wesentliche Bereicherung erfahren. Ein rund um die Uhr zur Verfügung stehender Service erlaubt heute, die aktuelle Blutungsquelle mit einer Exaktheit zwischen 78 und 97% [45] zu erfassen. Dabei hat sich in fast allen publizierten Studien gezeigt, daß Mehrfachläsionen in rund 20% angetroffen werden und daß bei bekannten Oesophagusvaricen in bis zu 2/3 der Fälle die Blutungsquelle in Magenerosionen oder peptischen Ulcera zu suchen war Erste prospektive Studien [19, 22] machen eine günstigere Prognose der akuten Blutung, eine signifikante Reduktion der erforderlichen Bluttransfusionen, eine frühzeitigere Operation und eine Verkürzung der Hospitalisierung wahrscheinlich. Allan u. Dykes [1] mußten aufgrund des endoskopischen Befunds bei 18% ihrer blutenden Patienten ihre bisherige Therapie ändern.

Die Notfallendoskopie wird heute vielerorts sofort nach Stabilisierung der Kreislaufverhältnisse ohne jede Prämedikation oder Rachenanaesthesie, an vielen Zentren auch ohne vorhergehende

Magenspülung mit einem Vorausblickendoskop durchgeführt. Ist eine Blutungsquelle nicht zu finden, obwohl frisches Blut oder Hämatin im Magen nachweisbar sind, sollte eine Hämobilie durch eine gezielte Inspektion der Papille mit einem Seitenblickendoskop ausgeschlossen werden.

85% aller gastrointestinalen Blutungen sind im oberen Verdauungstrakt lokalisiert, in 2/3 der Fälle handelt es sich um peptische Läsionen wie Ulcus duodeni, Ulcus ventriculi, Refluxoesophagitis und akute Erosionen. In bis zu 80% kommt die Blutung spontan zum Stillstand, so daß es sich bewährt hat, eine Stadieneinteilung der Blutungsquelle nach Forrest et al. [11] zu treffen:

Forrest Ia· Arteriell spritzende Blutung
Forrest Ib: Capillare oder venöse Sickerblutung
Forrest II. Läsion mit Zeichen einer stattgefundenen Blutung, z.B. Hämatinbelag oder Coagula auf der Blutungsquelle, Gefäßstumpf
Forrest III: Blutungsquelle nur wahrscheinlich, da Stigmata der vorausgegangenen Blutung nicht mehr vorhanden

In mehreren Studien konnte zwischenzeitlich gezeigt werden, daß der Nachweis eines Gefäßstumpfes im Ulcusgrund im Rahmen der Notfallendoskopie von entscheidender prognostischer Bedeutung ist [57] und daß diese Patienten möglichst umgehend einer chirurgischen Therapie zugeführt werden sollten. Nachdem nicht überall ein 24stündiger Notfallendoskopieservice zur Verfügung steht, hat es sich bewährt, den Empfehlungen von Peterson et al. [37] folgend, sich primär am klinischen Bild zu orientieren. Außer in den Fällen, in denen der Patient „schockiert" ist oder sich frisches Blut aspirieren läßt, kann mit der endoskopischen Diagnostik abgewartet werden, bis z.B. bei einer nächtlichen Einweisung wegen gastrointestinaler Blutung am anderen Morgen ein erfahrener Untersucher zur Verfügung steht.

Nachdem das Komplikationsrisiko der Notfallendoskopie etwa 10mal höher liegt als bei einer Routineuntersuchung, sollte eine Überwachung des Patienten während der Untersuchung gewährleistet sein und auf eine Prämedikation ganz verzichtet werden.

4.2 Akute peranale Blutung

Dem Leitsymptom Teerstuhl oder Hämatochezie liegt zwar in 85% der Fälle eine Blutung aus dem oberen Verdauungstrakt zugrunde, doch sollte bei negativer peroraler Notfallendoskopie eine Notfallcoloskopie in die diagnostischen Überlegungen miteinbezogen werden. Diese Untersuchung, mit der über 90% aller akuten Blutungsquellen im Colon lokalisiert werden können [7], bedingt zunächst 2–3 Reinigungseinläufe, die pro 1000 ml Wasser 20 mg Dulcolax enthalten sollten. Die Notfallcoloskopie verlangt einen erfahrenen Untersucher, weil nachlaufendes Blut die Sicht erschwert. Da endoskopisch eine Artdiagnose möglich ist und bei einem Teil der Patienten gleichzeitig eine gezielte Therapie angeschlossen werden kann, wird von manchen Autoren die Coloskopie vor der Angiographie durchgeführt, die allenfalls eine Lokalisation der Blutungsquelle erlaubt.

Im allgemeinen wird man jedoch bei einer akuten peranalen Blutung, insbesondere bei Verdacht auf eine blutende Angiodysplasie, mit einer angiographischen Diagnostik beginnen.

4.3 Endoskopische Blutstillung

Neben der Sklerosierung von Oesophagusvaricen, wie sie von Wodak [64], Paquet et al. [36] mit starren Oesophagoskopen, von Kapp u. Buess [23] sowie Soehendra [51] mit Fiberendoskopen praktiziert wird und mit der die Mortalität der Varicenblutung von über 50% auf 12,5% gesenkt werden soll, haben zuletzt eine Reihe lokaler Maßnahmen Eingang in die endoskopische Therapie blutender Läsionen gefunden Aufträufeln oder submucöse Injektion von vasoaktiven Substanzen können sicherlich ebenso wie das Einbringen von Acrylsäure, deren Polymerisationsprodukte einen wandadhärenten gefäßabdichtenden Kunststoffilm bilden, nur in Einzelfällen erfolgreich sein. Ähnliches gilt für die endoskopische Applikation von Gefäßclips, mit denen Mallory-Weiss-Blutungen erfolgreich zum Stillstand gebracht werden konnten. Im Vordergrund stehen heute thermische Maßnahmen, die von der Elektrocoagulation mit teflonbeschichteten Knopfsonden, mit denen eine Blutstillung in 95% der Fälle gelang [35] bis zur Photocoagulation mit dem Argon- [14] oder Neodym-Yag-Laser [25] reichen. Die hohen Anschaffungskosten der ersten handelsüblichen Lasersysteme stehen einer weiteren Verbreitung noch im Wege, doch werden an einzelnen Zentren bereits alle akuten Blutungen des oberen Verdauungstrakts primar mit Laser therapiert und, falls erforderlich, mit deutlich verbesserter Prognose im blutungsfreien Intervall operiert.

Eine zunehmende Verbreitung hat in den letzten Jahren die von Frühmorgen [13] entwickelte Elektrohydrothermosonde gefunden, bei der simultan zur Elektrocoagulation ein Spülstrahl für freie Sicht und eine Abkühlung des Gewebes sorgt. Am einfachsten ist natürlich die Unterspritzung der Blutungsquelle mit einer 1:10000 verdünnten Suprareninlösung.

5 Therapeutische (operative) Endoskopie

5.1 Polypektomie (s Kap 34.7)

Die Einführung der Diathermieschlinge in die fiberendoskopische Diagnostik im Jahre 1971 hat die Therapie gastrointestinaler Polypen revolutioniert. Während die endoskopische Abtragung von Magenpolypen primar diagnostische Züge aufweist und nur selten, z B. bei einem blutenden hyperplasiogenen Polypen oder einem subkardial gelegenen Schleimhautcarcinom, als therapeutische Maßnahme anzusehen ist, hat sich im Colon, wo etwa 2/3 aller Polypen den Adenomen zuzurechnen sind, die Polypektomie als Carcinomprophylaxe weitgehend durchgesetzt Wie die Erfahrungen des St. Mark's Hospitals [31] gezeigt haben, konnen mit der Schlinge auch ein Adenom mit einem focalen Carcinom sowie maligne Polypen vom Malignitätsgrad I und II ohne Lymphgefäßeinbrüche kurativ entfernt werden [20]. Dies zeigt die Abb. 4.8 nach Hermanek [21]. Die Therapie verlangt jedoch endoskopische Nachbeobachtungen in zunächst 3monatigen Abstanden, damit lokale Tumorrezidive rechtzeitig erkannt werden können.

Die Komplikationsrate der endoskopischen Polypektomie liegt bei 2–3%, es handelt sich dabei in erster Linie um Blutungen, Todesfälle stellen eine Raritat dar.

Wahrend die Polypektomie im oberen Trakt vorwiegend mit einem Mischstrom (Röhren- und Funkenstreckenstrom im Verhältnis 1:1) betrieben wird, hat sich bei der coloskopischen Polypektomie die Verwendung von reinem Coagulationsstrom bewahrt.

5.2 Schlingenbiopsie, Tumorresektion

Die Differentialdiagnose der sog. Riesenfaltengastritis erfolgt heute weitgehend mit der Diathermieschlinge. Damit läßt sich nicht nur eine Differenzierung zwischen foveolarer (Morbus Ménétrier) und glandularer (Zollinger-Ellison-Syndrom) Hyperplasie und deren Mischformen (hypertrophische hypersekretorische Gastropathie) erreichen, sondern auch Systeminfiltrationen wie beim malignen Lymphom oder dem scirrhösen Magencarcinom verläßlich erfassen.

Eine Variante dieser Schlingenbiopsie stellt die sog. Knopflochbiopsie dar, bei der die über einem mesenchymalen Tumor liegende Schleimhaut in einem umschriebenen Bezirk abgetragen und der submucöse Prozeß biopsiert wird.

Eine Tumorresektion mit der Diathermieschlinge stellt eine Palliativmaßnahme dar, wie sie im Rectum schon lange praktiziert wird. Am oberen Verdauungstrakt kommt sie bei lumenstenosierenden inoperablen Kardiatumoren oder beim Einwachsen von Tumorzapfen ins Lumen eines Celestintubus in Frage. Unter endoskopischer Sicht können ferner Kryosonden in Tumorstenosen plaziert werden.

Beim Papillencarcinom stellt die endoskopische Papillotomie einen Entlastungseingriff dar, der zu einem passageren Abblassen des Ikterus führt und damit günstigere Operationsverhaltnisse schafft.

Mit einem endoskopischen Diathermiemesser lassen sich auch suprapapilläre Entlastungsincisionen im Sinne einer Choledochoduodenotomia interna durchführen

5.3 Fremdkörperextraktion (s. Kap. 24.2)

Die endoskopische Fremdkörperextraktion ist, nicht zuletzt durch zahlreiche Zusatzinstrumente, heute eine Standardmethode in der Gastroentero-

Abb. 4.8. Therapeutisches Vorgehen nach Polypektomie (Nach Hermanek [21])

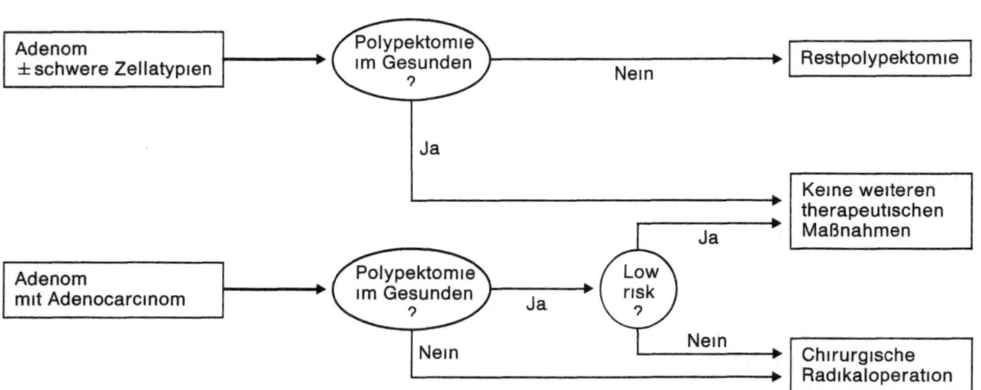

logie geworden; ein chirurgisches Vorgehen ist dadurch nur noch in Ausnahmefallen, v a bei Fremdkorperperforation oder Penetration oder Verhaken im Dunndarm, erforderlich [3] Insbesondere bei Strafgefangenen und Psychopathen hat die Leichtigkeit, mit der peroral verschluckte Fremdkorper wieder zuruckgeholt werden konnen, einen erzieherischen Effekt gezeigt.

Schlafmittelvergiftungen mit Carbromal zeichnen sich dadurch aus, daß diese Substanz durch eine Magenspulung nur schwer entfernbar ist, da sie in großen gelatinosen Klumpen in der Fornixkuppel liegen bleibt. Die fruher gelegentlich praktizierte chirurgische Ausraumung letaler Tablettenreste kann heute dank der gezielten endoskopischen Absaugung mit großkanaligen Instrumenten als überholt gelten.

Die v a. nach Vagotomie oder Billroth II-Resektion anzutreffenden, tumorsimulierenden Phyto- und Mykobezoare lassen sich endoskopisch zerstuckeln oder durch Instillation cellulasehaltiger Enzympraparate auflosen.

5.4 Entfernung von Nahtmaterial

Zurückgebliebenes Nahtmaterial (Seide, Mersilene) wird je nach Chirurgenschule bei bis zu $^1/_3$ aller magenteilresezierten Patienten im Lumen gefunden. Die klinische Wertigkeit dieses Befundes ist umstritten, bei einigen wenigen Patienten gibt dieses nichtresorbierbare Material Anlaß zu Granulom- und Ulcusbildung Eine Korrelation zwischen postoperativen Beschwerden und endoskopisch nachweisbarem Nahtmaterial ist problematisch, doch haben englische Autoren bei diesen Patienten eine Excision der Anastomose postuliert [15]. Zuvor sollte jedoch ein endoskopischer Versuch unternommen werden, mit speziellen Scheren oder Diathermiehaken die Faden zu entfernen Fadenulcera heilen in der Regel nach einer Fadenextraktion innerhalb weniger Wochen ab, bei einem Teil der Patienten mit sichtbaren Faden verschwinden die postoperativen Beschwerden

5.5 Endoskopische Papillotomie
(s Kap 38.15)

Die 1974 von Demling und Classen eingefuhrte endoskopische Sphincterotomie hat sich innerhalb weniger Jahre einen festen Platz in der Therapie der Choledocholithiasis bei Risikopatienten erobern konnen und wird bereits an zahlreichen chirurgischen Kliniken praktiziert Die Letalitat des Verfahrens, auf das in einem eigenen Kapitel (Kap 38 15) eingegangen wird, liegt mit 1–2%

deutlich niedriger als bei dem transduodenalen Zugang, an Komplikationen sind die akute Pankreatitis, die Nachblutung und die Steineinklemmung bekannt

In etwa 60% der Falle gehen die Konkremente nach endoskopischer Papillotomie spontan ab. Mit modifizierten Dormiakorbchen lassen sich die restlichen Steine in der Regel problemlos extrahieren, wobei moglicherweise in Kürze der Einsatz dünnkalibriger Cholangioskope oder Kinderendoskope eine Extraktion unter Sicht ermöglichen wird [49].

Konkremente, die fur eine Extraktion zu groß sind, lassen sich auf elektrohydraulischem Wege oder mechanisch durch einen Lithotriptor zerkleinern [39].

Von Staritz et al. [55] ist als Alternativverfahren zur endoskopischen Sphincterotomie eine Papillendilatation mit einem Ballonkatheter vorgeschlagen worden. Dabei gehen kleine Konkremente spontan ab, Langzeitergebnisse mit dieser Methode liegen jedoch noch nicht vor.

6 Diagnostische und therapeutische Zusatzverfahren

6.1 Pankreasdiagnostik

Verschiedene Zusatzmethoden können die Diagnostik chronisch entzündlicher oder tumoröser Pankreaserkrankungen verbessern helfen. So läßt sich heute nicht nur durch eine gezielte Absaugung reinen Pankreassekrets mittels Bestimmung der Viscosität des Aspirats eine exakte Differenzierung zwischen normaler und exkretorisch insuffizienter Bauchspeicheldrüse erreichen [60], im Pankreassekret lassen sich nach Secretinstimulation auch Tumorzellen und CEA bei entsprechendem klinischem Verdacht auf ein Pancreascarcinom nachweisen. Eine durch den Instrumentierkanal des Endoskops vorgefuhrte Ultraschallsonde gestattet die Differenzierung solider und cystischer Prozesse, die zu einer Impression des Magen-Darm-Trakts führen, und ggf. auch eine transgastrische Punktion, wenn eine chirurgische Drainageoperation nicht in Frage kommt [28] Bei Patienten mit Billroth-II-Magen, bei denen die übliche Pankreasfunktionsdiagnostik aus anatomischen Gründen unmöglich ist, kann unter endoskopischer Sicht eine Fermentsonde in die zuführende Schlinge plaziert werden [59].

Die Bedeutung spezieller Ultraschallendoskopie, bei denen im Instrumentenkopf ein

Schallkopf incorporiert wurde, läßt sich noch nicht eindeutig festlegen. Man erhofft sich jedoch davon eine Ergänzung der konventionellen Sonographie bei Pankreas- und Lebererkrankungen und beim Staging von Magentumoren, Oesophagus- und Rectumtumoren [4, 8]

6.2 Gallenwegsdrainage

Verweilsonden im Gallengang dienen zum einen der Drainage, zum anderen der gezielten Instillation von Antibiotica (nach vorheriger Austestung der Gallenkeime bei chronischer Cholangitis) oder steinauflösender Substanzen Die durch die Papille eingeführten Katheter konnen mehrere Tage im Choledochus liegenbleiben, von einigen Autoren werden sie nach einer endoskopischen Papillotomie als Schienung benutzt, um eine Einklemmung eines abgehenden Konkrements zu verhindern.

Neben der percutanen transhepatischen Gallenableitung gewinnt die endoskopische Plazierung innerer Drainagen [52] zunehmend an Bedeutung. Dadurch ist eine physiologische Entlastung einer Gallengangstenose möglich, die hinsichtlich ihrer funktionellen Auswirkungen einer biliodigestiven Anastomose entspricht. Auch bei Gallengangsfisteln läßt sich das Prinzip der inneren Schienung erfolgreich anwenden

6.3 Bougierung unter Sicht, Implantation von Prothesen

Die Bougierung peptischer (oder neoplastischer) Strikturen wird heute an vielen Zentren unter endoskopischer Sicht durchgeführt. Dabei kann der Bougie parallel zum Endoskop vorgeschoben und in die Stenose eingeführt werden, oder es wird, wie beim Eder-Puestow-Verfahren, ein dünner Mandrin durch den Instrumentierkanal des Endoskops vorgeführt und das Endoskop anschließend entfernt. Die Zahl der Komplikationen, die in der Literatur mit 0,4–0,6% angegeben wird [50], läßt sich möglicherweise dadurch senken.

Eine gewisse Bedeutung hat in einigen Zentren die endoskopische Implantation von Tuben bei inoperablen Oesophagus- und Kardiatumoren erlangt. Dabei wird zunächst die Tumorstenose mit Eder-Puestow-Bougies aufgedehnt und dann ein auf ein Kinderendoskop aufgefadelter Tubus unter Verwendung eines „Pushers" in die Stenose eingelegt. Die Position des Tubus wird endoskopisch und radiologisch kontrolliert, bei einer Dislokation ist eine Reimplantation ohne Schwierigkeiten möglich. Die Methode scheint insbesondere auch

bei Patienten mit oesophagotrachealer Fistel erfolgversprechend, die bislang vorliegenden Ergebnisse sind ermutigend [58].

6.4 Therapie der Achalasie

Von einigen Autoren wird die Dilatationsbehandlung der Achalasie unter endoskopischer Sicht durchgeführt. Vorteil der Methode, bei der das in den Magen vorgeschobene Endoskop in Inversionsstellung die Position des Dilatators kontrolliert, soll ein leichteres Einführen des Dilatators und eine unmittelbare Kontrolle der gesetzten Lasionen sein [34] Inzwischen sind auch aufblasbare, auf das Endoskop zu montierende Ballons für die pneumatische Dilatation entwickelt worden [12, 63].

6.5 Dünndarmbiopsie

Die perorale Dünndarmsaugbiopsie zum Nachweis einer Sprue bereitet gelegentlich Probleme, wenn die Sonde den Pylorus nicht passiert. Um die Untersuchungsdauer abzukürzen, hat Prout [38] eine Kombination mit einer Endoskopie vorgeschlagen, wobei die auf einem Herzkatheter montierte Biopsiekapsel durch den Instrumentierkanal unter Sicht durch den Pylorus geschoben wird. Dann wird das Endoskop entfernt und die Sonde bis jenseits des Treitz-Bandes weitergeschoben.

Vergleichende Untersuchungen zwischen Zangen- und blinder Saugbiopsie haben gezeigt, daß auf das letztgenannte Verfahren fast immer verzichtet werden kann, wenn die endoskopische Biopsie möglichst tief im Duodenum erfolgt.

6.6 Ileustherapie

Ein ähnliches Vorgehen empfehlen Doehn et al. [9] wenn sich Schwierigkeiten beim Einführen einer Miller-Abbott-Sonde ins Duodenum ergeben. Die Sonde wird mit mehreren Fäden an der Spitze armiert, die wiederum mit einer Biopsiezange gefaßt werden, so daß die Sonde innerhalb weniger Minuten in den Zwölffingerdarm gebracht werden kann. Dabei sollte so wenig Luft wie möglich gegeben werden, vor der Entfernung des Endoskops wird noch einmal abgesaugt. Auf die Therapie eines Dickdarmileus, verursacht durch einen Volvulus, ist schon kurz eingegangen worden. Dabei wird eine Dekompression durch Absaugung der massiv dilatierten Schlingen erreicht, wobei das Coloskop meist in den Volvulus eingefuhrt werden kann [17].

6.7 Gastrostomie

Bei Patienten mit Schluckstörungen infolge neuro-
musculärer Erkrankungen kann eine „Witzel-Fistel" auch auf endoskopischem Weg angelegt werden. Dabei wird der Magen maximal insuffliert,
und in örtlicher Betäubung die Magenvorderwand
unter Sicht punktiert sowie eine Nährsonde in der
Magenwand verankert Das Verfahren wird jedoch
bislang erst an wenigen Zentren praktiziert [26].

6.8 Zusammenfassung

Die moderne Gastroenterologie und insbesondere
auch die gastroenterologische Chirurgie ist ohne
die Fiberendoskopie heute nicht mehr denkbar.
Die Diagnostik hat, insbesondere durch die präoperative histologische Untermauerung, eine wesentliche Bereicherung erfahren; mit der Notfallendoskopie zeichnen sich auch erste prognostisch
günstige Aspekte ab. Die therapeutische Endoskopie schließlich hat, nicht zuletzt wegen der Artver-
wandtschaft mit der Chirurgie, rasch Eingang in
den Alltag des Operateurs gefunden, wobei insbesondere Polypektomie und Papillotomie größere
und komplikationsträchtigere chirurgische Verfahren abzulösen beginnen.

Literatur

1 Allan R, Dykes F (1974) A comparison of routine and
   selective endoscopy in the management of acute gastrointestinal hemorrhage Gastrointest Endosc 20 154
2 Belohlavek D, Koch H, Rosch W et al (1976) 5-years
   experience in endoscopic retrograde cholangio-pancrea-
   ticography Endoscopy 8 115
3 Classen M, Manegold BC, Ottenjann R, Rosch W (1976)
   Endoskopische Fremdkorperentfernung aus dem oberen
   Verdauungstrakt Dtsch Aerztebl 73 1967
4 Classen M, Strohm WD, Phillip J, Hagenmuller F (1980)
   Ultrasonic tomography by means of an ultrasonic fiber-
   endoscope Endoscopy 12 241
5 Dagradi AA, Skorneck AB, Stempien SJ (1961) The
   problem of diagnosis of esophageal varices A radiologic
   and endoscopic study Bull Gastrointest Endosc 8 12
6 Demling L, Koch H, Rosch W (1980) Endoskopisch
   retrograde , Cholangio-Pankreatikographie   (ERCP)
   Schattauer, Stuttgart New York
7 Deyhle P, Blum AL, Nuesch HJ, Jenny S (1974) Emergency coloscopy in the management of the acute peranal
   hemorrhage Endoscopy 6 229
8 Di Magno EP, Regan PT, Wilson DA, Buxton JL, Hattery RR, Suarez JR, Green PS (1980) Ultrasonic endoscope Lancet I 629
9 Doehn M, Rehner M, Soehendra N, Wehling H (1975)
   Konservative Ileustherapie Endoskopische Behand-
   lungshilfen Dtsch Med Wochenschr 100 1249
10 Elias E, Hamlyn AN, Jain S, Long RG, Summerfield
    JA, Dick R, Sherlock S (1976) A randomized trial of

11 Forrest JAH, Finlayson NDC, Shearman DJC (1974)
    Endoscopy in gastrointestinal bleeding Lancet II 394
12 Frimberger E, Kuhner W, Kunert H, Ottenjann R (1981)
    Treatment with the endoscopic dilator in 11 patients
    with achalasia of the esophagus Endoscopy 13 173
13 Fruhmorgen P, Matek W (1981) Vergleichende Untersu-
    chungen unterschiedlicher Methoden zur gastrointesti-
    nalen Blutstillung Fortschr Med 99 1140
14 Fruhmorgen P, Bodem F, Reidenbach H-D, Kaduk B,
    Demling L (1975) The first endoscopic laser coagulation
    in the human GI-tract Endoscopy 7 156
15 Gear MWL, Dowling BL (1970) Suture-line ulcer after
    gastric surgery caused by non-absorbable suture materi-
    als Br J Surg 57 356
16 Geiter R, Fuchs HF (1977) Dunndarmdoppelkontrast-
    verfahren. Dtsch Aerztebl 74 2805
17 Ghazi A, Shinya H, Wolff WI (1976) Treatment of vol-
    vulus of the colon by colonoscopy Ann Surg 183 263
18 Hagenmuller F, Wurbs D, Raschke E, Classen M (1975)
    Endoskopie in der Diagnostik und Therapie der heredi-
    taren hamorrhagischen Teleangiektasie (Morbus Osler-
    Rendu-Weber) im Magen-Darm-Trakt Inn Med 2 389
19 Hellers G, Ihre T (1975) Impact of change of early dia-
    gnosis and surgery in major upper gastrointestinal
    hemorrhage Lancet II 1250
20 Hermanek P (1976) Klinische Pathologie der Fruhsta-
    dien des kolorektalen Karzinoms Bayer Aerztebl 31 284
21 Hermanek P (1982) Early stages of colorectal carcino-
    ma Morphology, clinical aspects and prognosis Clin
    Oncol 1 587
22 Hoare AM (1975) Comparative study between endosco-
    py and radiology in acute upper gastrointestinal hemor-
    rhage Br Med J I 27
23 Kapp F, Buess HJ (1973) Ösophaguswandsklerosierung
    als Therapie blutender Ösophagusvarizen bei inoper-
    ablen Patienten Dtsch Med Wochenschr 98 2465
24 Kasugai T (1975) Recent advances in endoscopic retro-
    grade cholangiopancreaticography Digestion 13 76
25 Kiefhaber P, Nath G, Moritz K, Gorisch W, Kreitmair
    A (1976) Die Eignung des Nd-Yaglasers fur die endosko-
    pische Blutstillung schwerer Blutungen im Gastrointesti-
    naltrakt In Rosch W (Hrsg) Fortschritte in der Endo-
    skopie Perimed, Erlangen, S 33
26 Larson DE, Fleming CR, Ott BJ, Schroeder KW (1983)
    Percutaneous endoscopic gastrostomy Mayo Clin Proc
    58 103
27 Laufer I, Mullens JE, Hamilton J (1975) The diagnostic
    accuracy of barium studies of the stomach and duode-
    num – correlation with endoscopy Radiology 115 569
28 Lutz H, Rosch W (1976) Transgastroscopic ultrasono-
    graphy Endoscopy 8 203
29 Lutz H, Petzold R, Hofmann KP, Rosch W (1975) Ul-
    traschalldiagnostik von Pankreaserkrankungen Lei-
    stungsfahigkeit der Ultraschalldiagnostik bei Pankreas-
    erkrankungen im Vergleich zur retrograden Pankreas-
    gangdarstellung Klin Wochenschr 53 419
30 Miederer SE, Loffler A, Siedek M, Stadelmann O (1974)
    Die endoskopisch-retrograde Cholangio-Pankreatiko-
    graphie (E R C P) als postoperative Untersuchungsme-
    thode Med Welt 25 1285
31 Morson BC, Dawson IMP (1972) Gastrointestinal pa-
    thology Blackwell, Oxford London Edinburgh Mel-
    bourne
32 Moscowitz G (1983) Analysis of analyses of abdominal
    imaging procedures Gastroenterology 84 1408

33 Nebel OT, Silvis SE, Rogers G, Sugawa C, Mandelstam P (1975) Complications associated with endoscopic retrograde cholangiopancreatography Gastrointest Endosc 22 34

33a Okuda K, Tsuchiya Y (1984) Percutaneous transhepatic cholangiography and cholecystography-ultrasound guided procedures In Lutz H, Demling L (eds) Diagnostic imaging methods in hepatology MTP-Press, Lancaster

34 Overbeck P, Schmidt-Dannert D (1975) Dilatation of achalasia under endoscopic control Endoscopy 7 41

35 Papp JP (1976) Endoscopic electrocoagulation of upper gastrointestinal hemorrhage JAMA 236 2076

36 Paquet KJ, Busing V, Kliems G (1976) Klinische und endoskopische Spatbefunde nach Wandsklerosierung der Speiserohre wegen akuter und drohender Varizenblutung In Rosch W (Hrsg) Fortschritte in der Endoskopie Perimed, Erlangen, S 127

37 Peterson WL, Barnett CC, Smith HJ, Allen MH, Corbett DB (1981) Routine early endoscopy in upper gastrointestinal tract hemorrhage N Engl J Med 304 925

38 Prout JB (1974) A rapid method of obtaining a jejunal biopsy using a Crosby capsule and a gastrointestinal fiberscope Gut 15 571

39 Riemann JF, Seuberth K, Demling L (1983) Clinical application of a new mechanical lithotripter for smashing common bile duct stones Endoscopy 15 111

40 Rosch W (1970) Komplikationen bei der analen Endoskopie In Ottenjann R, Elster K, Witte S (Hrsg) Gastroenterologische Endoskopie, Biopsie und Zytologie Thieme, Stuttgart, S 84

41 Rosch W (1976) Tips fur die gastroenterologische Praxis Witzstrock, Baden-Baden Brussel Koln

42 Rosch W (1977) Diagnose und Prognose des Magenfruhkarzinoms In Ritter U, Classen M (Hrsg) Fortschritte in der Gastroenterologie 1976 Demeter, Munchen

43 Rosch W (1980) Endoskopische Bestimmung der Tumorausdehnung im Magen In Beger HG, Bergemann W, Oshima H (Hrsg) Das Magenkarzinom Fruhdiagnose und Therapie Thieme, Stuttgart New York

44 Rosch W (1983) Die segmentare Pankreatitis Leber Magen Darm 13 49

45 Rosch W, Fruhmorgen P, Zeus J, Ruppin H, Phillip J, Koch H (1975) 24-Stunden-Notfallendoskopieservice erste Erfahrungen Aktuel Gastrol 4 225

46 Rosch W, Koch H, Schaffner O, Demling L (1976) The clinical significance of pancreas divisum Gastrointest Endosc 22 206

47 Rogers BH, Silvis SE, Nebel OT, Sugawa C, Mandelstam P (1975) Complications of flexible fiberoptic colonoscopy and polypectomy Gastrointest Endosc 22 73

48 Schwemmle K (1976) Chirurgische Gesichtspunkte bei der Therapie der chronischen Pankreatitis Dtsch Aerztebl 73 2065

49 Seifert E, Urakami Y, Butke H (1977) Peroral direct cholangioscopy (PDCS) using a straight-view endoscope Endoscopy 9 27

50 Silvis SE, Nebel O, Rogers G, Sugawa C, Mandelstam P (1976) Endoscopic complications Results of the 1974 American Society for Gastrointestinal Endoscopy Survey JAMA 235 928

51 Soehendra N (1977) Endoskopische Diagnostik und Therapie der oberen Gastrointestinalblutung Endoscopy 9 189

52 Soehendra N, Reynders-Frederix V (1979) Palliative Gallengangsdrainage Dtsch Med Wochenschr 104 206

53 Spilker G, Geile D, Ultsch B, Erdt A (1976) Intraoperative Gastroskopie In Rosch W (Hrsg) Fortschritte in der Endoskopie Perimed, Erlangen, S 139

54 Stadelmann O, Kaip E, Miederer SE (1974) Endoskopie des oberen Verdauungstrakts In Ottenjann R (Hrsg) Fortschritte der Endoskopie Schattauer, Stuttgart

55 Staritz M, Ewe K, Meyer zum Buschenfelde K-M (1982) Endoskopische Papillendilatation eine Alternative zur Papillotomie? Dtsch Med Wochenschr 107 895–897

56 Stender HS, Seifert E, Luska G (1975) Vergleichende rontgenologische und endoskopische Diagnostik des Ulcus ventriculi und duodeni Fortschr Rontgenstr 122 381

57 Storey DW, Bown SC, Swain CP, Salmon PR, Kirkham JS, Northfield TC (1981) Endoscopic prediction of recurrent bleeding in peptic ulcers N Engl J Med 305 915

58 Tytgat GN, Dekker W (1977) Diagnostic accuracy of fiberendoscopy in the detection of upper intestinal malignancy A follow-up analysis Gastroenterology 73 710

59 Tympner F, Rosch W (1974) Pancreatic function test in patients with Billroth II resection with the aid of an endoscope Endoscopy 6 245

60 Tympner F, Rosch W, Domschke W, Demling L (1976) Viskositat und Trypsinaktivitat des reinen Pankreassekrets bei Patienten mit chronischer Pankreatitis Z Gastroenterol 14 84

61 Waldmann D, Oehlert W (1978) Die intramurale Tuschemarkierung – eine praktikable Methode zur praoperativen endoskopischen Intestinalwandmarkierung Endoscopy 9 141

62 Williams CB, Hunt RH, Loose H (1974) Colonoscopy in the management of colon polyps Br J Surg 61 673

63 Witzel L (1981) Treatment of achalasia with a pneumatic dilator attached to a gastroscope Endoscopy 13 176

64 Wodak E (1973) Die Wandsklerosierung als endoskopische Therapie bei Ösophagusvarizen In Ottenjann R (Hrsg) Fortschritte der Endoskopie Schattauer, Stuttgart

65 Wolff WI, Shinya H, Geffen A (1975) Comparison of colonoscopy and the contrast enema in 500 patients with colorectal disease Am J Surg 129 181

4.2 Sonographisch gezielte Feinnadelpunktion

H. KLANN, CH. VOETH und R OTTENJANN

Die abdominale Feinnadelpunktion zur Diagnostik intraabdominaler Veränderungen wurde durch die Entwicklung der modernen Ultraschallgeräte mit perforierten Schallkopfen wiederbelebt Es wurden Punktionen unter permanenter Sichtkontrolle moglich, so daß die Methode rasch breite Anwendung fand. Es handelt sich um ein diagnostisches Verfahren zur gezielten Aspirationspunktion mit cytologischer, laborchemischer und bakteriologischer Diagnostik sonographisch erkennbarer Veränderungen. Gangstrukturen in Leber und Pankreas werden zur Röntgenkontrastuntersuchung punktiert Unter therapeutischen Punktionen versteht man die Entleerung durch Aspiration von Abscessen, Nekrosen und Cysten.

Das physikalische Prinzip beruht auf der ultrasonographischen Sichtbarkeit der Punktionsnadel, deren Spitze und Schaft abhangig vom verwendeten Nadeltyp in axialer und langsschrager Stichrichtung typische Abbildungseigenschaften aufweisen [1]. Mit einem Real-time-Ultraschallgerat ist die Punktion unter permanenter Sichtkontrolle moglich, wobei Geräte mit entsprechender Auflosung mit perforierten Schallkopfen die Punktion nur wenige Millimeter großer Strukturen ermöglichen.

1 Methodik

Zur abdominalen Feinnadelpunktion sind Real-time-Gerate und perforierte Schallköpfe mit 2–3 MHz zweckmaßig. Punktionsadapter sind kostengunstiger und zur Punktion größerer Lasionen ausreichend [7]. Die Punktionen werden mit Spritzenhalter, Plastikspritze und Punktionsnadel, deren Außendurchmesser 1 mm nicht überschreiten darf, ausgeführt. Das „Substrat" wird auf Objekttragern ausgespritzt, ausgestrichen und luftgetrocknet Die cytochemische Behandlung der Präparate unmittelbar nach der Punktion ist meist nicht erforderlich. Lediglich gallenhaltige Ausstriche sollten rasch gefärbt werden, da Galle beim Eintrocknen Zellen in ihrer Struktur verändern

kann. Die Färbung erfolgt in der Regel nach May-Grünwald und Giemsa

Der Ausführende muß über eingehende Kenntnisse und Erfahrungen verfugen, wobei eine 2jahrige, überwiegend sonographische Tätigkeit mit Anleitung zur Feinnadelpunktion in einer geeigneten Abteilung die Voraussetzung sein sollte Die Beurteilung der Qualität der Ausstrichpräparate und die Information uber die punktierte Läsion macht eine enge Zusammenarbeit mit dem Cytologen erforderlich Zum Anreichen der Instrumente ist eine angelernte Krankenschwester hilfreich.

Wir verwenden zur Punktion den perforierten 2,5-MHz-Schallkopf der Fa. Toshiba, in jüngster Zeit steht uns auch für ein Hitachigerat ein 3-MHz-Punktionskopf zur Verfügung. Die Punktionen werden mit 12 und 15 cm langen TSK-Supranadeln mit einem Außendurchmesser von 0,8 und 1,0 mm, 20-ml-Plastikspritzen und einem Cameco-Spritzenhalter ausgefuhrt.

Wir führen die Punktionen in der Regel im „Einmannverfahren" durch, d.h. der Ausführende hält mit einer Hand den Schallkopf und führt mit der anderen die Punktion aus. Die Nadelspitze wird unter permanenter Sichtkontrolle in die zu punktierende Läsion „geführt", sodann wird aspiriert, in derben Lasionen zur Verbesserung der Zellausbeute die Nadelspitze etwas hin- und herbewegt, dann evakuiert und die Nadel extrahiert. Das in den Nadelschaft aspirierte Zellmaterial wird auf Objekttragern ausgestrichen und nach Lufttrocknung gefarbt Wir punktieren solide Läsionen in der Regel 2- bis 3mal, bei ungenügender Menge und Qualitat des Ausstrichmaterials ofter Punktionen werden nur bei einem Quick-Wert $>$ 50% und einer Thrombocytenzahl $> 50\,000/mm^3$ sowie nach Einverstandniserklarung der Patienten ausgeführt.

Leicht punktierbar sind größere Raumforderungen in der Leber und im Pankreasbereich sowie Flüssigkeitsansammlungen, welche sich sonographisch gut abgrenzen Auch „Kokarden" des Magen-Darm-Trakts und Nierentumoren sind der Feinnadelpunktion gut zuganglich. Das Verfahren ist zur cytologischen Beurteilung der Mucosa im

Magen-Darm-Trakt ungeeignet. Nur mit Einschrankungen können sonographisch nicht sichtbare Rontgenbefunde anhand sog. „Leihstrukturen" punktiert werden

2 Ergebnisse

Seit November 1981 wurden bei 674 Patienten ultraschallgezielte Feinnadelpunktionen durchgeführt. Nicht inbegriffen sind 20 percutane Pancreaticographien und die percutanen Cholangiographien Die cytologischen Ergebnisse werden als „positiv" (sicherer Nachweis von Tumorzellen), „verdachtig" (Verdacht auf Tumorzellen), „technisch unbrauchbar" und „negativ" (kein Nachweis von Tumorzellen) eingestuft. Zudem wurde bei allen tumorzellhaltigen Praparaten eine exakte Tumorklassifikation aus dem aspirierten Zellmaterial versucht; zum Zeitpunkt der Feinnadelpunktion lagen noch keine histologischen Untersuchungsergebnisse der nachtraglich autoptisch-bioptisch gesicherten Malignome vor.

Als *Sensitivitat* haben wir den prozentuellen Anteil cytologisch als positiv und verdächtig bewerteter Befunde der nachträglich autoptisch-bioptisch gesicherten Malignome bezeichnet. Da keine falsch-positiven cytologischen Befunde erhoben wurden, wurde entgegen der sonst üblichen Definition die *Spezifitat* als prozentuelle Übereinstimmung der cytologischen Tumorklassifikation mit der nachtraglichen histologischen Klassifikation der punktierten Tumoren definiert.

2.1 Leberläsionen (Tabelle 4.4)

Es wurden 234 Leberlasionen punktiert, davon 202 solide Raumforderungen. 103mal wurde das Malignom autoptisch-bioptisch oder durch den klinischen Verlauf gesichert. Der cytologische Punktionsbefund war 93mal positiv und 4mal verdachtig. Bei den 6 falsch-negativen und den technisch unbrauchbaren Befunden waren 4 Gallengangscarcinome, die sonographisch nicht gesehen worden waren. Die Punktion erfolgte hier „blind" in

Tabelle 4.4. Cytologische Ergebnisse der Feinnadelpunktionen bei autoptisch-bioptisch oder durch den klinischen Verlauf gesicherten malignen Tumoren der Leber ($n = 103$)

| Sensitivitat | 94,2% | | |
| „Spezifitat" | 94,8% | | |

Positiv	Verdachtig	Technisch unbrauchbar	Negativ
93	4	2	4

Richtung der transpapillaren Drainage, dem mutmaßlichen Sitz des Tumors. Von 7 hier einbezogenen primären Carcinomen der Gallenblase wurden 5 positive und 2 verdächtige cytologische Befunde erhoben.

Die cytologische Tumorklassifikation stimmte bei den 97 als positiv und verdachtig bezeichneten Lebertumoren 92mal mit der nachtraglich erstellten histologischen Tumorklassifikation uberein. Bei der Metastase eines Nierencarcinoms, bei 2 primären Leberzellcarcinomen und bei 2 Sarkommetastasen war eine exakte cytologische Tumorklassifikation nicht möglich.

2.2 Pankreasläsionen (Tabelle 4.5)

Im Pankreasbereich wurde 136mal punktiert, und zwar 51 flüssige Lasionen und 85 solide Raumforderungen Bei den soliden Veranderungen wurde das Malignom in 47 Fällen autoptisch-bioptisch oder durch den klinischen Verlauf gesichert. Die Sensitivitat betrug hier 89,4%, die „Spezifitat" 95,2% Bei 2 Adenocarcinomen des Pankreaskopfs war keine cytologische Tumorklassifikation möglich.

Tabelle 4.5. Cytologische Ergebnisse der Feinnadelpunktionen bei autoptisch-bioptisch oder durch den klinischen Verlauf gesicherten Malignomen im Bereich des Pankreas ($n = 47$)

| Sensitivitat | 89,4% | | |
| „Spezifitat" | 95,2% | | |

Positiv	Verdachtig	Technisch unbrauchbar	Negativ
38	4	2	3

2.3 Darmkokarden (Tabelle 4.6)

Im Magen-Darm-Trakt wurden 27 sog. Tumorkokarden sonographisch feinnadelpunktiert, nicht eingeschlossen die sog. entzundlichen Kokarden, wie sie z.B. beim M. Crohn angetroffen werden.

Bei den positiven und verdachtigen Fällen wurde jedesmal cytologisch die richtige Tumorklassifikation angegeben In allen Fällen handelte es sich um Adenocarcinome Bei den beiden falsch-negativen Befunden stellten sich bioptisch und intraoperativ scirrhöse Magencarcinome heraus, sehr stromahaltige und derbe Tumoren, bei welchen trotz mehrmaliger Punktion kein repräsentatives Zellmaterial aspiriert werden konnte. Eingeschlossen sind 3 primare, operativ und autoptisch gesicherte Dünndarmcarcinome, 2 primäre Duodenalcarcinome und ein primäres Carcinom des Ileums. Die beiden Duodenalcarcinome wurden endoskopisch wegen Magenausgangsstenosen bei „extramuralem" Tumorwachstum nicht erreicht. Das Carcinom des terminalen Ileums hatte zu einer Ummauerung des Sigmas mit ca 20 cm langer „Röhrenstenose" gefuhrt, welche endoskopisch als divertikulitische Stenose fehlinterpretiert wurde. Die endoskopischen Biopsien erbrachten keinen Tumornachweis Sonographisch lagen in allen 3 Fallen typische Tumorkokarden vor.

Tabelle 4.6. Cytologische Ergebnisse der Feinnadelpunktion bei sog tumorosen Kokardenphanomenen des Magen-Darm-Trakts bei autoptisch-bioptisch gesicherten Carcinomen ($n = 25$)

Sensitivitat	92%		
„Spezifitat"	100%		

Positiv	Verdachtig	Technisch unbrauchbar	Negativ
22	1	0	2

2.4 Nierenläsionen (Tabelle 4 7)

Bei 14 nachträglich histologisch gesicherten Nierencarcinomen war der cytologische Untersuchungsbefund in allen Fällen positiv oder verdachtig Nur in einem Fall, einem von der Nierenkapsel ausgehenden Carcinom, war keine cytologische Tumorklassifikation moglich.

Tabelle 4.7. Cytologische Ergebnisse der Feinnadelpunktionen bei operativ und durch den klinischen Verlauf gesicherten Nierencarcinomen ($n = 14$)

Sensitivitat	100%		
„Spezifitat"	92%		

Positiv	Verdachtig	Technisch unbrauchbar	Negativ
12	2	0	0

2.5 Läsionen des Retroperitoneums
(Tabelle 4.8)

Die 9 im Retroperitonealraum punktierten malignen Tumoren entsprachen 5 malignen Lymphomen, 2 Adenocarcinommetastasen und 2 Sarkomen. Bei einem malignen Lymphom und einem Sarkom war keine cytologische Tumorklassifikation moglich. Von 4 vor der Feinnadelpunktion bereits bekannten und cytostatisch vorbehandelten malignen Lymphomen wurde nur in 1 Fall ein cytologisch positiver Befund erhoben.

Tabelle 4.8. Cytologische Ergebnisse der Feinnadelpunktionen bei histologisch oder durch den klinischen Verlauf gesicherten Malignomen des retroperitonealen Raums ($n = 9$)

Sensitivitat	88,8%		
„Spezifitat"	77,7%		

Positiv	Verdachtig	Technisch unbrauchbar	Negativ
6	2	0	1

2.6 Läsionen des Unterbauchs (kleines Becken)
(Tabelle 4.9)

Bei den 8 histologisch gesicherten malignen Tumoren im kleinen Becken handelte es sich um 5 Carcinome des Ovars, 2 Carcinome der Harnblase und um 1 Prostatacarcinom. Bei einem Ovarialcystom konnten in der aspirierten Cystenflüssigkeit keine Tumorzellen nachgewiesen werden. Bei einem weiteren Ovarialcystom, einem cytologisch als verdachtig eingestuften Befund, war keine Tumorklassifikation möglich

Tabelle 4.9. Cytologische Ergebnisse der Feinnadelpunktionen bei histologisch gesicherten Malignomen im Unterbauch (kleines Becken) ($n = 8$)

Sensitivitat	87,5%		
„Spezifitat"	87,5%		

Positiv	Verdachtig	Technisch unbrauchbar	Negativ
6	1	0	1

Faßt man alle punktierten und nachträglich histologisch gesicherten abdominalen Malignome zusammen, so wurden in 91,9% cytologisch Tumorzellen nachgewiesen (Tabelle 4.10). Die cytologische Tumorklassifikation stimmte in 91,3% mit der nachtraglich erstellten histologischen Tumorklassifikation uberein

Unsere Ergebnisse sind mit denen anderer Autoren vergleichbar. Bei Feinnadelpunktionen im Pankreasbereich wird über Trefferquoten (Sensitivitat) von 83–94% berichtet [3, 4, 6], im Bereich der Leber werden Trefferquoten von 82–96% angegeben [2, 8, 9, 12]. Über falsch-positive cytologische Befunde ultraschallgezielter Feinnadelpunktionen im Bereich von Leber und Pankreas wurde

Tabelle 4.10. Cytologische Ergebnisse aller punktierten abdominalen Malignome ($n = 206$)

Sensitivitat (gesamt)	91,9%
„Spezifitat" (gesamt)	91,3%

vereinzelt berichtet [9]. Wir haben keinen falschpositiven cytologischen Befund erhoben.

Unter Berücksichtigung des apparativen Aufwandes, des geringen Strahlenrisikos für den Patienten und der niedrigen Kosten gibt es derzeit nichts der ultraschallgezielten Feinnadelpunktion Vergleichbares. Computertomographisch geführte Punktionen werden fast ausschließlich zur Drainage intraabdominaler Flüssigkeitsansammlungen (z.B. Pankreasnekrosen) durchgeführt, weil Röntgenstrahlen Gas und Knochen zu durchdringen vermögen und so Punktionen mit gesteuerter Umgehung des Darms möglich sind.

Punktionen unter Durchleuchtungskontrolle werden in erster Linie zur cytologischen Diagnostik pulmonaler Befunde durchgeführt

2.7 Komplikationen (Tabelle 4.11)

Nach Livraghi et al. [5] treten schwere Komplikationen wie Blutung, nekrotisierende Pankreatitis, Stichkanalmetastasen, gallige Peritonitis und Peritonitis nach Absceßpunktion in 0,05% der Fälle auf, leichte Komplikationen wie Schmerzen, Fieber und Amylaseanstieg werden mit 0,49% angegeben. Die Letalität betragt 0,008% Das Problem der Tumorzellverschleppung durch die Feinnadelpunktion wird verschiedentlich diskutiert. Entgegen anderen Autoren [10] belegen Tao et al [11] an einer großen Patientengruppe, daß die Verschleppung von Tumorzellen in den Stichkanal bei Punktionsnadeln mit einem Außendurchmesser <0,8 mm nicht zu befürchten ist Bei unseren Feinnadelpunktionen sind 2 klinisch relevante Komplikationen aufgetreten. In einem Fall trat bei der Fehlpunktion einer gestauten Gallenblase bei chronischer Kopfpankreatitis wenige Stunden nach der Punktion ein Cholaskos auf. In einem weiteren Fall, bei der Punktion eines kapselnahen Leberhämangioms, kam es am Tag nach der Punktion zu einem Hämoglobinabfall von 9 auf 4,96 mmol/l mit sonographisch erheblicher intraabdominaler Blutansammlung, welche sich ohne chirurgische Intervention wieder resorbierte. Bei unserem Krankengut entspricht dies einer Komplikationsrate (an schweren Komplikationen) von 0,29%.

Beim extrahepatischen biliären Verschluß mit gestauten Gallengangen sind transhepatische Punktionen und Punktionen der Gallenblase kontraindiziert Kapselnahe Leberläsionen sollten, sofern keine transhepatische Punktion möglich ist, laparoskopisch geklärt werden. Bei einem Quick-Wert unter 50% oder einer Thrombocytenzahl unter 50000/mm^3 haben wir keine Punktionen durchgeführt.

Tabelle 4.11. Risiko der ultraschallgezielten Feinnadelpunktion ($n = 11\,700$) (Nach Livraghi et al [5])

	[%]
Gesamtkomplikationen	0,55
Schwere Komplikationen	0,05
Leichte Komplikationen	0,49
Letalität	0,008

3 Indikationen

Unter Berücksichtigung der Kontraindikationen wurden im Bereich der Leber alle sonographisch nicht eindeutig als gutartig erkannten soliden Strukturveränderungen punktiert. Wenn anamnestische (z.B Auslandsaufenthalt) oder klinische (z B. Fieber, Sepsis, Cholangitis) Hinweise auf einen Leberabsceß vorlagen, wurden auch alle cystischen Veränderungen punktiert.

Im Pankreasbereich wurden als diagnostische und therapeutische Maßnahme alle soliden Veränderungen und Flüssigkeitsansammlungen punktiert. Bei endoskopisch-radiologisch nicht darstellbarem Pankreasgang wurde bei speziellen Fragestellungen (z B. Leck bei amylasehaltigem Ascites, zur Klärung von Pankreasschwanzprozessen, v.a kleines, ductales Carcinom etc.) die percutane Pancreaticographie durchgeführt.

Sogenannte Tumorkokarden wurden immer dann punktiert, wenn sie endoskopisch nicht erreichbar waren oder wenn bei sonographischem Verdacht auf Malignität die endoskopischen Biopsien keinen Tumornachweis erbrachten.

Unter 16 punktierten soliden Raumforderungen im Bereich der Nieren waren 2 gutartige Tumoren (Angiomyolipome), welche angiographisch dringend malignitätsverdächtig waren Da unser Punktionsergebnis keinen Tumorzellnachweis erbrachte, wurde intraoperativ ein Schnellschnitt durchgeführt und in beiden Fällen die Niere erhalten Wir halten aus diesem Grund die Feinnadelpunktion zur Klärung solider Gewebevermehrungen im Bereich der Nieren für gerechtfertigt Nierencysten haben wir in der Regel nicht punktiert

Bei sonographischem Verdacht auf Ovarialcystom wurde bei voraussichtlich operablen Patientinnen von einer Feinnadelpunktion Abstand genommen Die übrigen soliden und cystischen Veränderungen im Retroperitoneum und kleinen Becken wurden punktiert.

Die ultraschallgezielte Feinnadelpunktion abdominaler Organe kostet derzeit 35,50 DM (einfacher Kassensatz), die computertomographisch geführte Punktion 416,— DM.

Die ultraschallgezielte Feinnadelpunktion ist billiger, weniger aufwendig und mit keiner Strahlenbelastung verbunden. Sie sollte deshalb zuerst versucht werden

Um gute Punktionsergebnisse zu erreichen, sind technisches Geschick und Erfahrung des Ausführenden und eine enge Zusammenarbeit mit dem Cytologen Voraussetzung Die ultraschallgezielte Feinnadelpunktion sollte deshalb geeigneten klinischen Zentren vorbehalten bleiben

Die rasche Diagnostik, die dadurch u.U verkürzte Liegezeit der stationaren Patienten und die geringe Komplikationsrate rechtfertigen den großzügigen Einsatz der Methode.

Literatur

1 Heckemann R, Seidel KJ (1982) In-vitro und in-vivo-Darstellungen von Punktionsinstrumenten im sonographischen Echtzeitbild Ultraschall Med 3 79
2 Ho CS, McLoughlin MJ, Tao LC et al (1981) Guided percutaneous fine-needle aspiration of the liver Cancer 47 1781
3 Hovdenak N, Lees WR, Percira J, Beilby JOW, Cotton PB (1982/83) Ultrasound-guided percutaneous fine-needle aspiration cytology in pancreatic cancer Br Med J 285 1183
4 Itoh Y, Yamanaka T, Kasakara K et al (1979) Definitive diagnosis of pancreatic carcinoma with percutaneous fine-needle aspiration under ultrasonic guidance Am J Gastroenterol 71 469
5 Livraghi T, Damascelli B, Lombardi C, Spagnoli I (1983) Risk in fine-needle abdominal biopsy J Clin Ultrasound 11 77
6 McLoughlin MJ, Ho CS, Langer B, McHattie L, Tao LC (1978) Fine-needle aspiration biopsy of malignant lesions in and around the pancreas Cancer 41 2413
7 Plato H-H von, Pape W (1982) Sonographisch gezielte Feinnadelpunktion tumorverdachtiger Organe des Abdomens unter permanenter Sichtkontrolle mit Punktionsadapter Dtsch Med Wochenschr 107 1253
8 Rosenblatt R, Kutcher R, Moussouris HF, Schrieber K, Koss L (1982) Sonographically guided fine-needle aspiration of liver lesions JAMA 248 639
9 Schwerk WB, Schmitz-Moorman P (1981) Ultrasonically guide fine-needle biopsies in neoplastic liver disease Cytohistologic diagnosis and echo pattern of lesions Cancer 48 1469
10 Smith FP, MacDonald JS, Schein S et al (1980) Cutaneous seeding of pancreatic cancer by skinny needle aspiration biopsy Arch Intern Med 140 855
11 Tao LC, Pearson FG, Delarue NC et al (1980) Percutaneous fine-needle aspiration biopsy Cancer 45 1480
12 Zarnoza J, Wallace S, Ordonez N et al (1980) Fine-needle aspiration biopsy of the liver Am J Radiol 134 331

5 Diagnostische Peritoneallavage

K.E. Frede

Beim stumpfen Bauchtrauma mit relevanter intraabdominaler Blutung ist die Prognose um so günstiger, je frühzeitiger die Indikation zur Laparotomie gestellt wird. Die klinischen und laborchemischen Untersuchungen sind in der Notfalldiagnostik innerer Organverletzungen nach stumpfem Bauchtrauma wenig verläßlich [14]. Für die rasche Beurteilung mit gezielter Festlegung der Indikationsprioritäten zur operativen Versorgung des Mehrfachverletzten oder des schweren Schädel-Hirn-Verletzten sind sie unzureichend.

Root et al. [13] führte 1965 die diagnostische Peritoneallavage (DPL) ein. Hervorgegangen aus der Probepunktion der Bauchhöhle, die nur bei positivem Befund verwertbar ist, stellt die diagnostische Peritoneallavage eine wesentliche Bereicherung in der Notfalldiagnostik des stumpfen Bauchtraumas dar, da sich mit ihr auch kleinere und versteckter liegende Mengen von Blut oder Darminhalt nachweisen ließen. Inzwischen ist sie aufgrund ihrer einfachen Handhabung und ihrer hohen Aussagekraft weltweit zur Routinemethode geworden, die auch im Zeitalter der Sonographie und der Computertomographie ihren berechtigten Stellenwert in der Notfalldiagnostik beibehalten hat. Sie erlaubt eine Beurteilung über mehrere Stunden, überall und jederzeit, sofern beim Einlegen des Katheters nicht schon auf Anhieb Klarheit geschaffen wird.

1 Technik

1.1 Material

Verwendung findet ein handelsüblicher, in Einmalpackung angebotener Peritoneallavagekatheter mit zahlreichen seitlichen Löchern im distalen Drittel. Mitgeliefert werden ein Stilett und ein Verbindungsstück zum Anschluß des Katheters an ein Infusionssystem. Zur Einlage des Katheters in die Bauchhöhle genügen an Materialien sterile Abdecktücher, sterile Handschuhe, Lokalanaesthesie, ein spitzes Skalpell, eine Klemme, eine Schere und eine Hautnaht.

1.2 Punktion

Vor der Punktion muß die Blase katheterisiert werden In Rückenlage wird die Bauchhaut desinfiziert. Die Punktionsstelle liegt 2–3 Querfinger unterhalb des Nabels in der Mittellinie. Nach Lokalanaesthesie wird an dieser Stelle eine kleine Stichincision gesetzt. Der mit dem Stilett armierte Peritoneallavagekatheter wird daraufhin unter Überwinden eines leichten Widerstands beim Durchtreten durch das Peritoneum vorgestoßen. Das Stilett wird nun zurückgezogen. Gefahrlos läßt sich der nun vorne flexible Katheter weiter in die Bauchhöhle vorschieben. Entleert sich jetzt bereits Blut über den Katheter, wird die Untersuchung abgebrochen, da die Indikation zur Sofortlaparotomie gegeben ist. Entleert sich kein Blut, schieben wir den Katheter weiter vor und zwar zur klinisch vermuteten Blutungsquelle hin [8].

Bei sichtbaren Laparotomienarben sind wir mit der diagnostischen Peritoneallavage äußerst zurückhaltend. In der Regel gelten vorausgegangene Operationen als Kontraindikation. Erscheint die diagnostische Peritoneallavage ausnahmsweise gerechtfertigt, muß weit genug von der Laparotomienarbe punktiert werden, um das Risiko, mit Verwachsungen in Konflikt zu kommen, so klein wie möglich zu halten. Eine andere Moglichkeit ist die Anwendung der *offenen Einlagetechnik* [4, 9, 11]: Über eine kleine Längsincision unterhalb des Nabels wird das Peritoneum eröffnet und der Peritoneallavagekatheter ohne Stilett unter Sicht in die Bauchhöhle eingelegt. Bei Kleinkindern sollte der übliche Peritoneallavagekatheter nicht verwendet werden. Eine 14-gg-Plastikinfusionskanüle reicht bei ihnen vollkommen aus [2].

1.3 Peritoneale Lavage

Der Katheter wird über das Verbindungsstück an ein Infusionsbesteck angeschlossen. Bei Erwachsenen läßt man 1000 ml, bei Kindern 500 ml physiologische Kochsalzlösung innerhalb weniger Minuten einlaufen. Bei Kleinkindern werden 10 ml/kg

KG veranschlagt Ist die Spüllösung eingelaufen, wird die leere Infusionsflasche auf den Boden gestellt. Durch einfache Heberdrainage läuft in der Regel der größte Teil der Spüllösung zurück.

2 Beurteilung

Entleert sich bereits Blut aus dem eindeutig intraperitoneal liegenden Katheter, noch ehe er an das Infusionssystem angeschlossen wird, ist die Diagnose einer intraabdominalen Blutung gesichert und die Indikation zur Sofortlaparotomie gegeben

Zur Bewertung der zurückgeflossenen Spüllösung hat sich für die Notfallsituation das Vorgehen nach Olsen et al [10] am besten bewährt: Die Beurteilung erfolgt nach makroskopischem Aussehen und Transparenz der Lavageflüssigkeit.

Die Lavage ist *positiv*, wenn die zurückgewonnene Spüllösung so stark blutig verfärbt oder trübe ist, daß eine unter den Infusionsschlauch gehaltene Schrift nicht mehr lesbar ist. Es besteht eine klare Operationsindikation wegen Blutung bzw. Perforation eines Hohlorgans.

Die Lavage ist *negativ*, wenn die zurückgewonnene Spülflüssigkeit völlig klar ist. Unter Voraussetzung einer korrekten Katheterlage besteht aufgrund dieses Parameters keine Operationsindikation.

Die Lavage ist *schwach- oder fraglich-positiv*, wenn die Spülflüssigkeit lachsfarben erscheint, die Schrift aber gerade noch lesbar ist. Die diagnostische Peritoneallavage ist im Nachweis auch kleinster Blutmengen in der freien Bauchhöhle außerordentlich empfindlich: Wenige ml Blut/1000 ml Spülflüssigkeit können bereits zu einem schwachpositiven Ergebnis führen [15]. In dieser großen Empfindlichkeit liegt gleichzeitig die eigentliche Problematik der Untersuchungsmethode Deshalb ist ihre Beurteilung nur unter gleichzeitiger Bewertung der klinischen Symptomatik zulässig. Bei schwach-positivem Resultat empfiehlt es sich, den Peritoneallavagekatheter in situ zu belassen [14, 16]. Damit hat man die Möglichkeit, unter strenger Verlaufskontrolle die Lavage jederzeit zu wiederholen. In dieser Möglichkeit zur Verlaufsbeobachtung – selbst während gleichzeitiger anderer diagnostischer Abklärungen (z.B. Computertomographie des Schädels) oder operativer Maßnahmen (z B Craniotomie) – liegt die Stärke der Untersuchungsmethode. Bei *fraglich-positivem Ergebnis* und im Falle einer Wiederholung der Lavage empfehlen wir zudem die laborchemische Untersuchung der zurückgewonnenen Spülflüssigkeit auf Amylase, Leukocyten und Bakterien zum Aus-

schluß oder Nachweis von Pankreas- und Darmverletzungen.

Bei retroperitonealen Verletzungen (Becken-, Wirbelfrakturen) kann die diagnostische Peritoneallavage infolge durchgebrochenen retroperitonealen Hämatoms *falsch-positiv* sein. Trotzdem sollte bei entsprechender Klinik an die häufige Verletzungskombination Becken- bzw. Wirbelfraktur und stumpfes Bauchtrauma gedacht werden und bei positiver Lavage die Indikation zur Laparotomie großzügig gestellt werden [14].

3 Fehlerquellen und Komplikationen

Fehlerquellen beruhen auf falscher *Einlagetechnik* des Katheters oder auf zu kleinem *Lavagevolumen* Kleine, versteckte Blutansammlungen der Bauchhöhle können nur entdeckt werden, wenn die Spülflüssigkeit dorthin gelangt Das dazu erforderliche Flüssigkeitsvolumen muß beim Erwachsenen mit 1000 ml angesetzt werden [7].

Beim Vorschieben des Katheters ist darauf zu achten, daß alle seitlichen Löcher seines distalen Anteils intraperitoneal zu liegen kommen. Nur so läßt sich vermeiden, daß Blut aus der Stichincision der Bauchwand zu einem falsch-positiven Resultat führt. Es versteht sich, daß eine unbemerkte Fehllage des Katheters in stark adipösem Subcutangewebe ein falsch-negatives Ergebnis verursachen kann.

Komplikationen sind selten. In einer Sammelstatistik von Powell et al. [12] wird die Komplikationsrate mit 0,85% angegeben. An schwerwiegenden Komplikationen werden Darmperforationen sowie Verletzungen der Aorta und der iliacalen Gefäße genannt [12, 14, 15]. Solche Komplikationen sind meist Folge fehlerhafter Einlagetechnik oder falscher Indikation. In der Hand des geübten Untersuchers sind sie weitgehend vermeidbar.

4 Indikation und Kontraindikation

Die Indikation für eine diagnostische Peritoneallavage sehen wir nur noch im Rahmen der Notfalldiagnostik des stumpfen Bauchtraumas. Ihre Hauptindikation ist dabei der Mehrfachverletzte – besonders aber der Bewußtlose mit den klinischen Zeichen des hypovolämischen Schocks. Generell befürworten wir beim Schädel-Hirn-Trauma, bei dem aufgrund des Unfallhergangs und der Klinik ein stumpfes Bauchtrauma nicht sicher ausgeschlossen werden kann, eine weite Indikationsstellung. Wir sehen *keine Indikation* für die

Einlage einer diagnostischen Peritoneallavage im spateren Behandlungsverlauf eines Schwerverletzten auf der Intensivstation. Wohl aber nutzen wir auf der Intensivstation die primar gelegte diagnostische Peritoneallavage zur Verlaufskontrolle durch Wiederholung der Lavage. Wir sehen ebensowenig eine Indikation für diese Maßnahme bei einem nichttraumatischen unklaren Abdomen. In beiden Situationen ist das Risiko einer Darmverletzung bei moglicher Darmmotilitatsstorung mit dilatierten Schlingen deutlich erhöht. Deshalb muß heute in solchen Fallen nichtinvasiven Methoden wie der Sonographie oder der CT der Vorzug gegeben werden.

Kontraindikation für eine diagnostische Peritoneallavage sind Gravidität, vorausgegangene große Laparotomien und ausgedehnte Bauchdeckenhamatome.

5 Peritoneallavage versus Sonographie

Trotz moderner nichtinvasiver bildgebender Verfahren (z B. die Sonographie) behauptet die diagnostische Peritoneallavage auch heute noch ihren festen Platz in der Notfalldiagnostik des stumpfen Bauchtraumas. Dies erklart sich zum einen aus ihrer hohen Treffsicherheit von über 95% [1, 3, 5, 6, 12, 17], zum anderen aus ihrer gunstigen Kosten-Nutzen-Relation: Die diagnostische Peritoneallavage ist ein einfaches, schnelles und kostengünstiges Verfahren, das uberall anwendbar ist und vom Chirurgen sofort interpretiert werden kann. Ein weiterer entscheidender Vorteil der Maßnahme liegt in der kontinuierlichen Verlaufskontrolle durch beliebige Wiederholungen der Lavage [16] – dies auch wahrend anderer diagnostischer Abklärungen oder wahrend operativer Eingriffe. Zweifelsohne haftet der diagnostischen Peritoneallavage der Nachteil ihrer invasiven Technik, mit einer zwar minimalen, aber nicht ausschließbaren Komplikationsrate an.

Hier bietet die Sonographie eindeutige Vorteile Ihre Aussagekraft setzt jedoch ein leistungsfähiges Gerät voraus, und sie ist besonders von der exakten Interpretation eines versierten und jederzeit verfügbaren Untersuchers abhangig. Auch unter diesen Voraussetzungen erreicht die Sonographie nicht die hohe Treffsicherheit der diagnostischen Peritoneallavage [6] In der Diagnostik des stumpfen Bauchtraumas – der heute einzigen Indikation zur diagnostischen Peritoneallavage –

sollten sie und die Sonographie nicht als konkurrierende, sondern als ergänzende Untersuchungsmethoden angesehen werden. Sind die Voraussetzungen für die Sonographie gegeben, sollte sie primar zum Einsatz kommen. Bei fraglichem Befund kann sie durch die diagnostische Peritoneallavage ergänzt werden Steht keine Sonographie zur Verfügung, ist sie auch heute noch die Methode der Wahl.

Literatur

1 Alyono D, Perry JF Jr (1982) Significance of repeating diagnostic peritoneal lavage Surgery 91 656–659
2 Bivins BA, Jona JZ, Belin RP (1976) Diagnostic peritoneal lavage in pediatric trauma J Trauma 16 739–742
3 Cochran W, Sobat WS (1983) Open versus closed diagnostic peritoneal lavage Ann Surg 200 24–28
4 DuPriest RW, Rodriguez A, Khaneja SC, Soderstrom CA, Maekawa KA, Ayella RJ, Cowley RA (1979) Open diagnostic peritoneal lavage in blunt trauma victims Surg Gynecol Obstet 148 890–894
5 Fischer RP, Beverlin BD, Engrav LH, Benjamin CI, Perry JF Jr (1978) Diagnostic peritoneal lavage Fourteen years and 2 586 patients later Ann Surg 136 701–704
6 Grussner R, Ruckert K, Klotter HJ, Kuhnert A (1985) Ultraschall und Lavage beim stumpfen Bauchtrauma polytraumatisierter Patienten Dtsch Med Wochenschr 110 1521–1526
7 Klaue P, Schott H (1975/76) Die diagnostische Peritonealspulung Chir Prax 20 57–63
8 Klaue P, Engel W, Ferbert W, Friedrich B, Klein HD (1974) Die diagnostische Peritonealspulung beim stumpfen Bauchtrauma Chirurg 45 76–79
9 Manganaro AJ, Pachter HL, Spencer FC (1978) Experience with routine open abdominal paracentesis Surg Gynecol Obstet 146 795–796
10 Olsen WR, Redman HC, Hildreth DH (1972) Quantitative peritoneal lavage in blunt abdominal trauma Arch Surg 104 536–543
11 Perry JF, DeMeules JE, Root HD (1970) Diagnostic peritoneal lavage in blunt abdominal trauma Surg Gynecol Obstet 131 742–744
12 Powell DC, Bivins BA, Bell RM (1982) Diagnostic peritoneal lavage Surg Gynecol Obstet 155 257–264
13 Root HD, Hauser CW, McKinley CR, La Fave JW, Mendiola RP (1965) Diagnostic peritoneal lavage Surgery 57 633–637
14 Ruf W, Mischowsky T, Friedl W (1985) Diagnostisches Vorgehen beim stumpfen Bauchtrauma Chirurg 56 673–679
15 Soderstrom CA, DuPriest RW Jr, Cowley RA (1980) Pitfalls of peritoneal lavage in blunt abdominal trauma Surg Gynecol Obstet 151 513–518
16 Steenblock U, Durig M (1979) Die Diagnostik des stumpfen Bauchtraumas – Peritoneallavage oder Notfall-Laparoskopie? Unfallheilkunde 82 530–532
17 Sturm JT, Cicero JJ, Perry JF Jr (1984) Peritoneal lavage for the diagnosis of abdominal visceral injury Am J Emerg Med 2 246–250

6 Laparoskopie

K. STUBY

1 Definition

Unter Laparoskopie versteht man eine endoskopische Inspektion der Bauchhöhle. Der Sicht zugänglich sind Teile der Oberfläche von Leber, Milz, Gallenblase, Magen, Dünn- und Dickdarm sowie Peritoneum parietale (Abb. 6.1). In Kopftieflagerung sind auch die Unterbauchorgane, insbesondere Uterus und Adnexe, einsehbar. Erstmals wird die Methode 1902 von Kelling [17] erwähnt, die Einführung in die klinische Diagnostik erfolgt durch Kalk u. Wildhirt [15], die erste Veröffentlichung 1929. Breite Anwendung findet die Laparoskopie seit den 60er Jahren auch in der Gynäkologie.

2 Physikalische Grundlagen

Die Anlage des Pneumoperitoneums kann prinzipiell mit Lachgas, Kohlendioxid, Stickstoff, atmosphärischer Luft und Sauerstoff erfolgen. Luft und Stickstoff werden zu langsam resorbiert, bei Verwendung von Sauerstoff besteht bei Benutzung eines Thermokauters Explosionsgefahr Kohlendioxid und Lachgas werden sehr rasch resorbiert, Kohlendioxid verursacht aber eine peritoneale Reizung und kann daher nur in Narkose verabreicht werden [16, 25]. Für ein ausreichendes Pneumoperitoneum mit genügendem Abheben der Bauchdecken von den Intestinalorganen werden 2–4 l Gas benötigt. In den gasgefüllten Raum wird das Kaltlichtendoskop eingeführt.

3 Apparative und personelle Voraussetzungen

Wir führen die Laparoskopie in einem aseptischen Operationsraum durch, ausreichend wäre allerdings auch ein separater Endoskopieraum, der steriles Arbeiten erlaubt. Wenn das Instrumentarium vorbereitet ist, braucht die assistierende Endoskopieschwester nicht steril gekleidet zu sein. Die Assistenz eines zweiten Arztes ist nicht obligat, zur Ausbildung der Mitarbeiter jedoch zweckmäßig. Der Tisch muß eine sichere Fixierung des Patienten erlauben und nach allen Seiten kippbar sein. Das Instrumentarium (verschiedene Firmen, u.a. Storz und Olympus) besteht aus einem Insufflationsgerät mit Volumenbegrenzung und manometrischer Kontrolle des Innendrucks, der Veress-Nadel zur Gasinsufflation sowie dem Laparoskop mit Trokar und der Kaltlichtquelle, außerdem benötigt man Taststab, Punktionskanüle, Zangen sowie häufig einen zweiten kleinkalibrigen Trokar zum zusätzlichen Einführen weiterer Instrumente. Zur Bilddokumentation ist eine Photoausrüstung mit

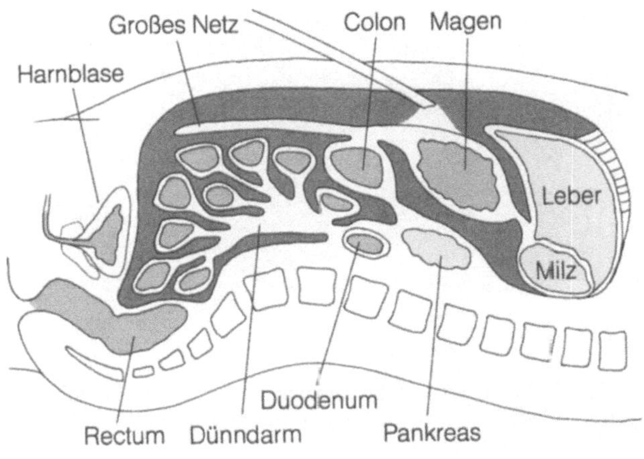

Abb. 6.1. Schematischer Situs der Laparoskopie

Elektronenblitz (Diapositive oder Polaroidbilder) nutzlich

4 Technische Durchführung

Zur Sedierung wird 30 min vor dem Eingriff eine Pramedikation intramusculär verabreicht, außerdem sollte eine Infusion in eine periphere Vene angelegt werden Nach Rasur des Abdomens, ausgiebiger Desinfektion und Abdecken mit sterilen Tüchern wird zuerst unter Lokalanaesthesie die Veress-Nadel entweder im linken Unterbauch oder in der Nabelgegend am späteren Eingangsort des Laparoskops eingeführt. Die manometrische Kontrolle (normal zwischen 0 und 20 mmHg) ist wichtig, um eine Fehlpunktion zu vermeiden. Vor der Gasinsufflation muß man sich durch manuelle Aspiration sowie Insufflation von Luft von der intraperitonealen Lage der Veress-Nadel uberzeugen. Falls kein Ascites vorliegt, kann keine Flussigkeit aspiriert werden, die manuelle Luftinsufflation (10 ml) gelingt ohne Widerstand, die insufflierte Luft kann nicht wieder aspiriert werden. Die Gasinsufflation muß schmerzlos sein. Vor Einführen des Laparoskoptrokars vergewissern wir uns durch Aspiration mit der Anaesthesienadel, daß ein genügend großes Pneumoperitoneum vorliegt Das Einführen des Trokars wird erleichtert, wenn der Patient die Bauchmuskeln anspannt Das Beschlagen des Laparoskops kann durch Vorwarmen oder Aufträufeln einer Antibeschlaglösung (Anti A, Firma Sipuro) verhindert werden.

Eine gezielte Leberpunktion, evtl auch Milzpunktion, kann durch den Biopsiekanal des Laparoskops (Aspirationsbiopsie nach Menghini) oder durch eine mit einem Zusatztrokar eingeführte Punktionskanüle (z B. Vim-Silverman) ausgeführt werden. Die Punktion ist sowohl im Bereich des rechten als auch des linken Leberlappens möglich,

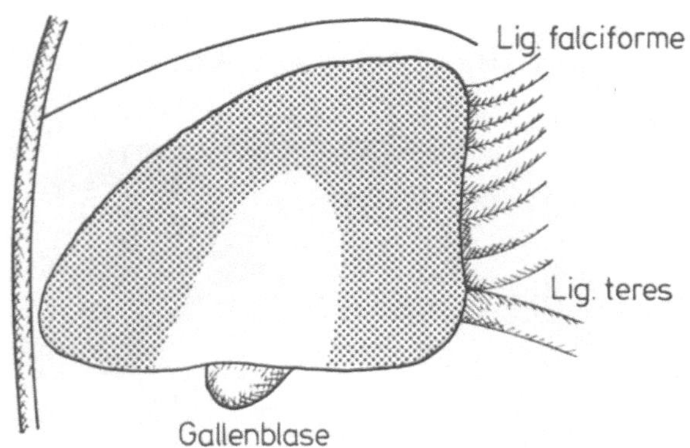

Abb. 6.2. Laparoskopische Leberpunktion Das Gallenblasenbett (*weißes Feld*) darf nicht punktiert werden (Nach Kalk u Wildhirt [15])

jedoch sollte die Leber im Bereich des Gallenblasenbetts wegen der Moglichkeit einer Komplikation nicht punktiert werden (Abb 6.2) Oberflachliche Organbefunde werden mit einer Zange biopsiert

Voraussetzung für die Untersuchung ist eine ausreichende Blutgerinnung: Quick-Wert moglichst über 50%, Thrombocyten moglichst über $50\,000/mm^3$, eine partielle Thromboplastinzeitbestimmung führen wir nicht routinemaßig durch. Weitere Voruntersuchungen, wie Röntgenuntersuchung der Gallenblase, des Magens, Oberbauchsonographie sowie eine Rontgenaufnahme des Thorax, halten wir nicht fur erforderlich Vorausgegangene Bauchoperationen verringern meist infolge von Verwachsungen die Aussagekraft der Untersuchung, stellen jedoch keine absolute Kontraindikation dar.

5 Diagnostisches Spektrum

Unter Idealbedingungen (keine vorausgegangenen Operationen, keine ausgeprägte Adipositas, gute Mitarbeit des Patienten) lassen sich weite Teile der Leber (70%), der Gallenblase sowie Teile der Milz einsehen Gut sichtbar ist auch die Serosa der Magenvorderwand und des Darms. Der großte Teil des Peritoneum parietale wird ebenfalls mit dem Laparoskop erreicht.

Durch die Einführung nichtinvasiver Untersuchungsmethoden wie Sonographie und Computertomographie, welche in einem Untersuchungsgang auch die Retroperitonealorgane einschließlich Lymphknoten darstellen und jeweils mit einer Punktion kombiniert werden können, ist der Laparoskopie Konkurrenz entstanden. Zudem beschränkt sich die laparoskopische Inspektion auf die Organoberfläche, wahrend mittels Sonographie und Computertomographie auch in der Tiefe liegende Veranderungen – allerdings erst ab einer Größe von mehr als 1 cm – erfaßt werden könnten (z B. ein die Leberoberfläche nicht erreichendes Hepatom). Bei vielen Erkrankungen hat daher die Laparoskopie als diagnostische Methode an Bedeutung verloren. Tabelle 6.1 gibt eine Übersicht über das mogliche diagnostische Spektrum. Gleichzeitig versuchen wir, das diagnostische Feld abzugrenzen und die unserer Meinung nach auch heute noch gültigen Indikationen aufzuzeigen

5.1 Leber

5.1.1 Diffuse Lebererkrankungen

Die chronische Hepatitis kann meistens mit einer Blindbiopsie diagnostiziert werden, was für den

Tabelle 6.1. Indikationen der Laparoskopie

| Verdachts-diagnose | Laparoskopie | |
	Als erste bildgebende Untersuchung	Im spateren Verlauf der Abklarung
1) Leber Akute Virushepatitis	Nicht indiziert	Bei fraglichem Ubergang in chronische Hepatitis, Cirrhose diskutierbar
Chronische Hepatitis	Diskutierbar statt Blindbiopsie	Bei Widerspruch Klinik/Blutchemie/ Biopsie (Blindpunktion und Sonographie) diskutierbar
Cirrhose		● Bei Widerspruch Klinik/Blutchemie Biopsie wunschenswert
Hepatom	Nicht indiziert	
Metastasen	Praoperativ diskutierbar	● Bei unklarem Befund der sonographischen computertomographischen gesteuerten Punktion wunschenswert
Lymphom	Bei Hodgkin-Staging diskutierbar	
Cyste Adenom Hamangiom	Nicht indiziert	● In Spezialfallen, z B bei Verdacht auf Hamangiom, wunschenswert
2) Gallenblase Cholecystitis	Nicht indiziert	Bei Widerspruch Klinik/Sonographie in Fallen von steinfreier Gallenblase diskutierbar
Carcinom	Nicht indiziert	● Praoperativ bei noch nicht gesicherter Diagnose wunschenswert
3) Milz Splenomegalie	Nicht indiziert	In Spezialfallen, z B Hodgkin-Staging diskutierbar
4) Peritoneum Tuberkulose	● Indiziert	
Malignom	Diskutierbar	● Indiziert, falls Malignitat nicht beweisbar/ausschließbar aus Ascites/Feinnadelbiopsie
Perihepatitis	● Indiziert	
Akute Peritonitis	Siehe [10]	
5) Pankreas Carcinom	Nicht indiziert	Nicht indiziert, anderen Methoden (ERCP, Sonographie/CT mit Feinnadelpunktion) unterlegen
Akute Pankreatitis	Nicht indiziert	Bei Widerspruch Verlauf/Blutchemie in Spezialfallen diskutierbar
Chronische Pankreatitis	Nicht indiziert	Anderen Methoden (ERCP, Sonographie/ CT) unterlegen
6) Uterus Adnexe Sterilisation	● Indiziert fur laparoskopische Sterilisation	Siehe gynakologische Literatur
Adnexitis u a gynakologische Erkrankungen	s gynakologische Literatur	
7) Verschluß-ikterus Intrahepatisch	Nicht indiziert	Bei nichtdilatierten Gallenwegen im Sonogramm diskutierbar
Extrahepatisch	Nicht indiziert	Nicht indiziert
8) Unklarer Status febrilis	Nicht indiziert	● In Spezialfallen, z B Verdacht auf Peritonealtuberkulose, indiziert
9) Unklare Abdominalbeschwerden	Nicht indiziert	In Spezialfallen, z B Verdacht auf Perihepatitis, diskutierbar
10) Notfall Blutung	Diskutierbar	Bei unklarem Befund der Lavage diskutierbar
Akute Peritonitis	Nicht indiziert	In Ausnahmefallen diskutierbar

● Laparoskopie indiziert bzw wunschenswert

Fall der chronisch-aktiven Hepatitis auch therapeutische Konsequenzen hat. Bekanntlich wird jedoch mit einer Blindpunktion eine Lebercirrhose in 20–40% der Fälle nicht erfaßt [3, 6, 19, 24], da entweder ein Regeneratknoten mit unauffälliger Leberstruktur oder Bezirke mit lediglich entzündlichen Veränderungen getroffen werden. Somit ist zum Ausschluß einer Cirrhose eine Laparoskopie erforderlich. Da jedoch eine Therapie der Cirrhose nicht existiert, nutzt diese Information wenig Die Untersuchung sichert zwar die Diagnose und ist auch durch keine andere Methode zu ersetzen, es fehlt jedoch die therapeutische Konsequenz.

5.1.2 Umschriebene Lebererkrankungen

Auch kleine Tumoren unter 1 cm werden, falls sie an der Leberoberfläche liegen, erkannt und können biopsiert werden Bei 80% der Patienten mit einem Hodgkin-Befall der Leber bringt die Laparoskopie mit Biopsie einen positiven Befund [4, 7, 28] und somit die Diagnose eines Stadiums IV. Auf eine Staginglaparotomie kann verzichtet werden. Die Diagnose von Lebermetastasen ändert ebenfalls häufig die Therapiewahl. Obwohl die Laparoskopie eine sehr sensitive Methode ist, wird man bei Verdacht auf einen malignen Leberprozeß zuerst eine Sonographie oder eine Computertomographie, jeweils mit gezielter Punktion, durchführen. Barth et al. [1] konnten in einer Studie, welche retrospektiv die Aussagekraft von Computertomographie und Laparoskopie bei abdominalen Neoplasien verglich, zeigen, daß Leberbefunde durch beide Methoden gleich gut erfaßt werden Mit der Computertomographie konnten zusätzliche Befunde im Pankreas, den Nieren und im Retroperitoneum gefunden werden, während das Laparoskop umschriebene maligne Peritonealherde zeigte, welche der Computertomographie entgingen.

5.2 Gallenblase

Die Beurteilung der Gallenblase gehört zur laparoskopischen Routine Entzündliche und tumoröse Veränderungen werden gesehen, bei Palpation mit dem Taststab können häufig auch Gallensteine diagnostiziert werden. Auch bietet die gestaute Courvoisier-Gallenblase einen eindrucksvollen Anblick. Trotzdem stellt sich heute selten eine primäre Indikation zur Laparoskopie: Die Cholecystitis, insbesondere die akute Cholecystitis, wird klinisch diagnostiziert, das Gallenblasencarcinom meist durch Röntgen, Ultraschall oder Computertomographie, evtl. mit Punktion, die Cholelithiasis

durch Röntgen und Ultraschall In unklaren Fällen kann die Laparoskopie zusätzliche Informationen geben, etwa bei der Abgrenzung einer akuten Cholecystitis von einer Perihepatitis gonorrhoica.

5.3 Milz

Die Beurteilung der Milz gehört ebenfalls zur laparoskopischen Routine. Im allgemeinen ist sie in Kopfhoch- und Rechtsseitenlage einsehbar, das häufig aufliegende große Netz kann meist abgestreift werden. Im Rahmen eines Hodgkin-Stagings können Lymphomherde in der Milz gesehen und biopsiert werden, die Ausbeute liegt jedoch nur bei etwa 30% [4], so daß die Laparoskopie als Routinemethode zur Suche nach einem Lymphombefall der Milz nicht empfohlen werden kann Bei der Abklärung einer unklaren Splenomegalie kann die Laparoskopie nützlich sein. Eine zugrundeliegende Lebercirrhose mit portaler Hypertonie wird sofort erkannt, Milztumoren, Tuberkulose- und Sarkoidoseherde etc können biopsiert werden.

5.4 Peritoneum

Peritonealcarcinose und Peritonealtuberkulose sind die beiden häufigsten chronischen Peritonealerkrankungen. Die Laparoskopie ist hier die Methode der Wahl [8, 10, 12, 14, 23]. Weißliche Knoten unterschiedlicher Größe bis zu Tumorpaketen mit infiltrativer Ausbreitung leiten den Verdacht auf ein Malignom, während die Peritonealtuberkulose multiple miliare Knötchen auf dem Peritoneum parietale und viscerale zeigt [2]. Die histologische Bestätigung gelingt in der Regel bei beiden Krankheiten. Der cytologische Nachweis von Tumorzellen im Ascites macht eine Laparoskopie manchmal überflüssig, dagegen gelingt ein Mykobakteriennachweis im Ascites bei der Peritonealtuberkulose meist weder mikroskopisch noch kulturell.

Auch bei Ascites unklarer Ätiologie kann die Laparoskopie (nach laborchemischer Untersuchung der Ascitesflüssigkeit) erster diagnostischer Schritt sein. Neben einer Lebercirrhose mit portaler Hypertension (geschlängelte Gefäße im Lig. teres und Lig. falciforme und in Verwachsungssträngen) findet man ein Malignom, sehr selten eine Tuberkulose.

Diagnostische Aussagekraft hat die Laparoskopie auch bei der durch Gonokokken oder Chlamydien hervorgerufenen Perihepatitis. Der Aspekt mit violinsaitenartigen feinen Fibrinfäden zwischen Leber und parietalem Peritoneum ist typisch.

5.5 Pankreas

Der laparoskopische Zugang zum Pankreas (supragastrisch nach Meyer-Burg et al. [21], infragastrisch nach Strauch et al [30]) ist technisch sehr schwierig. Die cytologische und/oder histologische Diagnose eines Carcinoms ist in ungefähr 60% der Fälle möglich [9, 13] Kontrollierte Studien gibt es nicht, und da eine Frühdiagnose nicht möglich ist, ist die Laparoskopie nicht die Methode der Wahl. Einfacher und weniger belastend sind Sonographie und Computertomographie [6], welche mit einer Punktion verbunden werden konnen.

Die Diagnose der akuten Pankreatitis kann zwar laparoskopisch gestellt werden (Kalkspritzer, ödematöse Pankreasregion), doch läßt sich die Diagnose i.allg. klinisch und laborchemisch, evtl. unter Zuhilfenahme von Sonographie und Computertomographie stellen. Auch in der Diagnostik der chronischen Pankreatitis und der Pseudocysten sind neben den Laboruntersuchungen Sonographie und Computertomographie ausreichend.

5.6 Uterus und Adnexe

Die Laparoskopie hat ihren festen Platz in der Diagnostik gynäkologischer Erkrankungen (Adnex- und Uterustumoren, Adnexitis, Sterilitätsabklärung). Wir verweisen auf die gynäkologische Fachliteratur [11].

5.7 Verdacht auf Verschlußikterus

Hier steht die Sonographie am Beginn der Diagnostik. Der Nachweis intrahepatisch erweiterter Gallenwege ist eine Operationsindikation. Bei malignem Verschluß kommt auch eine transhepatisch oder endoskopisch-retrograd eingelegte Katheterdrainage in Frage. Bei sonographisch nicht erweiterten Gallenwegen und somit Verdacht auf intrahepatische Cholestase kann eine Laparoskopie mit Biopsie weiterführen.

5.8 Unklarer Status febrilis

Schon Petersdorf u. Beeson [26] haben 1961 bei der Abklärung des „fever of unknown origine" die Leberblindpunktion erwähnt. Bei Hinweisen auf eine Abdominal- oder Lebererkrankung [Hepatomegalie, Splenomegalie, Ascites, Erhöhung von alkalischer Phosphatase (GT oder Bilirubin)] war bei 60 von 70 Patienten mit unklarem Fieber die Laparoskopie diagnostisch hilfreich, dagegen nur bei 14 von 70 Patienten ohne Abdominalsym-

Tabelle 6.2. Fieber unbekannter Herkunft, Laparoskopieresultate von 70 Fällen (Nach [27])

Entzündliche Krankheiten	
Tuberkulose	3
Chronische Cholezystitis	1
Leberabszeß	1
Neoplasien	
Lymphom	4
Hepatom	1
Gallenblasenkarzinom	1
Metastasen	1
Kollagenkrankheiten	4
Andere	
Chronisch-aktive Hepatitis	3
Granulomatose Erkrankung	10
Sarkoidose	1
Zyste	1

ptome [27]. Eine Übersicht über die diagnostizierten Krankheiten gibt Tabelle 6.2.

5.9 Unklare Abdominalbeschwerden

Die Diagnose der akuten Cholecystitis, der akuten Appendicitis und des Mesenterialinfarkts kann zuweilen durch die Laparoskopie erleichtert werden [18, 31], i.allg. kann die Diagnose jedoch mit weniger invasiven Methoden gestellt werden. Beim akuten Unterbauchschmerz der Frau kann die Indikation zur Laparoskopie großzügiger gestellt werden, da damit eine gynäkologische Erkankung (Adnexitis, Extrauteringravidität, Ovarialcystenkomplikation) mit großer Sicherheit erkannt oder ausgeschlossen werden kann [22].

5.10 Notfallaparoskopie

Indikationen zur Notfallaparoskopie als präoperativer Untersuchung sind der Verdacht auf eine intraabdominale Blutung (besonders nach stumpfem Bauchtrauma) oder auf eine akute eitrige Peritonitis Steenblock [29] ist der Meinung, daß eine Peritoneallavage schneller und sicherer zur Diagnose führt, weniger aufwendig ist und daher jederzeit durchgeführt werden kann. Wahrscheinlich können laparoskopisch kleinere Blutmengen diagnostiziert werden, die Lokalisation der Blutungsquelle gelingt jedoch meistens nicht. Hingegen kann bei unklarem Befund der Lavagekatheter einige Stunden in situ belassen werden, so daß auch damit kleinere oder protrahierte Blutungen erfaßt werden können.

6 Sensitivität und Spezifität

Bei strenger Indikationsstellung (Erkrankung des Peritoneums, Ausschluß einer Lebercirrhose, portale Hypertension) liegen Sensitivität und Spezifität bei fast 100% Tuberkulöse Peritonitis, Peritonitis carcinomatosa und Perihepatitis können durch die Laparoskopie einschließlich Biopsie eindeutig diagnostiziert werden. Für die Diagnose Lebercirrhose stellt die Laparoskopie die Referenzmethode dar, bei erfahrenen Untersuchern kommen falsch-positive oder falsch-negative Befunde fast nie vor Die Überlegenheit der Laparoskopie über die Leberblindpunktion zur Diagnosestellung einer Lebercirrhose ist hinlänglich bekannt.

7 Gefahren

Die Laparoskopie ist ein invasives und relativ aufwendiges Verfahren Storungen der Blutgerinnung stellen eine absolute Kontraindikation dar (s auch [4]), desgleichen eine akute kardiale oder pulmonale Insuffizienz Durchgemachte Bauchoperationen mit Verwachsungen sind keine absolute Kontraindikation, zumal mit dem Elektrokauter Verwachsungsstränge gelost werden können [25] Immerhin ist die Aussagekraft der Untersuchung beeintrachtigt und das Risiko einer Darmverletzung erhöht.

Die Zahl der Zwischenfalle und Komplikationen hängt wie bei allen endoskopischen Eingriffen sehr von der Erfahrung des Untersuchers ab. Nach einer Umfrage von Brühl [5] traten bei 63 845 Laparoskopien 1594 Komplikationen und Zwischenfalle auf, die Letalitatsquote lag bei 0,029%, die Zahl der Komplikationen bei 2,49% (Tabelle 6.3)

Tabelle 6.3. Komplikationen und Zwischenfalle bei 63 845 Laparoskopien mit 48 766 gezielten Leberpunktionen (Nach [5])

Blutungen	42
Gallige Peritonitis	34
Hautemphysem	366
Pneumoomentum	803
Mediastinalemphysem	50
Anstechen des Darms	47
Pneumothorax	18
Luftembolie	1
Zwerchfell- oder andere Hernien	8
Schwerer Kollaps	166
Verschiedene Zwischenfalle	40
Todesfalle	19
Insgesamt	1 594

Ähnliche Zahlen werden auch von anderen Untersuchern angegeben [20, 25] Die Laparoskopie ist somit eine risikoarme Untersuchungsmethode.

8 Kosten

Die Untersuchung kostet etwa soviel wie eine Gastroskopie oder Coloskopie

9 Praktische Anwendung

Die Hauptindikationen an unserer Klinik sind der unklare Ascites, weiter die Frage nach Lebercirrhose, Lebermetastasen, Lymphombefall und Perihepatitis. Die Diagnose einer akuten Cholecystitis, selten auch einer akuten Pankreatitis, kann ebenfalls laparoskopisch gesichert werden

10 Bewertung

Trotz Sonographie und Computertomographie hat die Laparoskopie immer noch ihren Stellenwert in der Diagnostik, doch ist das Indikationsspektrum kleiner geworden. Die beste Aussagekraft hat die Laparoskopie bei unklaren Erkrankungen des Peritoneums bzw. unklarem Ascites, hier kann sie durch keine andere Untersuchungsmethode ersetzt werden. Der sichere Nachweis oder Ausschluß einer Lebercirrhose gelingt ebenfalls nur laparoskopisch, auch hier sollte die Laparoskopie und nicht die Leberblindpunktion am Anfang aller Untersuchungen stehen. Desgleichen hat die Laparoskopie in der gynäkologischen Diagnostik ihren festen Platz. Bei den übrigen angeführten Indikationsmöglichkeiten können i allg. weniger invasive Untersuchungsmethoden angewendet werden.

Literatur

1 Barth RA, Jeffrey RB, Moss AA, Liberman MS (1981) A comparison study of computed tomography and laparoscopy in the staging of abdominal neoplasms Dig Dis Sci 26 253

2 Beck K, Dischler W, Oehlert W (1980) Farbatlas der Laparoskopie Schattauer, Stuttgart New York

3 Belaiche J, Compain P, Chaput JC, Buffet C, Martin E (1976) Comparaison entre l'efficacité de la laparoscopie et la ponctionbiopsie dirigée a l'aiguille de Menghini dans le diagnostic de cirrhose du foie Sem Hôp Paris 52 751

4 Beretta G, Spinelli P, Rilke F, Tancini G, Canetta R, Gennari L, Bonadonna G (1976) Sequential laparoscopy and laparotomy combined with bone marrow biopsy in staging Hodgkin's diseage Cancer Treat Rep 60 1231

5 Bruhl W (1966) Zwischenfalle und Komplikationen bei der Laparoskopie und gezielter Leberblindpunktion Dtsch Med Wochenschr 91 2297

6 Buffet C, Pelletier G, Etienne JP (1983) Que reste-t-il des indications de la laparoscopie 1983? Gastroenterol Clin Biol 7 134

7 Coleman M, Lightdale CJ, Vinciguerra VP et al (1976) Peritoneoscopy in Hodgkin disease Confirmation of results by laparotomy JAMA 236 2634

8 Cunningham JT (1982) Peritoneoscopy Use in the diagnosis of ascites of unknown origin JSC Med Assoc 78 269

9 Cuschiere A, Hall AW, Clark J (1978) Value of laparoscopy in the diagnosis and management of pancreatic carcinoma Gut 19 672

10 de Lope CR, Joglar DSM, Romero FP (1982) Laparoscopic diagnosis of tuberculous ascites Endoscopy 14 178

11 Frangenheim H (1971) Die Laparoskopie und die Kuldoskopie in der Gynakologie Thieme, Stuttgart

12 Geake TMS, Spitaels JM, Moshal MG, Simjee AE (1981) Peritoneoscopy in the diagnosis of tuberculous peritonitis Gastrointest Endosc 27 66

13 Ishida H, Furukawa Y, Kuroda H, Kobayashi M, Tsuneoka K (1981) Laparoscopic observation and biopsy of the pancreas Endoscopy 13 68

14 Jorge AD (1984) Peritoneal tuberculosis Endoscopy 16 10

15 Kalk H, Wildhirt E (1962) Lehrbuch und Atlas der Laparoskopie und Leberpunktion Thieme, Stuttgart

16 Kaplan LR (1979) Medicine grand rounds Laparoscopy in internal medicine Minn Med 62 889

17 Kelling G (1902) Uber Oesophagoskopie, Gastroskopie und Kolioskopie Munch Med Wochenschr 49 21

18 Leape LL, Ramenofsky ML (1980) Laparoscopy for questionable appendicitis Ann Surg 191 410

19 Lindner H, Henning H (1976) Die Laparoskopie als diagnostische Methode Internist (Berlin) 17 214

20 Look D (1975) Risiken der laparoskopischen Untersuchung In Lindner H (Hrsg) Laparoskopie und Leberbiopsie Witzstrock, Baden-Baden Brussel Koln

21 Meyer-Burg J, Ziegler U, Kirstaedter HJ, Palme G (1973) Peritoneoscopy in carcinoma of the pancreas Endoscopy 5 86

22 Murphy A, Fliegner J (1981) Diagnostic laparoscopy Role in management of acute pelvic pain Med J Aust 1 571

23 Nafeh MA, Shahwan MM, Mohammed SS, Rashwan NM (1983) Endoscopic diagnosis of ascites in Assiut Province, Upper Egypt Endoscopy 15 347

24 Nord HJ (1982) Biopsy diagnosis of cirrhosis Blind percutaneous versus guided direct vision techniques – a review Gastrointest Endosc 28 102

25 Ottenjann R, Classen M (Hrsg) (1979) Gastroenterologische Endoskopie Enke, Stuttgart

26 Petersdorf RG, Beeson PB (1961) Fever of unexplained origin Report on 100 cases Medicine (Baltimore) 40 1

27 Solis-Herruzo JA, Benita V, Morillas JD (1981) Laparoscopy in fever of unknown origin – study of seventy cases Endoscopy 13 207

28 Spinelli P, Beretta G, Bajetta E (1975) Laparoscopy and laparotomy combined with bone marrow biopsy in staging Hodgkin's disease Br Med J IV 554

20 Steenblock U, Durig M (1979) Zur Diagnostik der intraabdominalen Blutung – Vergleich von Peritoneallavage und Laparoskopie Helv Chir Acta 46 707

30 Strauch M, Lux G, Ottenjann R (1973) Infragastric pancreoscopy Endoscopy 5 30

31 Sugarbaker PH, Sanders JH, Bloom BS, Wilson RE (1975) Preoperative laparoscopy in diagnosis of acute abdominal pain Lancet I 442

7 Sekretionstests

P.G Lankisch, R. Arnold und W Creutzfeldt

1 Magen

Trotz der durch die Endoskopie möglichen makroskopischen und mikroskopischen Untersuchungen der Magenschleimhaut ist die Sekretionsanalyse des Magensaftes nicht überflüssig geworden. Im Gegensatz zur Prüfung der exokrinen Pankreasfunktion haben sich hier jedoch nur die direkten quantitativen Untersuchungsmöglichkeiten durchgesetzt.

1.1 Indikationen zur Magensekretionsanalyse (Tabelle 7.1)

Eine Sekretionsanalyse ist nicht erforderlich beim unkomplizierten Ulcus ventriculi oder duodeni, das konservativ behandelt werden kann. Wird jedoch eine chirurgische Intervention notwendig, sollte prä- und postoperativ zur Kontrolle des Operationserfolges eine Magensekretionsprüfung erfolgen. Sie ist weiter indiziert bei unklaren Durchfällen, da dieser Symptomatik ein Zollinger-Ellison-Syndrom zugrunde liegen kann Dies ist im besonderen dann zwingend, wenn das Serumgastrin erhöht ist. Die perniziöse Anämie stellt heute keine Indikation mehr dar, da hier die Serumgastrinbestimmung die Frage der Achlorhydrie indirekt beantwortet.

Tabelle 7.1. Indikationen für eine Magensekretionsanalyse

1 Kontrolle des Operationserfolges vor und nach Vagotomie oder Resektion wegen eines Ulcus ventriculi oder duodeni

2 Suche nach Zollinger-Ellison-Syndrom bei rezidivierender Ulcuskrankheit (besonders Ulcus duodeni) und unklaren Durchfällen

1.2 Prinzipien und Durchführung der Sekretionsanalysen

1.2.1 Pentagastrintest

Vor dieser häufigsten Magensekretionsanalyse sind Sekretionshemmer wie Histamin-H_2-Receptor-Antagonisten, Anticholinergica und Sedativa mindestens 24 h vor Testbeginn abzusetzen. Unter Röntgenkontrolle wird eine Magensonde in das Antrum plaziert. Die Aspiration erfolgt bei dem auf der linken Seite liegenden Patienten. Während der Untersuchung muß der Speichel abgesaugt oder ausgespuckt werden. Nach Bestimmung des Nüchternvolumens sowie zweier Basalfraktionen erfolgt die Stimulation mit Pentagastrin (6 γ/kg KG s c ; z.B. Gastrodiagnost). Die sezernierten Volumina werden vor und nach Stimulation kontinuierlich manuell oder maschinell abgesaugt (z B. Magenpumpe Hico Gastrovac 261) und in 15 min-Fraktionen gesammelt. In den einzelnen Fraktionen wird die Konzentration an Wasserstoffionen titrimetrisch ermittelt Aus dem Produkt der Wasserstoffionenkonzentration und des Volumens ergibt sich die Menge an HCl in mval. Neben dem Nüchternvolumen (normal unter 50 ml) und dem Basalvolumen (Basalfraktion $1+2$ verdoppelt, normal 40–100 ml/h) werden die Basalsekretion (1–6 mval/h), die Gipfelsekretion oder PAO („peak acid output"), d.h die Summe der beiden höchsten aufeinanderfolgenden Fraktionen (10–17 mval/30 min) und die Maximalsekretion oder MAO („maximal acid output"), d.h. die Summe der ersten 4 Fraktionen nach Stimulation (13–25 mval/h) angegeben.

Eine Achlorhydrie liegt dann vor, wenn weniger als 0,25 mval HCl/h nach maximaler Stimulation sezerniert wird, eine Hypochlorhydrie bei Werten unter 10 mval/h und eine Hyperchlorhydrie bei einer erheblich gesteigerten Gipfelsekretion über 30 mval/h [32a].

Von zusätzlicher Bedeutung ist der Quotient, gebildet aus Basal- und Maximalsekretion, der bei Gastrinomen und bei Mastocytose in der Regel erhöht ist.

Mit Ausnahme gelegentlicher Übelkeit und leichter Bauchschmerzen sind keine Nebenwirkungen nach der Pentagastrininjektion beobachtet worden

1.2.2 Insulinhypoglykämietest (Hollander-Test)

Mit dem Insulinhypoglykamietest wird die Vollstandigkeit der heute uberwiegend selektiv-proximal durchgefuhrten Vagotomie uberpruft Dabei wird die Magensekretion nach i.v -Injektion von 0,2 E Insulin/kg KG gemessen. Die Vagotomie gilt als erfolgreich, wenn die maximale Sauresekretion (PAO) gegenuber dem praoperativen Wert um 90% reduziert ist (Literatur bei [2a]), bzw als nicht erfolgreich, wenn der Insulinhypoglykamietest entsprechend den in Tabelle 7.2 aufgefuhrten Kriterien positiv ausfallt.

Tabelle 7.2. Beurteilung des Insulinhypoglykamietests (Literatur bei [2b])

---

a) Hollander (1948) positiv, wenn innerhalb von 2 h nach Insulin die Saurekonzentration den Basalwert um mehr als 20 mmol/l bzw bei basaler Anacidität um mehr als 10 mmol/l ubersteigt

b) Bachrach (1962) positiv, wenn die Basalsekretion mehr als 2 mmol/h betragt und die stimulierte Sekretion die Basalsekretion um mehr als 1 mmol/h ubersteigt

c) Ross und Kay (1964) wie Hollander, aber der Test ist fruh positiv, wenn innerhalb von 45 min ein Saureanstieg uber 20 mmol/l erfolgt, der Test ist spat positiv, wenn 45–120 min nach Insulin ein Saureanstieg uber 20 mmol/l erfolgt

d) Bank (1967) positiv, wenn die Sauresekretion nach Insulin mehr als 2 mmol/h betragt

e) Gillespie (1970) positiv, wenn die stimulierte Sauresekretion die Basalsekretion um mehr als das 3fache ubersteigt

Jedoch sind nach 1 Jahr 62%, nach 5 Jahren 65% aller vagotomierten Patienten „Hollander-positiv"

Zu einer maximalen vagalen Stimulation ist eine Blutzuckersenkung auf 35 mg/100 ml erforderlich. Bei vielen Patienten kommt es wahrend des Tests zu hypoglykamiebedingten Nebenwirkungen

Gleiches gilt für den 2-desoxy-D-glucose-Test, bei dem es sekundar über eine kompetitive Hemmung des Glucoseabbaus in der Zelle zu einer Neuroglucopenie kommt.

Es ist bisher nicht moglich, aufgrund des Ausmaßes der Sauresekretion im Insulinhypoglykamietest nach Vagotomie die Haufigkeit eines Ulcusrezidivs sicher vorherzusagen, selbst wenn der Test direkt nach der Operation durchgefuhrt wird. Bereits nach 1 Jahr sind 60% der zunachst negati-

ven Insulintests wieder positiv. Aufgrund dieser Tatsachen halten wir die Durchfuhrung des Insulintests zur Prufung der Vagotomie fur nicht gerechtfertigt.

1.3 Konsequenzen aus der Magensekretionsanalyse

1.3.1 Ulcuskranke mit nichtoperiertem Magen

Bei niedriger oder im Normbereich liegender Sauresekretion ist eine konservative Therapie berechtigt Bei erhohten Saurewerten sind eine Serumgastrinbestimmung und weitere endokrinologische Tests erforderlich

1.3.2 Vagotomierter Magen

Der Insulin- oder 2-desoxy-D-glucose-Test ist wegen der Gefahr der Neuroglucopenie zur Prufung des Vagotomieerfolges abzulehnen Der ungefahrliche und besser reproduzierbare Pentagastrintest zeigt eine erfolgreiche Vagotomie durch eine etwa 50%ige Reduktion der stimulierten Sauresekretion (MAO und PAO) an Voraussetzung ist allerdings die Kenntnis des praoperativen Pentagastrintests Unverändertes Ansprechen auf Pentagastrin spricht fur mangelhafte Vagotomie [2b]

1.3.3 Teilresezierter Magen

Die Magensekretionsanalyse ist infolge Fehlens der Reservoirfunktion des Magens, insbesondere nach Billroth-II-Operationen, nicht so zuverlassig wie beim intakten Magen. Niedrige Sauresekretionswerte konnen, bedingt durch das standige Abfließen eines Teils des Magensaftes in den Dunndarm, vorgetauscht werden Daher ist eine rontgenologische Kontrolle sowie Linksseitenposition des flachliegenden Patienten besonders wichtig. Entscheidend ist der Vergleich des Pentagastrintests vor und nach der Operation Durch eine erfolgreiche Magenresektion nach Billroth II werden BAO und MAO um 80–90% gesenkt Nach Billroth-I-Resektion betragt die Sekretionsreduktion nur 40–80%. Liegt eine Reduktion der stimulierten Sekretion von weniger als 40% (Billroth I) bzw 80% (Billroth II) vor, war die Resektion ungenügend. Besteht eine Basalsekretion von über 5 mval/h, ist neben einer ungenugenden Resektion auch an einen Gastrinmechanismus (Antrumrest am Duodenalstumpf, Gastrinom, G-Zell-Hyperfunktion bei proximalem Antrumrest) zu denken. Dann mussen entsprechende Gastrinuntersuchungen eingeleitet werden [2b].

2 Exokrines Pankreas

Zur Untersuchung der exokrinen Pankreasfunktion stehen 2 verschiedene Möglichkeiten zur Verfugung [20]
— Direkte Methoden, mit denen die Produkte der Pankreassekretion (Bicarbonat, Enzyme) unmittelbar erfaßt werden
— Indirekte Methoden, mit denen der Nachweis einer verminderten Verdauungsleistung (Maldigestion) auf eine verminderte Pankreassekretion schließen laßt.

Aus dieser Einteilung ergibt sich, daß die indirekten Methoden im Vergleich zu den direkten Verfahren eine geringere Sensitivitat und Spezifitat haben.

2.1 Indikation zur Prüfung der exokrinen Pankreasfunktion

Eine Indikation für eine Prüfung der exokrinen Pankreasfunktion besteht bei
- Verdacht auf chronische Pankreaserkrankung wegen
  - rezidivierender Oberbauchschmerzen,
  - Verschlußikterus,
  - tastbaren oder anderweitig nachgewiesenen Oberbauchtumoren,
  - Diarrhoe,
  - Stearrhoe,
  - rontgenologischen Nachweises von Pankreasverkalkungen,
  - neu entdecktem Diabetes mellitus
- chronischer Pankreatitis (Verlaufskontrolle)
- Zustand nach akuter Pankreatitis (retrospektive Klarung der Diagnose)

2.2 Direkte Funktionsprüfungen

2.2.1 Secretin-Pankreozymin-Test

Durch intravenose Injektion der physiologischen Stimulationshormone Secretin und Pankreozymin (Cholecystokinin) wird das exokrine Pankreas stimuliert und das Sekret uber eine Duodenalsonde gesammelt und analysiert.

Secretin steigert die Volumen- und Bicarbonatsekretion (hydrokinetische Funktion). Der unter Secretin beobachtete Enzymanstieg ist auf ein Ausspulen des Gangsystems zuruckzufuhren, wobei die Enzymkonzentration gegenüber dem Ruhesekret abfallt Da diese Enzymsekretion unvorhersehbar ist und lediglich den wechselnden Enzymgehalt des Gangsystems widerspiegelt, ist eine an-

schließende Stimulation der Enzymsekretion (ekbole Funktion) durch Pankreozymin erforderlich [4].

Nach 12stundiger Nahrungskarenz wird eine doppellaufige Lagerlof-Sonde (Fa Rusch, Waiblingen) unter Rontgenkontrolle in das Duodenum vorgeschoben Zur Vermeidung von Pankreassekretverlusten soll der Patient während der Untersuchung in Rechtsseitenlage ruhen Fließt aus dem Duodenalschlauch alkalischer, gallig gefarbter Duodenalsaft, aus dem Magenschlauch saurer Magensaft, wird zunachst für 15 min die Leersekretion gemessen. Anschließend werden im Abstand von 30 min zunachst Secretin (1 CU = clinical unit/kg KG), dann Pankreozymin (1 IU = ivy dog unit/kg KG) injiziert Der Duodenalsaft wird unter Eiskuhlung nach jeder Hormonapplikation uber 2mal 15 min gesammelt Die Sekretvolumina werden gemessen und die Bicarbonatkonzentration sowie die Enzymaktivitaten (Amylase, Trypsin, Lipase) bestimmt Zur Beurteilung des Testergebnisses dienen in erster Linie die Sekretvolumina, die maximale Bicarbonatkonzentration, die innerhalb von 30 min nach Secretininjektion sezernierte Bicarbonatmenge sowie die innerhalb von 30 min nach Pankreozymininjektion ausgeschiedenen Enzymmengen [4, 23].

Normalwerte (jeweils $x - 2$ SD):
- Volumen > 67 ml/30 min,
- HCO_3-Konzentration > 70 mmol/l,
- HCO_3-Menge $> 6,5$ mmol/30 min
Normalwerte von Enzymen entsprechend den in den einzelnen Laboratorien üblichen Bestimmungsmethoden.

Um eventuelle Volumenverluste nachtraglich rechnerisch zu korrigieren, kann wahrend der Sammelperiode eine definierte Menge ^{58}Co-markiertes Vitamin B_{12} oder Polyethylenglykol (PEG) durch einen weiteren Sondenlauf kontinuierlich ins Duodenum instilliert und mit dem Pankreassekret wieder aspiriert werden Nach eigenen Erfahrungen mit Polyethylenglykol als Markersubstanz liegen die Volumenverluste unter 5% und sind damit fur die klinische Routinediagnostik ohne Bedeutung [21].

Entsprechend dem Testergebnis laßt sich die Pankreasinsuffizienz in folgende Schweregrade einteilen·
— Leichte Pankreasinsuffizienz Volumen- und Bicarbonatsekretion normal, Enzymsekretion teilweise erniedrigt.
— Mittelschwere Pankreasinsuffizienz Volumen- und Bicarbonatsekretion normal, Sekretion aller Enzyme erniedrigt
— Schwere Pankreasinsuffizienz Alle Parameter sind erniedrigt

Der Secretin-Pankreozymin-Test ist zwar eine technisch und zeitlich aufwendige und damit kostspielige Untersuchung, andererseits aber die derzeit sicherste Möglichkeit, eine exokrine Pankreasinsuffizienz zu beweisen oder auszuschließen. Nach Billroth-II-Resektion gelingt seine Durchführung nur in Ausnahmefallen (retrograde Sondierung der zuführenden Schlinge). Nach einer bei uber 2000 Patienten durchgefuhrten Untersuchung ist mit 8% falsch-pathologischen und 6% falsch-normalen Testergebnissen zu rechnen. Es ist unwahrscheinlich, daß diese hohe Spezifität und Sensitivität wegen der hohen Variationsbreite der normalen Pankreasfunktion noch verbessert werden kann [32].

Wie mit allen, im folgenden beschriebenen Untersuchungsmethoden ist es auch mit dem Secretin-Pankreozymin-Test nicht möglich, die Ursache einer evtl. exokrinen Funktionseinschränkung zu ermitteln. Insbesondere kann nicht unterschieden werden, ob es sich um eine gut- oder um eine bösartige Erkrankung handelt.

2.2.2 Lundh-Test

Bei diesem von Lundh [27] 1961 eingefuhrten Test wird das exokrine Pankreas durch eine definierte Testmahlzeit stimuliert, d h. es wird nicht nur die Sekretionsleistung des Organs, sondern auch sein nervaler und humoraler Stimulationsmechanismus geprüft.

Nach Legen einer Duodenalsonde bekommt der Patient eine standardisierte Testmahlzeit (40 g Glucose, 18 g Pflanzenöl und 15 g Protein in Form von Trockenmilchpulver in 300 ml Wasser) zu trinken. Anschließend wird der Duodenalinhalt über 2 h in 4 30-min-Fraktionen aspiriert. Gemessen wird die Trypsinkonzentration im Aspirat. Die Normalwerte der Trypsinbestimmung richten sich nach den in den einzelnen Laboratorien verwendeten Bestimmungsmethoden.

Im Vergleich zum Secretin-Pankreozymin-Test bietet der Lundh-Test einige Vorteile:

— Er ist einfacher und weniger kostspielig, da eine intravenöse und hormonelle Stimulation nicht notwendig ist.
— Das Testergebnis beruht nicht auf einer nahezu maximalen, sondern auf einer physiologischen Stimulation des Pankreas.

Diesen Vorzügen stehen jedoch einige Nachteile gegenüber·

— Der Test ermöglicht weder eine Aussage über das Volumen noch über die Bicarbonatkonzentration
— Das Testergebnis ist abhängig von einer anatomisch intakten Magen-Darm-Passage und in-

takten Innervation des Pankreas und daher nach Vagotomie und Magenresektion nur mit Einschränkung verwertbar.
— Der Test ist abhängig von der endogenen Hormonfreisetzung, die bei entzündlichen Darmerkrankungen beeinträchtigt sein kann [12].

2.3 Indirekte Methoden

2.3.1 NBT-PABA-Test

Bei diesem sog. oralen oder sondenlosen Pankreasfunktionstest erhalt der Patient zusammen mit einer Testmahlzeit zur Stimulation der Pankreasfunktion ein synthetisches Tripeptid (N-Benzoyl-L-Tyrosyl-Paraaminobenzoesäure = NBT-PABA), eine Substanz, die ungehindert den Magen passiert und im Duodenum durch das pankreasspezifische Chymotrypsin gespalten wird. Ein Teil dieser Substanz (Paraaminobenzoesäure = PABA) wird resorbiert, in der Leber verstoffwechselt und durch die Nieren ausgeschieden. Die Ausscheidungsmenge dient dann als Maß für die exokrine Pankreasfunktion.

Der NBT-PABA-Test ist seit kurzem im Handel erhältlich und standardisiert. Er wird bislang bei uns in folgender Form durchgeführt:

Nach Abgabe des Morgenurins erhalt der Patient um 6 Uhr 1 g NBT-PABA zusammen mit einer Testmahlzeit. Zur Forcierung der Diurese bekommt er um 8, 9, 10 und 11 Uhr Tee oder Mineralwasser zu trinken. Die Sammelperiode dauert 6 h Eine Verlängerung auf 9 h hat in einer eigenen Untersuchung zu keiner besseren Aussagefähigkeit des Tests geführt [22].

Der NBT-PABA-Test ist für Patienten und Untersucher wenig belastend und technisch in jedem Routinelabor durchführbar Er ist jedoch abhängig von der Kooperation des Patienten (genaues Urinsammeln) und kann durch eine Reihe von Medikamenten sowie Früchten (z.B. Pflaumen und Preiselbeeren) gestört werden. Der Test kann falsch-positiv ausfallen bei einer Resorptions- oder Leberstoffwechselstörung bzw. bei Niereninsuffizienz. Die Pankreasspezifität kann jedoch verbessert werden, wenn der Test zur Untersuchung der individuellen Resorption, Konjugation und Exkretion nur mit der abgespaltenen Substanz (reine Paraaminobenzoesäure) wiederholt wird.

In einer großen Studie bei Patienten mit nichtpankreatogenen Erkrankungen betrug die Spezifität des NBT-PABA-Tests 92,9% [18].

Übereinstimmend haben mehrere Untersuchungen gezeigt, daß der NBT-PABA-Test bei der Diagnostik einer schweren exokrinen Pankreasinsuffizienz eine hohe Treffsicherheit besitzt, während bei leichter oder mäßiger Funktionseinschränkung falsch-normale Testergebnisse registriert werden können [18, 22, 23, 34].

Da bei alten, schwerkranken und ambulanten Patienten das korrekte Urinsammeln schwierig sein kann und eine Verkürzung des Tests wünschenswert ist, hat man in letzter Zeit versucht, durch PABA-Bestimmungen im Serum eine Aussage über die exokrine Pankreasfunktion zu erhalten. Die bisherigen Untersuchungen [3, 5, 19, 24] zeigen, daß der Serumtest die gleiche Aussagefähigkeit hat wie der Urintest. Weitere Untersuchungen müssen jedoch abgewartet werden, bevor eine endgültige Aussage über die Wertigkeit des Serum-NBT-PABA-Tests gemacht werden kann.

2.3.2 Pancreolauryltest

Das Prinzip des Pancreolauryltests ähnelt dem des NBT-PABA-Tests. Der Patient erhält einen Fluorescein-Dilaurinsäureester zusammen mit einer Testmahlzeit Der Ester wird durch die pankreasspezifische Cholesterinesterase in Fluorescein und Laurinsäure gespalten. Auch hier dient die ausgeschiedene Menge von Fluorescein als Maß für die exokrine Pankreasfunktion. Abweichend vom NBT-PABA-Test wird dieser Test 2 Tage nach dem ersten Untersuchungstag wiederholt, um eine individuelle Resorptions- oder Leberstoffwechselstörung bzw. eine Niereninsuffizienz auszuschließen. Aus der Ausscheidung am Test- (T) und Kontrolltag (K) wird der T/K-Quotient ermittelt [13].

Der Test ist standardisiert und im Handel erhältlich. Er wird in folgender Weise durchgeführt:

Testtag. Der Patient erhält um 6.30 Uhr 0,5 l dünnen schwarzen Tee ohne Zucker und Sahne und um 7 Uhr ein genormtes Frühstück, das die Pankreassekretion anregt. Dieses Frühstück besteht aus 1 Brötchen, 20 g Butter und 1 Tasse Tee. Die intakten Testkapseln (2mal 0,5 mmol Fluoresceindilaurat) werden etwa in der Mitte des Frühstücks mit zerkautem Brötchen eingenommen. Um die Diurese anzuregen, erhält der Patient um 10 Uhr 1 l Tee, der innerhalb von 2 h zu trinken ist. Der Urin wird von 7 Uhr bis zum Testende um 17 Uhr gesammelt und muß mindestens 600 ml betragen.

Kontrolltag. Der Ablauf des 2. Tags entspricht genau dem des 1. Tags, nur werden statt der Testkapseln Kontrollkapseln gegeben, die unverestertes Fluorescein (0,5 mmol Fluoresceinnatrium) enthalten. Die Resorption erfolgt ohne Mitwirken von Cholesterinesterase. Die Farbstoffausscheidung wird photometrisch ermittelt. Nach Angaben des Herstellers zeigt ein T/K-Quotient über 30 eine

normale, einer unter 20 eine pathologische Pankreasfunktion an. Bei Quotienten zwischen 20 und 30 wird der Test wiederholt und als pathologisch angesehen, wenn der Quotient auch bei Kontrolle unter 30 liegt.

Alle bisherigen Untersuchungen zeigen, daß der Pancreolauryltest ebenso wie der NBT-PABA-Test mit hoher Treffsicherheit eine schwere exokrine Pankreasinsuffizienz anzeigen kann, während bei leichter oder mäßiger Insuffizienz falsch-normale Testergebnisse registriert werden können [23, 29, 34].

In einer vergleichenden Untersuchung bei Patienten mit pankreatogener Stearrhoe lag die Sensitivität für den Pancreolauryltest, den NBT-PABA-Test und die Chymotrypsinbestimmung im Stuhl zwischen 92 und 100%. Bei Patienten mit leichter bzw. mäßiger exokriner Pankreasinsuffizienz waren die beiden sondenlosen Tests der Stuhlenzymbestimmung deutlich überlegen [23].

Die Spezifität des Pancreolauryltests ist noch nicht abschließend geklärt. Falsch-pathologische Testergebnisse wurden berichtet bei Patienten mit Gallenabflußstörungen (mangelhafte Hydrolyse des Esters?) und nach Billroth-II-Resektion (postcibale Asynchronie?), aber auch bei Patienten mit entzündlichen Dünndarmerkrankungen [11, 16, 28, 29].

Wie der NBT-PABA-Test ist auch der Pancreolauryltest für den Patienten und den Untersucher wenig belastend und technisch in jedem Routinelabor durchführbar Er ist ebenfalls von der Kooperation des Patienten abhängig. Der Test interferiert mit Vitamin-B_2-und Salazosulfapyridinpräparaten, die ebenso wie Pankreasenzyme 5 Tage vorher abgesetzt werden müssen.

Auch beim Pancreolauryltest ist versucht worden, die Wertigkeit von Serumbestimmungen, in diesem Falle von Fluorescein, zu überprüfen. Die bisherigen Untersuchungsergebnisse zeigen, daß der Serum- dem Urin-Pancreolauryl-Test und dem Serum-NBT-PABA-Test gleichwertig ist [24].

2.3.3 Stuhlenzymbestimmungen (Chymotrypsin und Trypsin)

Die im Stuhl nachweisbare Enzymaktivität beträgt etwa 5‰ der vom Pankreas sezernierten Enzymmenge [1]. Trotz dieser geringen Restaktivität lassen sich Rückschlüsse auf die Pankreassekretion ziehen.

Durch die technische Entwicklung synthetischer niedermolekularer Substrate ist eine spezifische Bestimmung von Trypsin und Chymotrypsin möglich. Mit Hilfe dieser Substrate gelingt es, die

Ausscheidung aktiver Pankreasenzyme im Stuhl nachzuweisen Die Bestimmung von Chymotrypsin erfolgt in der Regel an 2 willkurlich entnommenen Stuhlproben mit einer titrimetrischen Methode (Substrat ATEE = N-Acetyl-Tyrosin-Ethylester). Die Restaktivitat des Enzyms im Stuhl ist im Gegensatz zu der sonstigen Aktivitat des Enzyms auch bei Raumtemperatur sehr stabil, so daß ein Postversand der Proben moglich ist. Es ist erforderlich, Pankreasenzyme 3 Tage vor der Abgabe der Stuhlprobe abzusetzen, da sie in die Bestimmung eingehen.

Die Trypsinbestimmung im Stuhl wird aufgrund schlechter Übereinstimmung mit dem Krankheitsbild nicht mehr durchgeführt Einheitlich haben mehrere Studien gezeigt, daß die Sensitivitat der Chymotrypsinbestimmung im Stuhl, insbesondere bei Patienten mit schwerer exokriner Pankreasinsuffizienz, hoch ist [1, 8, 22, 23, 34].

Falsch-pathologische Messungen der Chymotrypsinaktivitat sind bei nichtpankreatogenen Diarrhoen durch die Erhohung des Stuhlvolumens mit dadurch bedingter Verminderung der Enzymaktivitat moglich (Tabelle 7 3) [4] In diesen Fallen ist die Bestimmung des Enzyms im 24 h-Stuhl erforderlich. Falsch-pathologische Meßwerte sind auch bei Eiweißmangelzustanden sowie bei fehlender endogener Stimulation des Pankreas moglich: Coliakie, Kachexie infolge chronisch-entzündlicher Erkrankungen oder Tumoren, Anorexie, Zustand nach Billroth-II-Resektion des Magens (Fortfall des Duodenums und damit Ausfall des Secretin-Pankreozymin-Mechanismus, postcibale Asynchronie) und Verschlußikterus (fehlende Stimulation des Pankreas durch Gallensauren) [1].

Trotz der gunstigen Ergebnisse ist dieser indirekte Pankreasfunktionstest nicht weit verbreitet, da die aufwendige titrimetrische Laboruntersuchung nicht überall durchgeführt werden kann und der Test wegen der Geruchsbelastigung unbeliebt ist Deswegen sind 2 neue Verfahren zur Chymotrypsinbestimmung von Interesse. Beide Meßmethoden erfordern lediglich ein Photometer und sind rascher und weniger geruchsbelastigend durchzuführen als die titrimetrische Bestimmung. Bei dem einen Verfahren wird statt des Acetyltyrosins der in aquimolarer Konzentration bei der Hydrolyse des Esters freigesetzte Alkohol im Trichloressigsaureüberstand bestimmt [33] Bei der 2. Methode wird bei der Aufbereitung der Stuhlprobe mit Hilfe von Detergentia und Salzen das partikelgebundene Chymotrypsin in Losung gebracht und ebenfalls im Überstand gemessen [15].

Vergleichende Untersuchungen haben gezeigt, daß sowohl das erstgenannte [10] als auch das zweite photometrische Verfahren [10, 30] der titrimetrischen Methode hinsichtlich der Sensitivitat und Spezifitat vergleichbar sind Somit bieten beide neuen photometrischen Methoden eine praktikable Alternative zur bisherigen titrimetrischen Untersuchung und können zur weiteren Verbreitung dieses indirekten, ausreichend sensitiven und spezifischen und v.a. nichtinvasiven Pankreasfunktionstests beitragen.

2.3.4 Enzymmessung im Serum (Pankreasisoamylase und immunreaktives Trypsin)

Seit langem ist bekannt, daß säulenchromatographisch bzw. elektrophoretisch eine Auftrennung der Gesamtamylase in eine Speichel- und eine Pankreasisoamylase moglich ist Diese Verfahren sind aber fur praktische Belange zu aufwendig und nicht rasch durchfuhrbar Vor kurzem konnte jedoch ein Amylaseinhibitor isoliert werden, der spezifisch die Speichelisoamylase hemmt [31]. Somit ist es durch ein einfaches photometrisches Verfahren moglich, die Gesamtamylase mit und ohne diesen Inhibitor zu messen und damit den Anteil der Pankreasisoamylase zu bestimmen. Die Bestimmung des Serumtrypsins ist mit einem Radioimmunassay, der wesentlich aufwendiger ist, moglich.

Diese radioimmunologische Bestimmung scheint nur einen begrenzten Wert fur die Diagnostik einer exokrinen Pankreasinsuffizienz zu haben In verschiedenen Untersuchungen lag die Sensitivitat zwischen 33 und 65% [17]. In einer vergleichenden Untersuchung fanden wir eine Spezifitat von 98% und eine Sensitivitat von 44% für die Pankreasisoamylasemessung; im Vergleich dazu lag die Spezifitat der radioimmunologischen Bestimmung des Trypsin bei 96% und die Sensitivitat bei 38% [25]. Wenn man Patienten mit exokriner

Tabelle 7.3. Ursachen falsch-normaler und falsch-pathologischer Messungen bei der Chymotrypsinbestimmung im Stuhl

Chymotrypsinbestimmung im Stuhl	
Falsch-normal	Falsch-pathologisch
Leichte bis maßige exokrine Pankreasinsuffizienz	Diarrhoe
Enzymsubstitution	Eiweißmangelzustand und/oder fehlende endogene Stimulation
	Coliakie
	Kachexie infolge chronisch-entzundlicher Erkrankungen oder Tumoren
	Anorexia nervosa
	Zustand nach Billroth-II-Resektion des Magens
	Verschlußikterus

Pankreasinsuffizienz, bei denen die Serumenzyme ohnehin wahrend oder kurz nach einem akuten Schub erhoht waren oder bei denen eine Pankreaspseudocyste vorlag, nicht berucksichtigte, lag die Sensitivitat bei 68% (Pankreasisoamylase) und 59% (Trypsin) Somit besteht bei erniedrigten Serumenzymen der Verdacht auf eine exokrine Pankreasinsuffizienz Bei normalen Werten kann eine Funktionsschadigung des Pankreas nicht ausgeschlossen werden [25]

2.3.5 Quantitative Stuhlfettbestimmung

Die chemische Messung der Stuhlfettausscheidung nach van de Kamer et al [14] erfolgt titrimetrisch aus mindestens uber 3 Tage unter konstanter Fettzufuhr (etwa 80–100 g) gesammeltem Stuhl Dies ist eine verlaßliche, auch leichte Stearrhoen erfassende Methode, die jedoch technisch aufwendig ist Sie wird, nicht zuletzt wegen der unangenehmen Stuhlaufbereitung, selten benutzt. Eine Stearrhoe liegt vor, wenn die tagliche Stuhlfettausscheidung 7 g uberschreitet, und kann durch eine Maldigestion oder -absorption entstehen. Bei einer exokrinen Pankreasinsuffizienz kommt es in der Regel erst beim Absinken der stimulierten Enzymsekretion unter 10% der Norm zu einer erhohten Stuhlfettausscheidung [7, 26]

Die fehlende Spezifitat schrankt die Brauchbarkeit des Tests als Pankreasfunktionsprufung ein. Durch die Besserung einer Stearrhoe unter Pankreasenzympraparaten kann jedoch auf eine Pankreasinsuffizienz geschlossen werden. Die Messung der Stuhlfettausscheidung ist zur Prüfung der Restfunktion des Pankreas sowie zur Indikation und Erfolgskontrolle einer Enzymsubstitution von Bedeutung.

2.4 Sonstige Untersuchungsmethoden

2.4.1 Provokations- und Evokationstests

Diese Untersuchungen werden haufig zu den Pankreasfunktionstests gezahlt, sind aber keine Funktionsprufungen im eigentlichen Sinne und helfen nicht bei der Diagnostik einer chronischen Pankreasinsuffizienz (Kap 41.7).

2.4.2 Mikroskopische Stuhluntersuchungen

Der mikroskopische Nachweis von Fett, Muskelfasern und Starkekornern ist diagnostisch wegen der fehlenden Spezifitat und der Unsicherheit der Methode nicht als Suchtest fur eine Pankreasinsuffizienz brauchbar

2.4.3 Glucosetoleranztest

Die endokrine Funktionsprufung sollte auch bei der Untersuchung des exokrinen Pankreas durchgeführt werden, da das Langerhans-Organ bei chronischer Pankreatitis haufig mitgeschadigt ist [9]. Im eigenen Krankengut hatte je 1/3 der Patienten mit chronischer Pankreatitis eine pathologische Glucosetoleranz oder einen manifesten Diabetes mellitus Umgekehrt laßt sich durch die alleinige Untersuchung der endokrinen Pankreasfunktion keine Aussage über das exokrine Pankreas machen [26]

2.5 Praktisches Vorgehen zur Abklärung einer exokrinen Pankreasfunktionsstörung in Klinik und Praxis

Hinsichtlich der praktischen Anwendung von Pankreasfunktionstests wird man das Laborpersonal und die technischen Einrichtungen, die den Untersuchern zur Verfugung stehen, berucksichtigen mussen. Ein gastroenterologisches Zentrum sollte bei gegebener Indikation für eine Pankreasfunktionsprufung (Abschn. 2.1) den Secretin-Pankreozymin-Test wegen seiner hohen Sensitivitat und Spezifitat durchfuhren, um eine exokrine Pankreasinsuffizienz auszuschließen oder zu beweisen Im letzteren Falle kann eine quantitative Stuhlfettanalyse angeschlossen werden, um eine evtl vorhandene substitutionsbedurftige Stearrhoe festzustellen

Diese technisch und zeitlich aufwendigen Untersuchungen sind in kleineren Krankenhausern oder in einer Praxis selten moglich Hier ist in den letzten Jahren bei der Diagnostik von Pankreaserkrankungen weniger der Beweis als vielmehr der Ausschluß einer exokrinen Pankreasinsuffizienz das diagnostische Problem gewesen Hierzu sind von den genannten Untersuchungen der Pancreolauryltest, der NBT-PABA-Test und die Chymotrypsinbestimmung im Stuhl zu empfehlen. Alle 3 Verfahren haben offenbar bei der schweren exokrinen Pankreasinsuffizienz eine gleich gute Sensitivitat, bei Patienten mit leichter bis maßiger Pankreasinsuffizienz scheinen nach unseren Untersuchungen die sondenlosen Tests der Stuhlenzymbestimmung uberlegen zu sein [23]

Fallen diese Untersuchungen normal aus, ist nach bisherigen Erfahrungen eine schwere oder maßig schwere exokrine Pankreasinsuffizienz ausgeschlossen Bei normalem Testergebnis und anhaltender, mit einer Pankreaserkrankung zu vereinbarenden Symptomatik sind weitergehende Untersuchungen erforderlich (direkter Pankreasfunktionstest, morphologische Untersuchungen). Ein pathologisches Ergebnis bei den indirekten

Untersuchungsverfahren beweist in der Regel eine exokrine Pankreasinsuffizienz Falsch-pathologische Resultate sind allerdings unter bestimmten Bedingungen (s o) moglich.

Die photometrischen Verfahren zur Stuhlchymotrypsinbestimmung und, falls sie sich bewahren, der Serum-NBT-PABA- und der Serum-Pancreolauryl-Test konnten die Pankreasfunktionsdiagnostik in kleineren Krankenhausern oder in der Praxis wesentlich erleichtern.

Literatur

1 Ammann R (1976) Fortschritte in der Pankreasfunktionsdiagnostik Springer, Berlin Heidelberg New York

2 Ammann R (1968) Die Differentialdiagnose zwischen akut-reversibler und chronisch-progressiver Pankreatitis Schweiz Med Wochenschr 98 744–755

2a Arnold R, Creutzfeldt W (1977) Pathogenese des Rezidivulkus im operierten Magen Dtsch Med Wochenschr 102 1730–1731

2b Arnold R, Creutzfeldt W (1977) Praoperative Untersuchungen bei Rezidivulkus im operierten Magen Dtsch Med Wochenschr 46 1684–1688

3 Bornschein W (1981) Der PABA-Peptid-Serum Test Dtsch Med Wochenschr 106 1676–1677

4 Creutzfeldt W (1964) Funktionsdiagnostik bei Erkrankungen des exokrinen Pankreas Verh Dtsch Ges Inn Med 70 781–801

5 Delchier JC, Soule JC (1983) BT-PABA test with plasma PABA measurements evaluation of sensitivity and specificity Gut 24 318–325

6 DiMagno EP, Go VLW, Summerskill WHJ (1972) Impaired cholecystokinin-pancreozymin secretion, intraluminal dilution, and maldigestion of fat in sprue Gastroenterology 63 25–32

7 DiMagno EP, Go VLW, Summerskill WHJ (1973) Relation between pancreatic enzyme outputs and malabsorption in severe pancreatic insufficiency N Engl J Med 288 813–815

8 Durr HK, Otte M, Forell MM, Bode JC (1978) Fecal chymotrypsin A study on its diagnostic value by comparison with the secretin-cholecystokinin-test Digestion 17 404–409

9 Ebert R, Creutzfeldt W, Brown JC, Frerichs H, Arnold R (1976) Response of gastric inhibitory polypeptide (GIP) to test meal in chronic pancreatitis – relationship to endocrine and exocrine insufficiency Diabetologia 12 609–612

10 Erhardt-Schmelzer S, Otto J, Schlaeger R, Lankisch PG (1984) Faecal chymotrypsin for investigation of exocrine pancreatic function A comparison of two newly developed tests with the titrimetric method Z Gastroenterol 22 647–651

11 Freise J, Ranft U, Fricke K, Schmidt FW (1984) Chronische Pankreatitis Sensitivitat, Spezifitat und pradiktiver Wert des Pankreolauryltests Z Gastroenterol 22 705–712

12 James O (1973) The Lundh test Gut 14 582–591

13 Kaffarnik H, Klimkeit P, Zofel P, Otte U, Meyer-Bertenrath JG (1977) Zur klinischen Wertigkeit des oralen Pankreasfunktionstests mit Fluoreszein-Dilaurat MMW 119 1467–1470

14 Kamer JH van de, Bokkel Huinink H ten, Weijers HA (1949) Rapid method for the determination of fat in feces J Biol Chem 117 347–355

15 Kaspar P, Moller G, Wahlefeld AW, Staehler F (1982) A new photometric method for determination of chymotrypsin in stool Fresenius Z Anal Chem 311 391, 392

16 Kay G, Hine P, Braganza J (1982) The pancreolauryl test A method of assessing the combined functional efficacy of pancreatic esterase and bile salts in vivo? Digestion 24 241–245

17 Koop H, Lankisch PG, Arnold R (1980) Bedeutung des Trypsin-Radioimmunoassay Dtsch Med Wochenschr 105 846–847

18 Lang C, Gyr K, Borer P, Kayasseh L, Stalder GA (1980) Die Prufung der exokrinen Pankreasfunktion mit oral verabreichter N-Benzoyl-L-Tyrosyl-Paraaminobenzoesaure (NBT-PABA-Test) Standortbestimmung nach 5 Jahren Erfahrung in der Klinik Schweiz Med Wochenschr 110 522–528

19 Lang C, Gyr K, Tonko I, Conen D, Stalder GA (1984) The value of serum PABA as a pancreatic function test Gut 25 508–512

20 Lankisch PG (1982) Progress report Exocrine pancreatic function tests Gut 23 777–798

21 Lankisch PG, Creutzfeldt W (1981) Effect of synthetic and natural secretin on the function of the exocrine pancreas in man Digestion 22 61–65

22 Lankisch PG, Ehrhardt-Schmelzer S, Koop H, Caspary WF (1980) Der NBT-PABA-Test in der Diagnostik der exokrinen Pankreasinsuffizienz Dtsch Med Wochenschr 105 1418–1423

23 Lankisch PG, Schreiber A, Otto J (1983) Pancreolauryl test Evaluation of a tubeless pancreatic function test in comparison with other indirect and direct tests for exocrine pancreatic function Dig Dis Sci 28 490–493

24 Lankisch PG, Brauneis J, Otto J, Goke B (1986) Pancreolauryl and NBT-PABA test Are serum tests more practicable alternatives to urine tests in the diagnosis of exocrine pancreatic insufficiency? Gastroenterology 90 350–354

25 Lankisch PG, Koop H, Otto J (1986) Estimation of serum pancreatic isoamylase Its role in the diagnosis of exocrine pancreatic insufficiency Am J Gastroenterol 81 365–368

26 Lankisch PG, Lembcke B, Wemken G, Creutzfeldt W (1985) Functional reserve capacity of the exocrine pancreas Digestion 35 175–181

27 Lundh G (1962) Pancreatic exocrine function in neoplastic and inflammatory disease, a simple and reliable new test Gastroenterology 42 275–280

28 Malfertheiner P, Peter M, Junge U, Ditschuneit H (1983) Der orale Pankreasfunktionstest mit FDL in der Diagnose der chronischen Pankreatitis Klin Wochenschr 61 193–198

29 Malfertheiner P, Junge U, Ditschuneit H (1984) Pancreatic digestive function after subtotal gastrectomy – Evaluation by an indirect method Hepatogastroenterol 31 172–175

30 Munch R, Buhler H, Ammann R (1983) Chymotrypsinaktivitat im Stuhl Vergleich eines neuen photometrischen Verfahrens mit der titrimetrischen Standardmethode Schweiz Med Wochenschr 113 1794–1797

31 O'Donnell MD, FitzGerald O, McGeeney KF (1977) Differential serum amylase determination by use of an inhibitor and design of a routine procedure Clin Chem 23 560–566

32 Otte M (1979) Pankreasfunktionsdiagnostik Internist Berlin 20 331–340

32a Ottenjann R (1973) Sekretionsanalysen des Magens In Demling L (Hrsg) Klinische Gastroenterologie Thieme Stuttgart, S 173–177

33 Schlaeger R, Rohr A (1982) Faecal chymotrypsin – A new photometric method using N-acetyl-L-tyrosine ethyl ester as substrate J Clin Chem Clin Biochem 20 147–150

34 Stock K-P, Schenk J, Schmack B, Domschke W (1981) Funktions-„Screening" des exokrinen Pankreas FDL-, N-BT-PABA-Test, Stuhl-Chymotrypsinbestimmung im Vergleich mit dem Sekretin-Pankreozymin-Test Dtsch Med Wochenschr 106 983–987

8 Motilitätstests

8.1 Allgemeine Prinzipien

P Enck und M. Wienbeck

1 Gastrointestinale Motilität

Die gastrointestinale Motilität dient der Regulation und Integration aller gastrointestinalen Funktionen. Grundsätzlich lassen sich verschiedene Bewegungen im Magen-Darm-Trakt unterscheiden: Propulsion und (selten) Retropulsion, die der Fortbewegung dienen, sowie die Segmentation, die für die Durchmischung und Resorption des Darminhalts notwendig ist. Bedeutsam für Bewegung des Darminhalts sind ebenfalls die stationären Hochdruckzonen (Sphincteren), die Ruckfluß verhindern und eine kontrollierte Entleerung ermöglichen. Die Abb. 8.1 veranschaulicht diese unterschiedlichen Funktionen.

Die Messung der gastrointestinalen Motilität hat in den letzten Jahren an Bedeutung gewonnen, und zwar sowohl für klinisch-diagnostische Fragestellungen als auch unter wissenschaftlichen Gesichtspunkten. Motilitätstests sind inzwischen für alle Darmabschnitte entwickelt und geprüft worden (Tabelle 8 1).

2 Grundlagen der Motilitätsmessungen

Grundsätzlich muß zwischen Beobachtungsverfahren und Meßverfahren unterschieden werden. Der größte Nachteil der Beobachtungsverfahren ist die unzureichende Quantifizierung der Motilität. Andererseits sind die Beobachtungsverfahren anschaulich und leichter verstandlich. Überdies sind durch Szintigraphie und Sonographie die Grenzen zwischen Beobachtungs- und Meßverfahren fließend geworden.

2.1 Beobachtungsverfahren

Zu den Beobachtungsverfahren zählen die Röntgenuntersuchung und die Endoskopie, bei denen unter Sichtkontrolle die Motorik des Verdauungstrakts beurteilt werden kann.

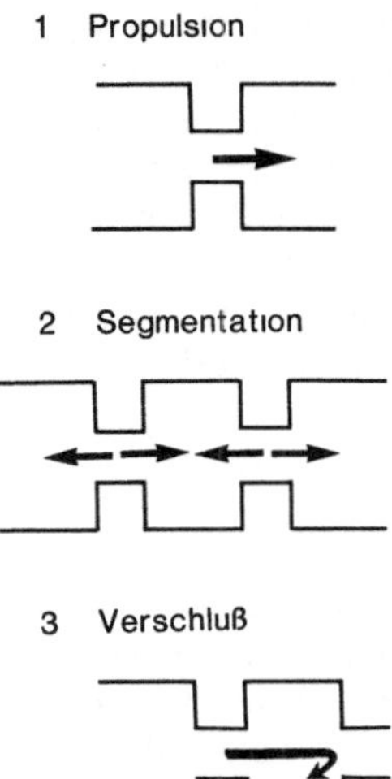

Abb. 8.1. Schematische Darstellung der Motorfunktion im Gastrointestinaltrakt

Tabelle 8.1. Motilitatstests und ihre klinischen Indikationen

Test	Darmabschnitt	Indikation
Perfusions- manometrie	Oesophagus	Achalasie Oesophagusspasmen Dysphagie Systemerkrankungen
	Anorectum	Inkontinenz Morbus Hirsch- sprung Megacolon Dyschezie Systemerkrankungen
Szintigraphie	Magen	Postoperativ Dumpingsyndrom Systemerkrankungen
pH-Metrie	Oesophagus	Postoperativ Refluxkrankheit
Transit- messungen	Dunndarm	Postoperativ Systemerkrankungen
	Dickdarm	Obstipation Diarrhoe
Aspirations- methoden	Magen/Dunndarm	Postoperativ Refluxkrankheiten
Retentions- test	Anorectum	Inkontinenz

2.1.1 Röntgen

Rontgenologische Untersuchungen gastrointestinaler Motilitat haben den Nachteil, daß die Strahlenbelastung fur den Patienten bei langerer Untersuchungsdauer erheblich wird, kurze Untersuchungen hingegen wenig Aufschluß uber die Motilitat geben Prinzipiell laßt sich mit Kontrastmitteln die Speiseröhren- und Magenentleerung sowie der Transport durch den Darm beobachten und dessen Geschwindigkeit sowie eventueller Rückfluß bestimmen. Kontrastmittel sind jedoch nicht als physiologische Marker anzusehen Sie können die Motilität beeinflussen und dadurch Untersuchungsergebnisse verfälschen Mit Ausnahme der Röntgenkinematographie zur Untersuchung von Störungen des Schluckakts im pharyngooesophagealen Übergang [3] spielen Rontgentechniken heute nur noch eine Rolle als orientierende klinische Untersuchungsmethode

2.1.2 Endoskopie

Der Eigeneffekt auf die Bewegungsvorgange ist wahrscheinlich noch ausgepragter bei der Endoskopie Die Vorbereitung des Darms, z B. bei der Coloskopie, die Pramedikation, das Endoskop selbst und die Luftinsufflation wahrend der Untersuchung stellen unberechenbare Variablen dar, so daß sich die gastrointestinale Motilitat endoskopisch kaum beschreiben laßt Hauptaufgabe der Endoskopie ist der Ausschluß morphologischer Veranderungen als Ursache von Motilitatsstörungen.

2.2 Meßverfahren

Bei den Meßverfahren gastrointestinaler Motilitat lassen sich direkte von indirekten Meßverfahren unterscheiden. Zu den direkten Meßverfahren zahlt die intraluminale Manometrie Indirekt lassen sich Aussagen über die Motorik im Magen-Darm-Trakt durch die Myographie und durch Markermethoden treffen. Der Vorteil der Quantifizierbarkeit bei den Meßverfahren ist jedoch vielfach mit einem Nachteil dieser Methoden verbunden. Die meisten Meßverfahren sind invasiv, d.h. fur den Patienten belastend und fur das Meßergebnis u.U nicht ohne Eigeneinfluß Nichtinvasive Meßmethoden sind die Szintigraphie und die Sonographie.

2.2.1 Manometrie

Druckverhältnisse und Druckanderungen lassen sich uber flussigkeitsperfundierte Sonden, über direkte Druckaufnehmer und über Ballonsonden aufzeichnen. Bei perfundierten Kathetern und beim Ballon werden Druckanderungen uber extracorporale Drucktransducer umgewandelt und aufgezeichnet. Ballonsysteme haben mehrere Nachteile Sie registrieren nicht nur die intraluminalen Drücke, sondern in Abhangigkeit vom Ballondurchmesser zugleich auch die Wandspannung Die aufgenommenen Drucke werden durch die elastischen Eigenschaften des Ballons gedampft Abhangig vom Ballondurchmesser werden durch den Ballon Kontraktionen des umschließenden Organs ausgelöst. Ballonsysteme sind daher heute weitgehend überholt.

Perfundierte Katheter mit seitständigen Öffnungen registrieren Druckanderungen punktuell sowohl bei lumenverschließenden Kontraktionen als auch bei Druckänderungen in geschlossenen Druckkammern, z B zwischen 2 Haustren oder innerhalb von Sphincteren. Wichtig sind auch hier die Druckübertragungseigenschaften Diese sollten gewahrleisten, daß die schnellste in einem Organabschnitt vorhandene Druckanderung noch wahrheitsgetreu aufgezeichnet wird. Das bedeutet, daß das Kathetersystem im oberen Oesophagus sehr rasch reagieren muß, im unteren Oesophagus und im Darm hingegen etwas träger sein kann. Voraussetzung fur eine gute Druckübertragung sind Kathetermaterial geringer Elastizität, moglichst kurze Katheter, möglichst hohe Perfusionsraten ohne Erzeugung eines Vordrucks und Verwendung einer pneumohydraulischen Hochdruckperfusionspumpe [1], die eine systembedingte Dampfung des Signals weitgehend vermeidet.

Direkte Druckmesser transformieren Druck in elektrische Signale innerhalb des Verdauungstrakts Die Signale werden dann über Kabelverbindungen nach außen geleitet. Sie umgehen daher Artefakte, die bei Kathetersystemen auf dem Übertragungsweg auftreten konnen Druckaufnehmer dieser Art sind jedoch teuer, wenig flexibel und störanfallig [9], so daß sie sich in Klinik und Forschung noch nicht durchgesetzt haben.

2.2.2 Markermethoden

Messungen der Entleerungsgeschwindigkeit einzelner Abschnitte des Gastrointestinaltrakts sowie der Transportgeschwindigkeit des Inhalts zwischen 2 oder mehr Abschnitten lassen indirekt Aussagen über die Motorik zu Als nichtinvasive Technik hat sich besonders im oberen Teil des Verdauungstrakts die Szintigraphie bewährt. Sie erlaubt die Bestimmung von Vorwartsbewegungen, Rückwartstransport und Entleerungskinetiken von physiologischen Testmahlzeiten, d h die Untersuchung sowohl von flüssiger als auch von fester Nahrung. Diese Unterscheidung hat sich besonders im Magen als wichtig erwiesen.

Für die Messung der Passagezeit werden heute v a nichtinvasive Markermethoden verwendet, z.B für die orococale Passage der H_2-Exhalationstest nach oraler Gabe von Lactulose. Für die Bestimmung der oroanalen Passagezeit werden röntgendichte Marker oder nichtresorbierbare Farbstoffe verwendet. Auch sie erlauben die Unterscheidung zwischen der Transportzeit von fester und flüssiger Nahrung, wenn sie entsprechenden Testmahlzeiten beigegeben werden.

2.2.3 „Funktionsprüfungen"

Zu den Funktionsprüfungen im Bereich gastrointestinaler Motorik gehören Tests, die die Funktion eines Teilsystems, z.B die Verschlußfunktion des unteren Oesophagussphincters beim Schluckakt [2] oder die Rückhaltekapazitat des Analsphincters [7] überprüfen Diese Tests gewinnen zunehmend an Bedeutung, da sie klinisch wichtige Informationen geben, die über die Motilitatsregistrierung hinausgehen.

2.2.4 Sonographie

Insbesondere im Bereich der Gallenwege hat sich die Sonographie als nichtinvasive und nichtstrahlenbelastende Technik zur Motilitatsmessung bewahrt [6]. Dabei werden wie bei den röntgenologischen Techniken durch mehrfache Aufnahmen des Zielorgans dessen Fläche bzw. Volumen sowie Volumenänderungen als Anzeichen von Kontraktionen und Entleerungszeiten bestimmt.

2.2.5 Elektromyographie

Die Elektromyographie basiert auf der Tatsache, daß auch die Muskulatur des Verdauungstrakts elektrische Signale abgibt, die zumindest z.T mit motorischen Ereignisssen korreliert sind. Dazu gehören langsame elektrische Wellen (Synonyme Schrittmacherpotentiale, elektrische Kontrollakti-

vitat, Slow waves) und Aktionspotentiale (Synonyme. Spikes, elektrische Antwortaktivitat) sowie oscillatorische Potentiale im Colon. Die Registrierung dieser elektrischen Ereignisse über Ring- oder Nadelelektroden läßt Aussagen uber Bewegungsvorgänge zu. Jedoch ist die Technik der Elektromyographie aufwendig, störanfallig und für klinische Belange noch nicht hinreichend erprobt [8] Wahrscheinlich verbessert eine EDV-gestützte Analyse die Aussagefähigkeit der Elektromyographie [4].

Neben invasiven Sondenverfahren hat auch ein indirektes Verfahren der Elektromyographie mittels Oberflachenableitung elektrischer Potentiale vom Magen (Elektrogastrogramm, EGG) Anwendung gefunden [5]. Wegen der Schwierigkeit, den Ursprung der Signale eindeutig zu bestimmen, kann dieses Verfahren jedoch bisher nicht außerhalb des Magens angewendet werden.

Literatur

1 Berges W, Wienbeck M (1983) Ösophagus-Mehrpunktmanometrie In Wienbeck M, Lux G (Hrsg) Gastrointestinale Motilitat Klinische Untersuchungsmethoden edition medizin, Weinheim, S 1–17
2 Berges W, Stolze TH, Wienbeck M (1980) Klassifikationsprobleme bei Achalasie und Ösophagusspasmus Z Gastroenterol 18 365–369
3 Bruhlmann WF (1985) Die kinematographische Untersuchung von Storungen des Schluckaktes Huber, Bern Stuttgart Toronto
4 Enck P (1985) Psychological and psychophysiological investigations of motor and myoelectrical activity of the colon in patients with the irritable bowel syndrome, patients with lactose malabsorption, and normal subjects Dissertation, Universitat Tubingen
5 Hamilton JW, Bellahsene BE, Reichelderfer M, Webster JG, Bass P (1986) Human electrogastrograms Comparison of surface and mucosal recordings Dig Dis Sci 31 33–39
6 Palfraram A, Meire HB (1979) Real-time ultrasound A new method for studying gall-bladder kinetics Br J Radiol 52 801–803
7 Read NW, Haynes WG, Bartolo DCC, Hall J, Read MG, Donelly TC, Johnson AG (1983) Use of anorectal manometry during rectal infusion of saline to investigate sphincter function in incontinent patients Gastroenterology 85 105–113
8 Snape WJ, Carlson GM, Cohen S (1976) Colonic myoelectric activity in the irritable bowel syndrome Gastroenterology 70 326–330
9 Weihrauch TR (1983) Manometrie mittels direkter Druckaufnehmer In Wienbeck M, Lux G (Hrsg) Gastrointestinale Motilitat Klinische Untersuchungsmethoden edition medizin, Weinheim S 19–30

8.2 Motilitätstests am Oesophagus

P. ENCK und M. WIENBECK

1 Manometrie

Im Oesophagus hat sich die Manometrie als Motilitatsmeßverfahren durchgesetzt. Durch Ableitung der Druckwerte an mehreren Stellen des tubularen Oesophagus sowie des unteren (UÖS) und des oberen (OÖS) Oesophagussphincters (Mehrpunktmanometrie) lassen sich nicht nur Aussagen über die Ruhedruckverhältnisse erzielen, sondern auch über Änderungen bei Bewegungsvorgangen, z.B. bei Schluckakten.

1.1 Mehrpunktmanometrie

1.1.1 Prinzip

Die Mehrpunktmanometrie mißt quantitativ Drücke und Druckanderungen simultan im Oesophaguskörper und in den Oesophagussphincteren mit Hilfe eines mehrlumigen, perfundierten Katheters. Durch unterschiedlichen Abstand der seitlichen Öffnungen von der Zahnreihe können Bewegungsvorgange in ihrer Sequenz erfaßt und danach beurteilt werden, ob sie ziel- und zeitgerecht erfolgen Die Methode ist apparativ und personell aufwendig, sie dauert etwa 30 min und liefert verläßliche Daten zur Erkennung und Unterscheidung von Oesophagusmotilitätsstorungen. Allerdings muß zuvor mit morphologischen Methoden eine organische Ursache ausgeschlossen werden, da sekundäre Motilitätsstorungen bei organischen Leiden primären Motilitätsstörungen gleichen können.

1.1.2 Durchführung

Zur Durchführung wird eine Sonde benötigt, die an ihrem distalen Ende 4 radial angeordnete Austrittsöffnungen hat, proximal davon jeweils in Abstanden von 5 cm weitere 2–4 Perfusionsöffnungen, die kontinuierlich mit entgastem Wasser mit je etwa 0,5 ml/min durchspult werden. Die einzelnen Katheter sind über Transducer und elektrische Vorverstarker mit einem Schreiber verbunden.

Die Sonde wird zu Beginn so tief eingeführt, daß die unteren Ableitungsorte im Magen liegen, erkennbar an inspiratorisch positiven Druckschwankungen. Der Patient nimmt dann eine horizontale Rückenlage ein. Er wird während einer 10minutigen Adaptationszeit instruiert, im Verlauf der folgenden Untersuchung nur nach Aufforderung und jeweils nur einmal zu schlucken.

Die Sonde wird sodann stufenweise in Schritten von 0,5 cm zurückgezogen. An jedem Haltepunkt wird über mindestens 30 s registriert, dabei muß jeweils gewartet werden, bis eine konstante Ausgangslage erreicht wird. Sobald dies der Fall ist, werden dem Patienten 5 ml Wasser in den Mund gegeben, das er auf Aufforderung schlucken muß.

Solange noch eine distale Katheteröffnung im Magenfundus liegt, erfolgt ein Bauchkompressionstest: Durch Druck auf das Abdomen oder durch Anheben des Beines soll der Druck im Magenfundus (unterer Katheter) um etwa 20 mmHg für einige Sekunden angehoben werden.

Im Oesophaguskorper kann der Rückzug in größeren Schritten erfolgen, bis der obere Katheter den oberen Oesophagussphincter erreicht hat. Diese Hochdruckzone wird von den beiden oberen Kathetern in Stufen von 0,5–1 cm passiert. Danach kann der Katheter entfernt werden

1.1.3 Beurteilung

Mit Hilfe der Mehrpunktmanometrie lassen sich Ruhedruck und Erschlaffungsfahigkeit des unteren und oberen Oesophagussphincters beurteilen sowie Amplitude, Dauer und Fortleitungsgeschwindigkeit der Kontraktionen in der tubulären Speiserohre, ferner die Koordination von Oesophagus- und Sphinctermotilität. Wichtig für die Beurteilung ist die Frage, ob die Kontraktionen simultan oder peristaltisch auftreten und ob der Ruhedruck im tubulären Oesophagus als Ausdruck einer Entleerungsstorung oberhalb des Fundusdrucks liegt. Beim Bauchkompressionstest wird geprüft, ob der untere Oesophagussphincter die Druckfortleitung vom Magen in die Speiseröhre wirksam verhindert.

Grundsätzlich gilt, daß jedes Manometrielabor seine eigenen Normalbefunde erstellen muß, jedoch können gerade für die Oesophagusmanometrie Normwerte relativ leicht reproduziert werden. Die Tabelle 8.2 gibt die bei einem Kollektiv oesophagusgesunder Kontrollpersonen (n = 100) gefundenen Normalwerte wieder [1].

Tabelle 8.2. Normalwerte für die Oesophagusmanometrie (Mittelwerte $+/-$ SD, n = 100)

Oberer Oesophagussphincter	
Ruhedruck	46,05 ± 2,93 mmHg
Speiserohrenkorper	
Ruhedruck	Unter Fundusdruck
Kontraktionsdruck	
proximal	50,95 ± 2,96 mmHg
distal	68,87 ± 3,16 mmHg
Kontraktionsdauer	
proximal	2,83 ± 0,10 s
distal	3,75 ± 0,14 s
Fortleitungsgeschwindigkeit	
proximal	2,73 ± 0,10 cm/s
distal	3,10 ± 0,14 cm/s
Kontraktionsmuster	
peristaltisch	87,15 ± 2,21%
aperistaltisch	12,86 ± 2,22%
spontan	3,99 ± 1,02%
repetitiv	3,52 ± 0,93%
mehrgipflig	13,15 ± 3,13%
Unterer Oesophagussphincter	
Lange	2,28 ± 0,07 cm
Ruhedruck	17,03 ± 0,88 mmHg
Erschlaffungsdauer	8,24 ± 0,24 s

1.1.4 Indikation

Krankheitsbilder mit Störungen der Oesophagusmotorik sind die Achalasie, der diffuse Oesophagusspasmus, der hyperkontraktile Oesophagus, sekundäre Störungen bei Systemerkrankungen, z.B. bei Kollagenosen, und die Refluxkrankheit [3]. Indiziert ist daher die Mehrpunktmanometrie bei allen klinischen Beschwerden, die auf Funktionsstörungen der Speiseröhre hindeuten und die durch Endoskopie und Röntgenuntersuchung nicht geklart werden konnten, d.h bei verschiedenen Formen der Dysphagie, Thoraxschmerzen und Schmerzen beim Schluckakt sowie bei unklaren postoperativen Folgezuständen, z B nach Antirefluxoperationen, nach Behandlung einer Oesophagusatresie und nach proximal-selektiver Vagotomie [2].

1.2 Durchzugsmanometrie

Die Durchzugsmanometrie dient der Bestimmung des Druckprofils in einer Hochdruckzone. Durch sie lassen sich der Kontraktionsdruck und die Länge des Verschlußsystems sowie die Reaktion auf pharmakologische Stimuli bestimmen, nicht jedoch Bewegungsvorgänge. Messungen im oberen Oesophagussphincter sind möglich, jedoch wegen des durch den Katheterrückzug ausgelösten Schluck- und Würgereizes beim Patienten zumeist nicht durchführbar.

Anders als bei der Mehrpunktmanometrie wird bei der Durchzugsmanometrie die Perfusionssonde mit konstanter Geschwindigkeit (5 oder 10 mm/s) durch die Hochdruckzone des unteren Oesophagussphincters gezogen. Der Patient soll während des Meßvorgangs nicht atmen oder schlucken Indiziert ist die Durchzugsmanometrie immer dann, wenn ausschließlich Höhe und Länge der Hochdruckzone von Interesse sind, z.B. bei pharmakologischen Untersuchungen.

2 Szintigraphie

Szintigraphische Verfahren im Bereich des Oesophagus dienen der Transitmessung oder der Refluxbestimmung Im ersten Fall wird dem Patienten eine mit ^{99}Tc-markierte Flüssigkeit gegeben, und die Passage der Radioaktivitat durch den Oesophagus wird vergleichend über dem oberen, mittleren und unteren Abschnitt des Oesophagus mit Hilfe von γ-Kamera und Rechner bestimmt. Normalerweise sollte die gesamte Radioaktivität innerhalb von 15 s durch Schluckakte aus der Speiseröhre entleert worden sein. Für die Refluxmessung wird der Oesophagus nach der Passage der markierten Flüssigkeit durch Schlucken von 150 ml Wasser gespült, anschließend wird der abdominale Druck durch eine Abdominalmanschette erhöht. Normalerweise sollten bei einem Druck bis 100 mmHg auf das Abdomen nur weniger als 5% der Radioaktivität des Mageninhalts zurück in die Speiseröhre gelangen.

Indiziert ist die Szintigraphie des Oesophagus bei unklarer Dysphagie, wenn andere Funktionsuntersuchungen keine Klarung erbracht haben. Die Sensitivität zur Erkennung einer gestörten Motilität, nicht jedoch zu ihrer Differenzierung, scheint gleich hoch oder besser zu sein als die der Manometrie [3]. Wegen ihres nichtinvasiven Charakters eignet sich die Szintigraphie zur Untersuchung von Patienten, die nicht bereit oder in der Lage sind, Sonden zu schlucken.

Literatur

1 Berges W, Wienbeck M (1983) Oesophagus-Mehrpunkt-
   manometrie In Wienbeck M, Lux G (Hrsg) Gastrointestinale Motilitat Klinische Untersuchungsmethoden
   edition medizin, Weinheim, S 1–17
2 Vantrappen G, Hellemans J (1980) Treatment of achalasia and related motility disorders Gastroenterology
   79 144–154
3 Vantrappen G, Janssen J, Hellemans J, Coremans G
   (1979) Achalasia, diffuse esophageal spasm, and related
   motility disorders Gastroenterology 76 450–457

8.3 Langzeit-pH-Metrie

H.F. Weiser und A.H. Hölscher

1 Definition

Unter Langzeit-pH-Metrie versteht man die kontinuierliche, elektrometrische Erfassung der H^+-Ionenkonzentration im Intestinalsekret über 24 h.

2 Physikalische und chemische Grundlagen

Die Festspeicher-Langzeit-pH-Metrie besteht im wesentlichen aus 2 Teilen·
- einem portablen Aufnahmegerät mit angeschlossener kombinierter Glasminiatur-pH-Elektrode,
- einer Wiedergabe- und Auswertungseinheit, bestehend aus Rechner, Kompensationsschreiber und Digitaldrucker (Abb. 8.2).

Zur elektrometrischen Messung der H^+-Ionenkonzentration in waßrigen Lösungen stehen prinzipiell 2 unterschiedliche Elektrodentypen zur Verfügung: Zum einen Redoxelektroden, als deren wichtigster Vertreter die Antimonelektrode zu betrachten ist, zum anderen die Silber-Glas-Diffusions-Elektroden. Wesentlicher Nachteil der Antimonelektrode ist ihre Meßungenauigkeit in pH-Bereichen >7 Die heute im Rahmen medizinischer Messungen gebräuchlichste pH-Sonde ist eine kombinierte Silber-Glas-Diffusionselektrode. Dabei handelt es sich um eine unipolare, mit einem Referenzelektrolyten gefüllte Elektrode, an deren Membran es in waßrigen Lösungen zu einem Austausch von Na^+- und H^+-Ionen und somit zur Ausbildung eines als Spannung abgreifbaren Diffusionspotentials kommt (Abb. 8 3).

Silber-Glas-Elektroden ermöglichen die sichere H^+-Ionenbestimmung in einem Meßbereich von pH 1–9. Zudem liegt ihre Einpendelgeschwindigkeit für pH-Änderungen unter 5 s, so daß sie insgesamt als z.Z. genaueste und schnellste H^+-Ionendetektoren zu betrachten sind.

Um die Meßwerte anschaulich darzustellen, sind prinzipiell 2 Wege möglich: Der eine besteht darin, daß mit einem Kompensationsschreiber die pH-Werte über einer Zeitachse analog aufgezeich-

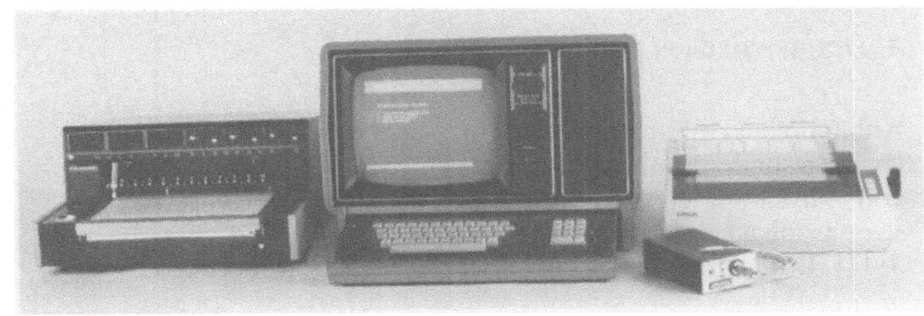

Abb. 8.2. Langzeit-Festspeicher-pH-Metrie Aufnahmegerät mit konnektierter Diffusions-pH-Elektrode, Typ Ingold 440M4, Rechner, Drucker und Analogschreiber

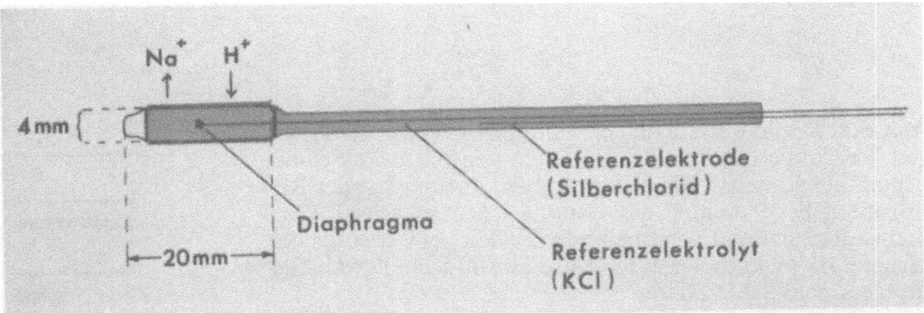

Abb. 8.3. Schematische Darstellung der Diffusions-pH-Elektrode Typ Ingold 440M4

net werden, der andere bietet die Möglichkeit, alle
Werte zunächst im Rechner zu bearbeiten und
dann über ein Display oder einen Drucker auszu-
geben

3 Technische Durchführung der Messung

Zur Messung wird die kombinierte, zuvor auf
Steilheit (pH 1,68) und Asymmetrie (pH 7)
geeichte Miniatur-pH-Sonde nasopharyngeal in
den tubularen Oesophagus so eingelegt, daß sie
5 cm oral der Kardia zu liegen kommt. Die Lage-
kontrolle der pH-Sonde erfolgt durch Röntgenuntersuchung oder manometrische Kardialokalisa-
tion. Die Messung wird im häuslichen Milieu
durchgeführt, und der Patient kann mit Ausnahme
kohlensaurehaltiger Getränke Vollkost zu sich
nehmen.

Um eine spätere Zuordnung von Speise-
aufnahme, Körperposition etc. zu den ermittelten
Refluxdaten vornehmen zu können, führt der Patient ein standardisiertes Protokoll, auf dem zeitlich exakt die jeweilige Körperposition, die Tätigkeit und die Art der aufgenommenen Nahrung registriert werden. Auf diese Weise gelingt es, über
24 h unter annähernd physiologischen Bedingungen ein intraoesophageales Refluxprofil aufzu-
zeichnen.

Nach Beendigung der Meßperiode werden die
gespeicherten Daten sowohl graphisch dargestellt
als auch rechnerisch bearbeitet. Berechnet werden
unter anderem
- mittlere Zahl der Refluxepisoden/h (ñ GER/h),
- mittlere Refluxdauer/h (x̄ GER/h).

4 Diagnostisches Spektrum

Anhand erster pH-metrischer Untersuchungen an
kardiagesunden Probanden konnte eine Definition
von physiologischem bzw. pathologischem gastrooesophagealem Reflux erarbeitet werden [1–3,
8–11]. Danach gilt als physiologisch:

- ein pH >4 und <7,
- eine Gesamtrefluxdauer von <7% pro Meßperiode,
- ein gastrooesophagealer Reflux tagsüber, vor-
  nehmlich prandial und postprandial,
- ein gastrooesophagealer Reflux in der ersten
  Hälfte der Nacht.

In weiterführenden Untersuchungen konnte gezeigt werden, daß sich eine gute Korrelation zwischen Refluxausmaß, morphologischen Refluxfolgen und Grad der Kardiafunktionsstorung aufzeigen läßt [12] (Tabelle 8.3).

Von zusätzlicher Bedeutung für die Diagnostik
ist das Refluxmuster während der Wach- und der
Schlafphase.

Wie aus Abb. 8.4 hervorgeht, zeigen Patienten
mit einer kompensierten Kardiainsuffizienz mit einer leichten Refluxoesophagitis einen absinkenden
Reflux nach Erreichen der Schlafphase Im Gegensatz dazu haben Patienten mit dekompensierter
Kardiainsuffizienz (positives Common-cavity-
Phänomen, unzureichende Pentagastrinstimula-
tion des unteren Oesophagussphincters) und
schwerer Refluxoesophagitis einen persistierenden
Nachtreflux (Abb. 8.5) [12]. Die pH-metrische
Langzeitanalyse des gastrooesophagealen Refluxes
erlaubt ferner eine den Patienten wenig belästi-
gende postoperative Therapiekontrolle.

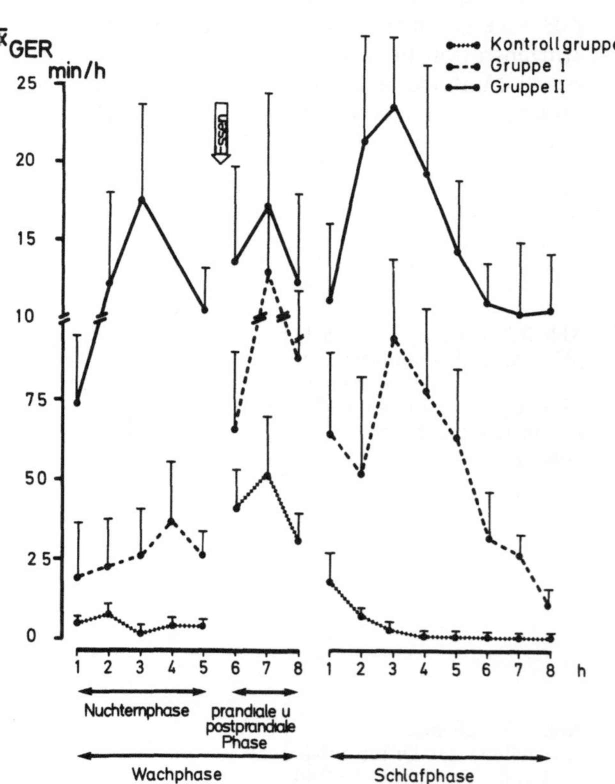

Abb. 8.4. Mittlere Refluxdauer während der gesamten Meß-
zeit kontinuierlich abfallende Refluxintensität nach Schlaf-
beginn bei gesunden Kontrollpersonen, unzureichender Re-
fluxabfall bei Patienten der Gruppe I (kompensierte Kardiainsuffizienz) und persistierender Reflux bei Patienten der
Gruppe II (dekompensierte Kardiainsuffizienz) während
der gesamten Schlafphase

Tabelle 8.3. Korrelation von gastrooesophagealem Reflux (*GER*) und Schweregrad der Refluxoesophagitis bei gesunden Kontrollpersonen und Patienten mit Kardiainsuffizienz ($\bar{x} \pm$ SD)

	Kontrollgruppe (n = 31)		Gruppe I Kompensierte Kardiainsuffizienz (n = 30)		Gruppe II Dekompensierte Kardiainsuffizienz (n = 47)	
	Wach	Schlaf	Wach	Schlaf	Wach	Schlaf
Mittlere GER-Zahl/h	1,3±0,3	0,3±0,1	2,6±0,8	1,3±0,3	3,7±1,2	1,7±0,9
Mittlere GER-Dauer/h [min]	2,3±0,7	0,7±0,3	5,0±2,9	4,7±1,0	13,4±1,4	18,4±2,4
Relative GER-Dauer/h [%]	3,8	1,1	8,3	7,8	25,2	30,7
Oesophagitisgrad nach Savary			I–II		III–IV	

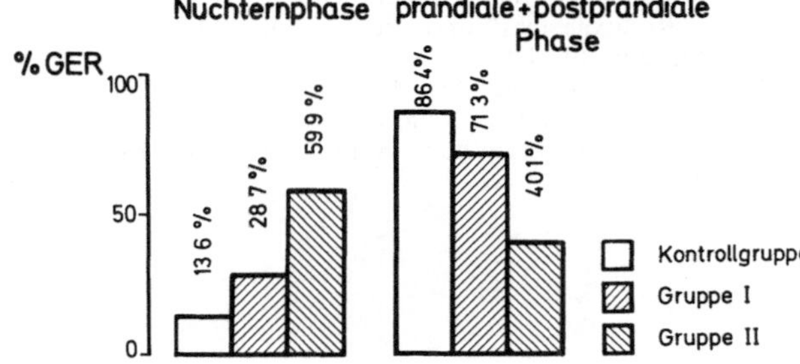

Abb. 8.5. Mittlere Refluxdauer (min/h) Nach Subtraktion des prandialen und postprandialen Refluxanteils vom Wachreflux findet sich bei Patienten der Gruppe II im Vergleich zu Gesunden und zu Patienten der Gruppe I eine signifikante Verschiebung zugunsten des Nuchternrefluxes auf 59,9% der Meßperiode (p<0,001, p<0,01) Funktionelle und schwere morphologische Veranderungen des Oesophagus gehen mit einem pathologisch gesteigerten gastrooesophagealen Nuchternreflux einher

Diagnostisch ohne Bedeutung ist die Methode im Rahmen von Motilitatsstorungen des tubularen Oesophagus sowie tumoroser Erkrankungen des oberen Intestinaltrakts.

5 Sensitivität und Spezifität

Die Sensitivität der Langzeit-pH-Metrie liegt mit 92,5%, die Spezifität mit >95% deutlich über den Werten der bislang verwandten Refluxnachweismethoden, so daß die Langzeit-pH-Metrie als z.Z. aussagefahigstes Refluxnachweisverfahren zu betrachten ist.

6 Praktische Anwendung

Die Langzeit-pH-Metrie ist die wichtigste Zusatzuntersuchung zur endoskopisch-makroskopischen Beurteilung der Oesophagusschleimhaut bei Patienten mit refluxverdächtigen Beschwerden.

Beim Vorliegen typischer Refluxsymptome ohne nachweisbare morphologische Schadigungen der Oesophagusschleimhaut erlaubt die Langzeit-pH-Metrie als einziges direktes Nachweisverfahren des gastrooesophagealen Refluxes die Sicherung der Diagnose „Refluxkrankheit".

Aufgrund der Kenntnis des genauen 24-h-Refluxmusters ist sowohl eine zeit- und stadiengerechte konservative bzw chirurgische Therapie als auch eine den Patienten wenig belastigende Therapiekontrolle möglich.

Durch pH-gesteuerte Regurgitataspiration kann auch die Regurgitatqualität (Gallensauren-, Pepsin-, Lysolecithin- und evtl. Trypsinkonzentration) untersucht werden [4, 13].

Die Oesophagusmanometrie als indirektes Refluxnachweisverfahren sollte heute nur noch im Hinblick auf die Verfahrenswahl bei chirurgischer Therapie der Refluxkrankheit herangezogen werden [2, 6, 7]

7 Bewertung

Die intraoesophageale Langzeit-pH-Metrie ist die einzige direkte Methode zur Erfassung des gastrooesophagealen Refluxes. Sie ist durch eine hohe Sensitivität und Spezifität gekennzeichnet.

Literatur

1 DeMeester TR, Johnson LF, Joseph GJ, Toscano MS, All AW, Skinner DB (1976) Patterns of gastroesophageal reflux in health and disease Ann Surg 184 459

2 Dent J, Dodds WJ, Friedmann RH, Sekiguchi T, Hogan WJ, Arndorfer RC, Petrie DJ (1980) Mechanisms of gastroesophageal reflux in recumbent asymptomatic human subjects J Clin Invest 65 256

3 Euler AR, Byrne WJ (1981) Twenty-four-hour esophageal intraluminal pH-probe testing A comparative analysis Gastroenterology 80 957

4 Salo JA, Lehto V-P, Kivilaasko E (1983) Morphological alterations in experimental esophagitis Dig Dis Sci 28/5 440–448

5 Savary M, Miller G (1977) Der Oesophagus – Lehrbuch und endoskopischer Atlas Gassmann, Solothurn

6 Siewert JR, Weiser HF, Jennewein HM, Waldeck F (1974) Clinical and manometric investigations of the lower esophageal sphincter and its reactivity to pentagastrin in patients with hiatus hernia Digestion 10 287

7 Siewert JR, Blum AL, Waldeck F (1976) Funktionsstörungen der Speiserohre Springer, Berlin Heidelberg New York

8 Stanciu C, Hoare RC, Bennett JR (1977) Correlation between manometric and pH-tests for gastroesophageal reflux Gut 18 536

9 Wallin L, Madsen T (1979) 12-hour simultaneous registration of acid reflux and peristaltic activity in the esophagus A study in normal subjects Scand J Gastroenterol 14 561

10 Weiser HF (1982) Reflux characteristics in healthy volunteers, examined by 24-h-pH-recording In Wienbeck M (ed) Motility of the digestive tract Raven, New York

11 Weiser HF, Pace F, Lepsien G, Muller-Lissner SA, Blum AL, Siewert JR (1982) Gastrooesophagealer Reflux – was ist physiologisch? Dtsch Med Wochenschr 107 366

12 Weiser HF, Holscher AH, Siewert JR (1983) Gastrooesophagealer Reflux Besteht eine Korrelation zwischen Refluxausmaß und Refluxfolgen? Dtsch Med Wochenschr 108 930–935

13 Weiser HF, Holscher AH, Siewert JR (1983) Gastrooesophagealer Reflux Neue Aspekte bei der Pathogenese der Refluxkrankheit Acta Chir Austr [Suppl] 51 167–169

8.4 Magenmotilität – Entleerung, duodenogastraler Reflux

S A. MULLER-LISSNER

1 Magenentleerung

Der Magen läßt sich hinsichtlich seiner Motilität
in 2 Abschnitte unterteilen [54, 65]: einen proximalen Abschnitt, bestehend aus Fundus und ora-
lem Drittel des Corpus, und einen distalen Abschnitt, bestehend aus den aboralen beiden Drit-
teln des Corpus, dem Antrum und dem Pylorus.
Der proximale Abschnitt dient als Reservoir. Eine
vorwiegend vagal vermittelte Druckregulation (re-
zeptive Relaxation und Akkomodation) reguliert
die Flüssigkeitsentleerung. Nach Fundusresektion
oder Vagotomie sinkt die Akkomodationsfahig-
keit Der distale Magenabschnitt dient vorwiegend
der Zerkleinerung fester Nahrungsbestandteile [38,
68] Pathologische Veranderungen in diesem Ma-
genteil schlagen sich deshalb in der Entleerung fester Mahlzeiten nieder So führt eine Resektion
von Antrum und Pylorus zu einer mangelhaften
Zerkleinerung und überstürzten Entleerung fester
Partikel [38]. Denervierung führt zu einer Stase
fester Nahrungsbestandteile Chirurgische Zerstorung des Pylorus hingegen laßt die Menge von Mageninhalt, die den Pylorus passiert, ansteigen Da
gleichzeitig jedoch der Reflux aus dem Duodenum
erhöht wird, bleibt die Nettoentleerung der Flüssigkeiten aus dem Magen konstant [83, 84] Eine
3 Form der Entleerung aus dem nichtoperierten
Magen stellt die Pyloruspassage nicht zerklei-
nerbarer Nahrungsbestandteile dar Sie verbleiben
im Magen, bis das digestive dem interdigestiven
Motilitatsmuster Platz macht, und werden durch
die Aktivitatsfront des ersten interdigestiven
myoelektrischen Komplexes aus dem Magen entfernt [27, 80]. Die Konsequenzen dieser Tatsache
fur die medikamentose Therapie, insbesondere mit
magensaftresistenten Kapseln, sind noch nicht ab-
zusehen [81]. Störungen des interdigestiven myoelektrischen Komplexes sind möglicherweise die
Ursache für die Entstehung von Phyto- und Tri-
chobezoaren.

1.1 Definition

Die Entleerung einer standardisierten Mahlzeit aus
dem Magen wird uber einen definierten Zeitraum
verfolgt

1.2 Grundlagen

Die meisten dieser Verfahren zur Messung der Magenentleerung können aufgrund ihrer Komplexitat
nur in spezialisierten Labors durchgefuhrt werden.

1.3 Endoskopie

Speisereste im Magen mehr als 12 h nach der letzten Nahrungseinnahme sind dringend verdächtig
auf eine Entleerungsverzogerung.

1.4 Röntgenuntersuchungen

Im Gegensatz zur Endoskopie ist die Beurteilung
der Peristaltik und lokaler Hypo- oder Akinesien
gut möglich. Die Quantifizierung der Magenentleerung ist problematisch, da nur die totale Entleerungszeit sicher gemessen werden kann. Sie liegt
nach Gabe von 250 ml einer konventionellen flussigen Bariummahlzeit im Normalfall bei 1,5–2 h.
Entleerungszeiten über 4 h sind sicher pathologisch [10]

Die Verwendung von Bariumsulfat als Testmahlzeit wurde kritisiert, da es nicht mit einer calorischen Mahlzeit vergleichbar sei [12] und seinerseits eine Beschleunigung der Entleerung be-
wirke [43] Es wurde deshalb vorgeschlagen, Bariumsulfat zusammen mit einer calorischen Mahlzeit („Bariumburger") zu verabreichen [11, 12, 57,
86] Die Quantifizierung der Entleerung wird
durch den „Bariumburger" nicht verbessert

Eine weitere Methode besteht darin, rontgendichte Marker zusammen mit einer calorischen
Mahlzeit zu verabreichen Als Marker wurde ma-
genresistent verkapseltes [9, 43] und mit Polyethy-

len imprägniertes Bariumsulfat [5] vorgeschlagen. Der Durchmesser dieser Marker beträgt 0,5–3 mm [43] bzw etwa 3 mm [5] Die Marker werden zusammen mit der Mahlzeit vom Patienten geschluckt, z.B 33 zu Beginn, 33 in der Mitte und 34 am Ende der Mahlzeit [5] Dadurch wird über eine Zählung der im Magen befindlichen Marker eine Quantifizierung der Entleerung ermöglicht Leider ist diese Methode schlecht validisiert. Abgesehen davon, daß es bald nach Einsetzen der Entleerung nicht mehr sicher möglich ist, zu entscheiden, ob ein Marker im Magen oder im Dünndarm liegt, kann die Entleerung der Mahlzeit und der Marker asynchron erfolgen.

1.5 Nuklearmedizinische Methoden (Abb 8.6)

Die Messung der Magenentleerung mit der γ-Kamera ist derzeit die beste und auch gebräuchlichste Methode. Sie wird daher ausführlich beschrieben. Die Verwendung einer Szintillationssonde ist eine deutlich schlechtere Alternative.

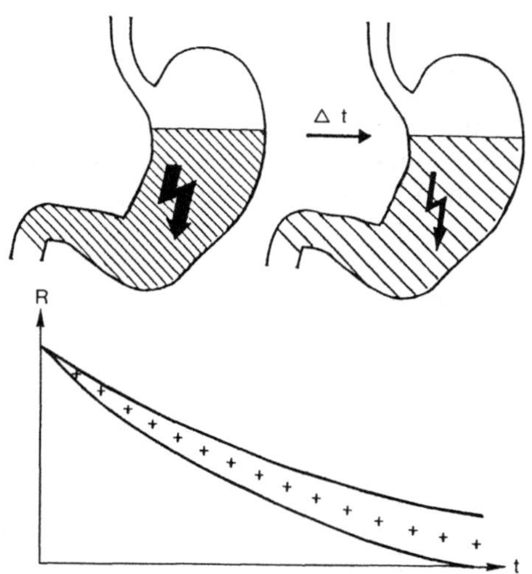

Abb. 8.6. Prinzip der Magenentleerungsmessung mit der γ-Kamera Die Abnahme der Radioaktivität (R) über dem Magenareal während sequentieller Zeitintervalle der Länge Δt, (1 min) wird gemessen Man erhält eine Zeit-Aktivitäts-Kurve, die dem im Magen verbleibenden Teil der Testmahlzeit entspricht

1.5.1 Apparative und personelle Voraussetzungen

Zur nuklearmedizinischen Messung der Magenentleerung benötigt man eine γ-Kamera mit Online-angeschlossenem Computer sowie die Möglichkeit und die Erlaubnis zur Verwendung von Radioisotopen. Für die Bereitstellung der Radio-

nuklide ist eine entsprechend ausgebildete Laborantin erforderlich, die Untersuchung selbst sowie die Auswertung am Computer müssen ebenfalls durch eine entsprechend ausgebildete Kraft durchgeführt werden.

1.5.2 Technische Durchführung

Der über 12 h nüchterne Patient nimmt in einem bequemen Stuhl oder Sessel Platz und bekommt die γ-Kamera mit passendem Kollimator über das Abdomen positioniert. Alternativ kann der Patient auf einem Schemel Platz nehmen und sich mit dem Rücken an den Kollimator lehnen. Die einmal gewählte Stellung ist über die Untersuchungsdauer einzuhalten Der Patient erhält dann die Mahlzeit, die je nach Gegebenheiten und Fragestellung aus flüssigen, festen oder kombiniert flüssigen und festen Anteilen besteht. Die empfohlenen Komponenten der Mahlzeiten sowie die zu ihrer Markierung verwendeten Radionuklidverbindungen sind in Tabelle 8 4 aufgeführt

Nach Beendigung der Mahlzeit, die über einen standardisierten Zeitraum erfolgen sollte, beginnt die Messung der abdominalen Radioaktivität, die in Bildern von 1 min gespeichert wird Nach dem Ende der Untersuchung, die 2 h dauern sollte, erfolgt die Auswertung der gespeicherten Daten. Dazu wird auf den initialen Bildern der Magen mit einer „region of interest" (ROI) umgeben und der Verlauf der Radioaktivität in dieser Region über die Untersuchungsdauer verfolgt. Anhand der Verschwindekurve der Mahlzeit aus dem Magen wird die initiale Entleerung (während der er-

Tabelle 8.4. Je nach verwendeter Mahlzeit empfohlene radioaktive Marker

Mahlzeit	Marker	Literatur
Waßrig bzw wasser-löslich-flüssig	^{99m}Tc-Schwefelkolloid	[62, 94]
	^{99m}Tc-DTPA	[48]
	^{51}Cr-Chlorid	[3]
	^{111}In-DTPA	[71, 79]
	^{113}In-DTPA	[15, 35, 51]
Fettig-flüssig	^{51}Cr-Chlorid	[85]
Fest	^{75}Se-Glycerol-Triäther	[49]
Leber (In-vivo-Markierung)	^{99m}Tc-Schwefelkolloid	[68, 74]
	^{113}In-Schwefelkolloid	[56]
Leber (In-vitro-Markierung)	^{99m}Tc-Schwefelkolloid	[56, 69]
Omelette	^{99m}Tc-Schwefelkolloid	[56, 58]
Brot (getrankt)[a]	^{99m}Tc-Schwefelkolloid	[92]
	^{99m}Tc-DTPA	[70]

[a] Die Stabilität dieser Markierung während Verdauung und Entleerung durch den Magen wurde nicht bewiesen, ist jedoch wahrscheinlich [69] und wegen ihrer Einfachheit interessant

sten 10 min entleerte Aktivität in % der initialen Aktivität), die Zeit, in der die intragastrale Aktivität auf die Hälfte des Ausgangswertes abgesunken ist sowie der im Magen verbleibende Teil der Radioaktivität am Ende der Untersuchung bestimmt. Bei Verwendung einer kombinierten flüssigen und festen Mahlzeit mit Doppelmarkierung werden diese Parameter für beide Anteile der Mahlzeit getrennt ermittelt.

Die mit der Methode zu erhaltenden Normalwerte sind von der Zusammensetzung der Nahrung abhängig, so daß es sinnlos ist, generell verbindliche Normwerte anzugeben. Diese hat das durchführende Labor jeweils zu ermitteln.

Die Messung der Magenentleerung mit der γ-Kamera birgt eine Reihe von Fehlermöglichkeiten. So kommt es während der Magenentleerung zu Änderungen des Abstands zwischen der markierten Mahlzeit und dem Kollimator, was zu gewissen Fehlberechnungen der Entleerungsrate führen kann [75]. Auch Bewegungen des Patienten in Richtung auf den Kollimator oder von ihm weg können zu solchen Fehlern fuhren. Theoretisch kann die Verwendung zweier Kollimatoren, die gleichzeitig von ventral und dorsal messen, diesen Fehler eliminieren [75] Fehler durch septale Penetration innerhalb des Kollimators sind nur bei höherenergetischer Strahlung relevant und können rechnerisch eliminiert werden [75]. Nicht selten kommt es zu Überlagerungen zwischen proximalem Darm in der Höhe des Treitz-Bandes mit dem Magenantrum. Dadurch kann die Entleerung falsch-langsam gemessen werden Dieser Fehler ist nicht zu vermeiden. Das Unvermögen, mit der γ-Kamera Magenvolumen und -sekretion zu messen, stellt fur die klinische Anwendung keinen wesentlichen Nachteil dar.

1.5.3 Diagnostisches Spektrum

Das Verfahren erlaubt es, Abweichungen vom Normalverhalten bei der Entleerung flüssiger und fester Mahlzeiten zu erfassen.

1.5.4 Durchgeführte Studien

Eine trunkuläre Vagotomie mit Pyloroplastik beschleunigt die Entleerung flüssiger Mahlzeiten aus dem Magen v.a. initial, jedoch ist auch die Halbwertszeit kürzer [36]. Die Entleerung fester Nahrungsbestandteile ist nach Anlage einer trunkularen Vagotomie mit Pyloroplastik sowie einer trunkulären Vagotomie mit Antrektomie verzogert, während die selektiv-proximale Vagotomie allein keine Änderung bewirkt. Diese Entleerungsverzö-

gerung bildet sich in den ersten 6 postoperativen Monaten zurück [24, 50] Eine halbfeste Mahlzeit (Bircher-Musli) wurde bei Patienten mit proximalgastrischer Vagotomie oder trunkularer Vagotomie mit Pyloroplastik 1–2 Jahre postoperativ schneller entleert als bei alleiniger selektiver proximaler Vagotomie [6]. Eine initiale Sturzentleerung von Flüssigkeiten nach Magenteilresektion oder Pyloroplastik läßt sich durch isoperistaltische Jejunuminterposition normalisieren [62]. Patienten mit Monate oder Jahre zurückliegender Magenresektion mit Reanastomosierung nach Billroth II wiesen nur dann eine initial beschleunigte Entleerung für Omelette auf, wenn dieses zusammen mit Wasser eingenommen wurde [58].

In allen Studien überlappen sich die erhaltenen Werte zwischen der Kontrollgruppe und der Patientengruppe, so daß Sensitivität und Spezifität niemals 100% betragen konnen. Zum Vergleich der verschiedenen Studien wurde deshalb folgendes Vorgehen gewahlt. Es wurde der Grenzwert ermittelt, der 90% der Kontrollpersonen als richtignormal klassifiziert, der also zu einer Spezifität der Untersuchung von 90% führt. Legt man nun einheitlich eine solche Spezifität von 90% zugrunde, so läßt sich eine Verzögerung der Entleerung von flüssigen und festen Mahlzeiten mit einer Sensitivität von etwa 70% erfassen [24, 48]. Eine beschleunigte Entleerung einer breiigen Mahlzeit laßt sich mit einer Sensitivität von gut 80% erfassen [6], diejenige einer hochprozentigen Glucosemahlzeit mit einer Sensitivität von 90% [51].

1.5.5 Gefahren

Bei Verwendung von ^{99}Tc beträgt die Strahlenbelastung sowohl für den Magen als auch für die Gonaden weniger als 1 mGy/MBq [100]. Zum Vergleich sei die Strahlenbelastung durch eine Durchleuchtung des Abdomens genannt, die pro min über 100mal höher liegt [100]

1.6 Sonographie

Die sonographische Methode [4, 98] hat den prinzipiellen Nachteil, daß nur das Magenvolumen, nicht jedoch der im Magen verbleibende Teil der Testmahlzeit ermittelt werden kann. Zudem ist die Methode bisher nicht ausreichend validisiert. Sie kann deshalb zur Entleerungsmessung nicht empfohlen werden.

1.7 Sondenuntersuchungen

Eines der ältesten Verfahren zur Quantifizierung der Magenentleerung ist die *serielle Testmahlzeit* (Abb 8 7) [45] Über eine Magensonde wird eine flussige, z.B. mit Phenolrot markierte Testmahlzeit instilliert. Nach einem definierten Zeitintervall wird der Mageninhalt reaspiriert. Aus der Differenz zwischen instillierter und reaspirierter Markermenge läßt sich das Volumen der entleerten Testmahlzeit errechnen, aus der Verdunnung des Markers über die Zeit die mittlere Volumensekretionsrate während des Zeitintervalls. Mit dieser Methode wurden grundlegende Einsichten in die Physiologie der Magenentleerung flüssiger Mahlzeiten gewonnen, z.B. exponentielles Entleerungsmuster sowie Abhangigkeit von der Energiedichte [44, 46]. Der Vorteil der Methode besteht in ihrer Einfachheit und Reproduzierbarkeit Ein entscheidender Nachteil ist, daß pro Untersuchung nur ein Wert erhalten wird, so daß sichere Schlüsse nur bei massiven Veränderungen der Entleerung oder mehrfachen Tests gezogen werden können. Der Wert der Methode ist in klinischen Studien zum Einfluß von Operationsverfahren auf die Magenentleerung belegt [2, 37]

Die *Markerverdunnungstechnik* ermöglicht es, das gastrale Volumen zu messen, ohne daß der Mageninhalt komplett aspiriert werden muß (Abb 8.8) [34] Dadurch werden Mehrfachmessungen während einer Untersuchung möglich, so

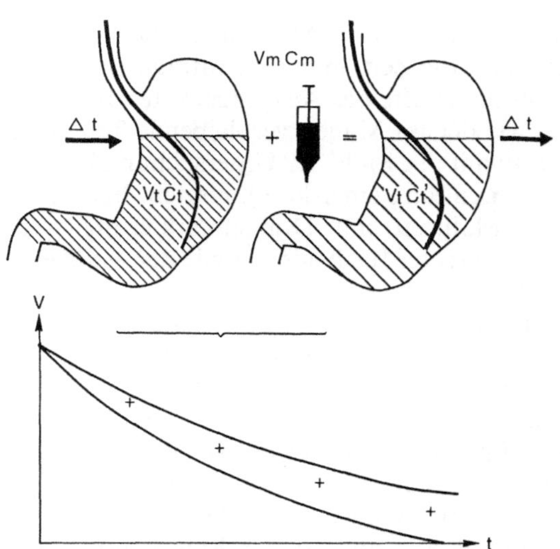

Abb. 8.8. Prinzip der Markerverdunnungstechnik Am Ende des Zeitintervalls Δt wird die Markerkonzentration C_t in einer Probe bestimmt Dann wird das Mischvolumen mit dem bekannten Volumen V_M und der bekannten Konzentration C_M injiziert und mit dem Mageninhalt vermischt Nach dem Mischvorgang wird die neue Konzentration C'_t in einer neuen Probe bestimmt Aus diesen Großen kann das unbekannte Volumen V_t errechnet werden Es beginnt dann ein neues Zeitintervall Δt Pro Experiment konnen mehrere Volumenbestimmungen durchgefuhrt werden

daß eine Zeitkurve des gastralen Volumens erstellt werden kann [83]. Die Berechnung der Entleerungsrate des Mageninhalts und der Mahlzeit sind möglich. Zusatzlich kann die Magensekretion während der Entleerung erfaßt werden Diese Methode stellt bei flussigen Mahlzeiten eine Alternative zur Entleerungsmessung mit der γ-Kamera dar.

Eine Moglichkeit, die Entleerung auch fester Speisen aus dem Magen simultan mit der Magensekretion zu messen, wird durch die Verwendung einer dreilumigen Duodenalsonde eröffnet, uber die die Intestinalpassage der entleerten Volumina gemessen wird. Eine dicke Magensonde erlaubt die Messung der intragastralen Konzentration des der Mahlzeit beigefügten Markers. Mit dieser Methode wurde eine Reihe von Studien zur Physiologie und Pathophysiologie der Magenentleerung durchgeführt [17, 22, 23, 59, 60, 61, 64, 66, 67, 76, 77, 82, 88]. Die Methode ist sehr aufwendig und für den Patienten lastig, so daß sie für die klinische Routine nicht in Frage kommt.

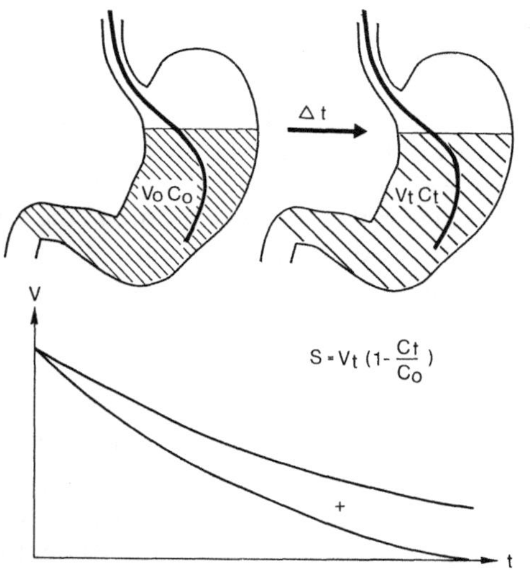

Abb. 8.7. Prinzip der seriellen Testmahlzeit Die Testmahlzeit mit dem Volumen V_0 und der Markerkonzentration C_0 wird zum Zeitpunkt 0 in den Magen instilliert Nach dem Zeitintervall Δ_t wird der Magen komplett entleert und in dem gewonnenen Volumen V_t die Markerkonzentration C_t gemessen Das wahrend der Zeitdauer Δ_t im Magen akkumulierte Sekretionsvolumen S kann errechnet werden Pro Experiment wird nur ein Wert erhalten

1.7.1 Apparative und personelle Voraussetzungen

Zur Messung der Magenentleerung mit der Markerverdünnungstechnik benotigt man lediglich eine Magensonde mit Luftkanal (16 Charr), eine

Sprıtze von wenıgstens 50 cm^3 zur Mıschung des Magenınhalts, dıe dıcht auf dıe Magensonde aufgesteckt werden kann, sowıe ım Labor üblıche Gefaße zum Ansetzen und Aufbewahren von Losungen und Proben Verwendet man Phenolrot, so genügt eın Photometer zur Extınktıonsmessung Beı der Verwendung von Polyethylenglykol 4000 (PEG) braucht man neben eınem Photometer eıne Zentrıfuge. Beı radıoaktıven Markern wırd eın Counter verwendet. Eın programmıerbarer Computer ıst wunschenswert.

1.7.2 Technische Durchführung

Untersuchungsgang (Abb 8.9). Dem über wenıgstens 12 h nüchternen Patıenten, bei dem vor wenıgstens 48 h alle Sekretıonshemmer und motılıtátswırksamen Pharmaka abgesetzt worden sınd, wırd dıe Magensonde transnasal unter Durchleuchtungskontrolle mıt ıhrer Spıtze ın den tıefsten Teıl des Magens plazıert. Der Patıent nımmt ın eınem bequemen Sessel eıne halbsıtzende Stellung eın und behalt dıese uber dıe 2 h dauernde Untersuchung beı Das Resıdualvolumen des Magens wırd durch Aspıratıon mıttels Handsprıtze oder, falls vorhanden, mıttels Magensaftaspıratıonspumpe über wenıgstens 15 mın entfernt und verworfen Dann wırd uber 2 mın dıe Testmahlzeıt ın den Magen ınstıllıert Das empfohlene Volumen beträgt 400 ml Dıe möglıchen Probemahlzeıten sınd ın Tabelle 8 5 mıt den für sıe empfohlenen Markern aufgeführt. Generell ıst es günstiger, calorısche Mahlzeıten zu verwenden, da sıe den physıologıschen Verhältnıssen näher kommen als Kochsalzlosung. Besonders vorteılhaft sınd ın dıeser Bezıehung fetthaltıge Mahlzeıten, da sıe dıe höchste Energıedıchte erlangen, ohne zur Dumpıngsymptomatık zu führen Da ın fetthaltıgen Losungen aber dıe chemısche Bestımmung von Markern Probleme bereıtet, sınd hıer radıoaktıve Marker erforderlıch. Beı Verwendung proteınhaltıger Losungen ıst als Marker PEG 4000 dem Phenolrot

Tabelle 8.5. Moglıche Probemahlzeıten mıt jeweıls empfohlenen Markern

Mahlzeıt	Marker
0,9% NaCl	Phenolrot
5 % Glukose, 10% Glukose	Phenolrot
20 % Bactopeptone	PEG 4000
10 % Intralıpıd	^{99m}Tc-Schwefelkolloıd oder ^{51}Cr-Chlorıd

Tabelle 8.6. Empfohlene Konzentratıonen der Marker ın den Losungen

Marker	Eınheit	Mahlzeıt	M 1[a]	M 2[b]	M 3[c]
Phenolrot	mg/l	5	25	125	500
PEG 4000	g/l	2	10	50	200
^{99m}Tc	μCı/l	10	50	250	1000
^{51}Cr	μCı/l	10	50	250	1000

[a] Mıschvolumen der Fraktıonen 1–4
[b] Mıschvolumen der Fraktıonen 5–8
[c] Mıschvolumen der Fraktıonen 9–12

vorzuzıehen, da eıne Korrektur der erhaltenen Phenolrotwerte für Gallenbeımıschungen nıcht moglıch ıst

Über dıe folgenden 2 h wırd ın 10mınutıgen Intervallen das Markerverdünnungsverfahren durchgeführt. Der zeıtlıche Ablauf ıst ın Abb. 8.9 schematısch dargestellt. Dıe entnommenen Proben haben jeweıls eın Volumen von 10 ml, dıe ınjızıerte Markermenge eın Volumen von 20 ml. Dadurch bleıbt das Magenvolumen unverandert. Dıe empfohlenen Konzentratıonen der verschıedenen Marker sınd ın Tabelle 8.6 wıedergegeben.

Chemısche Bestımmungen. In der Testmahlzeıt, den 3 Mıschvolumına sowıe den maxımal 24 Proben des Magenınhalts wırd dıe Konzentratıon des Markers gemessen, zur Bestımmung der Saüresekretıon werden dıe Magenproben zusätzlıch tıtrıert.

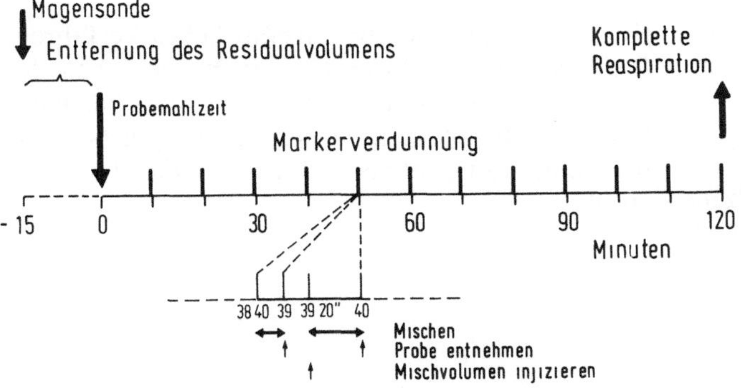

Abb. 8.9. Untersuchungsgang beı Verwendung der Markerverdunnungstechnik Dargestellt ıst eıne Messung der Magenentleerung über 2 h ın 12 Intervallen à 10 mın Dıe 10 Mınute jedes Zeıtıntervalls dıent der Volumenbestımmung, bereıts 20 s vor ıhrem Begınn wırd das Magenvolumen nochmals gemıscht Der zeıtlıche Ablauf eıner solchen Volumenbestımmung ıst ım unteren Teıl der Abbıldung vergroßert dargestellt

Bei Verwendung von Phenolrot als Marker werden 0,5 ml der Probe durch Zugabe von 4,5 ml Natriumphosphatlösung (2,5 g Na_3PO_4/l H_2O) alkalisiert Die Extinktion wird bei 546 und 405 nm abgelesen. Die wahre Extinktion durch Phenolrot (E_w) wird zur Korrektur für beigemengten Gallenfarbstoff wie folgt berechnet:

$$E_w = E_{546} - (E_{405} - 0,023\ E_{546})\ 0,25747.$$

Bei Verwendung von PEG 4000 folgt die Analyse den Angaben von Buxton [14]. Bei Verwendung radioaktiver Marker wird die Aktivität der Proben im γ-Counter bestimmt.

Berechnungen Das Magenvolumen V zu einem bestimmten Zeitpunkt errechnet sich aus der Extinktion des jeweiligen Mischvolumens E_M und den Extinktionen der Magenproben vor bzw nach dem Mischen nach folgender Formel.

$$V = 10 \cdot \frac{2\ E_M - E_{vor} - E_{nach}}{E_{nach} - E_{vor}}.$$

Unter der Annahme, daß die Entleerung einem exponentiellen Muster folgt [44], errechnet sich die fraktionelle Magenentleerungsrate g aus der Markermenge im Magen zu Beginn (M_1) und zu Ende (M_2) des 9minütigen Intervalls zwischen 2 Volumenbestimmungen nach folgender Gleichung:

$$g = \frac{\ln(M_1/M_2)}{9}.$$

Die Volumensekretionsrate s während eines 10minütigen Zeitintervalls errechnet sich aus der Gleichung.

$$s = \frac{S_2 - S_1 \cdot e^{-10g}}{(1 - e^{-10g})g},$$

wobei S_1 bzw. S_2 die intragastralen Mengen an Magensekret zu Beginn bzw. Ende des Intervalls repräsentieren Die Herleitung dieser Gleichungen findet sich bei Muller-Lissner et al. [85] Es ist vorausgesetzt, daß die errechneten Raten während eines 10-min-Intervalls konstant bleiben. Ein gewisser Fehler kommt in die Berechnungen dadurch, daß während des einminütigen Mischvorgangs Entleerung und Sekretion vernachlässigt werden. Wenn zur Berechnung der Daten ein Computer zur Verfügung steht, empfiehlt es sich daher, durch Iteration diesen Fehler zu eliminieren [31].

Jedes Labor, das die Untersuchung durchführt, sollte mit der von ihm verwendeten Probemahlzeit eigene Normwerte erstellen. Bei Verwendung von 0,9%iger NaCl-Losung ist eine Entleerungsrate von 4%/min $\pm$ 2 SE zu erwarten, bei 10%iger Glucoselösung von 2,5 $\pm$ 0,3%/min, bei Verwendung von 10%iger Intralipidlosung von 2,1 $\pm$ 0,4%/min.

Bei normaler Entleerung ist die Entleerungsrate uber die Untersuchungsdauer etwa konstant

1.7.3 Diagnostisches Spektrum

Das Verfahren erlaubt es, Abweichungen vom Normalverhalten bei der Entleerung flüssiger Mahlzeiten aus dem Magen zu erfassen, sowohl was die mittlere Entleerungsgeschwindigkeit als auch, was den zeitlichen Ablauf (z.B. initiale Sturzentleerung) betrifft. Mit der Methode kann jedoch die Entleerung fester Nahrungsbestandteile nicht gemessen werden.

1.7.4 Durchgeführte Studien

Es liegen verschiedene Studien vor, in denen die Verwendung der Markerverdünnungsmethode validisiert wurde So wurde in der Originalarbeit von George [34] gezeigt, daß durch die Markerverdünnung praktisch identische Ergebnisse erhalten werden wie bei Verwendung der seriellen Testmahlzeit nach Hunt und Spurrell, die als besonders exakt und gut reproduzierbar gilt [45]. Auch die Reproduzierbarkeit der erhaltenen Ergebnisse ist sehr gut [20, 34].

Mit der Markerverdünnungstechnik wurde gezeigt, daß Patienten mit Ulcus duodeni eine waßrige Probemahlzeit schneller entleeren als Normalpersonen, während die Entleerung bei Patienten mit Ulcus ventriculi langsamer verläuft [34] Nach Gabe einer fetthaltigen Probemahlzeit läßt sich dieser Unterschied nicht nachweisen [85] Wesentlich stärker vom normalen Entleerungsmuster abweichende Befunde werden nach Magenoperationen erhoben. So wurde bei Patienten nach verschiedenen Formen der Vagotomie eine initiale Sturzentleerung gezeigt [18, 20, 26, 72].

Zahlenmaterial zur Errechnung von Sensitivität und Spezifität der Methode liegt nicht vor.

1.7.5 Gefahren

Es handelt sich um ein ungefahrliches Verfahren. Denkbar ist eine Aspiration nach Erbrechen der Probemahlzeit, ein solcher Fall ist mir aber nicht bekannt. Die Strahlenbelastung ist auch bei Verwendung radioaktiver Marker außerst gering [100].

1.8 Praktische Anwendung

Die Untersuchung der Magenentleerung ist dann indiziert, wenn aufgrund anamnestischer Hinweise oder von Ergebnissen anderer Untersuchungen eine verzögerte oder beschleunigte Entleerung bewiesen bzw. ausgeschlossen werden soll, insbesondere dann, wenn geplant ist, eine funktionelle Entleerungsbeschleunigung nach Magenresektion durch einen Korrektureingriff zu beheben (z B. Umwandlung einer Ω-Anastomose in eine Roux-Y-Anastomose) Einer Untersuchung mit der γ-Kamera ist wegen der größeren Einfachheit und geringeren Belastigung des Patienten prinzipiell der Vorzug vor der Sondentechnik zu geben

2 Duodenogastraler Reflux

Es ist nicht nur kontrovers, ob der duodenogastrale Reflux bei Lasionen der Magenschleimhaut pathophysiologisch eine Rolle spielt (Übersicht bei [8]), sondern es bestehen auch unterschiedliche Ansichten darüber, was zur Quantifizierung des duodenogastralen Refluxes eigentlich gemessen werden soll. Teils werden einfache qualitative Verfahren vorgeschlagen, so die endoskopische Beobachtung von Galle im Magen [19] oder der Reflux von Rontgenkontrastmittel aus dem Duodenum in den Magen [16, 21, 33, 53, 87, 89]. Diese sind sicher nutzlos, da der duodenogastrale Reflux ein physiologisches Ereignis ist [85]. Die Messung des duodenogastralen Volumenrefluxes in ml/min [83] ist zwar pathophysiologisch interessant, wegen der unterschiedlichen Zusammensetzung des Duodenalsafts jedoch klinisch nicht relevant Die Markierung der Galle durch chemisch nachweisbare [32, 55, 89, 93] oder radioaktive Marker [63, 85, 97, 99] und der Nachweis dieser Marker im Magen sind zwar elegante Methoden, sie sagen aber ebenfalls nichts über das schleimhautschadigende Potential des Refluats aus Da die Bestimmung von Gallensalzen im Magenaspirat zumindest im nüchternen Zustand technisch nicht wesentlich aufwendiger ist, liegt es nahe, sich dieses physiologischen Markers zu bedienen, da Gallensalze bekanntermaßen eine schädigende Wirkung auf die Magenschleimhaut ausüben [28–30]. Man muß sich allerdings darüber im klaren sein, daß Gallensalze nicht die einzigen im Zusammenhang mit dem duodenogastralen Reflux relevanten Noxen sind: So laßt sich die Symptomatik der sog. alkalischen Refluxgastritis zwar mit gallensalzhaltigem Dünndarminhalt, nicht jedoch mit einer reinen Gallensalzlösung auslösen [73].

Bis zur Entwicklung aussagekräftiger Tests stellt die Messung des Gallensäurenrefluxes im nüchternen Zustand die Methode der Wahl dar, zumal sie die einzige mit nachgewiesener klinischer Relevanz ist [41].

Die Bestimmung der Gallensalzkonzentration erfolgt mit dem Enzym 3α-Hydroxysteroiddehydrogenase. Da die Hydroxylgruppe in der 3α-Position allen Gallensalzen gemeinsam ist, werden diese damit quantitativ erfaßt. Von anderen Autoren [90] wurde versucht, durch Extraktion die löslichen von den unlöslichen Gallensalzen abzutrennen, und zwar mit der Vorstellung, damit nur die mucosaschädigende Fraktion zu messen. Da die Verteilung im Methanol-Chloroform-Gemisch jedoch nur teilweise durch die Wasserlöslichkeit bestimmt wird [29], und zudem nicht sicher ist, daß das Löslichkeitsverhalten der Gallensalze durch die Aspiration unverändert bleibt, kann die Extraktion nicht als zusätzlicher Gewinn betrachtet werden.

2.1 Apparative und personelle Voraussetzungen

Zur Gewinnung der Magensaftproben sind dieselben technischen Voraussetzungen erforderlich, wie für eine konventionelle Magensekretionsanalyse: Magensonde (14 oder 16 Charr, möglichst mit Luftkanal), Aspirationspumpe, Meßzylinder. Für die Bestimmung der Gallensalzkonzentration braucht man zusätzlich eine Zentrifuge (Eppendorf) sowie ein Photometer, das die Messung im Bereich von 340 nm erlaubt. Die Durchführung der Untersuchung entspricht in ihren Anforderungen ebenfalls denen für eine Magensekretionsanalyse Die Bestimmung der Gallensalzkonzentration verlangt eine erfahrene, sorgfältig arbeitende Laboration.

2.2 Technische Durchführung

2.2.1 Untersuchungsgang

Dem über wenigstens 12 h nüchternen Patienten wird die Magensonde transnasal unter Durchleuchtungskontrolle mit der Spitze in den tiefsten Teil des Magenantrums plaziert. Der Patient nimmt dann Linksseitenlage ein und behalt diese über die Gesamtdauer der Untersuchung bei. Das Residualvolumen des Magens wird über wenigstens 15 min aspiriert und verworfen. Es folgen die Sammelperioden Wird die Refluxmessung mit einer konventionellen Magensekretionsanalyse kombiniert, so sind 4 Perioden à 15 min üblich. Empfehlenswert ist eine längere Untersuchungsdauer, z B. über 2 oder 3 h Der Vorteil der längeren Untersuchung besteht darin, daß der duodenogastrale Reflux zur Aktivitatsfront des interdigestiven myoelektrischen Komplexes korreliert sein soll [52], so daß bei einer Cyclusdauer von 90 min eine Untersuchungsdauer von 60 min schlecht reproduzierbare Werte ergeben kann.

2.2.2 Bestimmungen

Das Volumen der erhaltenen Proben wird, am besten durch Differentialwagung, bestimmt. Proben zur Bestimmung der Gallensalzkonzentration werden bis zur Analyse bei $-18°$ oder $-20°$ aufgehoben. Für die Bestimmung der Gallensalzkonzentration sind folgende Reagentia erforderlich.

1) Glycinpuffer. Zu 850 ml Aqua bidestillata werden 34 g NaOH, 75 g Glycin, 52 g Hydrazinsulfat und 2 g Titriplex gegeben. Das pH der Losung wird mit 10molarer NaOH auf 9,4 eingestellt, die Losung wird filtriert und mit Aqua bidestillata auf 1000 ml aufgefüllt Der Puffer kann in Plastikfläschchen abgefüllt bei $-18°$ aufgehoben werden

2) NAD-Lösung. 4 mg NAD (z.B Boehringer Nr 15298, Reinheitsgrad I) werden in 1 ml Glycinpuffer gelöst, was einer 6,03 millimolaren Losung entspricht. Die Losung wird jeweils frisch zubereitet.

3) Enzymlösung Das Enzym (3α-Hydroxysteroiddehydrogenase, z.B. von Sigma) wird in einer Konzentration von 0,7 U/ml Glycinpuffer jeweils frisch zubereitet.

4) Standardlösungen. Sie werden aus Cholsäure in Methanol in einem Konzentrationsbereich von 10–100 nmol/20 µl zubereitet und in kleinen Portionen bei $-18°$ aufbewahrt

Tabelle 8 7 zeigt die herzustellenden Ansatze

Die Proben werden 30 min bei 26° C im Wasserbad inkubiert, 2 min scharf zentrifugiert und im Photometer bei 334 nm unter Verwendung von Se-

Tabelle 8.7. Ansatze zur Bestimmung der Gallensalzkonzentration

	MENP	MEPP	Standard	PLW	Probe
Puffer	1,0	1,0	1,0	1,0	1,0
Methanol	0,02	0,02	–	–	–
Standard	–	–	0,02	–	–
Probe	–	–	–	0,02	0,02
NAD	0,1	–	0,1	–	0,1
Puffer	–	0,1	–	0,1	–
Enzym	0,1	0,1	0,1	0,1	0,1

MENP Methanol-Enzym-NAD-Puffer,
MEPP Methanol-Enzym-Puffer-Puffer,
PLW Probenleerwert

mimikrocuvetten mit einer Schichtdicke von 1 cm gegen Wasser abgelesen.

Die Gallensalzkonzentration (GSK) in der Probe enthalt man dann nach folgender Gleichung:

$$GSK = \frac{Ext^1\,Probe - (Ext\,PLW + Ext\,MENP - Ext\,MEPP)}{Ext\,Standard - Ext\,MENP} \quad \frac{Konzentration}{Standard}$$

Durch Multiplikation mit dem Aspirationsvolumen erhält man die Menge an Gallensauren im Aspirationsvolumen. Die Refluxrate wird berechnet in µMol aspirierter Gallensauren pro h.

Die Refluxrate liegt beim Gesunden sowie bei Patienten mit Zustand nach selektiv-proximaler Vagotomie in der Regel unter 50 µmol/h und ist daher nicht als pathologisch anzusehen Werte über 100 µmol/h werden beim Gesunden sehr selten beobachtet.

2.3 Diagnostisches Spektrum

Das diagnostische Spektrum der Gallensalzrefluxmessung beschrankt sich derzeit auf die Frage, ob Beschwerden nach Magenresektion mit an Sicherheit grenzender Wahrscheinlichkeit als refluxbedingt interpretiert werden können oder nicht.

2.4 Durchgeführte Studien

Gallensalze sind in der Lage, die Schleimhaut des Magens und der Speiserohre zu schädigen [7, 28–30, 78, 91, 96]. Eine pathogenetische Rolle bei Gastritis und Ulcuskrankheit ist fraglich [7, 29, 39, 91]. Es gibt Studien, die zwischen Gesunden und Patienten mit Magenulcera hinsichtlich des duodenogastralen Refluxes keinen Unterschied finden [8, 85, 95].

Chirurgische Eingriffe am Magen können den Gallensalzreflux steigern, z B trunkulare Vagotomie mit Pyloroplastik, Antrektomie mit Gastroduodenostomie (Billroth I) sowie die Magenresektion nach Billroth II mit oder ohne Braun-Fußpunktanastomose [25, 40, 41, 91]. Klinische Bedeutung erhält der duodenogastrale Reflux dadurch, daß ein Teil der postoperativen Beschwerden nach Magenresektion als refluxbedingt aufgefaßt werden muß (Übersicht bei [1]) Das morphologische Substrat dieses Zustands, der duodenogastrales Refluxsyndrom genannt wird, ist ein Erythem der Magenschleimhaut [41, 42].

Die Bedeutung der Gallensalzrefluxmessung liegt darin, daß durch sie mit hoher Wahrschein-

---

[1] Extinktion

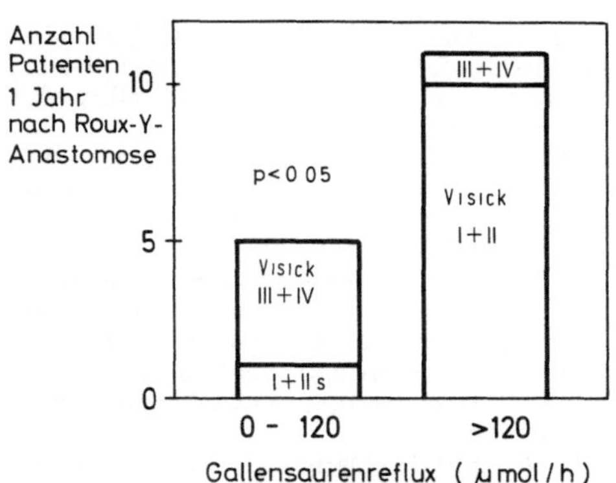

Abb. 8.10. Gallensaurenreflux nach Ersteingriff und klinisches Ergebnis 1 Jahr nach darauf folgendem Korrektureingriff Von 16 Patienten mit postoperativen Beschwerden nach Magenteilresektion wurde der Gallensaurenreflux gemessen Es wurde dann ein Korrektureingriff mit Anlage einer Roux-Y-Anastomose durchgefuhrt und das klinische Ergebnis nach einem weiteren Jahr beurteilt Von den Patienten mit einem Gallensaurenreflux von >120 µmol/h waren 10 von 11 ein Jahr nach Korrekturoperation weitgehend beschwerdefrei, wahrend von den Patienten mit niedrigeren Refluxraten 4 von 5 ein schlechtes Ergebnis aufwiesen (Nach [41])

lichkeit entschieden werden kann, ob die vom Patienten geklagten Symptome hochstwahrscheinlich refluxbedingt sind [42] Es ist moglich, durch eine Umwandlungsoperation in eine Roux-Y-Anastomose den Gallenreflux auszuschalten. Es ist gezeigt worden, daß die postoperativen Beschwerden der betroffenen Patienten in fast allen Fällen beseitigt oder gebessert werden kónnen (Abb. 8 10).

2.5 Gefahren

Es sind keine Gefahren zu erwarten Die Strahlenbelastung bei der Kontrolle der Sondenlage ist zu vernachlassigen.

2.6 Praktische Anwendung

Die Messung des Gallensalzrefluxes ist in allen Fällen indiziert, in denen vermutet wird, daß postoperative Beschwerden refluxbedingt sein konnten Sinnvollerweise wird die Refluxmessung dann durchgefuhrt, wenn morphologische Ursachen fur die Beschwerden (z B. Stenosierungen) endoskopisch ausgeschlossen worden sind.

Literatur

1 Alexander-Williams J (1982) Alkaline reflux gastritis A myth or a disease? Am J Surg 143 17–21
2 Aylett P, Wastell K, Wise I (1969) Gastric secretion and emptying before and after vagotomy and pyloroplasty, with and without continuous infusion of peptavlon pentagastrin Am J Dig Dis 14 245–253
3 Baldi F, Corinaldesi R, Ferrarini F, Stanghellini V, Miglioli M, Luigi B (1981) Gastric secretion and emptying of liquids in reflux esophagitis Dig Dis Sci 26 886–889
4 Bateman DN, Whittingham RA (1982) Measurement of gastric emptying by real-time ultrasound Gut 23 524–527
5 Bertrand J, Metman E-H, Danquechin Dorval E, Rouleau P, D'Hueppe A, Itti R, Philippe L (1980) Etude du temps d'évacuation gastrique de repas normaux au moyen de granules radioopaques Applications cliniques et validation Gastroenterol Clin Biol 4 770–776
6 Binswanger RO, Aeberhard P, Walther M, Vock P (1978) Effect of pyloroplasty on gastric emptying Long term results as obtained with a labeled test meal Br J Surg 65 27–29
7 Black RB, Gwenda R, Rhodes J (1971) The effect of healing on bile reflux in gastric ulcer Gut 12 552–558
8 Blum AL, Sonnenberg A, Muller-Lissner S (1981) Der duodenogastrale Reflux, ein Grenzphanomen zwischen Physiologie und Pathophysiologie des Magens In Domschke W, Wormsley KG (Hrsg) Magen und Magenkrankheiten Thieme, Stuttgart New York, S 58–69
9 Buckler KG (1967) Effects of gastric surgery upon gastric emptying in cases of peptic ulceration Gut 8 137–147
10 Bucker J (1969) Die Erkrankungen des Magens und Zwolffingerdarmes In Brucker J, Casper H, Frik W, Vešin S, Wenz W (Hrsg) Rontgendiagnostik des Digestionstraktes und des Abdomens Springer, Berlin Heidelberg New York (Handbuch der Medizin, Bd 11/ Teil 1, Radiologie, S 345–604)
11 Brandsborg O, Brandsborg M, Løvgreen NA, Mikkelsen K, Møller B, Rokkjaer M, Amdrup E (1977) Influence of parietal cell vagotomy and selective gastric vagotomy on gastric emptying rate and serum gastrin concentration Gastroenterology 72 212–214
12 Burhenne HJ (1983) Technique of radiologic examination In Margulis AR, Burhenne HJ (eds) Alimentary tract radiology, 3rd edn Mosby, St Louis Toronto London, p 666 ff
13 Burn-Murdoch R, Fisher MA, Hunt JN (1980) Does lying on the right side increase the rate of gastric emptying? J Physiol 302 395–398
14 Buxton TB, Crochett JK, Moore WL III, Moore WJ Jr, Rissing JP (1979) Protein precipitation by acetone for the analysis of polyethylene glycol in intestinal perfusion fluid Gastroenterology 76 820–824
15 Campbell IW, Heading RC, Tothill P, Buist TAS, Ewing DJ, Clarke BF (1977) Gastric emptying in diabetic autonomic neuropathy Gut 18 462–467
16 Capper WM, Airth GR, Kilby JO (1966) A test for pyloric regurgitation Lancet II 621–623
17 Clain JE, Vay Liang W, Malagelada J-R (1978) Inhibitory role of the distal small intestine on the gastric secretory response to meals in man Gastroenterology 74 704–707
18 Clarke RJ, Alexander-Williams J (1973) The effect of preserving antral innervation and of a pyloroplasty on gastric emptying after vagotomy in man Gut 14 300–307

19 Clemençon G (1979) Der duodenogastrische Reflux
    – endoskopische Diagnose Aktuel Gastrol 8 461–470
20 Cobb JS, Bank S, Marks IN, Louw JH (1971) Gastric
    emptying after vagotomy and pyloroplasty Dig Dis
    Sci 16 207–215
21 Cocking JB, Grech P (1973) Pyloric reflux and the
    healing of gastric ulcers Gut 14 555–557
22 Cortot A, Phillips SF, Malagelada J-R (1979) Gastric
    emptying of lipids after ingestion of a homogenized
    meal Gastroenterology 76 939–944
23 Cortot A, Phillips SF, Malagelada J-R (1982) Parallel
    gastric emptying of nonhydrolyzable fat and water
    after a solid-liquid meal in humans Gastroenterology
    82 877–881
24 Cowley DJ, Vernon P, Jones T, Glass HI, Cox AG
    (1972) Gastric emptying of solid meals after truncal
    vagotomy and pyloroplasty in human subjects Gut
    13 176–181
25 Dewar P, King R, Johnston D (1982) Bile acid and
    lysolecithin concentrations in the stomach in patients
    with duodenal ulcer before operation and after treat-
    ment by highly selective vagotomy, partial gastrec-
    tomy, or truncal vagotomy and drainage Gut 23 569–
    577
26 Donovan IA, Clarke RF, Gunn IF, Alexander-Wil-
    liams J (1974) A comparison of gastric emptying at
    3 and 12 months after proximal gastric or selective
    vagotomy without pyloroplasty Br J Surg 61 889–892
27 Dozois R, Kelly KA, Code CF (1971) Effect of distal
    antrectomy on gastric emptying of liquids and solids
    Gastroenterology 61 675–681
28 Duane W, Wiegand D (1980) Mechanism by which
    bile salt disrupts the gastric mucosal barrier in the
    dog J Clin Invest 66 1044–1049
29 Duane W, Wiegand D, Gilberstadt M (1980) Intra-
    gastric duodenal lipids in the absence of a pyloric
    sphincter Quantitation, physical state, and injurious
    potential in the fasting and postprandial states Gas-
    troenterology 78 1480–1487
30 Duane W, Wiegand D, Sievert C (1982) Bile acid and
    bile salt disrupt gastric mucosal barrier in the dog by
    different mechanism Am J Physiol 242 695–699
31 Dubois A, van Eerdewegh P, Gardner J (1977) Gastric
    emptying and secretion in Zollinger-Ellison syndrome
    J Clin Invest 59 255–263
32 Fiddian-Green RG, Parkin JV, Faber RG, Russell
    RCG, Whitfield PF, Hobsley M (1979) The quantifica-
    tion in human gastric juice of duodenogastric reflux
    by sodium output and by bilelabelling using indocyan-
    ine green Klin Wochenschr 57 815–824
33 Glint FJ, Grech P (1970) Pyloric regurgitation and
    gastric ulcer Gut 11 735–737
34 George JD (1968) New clinical method for measuring
    the rate of gastric emptying The double sampling test
    meal Gut 9 237–242
35 Grimes DS, Goddard J (1977) Gastric emptying of
    whole meal and white bread Gut 18 725–729
36 Gulsrud PO, Taylor IL, Watts HD, Cohen MB, Ela-
    shoff J, Meyer JH (1980) How gastric emptying of
    carbohydrate affects glucose tolerance and symptoms
    after truncal vagotomy with pyloroplasty Gastroen-
    terology 78 1463–1471
37 Hall W, Read RC (1970) Effect of vagotomy on gastric
    emptying Am J Dig Dis 15 1947–2053
38 Hinder RA, San-Garde BA (1983) Individual and
    combined roles of the pylorus and the antrum in the
    canine gastric emptying of a liquid and a digestible
    solid Gastroenterology 84 281–286
39 Hinder RA, Fimmel CJ, Pace F, Sabbatini F, Blum
    AL (1983) Gastric ulcer and duodenogastric reflux
    Causal or casual relationship? Z Gastroenterol 21 21–
    26
40 Hoare AM, Keighley MRB, Starkey B, Alexander-
    Williams J (1978) Measurement of bile acids in fasting
    gastric aspirates An objective test for bile reflux after
    gastric surgery Gut 19 166–169
41 Hoare AM, McLeish A, Thompson H, Alexander-Wil-
    liams J (1978) Selection of patients for bile diversion
    surgery Use of bile acid measurement in fasting gas-
    tric aspirates Gut 19 163–165
42 Hoare AM, Donovan IA, Keighley MRB, Thompson
    H, Dorricott MJ, Alexander-Williams J (to be pub-
    lished) A prospective randomized study of effect of
    proximal gastric vagotomy and vagotomy and antrec-
    tomy on bile reflux, endoscopic mucosal abnormalities
    and gastritis
43 Horton RE, Ross FGM, Darling GH (1965) Determi-
    nation of the emptying time of the stomach by use
    of enteric-coated barium granules Br Med J I 1537–
    1539
44 Hunt JN, MacDonald I (1954) The influence of vol-
    ume on gastric emptying J Physiol 126 459–474
45 Hunt JN, Spurrell WR (1951) The pattern of emptying
    of the human stomach J Physiol 113 157–168
46 Hunt JN, Stubbs DF (1975) The volume and energy
    content of meals as determinants of gastric emptying
    J Physiol 245 209–225
47 Hurwitz A (1981) Measuring gastric volumes by dye
    dilution Gut 22 85–93
48 Ingram DM, Sheiner HJ (1981) Postoperative gastric
    emptying Br J Surg 68 572–576
49 Jian R, Vigneron N, Najean Y, Bernier JJ (1982) Gas-
    tric emptying and intragastric distribution of lipids in
    man Dig Dis Sci 27 705–711
50 Kalbasi H, Hudson FR, Herring A, Moss S, Glass
    HI, Spencer J (1975) Gastric emptying following va-
    gotomy and antrectomy and proximal gastric vagoto-
    my Gut 16 509–513
51 Kaushik SP, Ralphs DNL, Hobsley M (1982) Gastric
    emptying and dumping after proximal gastric vagoto-
    my Am J Gastroenterol 77 363–367
52 Keane FB, Dimagno EP, Malagelada J-R (1981) Duo-
    denogastric reflux in humans Its relationship to fast-
    ing antroduodenal motility and gastric, pancreatic,
    and biliary secretion Gastroenterology 81 726–731
53 Keet AD (1982) A new, tubeless radiological test for
    duodenogastric reflux S Afr Med J 61 78–81
54 Kelly KA (1980) Gastric emptying of liquids and so-
    lids Roles of proximal and distal stomach Am J Phys-
    iol 239 G71–G76
55 Kliems G, Cordesmeyer R, Bergmann K von (1981)
    Quantitative Bestimmung des duodenogastrischen
    Refluxes bei verschiedenen Magenresektionsverfahren
    Langenbecks Arch Chir 354 273–279
56 Knight LC, Fisher RS, Malmud LS (1982) Compari-
    son of solid food markers in gastric emptying studies
    In Raynaud C (ed) Nuclear medicine and biology,
    vol 3 Proc 3rd World Congr Nucl Med Biol, Paris
    1982 Pergamon, Paris Oxford New York Toronto Sid-
    ney Frankfurt, pp 2407–2410
57 Kronborg O, Madsen P (1972) Gastric emptying rate
    and acid secretion after truncal vagotomy and pylo-
    roplasty for duodenal ulceration Scand J Gastroenter-
    ol 7 515–518
58 Kropp HS, Long WB, Alavi A, Hansell JR (1979) Ef-
    fect of water and fat on gastric emptying of solid
    meals Gastroenterology 77 997–1000
59 Lavigne M, Wiley JD, Martin P, Way LW, Meyer JH,
    Sleisenger MH, MacGregor IL (1979) Gastric, pancre-
    atic, and biliary secretion and the rate of gastric empty-
    ing after parietal cell vagotomy Am J Surg 138 644–
    651
60 Longstreth GF, Malagelada JR, Go VLW (1975) The
    gastric response to a transpyloric duodenal tube Gut
    16 777–780

61 MacGregor I, Parent J, Meyer JH (1977) Gastric emptying of liquid meals and pancreatic and biliary secretion after subtotal gastrectomy or truncal vagotomy and pyloroplasty in man Gastroenterology 72 195–205

62 Mackie CR, Hall AW, Clark J, Cuschieri A (1981) The effect of isoperistaltic jejunal interposition upon gastric emptying Surg Gynecol Obstet 153 813–819

63 Mackie CR, Malcolm L, Cuschieri A (1982) Milk ^{99}Tc^{m}-HIDA test for enterogastric bile reflux Br J Surg 69 101–104

64 Malagelada J-R (1977) Quantification of gastric solid-liquid discrimination during digestion of ordinary meals Gastroenterology 72 1264–1267

65 Malagelada J-R (1979) Physiologic basis and clinical significance of gastric emptying disorders Dig Dis Sci 24 657–661

66 Malagelada J-R, Longstreth GF, Summerskill WHJ, Go VLW (1976) Measurement of gastric functions during digestion of ordinary solid meals in man Gastroenterology 17 203–210

67 Malagelada J-R, Longstreth GF, Beering TB, Summerskill WHJ, Go VLW (1977) Gastric secretion and emptying after ordinary meals in duodenal ulcer Gastroenterology 73 989–994

68 Mayer EA, Thomson JB, Jehn D, Reedy T, Elashoff J, Meyer JH (1982) Gastric emptying and sieving of solid food and pancreatic and biliary secretion after solid meals in patients with truncal vagotomy and antrectomy Gastroenterology 83 184–192

69 McCallum RW, Saladino T, Lange R (1980) Comparison of gastric emptying rates of intracellular and surface-labeled chicken liver in normal subjects J Nucl Med 21 67

70 McCallum RW, Berkowitz DM, Lerner E (1981) Gastric emptying in patients with gastroesophageal reflux Gastroenterology 80 285–291

71 McCallum RW, Mensh R, Lange R (1982) Definition of the gastric emptying abnormality present in gastroesophageal reflux patients In Wienbeck M (ed) Motility of the digestive tract Raven, New York, pp 355–362

72 McKelvey STD (1970) Gastric incontinence and postvagotomy diarrhoea Br J Surg 57 141–147

73 Meshkinpour H, Marks JW, Schoenfeld LJ, Bonnoris GG, Carter S (1980) Reflux gastritis syndrome Mechanism of symptoms Gastroenterology 79 1283–1287

74 Meyer JH, Ohashi H, Jehn D, Thomson JB (1981) Size of liver particles emptied from the human stomach Gastroenterology 80 1489–1496

75 Meyer JH, VanDeventer G, Graham LS, Thomson J, Thomasson D (1983) Error and corrections with scintigraphic measurement of gastric emptying of solid foods J Nucl Med 24 197–203

76 Miller LJ, Malagelada JR, Longstreth GF, Go VLW (1980) Dysfunctions of the stomach with gastric ulceration Dig Dis Sci 25 857–864

77 Miller LJ, Malagelada JR, Taylor WF, Go VLW (1981) Intestinal control of human postprandial gastric function The role of components of jejunoileal chyme in regulating gastric secretion and gastric emptying Gastroenterology 80 763–769

78 Moffat RC, Berkas EM (1965) Bile esophagitis Arch Surg 91 963–966

79 Moore JG, Christian PE, Coleman RE (1981) Gastric emptying of varying meal weight and composition in man Dig Dis Sci 26 16–22

80 Muller-Lissner SA, Blum AL (1981) The effect of specific gravity and eating on gastric emptying of slow-release capsules N Engl J Med 304 1365–1366

81 Muller-Lissner SA, Will N, Muller-Duysing W, Heinzel F, Blum AL (1981) Schwimmkapseln mit langsamer Wirkstoffabgabe Dtsch Med Wochenschr 106 1143–1147

82 Muller-Lissner SA, Fimmel CJ, Will N, Muller-Duysing W, Heinzel F, Blum AL (1982) Effect of gastric and transpyloric tubes on gastric emptying and duodenogastric reflux Gastroenterology 83 1276–1279

83 Muller-Lissner SA, Sonnenberg A, Schattenmann G, Hollinger A, Siewert JR, Blum AL (1982) Gastric emptying and postprandial duodenogastric reflux in pylorectomized dogs Am J Physiol 242 G9–G14

84 Muller-Lissner SA, Sonnenberg A, Hollinger A, Schattenmann G, Siewert JR, Blum AL (1982) Gastric emptying and postprandial duodenogastric reflux in dogs with Heineke-Mikulicz pyloroplasty Br J Surg 69 323–327

85 Muller-Lissner SA, Fimmel CJ, Sonnenberg A, Heinzel F, Muller R, Blum AL (1983) Novel approach to quantify duodenogastric reflux in healthy volunteers and in patients with type I gastric ulcer Gut 24 510–518

86 Perkel MS, Moore C, Hersh T, Davidson ED (1979) Metoclopramide therapy in patients with delayed gastric emptying Dig Dis Sci 24 662–666

87 Read NW, Grech P (1973) Effect of cigarette smoking on competence of the pylorus Preliminary study Br Med J III 313–316

88 Rees WDW, Go VLW, Malagelada JR (1979) Antroduodenal motor response to solid-liquid and homogenized meals Gastroenterology 76 1438–1442

89 Rothmund M, Deisler G, Kaufmann A, Hohn P (1976) Duodenogastrischer Reflux nach Vagotomie und Pyloroplastik Langenbecks Arch Chir 340 167–178

90 Schumpelick V, Begemann F (1981) Refluxgroßen des operierten Magens Dtsch Med Wochenschr 106 497–500

91 Schumpelick V, Stemme D, Begemann F (1983) Ulkuskrankheit und duodenogastraler Reflux Z Gastroenterol 21 11–20

92 Schwartz SE, Levine RA, Singh A, Scheidecker JR, Track NS (1982) Sustained pectin ingestion delays gastric emptying Gastroenterology 83 812–817

93 Shay H, Katz AB, Schloss EM (1932) Experimental studies in gastric physiology Arch Intern Med 50 605–620

94 Snape WJ, Battle WM, Schwartz SS, Braunstein SN, Goldstein HA, Alavi A (1982) Metoclopramide to treat gastroparesis due to diabetes mellitus Ann Intern Med 96 444–446

95 Sonnenberg A, Eichenberger P, Muller-Lissner SA, Blum AL (1981) Cytolytic agents in the gastric juice Scand J Gastroenterol [Suppl 67] 16 71–73

96 Stol DW, Murphy GM, Collins JL (1974) Duodenogastric reflux and acid secretion in patients with symptomatic hiatal hernia Scand J Gastroenterol 9 97–101

97 Tolin RD, Malmud LS, Stelzer F, Menin R, Makler PT, Applegate G, Fisher RS (1979) Enterogastric reflux in normal subjects and patients with Billroth II gastroenterostomy Gastroenterology 77 1027–1033

98 Tympner F, Rosch W (1982) Sonographische Messung der Magenentleerungszeit Ultraschall Med 3 15–17

99 Wickremesinghe PC, Dayrit PQ, Manfredi OL, Fazio RA, Fagel VL (1983) Quantitative evaluation of bile diversion surgery utilizing ^{99m}Tc HIDA scintigraphy Gastroenterology 84 354–363

100 Wu RK, Malmud LS, Knight LC, Siegel JA, Stern H, Zelac R (1982) Radiation dose calculations for orally administered radio-pharmaceuticals in upper gastrointestinal disease In Raynaud C (ed) Nuclear medicine and biology, vol 4, Proc 3rd World Congr Nucl Med Biol, Paris 1982 Pergamon, Paris Oxford New York Toronto Sidney Frankfurt, pp 2961–2963

8.5 Motilitätstests an Dünn- und Dickdarm

P. Enck und M. Wienbeck

1 Dünndarm

Motilitätstests im Dünndarm dienen in erster Linie der Bestimmung der orococalen und duodenocöcalen Passagezeit Daneben gewinnt auch die Registrierung der motorischen Nüchternaktivität an Bedeutung, da sie im Dünndarm ein typisches Muster aufweist: In cyclischer Weise treten im proximalen Dünndarm Phasen zunächst irregulärer (Phase II) und dann rhythmischer (Phase III) motorischer Aktivität auf, die in aboraler Richtung wandern. Diesen sog. „migrierenden Motorkomplexen" (MMC) folgt eine Phase motorischer Ruhe (Phase I) und innerhalb von etwa 2 h ein weiterer MMC [8].

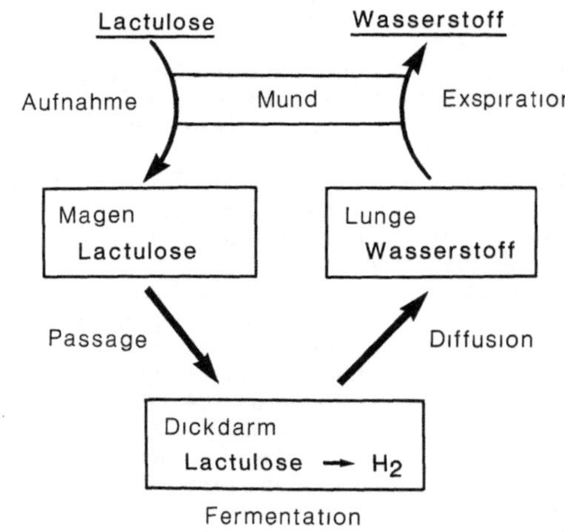

Abb. 8.11. Schematische Darstellung des H_2-Atemtests

1.1 Messung der Passagezeit im H_2-Atemtest

1.1.1 Prinzip

Das Prinzip des H_2-Atemtests zur Bestimmung der orococalen Transitzeit beruht auf der bakteriellen Fermentierung eines unverdaubaren Zuckers (z.B Lactulose) im Colon Der dabei gebildete Wasserstoff wird über den Blutkreislauf zu den Lungen transportiert und abgeatmet [1].

1.1.2 Durchführung

Der Patient sollte über mindestens 12 h keine Kohlenhydrate zu sich genommen haben und über mindestens 8 h nüchtern sein Er erhält 10 g Lactulose, gelöst in 200 ml Wasser Physiologischer als ein Lactulosegetränk ist die Verabreichung einer gemischten Mahlzeit aus natürlichen Nahrungsmitteln mit einem hohen Anteil an Stärke und Ballaststoffen. Diese Kohlenhydrate gelangen zu einem großen Teil unverdaut in den Dickdarm.

Die Konzentration von Wasserstoff in der Ausatmungsluft wird über mindestens 3 h in 10minütigen Intervallen durch einen gaschromatographisch oder elektrochemisch arbeitenden Detektor bestimmt Während dieser Zeit dürfen die Patienten weder rauchen noch schlafen [7] Der Zeitraum bis zum Anstieg des respiratorischen Wasserstoffgehalts korreliert mit der orococalen Passagezeit. Der erste Anstieg über 3 aufeinanderfolgende Meßpunkte repräsentiert die „Erscheinungszeit", also die Zeit, die von der Verabreichung des Markers bis zum Erreichen des Colons durch den ersten Teil der Testmahlzeit vergeht. Der Gipfel der sich über Stunden hinziehenden Exhalationskurve repräsentiert etwas ungenauer die „mittlere Transitzeit", die ein Maß für die Dauer der Passage des Hauptanteils der Testmahlzeit durch den Dünndarm darstellt In gleicher Weise wie die orococale Transitzeit kann die duodenocócale Passagezeit bestimmt werden, wenn die Testflüssigkeit durch eine Sonde direkt in das Duodenum appliziert wird.

1.1.3 Beurteilung

Bei der Lactulosetranktechnik liegt die durchschnittliche Erscheinungszeit bei Normalpersonen bei etwa 60 min, bei einer gemischten Mahlzeit bei ca. 4 h Die mittlere orococale Transitzeit liegt bei

120 min bzw. 7 h. Verzogerter Dünndarmtransit deutet auf verzogerte Magenentleerung oder auf Storung der Fortbewegung im Dunndarm hin, schnelle Passagezeit zeigt das Gegenteil an. Eine Reihe von Faktoren kann die Bestimmung beeinflussen Dazu gehoren v.a die bakterielle Überwucherung des Dünndarms [4], die zur Wasserstoffbildung schon im Dünndarm führt, oder das Fehlen einer H_2-bildenden Dickdarmflora, z B. nach langdauernder Behandlung mit Antibiotica [2].

1.1.4 Indikation

Die Feststellung einer zu schnellen oder zu langsamen Passage gewinnt bei postoperativen Folgezuständen, beim Diabetes mellitus und bei Systemerkrankungen eine diagnostische Bedeutung.

1.2 Manometrie

Wie bei der Mehrpunktmanometrie im Oesophagus werden zur Registrierung der Dünndarmmotilitat meist flussigkeitsperfundierte Katheter verwendet, gelegentlich auch elektromyographische Verfahren Es sind mindestens 3 Ableitungen in Abstanden von 5–10 cm notwendig Damit läßt sich ein MMC und seine Fortleitung bestimmen. Da parallel mit der motorischen Aktivitat des MMC die Nüchternsekretion von Magen, Pankreas und Galle cyclischen Schwankungen unterworfen ist [5], sollten heutzutage Sekretionsstudien im Nüchternzustand an diesen Organen nur noch in Verbindung mit Motilitatsmessungen stattfinden. Nur so läßt sich bei Nuchternsekretionswerten entscheiden, ob sie normal oder pathologisch sind. Außerdem scheint die Dunndarmmanometrie zusammen mit Ballonblähungstests von diagnostischer Bedeutung für die Erkennung der neuropathischen Form der idiopathischen intestinalen Pseudoobstruktion zu sein.

Die manometrische Messung der kontraktilen Aktivitat des Sphincter Oddii [9] befindet sich gegenwärtig in Stadium experimenteller Erprobung und kann noch nicht als klinisch erprobte Methode eingesetzt werden.

2 Colon, Rectum, Anus

Während die motorische Aktivitat des proximalen Colons bisher fast nur im Tierversuch untersucht worden ist, existieren für den anorectalen Bereich insbesondere klinisch wichtige Funktionstests.

2.1 Bestimmung der Passagezeit

Die direkte Bestimmung der Dickdarmtransitzeit (cocoanale Passage) ist mit einfachen klinischen Mitteln nicht moglich; als indirekte Methode findet die Bestimmung der oroanalen Passagezeit von Markern Anwendung, als Standardmethode hat sich die Bestimmung der oroanalen Transitzeit mit Hilfe von röntgendichten Markern bewahrt [3].

2.1.1 Durchführung

Die Probanden schlucken zum Frühstück 20 röntgendichte Marker (dünne, aus Kathetermaterial geschnittene Ringe von 2–5 mm Durchmesser mit einem spezifischen Gewicht von 1,2–1,5 g/cm). Im Anschluß daran wird jede Stuhlportion in geruchsdichten Plastikbeuteln gesammelt und auf das Vorhandensein der Marker geröntgt. Als Passagezeit gilt der Zeitraum bis zum Auftreten von 80% der Marker mit dem Stuhl.

Obwohl auch der Transit durch Oesophagus, Magen und Dünndarm in die Gesamttransitzeit eingehen, ist deren Anteil im Normalfall zu vernachlassigen, da sie zusammen weniger als 20% der Passagezeit ausmachen. Die oroanale Passagezeit ist mithin nahezu gleichbedeutend mit dem Dickdarmtransit Normalerweise beträgt die Obergrenze 3 Tage bis zum ersten Ausscheiden der Marker und (zuverlassiger) 5 Tage bis zur Ausscheidung von 80% der Marker Diese Zeit wird durch Ernährungsfaktoren, korperliche Aktivitat, hormonelle Einflusse und andere Faktoren erheblich beeinflußt, so daß Normwerte nur innerhalb weiter Grenzen angegeben werden können

Das Verfahren ist apparativ wenig aufwendig, bedeutet aber mehrtägige Einschränkungen für den Patienten, da er samtliche Stuhlportionen sammeln muß.

2.1.2 Indikation

Indiziert ist die Bestimmung der oroanalen Passage zur Überprufung von medikamentosen oder diatetischen Therapiemaßnahmen bei Obstipation und Diarrhoe. Daneben scheint die Bestim-

mung der Markerbewegung durch einzelne Dickdarmabschnitte Bedeutung zur Erkennung besonders therapieresistenter Obstipationsformen zu gewinnen, die evtl. einmal einer operativen Behandlung bedürfen [6].

Literatur

1 Enck P, Whitehead WE (1986) Lactase deficiency and
   lactose malabsorption A review Z Gastroenterol
   24 125–134
2 Gilat T, Ben Hur H, Gelman-Malachi E, Terdiman R,
   Peled Y (1978) Alterations of the colonic flora and their
   effect on the hydrogen breath test Gut 19 602–605
3 Hinton M, Lennard-Jones JE, Young AC (1969) A new
   method for studying gut transit time using radioopaque
   markers Gut 10 842–847
4 King CE, Tosges PP (1979) Small intestine bacterial overgrowth Gastroenterology 76 1035–1055
5 Lux G, Lederer P, Femppel J, Schmack B, Rosch W,
   Domschke W (1980) Motor and secretor activity of the
   duodenal interdigestive complex An integrated function
   In Christensen J (ed) Gastrointestinal motility Raven,
   New York pp 311–318
6 Shouler P, Keighley MRB (1986) Changes in colorectal
   function in severe chronic constipation Gastroenterology 90 414–420
7 Solomon NW, Vitieri FE (1976) Breath hydrogen during
   sleep Lancet II 636
8 Szurszweski JH (1969) A migrating electric complex of
   the canine small intestine Am J Physiol 217 1757–1763
9 Torsoli A, Corazziari E, Habib FI et al (1986) Frequency
   and cyclical pattern of the human sphincter of Oddi
   phasic activity Gut 27 363–369

8.6 Anorectale Manometrie

W. Berges, P. Enck und M. Wienbeck

Die sog. untere Manometrie ist eine Untersuchungsmethode zur Registrierung von Druck- und Bewegungsvorgängen im Rectosigmoid- und Anorectalbereich. Höhere Abschnitte des Colons lassen sich nur mit erheblichem Aufwand intubieren. Deshalb werden Messungen in diesem Bereich nur selten und dann meist mit wissenschaftlicher Fragestellung durchgeführt

1 Physikalische und physiologische Grundlagen

Bei der unteren Manometrie sind einige Unterschiede zur Oesophagusmanometrie zu berücksichtigen, die sich aus den physikalischen und physiologischen Bedingungen des Colons herleiten Während der Oesophagus an seinem proximalen und distalen Ende durch Hochdruckzonen verschlossen und sein Lumen überwiegend kollabiert ist, bleibt die Lichtung des nur einseitig verschlossenen Colons zumeist offen. Dies hat zur Folge, daß nicht jede Muskelkontraktion zu einem Druckanstieg im Kathetersystem führt. Der Druck steigt nur an, wenn die Muskulatur sich um den Druckaufnehmer schließt oder wenn bei einer Muskelkontraktion ein Entweichen des Drucks durch Lumenverschluß in der Nachbarschaft verhindert wird Dies ist im Idealfall dann gegeben, wenn sich offenendige Katheter zwischen 2 das Lumen verschließenden Haustren befindet [26]. Ursachen eines Druckanstiegs im Colon können aber auch Änderungen des Umgebungsdrucks sein, die durch Husten, Pressen etc. hervorgerufen werden. Das Colon weist seinen Aufgaben entsprechend komplexe Bewegungsmuster auf Transport des Darminhalts, Durchmischung, Eindickung und zeitgerechte Entleerung werden durch aufeinander abgestimmte passagefördernde und -verzögernde Kräfte bewirkt [27]. Zu den ersten zählen propulsive Kontraktionen und Massenbewegungen. Propulsion kommt physiologischerweise überwiegend segmentär vor, es handelt sich dabei um Kontraktionen der Ringmuskulatur mit gleichzeitiger Erschlaffung des unmittelbar davor gelegenen Darm-

abschnitts. Der Transport des Faeces erfolgt jeweils bis zur Hochdruckzone des nächsten Segments Nur selten werden mehrere Segmente überschritten. Die Fortbewegung des Inhalts über lange Strecken erfolgt mit Hilfe der Massenbewegungen, die v a postprandial auftreten [11, 12]. Segmentale (nicht fortgeleitete) Kontraktionen führen zu einer Durchmischung des Darminhalts und verzögern die Passage Sie wurden vorwiegend im distalen Colon registriert, wo besonders starke propulsionshemmende Kräfte wirksam werden können. Hierzu zählen ein retrograd gerichteter Druckgradient sowie die Fähigkeit des Rectums zur Retropulsion und zur receptiven Relaxation. Das Rectum zeichnet sich mehr als die übrigen Colonabschnitte durch diese Möglichkeit der plastischen Anpassung an eine Volumenzunahme aus. Dabei führt ein intrarectaler Volumenzuwachs zu einem kurzfristigen Druckanstieg mit anschließender langsamer Rückkehr auf den Ausgangswert [4]. Die Dehnbarkeit des Rectums (Compliance) läßt sich in einem Druck-Volumen-Diagramm darstellen. Für viele Patienten mit idiopathischer Obstipation ist es charakteristisch, daß auch eine ausgeprägte intrarectale Volumenzunahme nur einen geringfügigen Druckanstieg bewirkt [4].

Der distale Verschluß des Rectums erfolgt durch den Sphincter ani, der aus einem glatten (M sphincter ani internus) und einem quergestreiften Muskelanteil (M. sphincter ani externus) besteht. Dieser Analsphincter wird in seiner Funktion durch die Beckenbodenmuskulatur unterstützt, in erster Linie durch den M. levator ani und besonders durch die Puborectalisschlinge. Für den Ruhedruck der Verschlußzone ist der Sphincter ani internus maßgebend, obwohl auch die Beckenbodenmuskulatur zu tonischer Kontraktion befähigt ist. Bei plötzlichem intraabdominalem Druckanstieg wie Husten oder starkem Stuhldrang unterstützt der Sphincter externus durch eine zusätzliche kurzfristige Kontraktion die Kontinenz. Die Funktion des Sphincter internus läßt sich manometrisch durch den Basaldruck beurteilen, die des Sphincter externus durch den Druck unter maximaler willkürlicher Kontraktion. Darüber hinaus kann die Funktion des quergestreiften Muskelanteils auch mit dem Elektromyogramm dargestellt werden Eine Dehnung des Rectums fuhrt zur Erschlaffung des Spincter internus und zur Kontraktion des Sphincter externus Bereits nach Gabe eines Luftbolus von 15 cm³ in das Rectum ist zumeist eine Relaxation des inneren Analsphincters zu registrieren Dieser Reflex setzt einen intakten intramuralen Nervenplexus voraus; er ist deshalb bei Erkrankungen mit Schadigung der intramuralen Nerven (z.B. bei Morbus Hirschsprung) fruhzeitig gestort [16, 25].

2 Apparative und personelle Voraussetzungen

Fur die Rectummanometrie ist die gleiche Meßkette wie für die Oesophagusmanometrie zu benutzen. Deshalb kann an dieser Stelle auf detaillierte Angaben verzichtet werden Als Druckaufnehmer kommen Mikroballons oder perfundierte Katheter zur Anwendung Auf die fruher benutzten großvolumigen Ballons sollte wegen der erheblichen Eigenwirkung dieser Ballons und der Artefakte durch ihre große Dehnbarkeit verzichtet werden. Bei Verwendung von Kathetern ist – vergleichbar der Oesophagusmanometrie – eine Hochdruckperfusionsapparatur wünschenswert Zur Auslosung des wichtigen rectosphincteren Distensionsreflexes wird ein dehnbarer Ballon benötigt, der zusatzlich eingeführt oder auf die Spitze des perfundierten Kathetersystems aufgebracht wird (Abb 8.12). Da altersabhangig unterschiedliche Volumina zur Auslosung des Reflexes notwendig sind, sollten die Ballons einen weiten Distensionsbereich umfassen [25].

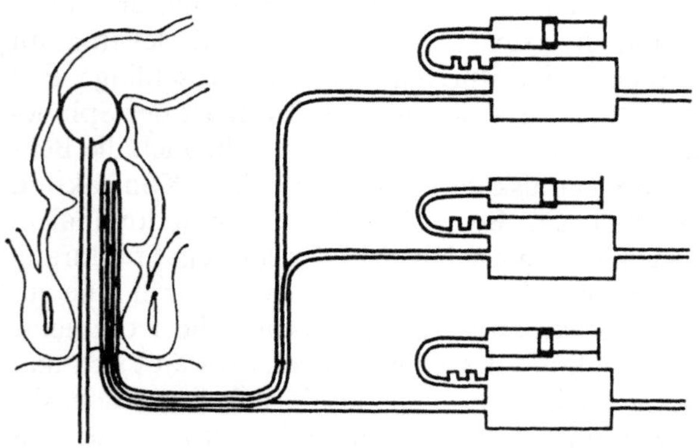

Abb. 8.12. Prinzip der rectalen Manometrie

3 Technische Durchführung

Vor Durchfuhrung einer anorectalen Manometrie sollte der Enddarm willentlich, allenfalls unterstützt durch ein schonendes Klysma, gereinigt werden. Damit lassen sich das Verstopfen der Katheterperfusionsöffnungen und die Behinderung bei der Aufblähung des Ballons weitgehend vermeiden. Der Katheter kann dann blind eingeführt und an die Perfusionsapparatur angeschlossen werden. Auf ein Gleitmittel mit Lokalanaestheticum sollte verzichtet werden, da dies die Druckmessung beeinflussen kann [20]. Es folgt eine basale Registrierungszeit von 5 min, in der sich der Patient an den Katheter gewöhnen soll und Artefakte ausgeglichen werden können. Der Katheter wird dann stufenweise (etwa 1 cm in 10 s) durch den Sphincter ani zurückgezogen. Es kommt dabei ein Druckplateau von etwa 50 mmHg (6,7 kPa) über dem atmospharischen Außendruck zur Darstellung. Dieser Meßvorgang wird 2mal wiederholt und der Mittelwert aus 3 Registrierungen gebildet (Abb. 8.13a) Der Durchzug des Katheters kann mit der Hand, besser jedoch mit einer Rückzugsmaschine erfolgen, wie sie auch für die Oesophagusmanometrie benutzt wird Im Anschluß an die Durchzugsmanometrie wird der Katheter erneut in das Rectum vorgeschoben Dabei sollten mindestens 1, besser 4 radiar angeordnete Perfusionsöffnungen im Sphincter ani und die Öffnungen von 2 weiteren Kathetern 5 und 10 cm oberhalb des Sphincters positioniert werden. Da der Analsphincter ahnlich wie die Oesophagussphincteren eine asymmetrische Druckverteilung hat, ist es besser, mit 4 radiär zueinander angeordneten Öffnungen zu messen, um das höchste und niedrigste Druckniveau zu erfassen. Nach einer erneuten basalen Registrierungszeit von 5 min, in der die Motilitat des Rectums und des Sphincters zur Darstellung kommt, wird der Patient mehrmals aufgefordert, den Analmuskel zu kontrahieren (kneifen). Die Zunahme des Drucks gegenuber dem Ruhedruck ist ein Maß für die Kontraktionskraft des M. sphincter externus (Abb 8.13b). Im Anschluß wird der im oberen Rectum positionierte Ballon intermittierend und stufenweise mit ansteigenden Volumina aufgefüllt, wobei die Pausen zwischen den einzelnen Dehnphasen bis zum Erreichen des Ausgangsniveaus andauern sollten. Im Normalfall tritt dabei eine zunehmende Relaxation (Distensionsreflex) des M. sphincter ani internus ein, die bei einem Dehnvolumen von 50 ml um mehr als 50% des Basaldrucks abfällt (Abb. 8.13c).

Gleichzeitig wird dabei geprüft, ob die intrarectale Volumenzunahme propulsive Kontraktionen auslost. Mit dem Volumenzuwachs steigt auch

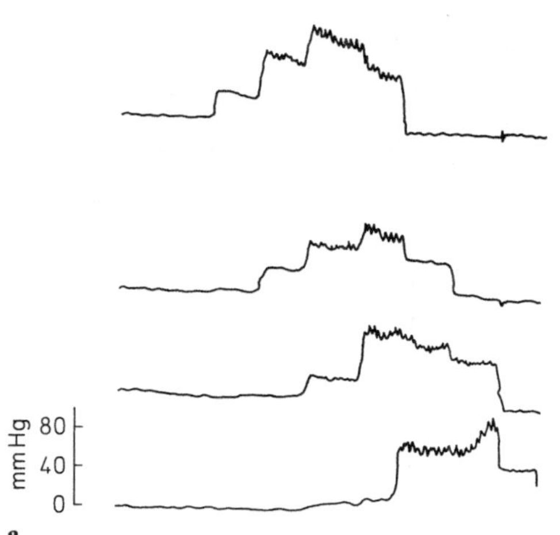

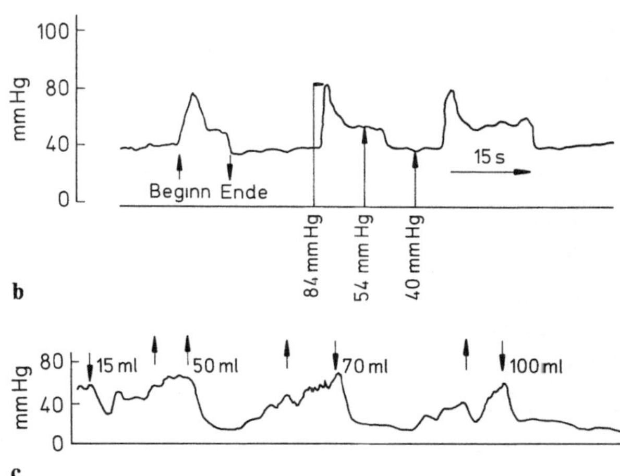

Abb. 8.13. a Ruhedruck des M sphincter ani internus Druckplateau in 4 verschiedenen Ableitpunkten **b** Mehrmalige Willkurkontraktionen als Maß der Kontraktionskraft des M sphincter ani externus **c** Zunehmende Sphincterrelaxation nach intrarectaler Ballondilatation mit ansteigenden Volumina

kurzfristig der Druck im Rectum an, um dann langsam jeweils wieder den Ruhedruck zu erreichen Aus dem Quotienten V/P läßt sich annähernd die Dehnbarkeit (Compliance) des Rectums berechnen Die Notierung der Wahrnehmungsschwelle des Patienten für die rectalen Dehnungen schließt die Untersuchung ab, die insgesamt einen Zeitaufwand von 20–30 min benötigt Durchführung und Beurteilung der Rectummanometrie bedürfen einiger Erfahrung, um Stormöglichkeiten und Artefakte sicher erkennen und ausschließen zu konnen. Wie für die Oesophagusmanometrie gilt, daß jedes Labor seine eigenen Normalwerte erstellen muß. Bei der Interpretation von Druckwerten im Anorectum sollte berücksichtigt werden, daß diese in Abhangigkeit vom Alter und Geschlecht variieren konnen [1].

4 Diagnostisches Spektrum

Die Rectummanometrie sollte zur Klarung einer schweren Obstipation sowie einer erheblichen rectoanalen Inkontinenz durchgeführt werden. Bei der schweren und/oder lang bestehenden Obstipation stellen sich folgende Fragen:

1 Handelt es sich um einen Morbus Hirschsprung? Der manometrische Nachweis eines fehlenden anorectalen Distensionsreflexes kann diagnostisch wegweisend sein (Abb. 8.14)

2 Besteht eine rectale Ursache für die Obstipation (sog. Dyschezie)? Bei dieser auch als Super-

kontinenz bezeichneten Störung ist die Erschlaffung des Analsphincters auf Dehnung des Rectums hin gestört. Erst bei hohem Druck im Rectum kommt es zur Auslösung des Distensionsreflexes. Ebenso ist die rectale Compliance deutlich erhöht [4], ebenso die Wahrnehmungsschwelle für rectale Dehnungsreize

Bei der Inkontinenz hilft die Manometrie zur Klarung folgender Fragen

1. Besteht eine Sphincterinsuffizienz? Ist die Inkontinenz auf einen niedrigen Ruhedruck (Sphincter ani internus) oder einen ungenugenden Druckanstieg bei Belastung zuruckzuführen (Sphincter externus)?

2. Läßt sich manometrisch ein Therapieerfolg, z.B Sphinctermuskeltraining durch Biofeedback, objektivieren [5]?

Nicht geeignet sind Motilitatsstudien zur Erkennung organischer Veranderungen.

5 Sensitivität und Spezifität

Aussagen zu Sensitivitat und Spezifität der unteren Manometrie konnen wegen der geringen Anzahl kontrollierter Studien bisher kaum gemacht werden Für die Diagnose des Morbus Hirschsprung scheint dem Nachweis einer gestörten bzw. fehlenden Sphinctererschlaffung nach rectaler Distension eine hohe Empfindlichkeit zuzukommen. So

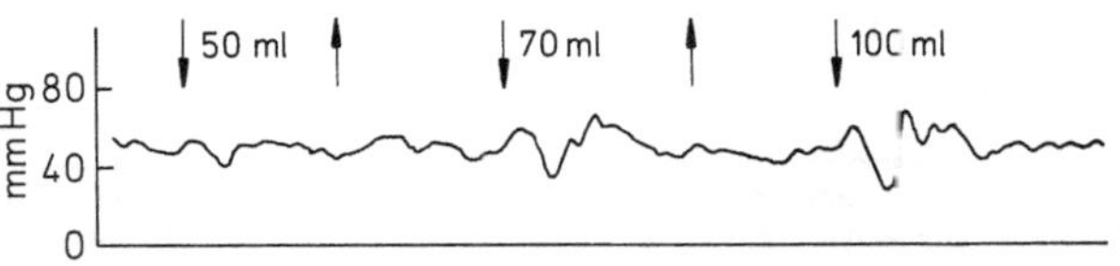

Abb. 8.14. Nicht ausreichende Sphincterrelaxation nach intrarectaler Ballondilatation bei Morbus Hirschsprung

Tabelle 8.8. Vergleich der Manometrie und Histologie bei Morbus Hirschsprung (Nach [25])

Alter	n	Mano-metrie normal	Biopsie		Mano-metrie patho-logisch	Biopsie	
			Normal	Patho-logisch		Normal	Patho-logisch
Kinder							
<1 Monat	2	0	0	0	2	0	2
1 Monat–1 Jahr	9	5	2	0	4	0	4
1– 5 Jahre	22	19	5	0	3	0	3
5–10 Jahre	12	11	0	0	1	0	1
11–13 Jahre	6	5	0	0	1	0	1
Erwachsene							
20–60 Jahre	22	20	2	0	2	0	1

konnte in allen Fallen eines histochemisch gesicherten Morbus Hirschsprung die typische Sphincterfunktionsstörung manometrisch nachgewiesen werden [25] (Tabelle 8.8).

Die Spezifitat dieses manometrischen Befundes ist geringer, da auch chronisch-entzündliche Veranderungen im Analbereich zu einer sekundären Sphinctererschlaffungsstörung führen können. Auch bei alteren Patienten mit chronischer Obstipation kann die Sphinctererschlaffung nach intrarectaler Blahung unvollstandig bleiben [21]. Ebenso findet sich bei Patienten mit Sklerodermie frühzeitig eine Erschlaffungsstörung des Sphincter internus [9, 10]. Sie ist offenbar diagnostisch so sensitiv wie die als typisch geltenden Oesophagusmotilitatsstorungen.

Die Fehlbeurteilungsrate der Rectomanometrie im Rahmen der Diagnostik des Morbus Hirschsprung ist nach den Untersuchungen von Holschneider altersabhängig [13]. Sie ist in den ersten Lebensmonaten relativ hoch (bis zu 18,5%), fällt aber ab dem 6 Lebensmonat auf einen Durchschnittswert von 5% ab. Damit ist die Manometrie nur wenig zuverlassiger als die röntgenologische Beurteilung. Die Auslösung des rectoanalen Distensionsreflexes unterliegt zahlreichen Fehlerquellen:

– ungenügende rectale Distension,
– stuhlhaltiges Rectum,
– falsche Positionierung des Ballons,
– fehlende Kooperation (Kinder)

Abb. 8.15. Analsphincter, Ruhe- und Kontraktionsdruck bei inkontinenten und kontinenten Diabetikern sowie bei gesunden Kontrollpersonen (*AN* Autonome Neuropathie)

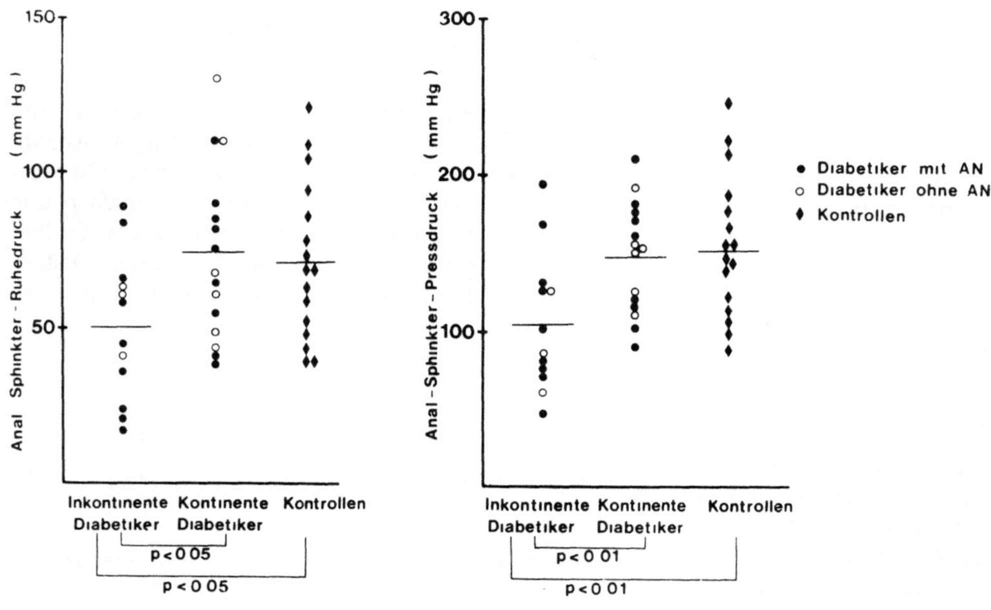

Dies kann einen falsch-pathologischen Befund zur Folge haben und damit ebenfalls zu Lasten der Spezifität gehen.

Ein wichtiger Faktor der analen Kontinenz ist die Verschlußkraft des M. sphincter ani internus Es besteht eine signifikante Korrelation zwischen dem Verschlußdruck des Sphincters und der Kraft, die zum Durchzug eines definierten Gegenstandes durch den Analsphincter benötigt wird [2].

Untersuchungen bei Diabetikern zeigen, daß inkontinente Patienten einen signifikant niedrigeren Ruhe- und Kneifdruck haben als kontinente Diabetiker [22]. Allerdings weisen die Werte beider Patientengruppen einen breiten Überlappungsbereich auf (Abb 8 15). Demnach ist die Sensitivität der Manometrie bei der Fragestellung der Kontinenz eingeschränkt. Dies ist auch verständlich, da die Kontinenzreaktion noch durch andere Faktoren als den Sphincterverschluß bestimmt wird. Eine zuverlässige Methode zur Prüfung der Kontinenzleistung des Anorectums ist der Flüssigkeitsretentionstest [28].

Retentionstest und Druckmeßbefund bei der Rectummanometrie zeigen nur eine schwache Korrelation miteinander. Beide Verfahren messen unterschiedliche Leistungen des Kontinenzorgans. Sie ergänzen sich daher in der Aussage.

6 Gefahren

Obwohl die Rectummanometrie ein invasives Verfahren ist, gilt die Methode bei sorgfältiger Durchführung als gefahrlos. Potentielle Risiken sind in dem blinden Einführen des Katheters zu suchen. Über Verletzungen, insbesondere über Perforationen, wurde jedoch bisher nicht berichtet.

7 Praktische Anwendung

Die wichtigste Indikation zur Rectummanometrie liegt in der Klärung der Verdachtsdiagnose eines Morbus Hirschsprung (s. Abb. 8.14). Die Ursache der Erkrankung besteht in einem – in der Regel segmentalen – Fehlen der intramuralen Ganglienzellen. In diesem Bereich ist der Darm spastisch kontrahiert. In der Mehrzahl der Fälle manifestiert sich die Erkrankung bereits im frühen Kindesalter: schwerste Obstipation, Ileus, galliges Erbrechen und aufgetriebenes Abdomen sind typische Symptome. Diagnostisch hinweisend ist der rontgenologische Befund eines engen Segments mit oralwarts davon gelegenem Megacolon. Die Rectummanometrie mit dem Befund des fehlenden oder

unzureichenden rectalen Distensionsreflexes sichert die Diagnose Beweisend ist der histochemische Nachweis einer vermehrten Acetylcholinesteraseaktivität in Stufenbiopsien Mit dieser Methode läßt sich zusätzlich recht gut die Ausdehnung der Aganglhose abschätzen, so daß die Resektion sicher im Gesunden erfolgen kann. Da jede Methode Fehlermöglichkeiten besitzt, sollten im Zweifelsfall und vor geplanten Operationen möglichst alle Untersuchungen durchgeführt werden. Die Dyschezie als weitere Ursache einer schweren Obstipation weist im Anorectum einige Besonderheiten auf, die sich allein manometrisch darstellen lassen. So sind der Ruhedruck im Rectum sowie der Volumen-Druck-Quotient und der Ruhedruck des Analsphincters deutlich erhöht, die Erschlaffung des Analsphincters nach rectaler Dehnung erfolgt verzögert und erst bei hohen Drücken [15]. Die Rectummanometrie sollte insbesondere dann durchgeführt werden, wenn bei sehr schwerem Verlauf eine operative Therapie geplant ist.

Die Inkontinenz ist bereits durch eine eingehende Befragung sehr sicher zu diagnostizieren. Die Wertung der Symptome nach einem Punktescore ermöglicht zusätzlich eine Abschätzung des Schweregrades [12] (Tabelle 8.9). Die Palpation des Sphincters wird eine Hochdruckzone weitge-

Tabelle 8.9. Symptomenscore bei anorectaler Inkontinenz (Nach [12])

Beurteilungs-kriterien	Befund	Be-wertung
Stuhlhaufigkeit	Normal 1- bis 2mal/Tag	2
	Mehrmals 3- bis 5mal/Tag	1
	Sehr haufig	0
Stuhlkonsistenz	Normal/geformt	2
	Breiig	1
	Flussig	0
Stuhlschmieren	Nicht	2
	Bei Streß/Durchfall	1
	Standig	0
Stuhldrang/ Vollegefuhl	Normal	2
	Unsicher	1
	Fehlend	0
Warnungsperiode	Normal (Minuten)	2
	Verkurzt (Sekunden)	1
	Fehlend	0
Diskrimination	Normal	2
	Mangelhaft	1
	Fehlend	0
Pflegebedarf	Nicht notwendig	2
	Gelegentlich	1
	Standig	0

Beurteilung 10–14 Punkte gut – kontinent
5– 9 Punkte ausreichend – partielle Kontinenz
0– 4 Punkte schlecht – inkontinent

hend vermissen lassen; jedoch gibt der Palpationsbefund insgesamt nur ungenugend Aufschluß uber den Sphincterverschluß. Kraftiges Kontrahieren führt meist zu keiner wesentlichen Druckeinwirkung auf den eingeführten Finger. Der Anocutanreflex ist zumeist nicht auslösbar Vor Einleitung einer Therapie wie Biofeedbacktraining oder Operation sollten nach Möglichkeit Funktionsuntersuchungen zur Abschatzung des Ausmaßes der Storung erfolgen Die Rectummanometrie mißt im typischen Fall einen niedrigen Ruhe- und Kontraktionsdruck des Analsphincters. Im Flüssigkeitsretentionstest beginnen inkontinente Patienten bereits mit Füllungsvolumina von weniger als 500 ml Flüssigkeit zu verlieren.

Grundsätzlich laßt sich die untere Manometrie in fast jedem Labor durchführen Da die Apparatur jedoch kostenaufwendig ist und die Interpretation der Aufzeichnungen Erfahrung und Übung verlangt, wird die Manometrie bisher nur von wenigen Kliniken durchgefuhrt.

8 Bewertung

Bei der unteren Manometrie handelt es sich um eine intraluminale Druckmessung, die gewohnlich nur im Bereich des Anorectums durchgeführt wird Indikationen zu Untersuchungen sind insgesamt seltener als für die Oesophagusmanometrie Sie beinhalten v.a die Differentialdiagnose der schweren Obstipation und die Diagnostik und Therapieevaluation bei analer Inkontinenz.

Literatur

1 Bannister JJ, Abouzekry L, Red NW (1987) Effect of aging on anorectal function Gut 28 353–357
2 Buser WD, Miner PB (1986) Delayed rectal sensation with fecal incontinence Gastroenterology 91 1186–1191
3 Diamant NE, Harris LD (1969) Comparison of objective measurement of anal sphincter strength with anal sphincter pressures and levator ani function Gastroenterology 56 110–116
4 Eisner M (1971) Funktionelle Untersuchungen an Rectum und Anus Schweiz Med Wochenschr 101 1549–1554
5 Enck P (1987) Verhaltensmedizin in der Gastroenterologie Biofeedback in der Behandlung der Analinkontinenz Z Gastroenterol 25 340–343
6 Erckenbrecht JF, Kuhlbusch R, Enck P, Lubke H, Frieling T, Wienbeck M (1986) How often do disturbances of the motor function of the anal sphincters contribute to fecal incontinence Gastroenterology 90 1407
7 Erckenbrecht JF, Winter HJ, Cicmir J, Berger H, Gries FA, Berges W, Wienbeck M (1983) Recto-anal conti-
nence mechanisms in diabetes mellitus Gastroenterology 84 1145
8 Feldman M, Schiller LR (1983) Disorders of gastrointestinal motility associated with diabetes mellitus Ann Int Med 98 378–384
9 Frieling T, Enck P, Berges W, Erckenbrecht JF, Lubke HJ, Strohmeyer G, Wienbeck M (1987) Motilitat von unterem Oesophagussphincter und Anorectum bei systemischer Sklerodermie und Achalasie Z Gastroenterol 25 461
10 Hamel-Roy J, Devroede G, Arhan P, Tetreault L, Duranceau A, Menard HA (1985) Comparative esophageal and anorectal motility in scleroderma Gastroenterology 88 1–7
11 Holdstock DJ, Misiewicz M, Smith T, Rowlands EN (1970) Propulsion (mass movements) in the human colon and its relationship to meals and somatic activity Gut 11 91–99
12 Holschneider AM (1983) Elektromanometrie des Enddarms, 2 Aufl Urban & Schwarzenberg, Munchen
13 Holschneider AM, Kraeft H (1981) Stellenwert und Fehlermoglichkeiten der Elektromanometrie des Enddarms Z Kinderchir 33 25–38
14 Joppich I (1982) Die Diagnose des Megacolon congenitum Hirschsprung Chirurg 53 407–412
15 Martelli H, Devrode G, Arhan P, Dugay C (1978) Mechanisms of idiopathic constipation Outlet obstruction Gastroenterology 75 623–631
16 Meier-Ruge W, Morger R (1968) Neue Gesichtspunkte zur Pathogenese und Klinik des Morbus Hirschsprung Schweiz Med Wochenschr 98 209–214
17 Meunier P, Mollard P (1977) Control of the internal anal sphincter Pflugers Arch 370 233–239
18 Meunier P, Mollard P, Jaubert de Beaujeu M (1976) Manometric studies of anorectal disorders in infancy and childhood An investigation of the physiopathology of continence and defaecation Br J Surg 63 402
19 Read NW, Haynes WG, Bartolo DCC, Hall J, Read MG, Donelly TC, Johnson AG (1983) Use of anorectal manometry to investigate sphincter function in incontinence patients Gastroenterology 85 105–113
20 Read MG, Read NW (1982) Role of anorectal sensation in preserving continence Gut 23 345–347
21 Reynolds JC, Ouyang A, Lee CA, Baker L, Sunshine AG, Cohen S (1987) Chronic severe constipation Gastroenterology 92 414–420
22 Schiller LR, Santa Ana CA, Schmulen C, Hendler RS, Harford WV, Fordtran JS (1982) Pathogenesis of fecal incontinence in diabetes mellitus N Engl J Med 207 1666–1671
23 Schuster MM, Hookman P, Hendrix TR, Mendeloff AI (1965) Simultaneous manometric recording of the internal and external anal sphincteric reflexes Bulletin of the Johns Hopkins Hospitals 116 79–88
24 Shouler P, Keighley MRB (1986) Changes in colorectal function in severe idiopathic chronic constipation Gastroenterology 90 414–420
25 Vela R, Rosenberg AJ (1982) Anorectal manometry A new simplified technique Am J Gastroenterol 77 486–499
26 Wienbeck M (1977) Colonmotilitat Z Gastroenterol 15 209–214
27 Wienbeck M (1979) Motilitatsstorungen von Colon und Anus als pathogenetisches Prinzip Internist (Berlin) 20 18
28 Wienbeck M, Erckenbrecht JF (1983) Retentionstest zur Prufung der anorektalen Kontinenz In Wienbeck M (Hrsg) Klinische Untersuchungsmethoden Verlag Chemie, Weinheim

9 Resorptionstests

W.F. CASPARY

1 Physiologie und Pathophysiologie der intestinalen Resorption

1.1 Normale Resorption

Alle wichtigen Nahrungsbestandteile außer Vitamin B_{12} und Gallensauren werden überwiegend im proximalen Dünndarm resorbiert (Abb. 9.1). Von den wichtigsten Nahrstoffen werden *Kohlenhydrate* (Starke, Rohrzucker, Milchzucker) nach hydrolytischer Spaltung der Starke durch die α-Amylase des Pankreas an der Oberflache der Dunndarmschleimhaut (Burstensaummembran) durch dort lokalisierte Disaccharidasen zu den entsprechenden freien Monosacchariden (Glucose, Galactose, Fructose) endverdaut (Abb 9.2) [5, 9, 17]. Transportproteine in unmittelbarer Nachbarschaft dieser Enzyme sorgen für den Durchtritt der freien Zucker durch die Membran der Darmepithelzelle [5, 17] Abhängig von der Matrix der Starkeprodukte werden diese normalerweise vollstandig im Dunndarm resorbiert oder konnen auch (ca 10%) in den Dickdarm gelangen, wo sie nach bakterieller Fermentation zu kurzkettigen Fettsauren noch energetisch genutzt werden konnen [8].

Ähnlich werden *Proteine* nach pankreatischer Vorverdauung durch Trypsin und Chymotrypsin entweder als freie Aminosauren oder auch als kleine Peptide im oberen Dunndarm resorbiert [5, 24] Hierbei scheint der Resorptionsmodus kleiner Peptide (maximale Aminosaurenkettenlange = 3) mit anschließender Aufspaltung in freie Aminosauren innerhalb der Mucosazelle offenbar sogar effektiver zu verlaufen als die Resorption freier Aminosäuren nach vorheriger vollständiger Hydrolyse durch Peptidasen der Schleimhautoberflache [5, 17].

Komplizierter und deshalb anfalliger gegenüber Störungen ist die Resorption des *Nahrungsfetts* (Abb. 9.2). Triglyceride der Nahrung werden durch die Lipase des Pankreas, unter der Schutzfunktion pankreatischen Bicarbonats bei einem optimalen pH von 6–7, im Darmlumen in 2-Mo-

noglyceride und freie Fettsauren gespalten Diese Spaltprodukte sind ahnlich wie Cholesterin kaum wasserloslich Unter Vermittlung von Gallensauren kommt es im Darmlumen durch die gemeinsame Interaktion der Fettspaltprodukte und Gallensauren zu einem physikochemischen Komplex (Micelle), der Fettsauren und Cholesterin loslich macht und zu einer erheblichen Oberflachenvergrößerung beiträgt An der Oberfläche der Muco-

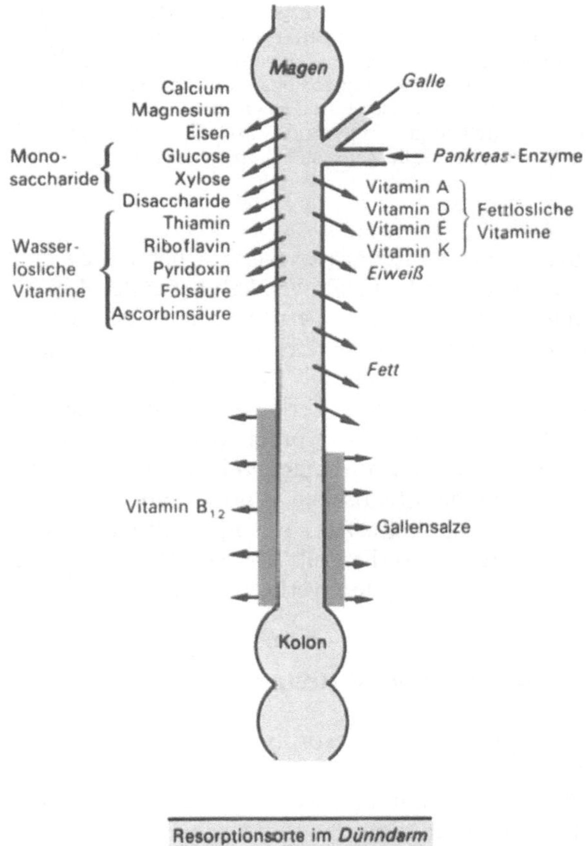

Abb. 9.1. Resorptionsorte im Dunndarm Gallensauren und Vitamin B_{12} werden uber spezifische Transportsysteme im Ileum resorbiert Diese Funktionen kann der proximale Dunndarm nach Ausfall des Ileums nicht erfullen Das Ileum kann jedoch samtliche Funktionen des proximalen Dunndarms adaptativ ubernehmen

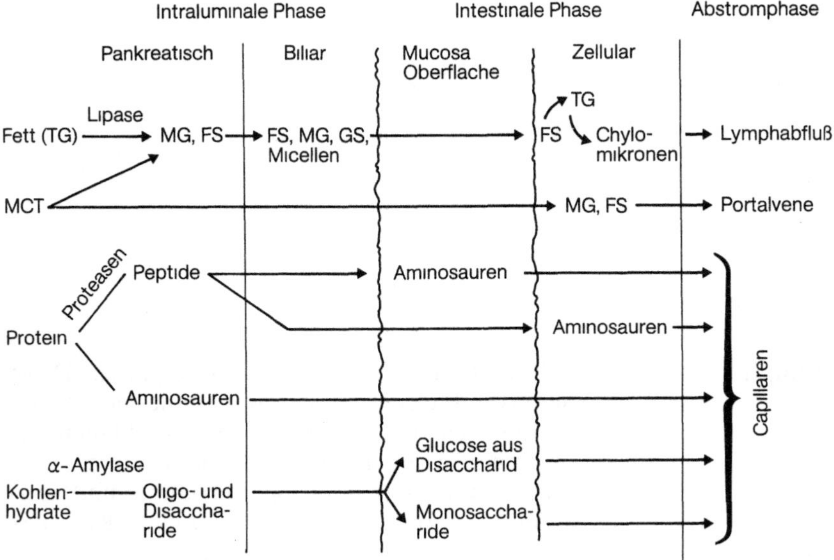

Abb. 9.2. Mechanismen der Digestion und Resorption der wichtigsten Nahrungsbestandteile Kohlenhydrate, Eiweiß und Fett Dargestellt sind die intraluminalen Phasen der Digestion (Spaltung durch pankreatische Enzyme, Micellenbildung durch Gallensauren), die intestinale Phase (Endverdauung, Resorption, cellulare Phase mit Reveresterung) sowie die Abstromphase (Portalvenensystem, Lymphabfluß) *MCT* mittelkettige Triglyceride, *MG* Monoglyceride, *FS* Fettsauren, *GS* Gallensauren, *TG* Triglyceride

sazellen des Dünndarms verlassen Fettsauren und 2-Monogylceride die als Vehikel dienende Micelle, treten in die Zelle ein, werden zu Triglyceriden reverestert, um dann als Chylomikronen, mit einer Proteinhülle versehen, die Zelle uber das Lymphgefäßsystem zu verlassen. Weniger kompliziert erfolgt die Resorption der mittelkettigen Triglyceride (Fettsaurenmolekule aus C5–C8), die weder der pankreatischen Lipolyse noch der Micellenbildung bedurfen, zudem effektiver resorbiert werden und die Zelle auf dem Blutwege über das Portalvenensystem verlassen (Abb 9.2)

1.2 Störungen der Fettresorption

Störungen der Fettresorption [10, 24, 28] sind möglich durch eine Beeinflussung der luminalen Phase der Verdauung, wobei es sich meistens um eine Einschrankung der exokrinen Pankreasfunktion oder um eine Verminderung der sog. kritischen (minimalen) micellaren Gallensäurenkonzentration handelt Eine funktionell bedingte Erniedrigung der intraluminalen Konzentration von Gallensauren und pankreatischen Enzymen kann nach Magenresektion (Billroth II) oder nach trun-

culärer Vagotomie auftreten. Eine Verminderung der intraluminalen Gallensäurenkonzentration kann auch bei einem gesteigerten faecalen Gallensäurenverlust (dekompensiertes Gallensäurenverlustsyndrom) nach Ileumresektion oder bei einer bakteriell bedingten gesteigerten Dekonjugation von Gallensäuren auftreten. Eine gesteigerte Gallensäurendekonjugation durch eine bakterielle Überbesiedlung des oberen Dünndarms kommt postoperativ beim Afferent-loop-Syndrom, bei Fistelbildungen (z.B gastrocolisch) oder Shunts vor.

Des weiteren kommt eine Reduktion der Oberflache des Resorptionsepithels entweder durch ausgedehnte Resektion oder Zottenverlust (Sprue) als Ursache für eine Fettresorptionsstörung in Frage.

2 Einfache Laboruntersuchungen des Routinelabors mit Hinweis auf Resorptionsstörungen

Eine seit langem bestehende Malabsorption, die sich klinisch am häufigsten mit Gewichtsverlust und Durchfällen außert, ist oft mit einer Reihe von pathologischen Routinelaborparametern verbunden. Somit können bereits pathologische Laborparameter einen Hinweis dafür geben, daß ein Malabsorptionssyndrom vorliegt. Es sei hierbei betont, daß es sich nicht um Resorptionstests, sondern um statische Laborparameter handelt, die meistens als Folge einer bereits länger bestehenden Nahrungsfehlresorption auftreten. Eine Zusammenstellung dieser Laborwerte ist in Tabelle 9.1 gegeben [24].

Tabelle 9.1. Laboruntersuchungen bei Verdacht auf Malabsorption

	Normalwerte	Veranderungen bei Malabsorption
Blut		
Hamoglobin	14–17 g%	Erniedrigt, besonders bei Eisenmangel
Erythrocyten	4,2–5,6 Millionen	Erniedrigt, besonders bei Folsaure-, und Vitamin-B_{12}-Mangel
Hb_E	28–32 ng	Erniedrigt bei Eisenmangel
		Erhoht bei Folsaure- oder Vitamin-B_{12}-Mangel
Serum		
Albumin	4,0–5,0 g/100 ml	Erniedrigt
Carotin	0,06–0,4 mg/100 ml	Erniedrigt, besonders bei Dunndarmerkrankungen
Calcium	9,0–10,5 mg/100 ml	Erniedrigt, besonders bei Dunndarmerkrankungen
Cholesterin	150–250 mg/100 ml	Erniedrigt
Kalium	3,5–4,7 mAq/l	Erniedrigt
Magnesium	1,7–2,0 mAq/l	Erniedrigt
Vitamin B_{12}	100–700 ng/ml	Erniedrigt, besonders bei tropischer Sprue und Bakterienuberwucherung
Folsaure	5–21 ng/ml	Erniedrigt, besonders bei Dunndarmerkrankungen
Eisen	65–175 µg/100 ml	Erniedrigt
Plasma		
Prothrombinzeit	Kontrollwert	Verlangert
Toleranztests		
D-Xylose (25 g oral)	Urinausscheidung 4,5 g/5 h	Vermindert, besonders bei Sprue und Bakterienuberwucherung (normal bei Pankreasinsuffizienz)
Glucose (100 g oral)	> 35 mg/100 ml uber Nuchternwert	„Flache Kurve" bei Sprue, Dunndarmerkrankungen und Monosaccharidmalabsorption
Lactose (50 g oral) (Kinder 2 g/kg)	Blutglucoseanstieg um > 20 mg/100 ml	„Flache Kurve" bei primarem Lactasemangel, Sprue, anderen Dunndarmerkrankungen
Saccharose (100 g oral)	Blutglucoseanstieg um > 20 mg/100 ml	„Flache Kurve" bei Sprue und anderen Erkrankungen der Dunndarmschleimhaut
Vitamin B_{12} (µc ^{57}Co B_{12})	> 7% Urinausscheidung in 24 h	Erniedrigt bei bakterieller Fehlbesiedlung, Ileumresektion, Ileumdysfunktion (Morbus Crohn), totaler Gastrektomie und Perniciosa
Stuhlfett		
(Chemische Bestimmung unter einer 80 g Fettdiat uber 3 Tage)	< 7 g/Tag	Erhoht, besonders bei Pankreasinsuffizienz, Billrcth-II-Gastrektomie, Sprue, Morbus Whipple, anderen Dunndarmerkrankungen, bakterieller Überwucherung, Ileumresektion, Kurzdarm-Syndrom
Verschiedenes		
5-Hydroxy-Indolessigsaure (Urinausscheidung)	1,7–8,0 mg/24 h	9–20 mg bei Sprue, 30–600 mg bei metastatischem Carcinoid
Gallensaurenatemtest (^{14}C-Glykocholat-Test)	Minimale Exhalation von $^{14}CO_2$/4–8 h	Gesteigerte $^{14}CO_2$-Exhalation bei bakterieller Überwucherung des Dunndarms und Ileumfunktionsstorung
^{75}Se-markierter Homotaurocholsaureretentionstest (^{75}Se-HCAT)	> 19% Retention nach 7 Tagen	Retention vermindert bei Morbus Crohn und Ileumresektion

3 Funktionstests

Als Funktionstests zur quantitativen Erfassung der Resorptionskapazitat stehen direkte Bilanzuntersuchungen zur Verfugung (Abb 9 3). Hierbei wird die orale Zufuhr (z.B. Fett) mit der faecalen Ausscheidung verglichen. Praktische Bedeutung hat diese direkte Methode nur bei der Fettbilanz mit der quantitativen Bestimmung von Fettsauren im 72-h-Stuhl nach der Methode von van de Kamer [19]. Bei allen anderen Funktionstests zur Resorptionsmessung handelt es sich um indirekte Testverfahren, bei denen nach oraler Verabreichung einer zu resorbierenden Substanz deren Erscheinen im Blut, in der Atemluft oder im Urin gemessen wird. Hierbei ist es von Bedeutung, Substanzen zu verwenden, die möglichst nicht metabolisiert werden, damit das Erscheinen im Blut, Urin oder in der Atemluft nicht durch einen zusätzlichen Metabolisierungsschritt limitierend in seiner Aussage beeinflußt wird [7] Generell haben indirekte Funktionstests mit Messung einer zu resorbierenden Substanz im Urin den Nachteil, daß die Ergebnisse

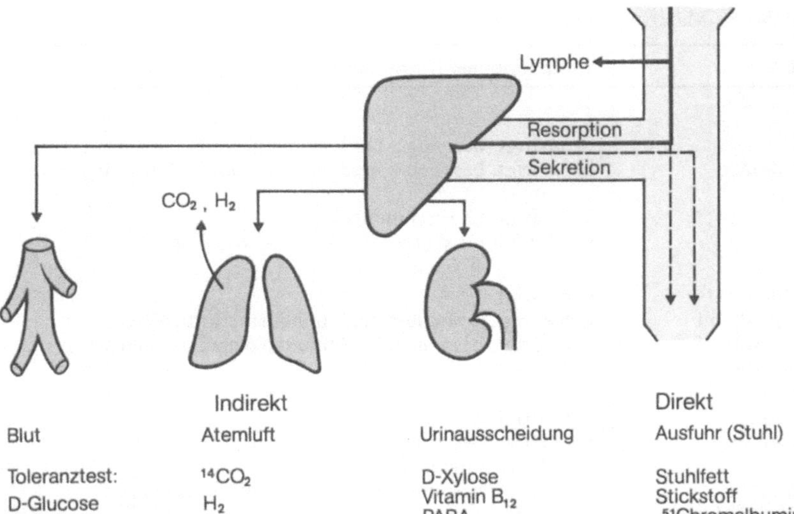

Abb. 9.3. Funktionstests zur Ermittlung der Resorptionskapazität des Dünndarms. Aufwendige direkte Bilanzuntersuchungen, indirekte Methoden (Toleranztests) mit Messung oral verabreichter Substrate oder von deren Metabolisierungsprodukten im Serum, der Atemluft oder im Urin

von der optimalen Kooperation des Patienten abhängig sind.

3.1 Tests auf Resorptionsstörungen des oberen Dünndarms

Kohlenhydrate, Aminosäuren und Fette werden wie Mineralien und Vitamine (außer Vitamin B_{12}) im oberen Dünndarm resorbiert (s. Abb. 9.1) Am bedeutendsten zur Testung der Resorptionskapazität des oberen Dünndarms ist der D-Xylose-Test, der in seiner Aussagekraft dem oralen Glucosetoleranztest überlegen ist [9, 12] D-Xylose wird wie D-Glucose vom spezifischen Zuckerresorptionssystem des Darms aufgenommen [5] Im Gegensatz zu D-Glucose erfolgt die Resorption von D-Xylose jedoch bedeutend weniger effektiv [5]. Gerade diese Tatsache macht den D-Xylose-Test zu einem wichtigen Resorptionstest, da namlich die gleiche Dosis D-Xylose einem langeren Darmabschnitt zur Resorption ausgesetzt ist als D-Glucose und damit eine bessere Information über die Resorptionskapazität eines größeren Darmabschnitts vermittelt, als dies für D-Glucose der Fall ware Zudem hat D-Xylose den Vorteil, daß sie praktisch kaum metabolisiert wird Dadurch vermogen Blut- und Urinkonzentrationsmessungen eine Aussage über die Resorptionskapazität zu vermitteln

Als weiterer Funktionstest für die Funktionsfahigkeit des oberen Dünndarms ist die Stuhlfettbilanz anzusehen. Der Vitamin-A-Belastungstest hat sich nicht als Funktionstest durchgesetzt, die Be-

stimmung von β-Carotin im Serum als statischer Laborparameter kann jedoch durchaus als Screening-Testverfahren fur das Vorliegen einer Fettresorptionsstorung herangezogen werden. Erniedrigte Serumspiegel von β-Carotin (< 50 µg/100 ml) weisen als Mangelzustand darauf hin, daß nicht nur eine langere Fettresorption fur Vitamin A, sondern auch fur Nahrungsfett vorliegt [24].

3.1.1 Oraler Glucosetoleranztest

Der orale Glucosetoleranztest kann nicht als Resorptionsparameter herangezogen werden, da postprandiale Anstiege des Blutzuckers nicht nur von der Resorption, sondern auch entscheidend von dem Ausmaß der Insulinsekretion determiniert werden. Ein oraler Glucosetoleranztest mit Blutzuckerbestimmungen uber 3–4 h in 30minütigen Abstanden eignet sich jedoch zur Objektivierung einer spatpostprandialen Hypoglykämie (im Rahmen des Dumpingspätsyndroms). Ein pathologischer Glucosetoleranztest im Verlauf einer Erkrankung des Pankreas kann als Hinweis fur eine Verschlechterung der endokrinen Funktion des Pankreas herangezogen werden

3.1.2 D-Xylose-Test

Der D-Xylose-Test unter Benutzung von 25 g D-Xylose mit Bestimmung der D-Xylose-Konzentration im Blut nach 1 und 2 h sowie der Urinausscheidung von D-Xylose hat den hochsten Stellenwert zur Funktionsbestimmung der Resorption des oberen Dunndarms. Er eignet sich aus folgenden Gründen zur Messung der Kohlenhydratresorption·

- D-Xylose ist gut wasserloslich,
- sie ist ohne vorherige Hydrolyse resorbierbar,
- sie ist kaum metabolisierbar,
- D-Xylose ist normalerweise nicht im Blut oder Urin vorhanden.

Etwa 40% der resorbierten D-Xylose werden auf bisher nicht bekannte Weise metabolisiert Die normalen Ausscheidungswerte für die 25-g-Dosis betragen 17%, Werte zwischen 12 und 17% gelten als Grenzbereich, die absolute Ausscheidungsmenge nach Gabe einer 25-g-Dosis betragt 4,5–7,5 g D-Xylose. Falsch-positive oder falsch-negative Ergebnisse sind moglich, insbesondere führt eine Einschrankung der Nierenfunktion oder ein Ascites zu falsch-positiven Testresultaten, wenn D-Xylose allein im Urin bestimmt wird [9, 10]

Anstiege der D-Xylose-Blutspiegel uber 25–30 mg% nach 1 oder 2 h zeigen eine normale D-Xylose-Resorption an. Bei Vorliegen einer Steatorrhoe vermag der D-Xylose-Test zwischen einer Maldigestionsstörung und einer generalisierten Resorptionsstorung des oberen Dunndarms zu differenzieren (s Tabelle 9 2).

Bakterien vermogen D-Xylose zu metabolisieren [9, 10, 21, 24], so daß ein pathologischer D-Xylose-Test bei bakterieller Überbesiedlung des Dünndarms (z B. Afferent-loop-Syndrom) auftreten kann Eine Normalisierung eines pathologischen D-Xylose-Tests nach einwochiger Antibioticabehandlung kann als indirekter Beweis für eine bakterielle Überbesiedlung des Dunndarms angesehen werden.

3.1.3 Lactosetoleranztest

Ein Mangel von Disaccharidasen kann Ursache von Diarrhoen sein Der haufigste Disaccharidasenmangel ist ein angeborener oder erworbener Lactasemangel, der zur Unvertraglichkeit bei Milchzufuhr fuhrt An die Moglichkeit eines Lactasemangels sollte auch beim Auftreten von Durchfallen nach Eingriffen am Magen gedacht werden. Diagnostisch laßt sich die Lactoseintoleranz nach Durchfuhrung eines oralen Lactosetoleranztests sichern [9, 12] (Tabelle 9.3 und 9 4). Im Rahmen dieses Tests werden 50 g Milchzucker (Lactose) in 400 ml Wasser oral verabreicht und Blutzuckerbestimmungen vor der Lactoseverabreichung und in Abstanden von 30 min uber 2 h durchgeführt. Ein mangelnder Anstieg der Blutglucose von < 20 mg% uber den Ausgangswert ist nahezu beweisend für eine Lactoseintoleranz, insbesondere dann, wenn der Patient nach Lactosegabe gleichzeitig laute Darmgerausche, Flatulenz und Durchfalle angibt Exakter ist die direkte Enzymbestimmung der Lactase in der Dunndarmschleimhaut [4] einer frisch gewonnenen Biopsie

Tabelle 9.3. Diagnostik bei Verdacht auf Lactasemangel

1 Lactosetoleranztest
   mit Bestimmung von Blutglucose oder Galaktose

2 H_2-Atemtest (sensitivster Test)

3 ^{14}C-Lactose-Atemtest (kaum noch benutzt)

4 Dunndarmbiopsie
   mit Bestimmung der Lactaseaktivitat
   (Saccharose/Lactase-Quotient > 2)

Tabelle 9.2. Ergebnisse des D-Xylose-Tests bei intestinalen Erkrankungen

Normale D-Xylose-Resorption	*Verminderte D-Xylose-Resorption* (=pathologischer D-Xylose-Test)
Bei *Malabsorption* durch Erkrankungen des unteren Dunndarms (z B M Crohn des Ileums, Ileumresektion)	Bei ausgedehnter Reduktion der Resorptionsflache des *proximalen* Dunndarms (z B Sprue, Resektion)
Bei *Maldigestion* z B Pankreasinsuffizienz Gallensaurenmangel Unterbrechung des enterohepatischen Kreislaufs der Gallensauren Chronische Pankreatitis Cholestase	*Verminderte renale D-Xylose-Ausscheidung* (falsch-positiver Resorptionstest) Lebererkrankungen mit Ascites Niereninsuffizienz Bakterielle Überwucherung des Dunndarms (z B Blindsack-Syndrom)

Tabelle 9.4. Lactosetoleranztest

obligat

1 Tag ● Orale Gabe von 50 g Lactose (Edelweiß-Milchzucker) in 400 ml Wasser, Kinder 1 bis 2 g/kg/KG Blutglucosebestimmungen vor Gabe von Lactose, nach 30, 60, 90 und 120 min

● Pathologischer Test Blutglucose steigt nicht uber 20 mg/100 ml an Patienten haben Bauchkrampfe, Blahungen, Durchfalle und saures Stuhl-pH

fakultativ

2 Tag ● Orale Gabe von 25 g D-Glucose und 25 g D-Galaktose in 400 ml Wasser Blutglucosebestimmungen wie am 1 Tag

● Pathologischer Test (Lactoseintoleranz) Blutglucoseanstieg nach

$$\frac{\text{50 g Lactose (mg/100 ml)}}{\text{Blutglucoseanstieg nach 25 g Glucose und 25 g Galaktose}} < 0,4$$

aus dem Jejunum oder der H_2-Exhalationstest, der mit dem oralen Lactosetoleranztest kombiniert werden kann. Der H_2-Atemtest erfaßt nach Lactosegabe (50 g bei Erwachsenen, 1–2 g/kg/KG bei Kindern) die Folgesymptomatik einer Lactoseintoleranz (Erscheinen von Lactose im Dickdarm und dortige Fermentierung zu H_2) [7, 9, 12] Analog zum Lactosetoleranztest lassen sich durch Belastung mit Disacchariden (z B. Saccharose, Trehalose) andere Disaccharidasenmangel erfassen (Saccharose-Isomaltose-Intoleranz, Trehaloseintoleranz) [9]

3.1.4 Stuhlfettbestimmung

Die Beurteilung der Stuhlfettausscheidung durch Sudan-III-Färbung einer Stuhlprobe mit anschließender mikroskopischer Betrachtung kann nicht als quantitativer Test zur Erfassung einer Fettresorptionsstorung angesehen werden Da die Stuhlfettausscheidung unter einer Diät von 70–100 g Fett pro Tag normalerweise bis zu 7 g betragt, ist es verständlich, daß mikroskopische Untersuchungen des Stuhls in hohem Grade falsch-positive wie falsch-negative Werte fur das Bestehen einer Steatorrhoe liefern Die Durchführung einer Stuhlfettbestimmung ist nur dann sinnvoll, wenn die Einhaltung einer ausreichenden Fettzufuhr mit der Nahrung gewahrleistet ist Sie sollte mindestens 70–100 g pro Tag betragen. Die bewahrteste Bestimmungsmethode ist immer noch die quantitative Stuhlfettbestimmungsmethode nach van de Kamer [19], die allerdings mittelkettige Fettsauren mit der Originalmethode nicht erfaßt, d h , eine Aussage uber das Vorliegen einer Steatorrhoe bei alleiniger Zufuhr von mittelkettigen Triglyceriden ist nicht moglich Verschiedene Ersatzverfahren fur diese Methode sind bisher nicht befriedigend: ^{131}J-Triolein-Test, ^{14}C-Triolein-Test, ^{14}C-Tripalmitat-Test [7]. Da die Verdauung und Resorption von Fett den empfindlichsten und komplexesten Mechanismus im Intestinum darstellt, ist das Auftreten einer Steatorrhoe oft am frühesten bei einer generalisierten Maldigestion oder -absorption erfaßbar.

3.1.5 Atemanalytische Tests

Atemanalytische Tests haben als indirekte Funktionstests in den letzten Jahren an Bedeutung gewonnen [2, 7, 11, 16, 21, 25] Ihre Vorteile bestehen in der einfachen Durchführbarkeit und ihrer Patientenfreundlichkeit Bedeutung haben dabei insbesondere 2 Testverfahren gewonnen Im ersten Verfahren werden radioaktiv (^{14}C-)markierte Substrate oral verabreicht und ihr Erscheinen entwe-

der im Blut oder in der Atemluft ($^{14}CO_2$) gemessen Die Voraussetzung fur die *Verwendbarkeit dieser Tests als Resorptionsparameter* liegt darin, daß der Resorptionsschritt der geschwindigkeitsbestimmende Parameter auf dem Wege von der oralen Applikation bis zum Erscheinen des Isotops im Blut oder in der Atemluft ist (Abb 9 4). Bei dem zweiten diagnostisch wertvollen atemanalytischen Test handelt es sich um die H_2-Bestimmung in der Atemluft Da animalische Zellen nicht in der Lage sind, aus angebotenen Substraten (z B Kohlenhydraten) Wasserstoff zu bilden, muß die beim Menschen in der Ausatmungsluft erfaßbare Menge an Wasserstoff bakterieller Genese sein Eine gesteigerte Exhalation von H_2 in der Atemluft zeigt deshalb an, daß Bakterien vermehrt Substrat zur Bildung von Wasserstoff angeboten wurde (Abb 9 5). Ein Anstieg der Wasserstoffkonzentration in der Atemluft nach oraler Gabe von

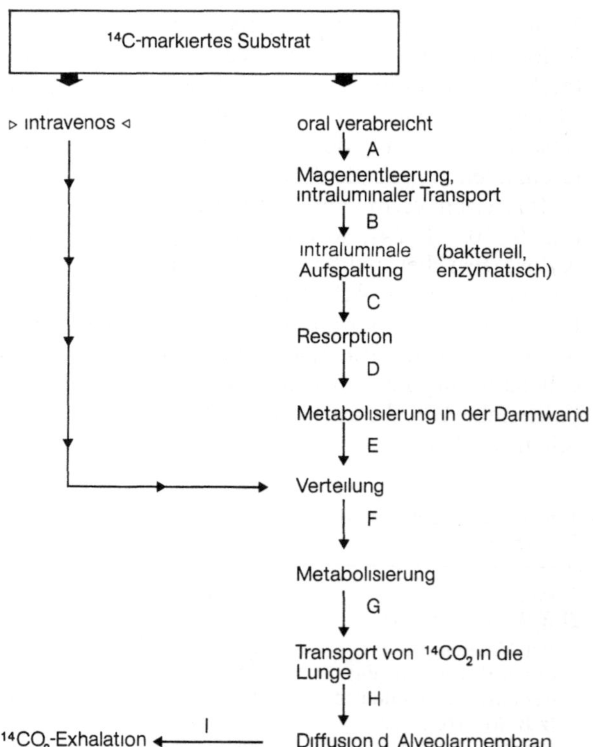

Abb. 9.4. Prinzip atemanalytischer Tests in der gastroenterologischen Diagnostik Nach oraler Gabe ^{14}C-markierter Substrate wird die spezifische Aktivitat von $^{14}CO_2$ in der Ausatmungsluft gemessen Ein Substrat eignet sich nur dann zur Resorptionsmessung, wenn tatsachlich die Resorption der limitierende Schritt und nicht andere der aufgezahlten (A–I) Schritte limitierend sind Ist die Resorption limitierend, dann kann die $^{14}CO_2$-Analyse ein quantitativer Parameter fur die Resorption sein Ist die bakterielle intraluminale Aufspaltung des Substrates der limitierende Schritt, dann eignet sich das Substrat als quantitativer Parameter zur Ermittlung der bakteriellen intraluminalen Aufspaltung (z B ^{14}C-Glykocholat-Atemtest)

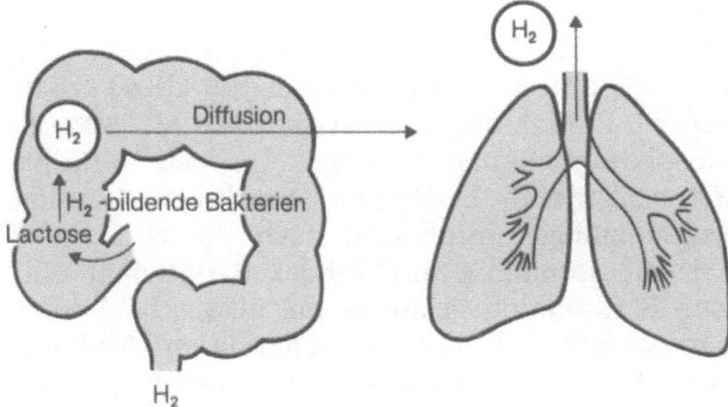

Abb. 9.5. Funktionsprinzip des H$_2$-Exhalations-Tests zur Erfassung einer Kohlenhydratmalabsorption Im Colon erscheinende, im Dunndarm nicht resorbierte Kohlenhydrate (z B Lactose, Glucose) werden durch H$_2$-bildende Bakterien des Colons u a zu Wasserstoff (H$_2$) metabolisiert, der durch die Darmwand diffundiert und in der Atemluft als erhohte Konzentration (>20 ppm) erfaßbar wird

Lactose kann deshalb als sicherster diagnostischer Parameter fur eine Lactoseintoleranz angesehen werden [7, 9, 22]. Treten nach oraler Gabe von Glucose erhohte H$_2$-Exhalationswerte auf, dann war entweder die Passage von Glucose in das Colon beschleunigt [2, 7], oder es bestand eine bakterielle Überbesiedlung des oberen Dünndarms, die zu einer vorzeitigen Metabolisierung der Glucose zu H$_2$ fuhrte Der H$_2$-Atemtest nach oraler Gabe von Kohlenhydraten kann somit als einfacher, nichtinvasiver Test zur Erfassung einer Kohlenhydratmalabsorption eingesetzt werden Beachtet werden muß jedoch, daß verschiedene Stärkeprodukte nicht vollstandig im Dünndarm resorbiert werden und nach Übertritt in das Colon auch beim Gesunden H$_2$-Anstiege bewirken [8]

Die H$_2$-Exhalationsmessung kann auch zur *Bestimmung der intestinalen Transitzeit* (Passage vom Mund bis zum Colon) benutzt werden, wenn 10 oder 15 g Lactulose als nichtresorbierbares Substrat oder Testmahlzeiten mit Anteilen unverdaulicher Kohlenhydrate (z.B. Bohnen, die Stachyose und Raffinose enthalten) verabreicht werden. Mißt man H$_2$-Konzentrationen in kurzen Abstanden, dann zeigt der Anstieg von H$_2$ in der Atemluft nach Gabe von Lactulose an, wie lange die Substanz von der oralen Verabreichung bis zum Übergang des Ileums in das Caecum benötigt hat (Abb 9 6) [2].

Die größte diagnostische Bedeutung in der Gastroenterologie kommt dem ^{14}C-Glykocholat-Atemtest zur Erfassung einer gesteigerten bakteriellen Dekonjugation von Gallensauren bei *bakterieller Fehlbesiedlung des Dunndarms* zu. Ähnliche Treffsicherheiten besitzt auch der ^{14}C-D-Xylose-Atemtest [21]. Diese Tests werden auf S 227 besprochen.

Weitere „Atemtests" zur Messung der Resorption mit Erfassung von ^{14}CO$_2$ in der Atemluft wurden in der Vergangenheit beschrieben. ^{14}C-Tripalmitat-Test, ^{14}C-Triolein-Test, ^{14}C-Lactose-Test [7] (Tabelle 9.5). Von diesen Tests kann lediglich dem ^{14}C-Lactose-Test eine diagnostische Bedeutung zur *Erfassung eines Lactasemangels* zugesprochen werden Da jedoch der H$_2$-Exhalations-Test, der eine Folgesymptomatik der Lactosemalabsorption anzeigt, sensitiver und zudem ohne Strahlenbelastung durchführbar ist, hat der ^{14}C-Lactose-Test nur noch historische Bedeutung Leider lassen sich sowohl ^{14}C-Tripalmitat- als auch ^{14}C-Triolein-Tests nicht als verlaßliche Tests zur Erfassung einer Fettmalabsorption verwenden [7] Dies ist dadurch erklarbar, daß der Resorptionsschritt auf dem Stoffwechselwege zwischen oraler Verabreichung und Erscheinen in der Atemluft nicht der allein limitierende Faktor ist, vielmehr scheinen Fettsaurenoxidation und auch die Glucosestoffwechsellage (z.B Diabetes mellitus) sowie die Hyperlipoproteinamie eine erhebliche Beeinflussung der ^{14}CO$_2$-Exhalationswerte nach Gabe von ^{14}C-Tripalmitin zu induzieren [7].

Als weiterer brauchbarer Atemtest hat sich die Messung der ^{14}CO$_2$-Exhalation nach Gabe von ^{14}C-Aminopyrin zur Erfassung der *Demethylierungsfunktion* der Leber erwiesen [7] Für klinische Belange ist eine Atemanalyse 1 oder 2 h nach Verabreichung des radioaktiv markierten ^{14}C-Aminopyrins ausreichend. Eine Einschränkung der ^{14}CO$_2$-Exhalation im ^{14}C-Aminopyrin-Test findet sich bei chronischen Lebererkrankungen wie chronisch aktiver Hepatitis und Lebercirrhose, während bei Patienten unter Medikamenten mit indu-

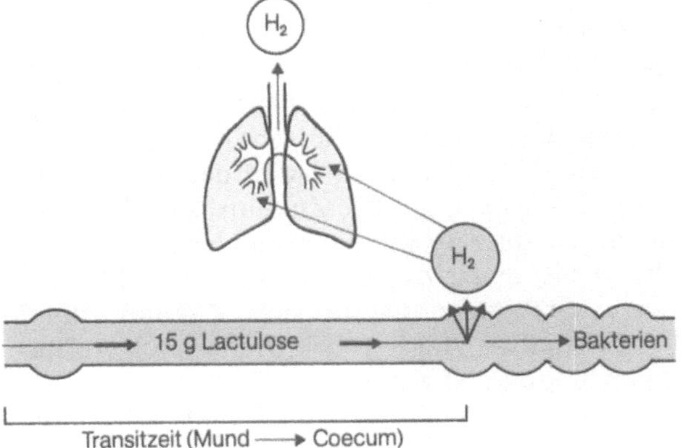

Abb. 9.6. Bestimmung der intestinalen Transitzeit mittels H$_2$-Analyse der Atemluft nach Gabe von Lactulose Nach oraler Gabe des nichtresorbierbaren Disaccharids Lactulose kommt es dann zu einem H$_2$-Anstieg, wenn Lactulose das Caecum erreicht hat Der Zeitpunkt bis vor den Beginn der gesteigerten H$_2$-Exhalation ist die Mund-Caecum-Transitzeit

Tabelle 9.5. Atemanalytische Tests in der gastroenterologischen Diagnostik

	Diagnostische Wertigkeit
$^{14}CO_2$-Exhalation	
Fettresorption	
Substrate ^{14}C-Tripalmitin	
^{14}C-Triolein	unzuverlassig
^{14}C-Trioctanoat	
(MCT)	
Kohlenhydratresorption	
(Lactoseresorption)	
Substrat ^{14}C-Lactose	wertvoll
Gallensauredekonjugation	
(Ileumfunktionsstorungen oder	
bakterielle Überbesiedlung)	
Substrat ^{14}C-Glykocholsaure	sehr wertvoll
Bakterielle Überbesiedlung	
Substrate ^{14}D-Xylose	sehr wertvoll
D-Glucose mit	wertvoll
H_2-Bestimmung	
Leberfunktion	
Substrate ^{14}C-Aminopyrin	gelegentlich wertvoll
^{14}C-D-Galactose	unzuverlassig
^{14}C-Phenacetin	unzureichend etabliert
^{14}C-Valium	unzureichend etabliert
H_2-Exhalation	
Kohlenhydratmalabsorption	
(u a Lactose)	
bei Disaccharidasenmangel	sehr wertvoll
bei KH-Resorptionsstorung	sehr wertvoll
(D-Xylose)	
Intestinale Gasproduktion durch	sehr wertvoll
verschiedene Nahrungsmittel	
Intestinale Transitzeit	sehr wertvoll
(Passage vom Mund → Coecum)	
mit Lactulose als Substrat	

zierender Wirkung (z.B. Phenobarbital, Diphenylhydantoin) eine Steigerung der $^{14}CO_2$-Exhalation mit der biochemisch bestimmbaren verkurzten Halbwertszeit einhergeht [7].

Allen $^{14}CO_2$-Atemtests haftet der Nachteil der Strahlenbelastung an Die Zukunft gehort deshalb Atemtests unter Verwendung stabiler Isotope (z B ^{13}C). Es ist damit zu rechnen, daß die nichtinvasiven $^{14}CO_2$-Atemtests in der Zukunft durch $^{13}CO_2$-Analyse (massenspektrographisch zu bestimmen) abgelöst werden.

3.1.6 Dünndarmbiopsie

Der diagnostische Wert der Durchfuhrung einer Dünndarmbiopsie zur Abklarung der Ursache von Durchfallen oder eines Malabsorptionssyndroms, lupenmikroskopischer und mikroskopischer

Untersuchung wird in Kap 4.2 besprochen. Die hydraulischen Dünndarmbiopsiegerate (Gerat der Firma Quinton, Seattle, Washington/USA) erlauben die Entnahme mehrerer Biopsien [2], was die morphologisch-diagnostische Ausbeute erhöht. Zugleich erlaubt die Entnahme mehrerer Biopsien bei einmaliger Intubation auch die zusätzliche Enzymbestimmung im Dünndarmbiopsiematerial. Zur Bestimmung gelangen die alkalische Dünndarmphosphatase, die Disaccharidasen (Maltase, Isomaltase, Saccharase, Lactase, Trehalase) nach der Methode von Dahlqvist [14] Die Bestimmung von Peptidasen ist ebenfalls möglich [4], jedoch bisher ohne nennenswerten diagnostischen Wert geblieben. Die Bestimmung der Enzymaktivitaten in der Dünndarmbiopsie kann darüber Auskunft geben, ob eine generelle Verminderung sämtlicher Dünndarmenzyme (z B. Sprue) oder ob ein isolierter Enzymmangel (z B. Lactase, Saccharase-Isomaltase) vorliegt [9, 14, 17].

3.2 Tests auf Resorptionsstörungen des unteren Dünndarms (Ileum)

Im Ileum bestehen 2 spezifische Transportsysteme, die von den Abschnitten des oberen Dunndarms nach Durchfuhrung einer Resektion des Ileums nicht mitübernommen werden können Es handelt sich um das Transportsystem für den Intrinsicfactor-Vitamin-B_{12}-Komplex und das natriumabhängige aktive Transportsystem für Gallensauren (insbesondere konjugierte, primare Gallensäuren).

Eine Resektion des Ileums führt somit entsprechend dem Ausmaß der Resektion zu einer Malabsorption von Vitamin B_{12} und Gallensauren. Die Funktionstestung des unteren Dunndarms ist wie folgt moglich.
- Schilling-Test (s. 3 2.1) [23, 24],
- ^{14}C-Glykocholat-Atemtest (s 3 2.2) [7, 11, 16, 25],
- Bestimmung von ^{14}C in den Faeces nach oraler Gabe ^{14}C-markierter Gallensäuren [16],
- ^{75}Se-Homotaurocholsaure-Retentionstest [1, 18].

Will man spezifisch die Funktionsfähigkeit des Ileums mittels des Schilling-Tests untersuchen, dann sollte das markierte Vitamin B_{12} mit Intrinsicfactor verabreicht werden, da ein pathologischer Schilling-Test nicht nur durch Fehlresorption im Ileum, sondern auch durch Fehlen des Intrinsicfactors im Magen bedingt sein kann. Der ^{14}C-Glykocholat-Atemtest kann bei einer Funktionsstorung des Ileums (Infiltration durch Morbus Crohn, Ileumresektion) positiv werden (s. Abschn 3.2 2) Ein negativer ^{14}C-Glykocholat-Atemtest schließt jedoch eine Funktionsstorung des Ileums nicht aus, da die Passage durch das Colon so schnell sein kann, daß keine Dekonjugation durch Bakterien mehr stattfinden kann Am exaktesten, jedoch aufwendig, ist die direkte Bestimmung von Gallensauren im Stuhl oder die Bestimmung der ausgeschiedenen Radioaktivität (^{14}C) nach Gabe der ^{14}C-markierten Gallensauren im Rahmen des ^{14}C-Glykocholat-Atemtests oder die Durchführung des ^{75}Se-Homotaurocholsaure-Retentionstests (^{75}Se-HCAT-Test), der in Zukunft, bedingt durch Verwendung eines γ-markierten Isotops (^{75}Se), den ^{14}C-Glykocholat-Test (^{14}C $= \beta$-Strahler) in der Diagnostik der Gallensaurenmalabsorption ablosen wird [1, 18].

3.2.1 Schilling-Test

Ein statischer Test für eine Fehlresorption von Vitamin B$_{12}$ ist die Bestimmung des Serum-Vitamin-B$_{12}$-Spiegels, dessen Höhe als Indikator für die Speichermenge von Vitamin B$_{12}$ angesehen werden kann Eine direkte Aussage über die Resorptionsfahigkeit ist jedoch durch diese statische Spiegelbestimmung nicht möglich. Die Standardmethode zur Messung der Vitamin-B$_{12}$-Resorption ist der Schilling-Test [23]. Hierbei werden 19–37 kBq einer mit ^{57}Co radioaktiv markierten Vitamin-B$_{12}$-Praparation oral verabreicht. Nach 2 h wird 1 m eine ,,Flushing"-Dosis von 1000 µg nicht-markierten Vitamin B$_{12}$ verabreicht. Der Urin wird 24 oder 48 h gesammelt und die Menge der im Urin erscheinenden Radioaktivität gemessen. Ein pathologischer Schilling-Test (weniger als 7% Ausscheidung von markiertem Vitamin B$_{12}$ im Urin) kann bedingt sein durch:

– Fehlen des Intrinsicfactors,
– Metabolisierung des Intrinsicfactor-Vitamin-B$_{12}$-Komplexes durch Bakterien [4, 15],
– mangelhafte Resorption des Intrinsicfactor-Vitamin-B$_{12}$-Komplexes,
– Fehlen der Resorptionsflache im Ileum oder
– fehlende Rezeptoren (sehr selten).

Die Wiederholung des Tests unter gleichzeitiger Gabe von Schweine-Intrinsicfactor laßt bei Normalisierung die Diagnose eines Fehlens des Intrinsicfactors (Perniciosa) zu. Normalisierung eines pathologischen Schilling-Tests nach Antibioticabehandlung ist als beweisend für eine bakterielle Fehlbesiedlung des Dünndarms anzusehen, da Bakterien den Intrinsicfactor-Vitamin-B$_{12}$-Komplex effektiv zu binden vermögen und auch Vitamin B$_{12}$ metabolisieren können (Tabelle 9.6) [4, 15].

3.2.2 ^{14}C-Glykocholat-Atemtest

Als wertvoller neuer Test zur Erfassung einer bakteriellen Überwucherung des Dünndarms muß der ^{14}C-Glykocholat-Atemtest gelten [7, 11, 16, 25]. Direkte Bestimmungen der Anzahl und Art der Bakterien im Dünndarm nach Intubation des Duodenums oder Jejunums ist eine aufwendige, patientenbelastende diagnostische Methode, zudem mit Unsicherheiten durch Kontamination der Sonde bei Plazierung durch den Nasen-Rachen-Raum behaftet Der ^{14}C-Glykocholat-Atemtest ist ein quantitativer Test für das Ausmaß der Dekonjugation von Gallensauren. Da Gallensauren ausschließlich durch Bakterien dekonjugiert werden, kann er – da der Dekonjugationsschritt der limitierende Faktor für das Erscheinen von ^{14}CO$_2$ aus ^{14}C-Glykocholat ist – einen Hinweis auf eine gesteigerte Bakterienaktivität für die Dekonjugation von Gallensauren geben. Beim Glykocholatatemtest werden 185 kBq ^{14}C-Glykocholat (Firma Amersham-Buchler, Braunschweig) oral verabreicht (Abb. 9 7) Normalerweise mischt sich die oral verabreichte Gallensauren-Tracer-Menge mit dem endogenen Gallensaurenpool und verbleibt im enterohepatischen Kreislauf, weniger als 10% gelangen bei jeder Zirkulation in das Colon. Bei bakterieller Überbesiedlung des oberen Dünndarms mit gallensaurendekonjugierenden Bakterien wird die ^{14}C-Glycin-Komponente aus der

---

Tabelle 9.6. ^{57} o. ^{60}Co-Vitamin-B$_{12}$-Resorptionstest (Schilling-Test)

Ergebnisse nach	Perniziose Anämie, totale Gastrektomie	Sprue	Blind-Loop-Syndrom	Pankreas-insuffizienz
Vitamin B$_{12}$	Niedrig	Leicht erniedrigt	Erniedrigt	Leicht erniedrigt
Vitamin B$_{12}$ + Intrinsic faktor	Normal	Leicht erniedrigt	Erniedrigt	Leicht erniedrigt
Vitamin B$_{12}$ nach Antibioticabehandlung	Niedrig	Leicht erniedrigt	Normal	Leicht erniedrigt
Vitamin B$_{12}$ nach glutenfreier Kost	Niedrig	Normal	Erniedrigt	Leicht erniedrigt
Vitamin B$_{12}$ + Bicarbonat	Niedrig	Leicht erniedrigt	Erniedrigt	Normal
Vitamin B$_{12}$ + Pankreasenzyme	Niedrig	Leicht erniedrigt	Erniedrigt	Normal

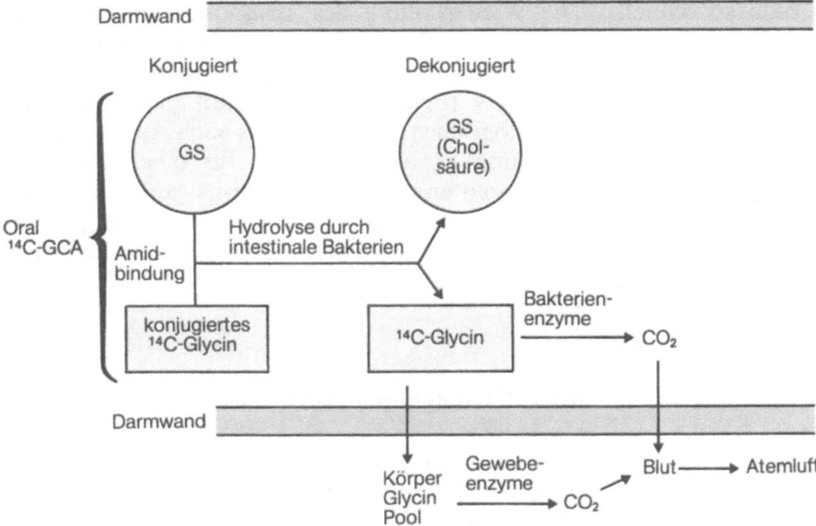

Abb. 9.7. Stoffwechselweg von ^{14}C nach Markierung des endogenen Glykocholsaurepools mit ^{14}C-Glykocholsaure (sog ^{14}C-Glykocholat-Atemtest = Test zur Erfassung einer gesteigerten Dekonjugation von Gallensauren) Normalerweise mischt sich oral verabreichte ^{14}C-Glykocholsaure (GCA) mit endogener Glykocholsaure und wird im Ileum uber den enterohepatischen Gallensaurenkreislauf der Leber wieder zugefuhrt Bei jeder Zirkulation gelangen weniger als 10% der Gallensauren in das Colon und konnen dort dekonjugiert werden Bakterien vermogen Glykocholsaure zu dekonjugieren und decarboxylieren, so daß die ^{14}C-markierte Glycinkomponente abgespalten wird und aus Glycin ^{14}CO$_2$ entstehen kann Die resultierende Aminosaure, ^{14}C-Glycin, kann im Dunndarm resorbiert werden, ^{14}CO$_2$ vermag sowohl im Dunn- als auch im Dickdarm das Lumen zu verlassen Bei bakterieller Überbesiedlung des proximalen Dunndarms wie auch bei Fehlen des Ileums (Gallensauren → Colon) kann somit eine gesteigerte ^{14}CO$_2$-Exhalation (=positiver ^{14}C-Glykocholat-Atemtest) resultieren

konjugierten Gallensaure vorzeitig abgespalten, es kann sogar Glycin decarboxyliert werden, so daß direkt im Darmlumen ^{14}CO$_2$ anfallt [7, 11, 16] Das freigesetzte ^{14}C-Glycin oder ^{14}CO$_2$ verlaßt das Darmlumen rasch und erscheint entweder nach Metabolisierung (^{14}C-Glycin → ^{14}CO$_2$) oder direkt nach Exhalation (^{14}CO$_2$) in der Atemluft. Mittels einer diskontinuierlichen Meßtechnik wird die spezifische Aktivitat von ^{14}CO$_2$ durch direktes Einblasen der Exhalationsluft in ein Flussigkeitsszintillationsglaschen, gefüllt mit einer Auffanglosung (1 ml 1 M Hyaminhydroxid, 2 ml Methanol, 2 Tropf Phenolphthalein in alkalischer Losung) gemessen. Der Farbumschlag von violett in farblos zeigt an, daß 1 mmol CO$_2$ von 1 mmol Hyaminhydroxid neutralisiert wurde Exhalationsmessungen werden in stündlichen Intervallen bis zu 6 h durchgeführt. Eine gesteigerte Exhalation von ^{14}CO$_2$ zeigt somit eine gesteigerte Dekonjugation an. Da

eine gesteigerte Dekonjugation von Gallensäuren bei Überbesiedlung im Dünndarm, aber auch bei Gallensaurenmalabsorption (z.B. Ileumsekretion) durch Bakterien im Colon auftreten kann, zeigt der Test lediglich das Bestehen einer gesteigerten Gallensäurendekonjugation an, vermag jedoch keine sichere Information über den Ort der Dekonjugation (Dünn- oder Dickdarm) zu geben Frühe Exhalationsmaxima (1–3 h) weisen auf eine gesteigerte Dekonjugation durch Bakterien des Dünndarms hin, während spate Maxima (3–5 h) eher bei Gallensaurenmalabsorption gefunden werden. Eine sichere Differenzierung ist durch gleichzeitige Bestimmung von ^{14}C in den Faeces möglich, wozu jedoch eine Verbrennungsautomatik erforderlich ist [7, 16] (Tabelle 9 7). Die erhohte Ausscheidung von Gallensauren in den Faeces ist als beweisend für eine Gallensaurenmalabsorption anzusehen. Obwohl der ^{14}CO$_2$-Glykocholat-Atemtest ursprunglich zur Erfassung einer Gallensaurenmalabsorption entwickelt wurde, liegt seine diagnostische Bedeutung eindeutig auf der Erfassung einer gesteigerten bakteriellen Dekonjugation bei Überbesiedlung des Dünndarms mit Bakterien [7, 11, 16, 25]. Diagnostisch gleichwertig zur Erfassung einer bakteriellen Überbesiedlung des Dunndarms ist der ^{14}C-D-Xylose-Atemtest, mit dem die vorzeitige Fermentation von ^{14}D-Xylose im Dünndarm erfaßt wird. Auch dieser Test hat den Nachteil, daß ein β-Zahler zur Verfügung stehen muß [21].

Zu hoffen ist, daß bald auch ^{13}C-angereicherte Substrate zur Verfügung stehen, um diese Tests ohne Strahlenbelastung durchführen zu konnen

Tabelle 9.7. Interpretation des ^{14}C-Glykocholat-Atemtests

	^{14}C-Atemtest	^{14}C in Faeces
Normale Resorption und normale Bakterienflora des Darmes	Niedrig	Niedrig
Normale Resorption, keine Bakterienflora	Spur	Niedrig
Bakterielle Überwucherung des Dunndarmes (z B Blindsack-Syndrom)	Hoch	Niedrig
Malabsorption von Gallen-sauren (z B Zustand nach Ileumresektion) mit niedriger Bakterien-aktivitat im Colon	Spur	Hoch
Malabsorption von Gallen-sauren bei normaler Bakterienaktivitat	Hoch	Hoch

3.2.3 ^{75}Se-Homotaurocholsäure-Retentionstest (Se-HCAT-Retentionstest)

Zur Beurteilung der Gallensäurenmalabsorption hat man sich neben der chemisch-quantitativen Bestimmung der im Stuhl ausgeschiedenen Gallen-sauren auch ^{14}C-markierter Gallensauren bedient. Wegen der Stuhlsammlung über mehrere Tage und der bei Verwendung eines β-Strahlers erforderlichen Stuhlextraktion bzw. -verbrennung ist auch diese Methode aufwendig und nicht frei von Fehlermoglichkeiten. Mit der Einführung des ^{75}Se-Homotaurocholats (^{75}Se-CAT), eines γ-markierten Gallensaurenanalogs, steht nun eine Substanz zur Diagnose des Gallensaurenverlustsyndroms bzw. zur Prüfung der Funktion der unteren Dunndarmabschnitte zur Verfugung [1, 18] Die Verwendung eines γ-Strahlers ermoglicht es, auf die Messung im Stuhl zu verzichten und statt dessen die Retention des markierten Gallensaurenanalogs beim Patienten in einem Ganzkorperzahler oder mit der Gammakamera zu messen

Am nuchternen Probanden werden morgens die Nullwerte ermittelt; 30 min nach Einnahme von 37 kBq ^{75}Se-HCAT (370 kBq bei Verwendung einer Großfeldkamera) in Form einer Kapsel und Trinken von 100 ml Wasser wird die Messung wiederholt (Ausgangswert). Danach konnen die Patienten fruhstucken und weiter normal essen. Die Messung wird entweder am 2., 4. oder 7 Tag wiederholt. Am aussagekraftigsten scheint der Retentionswert nach 7 Tagen zu sein. Retentionswerte von < 19% nach 7 Tagen gelten als pathologisch.

Der ^{75}Se-CAT-Test erscheint sensitiver in der Erfassung einer Funktionsstorung des unteren Dunndarms als der Schilling-Test [18].

Tabelle 9.8. Indikationen zur Durchfuhrung eines ^{51}Chrom-albumintests zur Erfassung eines enteralen Eiweißverlustes

Ulcerationen der Mucosa
Magencarcinom
Magenlymphom
Multiple Magenulcera
Coloncarcinom
Granulomatose Enteritis
Diffuse nicht-granulomatose Ileo-Jejunitis

Mucosaveranderungen ohne Ulcerationen
Riesenfaltengastritis (M Ménétrier)
Sprue
Tropische Sprue
M Whipple
Allergische Gastroenteritis
Bakt und parasit Enteritis
Gastrocolische Fisteln
Villoses Adenom

Veranderungen des Lymphatischen Systems
Primare Lymphangiektasie
Lymphom
Lymphoenterische Fisteln
Constrictio pericardii
Tricuspidalklappenerkrankungen

3.3 Bestimmung des enteralen Eiweißverlusts und der Hyperoxalurie

3.3.1 Enteraler Eiweißverlust

Eine Hypalbuminamie ohne Vorliegen einer Lebererkrankung, bei ausreichender Proteinzufuhr und Fehlen einer Albuminurie kann durch einen erhohten enteralen Eiweißverlust bedingt sein Dieser Verlust von Eiweiß kann bei zahlreichen Erkrankungen des Magen-Darm-Trakts vorkommen, die in Tabelle 9.8 aufgeführt sind Zur Bestimmung eines exzessiven Proteinverlusts in den Darm wird eine radioaktiv markierte Substanz (^{51}Cr-Albumin) i v. appliziert und ihr Erscheinen im 96- h-Stuhl bestimmt [24, 27]. ^{51}Cr-Albumin erfüllt am besten die Voraussetzungen zur Verwendbarkeit; da es jedoch kein normales Albumin ist und ^{51}Cr vom Darm aus nicht resorbiert wird, kann es zur Bestimmung der Albuminkinetik nicht benutzt werden Hierfur eignet sich ^{131}J-markiertes Albumin besser, das jedoch wegen der Resorptionsfähigkeit von ^{131}J nicht als Marker zur Bestimmung des enteralen Eiweißverlusts nutzbar ist Normalerweise verlassen 5–25 ml Plasma des Plasmaalbuminpools den Körper über den Darm, d.h weniger als 1% des Plasmaalbuminpools. ^{131}J-markiertes Polyvinylpyrolidin (PVP) wurde ebenfalls zur Bestimmung des enteralen Eiweißverlusts benutzt, hat jedoch den Nachteil, daß PVP rasch aus dem Plasma in das RES verschwindet oder durch die Nieren eliminiert wird [24, 27].

Von Bedeutung für die Diagnostik des enteralen Eiweißverlustes ist auch die α_1-Antitrypsinclearance, die in Zukunft die Isotopenverfahren verdrangen wird.

3.3.2 Oxalsäurebestimmung bei „enteraler" Hyperoxalurie und Oxalatsteinurolithiasis

Bei einer Reihe von gastroenterologischen Erkrankungen wurde ein gehauftes Vorkommen von Nierensteinen beobachtet [6, 13] Dies gilt insbesondere für Patienten mit Morbus Crohn und Ileumresektion, aber auch fur Patienten mit Colitis ulcerosa Als Ursache dieser Oxalatsteinurolithiasis muß nach neuesten Untersuchungen eine sekundare (enterale) Hyperoxalurie angenommen werden Die erhohte Oxalatausscheidung im Urin bei Patienten mit Gallensaurenmalabsorption und Ileumresektion, aber auch bei anderen Erkrankungen mit Malabsorption (z.B. Sprue, chronische Pankreatitis mit Steatorrhoe) ist durch eine gesteigerte Oxalatresorption aus dem Darm bedingt Entscheidend fur das Ausmaß der intestinalen Resorption von Oxalsaure aus dem Dünn- und Dickdarm sind folgende Faktoren.
– die luminale Konzentration von Calcium,
– das Diffusionsverhalten des Darms.
Da Fettsauren im Darmlumen Calcium binden, kann Oxalsaure bei Zustanden mit Fettmalabsorption ungehindert (d.h. ohne Formation unlöslichen Calciumoxalats) resorbiert werden; Gallensauren erhöhen die passive Diffusion der Oxalsaure im Colon und lassen damit die Kittleisten (tight junctions) des Epithels durchlassiger werden, wodurch Oxalsaure leichter aus dem Darmlumen diffundieren kann. Bei Vorhandensein von Oxalatsteinen bei Erkrankungen des Magen-Darm-Trakts sollte daher Oxalsaure im 24-h-Urin bestimmt werden. Die normale Ausscheidung betragt. $30,9 \pm 7,9$ mg/ 24 h [13]

Zur Messung der Oxalsaureresorption konnen analog zum Verfahren beim Schilling-Test 370 kBq ^{14}C-Oxalsaure oral verabreicht und das Erscheinen der Radioaktivitat im Urin im 24- bis 36-h-Urin ermittelt werden Normalerweise werden $9,3 \pm 3,5\%$ der Radioaktivitat im Urin ausgeschieden. Werte $> 15\%$ zeigen eine Hyperabsorption von Oxalsäure an und lassen auf eine Hyperoxalurie schließen Im Gegensatz zur Hyperoxalurie und Oxalatsteinnephrolithiasis bei primarer Oxalose laßt sich die sekundäre (enterale) Hyperoxalurie effektiv behandeln. oxalatarme Kost, Reduktion der Fettzufuhr, Gabe von Cholestyramin oder $Al(OH)_3$-haltigen Antacida, orale Gabe von Calcium.

4 Rationelles diagnostisches Vorgehen bei Verdacht auf Malabsorption

Die Vielfalt der zur Messung der Resorptionsfunktion zur Verfügung stehenden Testverfahren laßt ein rationelles diagnostisches Vorgehen schwierig erscheinen Im allgemeinen wird am haufigsten die Feststellung und die Abklärung der Ursache einer Malabsorption sein. Hierbei erweist sich die quantitative Stuhlfettbestimmung immer noch als die wichtigste diagnostische Methode. Ein gezieltes diagnostisches Vorgehen bei Durchfallen und Verdacht auf Malabsorption ist in Abb 9 8 aufgezeigt Bei normalen Stuhlfettwerten (Fettausscheidung < 7 g/Tag) kann eine generalisierte Malabsorption als ausgeschlossen gelten Bestehen trotzdem Durchfalle, muß nach anderen Ursachen durch Anwendung spezifischer Testverfahren gesucht werden, z B. *Lactosetoleranztest* oder H_2-Atemtest bei Verdacht auf Lactoseintoleranz, Bestimmung von *Hydroxyindolessigsaure* bei Verdacht auf Carcinoid oder auch direkte *Hormonbestimmung* (z.B VIP = vasoactive intestinal polypeptide, Gastrin,

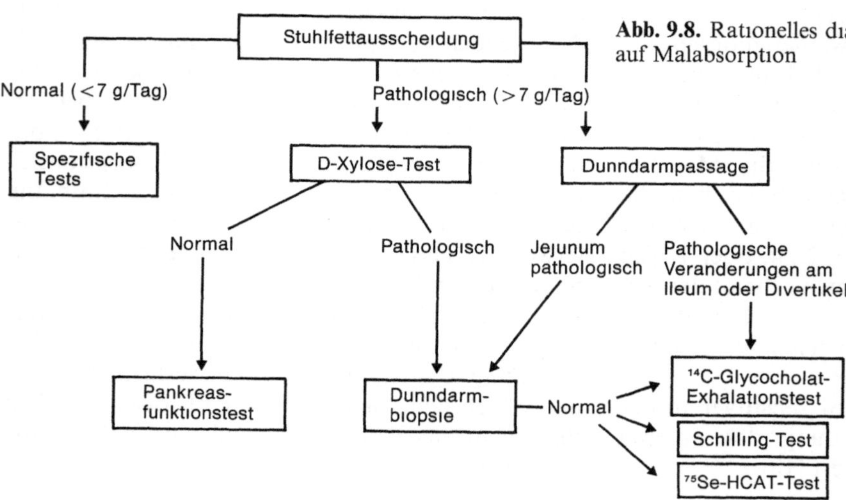

Abb. 9.8. Rationelles diagnostisches Vorgehen bei Verdacht auf Malabsorption

Thyroxin) bei Verdacht auf endokrin bedingte waßrige, sekretorische Diarrhoen Insbesondere ist bei Ausschluß einer Malabsorption an das Vorliegen von Erkrankungen des Dickdarms zu denken Bleiben *radiologische oder endoskopische Diagnostik* ohne Erfolg, muß auch an das Vorliegen eines *Laxantienabusus* (Hypokaliamie!) gedacht werden, eine Diagnose, die oft erhebliche Schwierigkeiten bereitet. Das gezielte diagnostische Vorgehen bei einer erhohten Stuhlfettausscheidung ist der Abb 9.8 zu entnehmen. Besteht eine erhohte Stuhlfettausscheidung, sollte ein *D-Xylose-Test* durchgefuhrt werden, um zu sehen, ob eine Resorptionsstorung für Kohlenhydrate im oberen Dünndarm besteht. Ist der D-Xylose-Test normal, handelt es sich wahrscheinlich um eine Steatorrhoe bedingt durch eine Digestionsstorung (z.B Pankreasinsuffizienz) Ist der D-Xylose-Test pathologisch, kann eine generalisierte Malabsorption (z.B Sprue) vorliegen, die durch eine Dunndarmbiopsie verifiziert werden kann. Eine Indikation für die Durchführung einer *Dunndarmbiopsie* ware auch dann gegeben, wenn bei der Magen-Darm-Passage ein „Malabsorptions-pattern" besteht. Ist die Dunndarmbiopsie normal, zeigen sich aber pathologische Veranderungen im terminalen Ileum, sollten zur Funktionstestung des Ileums ein *Schilling-Test* und ein ^{75}Se-HCAT-Retentionstest durchgefuhrt werden. Bestehen bei magenresezierten Patienten eine Steatorrhoe und ein pathologischer D-Xylose-Test, ist an eine bakterielle Überbesiedlung zu denken, die durch einen pathologischen ^{14}C-Glykocholat- oder ^{14}D-Xylose-Atemtest verifiziert werden kann

Literatur

1 Balzer K, Breuer N, Goebell H, Szy D, Quebe-Fehling E, Freundlieb O, Strotges W (1985) Funktionsuntersuchungen des unteren Dunndarmes mit ^{75}Selen-Homotaurocholsaure bei M Crohn und Dunndarmresektionen Dtsch Med Wochenschr 110 1452–1457

2 Bond H, Levitt MD (1975) Investigation of small bowel transit time in man utilizing pulmonary hydrogen (H_2) measurement J Lab Clin Med 85 546

3 Brandborg LL, Rubin CE, Quinton WB (1959) A multipurpose instrument for suction biopsy at the esophagus, stomach, small bowel and colon Gastroenterology 37 1

4 Brandt LJ, Bernstein LH, Wagle A (1977) Production of vitamin B_{12} analogues in patients with small-bowel bacterial overgrowth Ann Intern Med 87 546–551

5 Caspary WF (1975) Resorption von Kohlenhydraten und Proteinen im Dunndarm unter normalen und krankhaften Bedingungen In Bartelheimer H, Kuhn HA, Becker V, Stelzner F (Hrsg) Reihe Gastroenterologie und Stoffwechsel, Bd 7 Thieme, Stuttgart

6 Caspary WF (1975) Erworbene Hyperoxalurie und Nephrolithiasis bei gastroenterologischen Erkrankungen (sog ‚Enterale' Hyperoxalurie) Dtsch Med Wochenschr 100 1509–1513

7 Caspary WF (1978) Breath tests In Russell RI (ed) Clinics in gastroenterology, vol 7 Saunders, London, pp 351–374

8 Caspary WF (1983) Bedeutung des Kolons als Energieverwerter Dtsch Med Wochenschr 108 713–716

9 Caspary WF (1983) Kohlenhydratintoleranz In Caspary WF (Hrsg) Dunndarm Springer Berlin Heidelberg New York (Handbuch der inneren Medizin, Bd 3/3A, S 627–646

10 Caspary WF (1983) Malassimilationssyndrom (Maldigestion – Malabsorption) In Caspary WF (Hrsg) Dunndarm Springer Berlin Heidelberg New York (Handbuch der inneren Medizin, Bd 3/3A, S 585–626

11 Caspary WF, Reimold WV (1976) Klinische Bedeutung des ^{14}C-Glykocholat-Atemtests in der gastroenterologischen Diagnostik bei Erkrankungen mit gesteigerter Dekonjugation von Gallensauren Dtsch Med Wochenschr 101 353–360

12 Caspary WF, Soergel KH (1985) Absorption und malabsorption of carbohydrates In Soergel KH (ed) Malabsorption Pflaum, Munchen, pp 35–56

13 Caspary WF, Tonissen J (1978) Enterale Hyperoxalurie I Oxalsaureresorption bei gastroenterologischen Erkrankungen Klin Wochenschr 56 607–615

14 Dahlqvist A (1964) Method for assay of intestinal disaccharidases Anal Biochem 7 18–25

15 Donaldson RM (1974) Small bowel bacterial overgrowth Adv Intern Med 67 1250

16 Fromm H, Hofmann AF (1971) Breath test for altered bile acid metabolism Lancet II 621–625

17 Gray GM (1973) Maldigestion and malabsorption Clinical manifestation and specific diagnosis In Sleisenger MH, Fordtran JS (eds) Gastrointestinal disease Saunders, Philadelphia London Toronto, pp 259–279

18 Holdstock G, Phillips G, Hames TK, Condon BR, Fleming JS, Smith CL, Ackery DM (1985) Potential of Se-HCAT retention as an indicator of terminal ileum involvement in inflammatory bowel disease Eur J Nucl Med 10 528–530

19 Kamer JH van de, Ten Bokkel Hiunnik H, Weijers HA (1949) Rapid method for the determination of fat in feces J Biol Chem 177 347

20 Kim YS, Spritz N, Blum M, Terz J, Sherlock P (1966) The role of altered bile acid metabolism in the steatorrhea of experimental blind loop J Clin Invest 45 956–962

21 King CE, Toskes PP, Spivey JC, Lorenz E, Welkos S (1979) Detection of small intestine bacterial overgrowth by means of a ^{14}C-D-xylose breath test Gastroenterology 77 75–82

22 Newcomer AD, Thomas PJ, McGill DB, Hofmann AF (1975) Prospective comparison of indirect methods for detecting lactase deficiency N Engl J Med 293 1232–1236

23 Schilling RF (1965) Intrinsic factor studies II The effect of gastric juice on the urinary excretion of radioactivity after the oral administration of radioactive vitamin B_{12} J Lab Clin Med 42 860

24 Sleisenger MH, Brandborg LL (1977) Malabsorption Saunders, Philadelphia London Toronto

25 Thaysen EH (1977) Diagnostic value of the ^{14}C-cholylglycine breath test Clin Gastroenterol 6 1 227–245

26 Thaysen EH, Mullertz S (1962) The D-xylose tolerance test Acta Med Scand 171 521

27 Waldmann TA (1961) Gastrointestinal protein loss demonstrated by ^{51}Cr-labeled albumin Lancet II 121

28 Wilson FA, Dietschy JM (1971) Differential diagnostic approach to clinical problems of malabsorption Gastroenterology 61 911

10 Spezielle Labordiagnostik

10.1 Gastrointestinale Hormone

R. Arnold und W. Creutzfeldt

1 Einleitung

Aus klinisch-diagnostischer Sicht verdienen nur wenige der zahlreichen im Gastrointestinaltrakt vorkommenden Peptidhormone unser Interesse. Sie konnen v.a. dann, wenn sie in endokrinen Tumoren vermehrt gebildet und aus diesen ungebremst freigesetzt werden, dramatische Krankheitsbilder verursachen, die durch eine charakteristische klinische Symptomatik gekennzeichnet sind. Diese Krankheitsentitaten, die für sie verantwortlichen Hormone sowie die Ursache der Hormonuberproduktion sind in Tabelle 10.1 zusammengefaßt

2 Definition

Der Radioimmunoassay (RIA) gilt derzeit als das diagnostische Prinzip der Wahl mit der höchsten Spezifität und Sensitivität zum Nachweis gastrointestinaler Peptidhormone Prinzip und Durchfuhrung des Radioimmunoassays sind am Beispiel des Hormons Gastrin in den Abb 10.1–10.3 dargestellt.

3 Biochemische Grundlagen des Radioimmunoassays

Teilnehmer an einem Radioimmunoassay sind eine stets konstante Menge des radioaktiv markierten Antigens, eine variable Menge des gleichen, aber nichtmarkierten Antigens und eine wiederum stets konstante Menge eines hochspezifischen, d h. mit anderen Hormonen nicht reagierenden Hormonantikorpers (Abb 10.1 und 10 2) Im Assay konkurrieren das markierte und das nichtmarkierte Hormon (Standard, Probe mit unbekanntem Hormongehalt) um die spezifischen Bindungsstellen

Tabelle 10.1. Krankheitsbilder, die auf einer Überproduktion gastrointestinaler Hormone beruhen

Hormon	Ursache der Hormonuberproduktion	Leitsymptome
Insulin	Insulinproduzierender, meist im Pankreas gelegener Tumor	Neuroglucopenie
Gastrin	a) Gastrinproduzierender, meist im Pankreas seltener im Duodenum oder Magen gelegener Tumor b) Antrale G-Zelluberfunktion c) am Duodenalstumpf nach Billroth-II-Operation belassener Antrumrest	Peptische Ulcera, Saurehypersekretion, waßrige Diarrhoeen
Glucagon	Glucagonproduzierender, meist im Pankreas gelegener Tumor	Erythema necrolyticans migrans, Diabetes mellitus, Stomatitis, Anamie
Vasoaktives intestinales Polypeptid	VIP-produzierender, meist im Pankreas, seltener im Grenzstrangbereich gelegener Tumor	Waßrige Diarrhoeen, Hypokaliamie
Somatostatin	Somatostatinproduzierender, meist im Pankreas gelegener Tumor	Diabetes mellitus, Abdominalschmerzen, Steatorrhoe, Diarrhoe, Subaciditat
Pankreatisches Polypeptid	PP-produzierender, meist im Pankreas gelegener Tumor	Wahrscheinlich kein charakteristisches Krankheitsbild
Serotonin Tachykinine Bradykinin Prostaglandine	Metastasierendes Carcinoid (Carcinoid-Syndrom)	Diarrhoe, Abdominalkrampfe, Flush

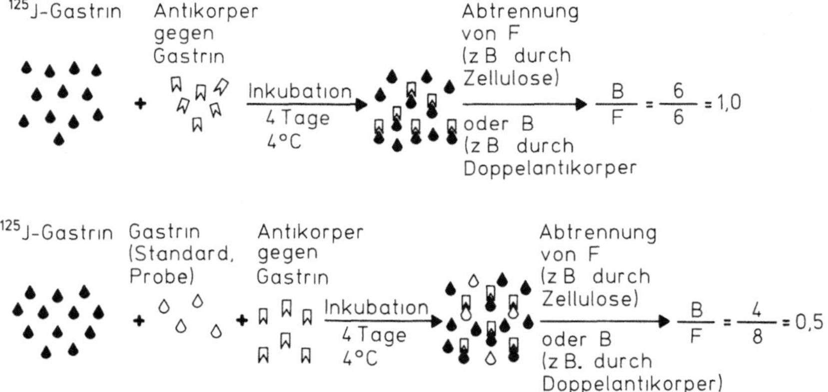

Abb. 10.1. Prinzip des Radioimmunoassays, gezeigt am Beispiel des Peptidhormons Gastrin Eine konstante Menge ^{125}J-markierten Gastrins wird entweder allein (*oben*) oder in Gegenwart eines nichtmarkierten Gastrinstandards mit einer bekannten Gastrinkonzentration uber 4 Tage zusammen mit einer konstanten Menge eines Gastrinantiserums bei 4 °C inkubiert Nach 4 Tagen erfolgt die Abtrennung des nicht an den Antikorper gebundenen Gastrins (*F*) durch dessen Absorption an Amberlit Der an die Cellulose gebundene Anteil freien Gastrins (*F*) und der Anteil des an den Antikorper gebundenen Gastrins (*B*) werden in einem γ-Counter gezahlt Aus dem Verhaltnis B/F, das sich mit der Zugabe steigender Konzentrationen des nichtmarkierten Gastrinstandards andert, laßt sich eine Standardkurve ermitteln An dieser kann dann der B/F-Wert einer Gastrinprobe mit unbekannter Gastrinkonzentration abgelesen und daraus der aktuelle Gastrinwert ermittelt werden

des Antikorpers, Anforderungen an einen Radioimmunoassay sind dessen *Spezifität,* d.h keine Kreuzreaktionen mit anderen Peptidhormonen ähnlicher Aminosauresequenz und dessen *Sensitivität,* d.h. Erfassung geringer Hormonkonzentrationen, wie sie im Plasma oder Gewebe vorkommen. Ein guter Radioimmunoassay zeichnet sich ferner durch eine hohe *Präzision,* d.h. geringe Abweichung bei Mehrfachbestimmungen der gleichen Probe aus. Voraussetzung hierfur sind eine genügend „steile" Standardkurve und naturlich exaktes

Pipettieren Hohe Spezifitat, hohe Sensitivität und hohe Präzision sind die wesentlichen Voraussetzungen fur die *Richtigkeit* der erhaltenen Ergebnisse.

Fast alle gastrointestinalen Hormone zirkulieren in mehreren molekularen Formen im Blut; diese entsprechen entweder Prohormonen in der Biosynthese eines Hormons [16] oder sie entstehen beim Verlassen eines Hormons aus der Zelle [6] Man spricht von der molekularen Heterogenität eines Hormons Besonders das Gastrin ist kein einheitliches Hormon, sondern liegt im Blut und im Gewebe in zahlreichen Komponenten unterschiedlicher Große und unterschiedlicher biologischer Aktivität vor [6, 12, 16] Der im Radioimmunoassay eingesetzte Antikorper sollte idealerweise entweder samtliche vorkommenden Hormonkomponenten in gleicher Weise erkennen oder er sollte, um beispielsweise Freisetzung, biologische Wirkung und Metabolismus einer bestimmten Hormonkomponente untersuchen zu konnen, nur diese eine Komponente erfassen. Letzteres ist durch die Erzeugung „regionspezifischer" Anti-

Abb. 10.2. Praktische Durchfuhrung des Gastrinradioimmunoassays nach dem in Abb 10 1 dargestellten Prinzip

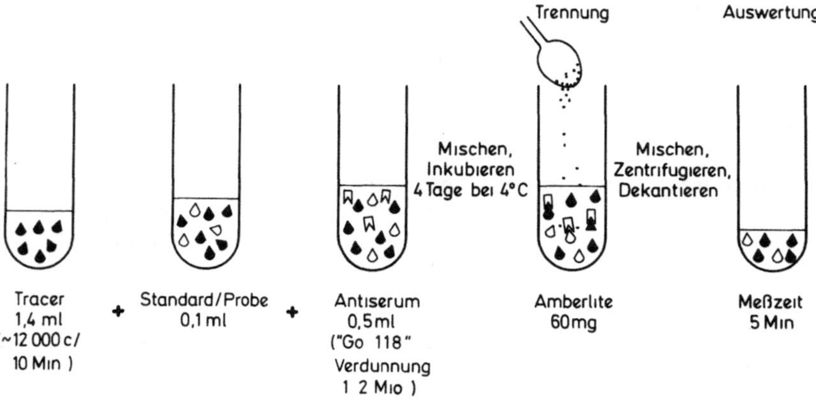

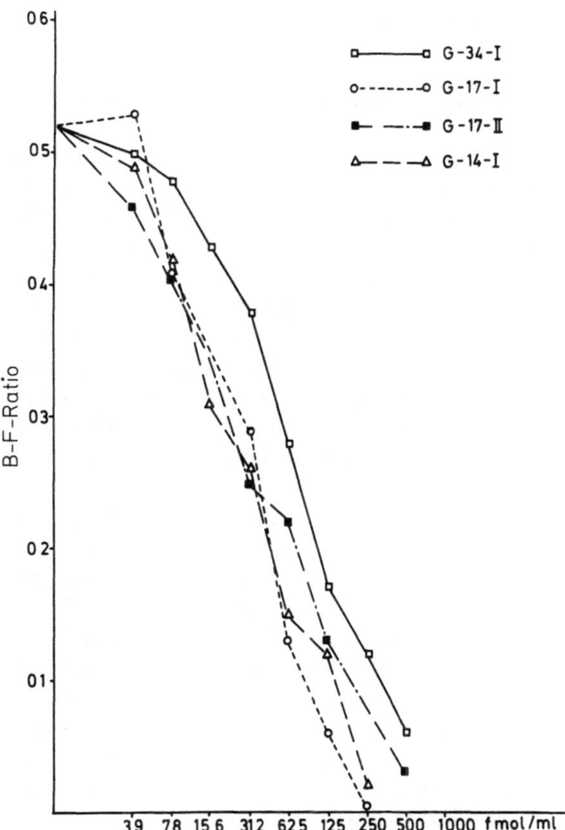

Abb. 10.3. Standardkurven eines Gastrinradioimmunoassays Auf der *Ordinate* ist das Verhältnis des an den Antikörper gebundenen (*B*) und des nichtgebundenen (*F*) radioaktiv markierten Gastrins angegeben Ohne Zugabe kalten, d h nichtmarkierten Gastrinstandards beträgt das Verhältnis B/F 0,5 Durch Zugabe steigender Mengen Gastrin (*Abscisse*) ändert sich das B-F-Verhältnis zuungunsten des an den Antikörper gebundenen Anteils markierten Gastrins, die B-F-Ratio nimmt also ab Die Abbildung zeigt 4 Standardkurven, die durch Zugabe von kaltem, d h nichtmarkiertem sulfatiertem G-17 (o–o), und nicht-sulfatiertem G-17 (■– –■), sulfatiertem G-34 (□–□) und sulfatiertem G-14 (△–△), erhalten wurden Der unterschiedliche Verlauf der Kurven läßt erkennen, daß der verwendete Antikörper G-17 und G-14 besser erkennt als G-34 Weitere Einzelheiten s Text

korper heute möglich. Aus klinischer Sicht ist aber die gleichartige Erkennung sämtlicher biologisch aktiver Hormonkomponenten entscheidender Die für klinisch-diagnostische Fragestellungen verwendeten Hormonantikörper erfassen die zirkulierenden Hormonkomponenten, wenn auch in unterschiedlicher Weise Abbildung 10 3 zeigt, daß der von uns verwendete Gastrinantikörper beispielsweise die im Serum und im Gewebe vorkommende molekulare Gastrinkomponente G-34-I schlechter bindet als die Komponenten G-17-I und G-17-II. G-17-I und G-17-II unterscheiden sich durch einen zusätzlichen Sulfatrest am Gastrinmolekül Andere für klinische Fragestellungen verwendete Ga-

strinantikörper erkennen demgegenuber die Komponente G-34 ebensogut wie die Komponente G-17 Da aber im Serum die Komponente G-34 gegenüber G-17 dominiert, wird man mit einem Antikörper mit hoherer Affinität gegenuber G-17 geringere immunreaktive Serumgastrinspiegel messen als mit einem Antikörper, der die gleiche Affinität zu beiden Hormonkomponenten besitzt. Aus dieser unterschiedlichen Spezifität erklären sich unter anderem die von einem zum anderen Laboratorium differierenden „Normalwerte" für ein bestimmtes Hormon, in dem hier gewählten Beispiel für das Hormon Gastrin.

4 Apparative und personelle Voraussetzungen zur Durchführung eines Radioimmunoassays

Die allgemeinen Voraussetzungen zur Durchführung eines Radioimmunoassays sind heute in jedem Krankenhaus, das über ein klinisch-chemisches Labor verfügt, gegeben. Vorbedingung ist das Vorhandensein einer Umgangsgenehmigung für offene radioaktive Substanzen, die in erster Linie an die Gewahrleistung einer adaquaten Beseitigung flüssiger und fester radioaktiver Abfälle sowie an die Einhaltung bestimmter Sicherheitsvorschriften im Labor gekoppelt ist.

Der personelle und apparative Aufwand zur Durchführung von Radioimmunoassays für klinische Fragestellungen ist gering. Neben den genannten allgemeinen Voraussetzungen ist das Vorhandensein eines γ-Counters zur Bestimmung der Radioaktivität in den zu messenden Proben erforderlich Da die wichtigsten gastrointestinalen Hormone heute in Form von „Kits" verfügbar sind, die das ^{125}J-markierte Hormon, den Antikörper, Standard, Proben mit bekanntem Hormongehalt zur internen Kontrolle und daruber hinaus eine genaue Bedienungsanleitung enthalten (Tabelle 10.2), ist die Bestimmung der klinisch wichtigsten gastrointestinalen Hormone heute nahezu in jedem Krankenhauslaboratorium möglich Die Kosten, beispielsweise für einen Gastrinkit, mit dem etwa 50 Proben gemessen werden konnen, belaufen sich auf etwa 300,— DM, sind also relativ hoch, wenn nur wenige Proben anfallen In diesem Fall ist es unter dem Gesichtspunkt der Kostenersparnis sinnvoll, Blutproben in ein Speziallaboratorium zu versenden, in dem die verschiedenen Radioimmunoassays aus wissenschaftlichen Gründen etabliert sind und der Aufwand, auswärtige Einzelproben mitzubestimmen, gering ist. Dies gilt insbesondere für die nur selten anfallenden Hormonanalysen wie VIP, pankreatisches Polypeptid, Glucagon und Somatostatin.

Tabelle 10.2. Kommerzielle Radioimmunoassays (Kits)

Hormon	Hersteller
Insulin	Behringwerke, Novo, Serono, IDW, Diagnostic Products Corporation (USA)
Glucagon	Novo, Medical Diagnostics (Cambridge)
Gastrin	IDW, Medical Diagnostics (Cambridge), Radioassay Systems Lab (USA)
VIP	Bioproducts (USA)

5 Diagnostisches Spektrum der radioimmunologischen Bestimmung gastrointestinaler Hormone

Das diagnostische Spektrum, das durch die Bestimmung gastrointestinaler Hormone erfaßt werden kann, betrifft im wesentlichen die in Tabelle 10.1 aufgelisteten Syndrome. Im folgenden sollen besondere Gesichtspunkte, die sich bei der praktischen Anwendung der verschiedenen Hormonbestimmungen ergeben, nur für das Hormon Gastrin im einzelnen besprochen werden, weil eine Gastrinbestimmung aus klinischer Sicht von den in Tabelle 10.1 aufgeführten gastrointestinalen Peptidhormonen am häufigsten zu erwarten ist. Bezüglich der Technik der übrigen Radioimmunoassays (VIP, PP, Somatostatin, Glucagon, Insulin) sei auf ausführliche Darstellungen in neueren Monographien verwiesen [3, 4]. Für den Fall, daß die Hormonbestimmungen mittels kommerziell angebotener Kits durchgeführt werden, sei auf die jedem Kit beigefügten technisch-methodischen Details verwiesen.

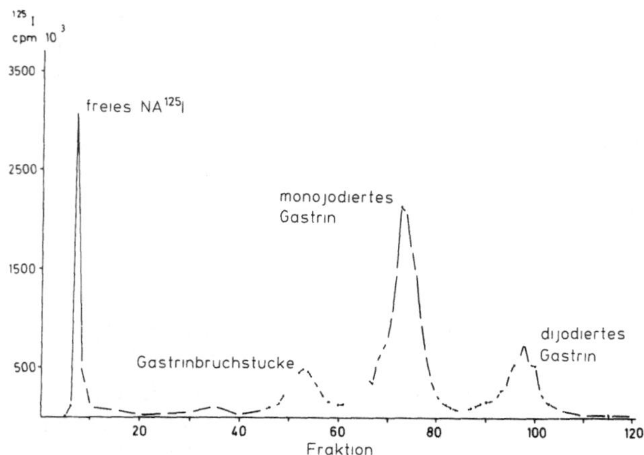

Abb. 10.4. Elutionsdiagramm eines Reaktionsgemisches (5 µg G-17-I-, 200 µCi Na-^{125}J, 5 µg Chloramin-T) nach Auftrennung auf einer Aminoethylcellulosesaule (30 0,5 cm) Das Volumen der auf der Abscisse aufgetragenen Einzelfraktionen betragt 2 ml

6 Gastrinbestimmung

6.1 Technik des Gastrinradioimmunoassays

Für sämtliche Untersuchungen wird ein im Kaninchen gegen synthetisches menschliches Gastrin (G-17) erzeugter Antikorper (118/2/3) verwandt. Die Markierung des Gastrins mit ^{125}J erfolgt mittels schonender Chloramin-T-Oxidation nach einer von Stadil u. Rehfeld angegebenen Methode [13]. Der Vorzug der Technik liegt darin, daß man durch Chromatographie des markierten Gastrins über Aminoethylcellulose ein monojodiertes Gastrin erhalt, das im gefrorenen Zustand über Wochen haltbar ist und eine hohe spezifische Aktivität besitzt.

Abbildung 10 4 zeigt das Elutionsdiagramm eines Reaktionsgemisches, in dem 5 µg G-17-I (I C I. Ltd, Macclesfield, Cheshire, England) mit 200 µCi Na-^{125}J durch Zugabe von 5 µg Chloramin-T markiert wurden. Dem im „void volume" der Aminoethylcellulose (Säule: 30 0,5 cm) erscheinenden, nichtreagierenden Na-^{125}J folgt in den Fraktionen 70–80 ein scharfer Peak, der dem monojodierten Gastrin entspricht, wenn das molare Verhaltnis zwischen Na-^{125}J und G-17 wahrend der Markierung 1·15 beträgt.

Im Assay beträgt das Probenvolumen 2 ml [10]. Es setzt sich zusammen aus 1–2 pg ^{125}J-G-17-I gelöst in 1400 µl 0,01 molarem Phosphatpuffer (pH 7,5), dem 0,15 molares NaCl, 0,5% humanes Serumalbumin und 0,03 molares NaN$_3$ zugesetzt sind, 100 µl Standardlosung (6,25–400 pg/ml G-17-I) bzw 100 µl der zu messenden Probe und 500 µl Gastrinantiserum (118/2/3) in einer Endverdünnung von 1 2000000 Die Inkubationszeit betragt 96 h, die Inkubationstemperatur 4 °C Die Messung der Einzelproben erfolgt in Doppelbestimmungen. Das freie ^{125}J-G-17-I wird von dem an den Gastrinantikorper gebundenen Hormon durch Zugabe von 50 mg Amberlit CG 400 II (Serva Feinbiochemica, Heidelberg) abgetrennt [10]. Die Messung der an Amberlit gebundenen Radioaktivitat erfolgt in einem γ-Counter.

6.2 Spezifität und Sensitivität des Gastrinradioimmunoassays

Bezuglich der Spezifität sei auf Abb. 10 3 verwiesen. Nicht in Abb. 10.3 enthalten ist der Befund, daß der von uns verwendete Antikörper keine Kreuzreaktionen mit anderen gastrointestinalen Peptidhormonen aufweist, die die Bestimmung von Gastrin beeinflussen könnten. Die Sensitivität des Radioimmunoassays, also die untere Nach-

Tabelle 10.3. Serumgastrinkonzentrationen (pg/ml) von 5 verschiedenen Blutproben, die in 4 verschiedenen Laboratorien mit unterschiedlichen Radioimmunoassaymethoden gemessen wurden (Nach [11])

Serum	Labor A	Labor B	Labor C	Labor D
1	30	24	58	3
2	68	80	76	33
3	86	130	90	70
4	204	120	135	87
5	210	165	222	130

weisgrenze, liegt etwa bei 3–5 pg/ml Die Intraassayvarianz, also die Abweichung mehrfach im gleichen Assay bestimmter Serumproben beträgt 8%, während die Interassayvarianz, d h. die Abweichung mehrfach in verschiedenen Assays gemessener Serumproben, 13% ausmacht.

6.3 Kriterien zur Beurteilung eines Serumgastrinwerts

Bedingt durch die molekulare Heterogenität des Gastrins bedeutet die Angabe eines bestimmten Wertes in beispielsweise pg/ml oder pmol/l stets die Gesamtgastrinimmunoreaktivität. Da, wie betont, die von den verschiedenen Laboratorien verwendeten Gastrinantikorper fast immer ein unterschiedliches Spezifitatsspektrum aufweisen, d h. die verschiedenen, im Serum zirkulierenden Gastrinkomponenten in unterschiedlichem Ausmaß erkennen, sind die von diesen Laboratorien mitgeteilten und die mittels verschiedener kommerzieller Gastrinkits gemessenen Serumgastrinspiegel nicht vergleichbar In Tabelle 10 3 sind die Variationen ein und derselben Serumproben dargestellt, die von verschiedenen Laboratorien gemessen wurden. Die Streuung ist teilweise recht erheblich, so daß die von einigen Laboratorien beschriebenen höheren Normalwerte bereits in einem Bereich liegen, der von anderen Laboratorien mit niedrigeren Normalwerten als pathologisch erhöht betrachtet würde Die Beurteilung eines bestimmten Serumgastrinwerts setzt also immer die Kenntnis des „Normalbereichs" des entsprechenden Laboratoriums voraus.

Die in unserem Laboratorium gemessenen Serumgastrinwerte bei Magengesunden, Patienten mit peptischer Ulcuskrankheit sowie bei Patienten nach Magenteilresektion sind in Abb. 10 5 dargestellt. Es handelt sich um eine Auflistung von Werten, die wir in den uns über einen langeren Zeitraum zur Gastrinbestimmung eingesandten Serumproben gemessen haben. Die Streuung der

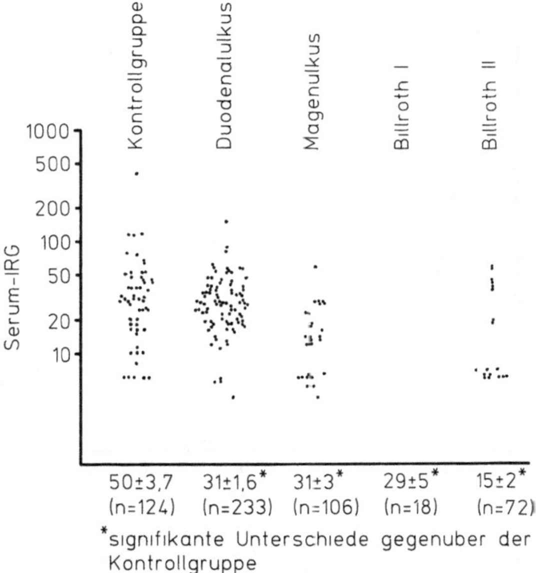

Abb. 10.5. Serumgastrinspiegel bei Patienten mit dyspeptischen Beschwerden, jedoch ohne peptisches Ulcus, bei Patienten mit Ulcus duodeni, Ulcus ventriculi sowie bei Patienten nach Billroth-I- und Billroth-II-Operation

Werte bei den Kontrollen und Duodenalulcuspatienten ist recht erheblich, der Mittelwert beider Kollektive liegt aber zwischen 20 und 30 pg/ml und ist damit signifikant unterschiedlich. Die auffallende Streuung in den Kollektiven könnte z.T daher stammen, daß es sich bei einzelnen Proben nicht um Nüchtern-, sondern um postprandiale Werte gehandelt hat und daß sich Patienten mit erniedrigter Säuresekretion in den Kollektiven befanden Sowohl Nahrungsaufnahme wie Erniedrigung der Sauresekretion führen zu einem Serumgastrinanstieg. So zeichnen sich Patienten mit perniziöser Anamie, die charakteristischerweise mit einer Achlorhydrie einhergeht, durch extrem hohe Serumgastrinspiegel aus, wie man sie auch beim Zollinger-Ellison-Syndrom finden kann. Ein hoher Serumgastrinspiegel ist also ohne Kenntnis der Säuresekretion nicht interpretierbar. Wir empfehlen daher, bei Patienten mit erhöhten Serumgastrinspiegeln stets eine Säuresekretionsanalyse nachzuholen, die dann in der Regel eine Beurteilung des Serumgastrinspiegels erlaubt. Dies ist u.a. für Patienten mit hochsitzenden Ulcera ventriculi wichtig, bei denen nicht selten eine zunehmende Gastritis der Corpus- und Fundusschleimhaut vorliegt. Diese führt zur Subacidität und bedingt so über die fehlende Säurehemmung der antralen G-Zellen den Anstieg des Serumgastrins Auch eine Vagotomie verandert den Serumgastrinspiegel. So werden Nervenfasern beeinflußt, die im Corpus-Fundus-Gebiet ihren Ausgang nehmen, zum

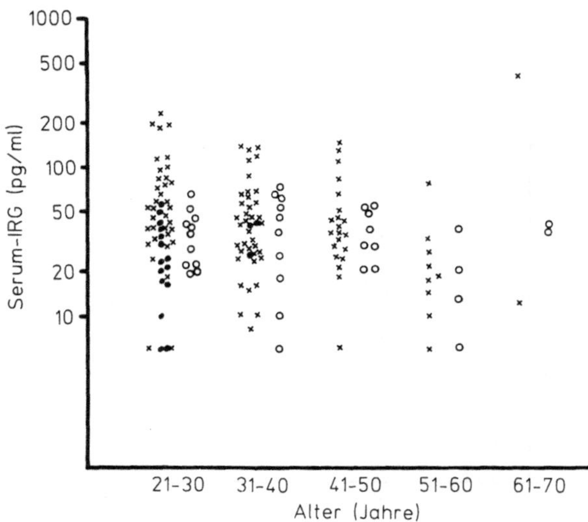

Abb. 10.6. Serumgastrinspiegel bei Magengesunden mit normaler (●) und unbekannter (×) Magensekretion sowie bei Ulcus-duodeni-Patienten (○) mit bekannter Magensekretion in Abhangigkeit vom Lebensalter

Antrum ziehen und dort einen hemmenden Impuls auf die G-Zellen ausuben, d h die Freisetzung von Gastrin hemmen. Die G-Zelle steht also unter einer vom Magencorpus ausgehenden vagusvermittelten cholinergen Hemmung. Darüber hinaus wird die antrale G-Zelle natürlich durch direkte vagale, cholinerge stimulierende Fasern beeinflußt. Hemmende, aus dem Corpus stammende cholinerge und direkte, stimulierende cholinerge Impulse halten sich die Waage und regulieren so die Gastrinsekretion. Selektiv-proximale Vagotomie fuhrt zur Ausschaltung des vom Corpus ausgehenden hemmenden Reflexbogens und damit zum Anstieg des Serumgastrins Die durch die Vagotomie verursachte Verminderung der Sauresekretion scheint fur den Gastrinanstieg nach Vagotomie dagegen von untergeordneter Bedeutung zu sein.

Abbildung 10 6 enthalt eine Aufstellung der Serumgastrinspiegel von magengesunden Kontrollpersonen und Ulcus-duodeni-Patienten mit bekannter normaler (Kontrollen) bzw leicht erhohter Sauresekretion (Ulcuspatienten) Die Darstellung zeigt, daß die Serumgastrinspiegel altersbedingt nicht ansteigen und bei normaler oder leicht erhohter Sauresekretion stets unter 90 pg/ml liegen

Zusammenfassend gehen also folgende Kriterien in die Beurteilung eines Serumgastrinspiegels ein. Normalbereich des Labors, das die Bestimmung durchfuhrt, bzw des Kits, der fur die Bestimmung herangezogen wird; Kenntnis der Sauresekretion, Zustand nach Vagotomie, Nahrungsaufnahme Von nur untergeordneter Bedeutung ist

die Frage, ob die Patienten zum Zeitpunkt der Blutentnahme unter einer saureneutralisierenden oder sauresupprimierenden (Ausnahme Omeprazol) Therapie standen Beides führt zwar zu einem Gastrinanstieg, der jedoch innerhalb des Streubereichs eines Kollektivs Magengesunder oder Ulcus-duodeni-Patienten liegt Der Anstieg führt keinesfalls in einen Bereich, der auf die Gegenwart eines Gastrinoms schließen ließe Dagegen führt Omeprazol infolge seiner starkeren sauresupprimierenden Wirkung zu einem Anstieg des basalen Serumgastrins.

6.4. Klinische Bedeutung der Serumgastrinbestimmung

Die zentrale klinische Fragestellung bei einer Gastrinbestimmung betrifft die Differentialdiagnose der schweren rezidivierenden Ulcuskrankheit. Gastrinbestimmungen bei der unkomplizierten Ulcuskrankheit sind ohne diagnostische Bedeutung, da die Serumgastrinspiegel mit denen von Magengesunden stark uberlappen (Abb 10 5 und 10 6). Indiziert ist andererseits eine Serumgastrinbestimmung bei jeder rezidivierenden oder mit Komplikationen einhergehenden Ulcuskrankheit, insbesondere auch bei Rezidivulcera nach vorausgegangener Vagotomie oder Magenteilresektion. Finden sich signifikant erhohte Hormonspiegel, kommen ein Zollinger-Ellison-Syndrom, eine antrale G-Zelluberfunktion sowie nach einer Billroth-II-Operation ein am Duodenalstumpf belassener Antrumrest in Betracht („excluded antrum") Die Nuchternserumgastrinspiegel beim Zollinger-Ellison-Syndrom und bei der antralen G-Zelluberfunktion sind in Abb 10 7 den Gastrinspiegeln bei der unkomplizierten Ulcuskrankheit und nach selektivproximaler Vagotomie gegenubergestellt. Beim „excluded antrum" liegen die Serumgastrinspiegel in einem dem Zollinger-Ellison-Syndrom vergleichbaren Bereich. Aus Abb 10.7 ergibt sich als vordringliche, bereits diskutierte Notwendigkeit, das Säuresekretionsverhalten zu kennen, da nur bei hoher Säuresekretion ein erhohter Serumgastrinspiegel klinisch-pathologische Relevanz besitzt. Zur weiteren Differenzierung sind dann Zusatzuntersuchungen erforderlich, mit deren Hilfe es gelingt, die Hypergastrinamie infolge eines Antrumrests oder infolge einer G-Zelluberfunktion von der beim Zollinger-Ellison-Syndrom zu unterscheiden.

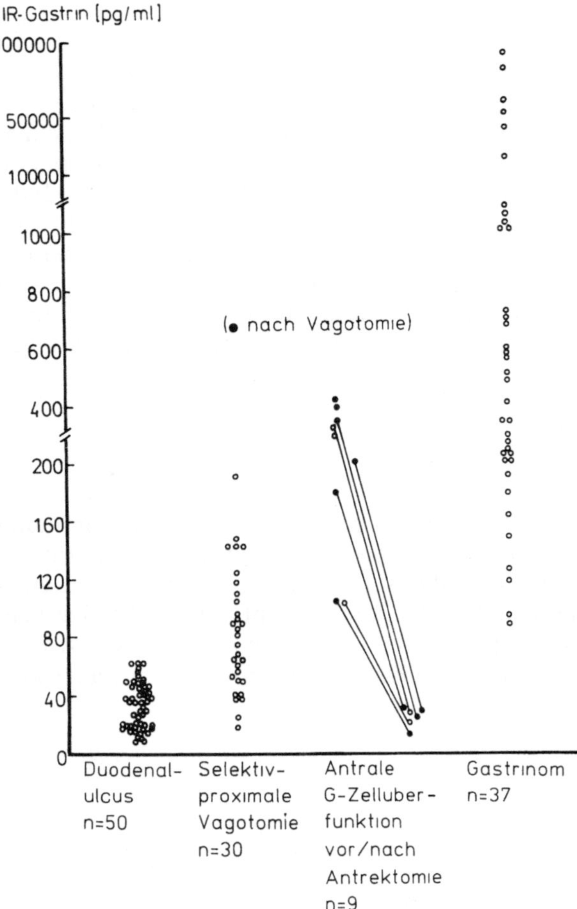

Abb. 10.7. Basale Serumgastrinspiegel bei Patienten mit Zollinger-Ellison-Syndrom und antraler G-Zelluberfunktion im Vergleich zu Patienten mit unkomplizierter Ulcuskrankheit und Patienten nach selektiv-proximaler Vagotomie wegen rezidivierender Ulcuskrankheit

6.5 Provokationstests

6.5.1 Secretintest

Der Secretintest gilt als einfacher und hinreichend verlaßlicher Test zum Nachweis bzw Ausschluß eines Zollinger-Ellison-Syndroms. Er ist v.a. in Fallen indiziert, in denen das basale Serumgastrin nur gering oder maßig erhoht ist und sich hier die Differentialdiagnose gegenuber der antralen G-Zelluberfunktion und dem Rezidivulcus nach Vagotomie ohne Gastrinmechanismus ergibt

Durchführung. Zum Zeitpunkt 0 werden einem nuchternen Patienten 75 KU Secretin (Karolinska-Institut, Stockholm; Fa. Hochst) rasch intravenos verabfolgt Blutentnahmen (je 5 ml Nativblut) erfolgen basal sowie 2, 5, 10, 15 und 30 min nach Secretininjektion

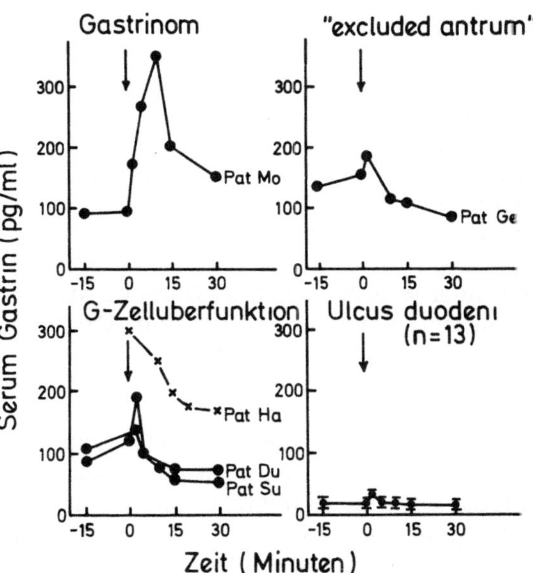

Abb. 10.8. Verhalten von Serumgastrin nach i v -Injektion von 75 KU Secretin bei Patienten mit Gastrinomen, antraler G-Zelluberfunktion und „excluded antrum" Zu beachten sind die in den 3 Gruppen vergleichbaren basalen Serumgastrinspiegel, die den oberen Grenzbereich der Serumgastrinspiegel von Patienten mit unkomplizierter Ulcuskrankheit nur gering uberschreiten (vgl Abb 10 7)

Beurteilung des Tests. Beim Zollinger-Ellison-Syndrom kommt es in der Regel innerhalb der ersten 10 min nach Secretininjektion zu einem deutlichen Anstieg des basal erhöhten Serumgastrins (Abb 10.8). Allerdings schließt das Fehlen eines Anstiegs ein Zollinger-Ellison-Syndrom nicht aus. Dies gilt insbesondere fur Patienten mit extrem erhöhten Serumgastrinspiegeln, bei denen sich eine weitere Diagnostik durch Provokationstests allein durch den Nachweis so stark erhohter Gastrinspiegel bei entsprechender klinischer Symptomatik und Tumornachweis erübrigt.

Uneinigkeit herrscht in der Literatur hinsichtlich der Interpretation eines positiven Secretintests (Tabelle 10.4) Wir selbst halten das Vorliegen

Tabelle 10.4. Interpretation des Secretintests fur die Diagnostik des Zollinger-Ellison-Syndroms

Gastrinom wahrscheinlich, wenn	Autor
Δ Gastrin >100%	Arnold et al (1974) [1]
Δ Gastrin >100 pg/ml	Deveney et al (1976) [4a]
Δ Gastrin >110 pg/ml	Deveney et al (1977) [5]
Δ Gastrin >100 pg/ml	Mihas et al (1978) [10a]
Δ Gastrin > 50%	Lamers et al (1978) [9]
Zweifelhafter diagnostischer Wert	Stage et al (1978) [14]

eines Gastrinoms für wahrscheinlich, wenn der stimulierte Gastrinanstieg mehr als 100% basal beträgt [1] Deveney et al. schlugen dagegen einen Anstieg des basalen Gastrins um mehr als 110 pg/ml als diagnostisches Kriterium vor [5] Das von Deveney vorgeschlagene Bewertungskriterium ist besonders gut bei Gastrinompatienten mit gering erhohtem basalem Serumgastrin anwendbar und deckt sich für dieses Patientenkollektiv mit dem von uns angegebenen Kriterium (Beispiel· basales Serumgastrin. 90 pg/ml; Anstieg auf 250 pg/ml nach Secretin, in diesem Fall ist der Anstieg nach allen in Tabelle 10 4 aufgelisteten Bewertungskriterien positiv)

Es soll jedoch nicht unerwähnt bleiben, daß der Secretintest von einigen Autoren als für die Diagnostik des Gastrinoms unbrauchbar eingeschatzt und daher seine diagnostische Relevanz bezweifelt wird. So fanden Stage et al [14] zwar bei Gastrinompatienten ausgepragtere Gastrinanstiege nach Secretin als bei Ulcuspatienten. Die Überlappung des Ausmaßes des Gastrinanstiegs in beiden Gruppen sowie die bereits von anderen Autoren gemachte Beobachtung, daß einige Gastrinompatienten auf Secretin nicht mit einem Gastrinanstieg reagieren, veranlaßte die Autoren, den Secretintest als relevantes diagnostisches Verfahren abzulehnen [14]

Im Unterschied zum Gastrinom fällt bei Patienten mit antraler G-Zelluberfunktion das Serumgastrin nach Secretininjektion ab bzw weist nur einen transienten initialen Anstieg auf (Abb. 10.8) [1]. Bei der antralen G-Zellüberfunktion ist im Unterschied zum Zollinger-Ellison-Syndrom die Ursache der Säurehypersekretion nicht in einem gastrinproduzierenden Tumor zu suchen Hypergastrinämie, Saurehypersekretion und Ulcuskrankheit sind vielmehr hier Folge einer quasi autonomen Gastrinsekretion der antralen G-Zellen, die in ihrer Gesamtzahl entweder normal oder auch vermehrt sein konnen Nur im letzteren Fall wurde man von einer die G-Zelluberfunktion begleitenden G-Zellhyperplasie sprechen Die Ätiologie dieses dem Zollinger-Ellison-Syndrom klinisch vergleichbaren Krankheitsbildes ist unbekannt Charakteristisch ist neben dem negativen Secretintest eine vermehrte Ansprechbarkeit der antralen G-Zelle auf den Stimulus einer Nahrungsaufnahme sowie eine Normalisierung der Gastrinspiegel und das Verschwinden der klinischen Symptomatik nach Antrektomie [9].

Auch bei dem heute kaum noch zu beobachtenden, durch einen am Duodenalstumpf blind verschlossenen und belassenen Antrumrest verursachten, dem Zollinger-Ellison-Syndrom vergleichbaren Krankheitsbild des „excluded antrum" ist der Secretintest negativ [2].

6.5.2 Calciuminfusionstest

Die Infusion von Calcium führt bei Gesunden zu einer signifikanten Freisetzung des antralen Gastrins und bewirkt bei der Mehrzahl der Patienten mit Zollinger-Ellison-Syndrom eine ausgeprägte Hormonsekretion aus dem Tumor [1]. Eine Indikation zur Durchführung dieses Tests ergibt sich nach unserer Ansicht nicht, da die Diskrimination des Ausmaßes des Gastrinanstiegs bei Patienten mit Hypergastrinämie infolge eines Gastrinoms und einer Hypergastrinämie anderer Ursachen nur selten weiterhilft [5].

6.5.3 Testmahlzeit

Eine Testmahlzeit mit nachfolgender Bestimmung des postprandialen Gastrins zeigt bei Gastrinompatienten inkonstant eine Freisetzung von Tumorgastrin [1]. Diese Beobachtung macht deutlich, daß der Nachweis eines postprandialen Gastrinanstiegs fur den Gastrinomnachweis nicht weiterhilft.

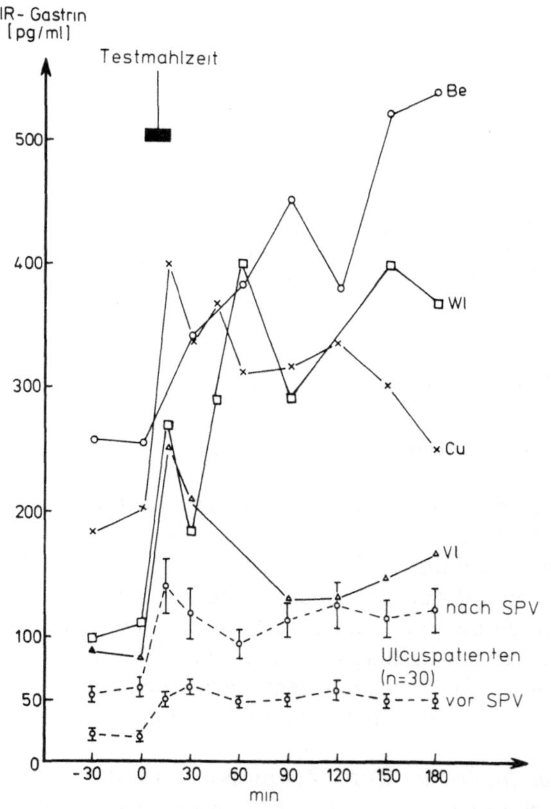

Abb. 10.9. Verhalten des Serumgastrin bei 4 Patienten mit antraler G-Zelluberfunktion nach einer Testmahlzeit Im Vergleich dazu sind die Gastrinspiegel von Patienten mit unkomplizierter Ulcuskrankheit vor und nach selektiv-proximaler Vagotomie (*SPV*) dargestellt

Dagegen ist ein exzessiver postprandialer Gastrinanstieg fur Patienten mit einer antralen G-Zellüberfunktion typisch (Abb 10.9). Wir sehen eine
Indikation zur Durchführung des Tests bei Patienten mit basaler Hypergastrinamie und Saurehypersekretion, aber negativem Secretintest Findet man
bei diesen Patienten einen ausgeprägten postprandialen Gastrinanstieg, der deutlich uber dem nach
Vagotomie liegt (s Abb. 10.9), so wird der Verdacht auf das Vorliegen einer antralen G-Zelluberfunktion untermauert. Wegen der geringen publizierten Fallzahl von Patienten mit gesicherter antraler G-Zelluberfunktion liegen Bemessungskriterien bezuglich Spezifitat und Sensitivitat für diesen
Test nicht vor Nach unseren eigenen Beobachtungen lag der Gastrinanstieg über den Basalwert bei
allen Patienten mit antraler G-Zellüberfunktion
uber 200 pg/ml.

Durchfuhrung. Zum Zeitpunkt 0 erhalt der nüchterne Proband eine Testmahlzeit bestehend aus
400 ml Dextro-OGT (Boehringer Mannheim),
100 ml Sahne und 100 g Milchpulver Das Mahl
ist innerhalb von 15 min zu trinken Blutabnahmen (je 5 ml Nativblut) erfolgen basal sowie 30,
60, 90, 120, 150 und 180 min nach Beginn der Nahrungsaufnahme.

241

7 Bestimmung der übrigen gastrointestinalen Hormone

(Insulin, Glucagon, pankreatisches Polypeptid, Somatostatin, vasoaktives intestinales Polypeptid)

Klinische Fragestellungen, die zur Bestimmung
dieser Hormone Anlaß geben, sind – das Stoffwechselhormon Insulin einmal ausgenommen –
außerordentlich selten und rechtfertigen daher die
Etablierung der entsprechenden Radioimmunoassays fur die klinische Routine nicht Aus diesem
Grund wird auf die Technik dieser Hormonbestimmungen, die in Spezialpublikationen ausfuhrlich
beschrieben sind [3], hier nicht eingegangen Die
klinischen Leitsymptome, die durch eine Überproduktion von Insulin, Glucagon, VIP, Somatostatin
und PP hervorgerufen werden, sind in Tabelle 10.1
aufgefuhrt

Besteht der Verdacht auf eines dieser Syndrome,
so genugt es, Serum oder Plasma vom nüchternen
Patienten zu entnehmen und darin die Hormonbestimmungen vorzunehmen. Die Maßnahmen, die
bei den Blutentnahmen zu beachten sind, um einem vorzeitigen Hormonabbau vorzubeugen, sind
folgende

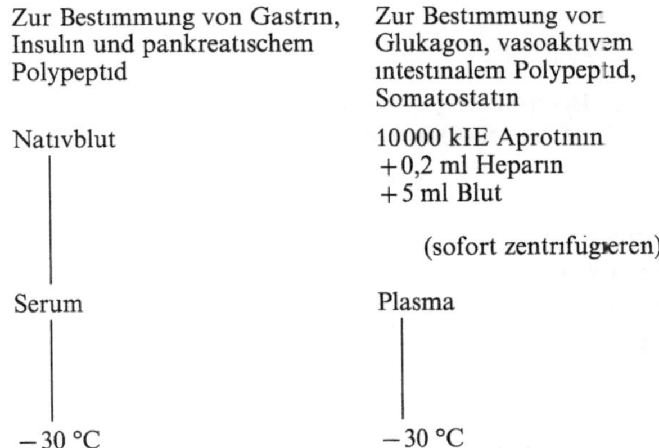

Zur Bestimmung von Gastrin, Insulin und pankreatischem Polypeptid	Zur Bestimmung von Glukagon, vasoaktivem intestinalem Polypeptid, Somatostatin
Nativblut	10000 kIE Aprotinin +0,2 ml Heparin +5 ml Blut (sofort zentrifugieren)
Serum	Plasma
−30 °C	−30 °C

Diagnostisch hilfreiche Stimulationstests sind mit
Ausnahme für das Insulinom nicht bekannt Die
Diagnostik bei Verdacht auf einen insulin-, glucagon-, somatostatin- oder VIP-produzierenden Tumor basiert also auf dem Nachweis oder Ausschluß
erhohter Serum- bzw Plasmaspiegel des entsprechenden Hormons Daß ein PP- oder ein neurotensinproduzierender Tumor eine charakteristische
klinische Symptomatik aufweist, ist nach eigenen
Erfahrungen unwahrscheinlich. PP-produzierende
Zellen kommen in Insulinomen, Gastrinomen oder

VIP-produzierenden Tumoren sehr haufig, neurotensinproduzierende Zellen seltener in enger Nachbarschaft zu den fur das klinische Bild verantwortlichen hormonproduzierenden Zellen vor Beide Hormone werden auch in das Serum abgegeben Ihr Nachweis im Serum entspricht am ehesten dem eines Markers fur endokrine Tumoren

7.1 Spezielle Diagnostik bei Verdacht auf Insulinom

Das Prinzip der Insulinomdiagnostik besteht im Nachweis einer Hypoglykamie zum Zeitpunkt der fur diesen Tumor typischen klinischen Symptomatik, die im wesentlichen auf eine Neuroglucopenie zu beziehen ist und auf der Beobachtung, daß sich diese Symptome durch intravenöse Glucosezufuhr bessern (sog. Whipple-Trias)

7.1.1 Hungerversuch

Der Hungerversuch ist der zuverlassigste Test in der Diagnostik des Insulinoms. Häufig bewirkt bereits Fasten über wenige Stunden das Auftreten einer schweren Hypoglykämie mit Blutzuckerwerten unter 30 mg/dl Spatestens nach 36–48 h treten aber auch bei den ubrigen Patienten Symptome auf

7.1.2 Bestimmung des „korrigierten" Insulin-Glucose-Quotienten

Beim Insulinom ist der Quotient von Insulin und Glucose bedingt durch die persistierende Insulinsekretion trotz niedriger Glucosespiegel erhöht. Turner et al. haben als diagnostisch brauchbarer die Berechnung des „korrigierten" Insulin-Glucose-Quotienten angegeben [15]. Seine Berechnung erfolgt nach der Formel:

$$100 \cdot \frac{IRI}{Glucose - 30} \, [\mu E/ml]$$

und unterscheidet sich vom nichtkorrigierten Quotienten dadurch, daß vom aktuell gemessenen Blutzuckerwert 30 mg/dl subtrahiert werden in der Vorstellung, daß unterhalb dieses Werts von der normalen B-Zelle keine Insulinsekretion mehr erfolgt. Die Berechnung dieses Quotienten unterstutzt in den meisten Fällen die Diagnose eines Insulinoms, ein normaler Quotient schließt jedoch ein Insulinom nicht aus [7].

7.1.3 Provokationstests

Die früher durchgeführte intravenöse Stimulation mit Glucose, Glucagon, blutzuckersenkenden Sulfonamidderivaten und Leucin haben alle den entscheidenden Nachteil, daß die Reaktion sehr unterschiedlich ist und eine betrachtliche Überlappung mit dem Insulinanstieg bei Kontrollpatienten besteht.

Die wenigsten falsch-negativen Befunde beobachtet man beim Tolbutamidtest, der andererseits den gravierenden Nachteil hat, daß die durch Tolbutamid ausgelösten Hypoglykamien negative Auswirkungen auf das zentrale Nervensystem besitzen Diesen Nachteil hat der von Frerichs u. Creutzfeldt angegebene Glucose-Calcium-Stimulationstest nicht, da die durch Calcium induzierte Insulinsekretion und die dadurch mogliche Hypoglykamie durch die gleichzeitige Gabe von Glucose verhindert wird [8].

Literatur

1 Arnold R, Fuchs K, Siewert R, Peiper JH, Creutzfeldt W (1974) Zur Morphologie, Klinik, Diagnostik und Therapie des Zollinger-Ellison-Syndroms Dtsch Med Wochenschr 99 607–616
2 Arnold R, Creutzfeldt C, Creutzfeldt W, Peiper HJ (1976) Befunde beim Antrumtest nach Billroth-II-Operation („excluded antrum") – Ein Beitrag zur Differentialdiagnose des Rezidivulkus mit Hypergastrinamie Verh Deutsch Ges Inn Med 82 1002–1006
3 Bloom SR, Long RG (eds) (1982) Radioimmunoassay of gut regulatory peptides Saunders, London Philadelphia Toronto
4 Creutzfeldt W (ed) (1980) Gastrointestinal hormones Clin Gastroenterol 9
4a Deveney C, Way I, Deveney K, Jones S, Jaffe B (1976) Calcium and secretin test in diagnosis of gastrinoma Gastroenterology 70 968–973
5 Deveney CW, Deveney KS, Jaffe BM, Jones RS, Wag LW (1977) Use of calcium and secretin in the diagnosis of gastrinoma (Zollinger-Ellison-syndrome) Ann Intern Med 87 680–686
6 Dockray GJ, Gregory RA, Tracy HJ, Zhum WY (1982) Postsecretory processing of heptadecapeptide gastrin Conversion to C-terminal immunoreactive fragments in the circulation of the dog Gastroenterology 83 224–232
7 Frerichs H, Creutzfeldt W (1976) Hypoglycemia I Insulin secreting tumors Clin Endocrinol Metab 5 747–749
8 Frerichs H, Creutzfeldt W (1980) Glucose-calcium infusion test for the diagnosis of insulinoma In Adriani D, Lefebvre PJ, Marks V (eds) Proc of the Serono Symposia, vol 30 Academic Press, London, pp 259–267
9 Lamers CB, Ruland CM, Joosten HJM, Verkoyen HCM, van Tongeren JHM, Rehfeld JF (1978) Hypergastrinemia of antral origin in duodenal ulcer Am J Dig Dis 23 998–1002

10 Mayer G, Arnold R, Feurle G, Fuchs K, Ketterer H, Track NS, Creutzfeldt W (1974) Influence of feeding and sham feeding upon gastrin and gastric acid secretion in control subjects and duodenal ulcer patients Scand J Gastroenterol 9 703–710

10a Mikas AA, Hirschowitz BI, Gibson RG (1978) Calcium and secretin as provocation stimuli in the Zollinger-Ellison-syndrome Digestion 17 1–10

11 Rayford PL, Reeder DD, Thompson JC (1975) Interlaboratory reproducibility of gastrin measurements by radioimmunoassay J Lab Clin Med 86 521–527

12 Rehfeld JP, Stadil F (1973) Gel filtration studies on immunoreactive gastrin in serum from Zollinger-Ellison patients Gut 14 369–373

13 Stadil F, Rehfeld JF (1973) Determination of gastrin in serum Scand J Gastroenterol 8 101–112

14 Stage JG, Stadil F, Rehfeld JF, Fahrenkrug J, Schaffalitzky de Muckadell (1978) Secretin and the Zollinger-Ellison syndrome Reliability of secretin tests and pathogenetic role of secretin Scand J Gastroenterol 13 501–511

15 Turner RC, Oakley NW, Nabarro JDM (1971) Control of basal insulin secretion with special reference to the diagnosis of insulinoma Br Med J II 132–136

16 Walsh JH (1971) Gastrin heterogenity Biological significance Fed Proc 36 1948–1951

10.2 Serumenzymdiagnostik

P G. LANKISCH und W CREUTZFELDT

1 Leber- und Gallenwegenzymdiagnostik

1.1 Prinzip der Bestimmungen

Zur rationellen Diagnostik von Leber- und Gallenwegerkrankungen haben sich besonders die Bestimmungen der Glutamat-Pyruvat-Transaminase (GPT)[1], Glutamat-Oxalat-Transaminase (GOT)[2], alkalische Phosphatase (AP) und γ-Glutamyltransferase (γ-GT) bewahrt. Dabei dienen die Bestimmungen der GPT und GOT dem Nachweis einer hepatocellularen Schadigung, wahrend Erhöhungen der AP und γ-GT eine Cholestase anzeigen. Ein im Vergleich zu den anderen Enzymen unverhaltnismaßig starker Anstieg der γ-GT ist verdachtig auf einen alkoholtoxischen Leberzellschaden.

Die Bestimmung der Enzyme erfolgt im kinetischen Test. Der bei der vom Enzym katalysierten Reaktion ablaufende Substratumsatz wird zum Teil unter Zuhilfenahme einer enzymatischen Indikatorreaktion unter optimierten (nicht γ-GT) und standardisierten Bedingungen gemessen. Dabei

---

[1] Alaninaminotransferase [ALAT, neue Nomenklatur der International Union of Pure and Applied Chemistry (IUPAC)]
[2] Aspertataminotransferase (ASAT)

wird entweder der Verbrauch von Coenzym (NADH) im Ultravioletten (GOT und GPT) oder als Bildung des gelben Nitrophenols (AP und γ-GT) uber einen bestimmten Zeitraum verfolgt

1.2 Aussagekraft der Leber- und Gallenwegenzyme

Die Bestimmung der Leber- und Gallenwegenzyme ermoglicht die Differenzierung in hepatocellulare Schadigung und Cholestasesyndrom (Tabelle 10 5) Abweichungen von der Regel sind allerdings sehr haufig. Ausführlicher auf die Ikterusdiagnostik wird im Kap. 1.6 eingegangen

2 Pankreasenzymdiagnostik

2.1 α-Amylase im Serum und Urin

2.1.1 Prinzip der Bestimmung

α-Amylase wird vorwiegend im Pankreas und in den Speicheldrusen gebildet. Die Ausscheidung erfolgt hauptsachlich durch die Nieren und zu einem geringen Anteil auch durch den Darm Das Enzym spaltet Polysaccharide wie Amylose, Amylopectin

Tabelle 10.5. Enzymerhohungen bei Leber- und Gallenwegerkrankungen

	GPT	GOT	AP	γ-GT
Hepatocellulare Schadigung				
Akute Virushepatitis	+ + +	+ +/+ + +	+	+ +
Chronisch-persistierende Hepatitis	+	+	−	(+)
Chronisch-aggressive Hepatitis	+/+ +	+/+ +	(+)	+
Alkoholhepatitis	+/+ +	+/+ +	+/+ +	+ + +
Lebercirrhose	+	+	(+)	+
Cholestasesyndrom				
Intra- oder extrahepatischer Verschlußikterus	+	+	+ + +	+ + +
Primare und sekundare biliare Cirrhose	+	+	+ + +	+ + +
Metastasenleber	+	+	+/+ +	+/+ + +
Primares Lebercarcinom	+	+	+ +	+ + +

und Glykogen und hydrolysiert die im Inneren des Moleküls gelegenen glykosidischen α-1,4-Bindungen Zur Bestimmung der Gesamtaktivität der α-Amylase sind verschiedene Verfahren beschrieben worden Die Methoden, bei denen das Untersuchungsmaterial mit Stärke oder der Stärkefraktion Amylose inkubiert wird, weisen entweder das Verschwinden des Substrats (amyloklastische Methoden) oder die Zunahme der Bruchstücke (saccharogene Methoden) nach.

Bei *amyloklastischen Methoden* wird die Jod-Stärke-Reaktion als Indikator für das Verschwinden des Substrats benutzt. Nicht umgesetzte, hohermolekulare Bruchstücke besitzen die Eigenschaft, mit Jod blaue bis blauviolette Einschlußverbindungen zu bilden Die Farbintensität hängt vor allem vom Polymerisationsgrad des Polysaccharids ab Die Abnahme der Kettenlänge führt zur Abnahme der Extinktion.

Die bei der Hydrolyse von Stärke entstehenden Bruchstücke tragen reduzierende Hemiacetalgruppen. Die Zunahme reduzierender Gruppen kann durch geeignete Reagentien, z B. durch 3,5-Dinitro-Salicylsäure nachgewiesen werden (*saccharogene Methoden*) Leider werden mit dieser Methode im Serum auch die reduzierenden Zucker der Glykoproteide und die freie Glucose mitbestimmt Dies führt zu hohen Leerwerten, so daß nur kleinste Serummengen und damit lange Inkubationszeiten möglich sind Für den Nachweis der Amylasen im Urin und Duodenalsaft und auch als Referenzmethode ist dieses Verfahren jedoch sehr empfehlenswert [12].

Bei einem weiteren Amylasenachweisprinzip (*chromogene Substrate*) werden teilsynthetische Verbindungen zwischen Polysacchariden und Farbstoffen als Substrate für die Amylaseaktivität eingesetzt Bei enzymatischer Hydrolyse entstehen lösliche farbige Spaltprodukte, die nach Zentrifugation im Überstand photometrisch meßbar sind.

Die Auftrennung der Serumamylasen in ihre Isoamylasen („pancreatic-type isoamylase" und „salivary-type isoamylase") ist elektrophoretisch möglich und wahrscheinlich als Screeningtest für die Diagnostik der chronischen Pankreatitis von Interesse (s Kap 41 7) Diese Verfahren haben jedoch keine weite klinische Verbreitung gefunden.

2.1.2 Aussagekraft der α-Amylasebestimmung

Bei akuter Pankreatitis kommt es innerhalb weniger Stunden nach dem Schmerzereignis zu einem α-Amylaseanstieg in der Lymphe und anschließend im Serum auf das 3- bis 5fache der Norm. Mit einer geringen Verzögerung wird die α-Amylase im Urin nachweisbar, wobei die Werte wegen der erhöhten renalen Clearance der Amylase bei

akuter Pankreatitis höher liegen als im Serum. Die Höhe der Enzyme ist kein Parameter für den Schweregrad der Erkrankung So lassen sich hohe Werte bei klinisch leicht verlaufenden Pankreatitiden beobachten, während Patienten mit schwerster akuter Pankreatitis nur mäßige Erhöhungen aufweisen Adams et al. fanden sogar eine umgekehrte Beziehung zwischen maximalen Amylasewerten und dem Schweregrad der Erkrankung [1]

Normalwerte für die α-Amylase können bei klinisch gesicherter akuter Pankreatitis gemessen werden, wenn die Erstbestimmung drei oder mehr Tage nach Krankheitsbeginn erfolgt oder ein früherer bzw der jetzige Pankreatitisschub zu einer ausgedehnten Nekrose des Organs und damit zu einer Aufhebung der Enzymsynthese geführt hat.

In der Regel kommt es nach 4–5 Tagen zu einer Normalisierung des Enzymanstiegs, wobei die Urinamylaseaktivität noch 1–2 Tage länger als im Serum nachweisbar sein kann. Von besonderer Aussagekraft ist die α-Amylasebestimmung im 24 h-Urin, da hier Tagesschwankungen infolge unterschiedlicher Urinkonzentration ausgeglichen werden [9].

Anhaltende Erhöhungen der Enzymwerte oder Wiederanstiege sind häufig Hinweise auf die Entwicklung lokaler Komplikationen wie Pseudocysten und Abscesse

Ein Anstieg der Serumamylase ist allerdings nicht spezifisch für die Diagnose einer akuten Pankreatitis, sondern findet sich auch bei einer Reihe von intra- und extraabdominalen Erkrankungen (Tabelle 10 5). In der Regel steigt die Amylaseaktivität im Serum bei diesen Erkrankungen jedoch nicht so hoch an wie bei akuter Pankreatitis Für das Vorhandensein einer akuten Pankreatitis spricht der Nachweis höherer Werte von α-Amylase im Pleuraexsudat oder im Ascites als im Serum

Auch die Urinamylaseaktivität kann bei den in Tabelle 10 5 aufgeführten Erkrankungen erhöht sein, wobei allerdings bei Niereninsuffizienz wegen der verminderten Amylaseclearance der Nieren und bei der Makroamylasämie Normalwerte gemessen werden. Bei der Makroamylasämie, einer relativ seltenen angeborenen Variante ohne Krankheitswert, ist die Amylaseaktivität an ein Makroglobulin gebunden und kann wegen des hohen Molekulargewichtes von 200 000 nicht glomerular filtriert werden.

Einer Erniedrigung des Enzyms im Serum kommt keine diagnostische Bedeutung zu.

Die Bestimmung des Amylase-Kreatinin-Clearancequotienten (C_{Am}/C_{Cr}) erleichtert die Diagnostik einer akuten Pankreatitis nicht. Ein Anstieg des Quotienten ist nicht spezifisch für eine akute Pankreatitis [7], ein normaler Quotient schließt sie nicht aus [6].

2.2 Lipase

2.2.1 Prinzip der Bestimmung

Lipase findet sich praktisch ausschließlich im Pankreas bzw. Pankreassaft Die Molekulgroße der Lipase sowie auch die wahrscheinliche Inaktivierung in der Niere verhindert den Nachweis des Enzyms im Urin, so daß Bestimmungen nur im Serum bzw Ascites und Pleuraexsudat erfolgen konnen.

Nachweismethode der Wahl ist die Laugentitration der freiwerdenden Wasserstoffionen, die den enzymatisch freigesetzten Fettsauren aquivalent sind Bei dem von Rick [11] angegebenen kinetischen Lipasetest wird nach der pH-Stat-Methode die Laugenzugabe automatisch registriert. Der Test arbeitet mit einer Gummi-arabicum-Olivenöl-Emulsion, da nur Triolein und das zu 85% aus Triolein bestehende Olivenol ein spezifisches Substrat für Pankreaslipase darstellen.

Wegen guter Praktikabilitat und Zuverlassigkeit weit verbreitet sind auch kinetische, turbidimetrische Verfahren [14–16] Dabei wird emulgiertes Triolein als spezifisches Substrat eingesetzt, das durch Lipase hydrolysiert wird Die Geschwindigkeit der resultierenden Trübungsabnahme, gemessen als Extinktionsdifferenz bei 340 nm, korreliert direkt mit der Lipaseaktivitat Die dafür benotigte gute Reproduzierbarkeit der Triolein-Emulsion ist praktisch nur bei Automatenbetrieb gegeben.

Bei diesen Bestimmungsmethoden ist zu beachten, daß die Verdunnung von Serumproben zu falsch erhohten Meßergebnissen fuhren kann, da sich die Aktivitat der Seruminhibitoren durch die Verdünnung andert [4, 5]

2.2.2 Aussagekraft der Lipasebestimmung

Der Nachweis eines Lipaseanstiegs im Serum ist etwas spezifischer fur die akute Pankreatitis als die Amylasebestimmung, da er bei Speicheldrusenerkrankungen fehlt (Tabelle 10.6).

Im Gegensatz zu der fruheren Annahme, daß die Lipase erst nach der α-Amylase im Serum ansteigt, dafur jedoch langer nachweisbar sei, zeigte eine kurzliche Untersuchung ein paralleles Verhalten beider Serumenzyme [8]. Die Bestimmung beider Enzyme durfte die Diagnostik einer akuten Pankreatitis verbessern, die Lipasebestimmung wird jedoch wegen der technisch aufwendigen Bestimmungsmethode nur selten durchgeführt

Sie ist differentialdiagnostisch von Bedeutung bei Mumps, da ein Lipaseanstieg ein Übergreifen der Entzündung von den Speicheldrüsen auf das Pankreas anzeigt

Tabelle 10.6. Nicht-pankreatogene Ursachen fur α-Amylaseerhohungen im Serum

Intraabdominal
Perforiertes/penetrierendes Ulcus
Cholecystitis
Peritonitis
Strangulationsileus
Hepatitis
Salpingitis/Extrauteringravidität
Bauchoperationen/Bauchtrauma
Aneurysma dissecans der Bauchaorta
Mesenterialinfarkt

Extraabdominal
Parotitis
Niereninsuffizienz
Makroamylasamie

2.3 Enzymprovokationstests (Evokationstests)

2.3.1 Prinzip der Tests

Gemeinsames Prinzip dieser Untersuchungsverfahren ist der Versuch, mittels einer Stimulation des Pankreas eine Enzymentgleisung, d.h einen Übertritt von Pankreasenzymen in die Blutbahn zu provozieren bzw. evozieren Die Stimulation der Pankreassekretion wird mit Secretin bzw. Pankreozymin (Evokation) oder Parasympathicomimetica (Provokation) durchgefuhrt (Übersicht bei [3]). Beim Vorhandensein noch genugend funktionsfahigen Pankreasgewebes soll es zu einem deutlichen Anstieg von Amylase und Lipase als Hinweis für eine entzündlich vermehrte Gewebsdurchlassigkeit des Pankreas oder für eine Obstruktion des Ausführungsgangsystems kommen

2.3.2 Aussagekraft der Tests

Versuche, das Pankreas maximal durch Cholinergica zu stimulieren und gleichzeitig Morphin zur Verhinderung des Saftabflusses oder Secretin zur Unterstützung des Stimulationseffektes zu geben, führten gleichermaßen zu Enzymanstiegen im Serum bei Pankreaskranken und -gesunden. In einer Zusammenfassung dieser Untersuchungen kamen Dreiling und Richman 1954 zu dem Ergebnis, daß diese Provokationstests nicht zur Diagnostik einer Pankreasinsuffizienz geeignet seien [2].

Nach Stimulation mit Secretin und Pankreozymin berichteten verschiedene Untersucher über positivere Ergebnisse (Übersicht bei [3]). Neuere Untersuchungen mit paralleler Durchführung von Secretin-Pankreozymin-Tests und Bestimmungen der Serumenzyme nach Stimulation zeigten jedoch keine verwertbare Übereinstimmung der Befunde [10, 13].

Literatur

1 Adams JT, Libertino JA, Schwartz SI (1968) Significance of an elevated serum amylase Surgery 63 877–884
2 Dreiling DA, Richman A (1967) Evaluation of provocative blood enzyme tests employed in the diagnosis of pancreatic disease JAMA 201 347–350
3 Goebell H (1976) Enzymevokationstest In Forell M (Hrsg) Pankreas Springer, Berlin Heidelberg New York (Handbuch der inneren Medizin, Bd 3, 6 Teil, 5 Aufl, S 473–477
4 Goldberg JM (1974) Evaluation of a new serum lipase kit specific for pancreatic lipase Clin Chem 20 898
5 Goldberg JM, Pagast P (1976) Evaluation of lipase activity in serum by radial enzyme diffusion Clin Chem 22 633–637
6 Lankisch PG, Koop H, Otto J, Oberdieck U, Winckler K, Wolfrum DI (1977) Specifity of increased amylase to creatinine clearance ratio in acute pancreatitis Digestion 16 160–164
7 Levitt MD, Johnson SG (1978) Is the C_{Am}/C_{Cr} ratio of value for the diagnosis of pancreatitis? Gastroenterology 75 118–119
8 Lifton LJ, Slickers KA, Pragay DA, Katz LA (1974) Pancreatitis and lipase A reevaluation with a five-minute turbidimetric lipase determination JAMA 229 47–50
9 Lorentz K, Koch C-D (1976) Zur Amylasebestimmung im Urin Dtsch Med Wochenschr 101 1261–1262
10 Otte M, Thurmayr R, Thurmayr GR, Forell MM (1976) Diagnostic value of the provocative test with secretin and cholecystokinin/pancreozymin Scand J Gastroenterol [Suppl 41] 11 75
11 Rick W (1969) Kinetischer Test zur Bestimmung der Serumlipaseaktivitat Z Klin Chem Klin Biochem 7 530–533
12 Schmidt H, Schlaeger R (1972) Amylase und Lipase im Serum und Urin Med Klin 67 1717–1722
13 Schmidt H, Witthoft C (1976) Wert des Provokations (Evokations)-Tests fur die Pankreasdiagnostik Leber Magen Darm 6 227–234
14 Shihabi ZK, Bishop C (1971) Simplified turbidimetric assay for lipase activity Clin Chem 17 1150–1153
15 Verduin PA, Punt JMHM, Kreutzer HH (1973) Studies on the determination of lipase activity Clin Chim Acta 46 11–19
16 Vogel WC, Zieve L (1963) A rapid and sensitive turbidimetric method for serum lipase based upon differences between the lipases of normal and pancreatitis serum Clin Chem 9 168–181

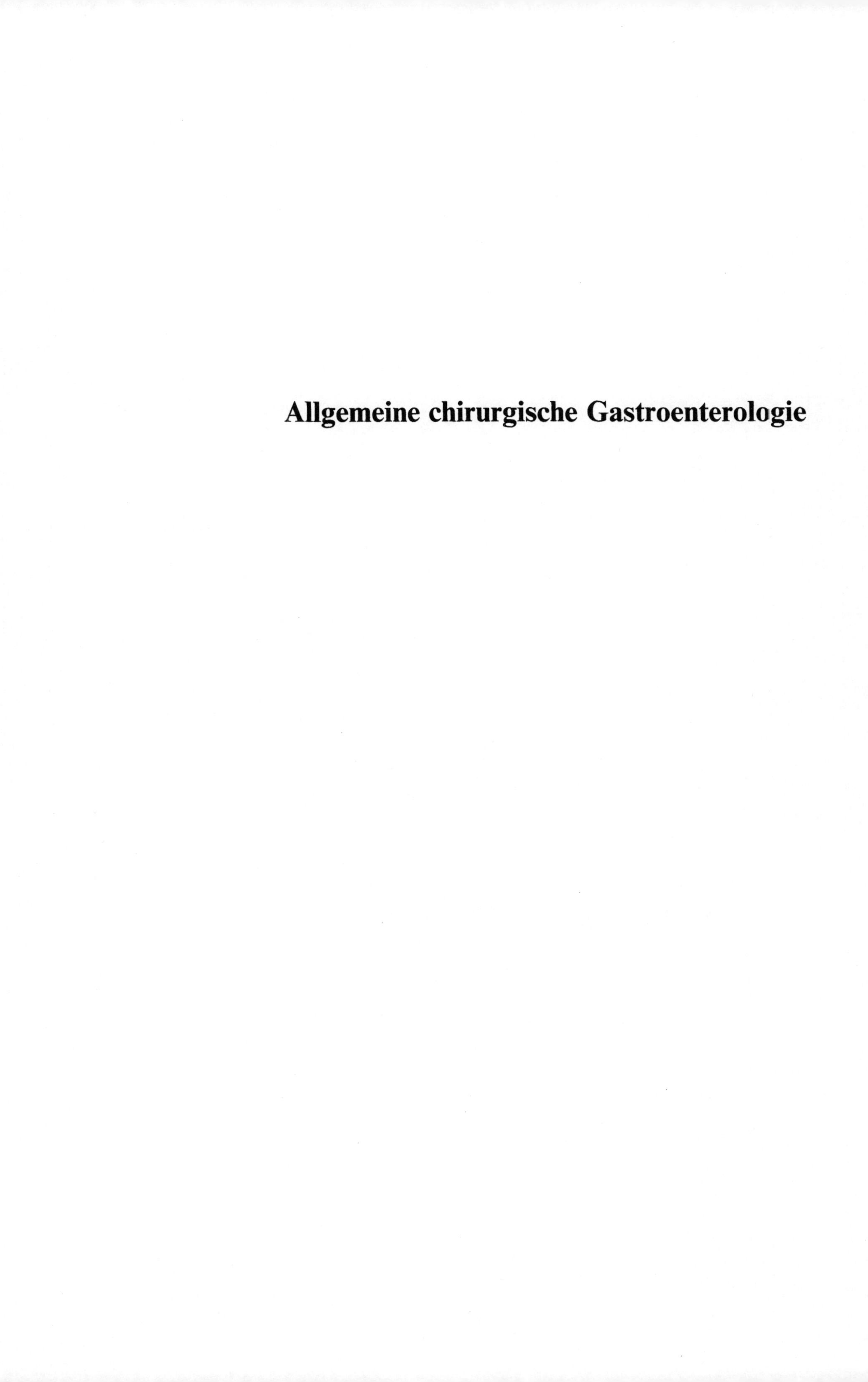

Allgemeine chirurgische Gastroenterologie

11 Prinzipien der Laparotomie

11.1 Zugangswege zur Bauchhöhle

TH RUEDI

1 Einleitung

1.1 Allgemeine Bemerkungen zur Wahl der Incision

Vom richtigen Zugang hangt bereits ein wesentlicher Teil des Erfolgs einer Operation ab. Die Anforderungen, die an einen guten Bauchdeckenschnitt gestellt werden, sind denn auch mannigfach:

- Der Zugang muß eine ubersichtliche und zwanglose Darstellung des Operationsgebietes bzw. des/der entsprechenden Organe gestatten.
- Besonders bei Notfalleingriffen sollte die Baucheroffnung nicht nur rasch durchführbar sein, sondern es muß auch die Moglichkeit einer Schnitterweiterung im Falle eines Überraschungsbefundes bestehen.
- Den anatomischen Gegebenheiten des Bauchdeckenaufbaus, der Innervation und Durchblutung ist, wenn immer moglich, Beachtung zu schenken, damit keine Muskelatrophien und dadurch Wandschwachungen eintreten.

- Der Bauchdeckenverschluß sollte größtmögliche Sicherheit bieten und Fruhdehiscenzen bzw Narbenbruche verhindern
- Dem postoperativen Wundschmerz muß speziell bei Oberbaucheingriffen Rechnung getragen werden, da sonst respiratorische Komplikationen recht haufig auftreten konnen.
- Schließlich durfen auch die kosmetischen Aspekte der Narbe nicht außer acht gelassen werden, indem der Hautschnitt möglichst parallel den Spaltlinien der Haut gewählt wird (Abb 11 1 a).

1.2 Anatomische Gegebenheiten

Die seitlich dreischichtige Bauchmuskulatur ist paarig angelegt. Ihre Auslaufer vereinen sich in der sehr straffen Aponeurose der Linea alba bzw.

Abb. 11.1.a Anordnung der Spaltlinien der Haut, bzw der Blut- und segmentalen Nervenversorgung der Bauchdeckenmuskulatur **b** Beziehungen der seitlichen Bauchdeckenmuskulatur zum Rectus abdominis ober- und unterhalb des Nabels

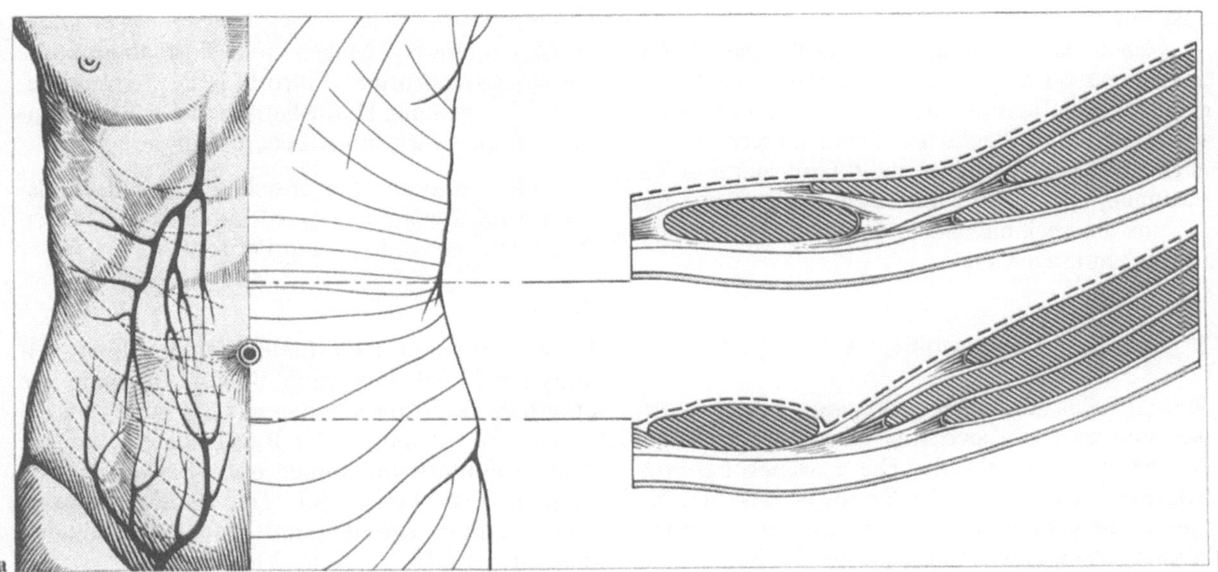

in den Rectusscheiden (Abb. 11.1 b), wobei letztere
oberhalb des Nabels bzw. der Linea semicircularis
ein vorderes und hinteres Blatt aufweist, unterhalb
davon dagegen nur ein vorderes Blatt Der schräge
bzw. quere Verlauf der Muskelfasern der Mm.
obliqui internus und externus sowie des M. trans-
versus zeigt die Richtung der Hauptbelastung an,
die im wesentlichen von außen am Thorax nach
unten zur Symphyse hin verlauft.

Hauptaufgabe der Bauchdecken ist demnach
das Zusammenhalten der Eingeweide sowie die
Stabilisierung des Beckengürtels. Wahrend letztere
Funktion vorwiegend vom M rectus abdominis
übernommen wird, bestimmt der Tonus der seitlichen, schrägen bzw. querverlaufenden Muskelschichten das Ausmaß der Bauchdeckenspannung.

Wahrend die Blutversorgung der Bauchwand
netzartig und reichlich ausgebildet ist, erfolgt die
Innervation der Bauchdeckenmuskulatur nur segmental über Ausläufer der Intercostalnerven Th
5–12 sowie die Nn. iliohypogastricus und ilioingui-
nalis (aus Th_{12}/L_1), wobei zwischen den Segmenten allerdings gewisse Querverbindungen bestehen
(s. Abb 11.1a). Diese Nerven verlaufen zwischen
der Internus- und Transversusmuskulatur und erreichen den M. rectus von dorsal her

Aufgrund der anatomischen Gegebenheiten
läßt sich unschwer erkennen, daß schrage bzw.
quere, d.h. parallel zur Muskelfaser und Innerva-
tionsrichtung verlaufende Incisionen besonders sicher sind, da auch bei Erhöhung des Binnendrucks
im Abdomen die Naht kaum belastet wird. Zugleich erweisen sich quere Schnitte als kosmetisch
besonders günstig und schonend, da die Nervenversorgung der Muskulatur nicht kompromittiert
wird. Die medianen bzw. paramedianen Langs-
schnitte sind ebenfalls nervensparend, hingegen ist
die Bauchdeckennaht weit größeren Zugkraften
ausgesetzt

Keiner der im folgenden beschriebenen Zugangswege vermag alle Anforderungen restlos zu
erfüllen Jede Incision hat ihre spezielle Indikation
sowie Vor- und Nachteile. Dementsprechend hat
auch fast jeder Chirurg seine Praferenzen und Variationen, deshalb sei in diesem Beitrag nur auf
die uns am zeckmäßigsten erscheinenden Schnittführungen hingewiesen

2 Medianer Längsschnitt (Abb 11 2)

Vorteile Das Abdomen ist besonders rasch eroff-
net, und es ergibt sich eine gute Übersicht über
die gesamte Bauchhohle. Die Erweiterungsmöglichkeiten reichen von der Symphyse bis zum Xi-
phoid und können sogar noch durch die Sternum-
langsspaltung erganzt werden. Bei der Schnittfuh-

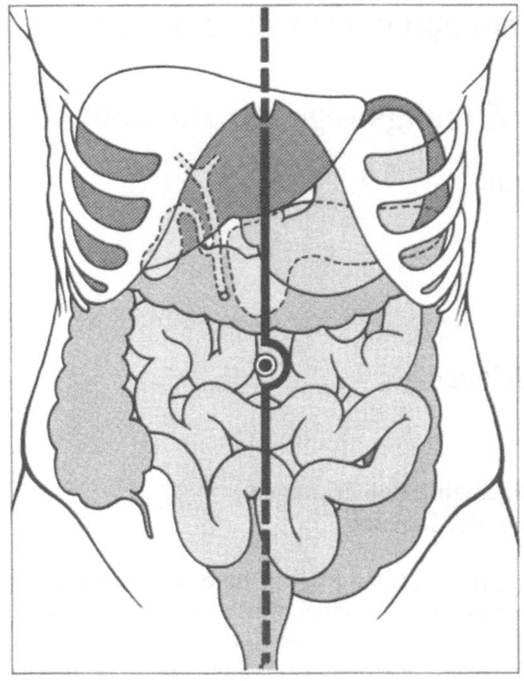

Abb. 11.2. Mediane Laparotomie unter linksseitiger Umschneidung des Nabels mit beliebigen Verlangerungsmoglichkeiten nach proximal und distal Indikationen Samtliche Baucheingriffe, speziell auch Notfallaparotomien

rung links am Nabel vorbei bleibt die Chorda umbilicalis erhalten.

Nachteile Der einreihige „allschichtige" Bauchdeckenverschluß ist zwar einfach und wenig zeitraubend, die Beanspruchung der Gewebe und des
Nahtmaterials aber erheblich. Die Gefahr eines
Platzbauches bzw. einer Narbenhernie ist möglicherweise größer als bei queren Incisionen.

Indikationen

Wahloperationen   Magen und intraabdominale
Oesophaguschirurgie (Billroth I/II, proximal selektive Vagotomie, Hiatushernie, totale Gastrektomie), totale Colektomie, Leberchirurgie.

Notfalloperationen   Bei unsicherer Lokalisationsdiagnostik sowohl beim posttraumatischen akuten
Abdomen wie bei Ileus und Peritonitis.

Technik

Incision genau in der Mittellinie unter Umschneidung des Nabels linksseitig. Sowohl oberhalb wie
unterhalb des Nabels halten wir uns streng an die
Linea alba, so daß in der Regel nur eine einzige
Schicht durchtrennt werden muß, bis wir auf das
praperitoneale Fett stoßen Der Bauchdeckenverschluß erfolgt einreihig mit einer fortlaufenden
doppelten 1,0 Dexon- oder Vicrylnaht.

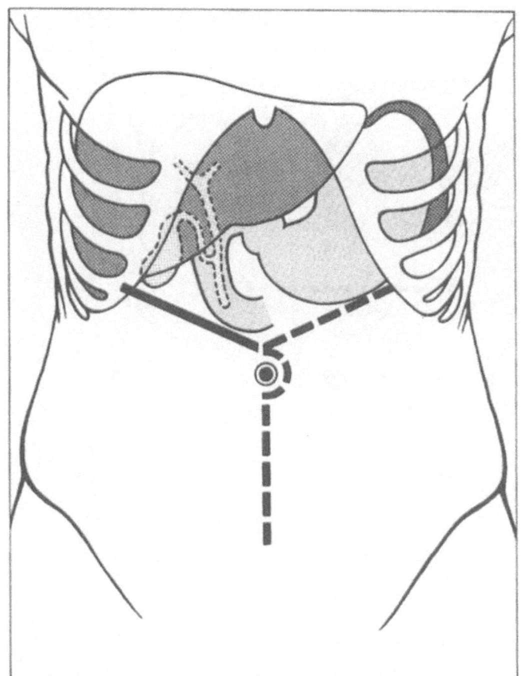

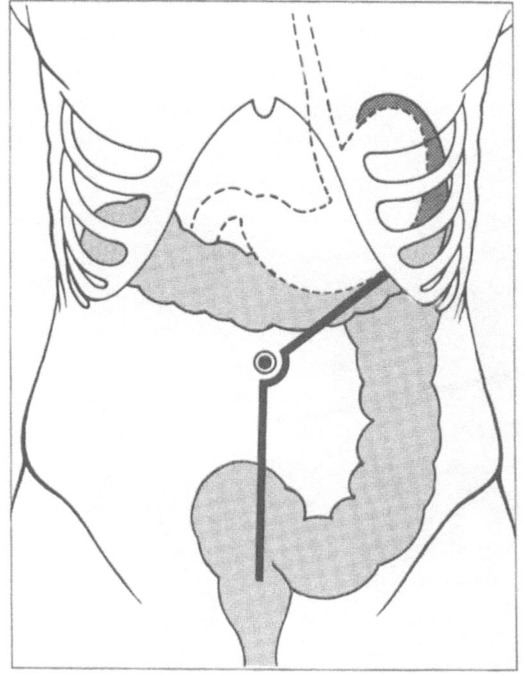

Abb. 11.3. Nervenschonender Costoumbilicalschnitt rechts mit Verlangerungsmoglichkeit in den Unterbauch und symmetrisch nach links Indikationen *rechts* Gallenblasen- und Gallenwegschirurgie, *links* Milz

Abb. 11.4. Costoumbilicalschnitt links mit medianem Unterbauchschnitt kombiniert Indikation Operation am Linken Hemicolon, inklusive Anteriorresektion etc

3 Costoumbilicalschnitte (rechts und links)
(Abb 11 3)

Vorteile Dieser Zugang schont die Innervation sowohl der seitlichen Muskulatur wie des M rectus und ist kosmetisch gunstig, da er entlang den Spaltlinien der Haut verlauft

Bei *rechtsseitiger* Incision: Besonders gute Übersicht für Eingriffe an der Vater-Papille.

Bei *linksseitiger* Incision: Guter Zugang zu Milz, Pankreasschwanz und linker Colonflexur.

Die Erweiterungsmoglichkeiten sind vielseitig, sowohl in einen medianen Unterbauchschnitt oder zur Gegenseite als auch durch den Rippenbogen nach thorakal.

Der postoperative Wundschmerz ist gering, sofern der Rippenknorpel nicht verletzt wird.

Dank zweireihigem Wundverschluß kommt es praktisch nie zum Platzbauch oder zur Narbenhernienbildung.

Nachteile Bei kleiner Leber ist der Hilus relativ schwer erreichbar; für kombinierte Gallen- und Magenleiden nicht geeignet.

Indikationen

Rechts Cholecystektomie, speziell in Kombination mit Gallenwegs- und Papillenrevision (Abb 11.3).

Links Splenektomie als Wahleingriff, in Kombination mit medianer Unterbauchlaparotomie · Hemicolektomie links, Sigma- und Anteriorresektion (Abb. 11.4).

Technik

Leicht schräger von lateral oben bis knapp uber den Nabel verlaufender Hautschnitt Durchtrennung der Bauchdeckenstrukturen in gleicher Richtung. Bei Verwendung von Diathermie zur Muskeldurchtrennung. cave Rippenknorpel! In Kombination mit medianer Unterbauchlaparotomie wird der Nabel bogenförmig umschnitten.

Bauchdeckenverschluß: Zweireihig mit fortlaufender Everett-Dexon- oder Vicryl-Naht sowohl für hintere wie für vordere Rectusscheide bzw. M. obliquus internus und externus (s 11.2).

4 Quere Mittelbauchschnitte (Abb. 11 5)

Vorteile In bezug auf Sicherheit der Wundheilung und auf Wundschmerz sowie Kosmetik wie Costoumbilicalschnitte.

Beste Übersicht uber rechtes Hemicolon und gute Möglichkeit der Schnittverlängerung zur Gegenseite.

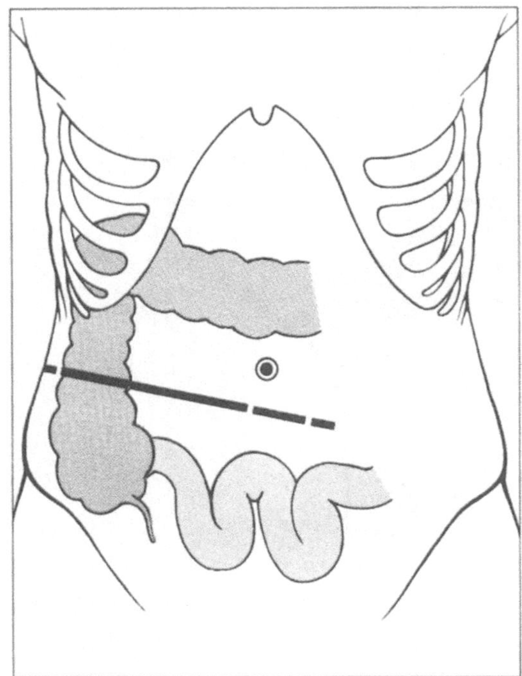

Abb. 11.5. Querer Mittelbauchschnitt rechts mit Verlangerungsmoglichkeiten nach links Indikation Operation am rechten Hemicolon und Dunndarm

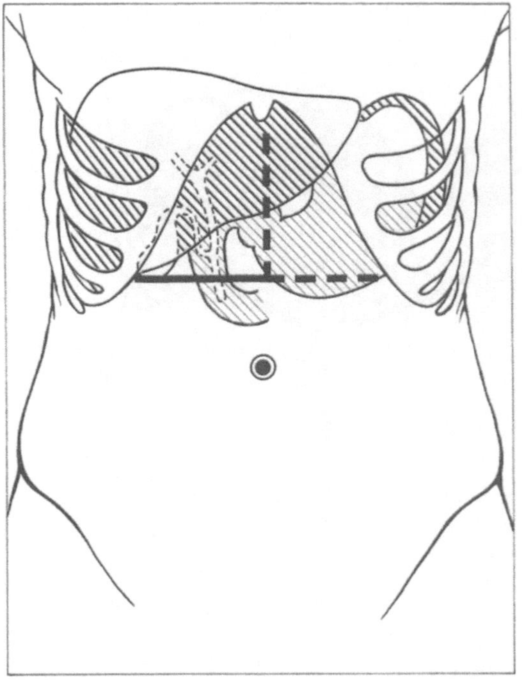

Abb. 11.6. Querer Oberbauchschnitt mit Verlangerungsmoglichkeiten

Nachteile Beschränkte Erweiterungsmöglichkeiten in Langsrichtung, d.h. zum Epigastrium bzw kleinen Becken.

Indikationen

Wahloperationen Hemicolektomie rechts.

Notfalloperationen Akutes Abdomen im Mittel- und Unterbauch inklusive Appendektomie (Wechselschnitt)

Technik

Praktisch quere Incision ca. 2 cm unterhalb des Nabels Rectusscheide und Muskulatur werden in der gleichen Richtung durchtrennt, die hier praktisch horizontal verlaufenden seitlichen Muskelzuge konnen parallel zur Faserrichtung sehr schonend gespalten werden.

Verschluß Zweireihig wie Costoumbilicalschnitt

5 Querer Oberbauchschnitt (Abb. 11 6)

Vorteile Ähnlich wie Costoumbilicalschnitt hinsichtlich Innervation und Kosmetik Bei kurzer Distanz zwischen Rippenbogen und Nabel liegt der ganz quere Schnitt günstiger als der costoumbilicale Zugang und kann ohne weiteres über die Mittellinie verlängert werden. Er hat sich deshalb speziell für die Cholecystektomie bewahrt. Siewert empfiehlt den queren Zugang für die gesamte Magenchirurgie, wobei er als Erweiterungsmöglichkeit den senkrechten Schnitt in der Mittellinie angibt.

Nachteile Überblick zum Unterbauch limitiert, es sei denn, man verlängert auch in der Mediane zum „Kreuzschnitt".

Technik Wie costoumbilicaler Zugang.

Indikation Oberbauchorgane Gallenblase, Magen, Pankreas, Milz und Nebennieren.

6 Rippenbogenrandschnitte (rechts und links) (Abb 11 7)

Vorteile Sie ergeben eine gute Übersicht zu den subphrenischen Raumen bzw. zur Leberpforte Bei der Kombination links/rechts ergibt sich eine breite Exposition des gesamten Ober- und Mittelbauches.

Dank zweireihigem Bauchdeckenverschluß sichere Heilung.

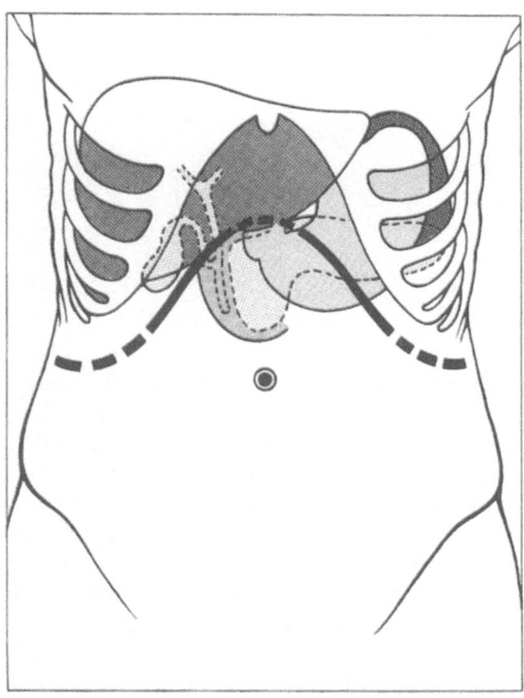

Abb. 11.7. Rippenbogenrandschnitt rechts bzw links mit Kombinations- und Erweiterungsmoglichkeiten Indikation Großere Oberbaucheingriffe am Magen, Pankreas, Milz und Nebennieren Shuntchirurgie

Nachteile Die segmentale Innervation der Bauchdeckenmuskulatur wird ganz erheblich kompromitiert

Die Erweiterungsmöglichkeiten gehen nur nach latero-dorsal sowie zur Gegenseite, wahrend der Unterbauch praktisch nicht erreichbar ist.

Indikationen

Rechts Gallen- und Leberchirurgie, rechte Nebenniere.

Links Splenektomie, Oesophagus- und Kardiachirurgie.

Kombination rechts/links Pankreaschirurgie inklusive Whipple, totale Gastrektomie, beidseitige Nebennierenexploration, portocavale bzw splenorenale Shuntchirurgie.

Technik

Hautschnitt ca. 2 Querfinger unterhalb des Rippenbogens. Die Bauchdecken werden in der gleichen Richtung durchtrennt und ebenfalls zweireihig mit fortlaufender Everett-Dexon- oder Vicrylnaht verschlossen.

11.2 Bauchdeckenverschluß

(Nahttechnik s auch Kap 12.1)

C. MULLER

1 Grundlagen

Die klassische Technik des Bauchdeckenverschlusses umfaßt die Naht des Peritoneums mit Catgut, die ein- oder zweireihige Fasciennaht mit Einzelknopfnähten aus nichtresorbierbarem Nahtmaterial (Zwirn, Seide, Polyamid, Polyester oder Draht) oder evtl. Chromcatgut, die Subcutannaht sowie die Hautnaht [6, 10] (Abb 11 8a) Die hohe Incidenz von Komplikationen mit frühpostoperativem Platzbauch oder Narbenhernie (Chromcatgut) sowie Fadenfisteln (nichtresorbierbare Nahtmaterialien v.a nichtmonofiler Art) ließen nach anderen Techniken suchen. Everett [1] beschrieb

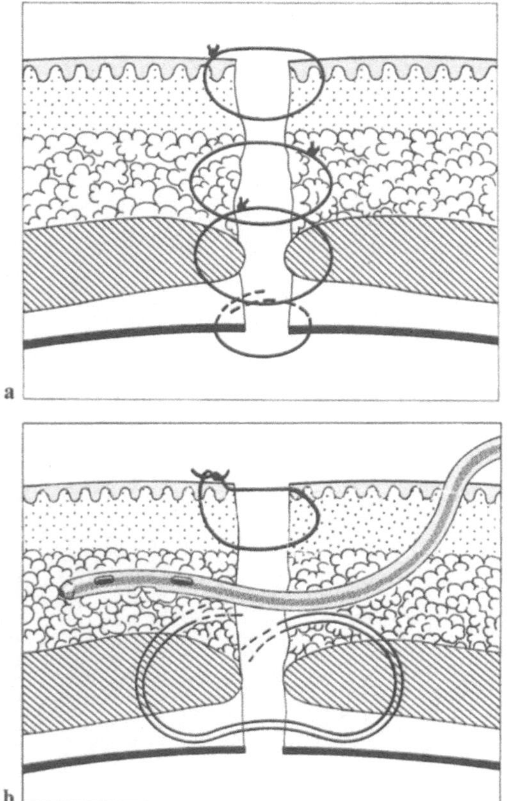

Abb. 11.8a, b. Gegenuberstellung **a** Klassischer Bauchdeckenverschluß, **b** Standardtechnik (Mod nach Everett [1])

1970 eine fortlaufende Naht mit doppeltem monofilem Nylonfaden und subfascial versenkten Anfangs- und Endknoten, die gerade auch wegen der gleichmaßigen Druckverteilung imponierte Aber selbst diese Technik war noch mit einer recht hohen Morbidität (Fadenfisteln) belastet [7]. Diese Situation hat sich durch die Einführung neuer synthetischer Nahtmaterialien mit vorhersagbaren Resorptionseigenschaften sowie dem Catgut überlegener Gewebevertraglichkeit und Reißkraft grundlegend geandert Aufgrund dieser Voraussetzungen haben wir die Technik nach Everett modifiziert und eine seit Jahren bewährte Standardtechnik entwickelt. Fadenfisteln sind seither ganz verschwunden, Platzbäuche sowie Narbenhernien sind viel seltener geworden [7]. Zudem ist diese Standardtechnik zeit- und materialsparend und deshalb auch kostengünstig

2 Standardtechnik mit fortlaufender Naht

Der Standardbauchdeckenverschluß ist in seinen Einzelheiten in Abb. 11 9a–g dargestellt. Als Nahtmaterial verwenden wir in der Regel Polyglykolsaure der Stärke 1–2. Der Faden wird doppelt gefuhrt und die Enden werden verknüpft, so daß eine geschlossene Schlaufe entsteht (Abb. 11.9a). Heute ist auch bereits das entsprechende Nahtmaterial in Schlaufenform und atraumatisch armiert im Handel. Beim ersten Stich durch kraftiges Fasciengewebe wird die Naht durch die Schlaufe gezogen (Abb 11.9b, c) und so verankert (Abb. 11.9d). Die Fascie und darunterliegende Muskelschichten werden haufig und breit gefaßt (mindestens 1–2 cm vom Rand entfernt) [9] Zur Vermeidung einer Strangulation und damit Minderdurchblutung der Wundrander wird die Naht nur eben so fest angezogen, daß die Wundlippen guten Kontakt haben [8] Das Peritoneum wird nicht separat genäht, sondern nur tangential mitgefaßt und adaptiert. In der Mediane erfolgt der Verschluß immer einreihig und allschichtig, bei queren oder schragen Laparotomien wird dagegen in Abschnitten mit deutlich

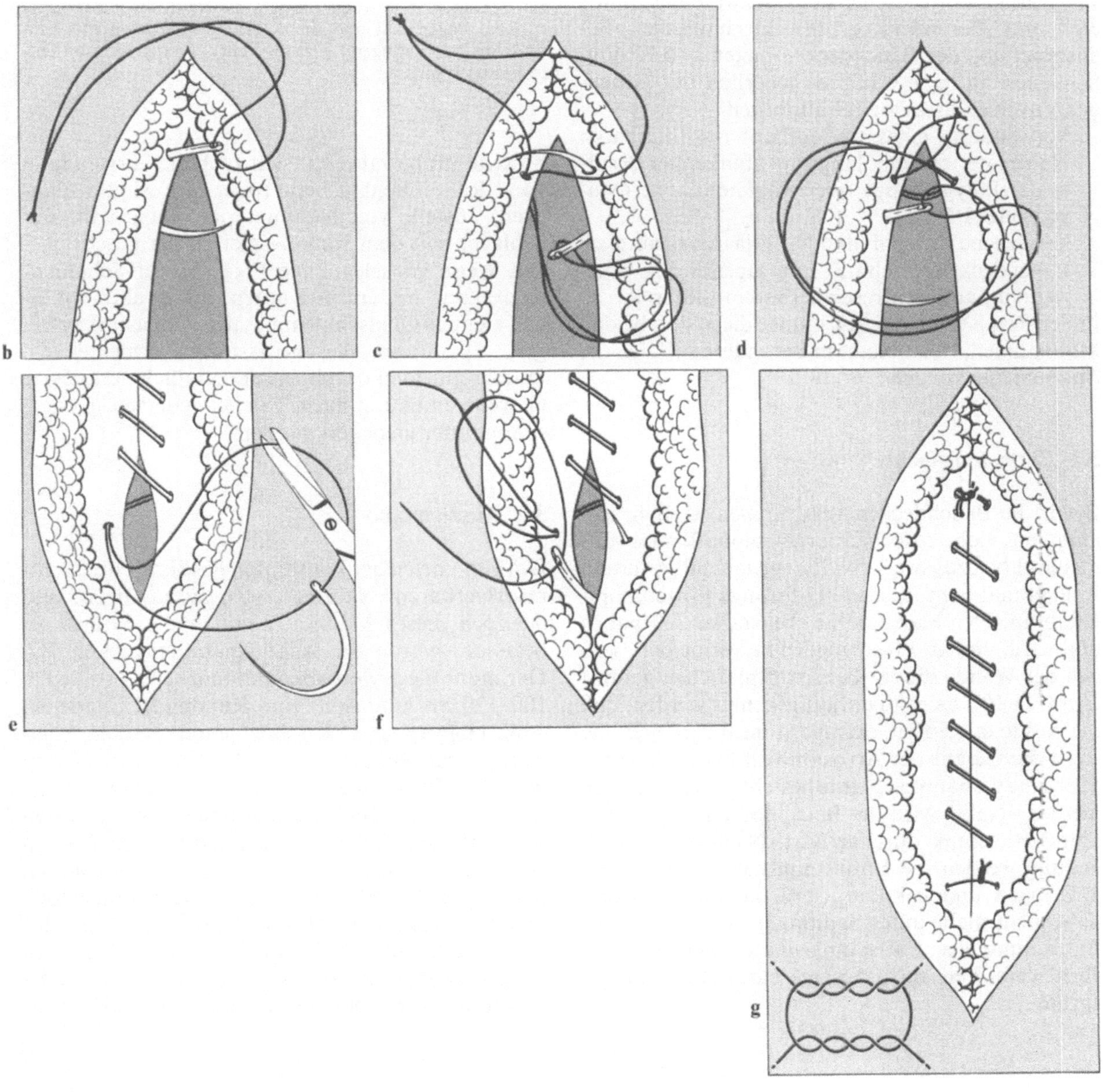

Abb. 11.9a–g. Standardtechnik des Bauchdeckenverschlusses [7] **a** Vorbereitete Polyglykolsaurenaht fur die Standardtechnik mit fortlaufender Naht, **b–c** Sicherung des Nahtanfangs, indem durch die Endschlaufe durchgestochen wird, **d** fortlaufende Naht unter haufigem und breitem Fassen der Fascienrander, **e** Aufschneiden der Naht vor dem letzten Einstich, **f** Durchstechen des einen Fadens, **g** Abschluß der Naht durch Verknoten der beiden Fadenenden

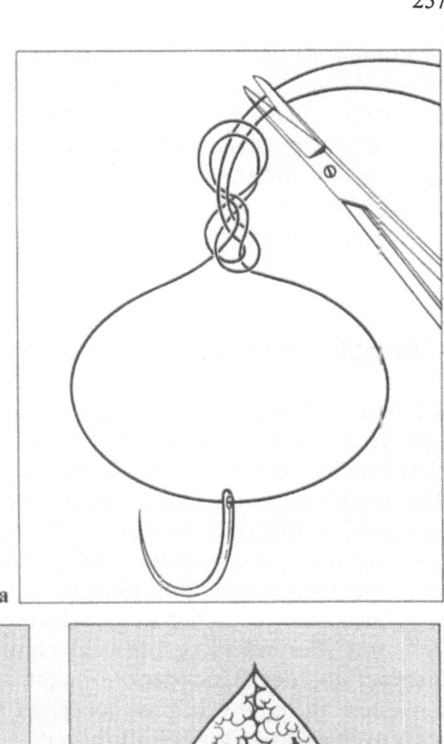

getrennten Muskel-Fascienschichten schichtweise zweireihig genäht (z.B. hintere und vordere Rectusscheide) Die Naht wird vor dem letzten Einstich aufgeschnitten, ein Ende noch einmal durchgestochen und dann mit dem anderen Ende verknotet (Abb. 11.9 e–g).

3 Komplizierter Bauchdeckenverschluß

Die beschriebene Standardmethode eignet sich in uber 95% der Falle auch für schwierige Gewebeverhältnisse, sofern die fortlaufende Naht nicht allzu stark angezogen wird und die Fascienrander genugend breit gefaßt werden. Bei Relaparotomien und bei erwartungsgemäß verzögerter Wundheilung oder bei primär kompliziertem postoperativem Verlauf (chronischer Ileus, schwere Peritonitis etc) mit besonders großer mechanischer Beanspruchung der Bauchdecken bieten sich 3 Möglichkeiten an, eine erhöhte Sicherheit des Bauchdeckenverschlusses zu gewahrleisten

– Verwendung eines (monofilen) resorbierbaren Nahtmaterials mit langsam abfallender Reißkraft (Polyglyconat oder Polydioxanon) (Maxon oder PDS);
– zusätzliche durchgreifende Entlastungsnähte;
– Bauchdeckenverschluß mit eigentlicher Ausziehnaht aus nichtresorbierbarem Material.

In der Praxis genügen fast immer die ersten beiden Maßnahmen, doch bietet in besonderen Fällen die Ausziehnaht Vorteile.

3.1 Entlastungsnähte

Bevor die Bauchdecken verschlossen werden, legt man mit nicht resorbierbarem monofilem Nahtmaterial (vorzugsweise Nylon) gleichmäßig verteilt 2–3 tief und breit fassende U-formige Einzelknopfnahte an. Der Faden sollte die Starke 2–3 haben und wird, um ein Einschneiden zu vermeiden, seitlich der Wunde durch Kunststoffplattchen geführt (Abb 11 10). Es muß darauf geachtet werden, daß die Nähte tangential, extraperitoneal verlaufen, da sonst die Gefahr der Arrosion von Darmschlingen durch die gespannten Nähte besteht. Nach Vorlegen dieser U-Nähte wird der Bauchdeckenverschluß in Standardtechnik durchgeführt Nach seiner Vollendung werden die Entlastungsnahte nur so weit angezogen und geknotet, daß die Bauchdeckennaht nicht mehr unter Spannung steht Durch die Entfernung der Entlastungsnähte nach 3–4 Wochen bleibt kein nichtresorbierbares Nahtmaterial zurück.

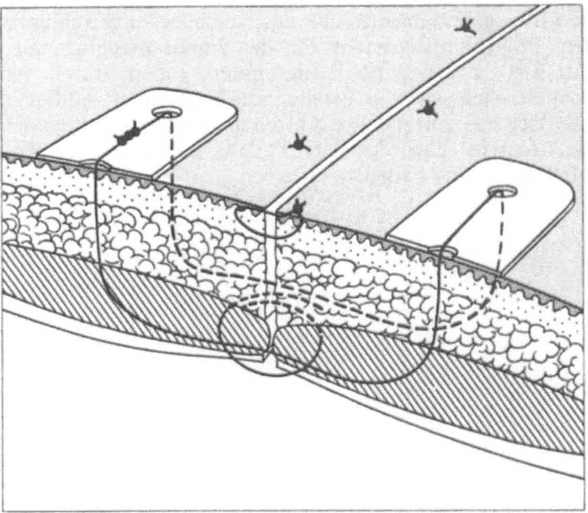

Abb. 11.10. Schematische Darstellung der Entlastungsnahte fortlaufende Fasciennaht mit Polyglykolsaure, Entlastungsnahte mit monofilem nichtresorbierbarem Nahtmaterial der Starke 1–2, wobei die gesamte Nahtfuhrung extraperitoneal liegen soll und die Kunststoffplattchen mit Ein- und Ausstich genugend weit (3–5 cm) von der Incision entfernt liegen mussen

Sehr gut bewahrt hat sich auch die Verwendung von Redon-Schläuchen (oder Infusionsschläuchen) anstelle von Nahtmaterial. Dazu wird der Schlauch mit dem Redon-Spieß in der beschriebenen Weise vorgelegt. Die Fixation der Schlauchpaare kann mit einem Knoten, besser aber mit einer kleinen Quetschklemme aus Kunststoff erfolgen. Diese Art der Entlastung vermeidet ein Durchschneiden durch das entzündlich veränderte Gewebe und kann nach Belieben jederzeit nachgespannt oder gelockert werden.

3.2 Ausziehnaht

Um den Vorteil der konstanten Reißkraft des nichtresorbierbaren Nahtmaterials auszunützen und dennoch dieses Material nicht in der Wunde zu belassen, wurde die Ausziehnaht entwickelt [7]. Der monofile Nylonfaden der Stärke 1–2 sollte ca. 100–120 cm lang sein, eine Rundnadel (Nadel C, Abb. 11.11a) und 2 schneidende Nadeln (Nadeln A und B) aufnehmen. Die Naht wird wie in Abb 11.11a mit den 3 Nadeln vorbereitet. Als erstes werden die beiden freien Fadenenden mit den schneidenden Nadeln von subcutan her ca. 3–4 cm von der Wundecke entfernt ausgestoßen (Abb. 11.11 b und c) und über einem Kunststoffplättchen geknotet (Abb. 11.11 d und e) Um das Lösen der Naht zum eventuellen Nachziehen nach einigen Tagen oder zum späteren Entfernen zu erleichtern, wird ein besonderer Knoten gelegt

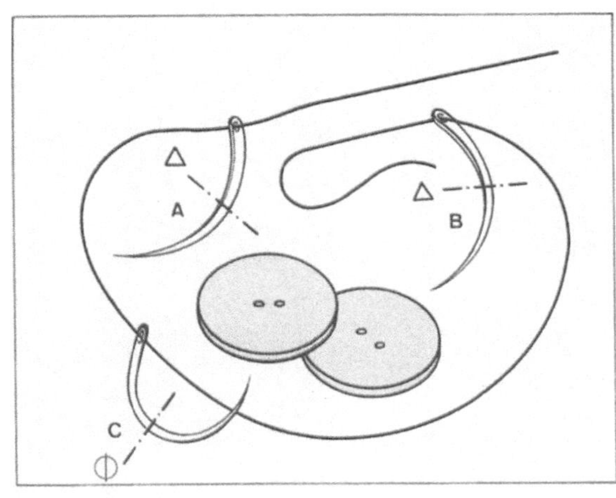

Abb. 11.11a–l. Technik der Ausziehnaht **a** Vorbereitete Ausziehnaht monofiler nichtresorbierbarer Faden, 2 großbogige scharfe Nadeln zum Nahtbeginn und -abschluß (**a, b**), Rundnadel (**c**) für die fortlaufende Naht, 2 Kunststoffplättchen als Unterlage für den Anfangs- und Endknoten, **b–e** Ausstechen der freien Nahtenden durch die Subcutis mit den scharfen Nadeln und Knoten über einem Kunststoffplättchen, **f** spezieller, leicht zu lösender und doch rutschsicherer Anfangsknoten, **g** fortlaufende Nahttechnik, **h–l** Aufschneiden des Fadens, Anbringen der scharfen Nadeln, Ausstechen der freien Fadenenden und Knoten über dem zweiten Kunststoffplättchen (**h–l** s S 260)

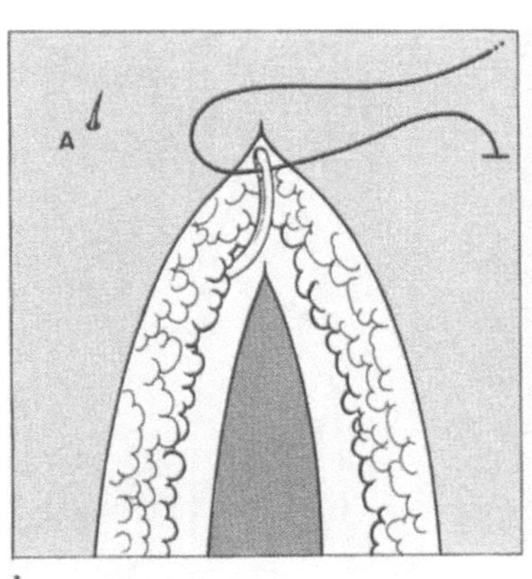

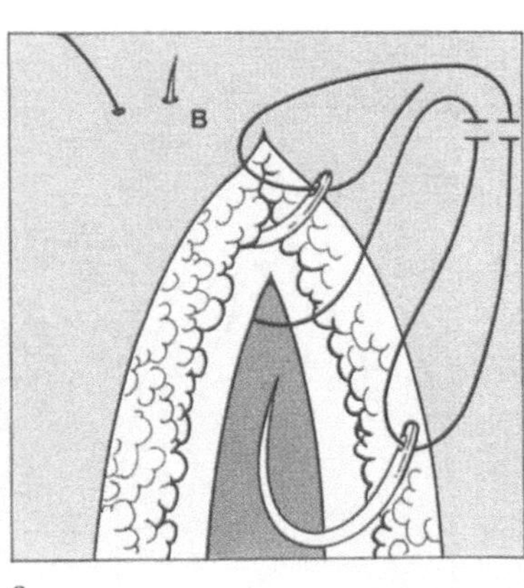

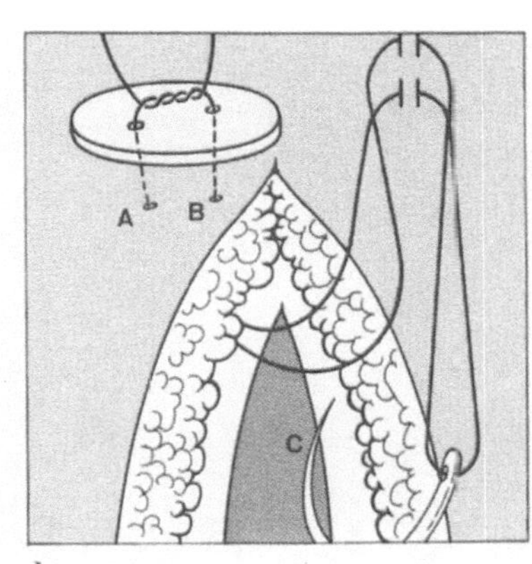

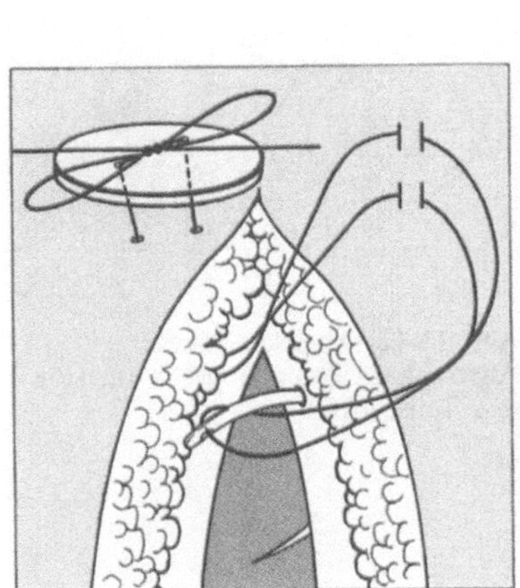

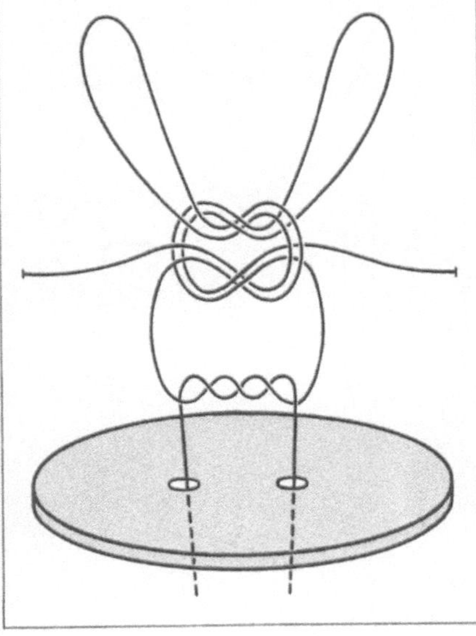

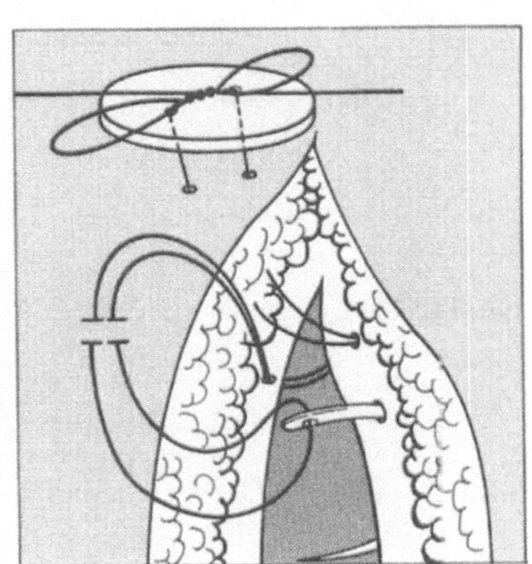

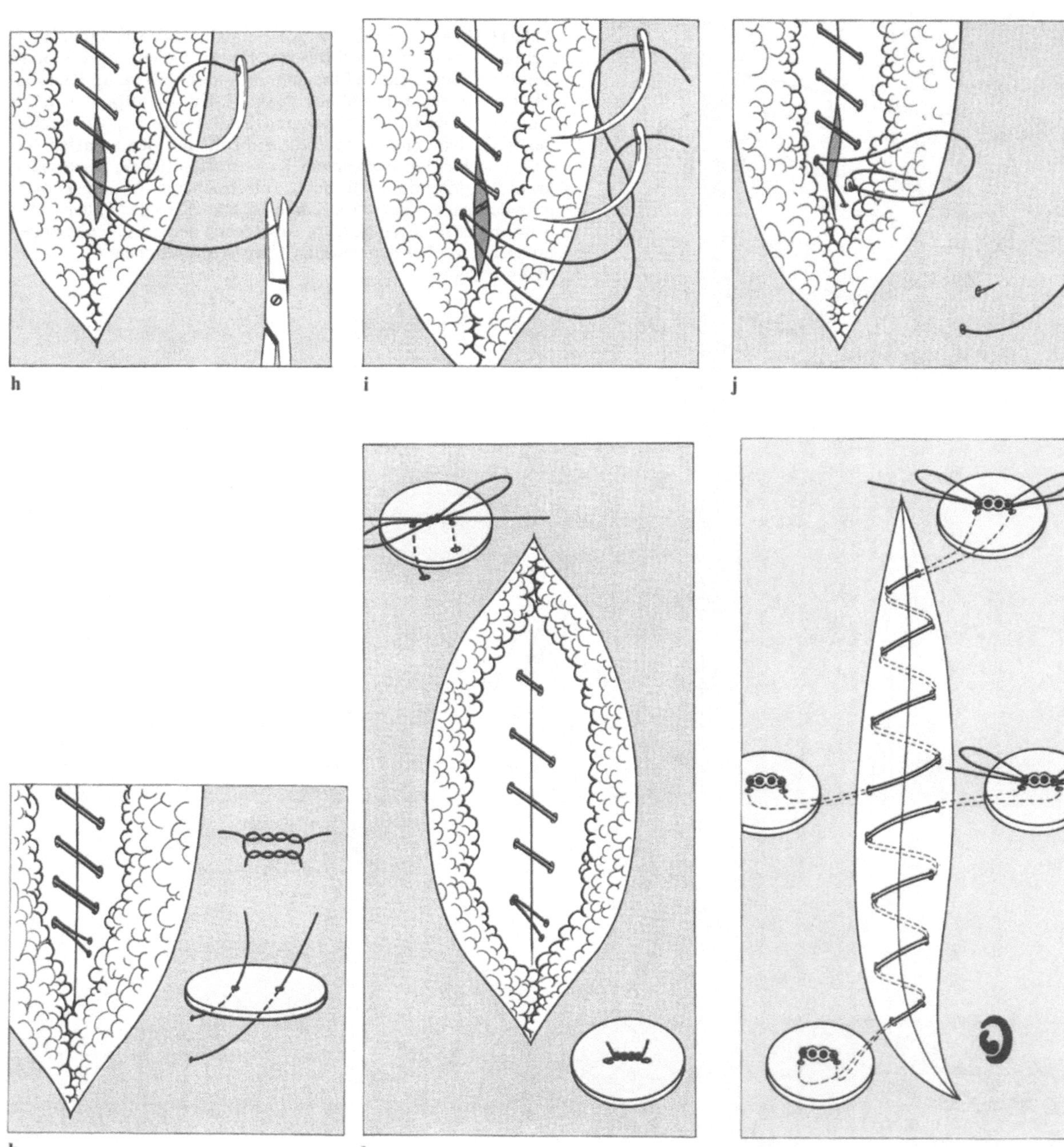

Abb. 11.11h–l. Legende s S 259

Abb. 11.12. Abgeschlossene
Ausziehnaht einer langeren Incision
in 2 Teilstucken

(Abb 11 11 f), der lösbar und doch rutschsicher
ist Die Naht wird sodann mit der Rundnadel (C)
nach dem Everett-Prinzip uber 5–6 Stiche gefuhrt
(Abb 11 11 g), und dann werden nach Entfernen
der Rundnadel (Abb 11.11 h) die beiden Fadenenden mit den schneidenden Nadeln wieder nach
außen durch die Haut ausgestochen und uber
einem zweiten Kunststoffplattchen verknüpft
(Abb 11 11 h–l) Es ist wesentlich, daß eine Ausziehnaht nie über mehr als 5–6 Stiche gefuhrt wird
und lange Incisionen deshalb in 2 oder mehr Teilstucken verschlossen werden (Abb 11.12) So ist
es möglich, auch noch nach 4–6 Wochen postoperativ die Naht ohne Schwierigkeiten zu entfernen.
Der Anfangsknoten (Abb 11 9f) wird dazu gelöst,
wodurch der Faden griffsicher an langen Enden
gefaßt und nach Abschneiden des Endknotens ausgezogen werden kann.

4 Hautverschluß

Unabhangig von der Technik des Bauchdeckenverschlusses empfehlen wir die Drainage des subcutanen Raumes mit einem Redon-Drain, verzichten
dagegen auf Subcutannahte und verschließen die
Haut mit nach Allgower modifizierten Ruckstichnahten (Abb 11.8 b) [7]. Bei septischen Eingriffen
sollte die Haut nur ganz locker und mit wenigen
Stichen adaptiert werden oder ganz offen gelassen
werden, um anaeroben Infekten vorzubeugen.
Durch Vorlegen weniger Adaptationsnahte kann
eine sekundäre Annäherung der Wundränder bei
gesicherter Sekundärheilung erreicht werden.

Literatur

1 Everett WG (1970) Suture materials in general surgery
   Prog Surg 8 14
2 Gallitano AL, Kondi ES (1973) The superiority of
   polyglycolic acid sutures for closure of abdominal incisions Surg Gynecol Obstet 137 794
3 Haxton H (1965) The influence of suture materials and
   methods on the healing of abdominal wounds Br J
   Surg 52 372
4 Hubbard TB, Rever WB (1972) Retention sutures in
   the closure of abdominal incisions Am J Surg 124 378
5 Keill RH, Keitzer WF, Nichols WK, Henzel J, DeWeese
   MS (1973) Abdominal wound dehiscence Arch Surg
   106 573
6 Kirk RM (1972) Effect of method of opening and closing the abdomen on incidence of wound bursting Lancet II 352
7 Muller C, Allgower M (1975) Komplikationen des
   Bauchdeckenverschlusses und ihre Vermeidung Helv
   Chir Acta 42 819
8 Sanders RJ, DiClementi D, Ireland K (1977) Principles
   of abdominal wound closure I Animal studies Arch
   Surg 112 1084
9 Seidel W, Tauber W, Hoffschulte KH (1974) Messungen
   zur Festigkeit der Bauchdeckennaht Chirurg 45 266
10 Tagart REB (1967) The suturing of abdominal incisions
   – a comparision of monofilament nylon and catgut Br
   J Surg 54 952

12 Nahttechniken

12.1 Nahtmaterial und Nahttechnik

C Muller und M Allgower

1 Besondere Probleme der Wundheilung am Magen-Darm-Trakt

1.1 Dichtigkeit

Besonders bei Nahten und Anastomosen im Gastrointestinaltrakt ist die Frage der primaren Dichtigkeit einer Wunde wesentlich. Falsch ist es, Dichtigkeit mit einer großen Zahl von stark angezogenen Nahten erreichen zu wollen. Wohl laßt sich damit mechanisch ein primar dichter Wundverschluß erzielen, dies aber auf Kosten des biologisch wichtigeren Faktors der Durchblutung mit der Gefahr einer Gewebenekrose und Anastomosendehiscenz nach einigen Tagen [21, 30]. Normalerweise erfolgt die Verklebung der Serosaflachen in den ersten 4–6 h, wodurch ein erster flüssigkeits- und gasdichter, aber noch nicht mechanisch belastbarer Verschluß entsteht

1.2 Mechanische Festigkeit

Wahrend einer ersten Phase der Anastomosenheilung, die vom 1 bis zum 4. Tag dauert, ist die mechanische Festigkeit der Wunde v a durch das Nahtmaterial gegeben [8]; Entzündung und Oedem sind charakteristisch In der zweiten Phase (4 –14. Tag) nimmt die Entzündung ab und eingestulptes Gewebe wird nekrotisch Die zunehmende Proliferation von Muskelzellen und Fibroblasten und die ansteigende Kollagenbildung lassen die Eigenfestigkeit der Wunde so weit anwachsen, daß ihre Reißkraft nicht mehr von der Anwesenheit des Nahtmaterials abhangig ist. Die genahte Anastomose durfte den Berstungsdruck intakten Darmes etwa nach 10 Tagen, seine Reißfestigkeit aber erst nach etwa 4–6 Wochen erreichen [13]. In einer dritten Phase, die etwa vom 14 Tag an bis mehrere Monate dauert, erfolgt der endgültige Umbau der Wandschichten über die Anastomose hinweg und die mechanische Festigkeit intakten Darmes wird vollends erreicht [16]

1.3 Epithelauskleidung

Die Überdeckung der Wunde mit Epithel erfolgt bei guter Adaptation der Schleimhautrander rasch Die Überdeckung einer Hautwunde durch einschichtiges Epithel erfolgt schon nach 1–2 Tagen [25] und dürfte auch in der Mucosa des Magen-Darm-Traktes unter der Voraussetzung eines guten Kontaktes der Schleimhautrander kaum langer dauern.

1.4 Narbenstenosen

Zu einer Stenosierung im Anastomosenbereich kann es aus zwei Gründen kommen. Ischämie (und nachfolgende Wundheilungsstörung) und ungünstige Nahttechnik Durch Ischamie wird die Bildung von anspruchslosem fibrotischem starrem Narbengewebe begünstigt, das funktionell als stenosierender Ring wirken kann. Eine das Lumen einengende Nahttechnik führt zu tierexperimentell nachweisbaren erheblichen Stenosen [16], die sich aber mit Abstoßung des nekrotisch gewordenen eingestulpten Gewebes teilweise zurückbilden.

2 Nahtmaterial

2.1 Eigenschaften des Nahtmaterials

2.1.1 Physikalische Eigenschaften

Starke
Die auch heute noch übliche Einteilung der Fadenstarken geht von einer Fadenstarke „0" aus, die nach den Richtlinien der US-Pharmakopoe (USP) einem Fadendurchmesser von 0,437–0,495 mm für resorbierbares Material und von 0,330–0,406 mm für nichtresorbierbares Material entspricht. Resorbierbare Faden sind also bei gleicher Stärke (was nicht mit Reißfestigkeit gleichzusetzen ist) dicker als nichtresorbierbare Ausgehend von „0" werden dickere Faden fortlaufend mit 1, 2, 3 usw. bis etwa

Tabelle 12.1. Einteilung der Fadenstarken durch die Europaische Pharmakopoe

Fadenstarke EP I	Durchmesser [mm]
0,1	0,01–0,029
0,3	0,03–0,049
0,5	0,05–0,069
0,7	0,07–0,099
1	0,10–0,14
1,5	0,15–0,19
2	0,20–0,24
2,5	0,25–0,29
3	0,30–0,39
4	0,40–0,49
5	0,50–0,59
6	0,60–0,69
7	0,70–0,79
8	0,80–0,89

Tabelle 12.2. Schematische Darstellung der Gewebereaktion auf verschiedene Nahtmaterialien (Nach [3, 4, 6, 7, 14, 18, 20, 22, 24–26, 28])

Material	Gewebereaktion
Chromcatgut	██████████████████
Plain catgut	████████████████
Zwirn	█████
Seide	███████
Polyamid	█████
Teflon	████
Polyester	████
Polypropylen, Polybutester	██
Polyglykolsaure	██
Polydioxanon, Polyglyconat	██
Stahl, Tantal	█

7, und dunnere durch ein „Vielfaches" von „0" bis 2/0, 3/0 usw. bis etwa 11/0 bezeichnet.

Um die verwirrende Vielfalt von Bezeichnungen zu ordnen, wurde in der Europaischen Pharmakopoe (abgekurzt Ph. Eur I oder EP I) 1973 eine neue Bezeichnungsskala festgelegt, die auf dem metrischen System basiert und aufgrund der Bezeichnung verstandliche Durchmesserbereiche definiert Da diese Einteilung das alte System zunehmend ersetzt, sind in Tabelle 12.1 die Bezeichnungen aufgefuhrt.

Die Bereiche sind für resorbierbares und nichtresorbierbares Nahtmaterial die gleichen. Metallfaden werden durch Angabe des wahren Durchmessers in mm bezeichnet.

Reißkraft

Die Reißkraft wird *im Faden* (gestreckter Faden, „lineare" Reißkraft) und *im Knoten* bestimmt. Die Reißkraft im Knoten ist immer geringer als diejenige im Faden Sie ist damit in der klinischen Anwendung der wesentliche und limitierende Faktor. Die Reißkraft nimmt mit der Fadenstarke zu und ist für jede Starke und jedes Material durch eine Mindestreißkraft in der USP oder EP nach unten begrenzt. Synthetisches Nahtmaterial besitzt i.a aufgrund seiner homogenen Struktur eine hohere und zuverlassiger vorhersagbare Reißkraft als Nahtmittel naturlicher Herkunft.

Die Reißkraft des Fadens wird durch seinen Zustand – naß oder trocken –, durch das Gewebe, in das er implantiert wird, und durch die Dauer der Implantation beeinflußt [7, 27]. Außer Metallfaden, Polypropylen und Polyester verlieren alle Materialien nach langerer Zeit einen Teil ihrer Reißkraft [27] (Tabelle 12.3)

Tabelle 12.3. Resorptionseigenschaften resorbierbaren Nahtmaterials (Zusammenstellung nach [3, 14, 20, 22, 26, 28, 29])

Naht-material[a]	Reißkraft in % der ursprunglichen Reißkraft nach			Resorptionszeit in Tagen
	7 Tagen	14 Tagen	28 Tagen	
Catgut plain	30	0		40
Chromcatgut	60	30	0	60
Polyglykolsaure (Dexon)	75	30	0	40–60 (–120)
Polyglactin 910 (Vicryl)	80	50	10	90
Polydioxanon (PDS)	90	80	70	~180
Polyglyconat (Maxon)	85	80	50	~180

[a] Starke 2/0

Elastizitat

Eine unkontrollierte Langenzunahme unter Zug ist bei chirurgischem Nahtmaterial unerwunscht. Kunststoffaden mussen deshalb im Fertigungsprozeß durch bestimmte Verfahren vorbehandelt werden. Die Elastizitat der meisten Nahtmaterialien im klinischen Anwendungsbereich ist zu gering, um die Beurteilung der Spannung, mit der ein Knoten gelegt wird, zu erleichtern. Die Elastizität hangt nicht nur vom Material, sondern auch von der Fadenstruktur ab Zu geringe Elastizität (Seide, Zwirn) führt leicht zum Bruch des Fadens beim Knoten („sproder" Faden).

Capillaritat (Dochtwirkung)

Catgut, Zwirn und besonders geflochtene Fäden besitzen eine Dochtwirkung, indem sie Flussigkeit aufnehmen und dem Faden entlang fortleiten können. Diese Wirkung wird als möglicher Weg für Keime durch die Haut oder aus dem Darmlumen angesehen Metallfaden und monofiles Nahtmaterial sind frei von Capillarität. Diese unerwünschte Eigenschaft kann durch Überziehen, Wachsen oder Imprägnieren der Faden reduziert werden.

Struktur
Die Verarbeitung des Materials bei der Herstellung verleiht jedem Faden eine gewisse Struktur, die seine Eigenschaften wesentlich mitbestimmt. Es gibt folgende Strukturbezeichnungen:

Monofil Ein homogener, nicht strukturierter Faden mit völlig glatter Oberflache (z.B. Metall, Polyamid, Polypropylen, Polybutester).

Pseudomonofil. Coaxiale Filamente sind durch einen Überzug aus dem gleichen Material zu einem glatten, monofil aussehenden Faden vereinigt Das ergibt bessere Flexibilität und bessere Knupfeigenschaften, aber höhere Verletzbarkeit und eine gewisse Reißkraftminderung (Beispiel Supramid).

Geflochten. Sehr feine Filamente werden zu dünnen Einzelfäden verzwirnt und vorgereckt. Die Einzelfaden werden anschließend, haufig um eine langsgerichtete Seele, geflochten Die Gebrauchseigenschaften (vgl. 2.1.2) sind bei geflochtenem Material am günstigsten (Beispiele. Seide, Polyamid, Polyester, Polyglykolsaure, Polyglactin 910).

Gezwirnt oder gedreht. Einzelfilamente werden zum Faden verzwirnt, d.h. um die Fadenlangsachse verdreht Gedrehte Metallfaden werden auch als multi- oder polyfil bezeichnet (Beispiele: Zwirn, Catgut, Metallfaden)

Quellbarkeit
Quellbarkeit ist die Fähigkeit eines Nahtmaterials, Flussigkeit aufzunehmen und seinen Durchmesser dadurch zu vergroßern Dieser Vorgang ist unerwünscht, da er die Reißkraft beeinträchtigt und die Knotensicherheit gefahrdet. Er ist besonders ausgepragt bei Catgut

2.1.2 Gebrauchseigenschaften

Flexibilität
Die Biegbarkeit des Fadens ist vom Material und der Struktur abhangig. Gute Flexibilität ist Voraussetzung für einfache Handhabung und gunstige Knupfeigenschaften Optimale Flexibilität weisen Seide, geflochtene Polyesterfaden und Polyglykolsaure auf. Catgut ist trocken sehr steif und wird

deshalb in einer Konservierungslosung aufbewahrt.

Gleiteigenschaften im Gewebe
Das Gleiten des Fadens durch ein Gewebe hangt von seiner Oberflachenbeschaffenheit und damit von seiner Struktur ab Rauhe Oberflache (geflochtene Fäden) führt zu einer Sagewirkung und zum Mitziehen von Gewebe. Eine Beschichtung des Fadens (Coating) kann die Gleiteigenschaften verbessern.

Knupfeigenschaften
Gute Knupfeigenschaften setzen hohe Flexibilität, optimale Elastizität und eine bestimmte, nicht zu glatte Oberflachenbeschaffenheit voraus Glatte Faden erlauben zwar eine leichtes Gleitenlassen der Knoten, sie verrutschen aber leicht und haben die Tendenz, von selbst aufzugehen Bei rauhen Faden ist das Gleiten der Knoten erschwert, doch läßt sich ihr Sitz leichter bestimmen Optimal sind fein geflochtene Nahtmaterialien wie Seide oder Polyester.

Knotensicherheit
Die Sicherheit des einfachen (Schiffer- oder Weiber-)Knotens oder chirurgischen Knotens hangt besonders von der Oberflachenbeschaffenheit und Flexibilität des Nahtmaterials ab Knotensicherheit ist eine wesentliche Voraussetzung für die breite Verwendbarkeit eines Nahtmaterials. Sie kann bei glatten Faden durch Daruberlegen weiterer Knoten verbessert werden, was aber Zeit kostet und zur Einlagerung von mehr Fremdmaterial führt. Sehr gute Knotensicherheit weisen Polyglykolsaure und Catgut auf, mäßige Seide und pseudomonofiles Polyamid, schlechte alle monofilen Materialien [17]

2.1.3 Biologische Eigenschaften

Gewebevertraglichkeit
Die Gewebevertraglichkeit eines Nahtmaterials ist um so besser, je geringer die Fremdkörperreaktion ist, die es auslost, gemessen am Oedem, dem entzundlichen cellularen Infiltrat und dem Grad der reaktiven Fibrose Je inerter sich ein Nahtmaterial verhalt, desto weniger wird es den normalen Ablauf der Wundheilung stören [2, 31]. Vergleiche zwischen verschiedenen Nahtmaterialien können im gleichen Gewebe mit standardisierter Starke und Nahttechnik angestellt werden Dabei zeigt sich, daß fremdes Eiweiß (Catgut) die stärkste Reaktion auslost, gefolgt von naturlichen Fasern (Zwirn, Seide). Synthetische Faden, insbesondere Polypropylen, Polybutester, Polydioxanon,

Polyglyconat und Polyglykolsaure, sind sehr gut gewebevertraglich, während Metallfäden nahezu inert sind (s. Tabelle 12.2). In gewissen Nahtmaterialien konnen auch Beimischungen die Gewebevertraglichkeit verschlechtern (Konservierungsmittel, Chromsalze, Beschichtung) oder verbessern (Teflonbeschichtung) [5, 19, 28].

Resorbierbarkeit
Von Resorption spricht man, wenn ein Nahtmaterial durch biochemische Vorgange in seine Bestandteile aufgelöst wird und diese im Wundgebiet resorbiert und abtransportiert werden, so daß sich nach einer gewissen Zeit kein Nahtmaterial mehr im Wundgebiet befindet (*Resorptionszeit*). Resorbierbar sind Catgut, Polyglykolsaure, Polydioxanon und Polyglyconat. Catgut wird durch proteolytische Enzyme abgebaut und die Bruchstücke werden phagocytiert. Polyglykolsaure hingegen wird in das physiologisch vorkommende Monomer (Glykolsaure) durch Hydrolyse zerlegt. Die Glykolsaure geht in den intermediaren Stoffwechsel ein. Ebenso werden die neuen, monofilen Materialien Polydioxanon und Polyglyconat durch Hydrolyse gespalten, die Bruchstücke aber im Urin ausgeschieden und abgeatmet Die Resorptionszeit ist von der Menge (Starke, Länge, Knoten) des Nahtmaterials abhängig. Die Resorption des Nahtmaterials verursacht mit der Zeit einen Abfall der Reißkraft, wobei dieser Abfall der zunehmenden Reißfestigkeit der heilenden Wunde entgegengesetzt verlauft. Klinisch wichtiger als die Resorptionszeit ist demnach die Zeit, nach der ein Faden die fur seine Aufgabe kritische Reißkraft unterschreitet. Durchschnittliche Resorptionseigenschaften verschiedener gebrauchlicher resorbierbarer Nähte sind in Tabelle 12 3 dargestellt. Dabei ist zu beachten, daß die Ausgangsreißkraft von Polyglykolsaure und Polyglactin 910 fast doppelt so groß ist wie diejenige von Polydioxanon und Polyglyconat. Damit ist die absolute Reißkraft nach 12–14 Tagen etwa gleich groß [22].

Es ist zu beachten, daß auch nichtresorbierbare Nahtmaterialien, nämlich Seide, Zwirn und Polyamid, über langere Zeitspannen von Monaten bis Jahren im Gewebe bis zu 50% ihrer ursprünglichen Reißkraft einbußen [27] Dieser Vorgang beruht auf einer Fragmentierung des Materials, das aber im Gewebe liegen bleibt, weshalb nicht von Resorbierbarkeit gesprochen werden kann.

2.1.4 Anforderungen an das ideale Nahtmaterial

Als Zusammenfassung sollen aus klinischer Sicht die Anforderungen an das *ideale* Nahtmaterial zusammengestellt werden:

- optimale Gebrauchseigenschaften bei geringstem Gewebetrauma,
- hohe Reißkraft, bis die Reißfestigkeit des genahten Gewebes vom Nahtmaterial unabhangig ist;
- minimale Gewebereaktion;
- Auflösung nach erfüllter Aufgabe (Resorbierbarkeit oder Entfernbarkeit).

Diese Anforderungen lassen sich nicht mit einem Nahtmaterial allein erfüllen. Je nach Gewebe, mechanischer Belastung und zu erwartender Wundheilung müssen die einzelnen Punkte verschieden gewichtet werden Zum Vergleich sind die Eigenschaften verschiedener Nahtmaterialien in Tabelle 12.4 dargestellt

2.2 Nichtresorbierbares Nahtmaterial

2.2.1 Natürliches Nahtmaterial

Seide
Modern verarbeitete geflochtene Seide hat durch Imprägnierung und besondere Flechtverfahren den Nachteil der starken Dochtwirkung verloren Die weite Verbreitung verdankt sie ihren nahezu optimalen Gebrauchseigenschaften. Nachteile sind die ausgepragte Gewebereaktion und der hohe Preis (Tabelle 12 4) Ihre Anwendung findet Seide heute immer noch im Abdomen fur seroserose und seromusculare Nahte am Magen-Darm-Trakt, Ligaturen und Hautnahte.

Zwirn
Zwirn wird aus Flachs (Leinenzwirn, Europa) oder Baumwolle (Baumwollzwirn, USA) hergestellt und besteht aus Cellulose. Die Eigenschaften des gezwirnten Fadens sind denen der Seide ahnlich, wenn auch die Handhabung etwas weniger leicht ist. Zwirn besitzt eine hohe Reißkraft und ist billig. Nachteile sind die starke Dochtwirkung und die erhebliche Gewebereaktion. Heute wird Zwirn noch fur Hautnahte und Ligaturen verwendet, gelegentlich noch fur seroserose Darmnahte und den Fascienverschluß.

2.2.2 Synthetisches Nahtmaterial

Polyamid
Polyamide unterscheiden sich nach ihrer Struktur in Nylon 6 und Nylon 66 Ersteres hat sich unter dem Namen Supramid als pseudomonofiler Faden seit uber 30 Jahren dank seiner guten Gebrauchseigenschaften bewahrt Alle neueren Polyamidfaden bestehen aus Nylon 66, sie werden monofil und geflochten hergestellt. Allen Polyamidfäden ist

Tabelle 12.4. Eigenschaften verschiedener Nahtmaterialien (− schlecht, − −/− − − Grad der negativen Eigenschaften, + mäßig, + + gut, + + + sehr gut) (Zusammenstellung nach [4, 6, 7, 14, 17, 18, 20, 22, 24, 26, 28, 32])

	Reißkraft in Knoten	Capillaritat	Knupfeigenschaften	Gleitfahigkeit	Flexibilitat	Knotensicherheit	Gewebevertraglichkeit	Reißkraftverlust nach 14 Tagen
Nichtresorbierbar								
Metall	+ + + +		−	+ +	− −	−	+ + +	
Zwirn	+ +	− − −	+ +	+	+ +	+ +	+	
Seide	+	− −	+ + +	+ +	+ + +	+ + +	+	
Polyamid (monofil)	+ +		+	+ + +	+	+	+ +	
Polyester (geflochten)	+ +	−	+ +	+ +	+ + +	+ +	+ +	
Polypropylen	+ + +		+	+ + +	+ +	−	+ + +	
Polybutester	+ + +		+ +	+ + +	+ +	+	+ + +	
Resorbierbar								
Catgut plain	+ +	−	+ +	+ +	+ +	+	−	100%
Chromcatgut	+ +	−	+ +	+ +	+	+	− −	70%
Polyglykolsaure[a]	+ + +	+	+ + +	+ +	+ + +	+ +	+ + +	50%
Polyglactin 910[a]	+ + +	+	+ + +	+ +	+ + +	+ +	+ + +	50%
Polydioxanon	+ +		+ +	+ + +	+ +	+	+ + +	20%
Polyglyconat	+ +		+ +	+ + +	+ + +	+	+ + +	20%

[a] mit Beschichtung.

eine hohe Reißkraft (etwa 30% hoher als Seide) und ausgezeichnete Gewebevertraglichkeit eigen. Wegen ihrer hohen Reißkraft konnen sie meistens 1–2 Stärken dunner als Seide gewahlt werden Monofiles Polyamid besticht durch seine Gleitfahigkeit im Gewebe und fehlende Dochtwirkung, zeigt aber ungünstige andere Gebrauchseigenschaften (s. Tabelle 12.4). Geflochtenes Nahtmaterial nahert sich den Vorzugen der Seide an, besitzt aber eine etwas geringere Knotensicherheit und ubt im Gewebe eine gewisse Sagewirkung aus.

Polyamid findet v.a. in monofiler Form beim Haut- und Bauchdeckenverschluß, seltener in geflochtener Form fur Ligaturen und seroseröse sowie seromusculare Darmnähte Anwendung und ersetzt die Seide in vielen Anwendungsbereichen.

Polyester
Polyesterfaden (Terylene, Dacron usw.) werden wie Nylon monofil und geflochten hergestellt Reißkraft, Gebrauchseigenschaften und Gewebevertraglichkeit sind denen des Polyamids sehr ahnlich, die Knotensicherheit ist etwas besser. Durch Beschichtung mit Teflon kann die Gleitfahigkeit im Gewebe verbessert werden Ihr Anwendungsbereich entspricht dem von Polyamidfaden, doch ist der Gebrauch geflochtenen Polyesters anstelle von Seide verbreiteter und umfaßt auch Gefäßnahte.

Polypropylen
Polypropylen gibt es als Nahtmaterial in monofiler Form. Hervorstechende Eigenschaften sind höchste Reißkraft, minimale Gewebereaktion und sehr gute Gleitfahigkeit. Allerdings verlangen die ungünstigen Knüpfeigenschaften und die schlechte Knotensicherheit besondere Aufmerksamkeit und beschranken, zusammen mit dem hohen Preis, die Anwendung auf besondere Indikationen (s. Tabelle 12.4). In der Abdominalchirurgie wird Polypropylen für Gefäßnahte und evtl. zum Hautverschluß verwendet.

Polybutester
Polybutester ist ein Material, das alle Vorteile des Polypropylens aufweist, dessen etwas großere Elastizitat aber bessere Knüpfeigenschaften und bessere Knotensicherheit bieten soll. Der Anwendungsbereich entspricht dem des Polypropylens.

2.3 Resorbierbares Nahtmaterial

2.3.1 Natürliches Nahtmaterial

Catgut
Das Wort Catgut stammt wahrscheinlich vom englischen Wort „kitgut" für Geigensaite [24]. Aus der Submucosa von Schafsdarmen hergestellt werden feine Streifen verzwirnt Plain catgut ist unbehandelt, Chromcatgut mit Chromsalzen gegerbt, was ihm eine langere Resorptionsdauer verleiht (s. Tabelle 12.3). Die Vorteile von Catgut liegen in der Resorbierbarkeit, einer der Seide vergleichbaren Reißkraft und der Knotensicherheit Erhebliche Nachteile sind in der tierischen Herkunft begründet Insbesondere ruft Catgut eine heftige Gewebe-

reaktion hervor (s Tabelle 12 2) Die Beschaffenheit des Fadens ist nicht homogen, und seine Reißkraft kann deshalb stark schwanken. Die erhebliche Quellfahigkeit kann Knoten sekundar losen, und eine genugende Flexibilität kann nur durch Aufbewahrung in Konservierungsflussigkeit erhalten werden Die Reißfestigkeit nimmt bei Implantation in den Darm 2- bis 3mal schneller ab als in anderen Geweben [7].

Heute ist Catgut aus vielen Anwendungsbereichen verdrangt worden Seine Anwendung kommt noch für Schleimhautnahte bei zweireihigen Anastomosen, die Peritoneumnaht und subcutane Nahte in Frage Außerdem ist Catgut zur Naht an den Gallenwegen und an der Harnblase geeignet, wo nichtresorbierbare Faden Anlaß zu Steinbildung sein konnen.

Kollagenfaden

Andere Faden aus tierischem Kollagen, z B. Rindersehnen, konnten sich als Ersatz für Catgut nicht durchsetzen und werden heute kaum gebraucht.

2.3.2 Synthetisches Nahtmaterial

Polyglykolsaure

Polyglykolsaure (PGS) ist ein Polymer der physiologisch vorkommenden Glykolsaure, in die sie im Organismus durch Hydrolyse wieder zerfallt PGS wird als geflochtener Faden hergestellt, der konstante, vorhersagbare Eigenschaften aufweist Die Reißkraft ist sehr hoch und derjenigen von nichtresorbierbarem synthetischem Nahtmaterial vergleichbar (s Tabelle 12 4) Polyglykolsaure verliert ihre Reißkraft langsamer als Chromcatgut [20] Vorteile der PGS sind die sehr geringe Gewebereaktion, die hohe initiale Festigkeit und die sehr gute Knotensicherheit und Flexibilitat. Die ursprünglichen Nachteile, maßige Knüpfeigenschaften und Sagewirkung im Gewebe, sind heute durch verbesserte Flechtverfahren und Beschichtung beseitigt. Die dadurch verringerte Knotensicherheit erfordert aber 4 Knoten statt der üblichen 3.

Die Eigenschaften der PGS sichern ihr ein sehr breites Anwendungsgebiet Insbesondere eignet sie sich für alle gastrointestinalen Anastomosen, für seroseröse und seromusculare Nähte auch in einreihiger Technik, die Naht an den Gallenwegen und fur den Bauchdeckenverschluß [23]

Polyglactin

Polyglactin 910 ist der Polyglykolsaure ähnlich und ein Polymer aus 90% Glykolsaure und 10% Milchsäure Diese Beimischung von Milchsaure verandert die Resorptionseigenschaften und Reiß-

festigkeit des Materials im Vergleich zur PGS nur unwesentlich [3] (s Tabellen 12.3 und 12.4) Eigenschaften und Anwendungsbereich entsprechen denen der PGS.

Polydioxanon und Polyglyconat

Mit Polydioxanon und Polyglyconat wurden synthetische resorbierbare Materialien entwickelt, die sich für monofile Verarbeitung eignen. Neben guter Reißfestigkeit weisen sie hervorragende Gleiteigenschaften und beste Gewebeverträglichkeit auf [18]. Vor allem aber fällt auch ihre Reißkraft infolge Hydrolyse viel langsamer ab, allerdings bei geringerer Ausgangsreißkraft als Polyglykolsäure und Polyglactin 910 [22, 29]. Bei insgesamt vergleichbaren Qualitaten scheint die Knotensicherheit von Polyglyconat etwas besser zu sein [32]. Dennoch empfiehlt es sich, mindestens 5–6 Knoten zu legen. Der Anwendungsbereich dieser monofilen Fäden erstreckt sich v.a. auf alle gastrointestinalen Anastomosen. Dabei eignen sie sich hervorragend für einreihige fortlaufende Darmnahte, deren Sicherheit erwiesen ist [12].

Andere Anwendungsgebiete sind die Gallenwege und auch die Harnwege, wo keine konkrementfordernden Eigenschaften gefunden wurden.

2.4 Die „atraumatische" Naht

Zur Naht von Anastomosen im Magen-Darm-Trakt und an Gefaßen sowie an den Gallenwegen und zur Hautnaht setzen sich zunehmend öhrlose, „atraumatische" Nadeln durch Der nahezu stufenlose Übergang von der kaum großeren Nadel zum Faden verringert das Gewebetrauma und verbessert die Dichtigkeit im Stichkanal. Einen Nachteil dieser Nadel-Faden-Verbindung stellt nur der erheblich höhere Preis dar

2.5 Klebstoffe

Ein Klebstoff, der bisher praktische Bedeutung erlangen konnte, ist Alkyl-2-cyanoacrylat [24]. Allerdings ist seine Anwendung in der gastrointestinalen Chirurgie kaum möglich und nicht von Vorteil. Der Fibrinkleber beruht auf der Polymerisation von humanem Fibrinogen durch Thrombinzusatz Wahrend seine Anwendung in der Milz- und auch Leberchirurgie in besonderen Fallen Vorteile bieten kann, gibt es keine überzeugenden Gründe, Fibrinkleber bei gastrointestinalen Anastomosen anzuwenden. Einwandfreie Darmnähte können damit nicht verbessert, fehlerhafte Nahttechnik nicht korrigiert werden Die hohen Kosten der Fibrinklebung sind zudem in Betracht zu ziehen.

Tabelle 12.5. Wahl des Nahtmaterials

Ort der Naht	Empfohlenes Nahtmaterial	Alternative
Anastomosen im Magen-Darm-Trakt	Polyglyconat (4/0) (oder Polydioxanon 4/0) Polyglykolsaure (3/0–4/0)	Polyester geflochten (4/0) Seide (3/0–4/0)
Schleimhautnaht	Keine	Polyglykolsaure (3/0–4/0) Catgut plain (3/0–4/0)
Gallenwege	Polyglykolsaure (4/0–5/0) Polyglyconat (oder Polydioxanon) (5/0)	Chromcatgut (4/0)
Gefaße	Polypropylen Polybutester	Polyamid monofil Polyester geflochten Polyglyconat oder Polydioxanon
Bauchdeckenverschluß	Polyglykolsaure (1–2) Polyglyconat (1) (oder Polydioxanon)	Polyamid monofil (1–2)
Problematischer Bauchdeckenverschluß	Polyglyconat oder Polydioxanon (1) (+ Entlastungsnaht)	Polyamid (2)
Subcutannaht	(Redon-Saugdrainage)	Polyglykolsaure (3/0) Catgut plain (3/0)
Hautnaht	Polyamid monofil (3/0)	Polypropylen (3/0)
Septische Eingriffe	Polyglykolsaure	Polyamid monofil
Ligaturen	Polyglykolsaure (2/0–4/0)	Polyester geflochten (2/0–4/0) Seide (0–3/0)

2.6 Klammern

Hautklammern erlauben einen raschen Hautverschluß, sofern gerade, scharfe und gut verschiebliche Wundränder vorliegen Insbesondere moderne Klammerapparate mit Magazinen sparen Zeit, sind aber kostenaufwendig

In der Tiefe können statt Ligaturen zur Blutstillung Clips gesetzt werden, Klammern aus Silber, die mit einer speziellen Zange gesetzt werden Eine weitere Stufe der Technisierung wird mit dem amerikanischen LDS-Apparat (ligature dividing stapler) erreicht, der in einem Schritt an eine Gewebebrücke beidseits Klammern setzt und sie in der Mitte durchtrennt Insbesondere bei ausgedehnten Skelettierungen kann damit erheblich an Operationszeit eingespart werden

Resorbierbare Clips sind heute verfügbar, konnten sich aber wegen der relativ hohen Kosten bei geringen Vorteilen nicht allgemein durchsetzen. Sie führen zwar nicht zu unerwunschten Storeffekten bei postoperativen Computertomographien, doch kann dies auch mit Clips aus Titan vermieden werden.

2.7 Wahl des Nahtmaterials

Die Wahl des Nahtmaterials ist vielerorts schul- und traditionsgebunden Versucht man, die Wahl auf die Eigenschaften der verschiedenen Nahtmittel und die Ergebnisse experimenteller und klini-

scher Untersuchungen zu gründen [33], so zeigt sich eine Tendenz zur Verwendung von synthetischen und – wenn immer möglich – resorbierbaren Faden Unsere eigenen, aufgrund der vorangegangenen Ausführungen aufgestellten Empfehlungen, sind in Tabelle 12 5 zusammengefaßt

3 Nahttechnik

3.1 Nahtreihe und Nahtschicht
(Abb 12.1 a–c)

Der Begriff „Reihe" bezeichnet eine zusammengehörige Folge von Nähten, ungeachtet der Anzahl der von der einzelnen Naht gefaßten Gewebeschichten Die Abb 12.1 a zeigt eine einreihige und dabei zweischichtige oder allschichtige Naht am Darm. Dementsprechend sollte der Begriff „Schicht" nur den Gewebeschichten zugeordnet werden, er beschreibt, wie viele Gewebeschichten mit der einzelnen Naht gefaßt wurden. Die Abb 12.1 b und c zeigen jeweils verschiedene Beispiele zweireihiger Nähte, wobei die innere (Mucosa-)Nahtreihe in Abb 12 1 b als einschichtig zu bezeichnen ist

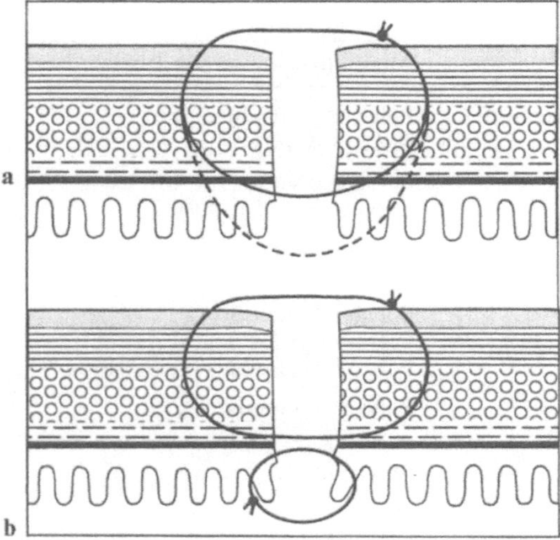

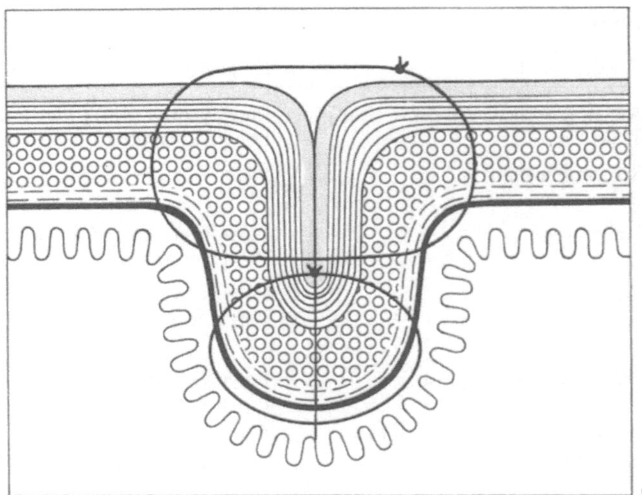

Abb. 12.1.a Einreihige Naht, zweischichtig (seromuscular)
——, dreischichtig (allschichtig) – – – **b** Zweireihige
Naht, innere Reihe (Mucosa) einschichtig, äußere Reihe
zweischichtig **c** Zweireihige Naht, jede Nahtreihe ist mehr-
schichtig

3.2 Hautnähte

Hautnähte werden niemals invertierend, sondern
immer exakt adaptierend oder gelegentlich evertierend angelegt Aus der großen Zahl verschiedener
Stichführungen sollen die gebräuchlichsten kurz
dargestellt werden.

3.2.1 Einzelnähte

Die *überwendliche Einzelknopfnaht* (Abb. 12.2)
stellt die einfachste Nahtform dar. Sie sollte von
beiden Wundrändern genügend fassen und in die
Subcutis reichen. Die korrekte Adaptation der
Wundränder kann schwierig sein.

Die *vertikale Rückstichnaht* nach Donati
(Abb 12.3) kehrt nach dem Ausstich auf der Gegenseite mit einem intracutanen Rückstich ober-
flächlicher zurück Damit ist eine sichere, nichtin-
vertierende Adaptation der Wundränder gewährleistet.

Die *vertikale Rückstichnaht* nach Allgöwer
(Abb 12 4) faßt auf der Gegenseite des Einstichs
nur wenig Gewebe, v a die Cutis, und der Rückstich erfolgt intracutan. Damit wird die doppelte
Durchstechung der Haut auf einer Wundseite vermieden und das kosmetische Ergebnis durch Vermeiden der „Fadenleiter" besser Außerdem können die Knoten auf die Seite mit besseren Durch-

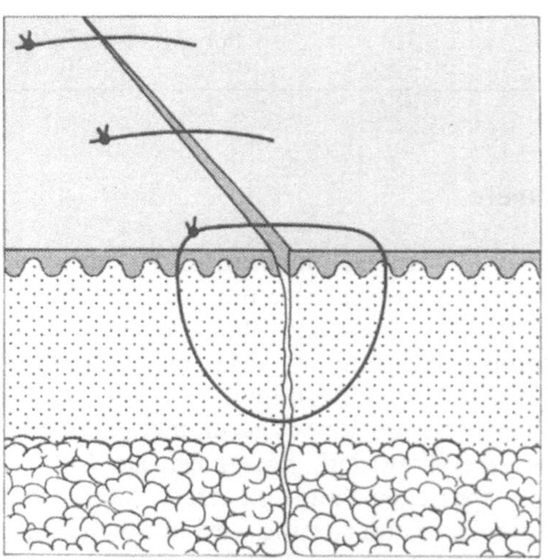

Abb. 12.2. Überwendliche Einzelknopfnaht

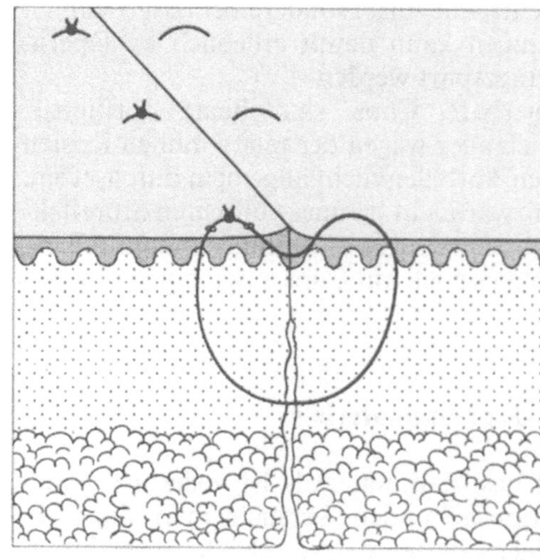

Abb. 12.3. Vertikale Rückstichnaht nach Donati

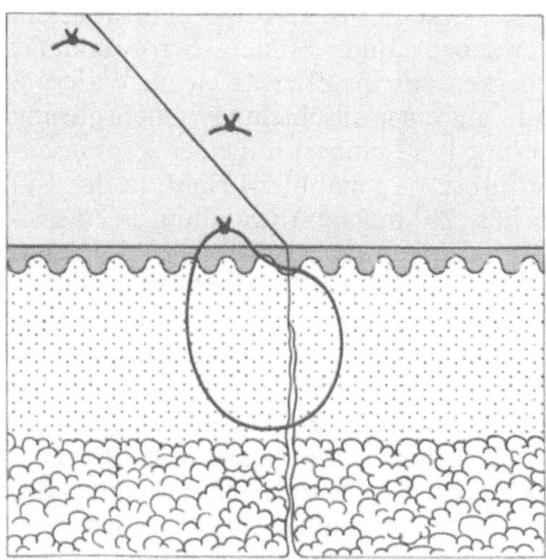

Abb. 12.4. Vertikale Ruckstichnaht nach Allgower

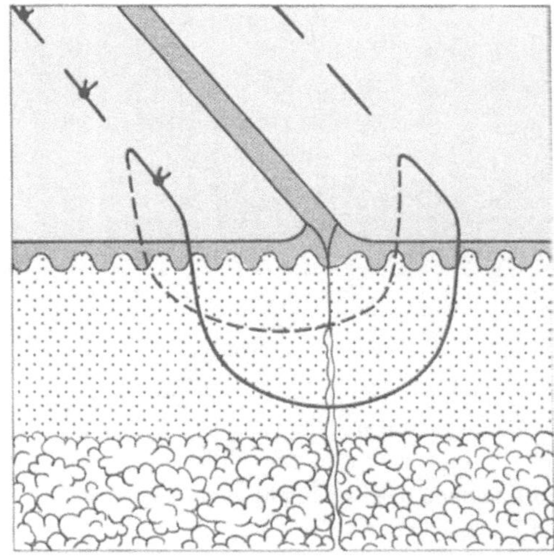

Abb. 12.5. Evertierende U-Naht

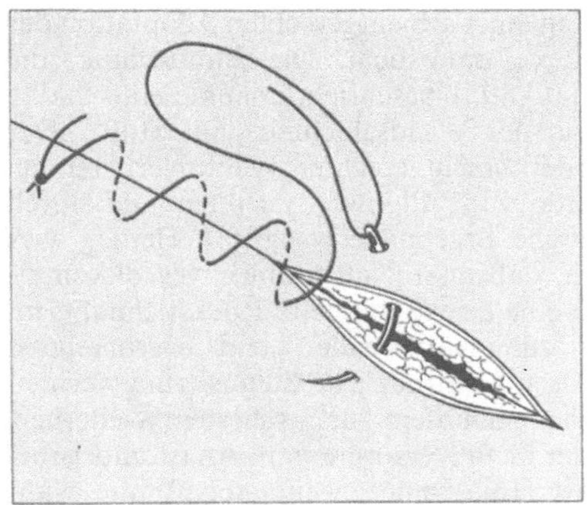

Abb. 12.6. Kurschnernaht

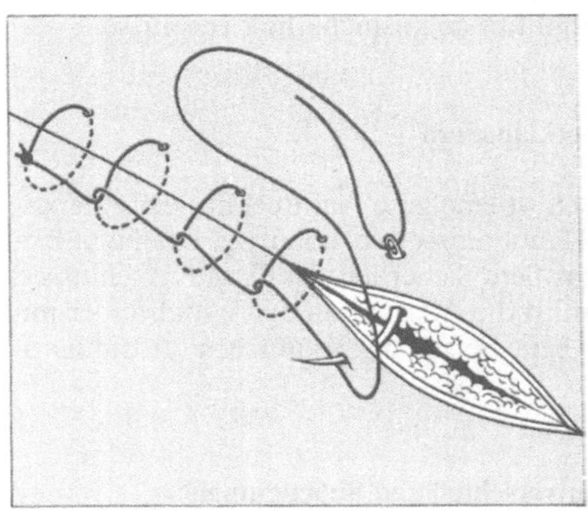

Abb. 12.7. Durchschlungene fortlaufende Naht

blutungsbedingungen, bei gebogenen Schnitten an die Konvexseite, gelegt und der Lappen dadurch geschont werden. Bei geraden Incisionen werden die Nahte alternierend angelegt

Die *evertierende U-Naht* (Abb. 12.5) eignet sich in Hautabschnitten mit starker Hornschicht oder wo eine sichere Ausstulpung erwunscht ist. Die Stichführung sollte oberflachlich zwischen Cutis und Subcutis liegen

3.2.2 Fortlaufende Nähte

Die *Kurschnernaht* (Abb 12 6) leitet sich von der uberwendlichen Einzelnaht her Versenkter und oberflachlicher Fadenanteil sollten gleich schrag zur Wundachse verlaufen, da die Wunde sonst verzogen werden kann.

Bei der *durchschlungenen fortlaufenden Naht* (Abb 12 7) laufen alle die Wunde kreuzenden Fadenteile quer zur Wundachse. Zu starkes Anziehen der Naht fuhrt zu bogenformiger Verziehung der Wunde auf die Seite der Fadenkette.

Bei der *fortlaufenden Ruckstichnaht* nach Allgower (Abb 12 8) verlaufen die Stichkanale quer zur Wunde, die oberflachlichen Fadenanteile schrag. Die Adaptation der Wundrander ist optimal, wenn die Naht nur locker angezogen und keinesfalls unter Spannung geführt wird

Die *Intracutannaht* mit völlig versenktem, in der Cutis langs verlaufendem Faden kann mit monofilem Nahtmaterial ausgeführt werden Neben Polypropylen und Polybutester eignen sich dazu die monofilen resorbierbaren Faden (ungefarbt) besonders gut, weil die Fadenentfernung entfallt Die Wunde sollte mit queren Steristripstreifen gesichert

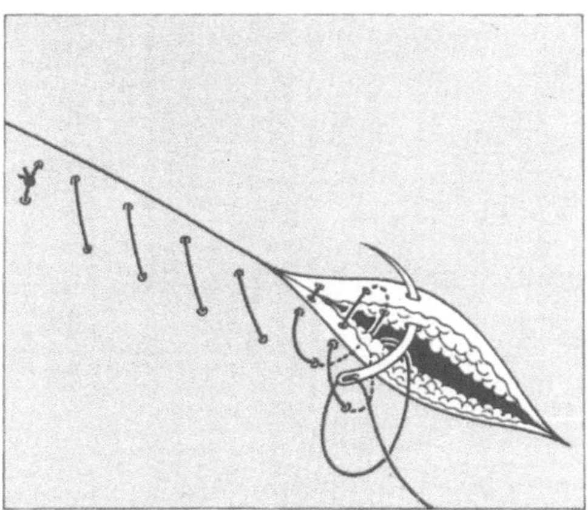

Abb. 12.8. Fortlaufende Ruckstichnaht nach Allgower

werden Der intracutane Faden hat nur die Aufgabe der Adaptation der Hautrander. Diese Nahttechnik ergibt beste kosmetische Ergebnisse

3.2.3 Hautklammern

Kosmetisch ist eine gute Nahttechnik der Adaptation mit Hautklammern ebenbürtig. Die Naht bietet aber größere Sicherheit des Wundverschlusses. Außerdem ist die Adaptation der Wundrander mit Pinzetten beim Setzen der Klammern oft traumatisierend.

3.2.4 Hautverschluß und Subcutannaht

Eine Subcutannaht dient der Blutstillung, Vermeidung subcutaner Hohlraumbildung und Entlastung der Hautnaht. Sie führt aber zu zusatzlicher Einlagerung von Fremdmaterial, Immobilisierung der Hautrander und gelegentlich zur Nekrose von Fettgewebe In der Regel ist daher folgendes Vorgehen vorzuziehen. sorgfaltige Blutstillung und Einziehen eines subcutanen Redon-Drains für 24 h, um Sekret und Blut zu entfernen Die Hautrander bleiben damit frei verschieblich und lassen sich durch eine gut adaptierende Hautnaht mit geringer Spannung aneinanderlegen (s Abb. 11 8 b)

3.3 Darmnähte

3.3.1 Die Naht „auf Stoß"

Während die evertierende Darmnaht wohl die früheste Form der Darmnaht darstellt, hatte sich seit den Arbeiten Joberts (1822) und Lemberts (1826) eine einstülpende Technik durchgesetzt. Sie ba-

sierte auf der Erkenntnis, daß die Serosaflächen schnell verkleben und breiter Serosakontakt größte Sicherheit vor Insuffizienz bietet. Während Joberts Naht auf einer allschichtigen Stichführung beruhte, vermied es Lembert mit einer seromuscularen (aber seroseros genannten) Naht, in das Lumen zu stechen Zahlreiche Abwandlungen einstülpender Nahttechniken im Verlaufe eines Jahrhunderts erreichten das gleiche Ziel des dichten Wundverschlusses, viele in zwei- oder gar dreireihiger Technik. Erst um 1950 wurde das Dogma der einstulpenden Naht wieder angezweifelt, besonders aufgrund der Erfahrung oft erheblicher Stenosierung des Darmlumens im Anastomosenbereich. Die entgegengesetzte Technik mit ausstülpender Naht und Schleimhautkontakt [11, 15] brachte neben Vorteilen (Vermeidung der Stenose, bessere Durchblutungsverhältnisse) auch Erfahrungen mit gehäuften Nahtinsuffizienzen.

Ebenfalls anfangs der 50er Jahre wurde die Moglichkeit einer schichtgerechten Adaptation der Darmstümpfe untersucht. Die Nahttechnik, die Gambee [10] 1951 beschrieb, erlaubte eine exakte Adaptation der Wandschichten „auf Stoß". Der Gedanke der schichtgerechten, nichtinvertierenden Naht wurde von Allgower vertreten und durch gute klinische Ergebnisse belegt [1] Herzog wies 1974 nach, daß diese Nahttechnik, vervollkommnet durch eine eigene doppelte Rückstichnaht, im Vergleich zu invertierenden und evertierenden Anastomosen nicht nur jede Stenosierung vermeidet, sondern außerdem zur raschesten Wiederherstellung der Gefäßversorgung im Anastomosenbereich führt [16]. Ohne Zweifel schafft die Naht auf Stoß damit die günstigsten Voraussetzungen für die Wundheilung und die Vermeidung von Spätfolgen Selbstverständlich kann die schichtgerechte Naht ihre Vorteile nur wahrnehmen, wenn sie einreihig ausgefuhrt wird Zweireihige Technik ist nicht nur unnotig, sie führt durch sekundäre Einstulpung dennoch zu einer Einengung des Lumens Voraussetzung für eine einreihige Naht auf Stoß sind eine gewebeschonende Operationstechnik, das Legen einer genügenden, aber nicht zu großen Zahl von Nähten und sorgfältiges Knüpfen, um eine gute Adaptation ohne Ischämisierung der Wundrander zu erzielen. Spannungsfreie Annaherung der Darmstümpfe ist unabdingbare Voraussetzung.

3.3.2 Einzelnähte

Die wichtigsten gebräuchlichen Formen der Darmnaht seien kurz dargestellt.

Einfachste Nahtform ist die *allschichtige Albert-Naht* (Abb 12.9), mit der gelegentlich eine exakte

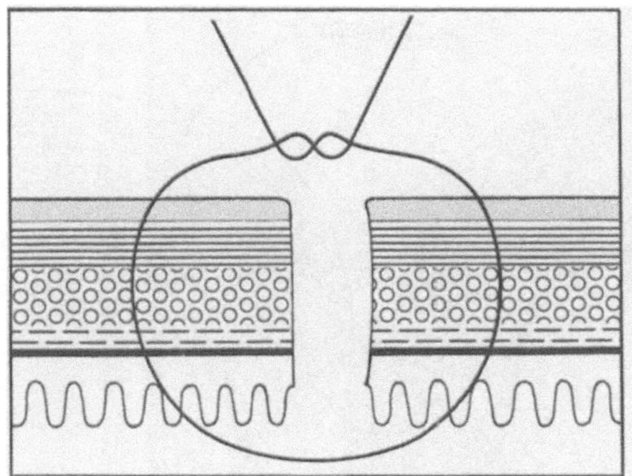

Abb. 12.9. Albert-Naht (allschichtig, von außen gestochen)

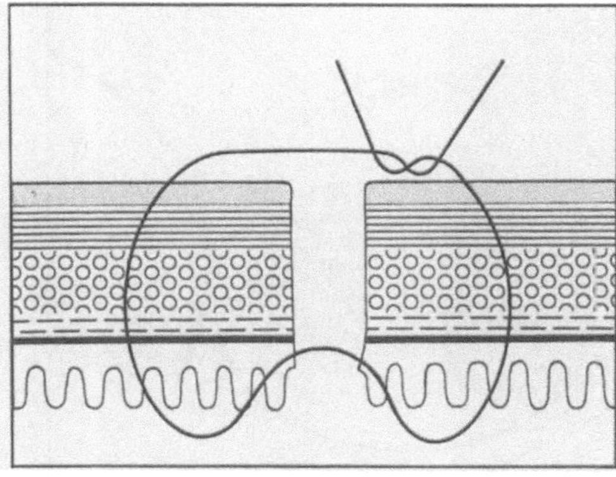

Abb. 12.10. Gambee-Naht (allschichtig, von außen gestochen, Ruckstich durch die Mucosa)

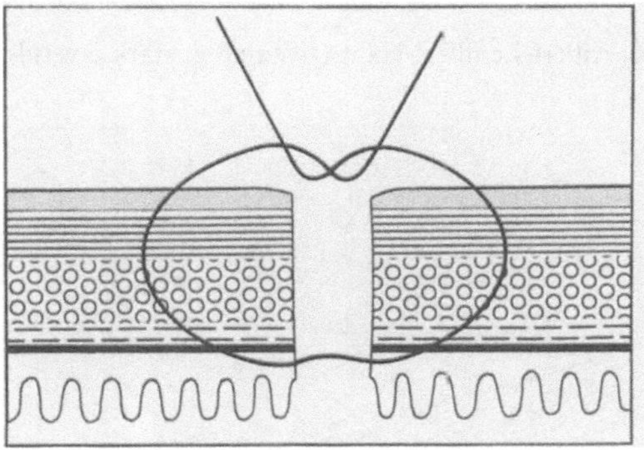

Abb. 12.11. Seromusculare Naht auf Stoß (zweischichtig, von außen gestochen, Standardnaht)

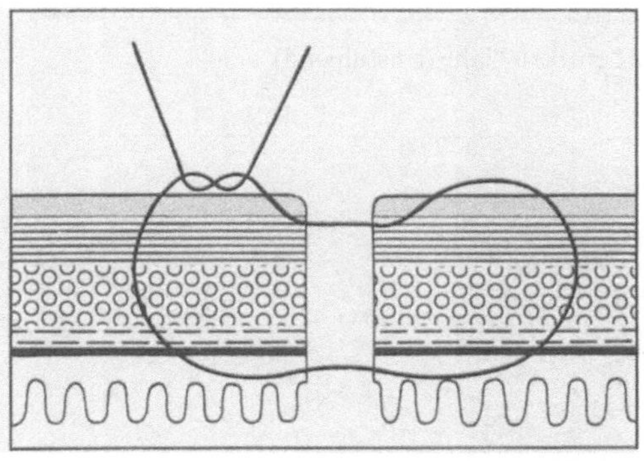

Abb. 12.12. Seromusculare Ruckstichnaht (zweischichtig, von außen gestochen, Ruckstich durch die Serosa)

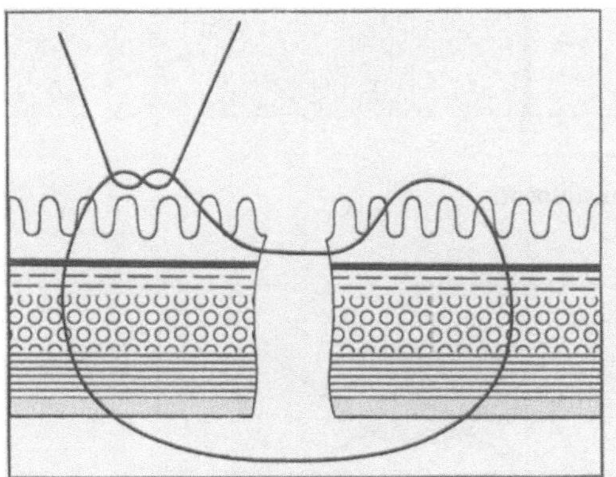

Abb. 12.13. Ruckstichnaht (allschichtig vom Lumen her gestochen, Ruckstich durch die Mucosa, Hinterwandnaht)

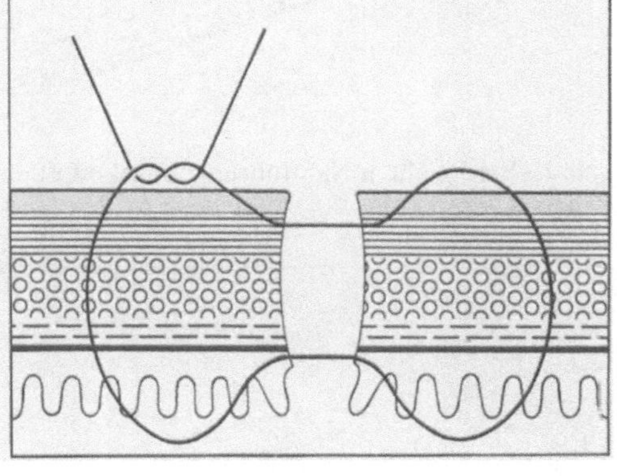

Abb. 12.14. Herzog-Naht (allschichtig, von außen gestochen, doppelter Ruckstich durch die Mucosa und Serosa)

Adaptation der Schichten schwierig sein kann. Sie wurde deshalb haufig für die innere Nahtreihe bei zweireihiger Nahttechnik benutzt.

Die *Gambee-Naht* (Abb. 12 10), von außen begonnen, erzielt durch einen Rückstich in die Submucosa eine gute Adaptation der Schleimhaut Die Stichfuhrung ist allschichtig.

Die außen geknupfte *seromusculare Naht auf Stoß* (Abb. 12 11) adaptiert bei exakter Durchfuh-

rung alle Wandschichten, ohne ins Darmlumen zu fuhren. Sie stellt die einfachste Standardnaht für einreihige Anastomosen an gut zugänglichen, beweglichen Darmabschnitten dar.

Die *außen geknupfte Ruckstichnaht* durch die Serosa (Abb 12 12) erleichtert gelegentlich eine schwierige Adaptation.

Die allschichtige, vom Lumen her gestochene und *innen geknupfte Ruckstichnaht* durch die Mu-

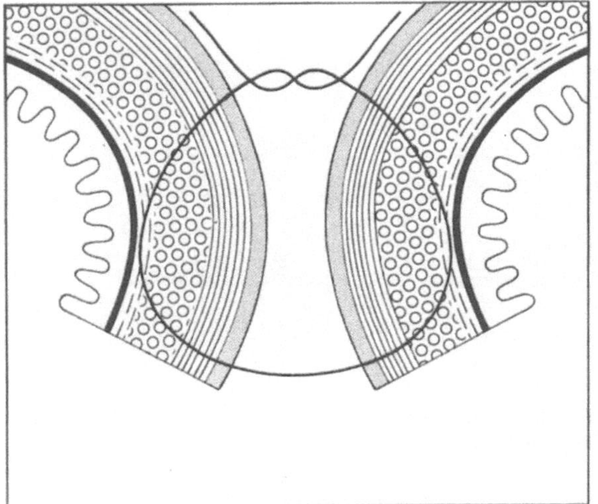

Abb. 12.15. Lembert-Naht (einstulpend)

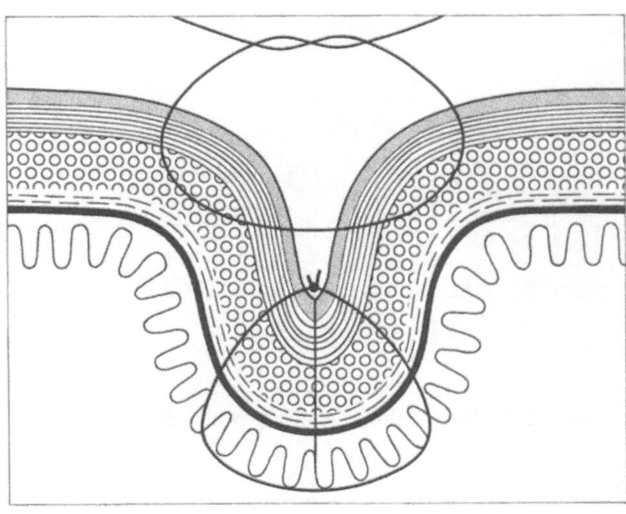

Abb. 12.16. Albert-Lembert-Naht (zweireihig, stark einstulpend)

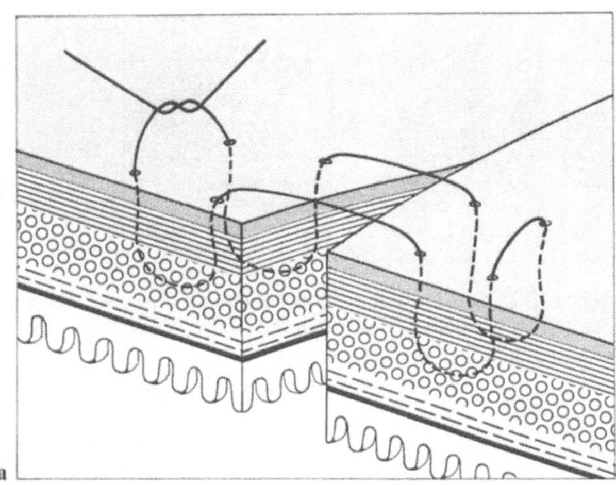

Abb. 12.17a, b. Halsted-Naht **a** Nahtführung, ungeknüpft, **b** geknüpft, einstulpend

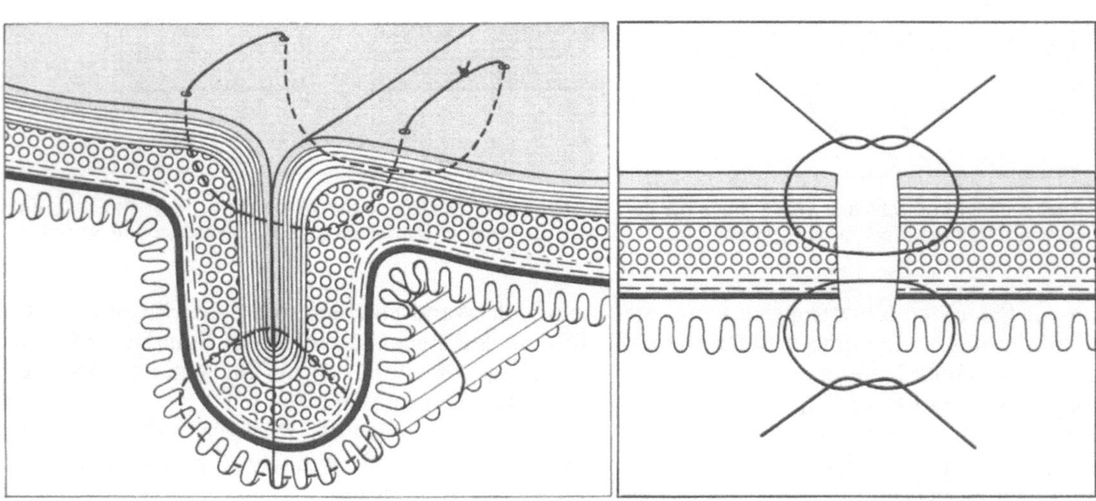

Abb. 12.18. Albert-Halsted-Naht (zweireihig, stark einstulpend)

Abb. 12.19. Wölfler-Naht (zweireihig, innere Mucosanaht vom Lumen her geknüpft, äußere seromusculare Naht)

cosa (Abb 12.13) eignet sich besonders zu genauer Adaptation der Schleimhaut bei der *Hinterwandnaht* an fixierten Darmabschnitten (z.B tiefe „anterior resection")

Schließlich ergibt die allschichtige, *doppelte Ruckstichnaht* nach Herzog (Abb. 12 14) die sicherste Adaptation auf Stoß Sie erfordert mehr Zeitaufwand und bedingt ein mehrfaches Fassen der Darmlippen, bewahrt sich aber da, wo eine schichtgerechte Vereinigung der Wundrander sonst schwierig ware

Der Vollstandigkeit halber seien auch einige der noch weit verbreiteten einstülpenden und zweireihigen Nahttechniken beschrieben.

Die *Lembert-Naht* (Abb 12.15) wirkt einstulpend, indem sie den Wundrand meidet und senkrecht zur Durchtrennungsebene des Darmes durch Serosa und Muscularis an der Darmaußenseite ein- und aussticht Ihre Kombination mit einer (resorbierbaren) Albert-Naht als innerer Nahtreihe (Abb 12.16) ergibt einen durch breiten Serosakontakt dichten zweireihigen Wundverschluß mit starker Einstulpung (Albert-Lembert-Naht).

Die *Naht nach Halsted* (Abb 12 17a, b) ist eine horizontale U-Naht mit dem gleichen Effekt wie die Lembert-Naht, erlaubt es aber, mit weniger Einzelnahten auszukommen Auch sie wird z.B als *Albert-Halsted-Naht* zu einer zweireihigen Technik kombiniert (Abb 12.18)

Eine weniger einstülpende zweireihige Naht wird durch die *Wolfler-Naht* erreicht (Abb. 12.19). Die resorbierbare Schleimhautnaht wird im Lumen geknupft, wohin die Knoten nach Auflosung des Fadens abgestoßen werden.

3.3.3 Fortlaufende Nähte

Fortlaufende Nähte wurden am Darm früher v a. bei zweireihiger Technik fur die Schleimhautnaht haufig angewandt. Als außere Nahtreihe fanden neben den verschiedenen seromuscularen Einzelknopftechniken besonders die Kürschnernaht (s. Abb. 12 6), die Schmieden-Naht (Abb 12.20) und die einstülpende Matratzennaht nach Pribram (Abb 12.21) Verwendung.

Die Verfugbarkeit neuen monofilen resorbierbaren Nahtmaterials (Polyglyconat, Maxon und Polydioxanon, PDS) hat die Situation grundlegend geändert. Die einreihige, seromusculare, fortlaufende Kurschnernaht verbindet die Vorteile einer Naht auf Stoß und eines raschen Lumenverschlusses bei minimaler Manipulation des Gewebes und geringer Materialincorporation Sie eignet sich v.a. für bewegliche Darmabschnitte in der „Zweimal-Vorderwand-Technik" (s Kap. 37 1). Sie setzt ein dosiertes, gerade locker adaptierendes

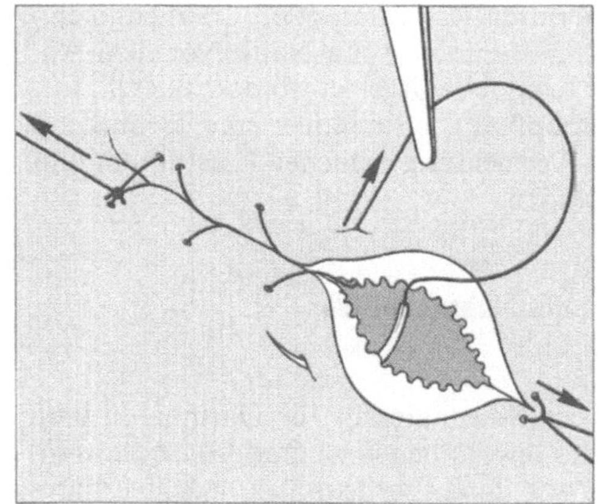

Abb. 12.20. Schmieden-Naht (Einstich vom Lumen her, Ausstich auf Serosaseite)

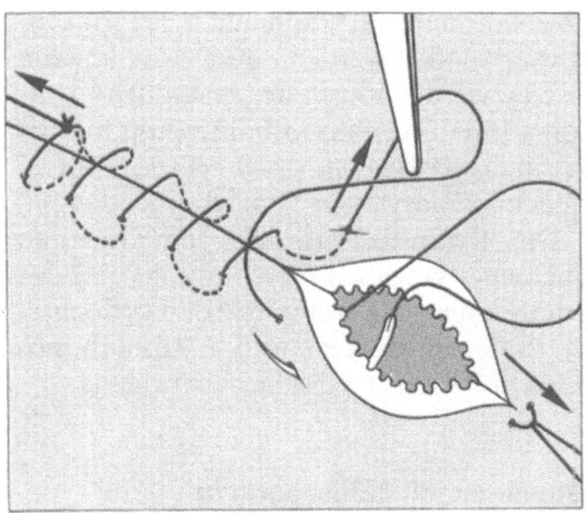

Abb. 12.21. Einstulpende Matratzennaht nach Pribram

Anziehen des monofilen Fadens voraus, um Dichtigkeit zu erreichen und Ischämie sowie „Tabaksbeuteleffekt" zu vermeiden. Durchführbarkeit und Sicherheit dieser Technik wurden von Harder [12] überzeugend nachgewiesen.

3.3.4 Einzelnaht oder fortlaufende Naht

Die wesentlichen Argumente für eine fortlaufende Naht sind: Zeitersparnis, Materialersparnis, wenig versenktes Fremdmaterial, Verteilung der Spannung auf die ganze Naht, Dichtigkeit. Die fortlaufende Naht eignet sich fur alle beweglichen Darmabschnitte. Voraussetzung ist das Vermeiden von Ischamie durch lockere Adaptation. Die Einzelkopfnaht hat ihren Platz bei technisch schwierigen Anastomosen um eine Adaptation unter schwierigen Umstanden zu gewahrleisten, bei der Hinterwandnaht an unbeweglichen Darmabschnitten (allschichtige Rückstichnaht von innen, z.B.

bei der anterioren Resektion oder Oesophagojejunostomie), und immer, wenn Nähte vor dem Anziehen und Knupfen vorgelegt werden müssen. Für die Einzelknopfnaht sollte immer eine Technik auf Stoß unter Vermeidung jeglicher Einstülpung angewandt werden

3.3.5 Wahl des Nahtmaterials
(Tabelle 12.6)

Die Wahl des Nahtmaterials für Darmnähte wird stark durch Gewohnheit und Tradition bestimmt. Gesichert ist, daß synthetisches resorbierbares Nahtmaterial nichtresorbierbaren Nahten mindestens ebenburtig ist und gleiche Sicherheit bietet. Fur die fortlaufende Naht empfehlen wir Polyglyconat (Maxon) 4/0 oder Polydioxanon (PDS) 4/0. Das gleiche Nahtmaterial kann auch für Einzelknopfnahte verwendet werden, und zwar sowohl fur die Vorder- wie die von innen gestochene Hinterwandnaht. Für Einzelknopfnähte kommt als Alternative auch Polyglykolsaure (Dexon plus) oder Polyglactin (Vicryl) der Stärke 4/0 oder 3/0 in Frage. Die Knupftechnik aller empfohlenen Nahte bedarf einer gewissen Gewöhnung, und das Legen von mindestens 4 Knoten mit den geflochtenen Nahten und von mindestens 5–6 mit den monofilen Faden ist sicherheitshalber anzuraten.

3.3.6 Anastomosen mit Nähapparaten

Eine Adaptation auf Stoß ist mit Nähapparaten nicht möglich. Die Vereinigung der Wundrander geschieht entweder evertierend (Schleimhautkontakt) oder invertierend (Serosakontakt). Der eingestülpte Gewebewulst ist aber gering und engt

das Lumen nur wenig ein Die mechanischen Nähapparate werden in Kap 12.2 besprochen.

3.4 Die Naht an den Gallenwegen

Zur Naht an den Gallenwegen eignet sich v.a. resorbierbares Nahtmaterial (s. Tabelle 12 5), wenn die Naht ins Lumen fuhrt, um der Möglichkeit der Steinbildung vorzubeugen. Die Nahttechnik wird im einzelnen in Kap. 37 beschrieben.

3.5 Der Bauchdeckenverschluß

Die Technik des Bauchdeckenverschlusses im Normalfall und bei zu erwartender Wundheilungsstörung wurde bereits in Kap. 11 2 behandelt

3.6 Wahl der Nahttechnik

Fur jedes Gewebe muß die geeignete Nahttechnik aufgrund der klinischen Situation und unter Berücksichtigung des zur Verfügung stehenden Nahtmaterials gewählt werden. Trotzdem lassen sich für den Normalfall gewisse Richtlinien aufstellen. Unsere Empfehlungen gründen auf die Ergebnisse klinischer und experimenteller Untersuchungen und auf klinische Erfahrung und versuchen, da, wo Neues überzeugen kann, nicht im Althergebrachten zu verharren. Tabelle 12 6 faßt unsere Überlegungen zusammen und muß im Zusammenhang mit Tabelle 12.5 (Wahl des Nahtmaterials) betrachtet werden. Ziel jeder Nahttechnik ist es, einen ungestörten Verlauf der Wundheilung zu ermöglichen und zu sichern und ein gutes funktionelles Ergebnis zu erreichen.

Tabelle 12.6. Wahl der Nahttechnik

Ort der Naht	Empfohlene Nahttechnik	Nahtmaterial
Anastomosen an beweglichen Darmabschnitten	Fortlaufende einreihige seromusculare Naht	Polyglyconat/Polydioxanon (4/0)
Anastomosen an unbeweglichen Darmabschnitten Schwierige Anastomosen	Seromusculare Einzelknopfnaht Hinterwand Ruckstichnaht von innen	Polyglyconat/Polydioxanon (4/0) (Polyglykolsaure/Polyglactin 910) (4/0–3/0)
Gallenwege	Fortlaufende Allschichtnaht Überwendliche Einzelknopfnaht	Polyglyconat/Polydioxanon (5/0–4/0) Polyglykolsaure/Polyglactin 910 (5/0–4/0)
Bauchdeckenverschluß	Standardnaht (modifizierte Everett-Naht)	Polyglykolsaure (1–2) (Polyglyconat/Polydioxanon) (1)
Problematischer Bauchdeckenverschluß	Standardnaht + Entlastungsnahte (Ausziehnaht)	Polyglyconat/Polydioxanon (1) (Nylon 2) Nylon (2)
Hautnaht	Allgower-Naht (Intracutannaht)	Nylon, Polypropylen, Polybutester (3/0–4/0) Polyglyconat/Polydioxanon (3/0–4/0) + Steristrip

Literatur

1 Allgower M, Hasse J, Herzog B (1971) Colonresektionen Chirurg 42 1

2 Brunius U (1968) Wound healing impairment from sutures A tensiometric and histologic study in the rat Acta Chir Scand 395 3

3 Craig PH et al (1975) A biologic comparison of polyglactin 910 and polyglycolic acid synthetic absorbable sutures Surg Gynec Obstet 141 1

4 Dardik H, Dardik I, Laufman H (1971) Clinical use of polyglycolic acid polymer as a new absorbable synthetic suture Am J Surg 121 656

5 De Vito RV (1965) Healing of wounds North Am Surg Clin 45 441

6 Echeverria EA, Jimenez J (1970) Evaluation of an absorbable synthetic suture material Surg Gynecol Obstet 131 1

7 Everett WG (1970) Suture materials in general surgery Prog Surg 8 14

8 Fellows NM et al (1951) Suture strength and healing strength of end to end intestinal anastomoses Surg Forum 3 111

9 Forester JC, Zederfeldt B, Hayes TL, Hunt TK (1970) Tape-closed and sutured wounds A comparison by tensiometry and scanning electron microscopy Br J Surg 57 129

10 Gambee LP (1951) A single-layer open intestinal anastomosis applicable to the small as well as to the large intestine West J Surg 59 1

11 Getzen LC (1966) Clinical use of everted intestinal anastomosis Surg Gynecol Obstet 123 1027

12 Harder F, Kull C (1987) Fortlaufende einreihige Darmanastomose Chirurg 58 269

13 Herrmann JB, Woodward SC, Pulaski EJ (1964) Healing of colonic anastomosis in the rat Surg Gynecol Obstet 119 269

14 Herrmann JB, Kelly RG, Higgins GA (1970) Polyglycolic acid sutures Arch Surg 100 486

15 Herztler JH, Tuttle WM (1952) Experimental method for an everting and end-to-end anastomosis in the gastrointestinal tract Arch Surg 65 398

16 Herzog B (1974) Die Darmnaht Huber, Bern Stuttgart Wien

17 Holmlund DEW (1974) Knot properties of surgical suture material Acta Chir Scand 140 355

18 Houdart R, Lavergne A, Valleur P, Hautefeuille P (1986) Polydioxanone in digestive surgery Am J Surg 152 268

19 Hudemann H (1959) Chirurgisches Nahtmaterial Fischer, Jena

20 Katz AR, Turner RJ (1970) Evaluation of tensile and absorption properties of polyglycolic acid sutures Surg Gynecol Obstet 131 701

21 Keill RH et al (1973) Abdominal wound dehiscence Arch Surg 106 573

22 Lunstedt B, Thiede A (1983) Polydioxanon (PDS) – ein neues monofiles synthetisches, absorbierbares Nahtmaterial Chirurg 54 103

23 Muller C, Allgower M (1975) Komplikationen des Bauchdeckenverschlusses und ihre Vermeidung Helv Chir Acta 42 819

24 Nockemann PF (1975) Die chirurgische Naht Thieme, Stuttgart

25 Ordmann LJ, Gillman T (1966) Studies of healing of cutaneous wounds Arch Surg 93 857

26 Postlethwait RW (1970) Polyglycolic acid suture Arch Surg 101 489

27 Postlethwait RW (1970) Long-term comparative study of nonabsorbable sutures Ann Surg 171 892

28 Postlethwait RW, Schauble JF, Dillon ML, Morgan J (1959) Wound healing II An evaluation of surgical suture material Surg Gynecol Obstet 108 555

29 Ray JA, Doddi N, Regula D, Williams JA, Melveger A (1981) Polydioxanone (PDS), a novel monofilament synthetic absorbable suture Surg Gynecol Obstet 153 497

30 Sanders RJ, DiClementi D, Ireland K (1977) Principles of abdominal wound closure I Animal studies Arch Surg 112 1084

31 Shouldice EE, Glassow F, Black N (1961) A study of sinuses occurring after the use of silk only, wire only or a combination of the two Can Med Assoc J 84 576

32 Trimbos JB, Rijssel EV von, Klopper PJ (to be published) Performance of sliding knots in monofilament and multifilament suture material Obstet Gynecol

33 van Winkle W Jr, Hastings C (1972) Considerations in the choice of suture material for various tissues Surg Gynecol Obstet 135 113

34 Varma S, Ferguson HL, Breen H, Lumb WF (1974) Comparison of seven suture materials in infected wounds – an experimental study J Surg Res 17 165

12.2 Klammerinstrumente in der gastrointestinalen Chirurgie

L F Hollender, Ch Meyer und N de Manzini

Neu bearbeitet von J R Siewert

Die Anastomoseninsuffizienz am Darm mit all ihren Folgen – kotige Peritonitis, intraabdominaler Abszeß, Fistel – ist Hauptursache von Letalität und Morbidität nach Operationen im Magen-Darm-Trakt Damit hangt der postoperative Verlauf dieser Operationen in erster Linie von der Anastomosensicherheit ab. Diese nun wird, neben vorgegebenen biologischen Bedingungen, wesentlich beeinflußt durch Faktoren der Anastomosentechnik, z.B. Zahl der Nahtreihen, Nahtmaterial, Spannung des Darms im Nahtbereich und Spannung der Nahte, Abstand zwischen den Nahten etc Mit dem Ziel, die Incidenz der Nahtinsuffizienzen zu senken, wurden mechanische Nahapparate hergestellt. Sie sollen die Anastomosentechnik v a vereinfachen, beschleunigen und standardisieren sowie die Traumatisierung und Keimverschleppung auf ein Minimum reduzieren

1 Historischer Rückblick

Die Benutzung von Materialien zur Wundnaht in der Chirurgie reicht weit zuruck Um 1000 v.Chr wurden Ameisen auf die Wunden gesetzt, sobald sich ihre Kiefer an den Wundrandern festgeklammert hatten, wurden ihre Kopfe abgeschnitten, wodurch ein Dauerspasmus entstand, der die Wundrander aneinander hielt

Im griechisch-mykenischen Zeitalter, 400 Jahre nach Hippokrates, wurden die Wundrander mit kleinen Metallhaken zusammengehalten.

Afrikanische Stamme benutzten Dornen, die parallel zu den Wundrandern verliefen und durch achterformige, aus Pflanzenstoff hergestellte Schlingen miteinander verbunden wurden.

1868 berichtete Felix Nicolas Denan (in [36]) vor der Société Royale de Médecine de Marseille uber den Fall eines Hundes, bei dem er eine ileoileale End-zu-End-Anastomose mit Hilfe eines zylinderformigen Metallgerates vorgenommen hatte.

1872 beschrieb Johann Murphy (in [36]) aus Chicago im „Medical Record" eine cholecystoduodenale Anastomose, die er mit Hilfe eines pilzformigen Knopfes zustande gebracht hatte.

1873 beschrieb Adalbert Ramauge (in [35]) aus Buenos-Aires anläßlich des „Congrès médical d'Amérique du Sud" einen neuen Anastomosenknopf.

1911 fuhrte der Ungar Humer Hültl [24] den ersten Nahapparat vor; dieser wog aber 5 kg und seine Zusammensetzung nahm 2 h in Anspruch

1923 vereinfachte A. von Petz [31] dieses Gerat und schlug einen leichteren Apparatetyp zur Magen-Darm-Naht vor.

1934 bauten Friedrich in Ulm und 1964 Nakayama in Tokyo (in [36]) neue Apparate auf der Basis des Hultlschen Nahapparates.

1950 ließ der Russe Gudov (in [36]) einen automatischen Nahapparat fur die Gefaße bauen.

1965 schließlich schufen Steichen u Ravitch (in [36]) in den USA neue automatische Nahapparate, die den heute bekannten Geraten sehr ahnlich sind.

2 Material und Anwendungsprinzipien

Drei Typen von Nahapparaten verschiedener Große stehen uns zur Verfügung, in neuerer Zeit auch in Form von Einmalapparaten:
- T.A.   (Thoracoabdominalnahapparat)
- G I.A. (gastrointestinale Anastomose)
- E E A. (enteroenterale Anastomose)

2.1 Der T.A. (Abb 12 22 a)

Der T A. gleicht einem Stempel, dessen proximales Ende mit einem Handgriff und einer Flugelmutter versehen ist und dessen distales Ende das Magazin

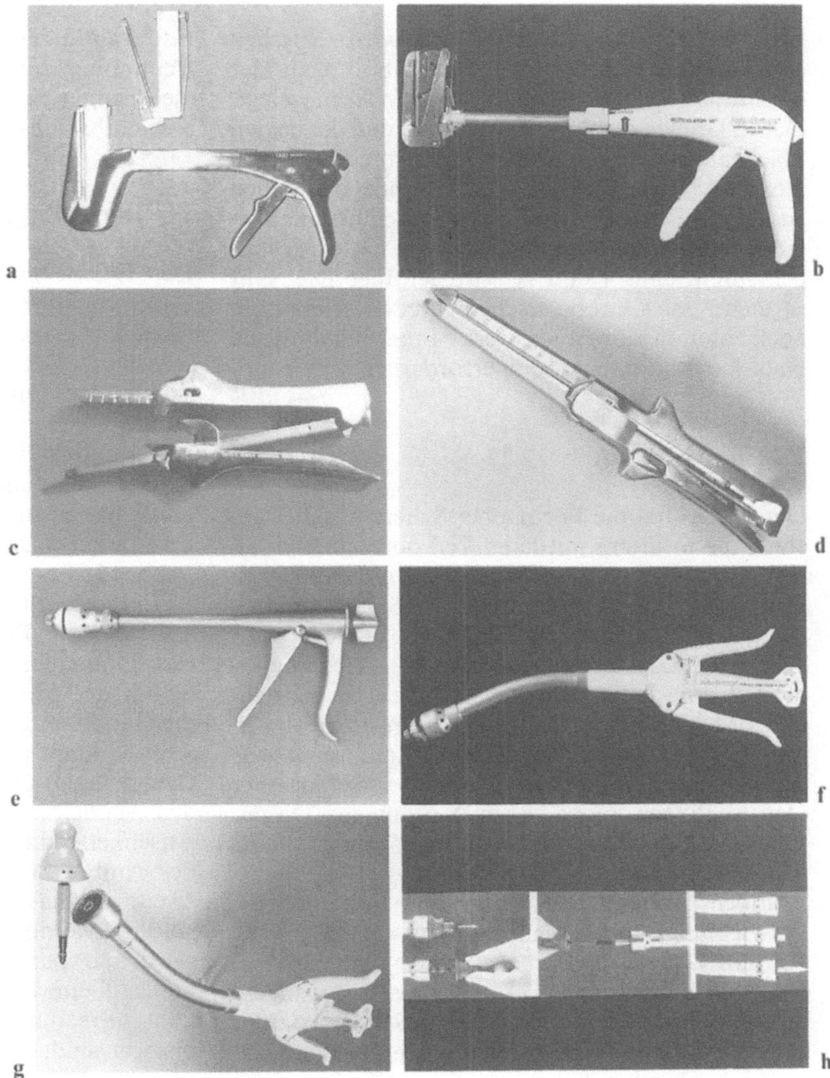

mit den Metallclips aufnimmt. Drei verschiedene Apparate sind erhaltlich. T A. 30, T A. 55 und T A. 90; ihre Zahlen entsprechen der Lange der Metallclipreihe im Gerat in mm Die U-formigen Metallclips sind in doppelter Reihe angeordnet und stehen in sterilen Magazinen gebrauchsfertig zur Verfugung Die geschlossenen Metallclips nehmen die Form eines „B" an, 2 verschiedene Clipsgrößen werden je nach Dicke des Gewebes verwendet 3,8 mm und 4,5 mm.

Ein vor kurzem entstandener T A -Roticulator 55 besitzt an seinem Ende ein um 380° drehbares Gewinde, das ein Einfuhren auch in engere Bereiche erlaubt (Abb 12 22b)

Der T A laßt sich v.a für partiellen oder totalen Verschluß von Hohlorganen verwenden Der T A. 55 eignet sich für samtliche Abschnitte des Magen-Darm-Traktes, der T.A 90 ist für den Ver-

Abb. 12.22a–h. a T A -55-Klammerinstrument mit Magazin **b** T A -55-Roticulator-Klammerinstrument **c** G I A -Klammerinstrument **d** G I A -90-R-Klammerinstrument **e** Klassisches E E A -Klammerinstrument **f** Gebogenes E E A -Klammerinstrument mit anatomischer Krummung **g** Neues zirkulares Klammerinstrument P C E E A (R) (premium curved end to end anastomosis) **h** Atraumatischer Amboß (*links*) mit neuem Stiel zur Mehrfachbenutzung (*Mitte*) und absetzbarem Trokar für atraumatische Durchstechung mit dem P C S E A (*rechts*) (Mit freundlicher Genehmigung der Fa Auto Suture France)

schluß des Magens und für seine Tubulierung gedacht

Der T A -Roticulator 55 erlaubt ein erleichtertes Einfuhren ins kleine Becken zum Verschluß eines tiefen Rectumstumpfes.

Anwendungsprinzip
Ein Magen- oder Darmsegment wird zwischen Magazin und Metallunterlage („Amboß"), auf der die Metallclips zusammengepreßt werden, gelegt Durch Drehen der Flügelmutter werden die beiden Flachen des Darmsegmentes komprimiert, danach durch Betatigen des Handgriffs beide Clipreihen ausgelost Das auf diese Weise verschlossene Segment wird direkt langs dem Apparat mit dem Skalpell durchtrennt Der T A wird geöffnet Die Naht ist dicht, das Gewebe erscheint weder ischamisch, noch blutet es nennenswert. Eine blutstillende Naht kann ausnahmsweise erforderlich sein.

2.2 Der G.I.A. (Abb 12.22c)

Der G.I A. hat die Form einer Schere mit 2 Branchen, die in ihrem mittleren Teil oder auch an einem Ende miteinander verbunden werden konnen Eine dieser Branchen wird mit zweireihig angeordneten Clips beladen (32 Clips), die andere dient als Amboß Zwischen den beiden Clipreihen befindet sich eine zentrale Rinne, in der ein herausziehbares Messer gleitet. Dieses Instrument dient z B der Anlage von Seit-zu-Seit-Anastomosen sowie dem Durchtrennen beidseitig verschlossener Darmschlingen (etwa Roux-Y-Schlinge, Durchtrennung des Descendens im Laufe einer Hartmann-Operation usw).

Einen wesentlichen Fortschritt bedeutet die Entwicklung überlanger G I.A -Gerate (90–100 mm Lange) Sie arbeiten nach dem gleichen Prinzip wie die kurzen G I A., stellen aber langere Seit-zu-Seit-Anastomosen her, was z B. bei der Schaffung eines intestinalen Pouches wunschenswert ist Darüber hinaus sind sie offenbar nicht mit der gleichen Haufigkeit von Blutungen belastet, wie dies aus den evertierten Schnittrandern beim kurzen G.I.A der Fall war.

Anwendungsprinzip bei der Anastomosenanlage
Mit 2 Haltefaden oder 2 Pinzetten werden die zur Seit-zu-Seit-Anastomose bestimmten Segmente aneinander gelegt Jede Branche des G I A. wird separat durch eine kleine, zu Beginn angelegte Incision in jedes der 2 aneinandergelegten Segmente eingeführt. Die beiden Branchen werden miteinander verbunden und der Apparat geschlossen, danach wird das eingebaute Skalpell in der zentralen Rinne vorgeschoben Dadurch werden gleichzeitig die Clips geschlossen und das Gewebe zwischen den beiden Clipreihen durchtrennt Die Seit-zu-Seit-Anastomose ist vollendet. Das Gerat wird dann herausgezogen und beide Incisionen entweder mit Einzelknopfnahten oder mit dem T.A. 30 verschlossen.

Selbstverstandlich ist es auch moglich, nach Entfernung des Skalpells die Clips ohne Gewebetrennung anzubringen, so daß der G I A. auch für die alleinige Schließung des Lumens eines Organs anwendbar ist (z B bei Gastroplastik).

2.3 Der E.E.A. (Abb. 12 22d)

Der E E.A gleicht einer Pistole, deren distales Ende kreisformig ist und ein Magazin mit den Clips sowie ein zirkulares Skalpell mit dem entsprechenden Amboß enthalt; das proximale Ende ist als Griff mit einer Flugelmutter ausgestattet. Drei Kaliber von E E A.-Geraten sind vorhanden. 28, 31 und 35, wobei die Zahlen dem Außendurchmesser des Magazins in mm entsprechen. Neuerdings gibt es auch gekrummte Instrumente, die das Einführen durch die Ampulla recti erleichtern (Abb 12 22e).

Ein wesentlicher Fortschritt in der E E.A.-Technik stellt der Premium C.E.E A. dar Bei diesem Gerat kann der Amboß mit Dorn vom eigentlichen Schaft des Gerates getrennt werden Damit wird die Handhabung des Gerates sehr viel leichter Der Amboß kann isoliert in das periphere Organ (z B Oesophagus) eingebracht werden Dadurch werden Verziehungen und Verdrehungen vermieden. Anschließend kann das eigentliche Gerat, das statt des Amboß nun einen Trokar aufnimmt, in das zweite zu anastomosierende Organ (Jejunum) eingefuhrt werden. Der Trokar kann ausgefahren werden, er perforiert die Jejunalwand schlussig, so daß auf eine Tabakbeutelnaht verzichtet werden kann. Erst nachdem beide Gerateanteile perfekt plaziert sind, wird das Gerat aneinander gekoppelt, zusammengeschraubt und ausgelost Insbesondere fur hohe intramediastinale Oesophagojejunostomien bietet dieses Gerat ganz wesentliche Vorteile.

Bei allen E E A.-Geraten müssen Tabakbeutelnahte angelegt werden, um das Organlumen schlüssig an den Amboß bzw das Gerat adaptieren zu konnen Eine Ausnahme besteht lediglich dann, wenn der obengenannte Trokar benutzt wird. Für das Legen dieser Tabakbeutelnahte ist eine Spezialtabakbeutelnahtzange vorgegeben. Haufig erfüllt sie aber nicht die notwendigen Anspruche, so daß die Tabakbeutelnaht freihandig gelegt werden muß. Besonders zeitsparend ist es, eine neue Spezialklemme (PURSTRING-Instrument) einzusetzen Sie plaziert eine durch kleine Drahtösen gehaltene Tabakbeutelnaht automatisch im richtigen Abstand zur Resektionslinie Für gut zugangige Organareale scheint das Problem der Tabakbeutelnaht damit gelost. Die Tabakbeutelklemme ist derzeit allerdings noch relativ grob, so daß ihre Plazierung in anatomisch ungünstigen Bereichen (tief im kleinen Becken, hoch im Mediastinum) nur schwer gelingt.

Anwendungsprinzip
Nach Resektion des gewünschten Segmentes werden an die beiden zu anastomosierenden Darmenden mit einem Spezialinstrument (A S.P 50 oder P S.D.) 2 Tabakbeutelnähte angelegt. Danach wird das E E A.-Gerat in das Darmlumen eingeführt und Magazin und „Amboß" derart auseinandergeschraubt, daß dazwischen genügend Raum entsteht, in dem die zu anastomosierenden Darmlippen Platz finden Die beiden angezogenen Tabakbeutelnähte bringen die Darmenden coaxial in den direkten Bereich der Clips Die Flugelmutter wird angezogen, dadurch das Gewebe komprimiert, die Clips geschlossen und das Gewebe durchtrennt. Danach wird das geoffnete Gerat durch sorgfältiges Drehen zurückgezogen.

3 Indikationen zur Benutzung von Klammerapparaten

Prinzipielle Überlegungen
Die von der Industrie in großer Zahl hergestellten Klammernahtgeräte können die chirurgische Handnaht in manchen Bereichen ersetzen. Ein großer Vorteil dieser Nahttechniken ist, daß sie standardisiert sind, eine gute Durchblutung der Wundlefzen – unter der Voraussetzung einer anatomiegerechten Praparation – gewährleisten und von immer gleicher Zuverlassigkeit sind Mit anderen Worten, sie sind unabhangig vom Ausbildungsstand und von der „Tagesform" des Chirurgen.

Grundsatzlich sind automatische Nahapparate da besonders sinnvoll einsetzbar, wo sie durch ohnehin im Ablauf der Operation entstandene oder von der Natur vorgegebene Öffnungen eingefuhrt werden können Eine gesonderte Eroffnung des Intestinaltraktes zum Einfuhren von automatischem Nahtgerat sollte moglichst vermieden werden.

Im Bereich des oberen Gastrointestinaltraktes gilt dies z B fur das Einfuhren des E E A -Klammergerates uber eine ohnehin zu durchtrennende Dunndarmschlinge (Oesophagojejunostomie) Fur den unteren Gastrointestinaltrakt ist das Einfuhren des automatischen Nahapparates durch den Anus die beste Indikation.

Die Verwendung der Klammernahtgerate hat sich deshalb bei folgenden Indikationen besonders bewahrt·
– Blindverschluß von Hohlorganen Die Geratetypen T.A 30–90 eignen sich sehr gut fur einen zuverlassigen Blindverschluß von Hohlorganen

z B im Bereich des Duodenalstumpfes oder nach Abtragung von Oesophagusdivertikeln. Die Deckung der maschinellen Blindverschlusse mit seroserosen Einzelknopfnähten ist fakultativ
– Instrumente, die sozusagen eine Verlangerung der Hand des Chirurgen bewirken und somit Anastomosen in schwer einstellbaren Bereichen ermoglichen Im Bereich des oberen Gastrointestinaltraktes gilt dies in erster Linie für die intramediastinale, epiphrenische, oesophagointestinale Anastomose, im unteren Gastrointestinaltrakt fur die tiefe Rectumanastomose bei anteriorer Resektion

Bei Berucksichtigung dieser Gesichtspunkte haben sich für die Verwendung von Klammerapparaten folgende Indikationen ergeben:

3.1 Klare Indikationen

– Transhiatale oesophagojejunale Anastomose,
– Oesophagustranssektion und Anastomose bei Oesophagusvaricenblutung,
– Duodenalstumpfverschluß,
– Abtragung von Divertikeln,
– Verschluß des Magenstumpfes,
– Transanale, colorectale Anastomose,
– Wiederherstellung nach Hartmann-Operation,
– Herstellung eines Reservoirs (Pouch) mit einer oder mehreren Dunndarmschlingen.

3.2 Diskutable Indikationen

Dazu gehören alle Typen von Gastroenterostomien, Enteroenterostomien, Ileocolostomien, Colocolostomien und hohen Colotransversostomien.

Die Benutzung von Klammerapparaten wird in diesem Fall mit 3 Argumenten begrundet·
– Reduktion der Keimverschleppung und der operativen Gewebetraumatisierung auf ein Minimum,
– Vereinfachung der Anastomosentechnik,
– Zeitgewinn.
Alle diese Argumente sind jedoch sorgfältig zu erwägen, insbesondere bei nur gelegentlichem Gebrauch dieser Instrumente, d h. bei nur geringer Erfahrung im Umgang mit automatischen Nahapparaten.

3.3 Sogenannte „Bequemlichkeitsindikationen"

– Herstellung einer Roux-Y-Schlinge,
– Anlage oder Verschluß einer Gastrostomie,
– Jede Art von Blindverschluß

4 Anwendungsmöglichkeiten der Klammerapparate

4.1 Oesophaguschirurgie

– Besonders geeignet sind Klammernahtgeräte zum Blindverschluß bei Abtragung von Oesophagusdivertikeln (Abb 12 23 a–c).
– Andere, seltener indizierte Einsatzmöglichkeiten sind die oesophagogastrale Anastomose durch E E.A bei limitierter Fundusresektion
– Bei subtotaler Oesophagektomie kann die oesophagogastrale Anastomose, wenn sie im Thorax angelegt wird, ebenfalls mit dem E E A ausgeführt werden
– Die Schlauchbildung entlang der großen Kurvatur des Magens zum Totalersatz der Speiseröhre kann ebenfalls mit Vorteil mit den Klammernahtgeräten, speziell dem G I.A oder auch dem T A 90, ausgeführt werden (Abb. 12.24 a, b)
– Hohe intramediastinale Oesophagojejunostomien konnen mit dem Premium C E.E.A ausgefuhrt werden (Abb 12 25 a–c). Der Einsatz der automatischen Nahapparate erlaubt eine wesentlich hohere intramediastinale Anlage der Anastomose als bei Handnaht Die intramediastinale Oesophagojejunostomie stellt eine besonders gute Indikation fur den Einsatz der Klammernahtgerate dar.
– Behandlung von blutenden Oesophagusvaricen Durchtrennung des Oesophagus mit sofortiger Reanastomosierung mit dem E.E A (Abb 12 26 a–c) Ebenfalls kann eine subkardiale Sperroperation bei blutenden Oesophagusvaricen vorteilhaft mit dem G.I.A 50 ausgeführt werden (Abb 12.27 a, b).

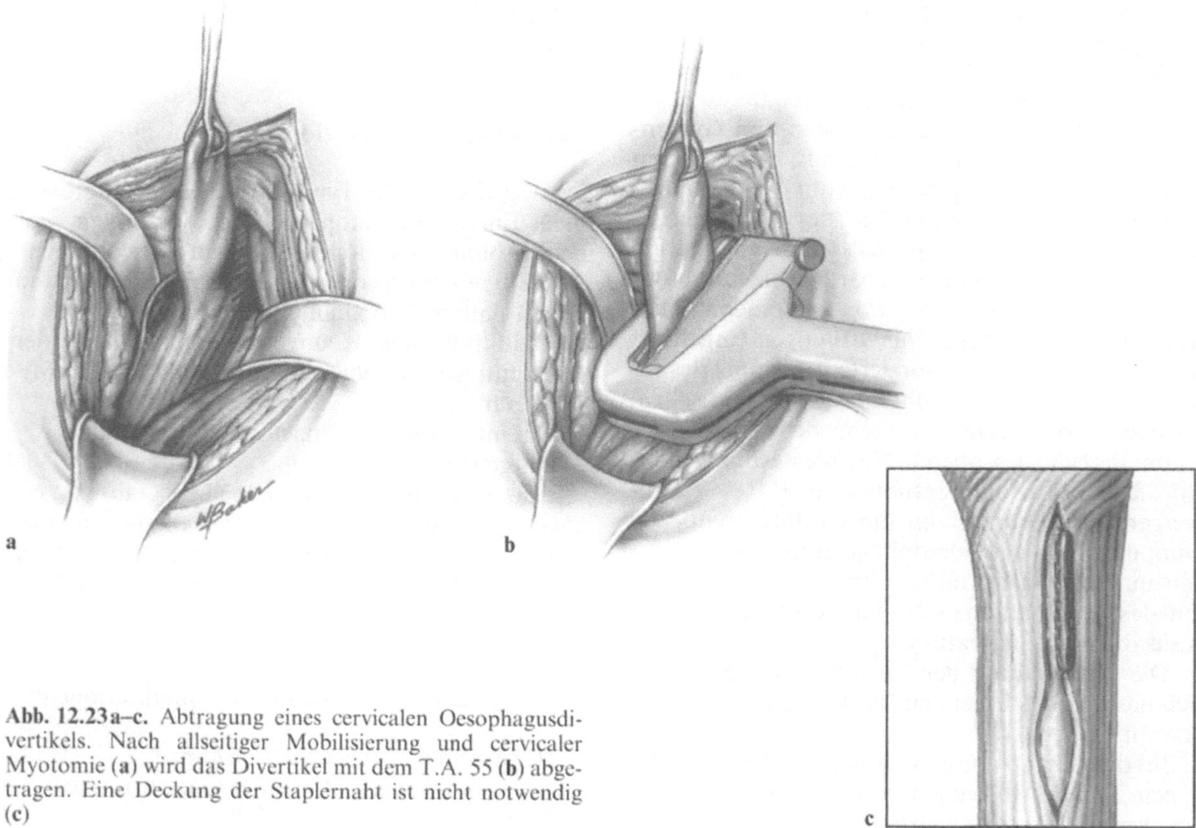

Abb. 12.23 a–c. Abtragung eines cervicalen Oesophagusdivertikels. Nach allseitiger Mobilisierung und cervicaler Myotomie (**a**) wird das Divertikel mit dem T.A. 55 (**b**) abgetragen. Eine Deckung der Staplernaht ist nicht notwendig (**c**)

Abb. 12.24a, b. Magenschlauchbildung zum Speiseröhrenersatz. Der Magenschlauch wird am besten entlang der großen Kurvatur, gestielt an der A. gastroepiploica dextra, gebildet. Dazu kann sehr gut der G.I.A. 50 oder auch 90 verwandt werden. Genau so gut kann auch ein einseitiger Verschluß mit dem T.A. 90 herbeigeführt werden. (Mit freundlicher Genehmigung der Fa. Auto-Suture)

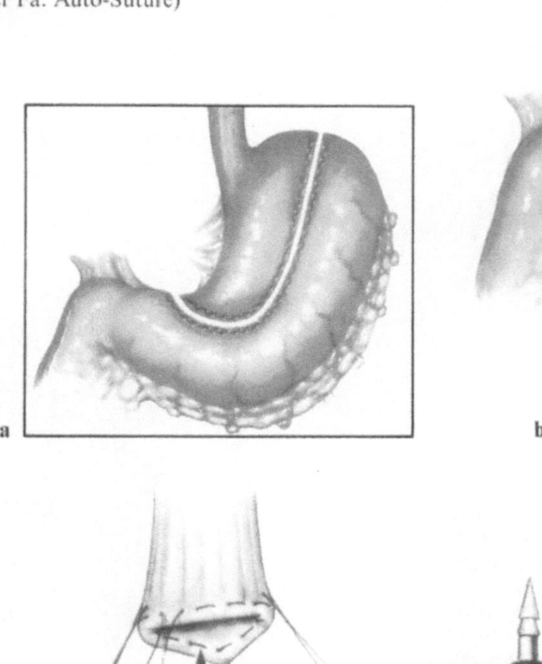

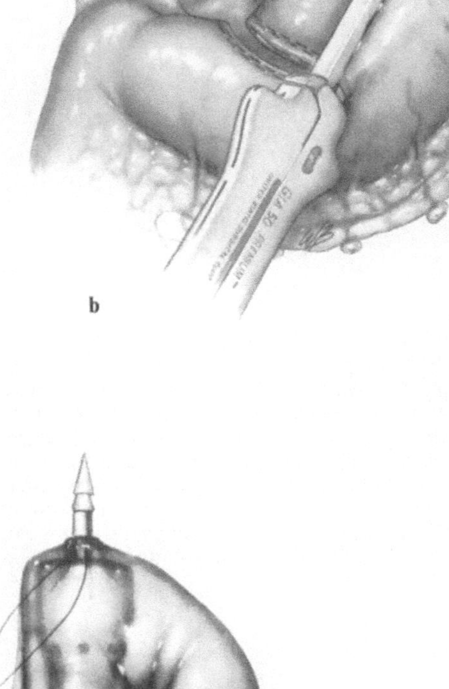

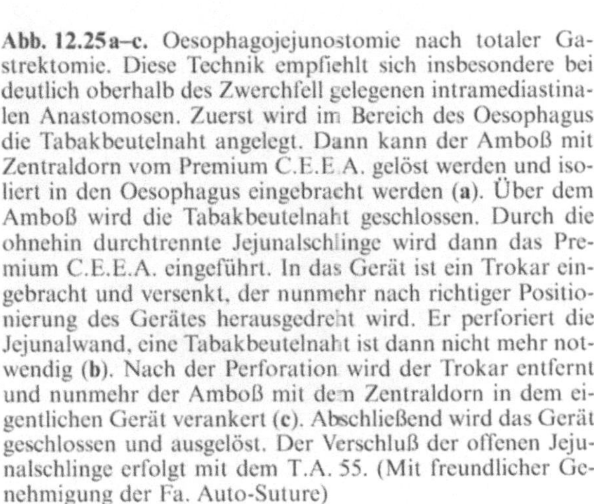

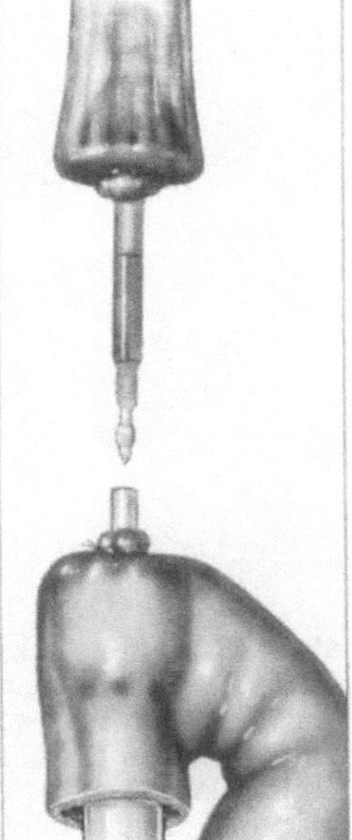

Abb. 12.25a–c. Oesophagojejunostomie nach totaler Gastrektomie. Diese Technik empfiehlt sich insbesondere bei deutlich oberhalb des Zwerchfell gelegenen intramediastinalen Anastomosen. Zuerst wird im Bereich des Oesophagus die Tabakbeutelnaht angelegt. Dann kann der Amboß mit Zentraldorn vom Premium C.E.E.A. gelöst werden und isoliert in den Oesophagus eingebracht werden (**a**). Über dem Amboß wird die Tabakbeutelnaht geschlossen. Durch die ohnehin durchtrennte Jejunalschlinge wird dann das Premium C.E.E.A. eingeführt. In das Gerät ist ein Trokar eingebracht und versenkt, der nunmehr nach richtiger Positionierung des Gerätes herausgedreht wird. Er perforiert die Jejunalwand, eine Tabakbeutelnaht ist dann nicht mehr notwendig (**b**). Nach der Perforation wird der Trokar entfernt und nunmehr der Amboß mit dem Zentraldorn in dem eigentlichen Gerät verankert (**c**). Abschließend wird das Gerät geschlossen und ausgelöst. Der Verschluß der offenen Jejunalschlinge erfolgt mit dem T.A. 55. (Mit freundlicher Genehmigung der Fa. Auto-Suture)

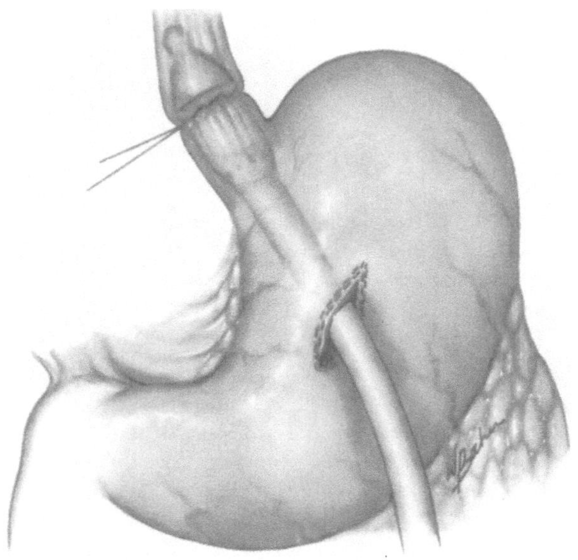

a

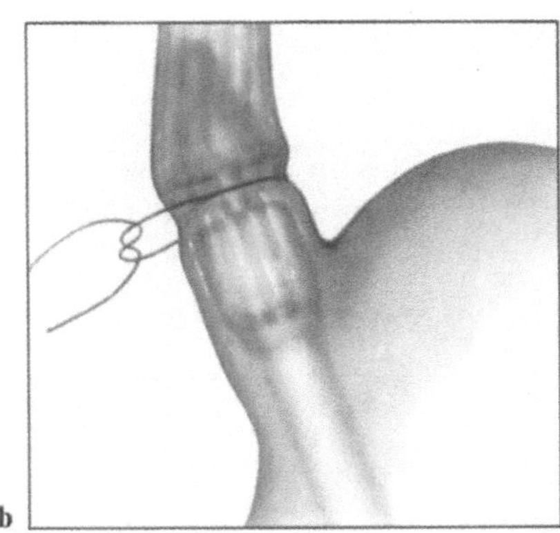

b

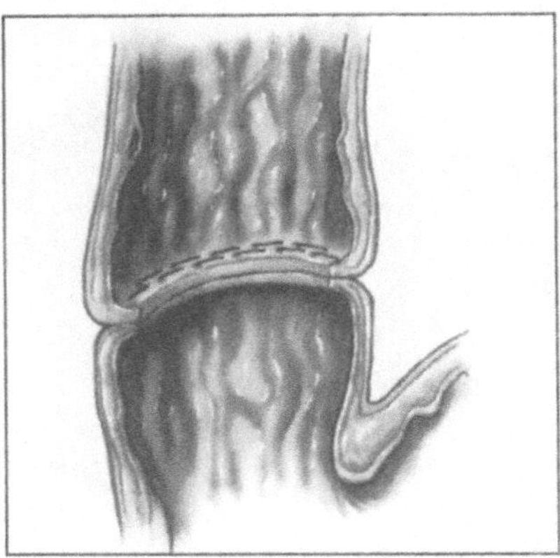

c

Abb 12.26a–c. Transmurale Dissektion bei Oesophagusvaricenblutung Durch eine Gastrotomie wird der E E A bis
in den distalen Oesophagus vorgeschoben (**a**) Dann wird
das Gerat soweit wie moglich geoffnet und eine zirkulare
Ligatur zwischen Amboß und Schaft angelegt und festge-
knotet (**b**) Dann wird das Gerat geschlossen und ausgelost
Es resultiert eine Durchtrennung und gleichzeitige Wieder-
vernahung des terminalen Oesophagus (**c**) Dadurch kommt
es zu einer Diskonnektion der Oesophagusvaricen (Mit
freundlicher Genehmigung der Fa Auto-Suture)

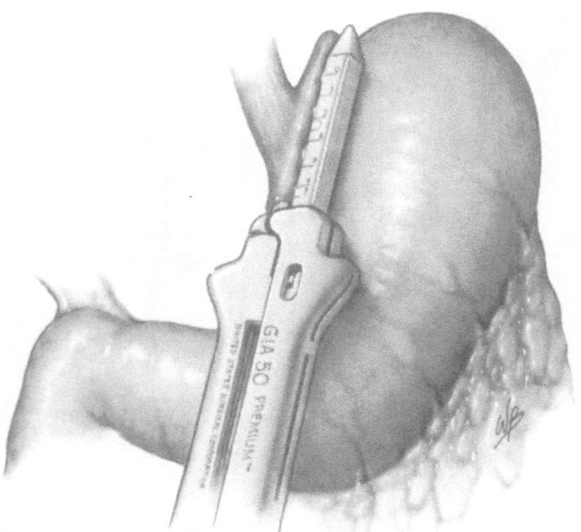

a

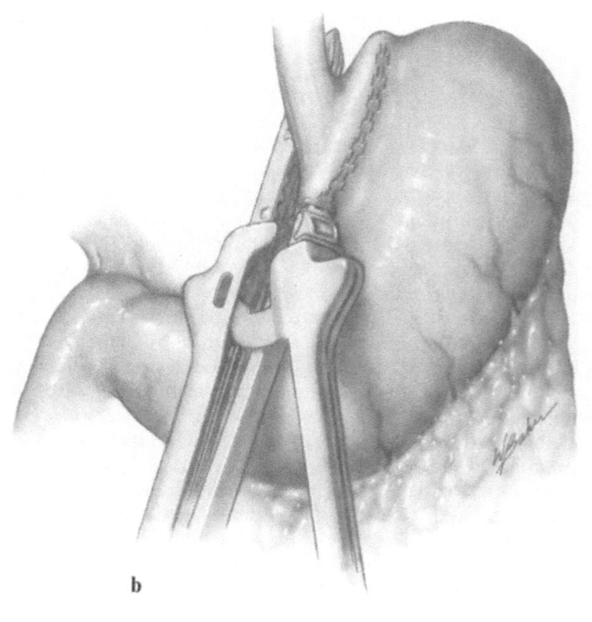

b

Abb. 12.27a, b. Subkardiale Sperroperation mit dem
G I A 50 uber eine kleine Stichincision im Bereich der kleinen Kurvatur wird sowohl im Bereich der Vorderwand wie
der Hinterwand das G I A 50 eingefuhrt und geschlossen
Wichtig ist, daß das Messer vorher entfernt worden ist, damit keine Durchtrennung der Magenwand erfolgt (Mit
freundlicher Genehmigung der Fa Auto-Suture)

4.2 Magenchirurgie

Hier bestehen vielfache Anwendungen:

- Verschluß des Duodenalstumpfes mit dem T A. 55 (Abb. 12 28a), Des weiteren kann die Transsektion und der Verschluß des proximalen Magenstumpfes mit dem T A 90 ausgefuhrt werden (Abb 12 28a)
- In besonders gelagerten Fällen kann auch die Gastroenterostomie mit dem G I.A. 50 oder 90 ausgefuhrt werden (Abb 12.28b).
- Eingriffe im Rahmen der krankhaften Fettsucht werden fast ausschließlich unter Zuhilfenahme automatischer Nahapparate durchgefuhrt (Abb. 12 29).
- Erstellung der Gastroduodenostomie (Billroth-I) mit Hilfe des Nahtapparates (Abb 12 30a–d).
- Alleinige Gastroenterostomie ohne Magenresektion (Abb 12.31)
- Rekonstruktionsverfahren nach totaler Gastrektomie (s Kap. 27)

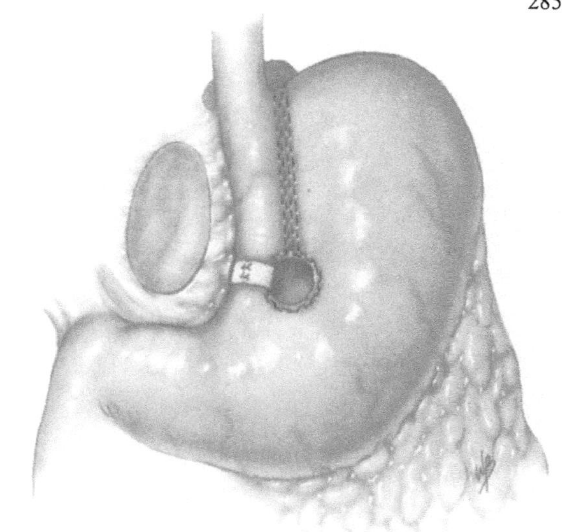

Abb. 12.29. Gastroplastik wegen krankhafter Fettsucht (Einzelheiten s Kap 30) (Mit freundlicher Genehmigung der Fa Auto-Suture)

Abb. 12.28a, b. Typische Magenresektion mit Blindverschluß des Duodenums und des proximalen Magenstumpfes (**a**). Die Gastroenterostomie kann per Hand, aber auch mit dem G.I.A. 50 (**b**) angelegt werden. (Mit freundlicher Genehmigung der Fa. Auto-Suture)

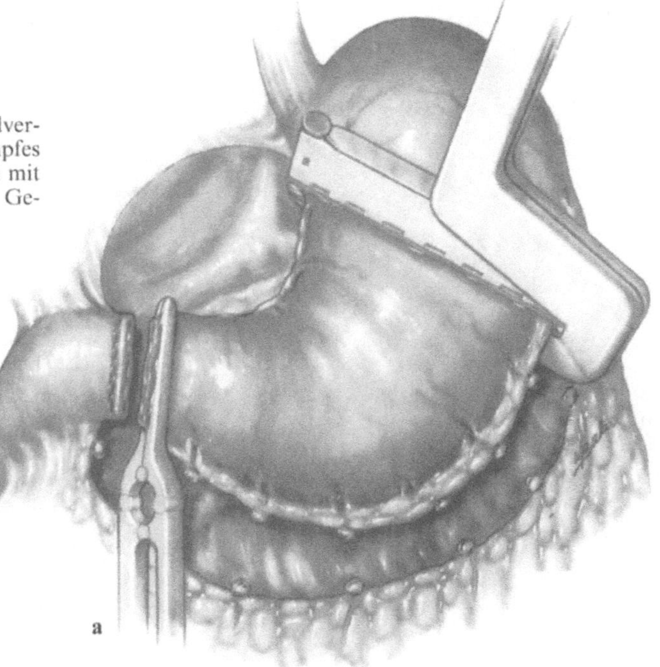

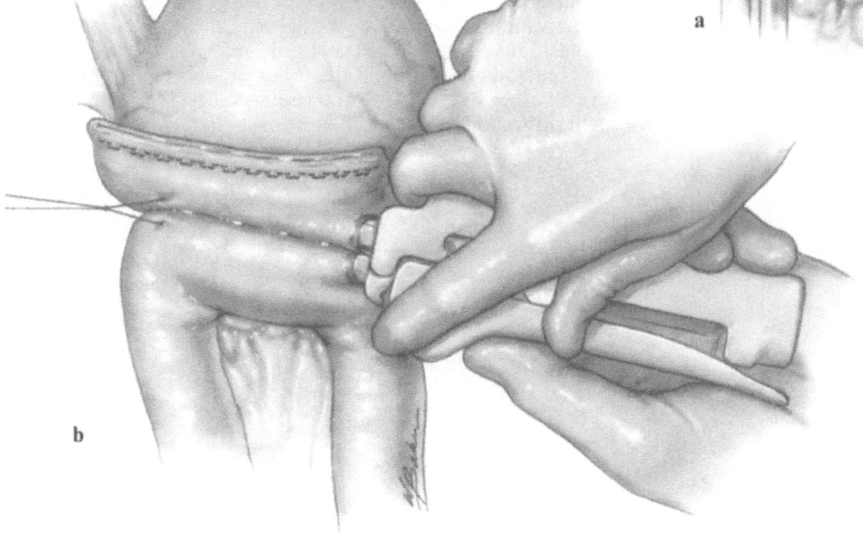

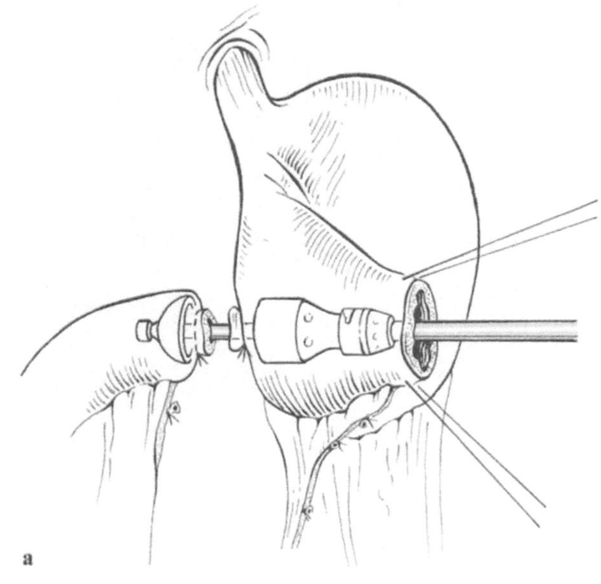

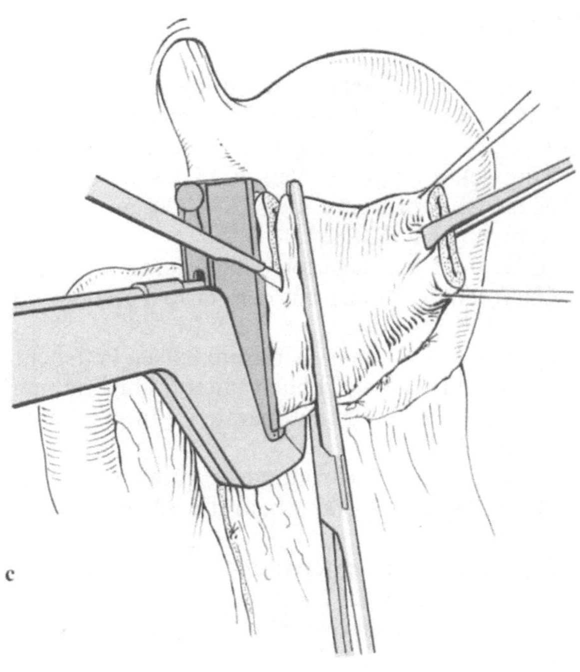

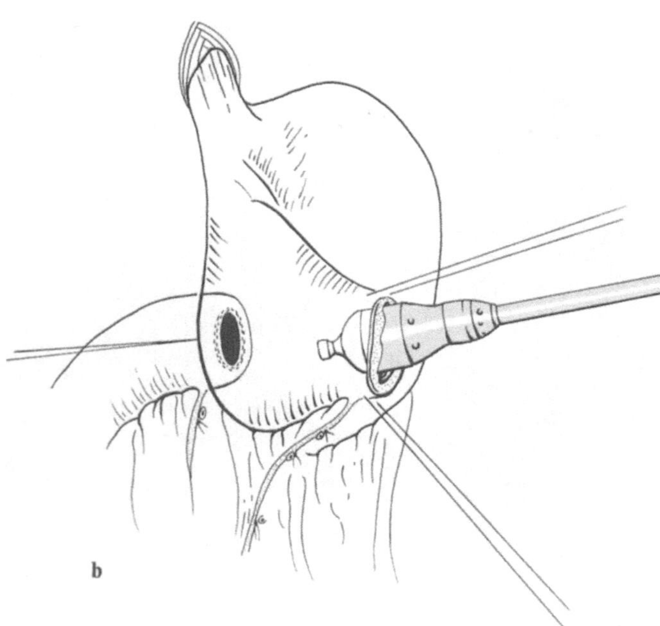

Abb. 12.30a–d. Distale Magenresektion mit Gastroduodenostomie nach Billroth I **a, b** Nach Durchtrennung des
Duodenums wird transpylorisch der E E A -Apparat in den
Magen eingefuhrt An der fur die Anastomose ausgewahlten
Stelle der Magenhinterwand wird zwischen einer Tabakbeutelnaht eine Stichincision vorgenommen und der Kopf des
E E A hindurchgefuhrt Die Tabakbeutelnaht wird uber
dem Magazin geknupft Die Spitze des E E A wird dann
in das Duodenum, nachdem auch hier eine moglichst endstandige Tabakbeutelnaht angelegt worden ist, eingefuhrt
Knupfen der Tabakbeutelnaht Der E E A kann jetzt geschlossen und die Anastomose ausgefuhrt werden (**b**)
c Nachdem die Anastomose zwischen Duodenum und Magenhinterwand mit dem E E A fertiggestellt ist, wird aboral
der Anastomose die Magenresektion mit dem T A 90
durchgefuhrt **d** Abschlußbild der Anastomose Der distale
Magen ist uber dem T A 90 abgesetzt, eine Ubernahung
ist nicht notwendig

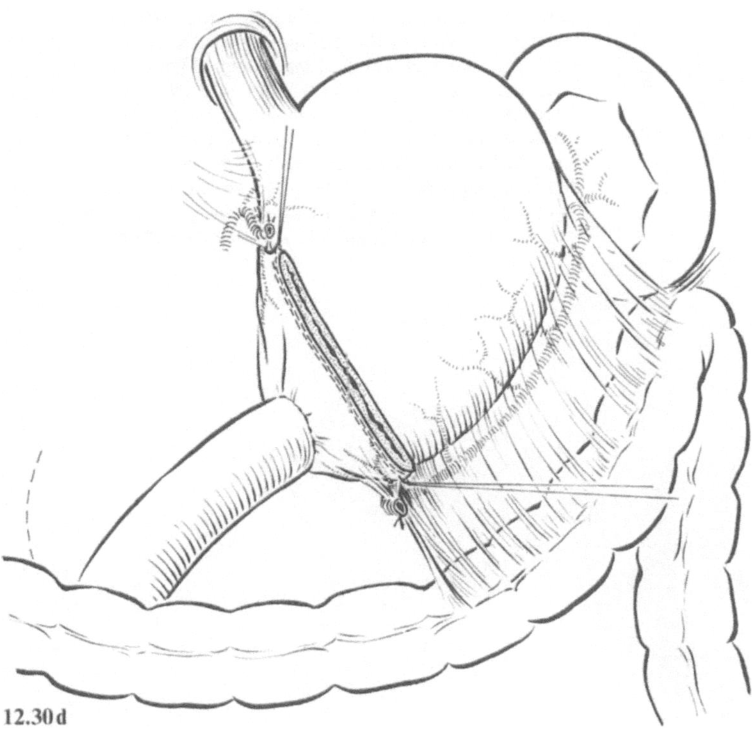

12.30 d

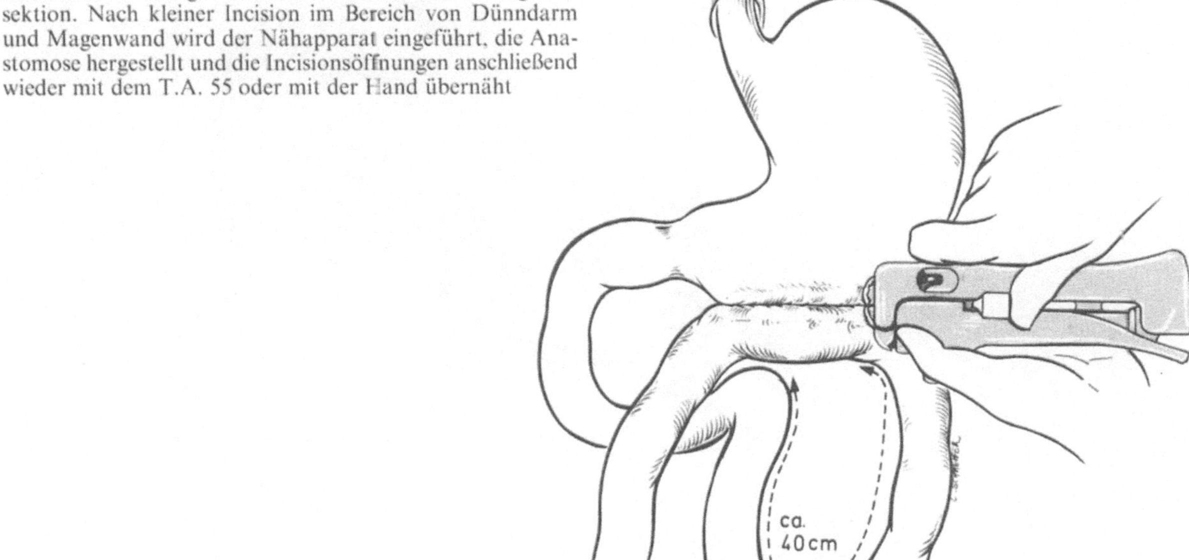

Abb. 12.31. Alleinige Gastroenterostomie ohne Magenresektion. Nach kleiner Incision im Bereich von Dünndarm und Magenwand wird der Nähapparat eingeführt, die Anastomose hergestellt und die Incisionsöffnungen anschließend wieder mit dem T.A. 55 oder mit der Hand übernäht

4.3 Dünndarmchirurgie

- Seit-zu-Seit-Anastomose zwischen 2 Schlingen
  mit G I A (Abb 12 32a, b)
- Seit-zu-End-Anastomose im Sinne einer Roux-
  Y-Ableitung mit E.E.A

Abb. 12.32a, b. Seit-zu-Seit-Dunndarmanastomose Uber 2
Haltefaden werden die zu anastomosierenden Dunndarmschlingen parallel aneinander gelegt Dann wird durch 2
Stichincisionen (**a**) der G I A 50 oder 90 eingefuhrt, geschlossen und ausgelost Es resultiert eine Seit-zu-Seit-Anastomose Die beiden Stichincisionen konnen durch Einzelknopfnahte oder auch mit dem T A 55 verschlossen werden Die Anastomose sollte moglichst antimesenterial angelegt werden, um die Blutungsgefahr zu verringern (Mit
freundlicher Genehmigung der Fa Auto-Suture)

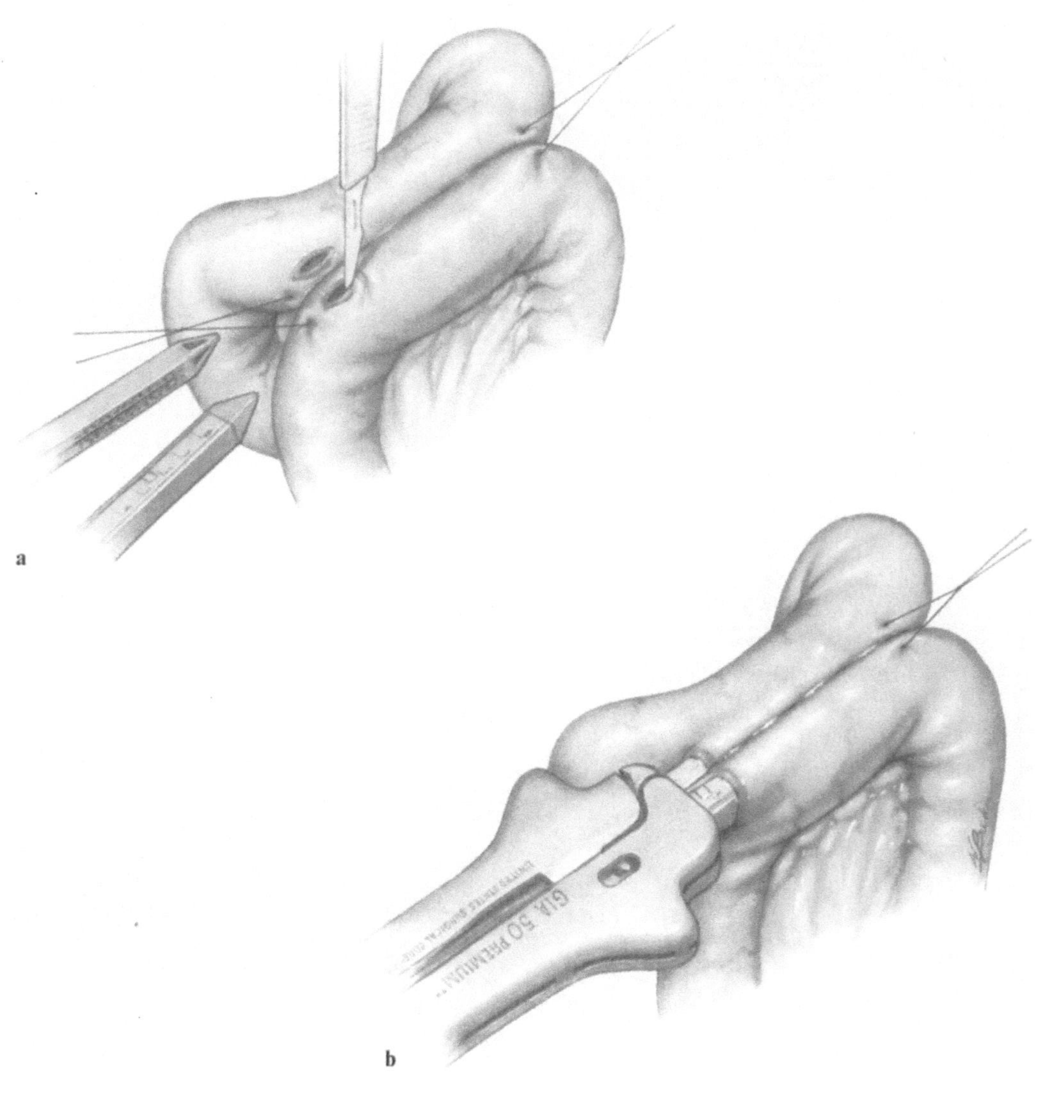

4.4 Colorectale Chirurgie

- Beste Indikation im Rahmen der colorectalen Chirurgie ist die Colorectostomie bei der anterioren Resektion Diese kann in klassischer Weise mit dem starren E E.A. durchgefuhrt werden (Abb 12 33).
- Sie kann aber auch mit Vorteil mit dem neuen Premium C E E A ausgefuhrt werden Hier kann der Amboß mit dem Zentraldorn vom Gerat entfernt werden und isoliert in das proximale Colon eingefuhrt werden Daraus resultiert eine sehr viel bessere Handbarkeit des Gerates und auch schwierige Anastomosen werden leichter erstellbar (Abb 12 34).
- Hartmann-Operation. Verschluß des Rectumstumpfes mit T.A 55
- Wiederherstellungsoperation nach Hartmann-Operation durch E E A., wobei auch hier der Einsatz des Premium C E E A. von Vorteil ist (Abb 12 35a, b).

- Intrapelvine Pouchbildung Der Pouch selbst kann durch die Einfuhrung der G I A.-90-Gerate leicht und schnell ausgefuhrt werden. Dabei empfiehlt es sich, den G.I.A 90 2mal zum Einsatz zu bringen Auch die ilioanale Anastomose kann mit dem E.E A hier wiederum vorzugsweise mit dem Premium C E E A ausgeführt werden (Abb 12.36a–c)
- Es sei auch erwahnt, daß die Benutzung eines transanal eingeführten und vorgeschobenen Fuhrungsrohres, durch welches das Klammernahtmagazin hindurchpaßt, sich bei unubersichtlichen Verhältnissen bewahren kann

Abb. 12.33. Colorectostomie nach anteriorer Resektion Nach Schließen der Tabakbeutelnaht werden durch Betatigung der Flugelmutter Amboß und Magazin einander langsam genahert Dabei fuhrt der Operateur das orale Colonende vorsichtig in das kleine Becken hinab

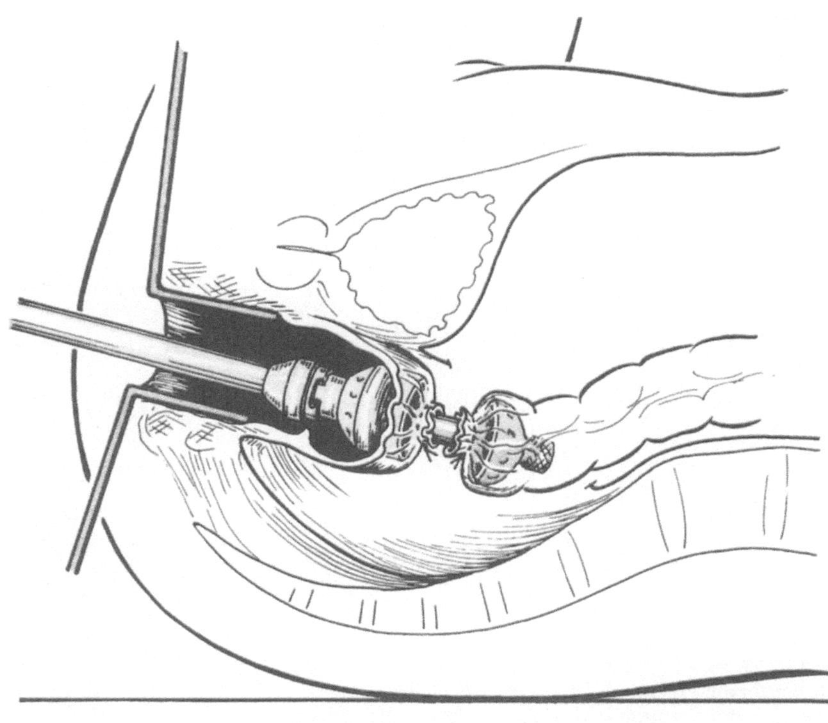

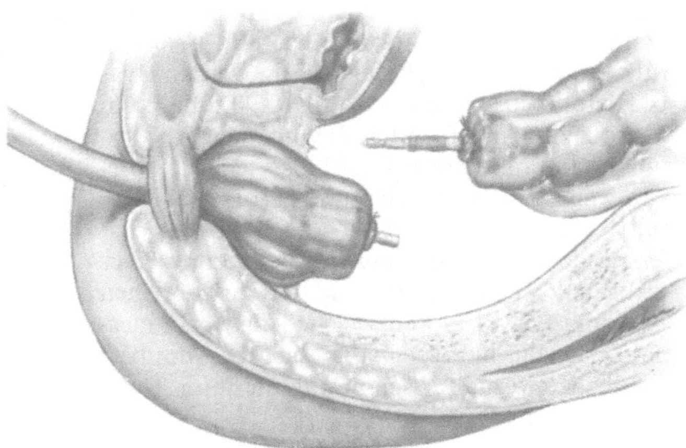

Abb. 12.34. Colorectostomie bei anteriorer Resektion mit dem Premium C E E A Der Vorteil bei Verwendung dieses Gerates ist, daß der Amboß mit dem Zentraldorn vom Gerat gelost werden und ohne Spannung in den oralen Anastomosenschenkel eingebracht werden kann Erst nachdem beide Tabakbeutelnahte gelegt und geschlossen sind, wird das Gerat zusammengeführt, geschlossen und ausgelost (Mit freundlicher Genehmigung der Fa Auto-Suture)

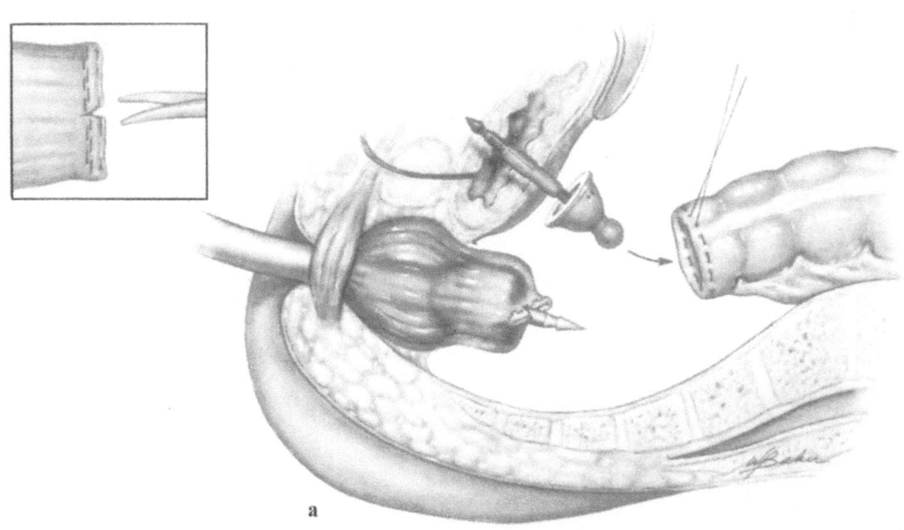

Abb. 12.35a, b. Wiederherstellung der Intestinalpassage nach Hartmann-Operation. Auch hierfür bedient man sich mit Vorteil des Premium C.E.E.A.. Nach Entfernung von Amboß und Zentraldorn wird ein Trokar in den Schaft des Gerätes eingebracht. Dieses wird peranal in den blind verschlossenen Rectumstumpf eingeführt, dann wird der Trokar durch Drehen der Flügelschraube ausgefahren. Er perforiert an einer möglichst zentralen Stelle den Rectumstumpf. Das Legen einer Tabakbeutelnaht ist nicht notwendig. Der Trokar wird entfernt. Zwischenzeitlich ist der Amboß in das orale, zu anatomosierende Colonende eingeführt worden. Die Tabakbeutelnaht wird geschlossen (**a**). Dann wird das Gerät zusammengebracht, geschlossen und ausgelöst (**b**). (Mit freundlicher Genehmigung der Fa. Auto-Suture)

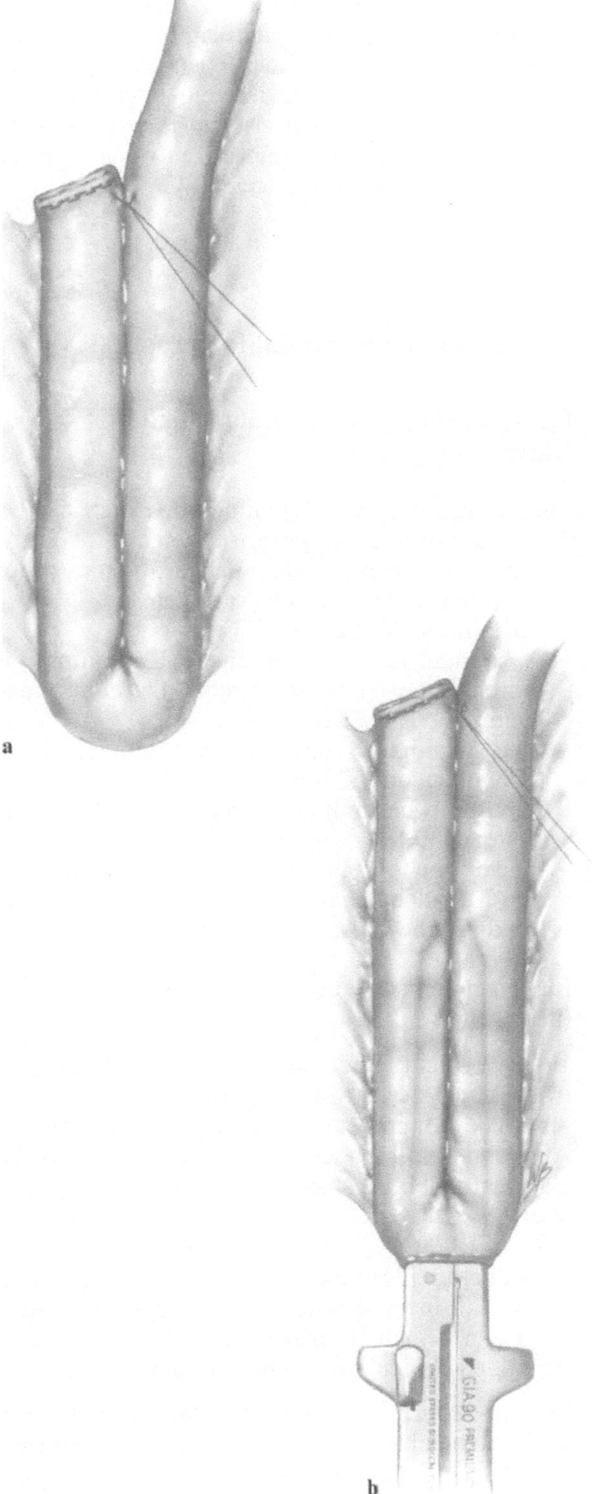

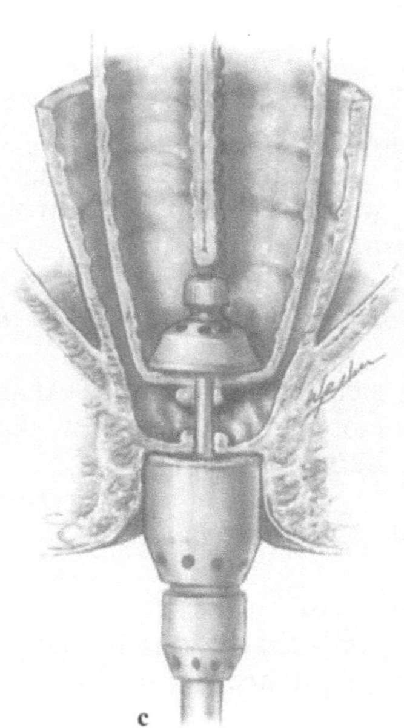

Abb. 12.36 a–c. Pelviner J-Pouch. Die Seit-zu-Seit-Anastomose zwischen den beiden Dünndarmschenkeln kann durch 2maligen Einsatz des G.I.A. 90 hergestellt werden (**a, b**). Die ilioanale Anastomose kann dann mit dem E.E.A. ausgeführt werden. Auch hier bewährt sich die Verwendung des Premium C.E.E.A. (Mit freundlicher Genehmigung der Fa. Auto-Suture)

5 Probleme und Empfehlungen bei der Anwendung von Klammerapparaten

Fehler durch ungenügende Materialprüfung
- Schlechte Montage des Apparates,
- falsche Montage des Magazins.

Fehlerhafte Manipulation
- Schlechte Fixierung der Clips, so daß der Apparat „herausgerissen" werden muß,
- inkomplette Durchtrennung der Gewebe mit dem G I A., wenn das Skalpell nicht vollständig durchgezogen wird.

Mangelhafte Blutstillung der Schnittflachen mit dem G I A.
Es empfiehlt sich die Seit-zu-Seit-Anastomose möglichst antimesenterial anzulegen Die Blutungsgefahr ist dann geringer

Unbefriedigende Tabakbeutelnaht

Andere Vorkommnisse
- Zerreißung von Gewebe durch eine zu breite Olive beim Vordehnen vor Einfuhren des E E.A ,
- Fabrikationsfehler der Flügelmutter,
- Fehlen des Skalpells im Magazin des E E A ,
- Fehlen der Clips im Magazin des E.E A. oder G I.A.

Empfehlungen
Zur Kontrolle der Blutstillung nach Benutzung des G I A ist die Applikation von wasserstoffgetrankten Kompressen empfehlenswert Bei persistierendem Blutsickern wird die Quelle durch Spreizen der Eintrittsoffnung des G I A. freigelegt und Blutstillung mit Durchstechungsligatur vorgenommen

Für eine einfache Organdurchtrennung ist der T.A zu empfehlen

Bei Benutzung des E E A. ist es unbedingt notwendig, daß der Chirurg selbst den Apparat überpruft, bevor er ihn einfuhrt.

Es muß stets darauf geachtet werden, daß die 2 zu vereinigenden Lumina ungefähr dasselbe Kaliber aufweisen Ist dies nicht der Fall, so muß eine End-zu-Seit oder Seit-zu-Seit-Anastomose vorgenommen werden

Bei der Ausführung einer oesophagojejunalen Anastomose ist darauf zu achten, daß der Oesophagus nicht durch zu starke Dilatation einreißt Bei zu engem Lumen sollte nach Injektion von Glucagon digital oder mit Hegar-Stiften dilatiert werden, erst dann wird die Olive des E E A eingefuhrt.

Schließlich ist es unerläßlich, nach Anwendung eines E E.A die Dichtigkeit der Anastomose mittels Injektion einer Methylenblaulosung sorgfältig zu prufen Besteht eine Insuffizienz geringen Ausmaßes, so wird man sie mit ein oder mehreren Einzelstichen ubernahen, ist sie relativ breit, so wird die gesamte Anastomose entweder mechanisch oder manuell neu angelegt

6 Ergebnisse und Schlußfolgerung

6.1 Qualität der Nahtverfahren mittels Klammerapparaten

Die Verwendung von Klammerapparaten hat bedeutende Vorteile Sie gewahrleistet
- Eine Verbesserung der Lebensqualität durch kontinenzerhaltende Operationen.
- Erhöhte Sicherheit.
- Verminderung der offenen Kontamination durch eine saubere rasche Durchtrennung keimbesiedelter Hohlorgane.
- Die Traumatisierung der Anastomose durch Klemmen und Pinzetten wird bei genugender Übung in bestimmten Bereichen des Gastrointestinaltraktes reduziert.
- Die doppelte Reihe von in Achterform angelegten Metallclips garantiert eine maximale Dichtigkeit ohne Gewebeischamie

Im folgenden sind die klinischen Resultate aufgeführt·

1978 veröffentlichten Jameson et al [25] eine retrospektive Serie von 812 Anastomosen: 2,8% Komplikationen bei 472 mechanisch ausgeführten Anastomosen standen 3% Komplikationen bei 296 manuell ausgeführten Anastomosen gegenüber.

Reiling et al. [33] fanden in einer prospektiven Serie von 50 mechanischen und 50 manuellen Anastomosen keinen nennenswerten Unterschied zwischen den beiden Anastomosentypen

Weil u. Scherz [42] haben 585 Magenresektionen nachuntersucht, sie fanden 2,5% Duodenalstumpfinsuffizienzen nach mechanischem Verschluß gegenüber 4,7% nach manueller Naht. In einer prospektiven Serie [42] derselben Autoren bei Gastroenterostomien traten nach 71 mechanischen Anastomosen keine Komplikationen auf gegenüber 12 Komplikationen bei 74 manuellen Anastomosen.

Cady et al. [8] haben 2 Serien von colorectalen Anastomosen verglichen 27% Nahtinsuffizienzen nach manueller, 16% nach mechanischer Anastomose

Goligher et al. [18] bestatigten dies in einer Serie von 62 colorectalen Anastomosen 38 mit dem E E A. ohne Fistel und 24 manuelle Anastomosen mit 6 Fisteln (allerdings sind unter diesen 24 Fallen 6, die sehr tief im kleinen Becken erfolgten und manuell nicht durchfuhrbar waren).

Beart u Kelly [4] verglichen in einer prospektiven randomisierten Studie 30 unterhalb der Douglas-Falte liegende Anastomosen, eine Halfte mechanisch, die andere manuell ausgefuhrt; in beiden Gruppen entstanden 4% Nahtinsuffizienzen.

Die Gruppe von Loygue [29] schließlich fand in einer retrospektiven Studie über 523 colocolische und colorectale manuelle Anastomosen 20% Anastomoseninsuffizienzen mit letalem Ausgang in 4%

6.2 Schlußfolgerung

Strenge Beachtung einer Anzahl von Prinizipien und Kontrollmaßnahmen vorausgesetzt, erlauben es die mechanischen Anastomosen, die postoperative Letalitat und Morbiditat zu senken.

Dank der Klammerapparate ist es haufig möglich, bei tiefsitzenden Rectumcarcinomen eine Rectumamputation zu vermeiden und dafur eine coloanale Anastomose vorzunehmen Die Klammerapparate haben auch neue Entwicklungen in der rekonstruktiven gastrointestinalen Chirurgie (Pouches) ermoglicht und nicht zuletzt die Risiken einer Nahtinsuffizienz in der Oesophaguschirurgie verringert An beweglichen, intraperitonealen Darmabschnitten halten wir hingegen den Einsatz von Klammerapparaten zum Anlegen einer Anastomose für weniger sinnvoll. Eine einreihige Naht auf Stoß ist in diesen Fallen immer noch voll angebracht und wahrscheinlich kostengunstiger (s Kap. 12.1)

Literatur

1 Adloff M, Arnaud JP, Ollier JC (1984) Etude critique et bilan des sutures mécaniques dans le domaine de la chirurgie rectale In Actualités chirurgicales Chirurgie abdominale et digestive Sutures digestives mécaniques Masson, Paris, pp 177–182

2 Androsov PI (1970) Experience in the application of the instrumental mechanical suture in surgery of the stomach und rectum Acta Chir Scand 136 57

3 Bardini R, Ancona E, Battaglia G, Peracchia A (1984) Comparaison entre les anastomoses mécaniques et manuelles en chirurgie oesophagienne In Actualités chirurgicales Chirurgie abdominale et digestive Sutures digestives mécaniques Masson, Paris, pp 173–174

4 Beart RW, Kelly KA (1981) Randomized prospective evaluation of the E E A stapler for colorectal anastomoses Am J Surg 141 143–147

5 Behl PR, Holden MP, Brown AH (1983) Three years experience with oesophageal stapling device Ann Surg 198 134–136

6 Bolten RA, Britton DC (1980) Restorative surgery of the rectum with a circumferential stapler Lancet I 850–856

7 Brennan SS, Pickford IR, Evans M, Pollock AV (1982) Stapler or sutures for colonic anastomoses – a controlled clinical trial Br J Surg 69 722–724

8 Cady J, Godfroy J, Sibaud O (1980) La désunion anastomotique en chirurgie colique et rectale Étude comparative des procédés de suture manuelle et mécanique á propos d'une série de 149 opérations Ann Chir 34 350–356

9 Cohen Z, Myers E, Langer B, Taylor B, Railton RH, Jamieson C (1983) Double stapling technique for low anterior resection Dis Colon Rectum 26 231

10 Denecke H, Wirsching R (1984) Colorectale Anastomosen Chirurg 55 638–644

11 De Ruiter P (1983) Staplers, two-and one-layer manual suturing in gastrointestinal surgery A retrospective study of 553 patients Neth J Surg 35 150–154

12 Dorsey JS, Stone RM (1981) Colorectal anastomosis with a surgical stapler Can J Surg 24 255–256

13 Dunn DH, Robbins P, Decanini C (1978) A comparison of stapled and hand-sewn colonic anastomoses Dis Colon Rectum 21 636–639

14 Edis AJ (1980) Pitfalls in gastrointestinal stapling In Maingot R (ed) Abdominal operations Appleton Century Crofts, New York, pp 2210–2220

15 Fasching W, Moritz E (1980) Zirkulare Klammernahtanastomosen im Magen-Darm-Trakt mit den Klammernahtgeraten SPTU und EEA Chirurg 51 644

16 Fékété F, Breil P (1984) Utilisation des sutures mécaniques dans la chirurgie de l'oesophage 200 anastomoses In Actualités Chirurgicales Chirurgie abdominale et digestive, Masson, Paris, pp 170–173

17 Fékété F, Breil P, Ronsse H, Wessely JY (1981) Technique et premiers résultats des anastomoses oesogastriques intrathoraciques à la EEA Ann Chir 35 697–702

18 Goligher JC, Lee PWG, Simpkins KC, Lintott DJ (1977) A controlled comparison of one- and two-layer techniques of suture for high and low colorectal anastomoses Br J Surg 64 609–614

19 Goligher JC, Lee PWG, Macfie J (1979) Experience with the russian model 249 suture gun for anastomosis of the rectum Surg Gynecol Obstet 148 517–524

20 Gordon PH, Vasilevsky CA (1984) Experience with stapling in rectal surgery Surg Clin North Am 64 555–566

21 Graffner H, Fredling P, Olsson S, Oscarson J, Peterson B (1983) Protective colostomy in low anterior resection of the rectum using the EEA stapling instrument Dis Colon Rectum 26 82–87

22 Hollender LF, Meyer C, Blanchot Ph, Garcia Castellanos J (1980) Les sutures mécaniques en chirurgie gastrointestinale Bull Acad Natl Méd (Paris) 164 260–269

23 Hollender LF, Meyer C, Keller D, Cordeiro F (1981) Le »tout mécanique« dans la gastrectomie totale avec jéjunoplastie Nouv Presse Méd 10 2901–2903

24 Hultl H (1911) Chirurgisches Nahtinstrument für Magen- und Darmnaht Fischer, Budapest

25 Jameson L, Chassin MD, Kenneth M et al (1978) The stapled gastrointestinal tract anastomosis Incidence of postoperative complications compared with the sutured anastomosis Ann Surg 188 689–696

26 Kreiskother E, Arbogast R, Wasmer HP (1985) Die bimaschinelle Rectumanastomose („Double stapling Technik") Chirurg 56 179–182

27 Lagache G (1982) La suture mécanique en chirurgie digestive A propos d'une étude multicentrique de 4822 cas Chirurgie 108 578–582

28 Ling L, Broome A, Ryden S (1979) Low anterior resection using stapling instrument Acta Chir Scand 145 487–489

28a Meyer C, Hollender LF (1986) Chirurgie colique d'urgence Masson, Paris

29 Parc R, Cugnenc Ph, Levy E, Huguet C, Loygue J (1981) Les suites opératoires précoces des résections intestinales suivies d'anastomoses colo-coliques ou colorectales A propos de 523 observations Ann Chir 35 69–82

30 Pelissier E, Bachour A (1984) Bilan de 172 anastomoses colo-rectales manuelles et mécaniques Chirurgie 110 650–654

31 Petz AV (1924) Zur Technik der Magenresektion Ein neuer Magen-Darm-Nahapparat Zentralbl Chir 51 179–188

32 Ravitch MM (1983) Varieties of stapler anastomoses in rectal resection Surg Clin North Am 64 543–554

33 Reiling RB, Reiling WA, Bernie WA, Huffer AB, Perkins NC, Elliot DW (1980) Prospective controlled study of gastrointestinal stapled anastomoses Am J Surg 139 147–152

34 Sannohe Y, Hiratsuka R, Doki K (1981) Single layer suture by normal and mechanical stapling technique in esophagojejunostomy after total gastrectomy Am J Surg 142 403–406

35 Scher KS, Scott-Conner C, Ong WT (1982) A comparison of stapled and sutured anastomoses in gastric operations Surg Gynecol Obstet 154 548–552

36 Steichen FM, Ravitch MM (1984) Stapling in surgery Year Book Medical Chicago London

37 Stoppa R, Degroote D, Warlaumont Ch, Henry X (1934) Les pièges des anastomoses circulaires mécaniques Press Med 13 281–282

38 Tanos G, Gewalt R (1985) Colon-Anastomose ohne Naht und Fremdmaterial Chirurg 56 284–289

39 Thiede A, Jostarndt L, Troidl H, Poser HL, Bertz U, Hamelmann H (1981) Der Wert der zirkularen maschinellen Colon- und Rectumanastomose (EEA) Chirurg 52 30–35

40 Thiede A, Schubert G, Poser HL, Jostarndt L (1984) Zur Technik der Rectumanastomosen bei Rectumresektionen Eine kontrollierte Studie Instrumentelle Naht versus Handnaht Chirurg 55 326–335

41 Trollope ML, Cohen RG, Lee RH, Cannon WB, Marzoni FA, Cressman RD (1986) A 7 year experience with low anterior sigmoid resections using the EEA Stapler Am J Surg 152 11–14

42 Weil PH, Scherz H (1981) Comparison of stapled and hand-sutured gastrectomies Arch Surg 116 14–16

43 Welter R, Psalmon F, Charlier A (1985) Description des appareils, raisonnement et procédés élémentaires In Welter R, Patel JC (eds) Chirurgie mécanique digestive Masson, Paris pp 27–47

13 Drainagen

13.1 Drainage der Bauchhöhle

L F Hollender, H Calderoli und N de Manzini

1 Definition

Drainage der Bauchhöhle bedeutet Ableitung von pathologischen Ansammlungen oder Retentionsflussigkeiten nach außen. Sie erfolgt nach einer Reihe von Abdominaleingriffen, sollte aber jedesmal gut begrundet sein Als zusatzliche Maßnahme verlangt sie eine prazise Vorstellung uber zu erwartende Ansammlungen und ihre wahrscheinliche Lokalisation (Eiter, Darmsekrete, Blut, Galle, Pankreassaft, Lymphe)

2 Allgemeine Betrachtungen

2.1 Ziel der Drainage

- Therapeutische Drainage zur Ableitung einer bereits bestehenden oder sich entwickelnden Ansammlung;
- Prophylaktische Drainage, um sich ansammelnde unerwünschte Flüssigkeiten abzuleiten.

Dies geschieht zunachst durch den Drain selber, anschließend aber uber einen granulierten Kanal, der sich entlang dem Drain bildet.

2.2 Bedingungen für eine optimale Drainage

Eine richtige Drainage erfordert Kenntnis der Flussigkeitsverschiebungen im Peritoneum (Abb. 13 1)

Drainage heißt v a. Entleerung, diese erfolgt durch

- Ableitung der Flussigkeiten der Schwerkraft folgend nach außen,
- Auspressen der Flussigkeiten nach außen durch intraabdominalen Überdruck (passive Drainage),
- Absaugen der Flussigkeiten mittels Saugapparat (aktive Drainage)

Zwecks Optimierung dieser Drainagen ist stets der kurzeste mogliche Weg vom gewunschten Drainageort nach außen zu wahlen. Die Lage der Drains ist von der Lokalisation der Flussigkeitsansammlungen abhangig: Bei Peritonitis und bei großen Lavagen der Bauchhohle werden sie entweder isoliert angelegt oder gleichzeitig im Douglas-Raum, in den coloparietalen Rinnen, unter den Zwerchfellkuppen, subhepatisch oder noch im Retroperitoneum (Abb. 13 2 und 13 3)

2.3 Nachteile der Bauchhöhlendrainage

Obwohl manchmal unerläßlich, ist die Drainage der Bauchhöhle doch keine harmlose Maßnahme. Komplikationen konnen von den Drains selbst oder von ihrer Austrittsstelle ausgehen·

- Der Kontakt der Drains mit Gefäßen oder Darm kann durch Drucknekrose Blutungen oder Fisteln verursachen; deshalb muß jeder unmittelbare Kontakt vermieden werden

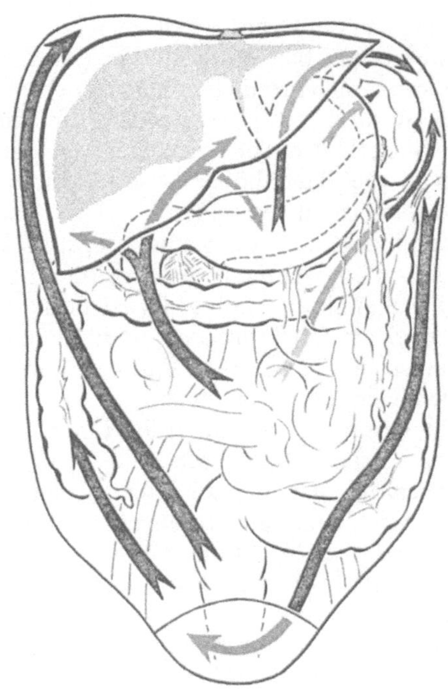

Abb. 13.1. Flussigkeitsverschiebungen in der Peritonealhohle – allgemeine Betrachtungen (*grau* Leberanheftungsflache)

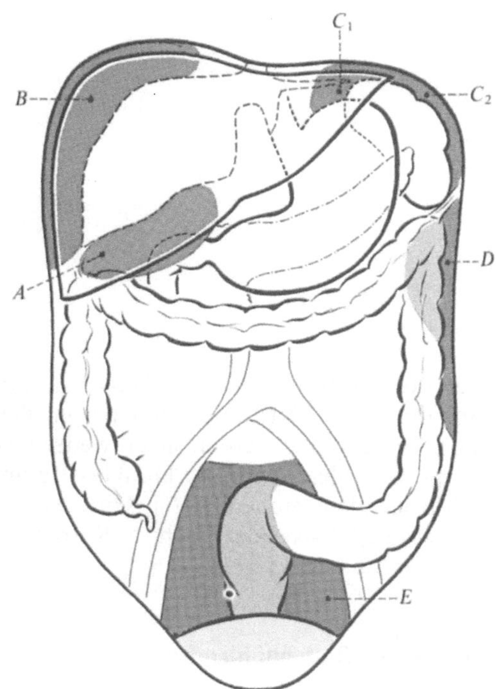

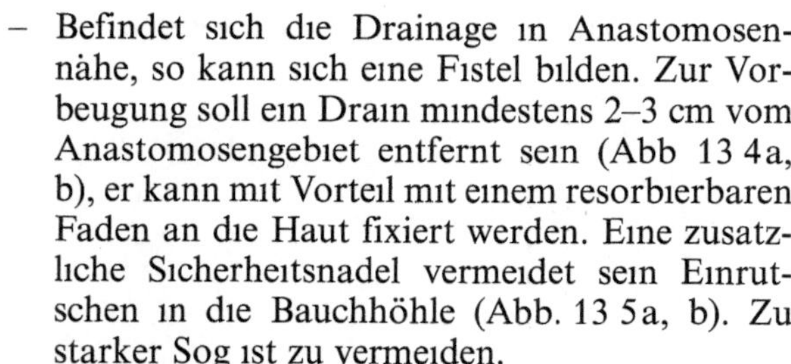

Abb. 13.2. Flussigkeitsansammlungen in der Peritonealhohle, Bildung von Abscessen *A* subhepatisch, *B* subphrenisch rechts, C_1–C_2 subphrenisch links, *D* im Verlauf des Colon descendens – paracolisch, *E* im Douglas-Raum

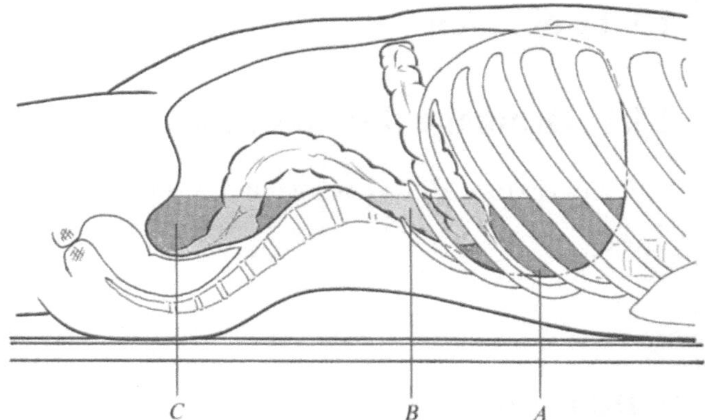

Abb. 13.3. Flussigkeitsansammlungen, beim liegenden Patienten dargestellt *A* subphrenisch links, *B* paracolisch links, *C* im Douglas-Raum

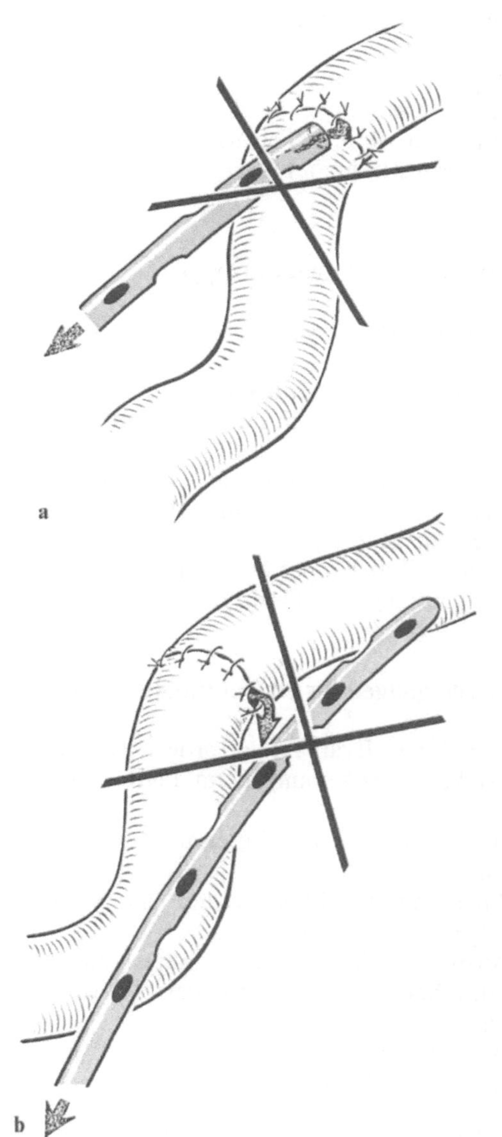

Abb. 13.4a, b. Ein Drain darf nicht in Kontakt mit der Anastomose liegen

- Befindet sich die Drainage in Anastomosennähe, so kann sich eine Fistel bilden. Zur Vorbeugung soll ein Drain mindestens 2–3 cm vom Anastomosengebiet entfernt sein (Abb 13 4a, b), er kann mit Vorteil mit einem resorbierbaren Faden an die Haut fixiert werden. Eine zusatzliche Sicherheitsnadel vermeidet sein Einrutschen in die Bauchhöhle (Abb. 13 5a, b). Zu starker Sog ist zu vermeiden.
- Werden nicht alle Schutz- und Asepsismaßnahmen getroffen, ist eine frühzeitige Infektion des Drainagekanals die Folge Es ist deshalb ratsam, noch im Operationssaal sterile Beutel anzubringen, in die sich die Drains entleeren und die sich leicht entleeren lassen
- Durch Drains ausgelöste Adhäsionen können zu einem Bridenileus führen.
- Ein Fremdkorper, der zu lange liegen bleibt, stort den biologischen Abwehrprozeß und birgt das Risiko einer Infektion in sich.
- Die Austrittsstelle eines Drains kann zu 2 Komplikationen führen:
  1. Tritt ein Drain durch eine separate Incision aus – was immer wünschenswert ist –, so kann eine lokale Blutung entstehen
  2. Tritt ein Drain durch die Wunde selbst aus – was stets zu vermeiden ist –, so kann er eine

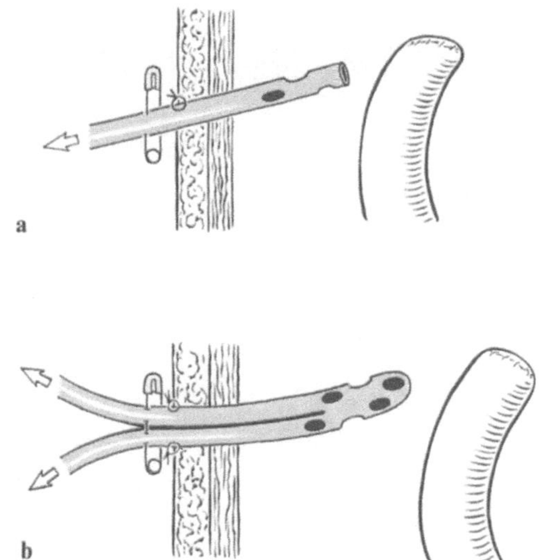

Abb. 13.5. a Fixierung des Drains mit einem Hautstich und Sicherung durch eine Nadel zur Verhinderung des Einschlupfens **b** Drain nach Chaffin

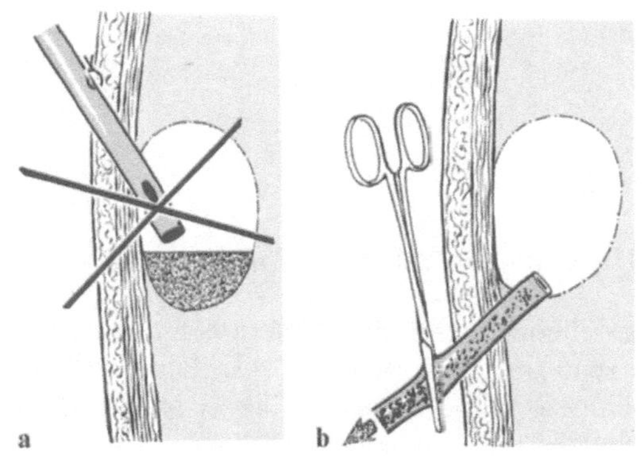

Abb. 13.6. a Falsche Einfuhrung und Lage des Drains Der Drain muß am tiefsten Punkt der Absceßhohle liegen (**b**)

Schwachung der Bauchwand und die Entwicklung einer Narbenhernie hervorrufen. In einem solchen Fall wird der Drain immer am distalen Ende der Narbe nach außen gefuhrt. Zudem wird der Wundinfekt begunstigt

2.4 Allgemeine Vorkehrungen

– Eine Abknickung des Drains entweder in der Bauchhohle oder an der Stelle seines Austritts durch die Bauchwand ist zu vermeiden.
– Die Drains werden durch separate Stichincisionen nach außen geleitet und an ein geschlossenes Saugsystem angeschlossen.
– Um eine retrograde Bakterienbesiedlung mit intraabdominaler Sepsis zu vermeiden, ist bei Nichtvorhandensein eines geschlossenen

Saugsystems die tagliche Applikation von Antiseptica indiziert
– Eine Verstopfung der Drains wird durch Injektion von Kochsalzlosung vermieden.
– Eine einfache Drainage soll nie länger als 2– 3 Tage liegen bleiben
– Der Drain soll eine Absceßhöhle stets an ihrer tiefsten Stelle ableiten (Abb. 13.6a, b).
– Bei Absceßhohlen muß der Drainageweg sicher und lange genug offengehalten werden, um eine vollständige Entleerung zu ermöglichen.
– Es ist ratsam, den Drain nicht sofort zu entfernen, sondern ihn schrittweise zu kürzen, um Retentionen bei oberflachlichem Verschluß des Drainagekanals zu vermeiden.
– Handelt es sich um besonders große Absceßhohlen, so kann man mittels Kontrastmittelinstillation durch den liegenden Drain die progressive Ausheilung der Absceßhohle verfolgen.

2.5 Einige Beispiele zur Drainageindikation

– Bei Eingriffen an Gallenblase und Gallenwege wird vielerorts eine Saugdrainage mit geschlossenem System verwendet Galle kann leicht aus den kleinsten Undichtigkeiten fließen, da sie eine sehr niedrige Oberflächenspannung besitzt, besteht aber eine Drainage, so erweist sich dies als harmlos Zeigt sich keine Galle am Drain, so kann dieser nach 24 h entfernt werden, sofern kein Absceß drainiert wird.
– Nach Leberresektionen drainiert die Saugdrainage, je nach Umfang der Resektion mit Laschendrains verbunden, am besten die Resektionsflache Eine gute Drainage ist mitentscheidend fur den Operationserfolg.
– Pankreasresektionen müssen systematisch drainiert werden Pankreassekrete können in Gegenwart von Galle, Duodenalsaft oder irgendeiner Flussigkeit, besonders wenn diese infiziert ist, durch Trypsinwirkung eine enzymatisch induzierte Reaktion hervorrufen, die Anastomosen gefahrdet und Blutungen bewirken kann.
– Nach schwierigem Duodenalstumpfverschluß ist eine Drainage indiziert.
– Bei colorectalen Anastomosen ist immer mit einem infizierten blutig-serosen Erguß in der Sacralhöhle zu rechnen, dieser kann eine Anastomoseninsuffizienz begünstigen. Deshalb ist auch hier die systematische Anlage einer Drainage für 2–3 Tage indiziert.
– Bei nicht kompletter Blutstillung empfiehlt sich stets die Einlage einer geschlossenen Silikonsaugdrainage
– Beim Douglas-Absceß wird nach Punktion unter Fingerkontrolle die Punktionsöffnung erweitert und ein Drain eingefuhrt (Abb 13.7a–b).

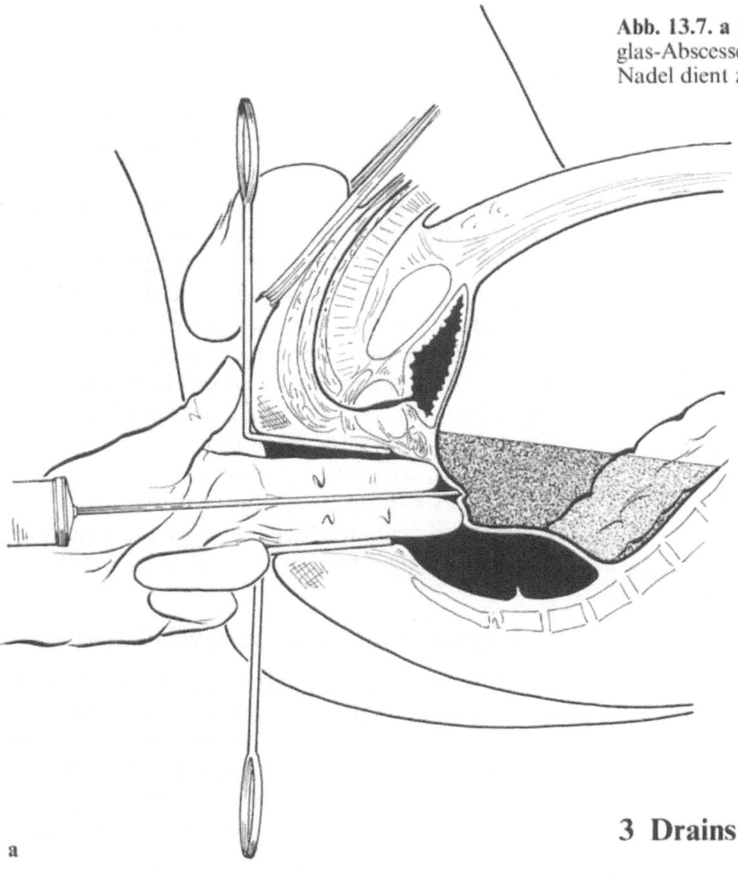

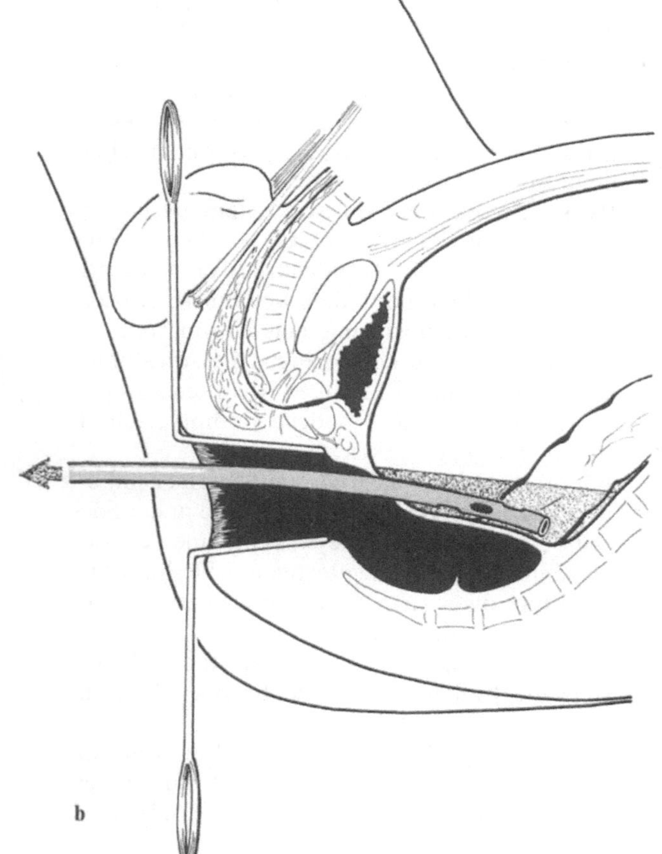

Abb. 13.7. a Einführung der Nadel zur Punktion eines Douglas-Abscesses. b Drainage eines Douglas-Abscesses. Die Nadel dient zur Führung des Drains

3 Drains

3.1 Die einfachen tubulären Drains

Sie bestehen aus Gummi, Polyethylen oder Silikon und sind in verschiedenen Größen erhältlich (Durchmesser und Länge). Silikon ist am besten verträglich. Gummi wirkt cytotoxisch und führt über eine ausgeprägte Lokalreaktion zu Verklebungen, die die freie Zirkulation der Flüssigkeiten behindern können; das gleiche gilt für Polyethylendrains, die im großen Netz exsudative und hyperämische Reaktionen auslösen können und so zu frühzeitigen Verklebungen und Adhäsionen führen.

Die einfachen tubulären Drains haben den Nachteil, leicht durch Blutcoagula zu verstopfen, was allerdings bei Silikon- oder Silasticdrainagen dank weicheren Materials weniger der Fall ist. Schließlich ist bei letzteren auch das Risiko einer Intestinalarrosion geringer.

3.2 Drains mit multiplen Öffnungen
(Abb. 13.8 a–g, 13.9 a–f)

Es gibt sehr verschiedene Typen von multipel gelochten tubulären Drains, die einen mit doppeltem Lauf, andere mit Luftzufuhr und Filter versehen, das die Einschleppung von Bakterien verhindern

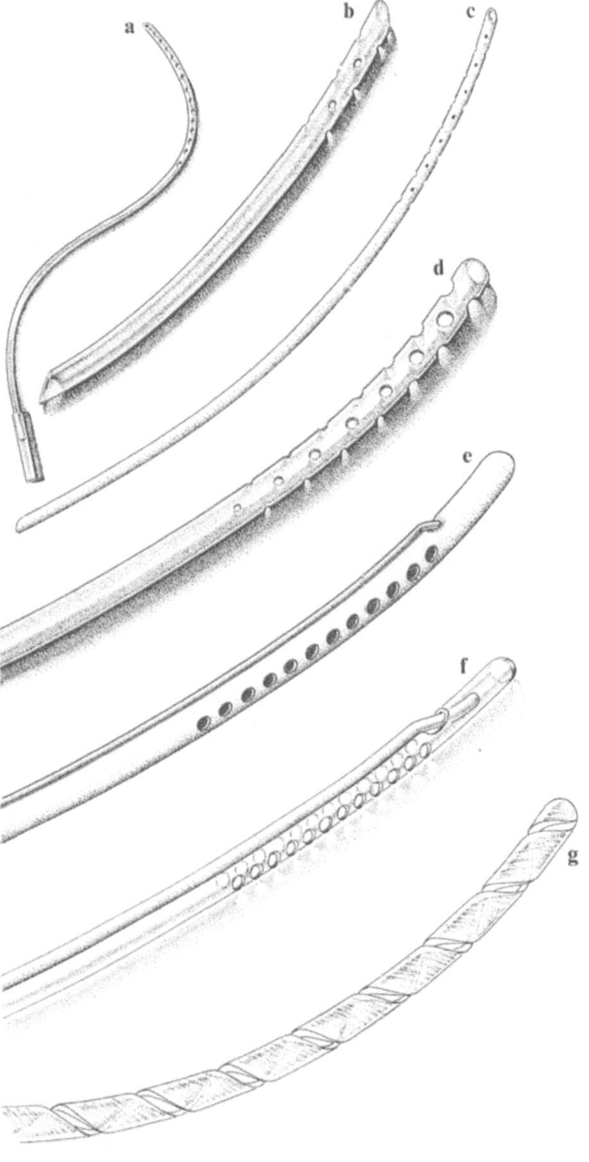

Abb. 13.8 a–g. Einige Typen von Drains **a** Redon-Drain (∅ 14), **b** Redon-Drain (∅ 18), **c** transparenter und rontgendichter Drain, **d** Ulmer-Drain (Unoplast), **e, f** Drains mit Luftzufuhr, **g** Variodrain T S

soll, sie alle sind Modifikationen der Babcock-Drainage

Babcock-Drain
Der von Babcock entwickelte Drain (Abb 13 10a–e) findet in der Abdominalchirurgie haufig Verwendung Er hat ein doppeltes Schlauchsystem mit einer an ihrem distalen Ende vielfach gelochten außeren Röhre und einem kleineren inneren Schlauch, der an den Sog angeschlossen wird; zwischen beiden besteht ein Raum fur die Luftzufuhr Durch Anlage eines Gazestreifens um den Drain werden leicht sickernde Zonen verdeckt und Adhäsionen gebildet.

Saratoga-Drain (Abb 13.11)
Sein äußeres Ende hat 2 laterale Öffnungen für die Luftzufuhr, in der Mitte befindet sich eine Öffnung für die Aspiration. Die Luft dringt ohne Hindernis in den außeren Raum – dies verhindert die Depression in der Flussigkeitsansammlung, hat aber das Risiko einer Keimverschleppung – und kommt mit den Sekretionen durch den inneren Lauf zurück Die Permeabilitat des Saratoga-Drains ist unterschiedlich, i. allg. verstopft er nach

Abb. 13.9. **a** Chaffin-Drain (Everest-Jennings), **b** Barraya-Richeleme-Drain (Porges), **c** George-Drain (Porges), **d** Jackson-Pratt-Drain, **e** Reliavacdrain (rontgendicht, Silikon), **f** Blake Drain (Silikon)

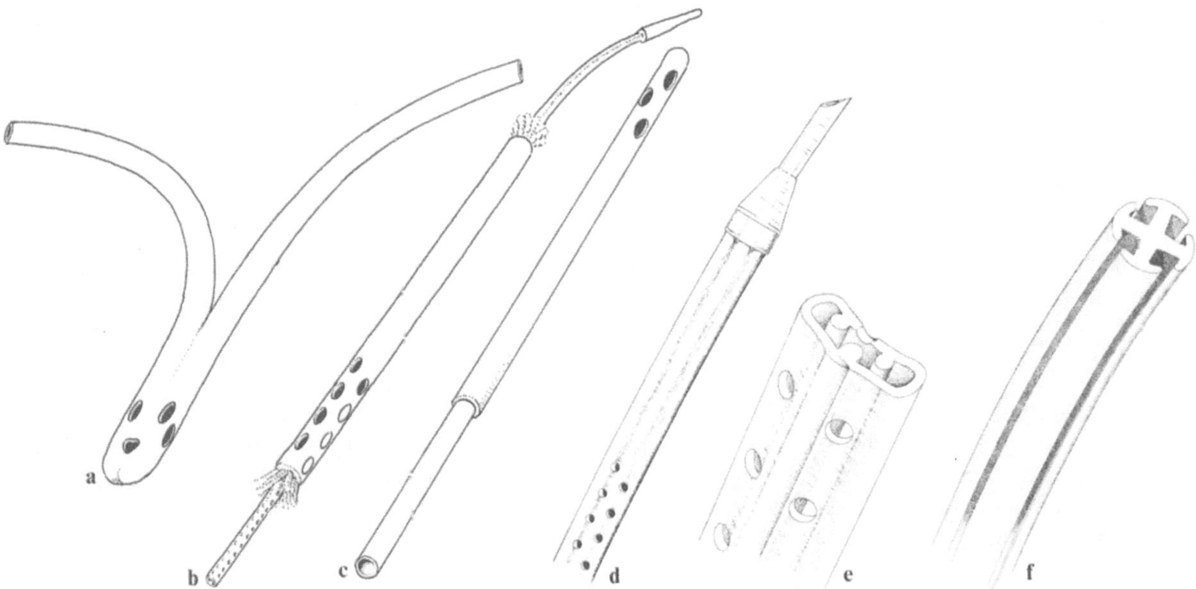

Abb. 13.10. a Multitubulärer Scurasildrain (Rhône-Poulenc), **b** Gummidrain nach Delbet, **c** einfacher Penrose-Drain, **d** Penrose-Drain mit Gazestreifen, **e** Drain nach Pourcher-Terville (Porges)

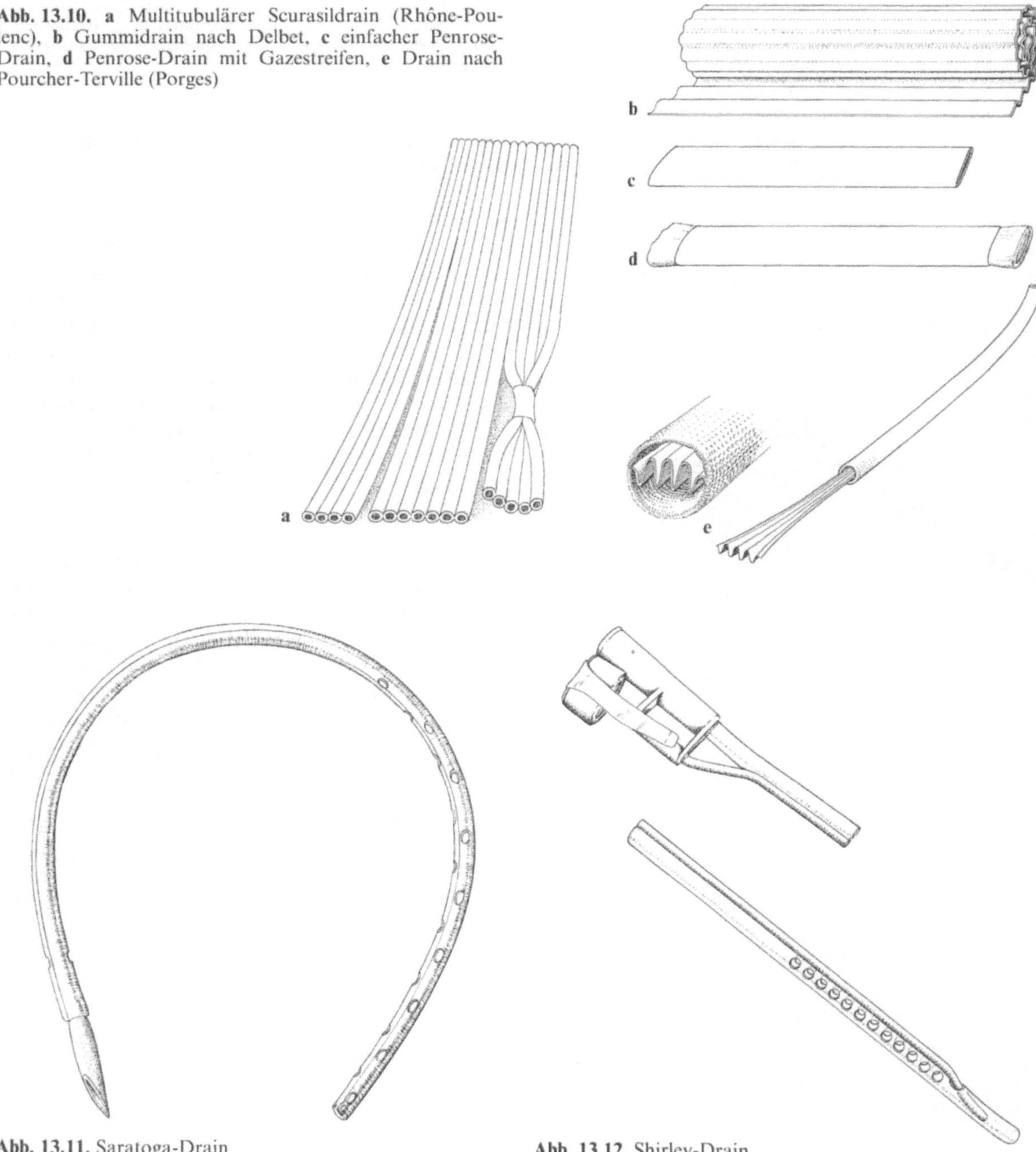

Abb. 13.11. Saratoga-Drain

Abb. 13.12. Shirley-Drain

etwa 3 Tagen Dies kann vermieden werden, indem neben dem Saratoga-Drain ein Redon-Drain eingelegt wird, durch den eine Dauerspulung zur Verdunnung der Sekretionen fließt.

Shirley-Drain (Abb 13 12)
Er besteht aus einer Doppelrohre ohne coaxiale Vorrichtung Eine außere Öffnung mit engem Lumen erlaubt die Luftzufuhr, die Luft kommt dann mit den Sekretionen durch die Hauptrohre wieder

heraus Die Öffnung für die Luftzufuhr ist mit einem Filter versehen, um eine außere Kontamination zu verhindern. Der Shirley-Drain verstopft schneller als der Saratoga-Drain.

Van-Kemmel-Drain (Abb 13.13)
Er wird v a für die Spuldrainage zur Behandlung septischer und nekrotischer Herde verwendet.

Alle tublaren Drains oder solche mit multiplen Öffnungen können an einen Sumpfsaugapparat

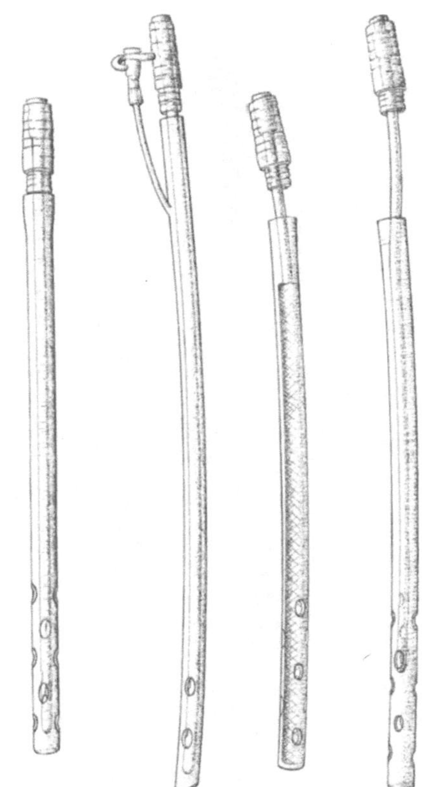

Abb. 13.13. Van-Kemmel-Drain mit Trokarlasche und Luftzufuhr

angeschlossen werden, was allerdings den Nachteil
der forcierten Bettruhe für den Patienten mit sich
bringt Viel besser ist deshalb die geschlossene
Saugdrainage in Verbindung mit einer luftleeren
Flasche (Redon-Saugdrainage, Abb. 13.14a) oder
einem sterilen Plastikbeutel (Jackson-Pratt, Abb
13 14b, Robinson [25] Abb. 13 14c).

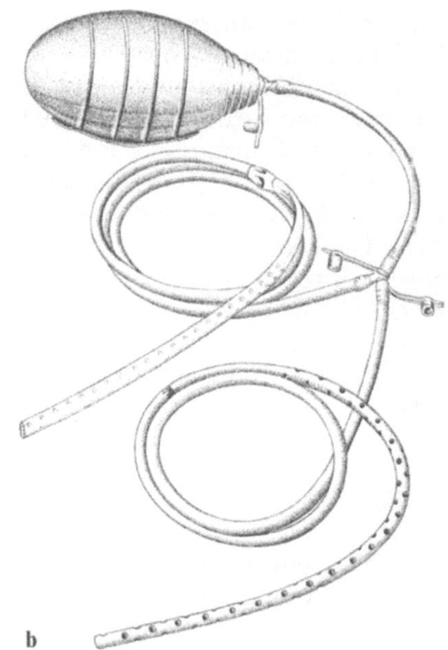

Abb. 13.14a–c. a Redon-Saugdrainage, **b** Geschlossenes System nach Jackson-Pratt, **c** Geschlossenes System nach Robinson

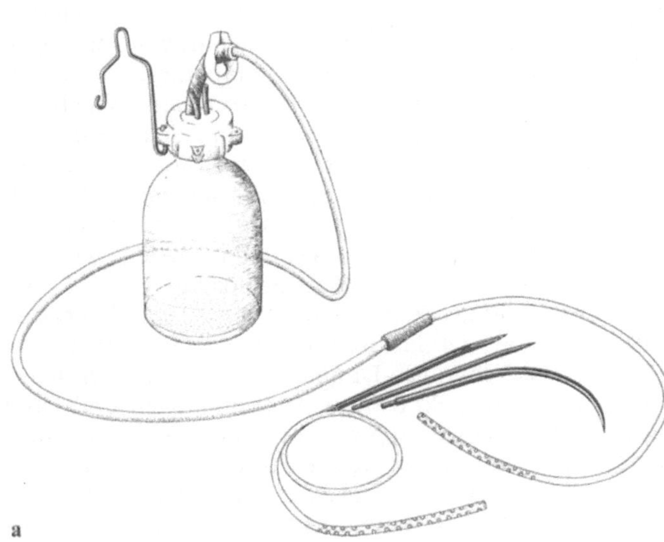

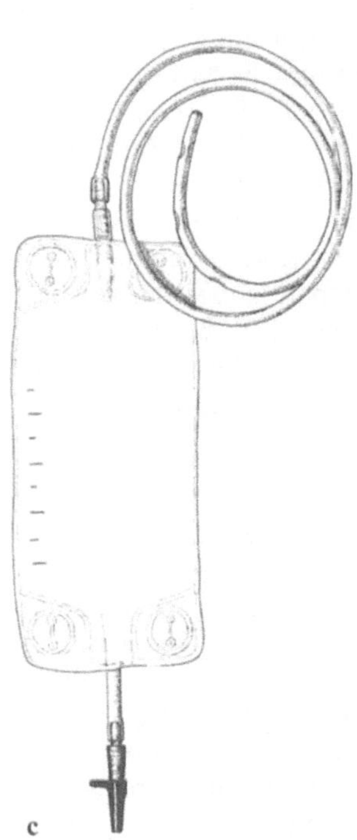

4 Laschen

Laschen bestehen aus Gummi (Latex) oder Silikon
in gewellter oder tubularer Form und eignen sich
besonders zur Sammlung von Flüssigkeiten in den
nichtperitonealisierten Gebieten Am bekannte-
sten ist der *Penrose-Drain*, der aus mit Gazestreifen
armiertem weichem Gummi besteht und daher
Dochtwirkung aufweist

4.1 Vorteile

Laschen sind in Anastomosennahe weniger gefahrlich als die Schlauchdrains.

Die Lasche nach Yates ist aus Silastic, hat zahlreiche Öffnungen und wird fur die Massivdrainage
benutzt Sie kann nach Bedarf in Lange und Breite
geschnitten werden Ihre Toleranz ist sehr gut, sie
verursacht keine Adhäsionen und kann leicht entfernt werden. Die Kanale konnen zur Einfuhr von
Spüllösungen verwendet werden, was eine aktive
Drainage erlaubt. Sie bleibt sehr lange funktions-
fahig, da die Drainage durch die vielen Öffnungen
der kleinen Drains erfolgt, aber auch durch die
Außenflache

4.2 Nachteile

Es handelt sich um eine Überlaufdrainage, die also
keine sichere Entleerung aus der Tiefe gewahrleistet Sie ist dadurch ungeeignet bei Sekretmengen
von uber 2 l/24 h. In diesem Fall bewahrt sich die
Kombination eines Schlauchdrains mit einer Lasche Eine solche Montage kann auf 3 Arten ausgefuhrt werden: Die Lasche wird neben den Drain
oder rund um den Drain gelegt oder sie befindet
sich innerhalb des Drains.

Damit werden auch die fruhzeitigen, durch die
Silikonlasche verursachten Abkapselungen und die
zu raschen Exclusionen vermieden Schließlich sei
auch erwahnt, daß die Laschen eine 1–2 cm weite
Stichwunde verlangen, was die retrograde Infektion von außen begünstigt

5 Gazestreifen

Dieser Drainagetyp ist heute nur noch sehr wenig
in Gebrauch. Die Verwendung von Gazestreifen
hat 3 Ziele Hamostase, Isolierung und Entleerung
nach außen. Der Kontakt der mehr oder weniger
zusammengepreßten Gazestreifen mit sickernden
Flachen kann eine capillare Hamostase bei Flä-
chenblutungen sichern, den Operationsherd von

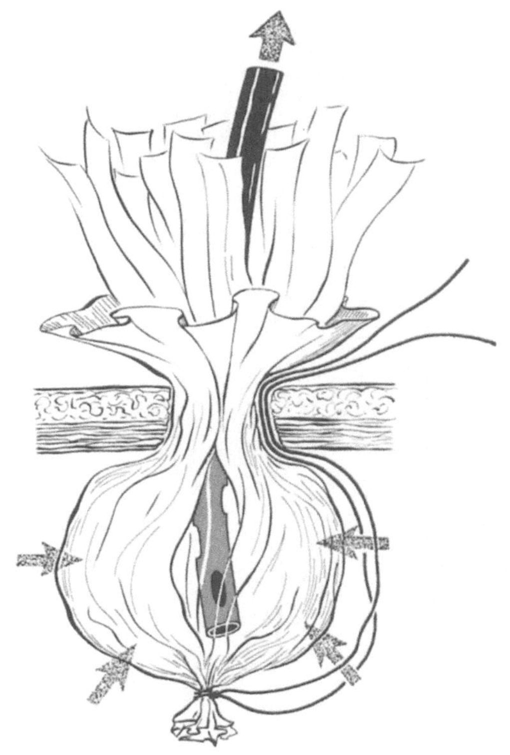

Abb. 13.15. Mikulicz-Gazebeutel mit Drain

den danebenliegenden Gebieten isolieren und
durch Capillarwirkung Flüssigkeitsansammlungen
ableiten. Zusatzlich kann ein Drain – mit oder
ohne Sog – in die Mitte der Gazetamponade gelegt
werden Diese muß jedoch haufig ausgewechselt
werden, um der Gefahr einer Infektion vorzubeugen

1896 hat Johann von Mikulicz die nach ihm
benannte Mikulicz-Tamponade (Abb. 13.15) beschrieben. Sie besteht aus einem größeren Gaze-
sack, gefüllt mit Gazestreifen und mit einem festen
Schlauchdrain im Zentrum. Damit wird die ganze
zu drainierende Höhle austamponiert, wobei ein
direkter Kontakt mit dem Darm durch eine breite
dazwischengelegte Lasche vermieden wird. Das
Ganze wird durch die Hauptincision oder besser
durch eine Gegenincision nach außen geführt. Ab
dem dritten postoperativen Tag wird durch den
zentralen Drain die Gaze 2- bis 3mal täglich mit
Wasser oder einer Kochsalzlösung gespült Danach werden die Streifen sukzessive einzeln herausgezogen; der Sack selbst bleibt 10–12 Tage liegen.

Die Mikulicz-Drainage erlaubt die Drainage
von sehr dickflüssigen Ansammlungen und kann
bei schwerster Sepsis (Kotperitonitis, postoperative Peritonitis) komplexe Formen nekrotisierender
Pankreatitis sowie in seltenen Fallen starker un-
kontrollierbarer Blutungen zur Anwendung kom-

men Ihr Nachteil besteht in der Bildung von Adhasionen mit Gefahr von Ileusentwicklung und Narbenhernien Diese Drainage wird nur noch selten angewandt.

6 Spüldrainage

Ein 3 Raum bei diffuser Peritonitis entwickelt sich in der Bauchhohle, im odematos angeschwollenen Mesenterium sowie im Darmlumen, er außert sich durch einen extravasalen Plasmaverlust, der bis zur Halfte der totalen extracellularen Flussigkeit ausmachen kann, sowie durch einen Proteinverlust von bis zu 200 g/24 h Die Bacteriamie ist die direkte Ursache der wiederholten septischen Schube

6.1 Technik der abdominalen Spüldrainage

Es sei betont, daß die systemische Antibioticagabe am Prinzip der Bauchhohlendrainage sehr wenig geandert hat, so daß die klassischen Prinzipien stets gultig bleiben:
- sorgfaltige peritoneale Sauberung,
- Entleerung samtlicher Blutcoagula,
- moglichst komplette Trockenlegung der Bauchhohle,
- Eliminierung der auslösenden Faktoren
Dazu kommt seit einigen Jahren die Spuldrainage der Bauchhohle, eine wirksame Methode mit gutem Erfolg, unter der Voraussetzung, daß sie nach einem genauen Protokoll und mit prazisen Indikationen eingesetzt wird.

6.1.1 Lokale Spüldrainage

Für die Sauberung eines infizierten Gebietes bewährt sich ein feiner zufuhrender Drain von 4 mm Durchmesser, daneben ein großerer Saugdrain. Dieser Drain wird zunachst wahrend 24 h an den Sog angeschlossen, um Abkapselungen im Drainageraum zu bilden Spater wird er zur Injektion von antiseptischen Losungen und Antibiotica benutzt

Eine ahnliche Montage kann angelegt werden, indem man 2 feine Katheter in den Saugdrain einfuhrt, den einen fur die Spullosung, den anderen fur die Luftzufuhr Ein solches Verfahren ermoglicht sehr oft die Entleerung einer Eiterhöhle und kann dadurch eine Reintervention verhindern.

6.1.2 Totale Spüldrainage

Diese von McKenna et al. [19] vorgeschlagene Technik findet in der postoperativen Behandlung der diffusen Peritonitis immer breitere Anwendung. Ihr Ziel ist die Ausschwemmung von Pseudomembranen und eitrigen Partikeln, um dadurch die Bildung abgekapselter Herde zu verhindern und die peritoneale Resorption zu stimulieren

Die Spuldrainage (Abb. 13.16) besteht aus einem Ein- und Ausfuhrsystem.
- Das Einfuhrsystem besteht aus 2 Redon-Drains mit Öffnungen auf 15 cm Lange; das eine kommt entlang der kleinen Magenkurvatur zu liegen, das andere submesocolisch langs der Radix mesenterii.
- Das Ausfuhrsystem besteht aus 4 Silikondrains mit einem Durchmesser von 1 cm und wird so dorsal wie möglich eingelegt Folgende Drains werden angebracht:
  - ein linker subphrenischer Drain,
  - ein Drain in die linke coloparietale Rinne,
  - ein Drain in die rechte coloparietale Rinne mit einem caudalen Ende posterior zwischen Leberkuppe und Zwerchfell liegend,
  - ein Drain in den Douglas-Raum.

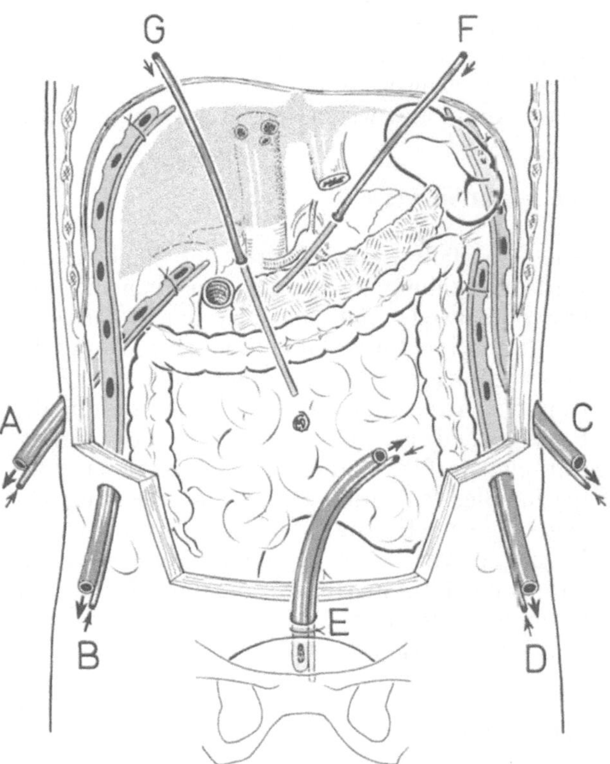

Abb. 13.16. Allgemeine abdominale Spuldrainage *A* Subhepatisch *B* subphrenisch rechts, *C* suphrenisch links, *D* paracolisch links, *E* Douglas-Raum, *F* kleine Kurvatur des Magens, *G* Radix mesenterii

Je nach Situation kann man auf den Drain der
linken coloparietalen Rinne verzichten und ihn direkt in den Infektionsherd legen. Die Drains in
den Rinnen mussen durch Gegenincisionen zwischen der 12 Rippe und der Crista iliaca austreten.

6.1.3 Lavageflüssigkeit

Zur kompletten Spülsaugdrainage kann das Penla-
vitset verwendet werden. Es besteht aus einer waßrigen Dialyselosung mit Antiseptica
Wir schlagen folgende Formel vor.

$$
\begin{array}{ll}
NaCl & = 5{,}6 \ g/l \\
MgCl_2 \ (6\,H\,20) & = 0{,}15 \ g/l \\
Natriumsulfat & = 5 \quad g/l \\
CaCl_2 \ (2\,H\,20) & = 0{,}26 \ g/l \\
Glucose & = 15 \quad g/l
\end{array}
$$

Von dieser Lösung werden 4–6 l/24 h eingespült.
Je nach Stand der Sauberung der Bauchhohle wird
dann progressiv das Quantum der Lavageflüssigkeit reduziert. Verschiedene Antibiotica konnen
komplementar benutzt werden, wie Chloramphe-
nicol, Colimycin, Cephalosporin, Gentamycin,
Kanamycin, Rifamycin

Man wird vorzugsweise Antibiotica mit sehr
breitem Spektrum auswahlen, die vom Peritoneum
nur wenig resorbiert werden und insofern eine maximale Lokalwirkung erzielen
(Cave Verlangerung der Curarewirkung durch
einige Antibiotica wie beispielsweise Colimycin)

6.2 Funktionsweise

Nach sorgfaltigem Verschluß der Bauchdecken
wird die Spülung so rasch wie moglich in Gang
gesetzt, entweder mit Sog oder unter langsamer
Aspiration mit Luftzufuhr Eine genaue Intensivüberwachung mit taglicher Kontrolle des Elektrolythaushaltes und sorgfaltiger Bilanzierung der
Protein- und Elektrolytverluste ist erforderlich.
Ein- und Ausfuhr sind taglich zu bilanzieren Eine
regelmaßige bakteriologische Untersuchung der
abgesaugten Flussigkeit ist empfehlenswert
Kommt es zur Stockung durch Verstopfung der
Drains mit Fibrinpartikeln, so empfiehlt sich eine
Stromungsumkehrung der Eintrittsdrain wird
zum Austrittsdrain

6.3 Nachteile

Diese sehr wirksame Methode hat einige Nachteile
- Sie erfordert Intensivüberwachung und andauernde Pflege.

- Es können Lecks neben den Drains bestehen,
  die das Anlegen einer neuen Austrittsstelle erfordern
- Es besteht das Risiko einer Abschwachung der
  Bauchwand durch infiltrierende Flüssigkeit
  zwischen den Nahten und damit der Wundde-
  hiscenz.
- Wenn auch diese Methode der klassischen uberlegen ist, so verhütet sie doch nicht die Bildung
  von intraabdominalen Abscessen Dies erklart
  sich durch die rasche Bildung von Einkapse-
  lungen zwischen Bauchfell und Netz, die durch
  die postoperative Atonie noch begunstigt werden.

Die Indikation zur abdominalen Spüldrainage
sollte sich unseres Erachtens auf die Behandlung
der fortgeschrittenen diffusen Peritonitis beschranken

7 Laparostomie [7, 15]

Diese Technik wurde bei schwersten lokalen und
diffusen Peritonitiden vorgeschlagen Sie verfolgt.
- die Beseitigung intraabdominaler Infektions-
  herde mit Abfließen eitriger Ansammlungen
  zwischen den Dünndarmschlingen und dem
  Mesenterium nach außen und Sanierung von
  neugebildeten Infektherden;
- die Minderung der Lymphresorption von Keimen und der Proliferation von Anaerobiern,
- die Vermeidung zu haufig wiederholter Absceß-
  ausräumungen und Débridements.

Nach Sanierung aller Infektionsquellen wird die
Bauchhöhle mit 6–8 l lauwarmer physiologischer
Kochsalzlösung mit Antiseptica gespult, den
Hypochondrien, dem Douglas-Raum und den co-
loparietalen Rinnen ist dabei besondere Beachtung
zu schenken Dann erfolgt Einlage von 5 dicken
Silikondrains in beide subphrenische Raume, in
den Douglas-Raum und in die rechte und linke
coloparietale Rinne. Der Austrittspunkt dieser
Drains muß so weit wie moglich außerhalb der
Laparostomiezone und einer eventuellen Entero-
stomie zu liegen kommen

Das große Netz wird zur Deckung der Dünndarmschlingen benutzt, ist dies nicht moglich, so
legt man auf den Darm eine Polyurethanfolie, sich
kreuzende Silikondrains und eine fettige Gaze. Die
Polyurethanfolie wird jeden 3 Tag ausgewechselt.
Innerhalb von 48–72 h wird unter Neuroleptanal-
gesie oder Allgemeinnarkose die Bauchhohle revidiert

Die Verwachsungen zwischen Bauchwand und
Darm werden manuell gelost. Die Silikondrains
werden entfernt und eine vorsichtige Revision –

immer mit der Hand, nicht mit einem Stieltupfer
– beider subphrenischen Raume, des Douglas-
Raumes und samtlicher Dunndarmschlingen vorgenommen. Resthohlen und abgekapselte Herde
werden ausgeraumt, gespult und drainiert. Diese
Nachkontrollen konnen je nach Schwere des Falles
bis zu 8mal durchgefuhrt werden. Es stellt sich
dann das Problem der Bauchdecken

Nach Wegnahme der Protektionsfolien sieht
man, daß sich schnell Granulationsgewebe gebildet hat und daß vom Rand her eine Epidermisie-
rung eingesetzt hat Diese ist in der Regel innerhalb von 6–8 Wochen abgeschlossen, so daß eine
Deckung durch Hautplastik moglich ist Es kann
aber auch nach 6–8 Monaten eine Anfrischung der
Bauchwand vorgenommen werden, sie laßt sich
i a ohne große Schwierigkeiten durchfuhren. In
einigen Fallen müssen durch Schwund der Bauchdeckenmuskulatur entstandene Defekte plastisch
durch Aufnahen eines ,,Mersilene"- oder ,,Vicryl"-
Netzes gedeckt werden

Laterale Entlastungsincisionen weit außerhalb
der Rectusmuskulatur konner einen sekundaren
Verschluß erleichtern

Neuerdings wurde vorgeschlagen, ein aus Pla-
stik bestehendes Reißverschlußsystem (Zipper) in
die Bauchwand einzunahen Auf- und Zumachen
sind dadurch sehr erleichtert.

Nach 8–12 Tagen wird der ,,Zipper" entfernt
und die Bauchdecke sekundär verschlossen.

Indikationen
Es sei festgehalten, daß eine Indikation zur Laparostomie nur in ausgewahlten Fallen besteht. Laut
heutigen Kenntnissen schlagen wir als Indikation
fur das ,,offengelassene Abdomen" 2 Arten von
Entscheidungskriterien vor
– *Intraperitoneal* rezidivierende, schwerste,
akute, diffus-eitrige oder eitrig-kotige Peritonitis nach Anastomoseninsuffizienz oder nach
Perforation des Dick- und Dunndarms sowie
bei nicht sanierbarer Peritonitisquelle
– *Bauchwand* bei schwer infizierten Bauchdecken
oder breitem Gewebeverlust mit Nekrose oder
Infektion durch vorangegangene Laparotomien, d h jedesmal dann, wenn die Bauchwand
qualitativ oder quantitativ geschadigt und fur
einen direkten Verschluß nicht geeignet ist.

8 Zusammenfassung

Die Indikationen einer Bauchhöhlendrainage sind
zu unterteilen in absolute, relative und prophylaktische.

8.1 Absolute Indikationen

– Intraabdominale Abscesse
– Pankreasnekrosen, Nekrosestraßen nach akuter
  Pankreatitis
– Notfalleingriffe an den Gallenwegen mit Infekt
– Notfalleingriffe am Colon (Perforation, Diver-
  ticulitis)
– Oesophagoenterale Anastomosen
– Rekonstruktionen an den Gallenwegen
– Leberresektionen
– Pankreasresektionen und -anastomosen
– Rectumamputationen
– Anteriore Rectumresektion.

8.2 Relative Indikationen

– Splenektomie
– Cholecystektomie
– Magenresektion
– Colonresektion.

8.3 Prophylaktische Indikationen

– Unvollstandige Blutstillung
– Kontaminiertes Operationsgebiet
– Gefahrdete Anastomosen
Die Indikation zur Drainage der Bauchhöhle ist
immer nach sorgfaltiger Überlegung und allgemeiner Einschatzung zu stellen Bei der diffusen Peritonitis, bei abgekapselter Absceßhohle oder bei un-
befriedigender Blutstillung durfte wohl keine Diskussion über die Notwendigkeit einer Drainage
entstehen Bei Wahleingriffen hingegen erinnern
wir uns an den Ausspruch von Lawson Tait:

"When in doubt always drain,
but try not to have doubts"

Literatur

1 Barraya L, Nbjaga MBA (ohne Jahrgang) Drainage
   Encyclopédie Médico-Chirurgicale Techniques chirurgicales Appar Dig 1/40075 1–8
2 Barraya L, Nbjaga MBA (1963) Le drainage en chirurgie abdominale Presse Méd 71/40 1181–1184
3 Berard P, Labrosse H (1983) Les drainages en chirurgie
   digestive abdominale Ann Fr Anesth Réanim 2 47–55
4 Berliner SD, Burson LC, Lear PE (1964) Use and abuse
   of intra-peritoneal drains in colon surgery Arch Surg
   89 686–690
5 Calderoli H, van Peteghem R, Meyer C, Monteil H,
   Hollender LF (1977) Intérêt de la Rifamycine S V * dans
   le traitement des suppurations intrapéritonéales MCD
   6 395–400

6 Colin R, Brabet M, Sellami A (1972) L'irrigation-dialyse pour »drainage actif« dans les péritonites aigues généralisées Chirurgie 98 106–112

7 Duft JH, Moffat J (1981) Abdominal sepsis managed by leaving abdomen open Surgery 90 774–781

8 Filler RM, Sleemann HK (1967) Pathogenesis of peritonitis I The effect of Escherichia coli and hemoglobin on peritoneal absorption Surgery 61 385–392

9 Filler RM, Sleemann HK, Hendry WS, Pulaski EJ (1966) Lethal factors in experimental peritonitis Surgery 60 671–678

10 Formeister JF, Elias EF (1976) Safe and efficient intraabdominal wound drainage Surg Gynecol Obstet 142 415–416

11 Goligher JC, Graham NG, De Dombal FT (1970) Anastomotic dehiscence after anterior resection of rectum and sigmoid Br J Surg 57/2 109–118

12 Haberer JP (1974) La réanimation des péritonites aigues Les réflexions suggérées par l'analyse de 150 cas mortels Thèse Médecine Strasbourg, n° 19

13 Herman G (1969) Intraperitoneal drainage Surg Clin North Am 49 1279–1288

14 Hollender LF (1975) Le traitement chirurgical des pancréatites aigues nécrotico-hémorragiques Méd Hyg 33 1240–1243

15 Hollender LF, Bur F, Schwenck D, Pigache P (1983) Das „offengelassene Abdomen" Technik, Indikation und Resultate Chirurg 54 316–319

16 Kraft AR, Tompkins RK, Jesseph JE (1968) Peritoneal electrolyte absorption Analysis of portal, systemic venous and lymphatic transport Surgery 64 148–153

17 Levy M (1984) Intraperitoneal drainage Am J Surg 147 309–314

18 Mantz JM, Porte A, Tempe JD, Jaeger A, Stoeckel ME (1973) Eléments de morphologie, de physiologie et de physiopathologie du péritoine In Péritonites aigues et réanimation L'Expansion Scientifique Française, Paris, pp 7–30

19 McKenna JP, Currie DJ, McDonald JA, Mahoney LJ, Finlayson DC, Lanskail JC (1970) The use of continuous post-operative lavage in the management of diffuse peritonitis Surg Gynecol Obstet 130 254–258

20 Moss JP (1981) Historical and current perspectives on surgical drainage Surg Gynecol Obstet 152 517–525

21 Neidhardt JH, Morin A, Kraft F, Charroux B (1983) Remarques sur le drainage de la cavité abdominale en chirurgie d'urgence Urgentes Chirurgiae Commentaria

22 O'Connor TW, Hugh TB (1979) Abdominal drainage Aust NZ J Surg 49 253–260

23 Parneix M, Mayeux C, Laporte F (1972) L'irrigation péritonéale dans le traitement des péritonites aigues généralisées Etude de 11 cas Chirurgie 98 779–784

24 Penrose CB (1890) Drainage in abdominal surgery JAMA 14 264–268

25 Robinson JO, Brown AA (1980) A new closed drainage-system Br J Surg 67 229–231

26 Swinton NW, Moskowski, Snow JC (1959) Cancer of the colon and rectum A statistical study of 608 patients Surg Clin North Am 39 745–752

27 Weiss AG (1963) Le drainage abdominal Rapport au Congrès Français de Chirurgie, pp 365–375

13.2 Ultraschallgezielte Drainage

A H Hölscher

1 Definitionen

Eine ultraschallgezielte Drainage der Bauchhöhle
setzt die sonographische Darstellung einer intraperitonealen Flüssigkeitsansammlung voraus

Die Flussigkeit kann bei geeigneter Lokalisation unter kontinuierlicher Einstellung im Ultraschallbild gezielt percutan punktiert und danach
drainiert werden Der Vorteil dieses Verfahrens
liegt in der Vermeidung blinder Punktionen bzw.
der Einsparung einer zum gezielten Einlegen einer
Drainage notwendigen Laparotomie.

2 Indikationen und Kontraindikationen

Anwendungsgebiete für ultraschallgezielte Drainagen sind grundsatzlich alle pathologischen Flussigkeitsansammlungen der Bauchhohle wie Abscesse,
Hamatome, Cholascus oder Ascites Eingeschrankt wird die Indikation durch folgende Faktoren
- Beim Zugangsweg dürfen keine wichtigen
  Strukturen mit dem Drain durchquert werden
  (s Abschn 4.1).
- Es muß „drainagefahiges", quantitativ erreich-
  bares Material zur Ableitung vorhanden sein.
  Kontraindikationen sind z.B. Pankreassequen-
  ster bzw gekammerte oder gleichzeitig bestehende multiple Abscesse
- Bei notwendiger chirurgischer Herdsanierung
  von Fisteln, Insuffizienzen etc. reicht eine sonographisch gezielte Drainage allein nicht aus Sie
  kann aber als passagere oder diagnostische
  Maßnahme indiziert sein.
- Es darf keine wesentliche Gerinnungsstörung
  bei dem Patienten vorliegen
Die Indikation zur diagnostischen Feinnadelpunktion kann dagegen weiter gestellt werden [21] Damit wird zunachst nur eine Klarung der Flüssig-
keitsqualitat angestrebt Ob eine ultraschallgezielte
Drainage oder eine chirurgische Entlastung angeschlossen wird, muß von dem Ergebnis der Punktion und den obengenannten Faktoren abhängig
gemacht werden

3 Apparative und personelle Voraussetzungen

3.1 Sonographie

Die ultraschallgezielte Punktion und Drainage erfordert ein Real-time-Sonographiegerat mit einer
Frequenz von 2,5–3,5 MHz. Es konnen sowohl Li-
nearscanner als auch Sektorscanner angewendet
werden. Die Linearschallkopfe geben wegen ihres
großen Schallbildes eine gute topographische
Übersicht, wahrend die Sektorscanner aufgrund
ihrer kleinen Ankopplungsflache z.B. bei der Darstellung subkostaler Leber- und Milzareale im
Vorteil sind. Die meisten heute angebotenen Sono-
graphiegerate der gehobenen Preisklasse sind
gleichzeitig mit einem Linear- und einem Sektor-
schallkopf ausgerustet.

Der Untersucher benötigt zur Ausführung der
sonographisch gezielten Drainage die gleiche Erfahrung wie zur normalen Ultraschalluntersuchung des Abdomens [18] Mit den fur die Punktion besonders wichtigen Kenntnissen der Topographie des Bauchraumes verfügt der Chirurg
dank seiner operativen Tätigkeit bereits über einen
betrachtlichen Erfahrungsschatz.

3.2 Punktion und Drainage

Die Punktion kann entweder „frei Hand" oder geführt mit einem Punktionsschallkopf vorgenommen werden. Der Punktionsschallkopf enthalt eine
Perforation mit einer verstellbaren Winkelvorrich-
tung, uber die die Punktionsnadel eingeführt wird
(Abb 13 17). Die Nadel ist beim Punktionsvor-
gang auf dem Ultraschallbild zu verfolgen
(Abb. 13 18 a) Alternativen zum Punktionsschallkopf sind Punktionsadapter. Dieses Zusatzinstrumentarium fur normale Schallkopfe ist kostengün-
stiger und zur Punktion großerer Lasionen ausreichend

Fur die diagnostische Punktion, die der Drainage immer vorangehen sollte, werden sterile Fein-
nadeln von 0,7–1 mm Durchmesser und 12–15 cm

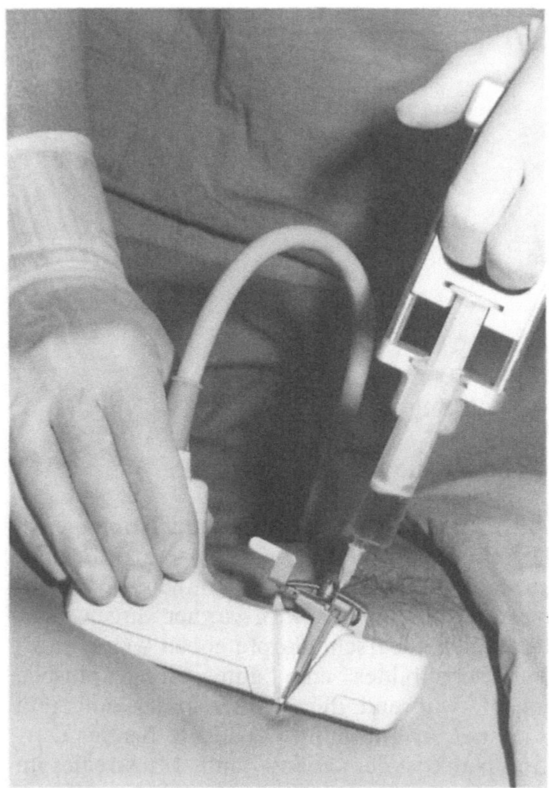

Abb. 13.17. Punktionsschallkopf (UST 507 PB, 3,5 MHz, Fa Hellige/Aloka) mit Cameco-Spritzenhalter

Lange benotigt Die Aspiration der Flussigkeit im „Ein-Mann-Verfahren" wird durch die Verwendung eines Cameco-Spritzenhalters mit Coltgriff, in den die Spritze eingespannt wird, wesentlich erleichtert (s Abb 13 17)

Drainagesets werden vorwiegend mit Pigtail, Korbchen oder J-Kathetern in verschiedensten Großen angeboten (Abb 13.19) Fur eine kontinuierliche Spülung sind doppellumige Katheter erforderlich Zum Einbringen größerer Drains benotigt man entsprechende Bougies (s. Abb 13 19).

4 Technik der Drainage

4.1 Planung des Zugangs

Nach der diagnostischen Sonographie und Berücksichtigung evtl vorhandener Computertomographie- und Rontgenbilder wird der Zugang unter Beachtung bewahrter chirurgischer Drainagewege geplant [2, 5, 12]

- Der Zugangsweg soll gerade und moglichst kurz sein.
- Gastrointestinaltrakt, größere Blutgefäße, Urogenitaltrakt, extrahepatische Gallenwege und parenchymatose Organe sollen nicht durchquert werden Bei Abscessen in parenchymatösen Organen laßt sich ein Zugang durch das entsprechende Organparenchym nicht vermeiden
- Extraperitoneale Drainagewege werden gegenuber transperitonealen bevorzugt
- Der Zugangsweg wird moglichst dorsal und caudal gewahlt, um eine spontane Drainage nach der Schwerkraft zu erreichen

4.2 Diagnostische Punktion

Die diagnostische Feinnadelaspiration soll der Drainage vorangehen, um die sonographisch diagnostizierte Flussigkeitsansammlung zu beweisen und deren Zusammensetzung zu klaren Der Zugangsweg fur die diagnostische Punktion ist so zu planen, daß der Stichkanal ebenfalls fur die percutane Drainage benutzt werden kann (s Abschn. 4.1).

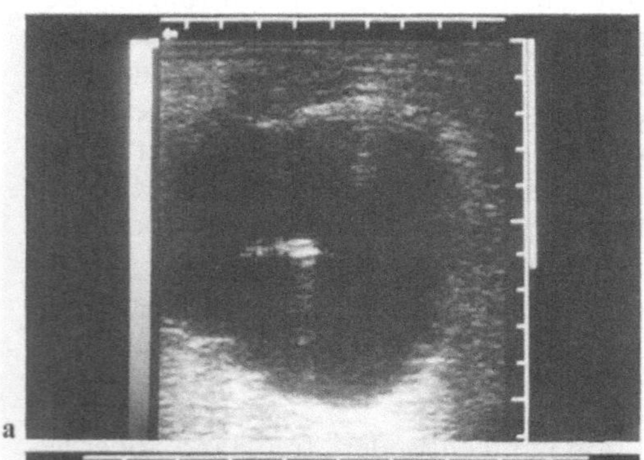
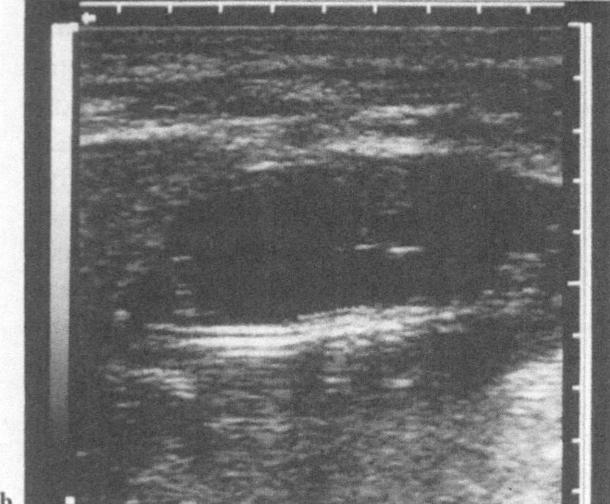

Abb. 13.18. a Sonographisch gezielte Punktion eines postoperativen subhepatischen Hamatoms Der helle Reflex in dem echoarmen Raum stellt die Nadelspitze dar (Querschnitt) **b** Im Anschluß an die Punktion sonographisch gezielte Drainage in Seldinger-Technik Die Konturen des Drains und die Plazierung am tiefsten Punkt des Flussigkeitsbezirkes sind gut erkennbar (*Langsschnitt*)

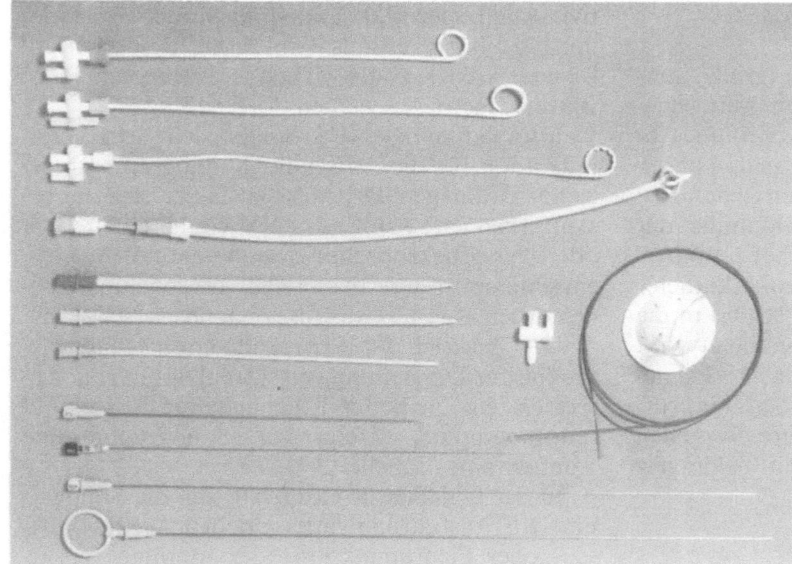

Abb. 13.19. Drainagesets (Angiomed) mit verschiedenen Punktionsnadeln, Seldinger-Draht, Teflonbougies, Katheter-Aufrichter, Drainage-Kathetern (Pigtail, Korbchen, doppellumig), Universaladapter und Harzmann-Disk zur Katheterbefestigung an der Haut

Beim „Freihandverfahren" wird sonographisch die Flussigkeitsansammlung dargestellt und die gunstigste Punktionsstelle auf der Haut markiert. Nach Hautdesinfektion und Lokalanaesthesie wird am Punktionsort eine 4 mm lange Hautincision angelegt und in der vorher sonographisch bestimmten Richtung „frei Hand" punktiert Dieses Verfahren sollte nur bei großen, gut lokalisierbaren Flussigkeitsansammlungen angewendet werden.

Sicherer, insbesondere bei kleinen Flüssigkeitsherden, ist die Punktion uber einen perforierten Schallkopf unter kontinuierlicher sonographischer Kontrolle

Dabei wird zunächst die Punktionstiefe unter Real-time-Sicht vermessen und auf dem Nadelschaft mit einem Metallreiter markiert. Der variable Punktionswinkel des perforierten Schallkopfes wird vorgewahlt Unter den genannten aseptischen Bedingungen (Hautdesinfektion, steriles Ultraschallgel, sterile Abdecktucher) wird der gassterilisierte Punktionsschallkopf mit einer Hand geführt, die Flussigkeitsansammlung eingestellt und mit der anderen Hand die Punktion vorgenommen (s Abb 13 17) Die Nadelspitze (z B 22 Gauge mit Teflonhülle 18G) wird unter permanenter Ultraschallkontrolle bei Apnoe des Patienten zügig in den zu punktierenden Bezirk geführt (s. Abb 13 18a) Nach erfolgreicher Punktion werden nur maximal 5 ml aspiriert und fur die laborchemischen bzw mikrobiologischen Untersuchungen aserviert Eine weitere Entleerung der Flüssigkeit ist nicht sinnvoll, da die anschließende Drainage dadurch erschwert wird.

4.3 Drainage

Zur Drainage stehen 2 Verfahren zur Verfügung [5, 12].

4.3.1 Modifizierte Seldinger-Technik

Diese Technik ist das bewahrteste Verfahren und wird insbesondere zur Drainage intraparenchymatöser Abscesse, kleinerer Flüssigkeitsherde und schwierig zu punktierender Bezirke angewendet. Nach Zuruckziehen der Nadel wird über die Teflonhulle ein Fuhrungsdraht eingebracht und sonographisch plaziert. Das Teflonstuck und der Punktionsschallkopf werden entfernt. Der Zugang wird über den Fuhrungsdraht mit Bougies aufgeweitet und der Drainage-Katheter eingebracht (s. Abb 13 18b)

Die Starke der Drainage richtet sich nach Viscositat und Zusammensetzung der Flüssigkeit In der Regel werden Katheter von 8–14 French angewendet Am günstigsten sind Drainagen mit multiplen Seitenlochern und Pigtail- oder Körbchenformationen, um die Perforationsgefahr zu verringern und eine sichere Lagekonstanz zu gewahrleisten.

Die punktierte Höhle wird mit einer Spritze vollstandig entleert und danach mit physiologischer Kochsalzlosung so lange gespult, bis die reaspirierte Flüssigkeit klar ist Die erfolgreiche Entleerung sollte abschließend sonographisch kontrolliert werden Bei Abscessen kann ein Antibioticum in die Hohle instilliert werden Der Katheter wird mit Hautnahten fixiert und mit einem geschlossenen Drainagesystem verbunden. In besonderen Fallen kann uber einen doppellumigen Katheter eine kontinuierliche Spulung begonnen werden

4.3.2 Trokartechnik

Dieses Vorgehen eignet sich nur fur große, umschriebene Flüssigkeitsansammlungen mit sicherem Zugangsbereich, z B. fur ausgedehnte Abscesse mit breitem Kontakt zum Peritoneum parietale Nach der bereits beschriebenen diagnostischen Punktion wird auch die Teflonhülle der Aspirationsnadel entfernt. In der vorher punktierten Richtung und Tiefe wird ein Trokarkatheter mit multiplen Seitenlochern (12–26 French) in die Flüssigkeitshohle eingebracht Der Katheter wird vorgeschoben und der Trokar entfernt Die Plazierung des Drains kann sonographisch überpruft werden (s. Abb 13 18 b) Das weitere Vorgehen entspricht dem bei der modifizierten Seldinger-Technik.

4.4 Drainagenachsorge

Die Nachsorge der ultraschallgezielt plazierten Drainage umfaßt taglichen Verbandwechsel, Protokollierung der Sekretmengen und das Offenhalten des Katheters durch Anspulen mit Kochsalzlösung unter sterlen Bedingungen Die Größe des Flussigkeitsbezirkes kann in Abstanden sonographisch kontrolliert werden, um einen entsprechenden Fortschritt zu dokumentieren Dazu eignet sich, insbesondere bei Fisteln, auch die rontgenologische Kontrastmitteldarstellung. Ist eine inadaquate Absceßdrainage festzustellen, so konnen nach weiterer Aufbougierung größere Drains uber einen Fuhrungsdraht eingelegt werden. Bei normalem klinischem Verlauf und korrelierendem Sonographiebefund wird der Drain nach Sistieren des Flussigkeitsstroms entfernt.

5 Ergebnisse

Die Ergebnisse ultraschallgezielter Drainagen hängen direkt von der diagnostischen Leistung der Sonographie ab Der Ultraschall hat eine hohe Sensitivitat und Spezifitat fur den Nachweis intraabdominaler Flüssigkeitsansammlungen Besonders gut können Ascites, Galle, Urin oder nichtcoaguliertes Blut nachgewiesen werden [7, 11, 15]

Intraabdominale Abscesse stellen die Hauptindikation für die Anwendung sonographisch gezielter Drainagen dar. Abscesse lassen sich am besten erkennen, wenn sie stark verflüssigten Eiter oder wenig nekrotisches Gewebe enthalten Lufteinschlüsse infolge bakterieller Besiedelung konnen durch Totalreflexion die Diagnose erschweren

Der Vergleich der Wertigkeit verschiedener Methoden zur Darstellung von intraabdominalen Abscessen zeigt die besten Ergebnisse fur die Computertomographie, gefolgt von Sonographie und Szintigraphie (Tabelle 13 1).

In der taglichen Routine hat sich die Sonographie zur Ausfuhrung einer gezielten Ascites-, Blasen- oder Pleurapunktion oder -drainage ausgezeichnet bewahrt Weitere spezielle Anwendungsgebiete sind die Drainage von Pankreascysten oder die Fistelung eines gestauten Nierenbeckens.

Nahezu alle Arbeiten über percutane Drainagen beschreiben Ergebnisse von Absceßbehandlungen. In den meisten Untersuchungen sind die 3 bildgebenden Verfahren Computertomographie, Sonographie und Rontgen gemeinsam oder erganzend eingesetzt worden [1, 22, 23]. Die Resultate aus einer Zusammenstellung der Literatur ergeben im Mittel eine Heilung in 75% bei einer Komplikationsrate von etwa 13% (Tabelle 13.2).

Die haufigsten Komplikationen sind nach einer Literaturauswertung von Dahnert mit ca. 3% passagere Septicamien kurz nach Katheterinsertion oder Kochsalzspulung [3]. Weitere Komplika-

Tabelle 13.2. Percutane Drainage abdominaler Abscesse (CT, Ultraschall, Rontgen) Literaturzusammenstellung 1980–1986

n	Abscesse	Heilung [%]	Letalitat [%]	Komplikationen [%]
666	738	**75,3**	12,7	13

Tabelle 13.1. Intraabdomineller Absceß Vergleich der diagnostischen Methoden Literaturubersicht 1978–1986

Autor	Jahr	n	Sensitivitat			Spezifitat		
			CT	Ultraschall	Galliumszintigraphie	CT	Ultraschall	Szintigraphie
Korobkin [14]	1978	29	100	92	82	100	100	86
Knochel [13]	1980	170	97,5	82	86	95	94,5	95
Graif [8]	1982	36	–	86,6	93,3	–	95,2	90,4
Moir [16]	1982	75	100	82	96	100	91	65
Dobrin [4]	1986	94	88	75	73	93	91	81

Tabelle 13.3. Ultraschallgezielte percutane Drainage abdomineller Abscesse

	n	Ab-scesse	Hei-lung [%]	Le-tali-tat [%]	Kom-plika-tionen [%]
Gronvall [9]	1981	50	50	82	–	6
Heckemann [10]	1983	23	23	80	4,3	9
Reuvers [19]	1983	21	24	76	9,5	12,5

tionen umfassen Blutungen (1%) sowie Fehlpunktionen, besonders transdiaphragmal (2,3%) oder in den Dunndarm mit der Folge enterocutaner Fisteln (0,9%)

Die Letalitatsraten werden zwischen 0 und 23%, im Mittel mit 13% angegeben. Die Letalitat der Drainageinsertion selbst wird auf nur 0,8% geschatzt [3] Weitere Todesursachen sind besonders auf schwere Begleiterkrankungen oder Operationen bei Versagen der Drainagen zuruckzufuhren

Die Resultate von 3 Studien mit ausschließlich ultraschallgezielten percutanen Absceßdrainagen sind gegenuber den Ergebnissen in der genannten Literaturzusammenstellung als etwa gleichwertig einzustufen (Tabelle 13.3).

Der Vorteil der Sonographie liegt in der Mobilitat mit der Moglichkeit bettseitiger Anwendung (Intensivstation), der leichten Wiederholbarkeit, der fehlenden Strahlenbelastung und den vergleichsweise geringen Kosten Damit ist die Sono-

graphie fur den Chirurgen die Methode der ersten Wahl, um eine gezielte Punktion unter Sicht eines bildgebenden Verfahrens auszufuhren. Bei speziellen Fallen mit ausgepragtem Meteorismus oder schlechter Ankoppelung des Schallkopfes durch Operationswunden etc. kann die Computertomographie oder die konventionelle Rontgentechnik erganzend eingesetzt werden.

Im Vergleich zur septischen Chirurgie erscheinen die Ergebnisse sonographisch oder rontgenologisch gezielter Absceßdrainagen gleichwertig oder sogar gunstiger [3, 6, 17, 20] Da jedoch nur historische Kontrollen und keine prospektiven Studien vorliegen, ist diese Feststellung von eingeschrankter Aussagekraft Als Entscheidungshilfe zwischen sonographisch gezielten oder chirurgisch eingelegten Drainagen wird das Flußdiagramm in Abb 13.20 angeboten.

Literatur

1 Aeder MI, Wellman JL, Haaga JR, Hau T (1983) Role of surgical and percutaneous drainage in the treatment of abdominal abscesses Arch Surg 118 273–280
2 Dahnert W, Gunther RW, Borner N, Braun B, Gamstatter G, Rothmund M (1985) Die percutane Drainage abdominaler Abscesse I Technik und Ergebnisse Chirurg 56 579–583
3 Dahnert W, Gunther RW, Borner N, Braun B, Gamstatter G, Rothmund M (1985) Die percutane Drainage abdominaler Abscesse II Stellenwert im Vergleich zur septischen Chirurgie Chirurg 56 584–588
4 Dobrin PB, Gully PH, Greenlee HB et al (1986) Radiologic diagnosis of an intraabdominal abscess Do multiple tests help? Arch Surg 121 41–46
5 Gerzof SG, Robbins AH, Johnson WC, Birkett DH, Nabseth DC (1981) Percutaneous catheter drainage of abdominal abscesses A five year experience N Engl J Med 305 653–657
6 Gerzof SG, Johnson WC, Robbins AH, Nabseth DC (1985) Expanded criteria for percutaneous abscess drainage Arch Surg 120 227–232
7 Goldberg BB, Clearfield HR, Goodman GA, Morales JO (1973) Ultrasonic determination of ascites Arch Intern Med 131 217–220
8 Graif M, Zwas ST, Manor A, Dosorez C, Strauss S, Zelikowski L, Itzchak Y (1982) Significance of ultrasound and gallium scanning in detecting intraabdominal abscesses Isr J Med Sci 18 789–792
9 Gronvall S, Gammelgaard J, Haubek A, Holm HH (1982) Drainage of abdominal abscesses guided by sonography Am J Radiol 138 527–529
10 Heckemann R, Wernecke K (1983) Die Behandlung intraabdomineller Abscesse durch ultraschallgefuhrte Feinnadelpunktion Fortschr Rontgenstr 138/2 208–213
11 Holscher AH (1985) Ultraschalldiagnostik des akuten, nicht traumatisierten Abdomens Chir Prax 34 29–39
12 Johnson WC, Gerzof SG, Robbins AH, Nabseth DC (1981) Treatment of abdominal abscesses Comparative evaluation of operative drainage versus percutanoeus catheter drainage guided by computertomography or ultrasound Ann Surg 194/4 510–520

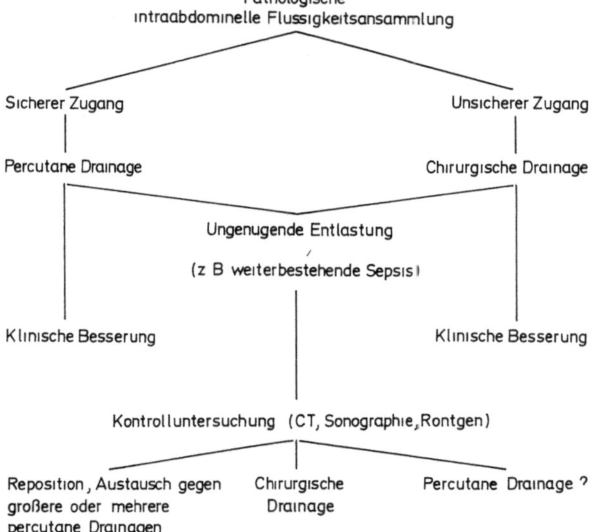

Abb. 13.20. Entscheidungsbaum zur sonographisch gezielten bzw chirurgisch plazierten Drainage (Modifiziert nach Olak [17])

13 Knochel JQ, Koehler PR, Lee TG, Welch DM (1980) Diagnosis of abdominal abscesses with computertomography, ultrasound and 111-In-leucocyte scans Radiology 137 425–432

14 Korobkin M, Callen PW, Filly RA, Hoffer PB, Shimshak RR, Kressel HY (1978) Comparison of computertomography, ultrasonography, and Gallium-67 scanning in the evaluation of suspected abdominal abscess Radiology 129 89–93

15 Maurer JW, Holscher AH, Tiling T (1986) Ultraschalldiagnostik In Siewert JR, Pichlmayr R (Hrsg) Das traumatisierte Abdomen Springer, Berlin Heidelberg New York Tokyo

16 Moir C, Robins RE (1982) Role of ultrasonography, gallium scanning, and computed tomography in the diagnosis of intraabdominal abscess Am J Surg 143 582–585

17 Olak J, Christou NV, Stein LA, Casola G, Meakins JL (1986) Operative versus percutaneous drainage of intraabdominal abscesses Comparison of morbidity and mortality Arch Surg 121 141–146

18 Rettenmeier G (1985) Sonographie In Blum AL, Siewert JR, Ottenjann R, Lehr L (Hrsg) Aktuelle gastroenterologische Diagnostik Springer, Berlin Heidelberg New York Tokyo

19 Reuvers CB, Lameris JS, Bruining HA, Jeekel J (1983) Ultrasound-guided percutaneous drainage of 25 abscesses Acta Chir Scand 149 161–164

20 Rothmund M (1985) Intraabdominelle Abscesse – perkutane oder chirurgische Drainage? Dtsch med Wochenschr 110 527–528

21 Schwerk WB, Maroske D, Roth S, Arnold R (1986) Ultraschallgefuhrte Feinnadelpunktionen in der Diagnostik und Therapie von Leber- und Milzabscessen Dtsch Med Wochenschr 111 847–853

22 Sones PJ (1984) Percutaneous drainage of abdominal abscesses Am J Radiol 142 35–39

23 van Sonnenberg E, Ferrucci JT, Mueller PR, Wittenberg J, Simone JS, Malt RA (1982) Percutaneous radiographically guided catheter drainage of abdominal abscesses JAMA 247/2 190–192

14 Präoperative Risikoabschätzung und Operationsvorbereitung in der Abdominalchirurgie

K E FREDE

Der Entschluß zu einem abdominalen Eingriff ist ein schwerwiegender Schritt Die Indikation zur Operation ist dann gegeben, wenn die Operation einen gunstigeren Krankheitsverlauf erwarten laßt als die konservative Therapie. Bei den für die meisten Abdominaleingriffe weitgehend standardisierten und bewahrten Anaesthesie- und Operationsverfahren ist das Risiko der Operation per se auf ein Minimum reduziert Trotzdem setzt heute die Indikation zur Operation ein besonders kritisches Abwagen aller sich aus dem Eingriff ergebenden Vor- und Nachteile voraus Gründe dafür sind

- die zunehmende Zahl chirurgischer Patienten höheren Lebensalters,
- die steigende Zahl chirurgischer Patienten mit kardiopulmonalen Begleiterkrankungen

Gerade für diese Patienten ergibt sich die Notwendigkeit einer moglichst verbindlichen Risikoprognose Sie laßt sich nur durch eine exakte praoperative *Risikoabschätzung* erstellen Sind die Risiken bekannt, stellt sich die Frage der bestmöglichen *Vorbehandlung*, um diese zu reduzieren.

1 Präoperative Risikoabschätzung

1.1 Kardiale Risikoabschätzung

Grundlage für die kardiale Risikoprognose des chirurgischen Patienten sind Anamnese und klinische Untersuchung Leider konnen alle bisherigen Bemuhungen, fur den chirurgischen Patienten mit vorbestehenden kardialen Veranderungen eine verbindliche Risikoprognose zu stellen, nicht restlos befriedigen 1963 schlug die American Society of Anesthesiologists [3] zur praoperativen Einschatzung des Operationsrisikos eine Einteilung in 5 Kategorien vor, die auf klinischen Untersuchungsbefunden basiert:

1 gesunder Patient mit Wahloperation
2 Patient mit leichter Allgemeinerkrankung
3 Patient mit schwerer Allgemeinerkrankung und Leistungseinschrankung

4. Patient mit inaktivierender Allgemeinerkrankung, die eine standige Lebensbedrohung darstellt
5. moribunder Patient ohne Aussicht, die nächsten 24 h mit und ohne Operation zu uberleben

Diese Einteilung hat sich bei der Vorhersage nichtkardialer Komplikationen gut bewährt, für die praoperative Beurteilung kardialer Funktionsstörungen ist sie jedoch unzureichend [32] 1964 erstellte die New York Heart Association [23] eine Risikoklassifikation, die auf subjektiven Angaben des Patienten über seine kardialen Beschwerden bei körperlicher Belastung beruht· Bei Patienten mit Angina pectoris wird der Risikograd nach dem Grad der Anstrengungstoleranz geschatzt (Tabelle 14 1) Skinner u. Pearce [26] konnten zeigen, daß mit sinkender Anstrengungstoleranz gemaß der NYHA-Einteilung die Operationsletalität steigt (Tabelle 14.2) Sie konnten ferner zeigen, daß die Operationsletalität in der Reihenfolge rheuma-

Tabelle 14.1. Einteilung der Anstrengungstoleranz (Nach [23])

I Keine Einschrankung der korperlichen Aktivität

II Leichte Einschrankung der korperlichen Aktivität, Symptome nur bei großeren alltaglichen Anstrengungen

III Ausgesprochene Einschrankung der korperlichen Aktivität, Symptome bereits bei alltaglicher Anstrengung geringen Grades

IV Beschwerden bei jeder, auch der leichtesten Anstrengung, oft sogar schon in Ruhe

Tabelle 14.2. Postoperative Letalitat in Abhangigkeit der Anstrengungstoleranz gemaß der NYHA-Einteilung [26]

NYHA-Einteilung der Anstrengungstoleranz	Postoperative Letalitat in %
I	4,3
II	10,6
III	25,0
IV	67,0

Tabelle 14.3. Kardiale Risikofaktoren und Prognoseindex (Nach Goldmann et al [13])

Kriterien	Punkte
Anamnese	
Alter uber 70 Jahre	5
Myokardinfarkt vor weniger als 6 Monaten	10
Klinik	
3 Herzton oder Einflußstauung	11
Relevante Aortenklappenstenose	3
Elektrokardiogramm	
Praoperativ kein Sinusrhythmus	7
Praoperativ oder anamnestisch mehr als 5 ventriculare Extrasystolen/min	7
Allgemeinstatus	
$P_aO_2 < 60$ mm Hg oder $P_aCO_2 > 50$ mm Hg Serumkalium $< 3{,}0$ mval/l oder $HCO_3 < 20$ mval/l Harnstoff > 50 mg% oder Kreatinin $> 3{,}0$ mg%	
Erhohte Transaminasen, chronische Leberkrankheiten, Bettlagerigkeit	3
Operation	
Intrathorakale und intraabdominelle Eingriffe oder Eingriffe an der Aorta	3
Notfalloperationen	4
Summe	53
Risikogruppe I	0–5 Punkte
Risikogruppe II	6–12 Punkte
Risikogruppe III	13–25 Punkte
Risikogruppe IV	≥ 26 Punkte

tische Herzkrankheit – arteriosklerotische und/ oder hypertensive Herzkrankheit – pulmonale Herzkrankheit steigt Ein Fortschritt in der genaueren präoperativen Einschätzung des kardialen Operationsrisikos zeichnet sich durch die Untersuchungen von Goldmann et al ab [13]. Sie erstellten unter Berücksichtigung der Anamnese und der pra- und postoperativen klinischen Symptome und Befunde mittels Multivarianzanalyse Korrelationen zwischen den ermittelten Parametern und den postoperativen Komplikationen. Die statistische Auswertung ergab 9 Risikofaktoren, die signifikant mit lebensgefahrlichen oder todlichen postoperativen kardialen Komplikationen korreliert waren Entsprechend der Wertigkeit ihrer Signifikanz wurden diesen Risikofaktoren Punkte zugeordnet und durch Summation der Punkte ein Prognosenindex erstellt Eine Risikoeinteilung in 4 Gruppen ermoglicht eine einfache und übersichtliche Einschatzung des zusatzlichen und vom direkten chirurgischen Risiko unabhangigen kardialen Risikos (Tabelle 14 3)

Sowohl die NYHA-Einteilung der Anstrengungstoleranz als auch der Prognosenindex nach Goldmann lassen sich ohne Aufwand erstellen und eignen sich gut zur routinemaßigen praoperativen Abschatzung des kardialen Risikos. Bei Patienten mit schwerer Angina pectoris ist der Prognosenindex allerdings nur mit Einschränkung verwertbar. Die NYHA-Einteilung wird diesem Zustand eher gerecht. Zur genauen Schatzung des Risikogrades empfiehlt sich deshalb die Anwendung beider Klassifikationen gemeinsam

Bei Patienten, die aufgrund solcher anamnestischer und klinischer Kriterien hohe kardiale Risikofaktoren aufweisen, konnen zusatzliche hamodynamische Untersuchungen unter Ruhe- und/ oder Belastungsbedingungen die kardiale Ausgangssituation prazisieren. Hier wird der Chirurg die gute Zusammenarbeit mit dem Kardiologen zu schatzen wissen.

Immer noch ungelost ist das Problem des chirurgischen Patienten mit kürzlich abgelaufenem Myokardinfarkt. Wahrend das Risiko eines postoperativen Myokardinfarkts ohne praoperative Infarktanamnese mit 0,7% [19] veranschlagt wird, wird die Reinfarktrate bei bekanntem vorausgegangenem Myokardinfarkt wahrend der ersten postoperativen Woche mit 6,5% angegeben [29, 31]. Die Reinfarktquote in der postoperativen Phase wird sogar mit 27% angegeben, wenn der Myokardinfarkt weniger als 3 Monate zurückliegt [27].

1.2 Pulmonale Risikoabschätzung

Risikofaktoren, die das Auftreten postoperativer Lungenkomplikationen begunstigen, lassen sich unterteilen in *allgemeine* und *pulmonale Risikofaktoren* [4, 30].

1.2.1 Allgemeine Risikofaktoren

Zu den allgemeinen Risikofaktoren zahlen Rauchen, Adipositas und hoheres Alter. Auch die Art der Operation und der Anaesthesie mussen berucksichtigt werden *Rauchen* stimuliert die Schleimproduktion in den Atemwegen und hemmt den mucociliaren Transport durch Schadigung des Flimmerepithels [5] Zusatzlicher Bronchospasmus führt zum Anstieg des Atemwegswiderstandes Aus der Summe dieser strukturellen und funktionellen Veranderungen resultiert eine erhohte Atemarbeit Kann diese postoperativ nicht aufrechterhalten werden, sind Sputumretention und Atelektasen die Folge [16, 18].

Ausgepragte *Adipositas* geht mit einer signifikanten Beeinflussung der Lungenfunktion einher [24, 28] Die funktionelle Residualkapazität (FRC) und die Compliance der Brustwand sind vermindert, die Atemarbeit ist erhoht. In Ruckenlage sind diese Veranderungen besonders ausgepragt Hinzu kommt, daß der adipose Patient normalerweise seinen hoheren Sauerstoffverbrauch und seine größere Kohlensaureproduktion durch eine gesteigerte alveolare Ventilation korrigiert [12]. Postoperative Atelektasen und Hypoxamie finden in der mangelnden Kompensationsmoglichkeit ihre Erklarung.

Die mit *hoherem Alter* auftretende Abnahme der statischen Lungenvolumina, der Compliance, der Atemreserven und des arteriellen Sauerstoffpartialdrucks erhoht zwangslaufig das Risiko postoperativer Lungenkomplikationen [15, 30] Die flache Körperlage wahrend und nach der *Operation,* der Zustand nach *Allgemeinanaesthesie,* postoperative Schmerzen und Darmatonie erniedrigen auch am lungengesunden chirurgischen Patienten die FRC Erfahrungsgemaß sind nach Oberbaucheingriffen pulmonale Komplikationen auf dem Boden diffus verteilter atelektatischer Alveolen besonders haufig [33]

1.2.2 Pulmonale Risikofaktoren

Pulmonale Risikofaktoren sind *obstruktive* und *restriktive Lungenveranderungen* sowie *Infekte* der oberen Luftwege Vorbestehende *obstruktive Lungenerkrankungen* wie chronisch obstruktive Bronchitis, Lungenemphysem und Bronchiektasen gehen mit einer Verringerung der maximalen exspiratorischen Flow rate, einem erhohten Atemwegswiderstand und einer Einschrankung des tracheobronchialen Klarmechanismus einher *Restriktive Lungenerkrankungen* wie Lungenfibrose und Pleuraschwarte spielen bei abdominalen Eingriffen eine vergleichsweise unwichtigere Rolle, weil das freie Bronchiallumen durch solche Affektionen nicht tangiert wird und bei genugendem Hustenstoß die Gefahr der Sekretretention geringer ist [15, 17] *Infekte der oberen Luftwege* führen immer zu einer mehr oder weniger ausgepragten Obstruktion der kleinen Atemwege Vermehrte Ödembildung und Schleimproduktion konnen postoperativ zur Einengung der oberen Atemwege fuhren.

Voraussetzung zur Erfassung pulmonaler Risiken sind wiederum eine sorgfaltige *Anamnese* und eine genaue *klinische Untersuchung.* Die Patienten sollten speziell nach ihren Rauchgewohnheiten, nach chronischem Husten, Kurzatmigkeit (Dyspnoe) und zurruckliegenden Lungenentzündungen gefragt werden Bei der klinischen Untersuchung

Tabelle 14.4. Lungenfunktionswerte mit hohem Morbiditats- und Mortalitatsrisiko (Nach [30])

Spirometrie	
Atemgrenzwert	<50% des Sollwertes
FEV_1	<2,0 l
Arterielle Blutgase	
P_aCO_2	>45 mm Hg/>6 kPa
P_aO_2	Aussage eingeschrankt

sollten Tachypnoe, verminderte Atemexkursionen, Rasselgerausche und Giemen besondere Beachtung finden [16, 18] Bei positiver Anamnese und pulmonalen Symptomen ist die praoperative *Rontgenaufnahme* der Thoraxorgane obligatorisch Zusatzliche *Screeningtests* – wie die arterielle Blutgasanalyse und die Spirometrie – sind nur bei den Patienten sinnvoll, deren pulmonale Prognose aufgrund der obenerwahnten allgemeinen und/oder pulmonalen Risikofaktoren ungunstiger ist.

Die Aussage der *arteriellen Blutgasanalyse* bei Atmung von Raumluft ist dadurch eingeschrankt, daß bei Patienten von über 60 Jahren „Normalwerte" des P_aO_2 schwer zu definieren sind Eine persistierende Hyperkapnie (P_aCO_2 45 mm Hg/ 6 kPa) hingegen deutet auf eingeschrankte pulmonale Reserven und ein höheres Morbiditatsrisiko hin [11, 30].

Eine *spirometrische Lungenfunktionsanalyse* mit Bestimmung der statischen Lungenvolumina – Vitalkapazität, Residualvolumen, Totalkapazität –, der Sekundenkapazitat (FEV_1) und des Atemgrenzwertes (AGW) wird sich in der Regel auf solche Patienten beschranken, die sich einem großeren Abdominaleingriff in Allgemeinanaesthesie unterziehen mussen und die an einer schweren, meist obstruktiven Lungenerkrankung leiden Eine Zusammenfassung der Lungenfunktionswerte mit hohem Risiko postoperativer Komplikationen gibt Tabelle 14.4 [30]

1.3 Allgemeinzustand und Abwehrlage

Neben den klassischen kardialen und pulmonalen Risikofaktoren gewinnen die *immunologischen* und die *nutritiven Risikofaktoren* beim chirurgischen Patienten zunehmende prognostische Bedeutung

Postoperative Infekte und Sepsis beeinflussen in betrachtlichem Ausmaß Morbiditat und Mortalitat, ein Zusammenhang zwischen Infekthaufigkeit und Abwehrlage des chirurgischen Patienten gilt als gesichert [1, 2]. Deshalb verdient die praoperative Einschatzung der *individuellen Abwehrlage* des chirurgischen Patienten besondere Beachtung

Tabelle 14.5. Faktoren der Infektabwehr (Nach [14])

	Humoral	Cellular
Spezifisch	Antikorper IgM, IgG, IgA	T-Lymphocyten und Subpopulationen
Unspezifisch	Proteine des Komplementsystems	Phagocyten polymorphkernige Granulocyten, Zellen des mononuclearphagocytaren Systems

An der Infektabwehr sind *spezifische* und *unspezifische Faktoren* in jeweils *humoraler* und *cellulärer* Form beteiligt (Tabelle 14.5) [14]

Mangelernahrung, vorbestehende Erkrankungen – z B Hodgkin-Krankheit, Leukosen, nephrotisches Syndrom, entzundliche Darmerkrankungen – und Medikamente – wie Steroide, Immunsuppressiva, Entzundungshemmer – konnen neben dem Operationstrauma und der Anaesthesie zu hyp- oder anergen Reaktionen des Abwehrsystems führen [1]. Verschiedene Untersuchungsmethoden dienen dazu, diese praoperativ zu erfassen.

Die *humoral vermittelte Immunitat* laßt sich durch die Bestimmung der unspezifischen Proteine des Komplementsystems sowie der Immunglobuline im Serum mittels Routineverfahren abschatzen.

Zur Erfassung des Status der *zellvermittelten Immunitat* ist die Messung der Hautreaktion vom Typ der verzögerten Überempfindlichkeit („delayed cutaneous hypersensitivity"; DCH) von klinischer Bedeutung. Sie basiert auf der Reaktion sensibilisierter T-Lymphozyten mit sog Recallantigenen Die Applikation der Antigene erfolgt intradermal durch die Spitzen eines Plastikstempels, der die gleichzeitige Applikation von 7 standardisierten Antigenen (Tetanus, Diphtherie, Streptococcus, Tuberculin, Candida, Trichophyton, Proteus) gegenüber Glycerin als Kontrollsubstanz erlaubt (Multitest) Die Hautreaktion wird nach 48 h abgelesen und gilt als Maß für die aktuelle Abwehrlage des Patienten [10]. Patienten, bei denen die Hautreaktion stark abgeschwacht ist, haben eine höhere postoperative Morbiditat und Letalitat als solche mit normaler Hautreaktion [7, 10].

Unter den *nutritiven Risikofaktoren* scheint dem Praalbumin, dem Serumalbumin und dem Transferrin eine besondere prognostische Bedeutung zuzukommen Dabei nimmt das Serumalbumin den ersten Stellenwert ein · Die postoperative Komplikationsrate durch Infekte ist bei vorbestehenden pathologischen Serumalbuminwerten signifikant hoher als bei normalem Serumalbumin [21].

2 Präoperative Behandlung

Wenn immer möglich, sollten gestörte Funktionen der physiologischen Systeme praoperativ gunstig beeinflußt werden Bei Notfalleingriffen in der Abdominalchirurgie ist diese Forderung durch die Kurze der zur Verfügung stehenden Zeit meist nicht realisierbar. Bei dringlichen Wahloperationen reicht eine Vorbereitungsphase von 12–36 h in der Regel bereits aus, um die Ausgangssituation entscheidend zu verbessern.

Storungen des Wasser- und Elektrolythaushaltes erfordern eine adaquate Substitutionstherapie. *Flussigkeitsverluste* nach außen (Erbrechen, Durchfälle) oder in den sog. „dritten Raum" – d.h. Flüssigkeiten, die weder intracellular liegen noch dem extracellularen Raum zur Verfügung stehen – können bei Ileus, schwerer Peritonitis und Pankreatitis beträchliche Ausmaße annehmen. Die sich entwickelnde isotone oder hypertone Dehydratation sollte praoperativ mit Elektrolytlösungen – bewahrt hat sich das Ringer-Lactat – korrigiert werden. Man stützt sich bei dieser akuten Ersatztherapie am einfachsten auf wiederholte Bestimmungen des Hamatokrits, der als representative Meßgroße für den gesamten Extracellularraum angesehen werden kann und in Richtung Normwert gesenkt werden sollte

Veranderungen der Elektrolytkonzentration – am haufigsten die *Hypokaliamie* – mussen praoperativ korrigiert werden Anaesthetica, die zu einer Herabsetzung der myokardialen Reizschwelle fur ektopische Erregungsbildung fuhren, z.B Halothan, können Arrhythmien auslösen Eine Hypokaliämie – besonders bei digitalisierten Patienten – begünstigt das intraoperative Auftreten von Rhythmusstörungen wie Extrasystolen, Tachyarrhythmien und Vorhofflimmern

Vorbestehende Begleiterkrankungen müssen auf ihre aktuelle Therapienotwendigkeit uberpruft werden. So ist ein entgleister *Diabetes mellitus* – haufig als Folge der akuten Entzundungssituation – neu einzustellen Die *Hyperthyreose* sollte nicht unterschatzt werden, um einer thyreotoxischen Krise, ausgelost durch die perioperative Belastung, rechtzeitig vorzubeugen.

Bei *manifester Herzinsuffizienz* ist die präoperative Digitalisierung unumstritten, sofern keine Kontraindikation besteht und sofern die dazu erforderliche Vorbereitungszeit zur Verfügung steht In Kombination mit einem Diureticum kann die kardiale Ausganslage haufig entscheidend verbessert werden Über den Wert einer *prophylaktischen Digitalisierung* vor großen Abdominaleingriffen oder in höherem Alter bei *nichtmanifester Herzinsuffizienz* sind hingegen die Meinungen geteilt:

Die Befurworter berufen sich auf den positiv inotropen Effekt der Digitalisglykoside am Myokard und auf ihre negative Wirkung auf Reizbildung und Reizleitung Die Gegner stutzen sich darauf, daß eine solche Prophylaxe mit der Gefahr intra- und postoperativ auftretender glykosidinduzierter Arrhythmien verbunden ist [6]. Die heute zur Verfugung stehenden schnell wirksamen und gut steuerbaren Catecholamine (z B Dopamin, Dobutrex) sind in der bedrohlichen Situation einer per- und postoperativ akut auftretenden Herzinsuffizienz den Digitalisglykosiden eindeutig uberlegen Unter diesem Aspekt sehen wir bei nicht manifester Herzinsuffizienz keine Indikation fur eine prophylaktische Digitalisierung. Andererseits sehen wir Vorteile der praoperativen Digitalisierung bei vorbestehendem oder anamnestischem Vorhofflimmern Digitalisglykoside drosseln durch ihren negativen Effekt auf die Reizleitung die Kammerfrequenz bzw verhindern tachykarde Phasen. Es konnte gezeigt werden, daß bei vordigitalisierten Patienten die Kammerfrequenz bei postoperativem Auftreten von Vorhofflimmern oder -flattern signifikant niedriger lag als bei nichtbehandelten Patienten [25]. Gerade in der Vermeidung der schnellen Form der absoluten Arrhythmie beim akuten Auftreten von Vorhofflimmern liegt ein Vorteil der praoperativen Digitalisierung Eine praoperative Digitalisierung unter „Zeitdruck", d.h. vor Notfalleingriffen, befurworten wir nicht.

Bei *akuten Infekten der oberen Luftwege* muß eine Wahloperation bis zur Abheilung verschoben werden. Patienten mit *chronischen obstruktiven Lungenerkrankungen* benötigen eine konsequente Vorbehandlung, deren Ziel die Verminderung des bronchialen Strömungswiderstandes, die Vergrößerung der alveolaren Ventilation und die Verbesserung der Ventilationsreserven ist [17]. Zur Sekretmobilisierung, Abschwellung der Bronchialschleimhaut und Bekampfung des Bronchospasmus eignen sich Inhalationen mit intermittierender Überdruckatmung an Geraten (z.B. Bird), mit denen dem Patienten neben Feuchtigkeit bronchodilatierende und sekretolytisch wirkende Aerosole zugefuhrt werden können. Intensive Physiotherapie mit Klopf- und Vibrationsmassage des Thorax, Lagerungsdrainage und Atemgymnastik haben erste Priorität. Eine antibiotische Therapie setzt strengste Indikationskriterien aufgrund bakteriologischer Untersuchungsergebnisse voraus [17] Bereits praoperatives Atemtraining mit Überdruckinhalation oder Atemübungen mit CPAP („*continuous positive airway pressure*") über eine dicht anliegende Maske dient neben der präoperativen pulmonalen Verbesserung v a auch der effektiveren Kooperation des Patienten in der unmittelbar postoperativen Phase. Gerade der altere Patient

sollte von diesem praoperativen Training rege Gebrauch machen.

Wird bei Patienten im Zustand der *Mangel- oder Unterernahrung* eine Wahloperation notwendig, empfiehlt sich eine mindestens 1- bis 2wochige ausgewogene *parenterale Ernahrung* mit Kohlenhydraten und Aminosauren als adjuvante Vorbehandlung Es scheint, daß sich dadurch die postoperative Morbiditat und Mortalitat signifikant reduzieren lassen [22] (s auch Kap 20.1)

Viele Patienten, bei denen die Indikation zur Notfall- und Wahloperation gestellt wird, stehen unter einer *medikamentosen Dauertherapie* Nicht selten stellt sich bei ihnen die Frage, ob das Medikament vor der Operation abgesetzt oder weitergegeben werden soll Zur Diskussion stehen v a Medikamente zur Behandlung abnormer kardiovascularer Funktionen wie *β-Blocker* und *Antihypertensiva*

Die Befürchtungen, *β-Blocker* könnten wahrend der Anaesthesieeinleitung zu schwerwiegenden hämodynamischen Storungen führen, haben sich nicht bestatigt. Zwar sollten die möglichen Probleme, die durch eine Allgemeinanaesthesie unter Dauer-β-Blockade entstehen können, nicht ignoriert werden, doch sind sie bei sorgfältiger Anaesthesiefuhrung und bei adaquatem Monitoring der Hamodynamik immer lösbar. Es wird heute die Meinung vertreten, daß eine durch sympathische Stimulation ausgelöste ischamische Krise nach abruptem praoperativem Absetzen der β-Blocker für den Patienten mit *coronarer Herzkrankheit* weit gefahrlicher ist als die Weiterführung der Therapie Bei Patienten, die wegen einer *hypertensiven Herzkrankheit* mit β-Blockern vorbehandelt sind, lassen sich intraoperativ signifikant weniger Rhythmusstorungen und Ischamiezeichen im EKG nachweisen als bei nichtbehandelten Patienten

Auch eine Dauertherapie mit *Antihypertensiva* sollte praoperativ nicht unterbrochen werden Unerwunschte Reaktionen auf Anaesthetica unter antihypertensiver Therapie sind kaum zu erwarten. Zudem verfugt die Anaesthesie über rasch wirksame und gut steuerbare Substanzen, die es ihr ermoglichen, perioperative unerwunschte Schwankungen des arteriellen Drucks weitgehend zu vermeiden

Ob eine *Daueranticoagulation* unterbrochen werden soll, bedarf eines genauen Abwagens zwischen der Indikation zur Anticoagulation und dem Ablauf der geplanten Operation Es sei jedoch festgehalten, daß sich – von wenigen Ausnahmen abgesehen – praktisch jeder abdominalchirurgische Eingriff bei einem Quick-Wert von 20–25% durchführen laßt, sofern mit der notwendigen Sorgfalt operiert wird

3 Lokale Dickdarmvorbereitung

Durch die Dickdarmvorbereitung sollen die beiden Hauptgefahren jeder lumeneroffnenden Darmoperation – Wundinfekt und Anastomoseninsuffizienz – reduziert werden Im Vordergrund steht dabei die Reinigung des Darmlumens und die damit verbundene Keimzahlreduktion In den letzten Jahren hat die *orthograde Darmspulung* ihren festen Platz vor geplanten Dickdarmoperationen eingenommen Unter Verwendung von isotoner Kochsalzlösung [8, 20] kann innerhalb kurzer Zeit ein wirkungsvoller Reinigungseffekt erzielt werden 6–12 h vor der geplanten Operation erhalt der Patient uber eine Magensonde 3 l korperwarme Spülflüssigkeit (0,9% NaCl + 4 mval KCl/1000 ml) pro Stunde. Medikamentos werden zu Beginn der Spulung Metoclopramid (Primperan 10 mg i m.) und Furosemid (Lasix 40 mg peroral) verabreicht In der Regel setzen bereits 30 min nach Spulbeginn Stuhlentleerungen ein. Die Flussigkeitszufuhr wird so lange fortgesetzt, bis die Darmentleerungen klar sind Meist sind dazu 8–10 l Spulflussigkeit erforderlich.

Inzwischen ist die Kochsalzlosung weitgehend von der Fordtran-Losung [9] verdrangt worden. Diese isotonische, ausbalancierte Spullösung in der Zusammensetzung von 40 mmol Natriumsulfat, 24 mmol Natriumchlorid, 10 mmol Kaliumchlorid, 20 mmol Natriumhydrogencarbonat und 15 mmol Polyethylenglykol 4000 bewirkt weder Resorption noch Sekretion 4 l dieser Spüllösung genügen in der Regel für einen guten Reinigungseffekt

Kontraindikationen für die orthograde Spülung sind manifeste Herz- und Niereninsuffizienz sowie Darmobstruktion Dadurch wird ihre Anwendung gerade beim alteren Patienten gelegentlich eingeschrankt

4 Planung der per- und postoperativen Behandlung

Zur Operationsvorbereitung des Risikopatienten gehort nicht nur eine unter den gegebenen Umstanden bestmogliche Vorbehandlung, sondern auch die Planung des gunstigsten Operationszeitpunktes, der schonendsten Anaesthesie und der optimalen per- und postoperativen Überwachung und Behandlung Gerade der Risikopatient ist auf die gute und enge Zusammenarbeit zwischen Operateur, Anaesthesist und Intensivmediziner angewiesen In gegenseitiger Absprache muß der unter therapeutischen und organisatorischen Aspekten

günstigste *Operationszeitpunkt* festgelegt werden Hierbei ist u a. die aktuelle Belegungssituation auf der Intensivpflegestation (postoperative Intensivbehandlung) zu berucksichtigen. Die Vor- und Nachteile möglicher *Anaesthesieverfahren* – Allgemeinanaesthesie, epidurale Anaesthesie, Kombinationsverfahren – und *die Risiken durch die Operation per se* – Lagerung, geschatzter Blutverlust, mogliche operationstaktische Schwierigkeiten – sollten zwischen Operateur und Anaesthesist vorbesprochen werden Auch das per- und postoperative *Monitoring* – z B die Indikation für einen pulmonal-arteriellen Thermodilutionskatheter – und die zu erwartende postoperative *Atemtherapie oder Beatmung* bedurfen bereits bei Planung des Eingriffs einer sachlichen Erorterung durch das Behandlungsteam.

Literatur

1 Abraham E (1985) Immunologic mechanisms underlying sepsis in the critically ill surgical patient Surg Clin North Am 65 991–1003

2 Altemeier WA, Hummel RP, Hill EO, Lewis BA (1973) Changing patterns in surgical infections Ann Surg 178 436–445

3 American Society of Anesthesiologists Physical Status Evaluation (1963) News letter 27 6

4 American Thoracic Society (1983) Screening for adult respiratory disease Am Rev Respir Dis 128 768–774

5 Chalon J, Taygab MA, Ramanathan S (1975) Cytology of the respiratory epithelium as a predictor of respiratory complications after operation Chest 67 32–35

6 Chodoff P, Siegel JH (1976) Cardiorespiratory management during anesthesia and surgery In Siegel JH, Chodoff P (eds) The aged and high risk surgical patient Grune & Stratton, New York, pp 335–354

7 Christou NV, Boisvert G, Broadhead M, Meakins JL (1985) Two techniques of measurement of the delayed hypersensitivity skin test response for the assessment of bacterial host resistance World J Surg 9 798–806

8 Crapp AR, Powin SJA, Tillotson P, Cooke WT, Alexander-Williams J (1975) Preparation of the bowel by whole-gut irrigation Lancet II 1239–1240

9 Davis GR, Santa Ana CA, Morawski SG, Fordtran JS (1980) Development of a lavage solution associated with minimal water and electrolyte absorption or secretion Gastroenterology 78 991–995

10 Dung M, Heberer M, Harder F (1982) Technik und Bedeutung des Intracutantestes mit Recall-Antigenen in der Allgemeinchirurgie Chirurg 53 427–430

11 Feigal DW, Blaisdell W (1979) The estimation of surgical risk Med Clin North Am 63 1131–1143

12 Geiger K, Bethke U (1982) Anasthesie bei bronchopulmonalen Nebenerkrankungen Anasth Intensivther Notfallmed 17 264–268

13 Goldmann L, Caldera DL, Nussbaum SR et al (1977) Multifactorial index of cardiac risk in noncardiac surgical procedures N Engl J Med 297 845–850

14 Hahn H, Kaufmann SHE (1983) Mechanismen der Infektabwehr In Vorlaender KO (Hrsg) Immunologie, 2 Aufl Thieme, Stuttgart New York, S 127–143

15 Harmann E, Lillington G (1979) Pulmonary risk factors in surgery Med Clin North Am 63 1289–1298

16 Hechtman HB, Krausz MM, Utsunomiya T, Valeri CR (1980) Preoperative assessment of the high risk surgical patient Surg Clin North Am 60 1349–1358

17 Herzog H, Keller R (1971) Postoperative Insuffizienz Chirurg 42 156–162

18 Jewell ER, Persson AV (1985) Preoperative evaluation of the high risk patient Surg Clin North Am 65 3–19

19 Knapp RB, Topkins MJ, Artusio JF Jr (1962) The cerebro-vascular accident and coronary occlusion in anesthesia JAMA 182 332–334

20 Levy AG, Benson JW, Hewlett EL, Herdt JR, Doppmann JL, Gordon RS (1976) Saline lavage A rapid effective and acceptable method for cleaning the gastrointestinal tract Gastroenterology 70 157–161

21 Mullen JL, Gertner MH, Buzby GP, Goodhart GL, Rosato EF (1979) Implications of malnutrition in the surgical patient Arch Surg 114 121–125

22 Muller JM, Brenner U, Dienst C, Pichlmaier H (1982) Preoperative parenteral feeding in patients with gastrointestinal carcinoma Lancet I 68–71

23 New York Heart Association (1964) The criteria committee Diseases of the heart and blood vessels, nomenclature and criteria for diagnosis, 6th edn Little Brown, Boston

24 Putnam L, Jenicek J, Allen C (1974) Anesthesia in the morbidly obese patient South Med J 67 1411–1417

25 Selzer A, Walter RM (1966) Adequacy of preoperative digitalis therapy in controlling ventricular rate in postoperative atrial fibrillation Circulation 34 119–122

26 Skinner JF, Pearce ML (1964) Surgical risk in the cardiac patient J Chronic Dis 17 57–72

27 Steen PA, Tinker JH, Tarhan S (1978) Myocardial reinfarction after anesthesia and surgery JAMA 239 2566–2570

28 Strauss RJ, Wise L (1978) Operative risks of obesity Surg Gynecol Obstet 146 286–291

29 Tarhan S, Moffitt EA, Taylor WF, Giuliani ER (1972) Myocardial infarction after general anesthesia JAMA 220 1451–1454

30 Tisi GM (1979) Preoperative evaluation of pulmonary function Am Rev Respir Dis 119·293–310

31 Topkins MJ, Artusio JF (1964) Myocardial infarction and surgery Anesth Analg 43 716–720

32 Vacanti CJ, van Houten RJ (1970) A statistical analysis of the relationship of physical status to postoperative mortality in 68'388 cases Anesth Analg 49 564–566

33 Wolff G (1979) Die respiratorische Insuffizienz in der Chirurgie Schweiz Med Wochenschr 109 1552–1551

15 Allgemeine chirurgische Prinzipien beim akuten Abdomen

J R. Siewert und L Lehr

1 Indikation

Beim Vorliegen der klassischen Trias (heftiger Leibschmerz, Peritonitis, Schock), also bei bestehender Peritonitis, ist nach Ausschluß konservativ therapierbarer Erkrankungen die Indikation zur chirurgischen Intervention gegeben Dabei hat die allein diagnostische Laparotomie im Vergleich zur unterlassenen als kleinerer Nachteil zu gelten. Unter den heutigen Bedingungen der Schocktherapie und der Anaesthesie gibt es keine absoluten Kontraindikationen zur chirurgischen Intervention beim akuten Abdomen Die akute Pankreatitis wird zwar nach wie vor zweckmäßigerweise initial konservativ behandelt, eine diagnostische Laparotomie trubt aber die Prognose nicht Im Prinzip gilt, daß jeweils individuell das Risiko des Abwartens gegen das Risiko einer möglicherweise nur diagnostischen Laparotomie abgewogen werden muß.

Im Rahmen der Indikationsstellung beim *akuten Abdomen* ergeben sich folgende Dringlichkeitsstufen

- die absolut dringliche Indikation zum Notfalleingriff (diffuse Perforationsperitonitis; massive Intraabdominalblutung), sog *perakutes Abdomen,*
- der dringende Eingriff – Laparotomie innerhalb der nachsten 2 h (akute Appendicitis, gedeckte Perforation, Dunndarmileus), sog. *akutes Abdomen,*
- Eingriff mit aufgeschobener Dringlichkeit, z B. beim Dickdarmileus, Verdacht auf Pankreatitis bzw akuter Cholecystitis, evtl kann die aufgeschobene Dringlichkeit auch durch eine relative Kontraindikation zum Notfalleingriff bedingt sein, sog *unklares Abdomen*

2 Operationsvorbereitung

Die präoperativen Überwachungs- und Behandlungsmaßnahmen werden sich bei den absolut dringlichen Indikationen zum Notfalleingriff auf ein notfallmäßiges Minimalprogramm – hier dargestellt in ihrem praktischen zeitlichen Ablauf – beschranken mussen:

- Bei vorliegender *Schocksymptomatik* wird eine entsprechende Substitutionstherapie einzuleiten sein Dabei ist es erforderlich, über ausreichende Infusionswege zu verfugen, wobei gleichzeitig der zentrale Venendruck zu messen ist. Neben Elektrolytlösungen, die v a. den Verlust des Extravasalvolumens ausgleichen, müssen kolloidale Infusionslösungen zur Anwendung kommen, um den primären Volumenersatz herbeizuführen. Gleichzeitig sollten die *Blutgruppe* bestimmt und entsprechende Blutkonserven vorbereitet werden
- Immer wird eine transnasale *Magensonde* gelegt, insbesondere wenn man eine Perforation des Magens oder Duodenums auf der Grundlage eines Ulcus annehmen kann.
- Eine ausreichende *Sauerstoffzufuhr* entweder über einen Nasenkatheter oder eine Maske, ggf durch Intubation, ist besonders bei schweren Schockzuständen durchzuführen
- Die *Urinproduktion* ist uber einen Blasendauerkatheter zu kontrollieren.
- Nur in relativ seltenen Situationen ist bei Kranken mit Symptomen eines akuten Abdomens eine möglichst rasche unmittelbar chirurgische Intervention notwendig, beispielsweise bei einer schweren Intraabdominalblutung, so daß es meist angezeigt erscheint, einige Basisuntersuchungen *laborchemischer Parameter* durchzuführen (Tabelle 15 1).

Sowohl bei Eingriffen mit dringender Indikation zur Laparotomie, wie beispielsweise bei einer gedeckten Perforation oder beim Dünndarmileus, als auch bei Eingriffen mit aufgeschobener Dringlichkeit werden neben wiederholten klinischen Kontrolluntersuchungen Röntgenuntersuchungen sowie ausgedehntere laborchemische Untersuchungen durchführbar sein (s. Tabelle 15.1).

Tabelle 15.1. Praoperative Überwachungs- und Behandlungsmaßnahmen beim akuten Abdomen

	Notwendig		Wunschenswert	
	Uberwachungsmaßnahmen	Behandlungsmaßnahmen	Uberwachungs-maßnahmen	Behandlungs-maßnahmen
a) Bei dringender Indikation zur Laparotomie	Wiederholte Verlaufs-kontrolle des klinischen Befundes RR/Puls Urinausscheidung Magensonde Ro-Verlaufskontrolle (z B Abdomenubersicht) Hb, Hkt, Leukocyten, α-Amylase, CPK, Serum-elektrolyte, Blutzucker, Serumharnstoff bzw -kreatinin, Gerinnungs-status, Urinstatus	Ausreichende Infusions-wege (2–3) Elektrolyt-Kolloidal-Losungen Evtl O_2-Nasensonde Evtl Bluttransfusion	Blutgasanalyse (Astrup)	Evtl Digitalisierung Antibioticagabe bei Peritonitisverdacht
b) Bei aufgeschobener Dringlichkeit	Wie unter a) Sonographie Endoskopie Evtl Angiographie Serumbilirubin Alkalische Phosphatase Transaminasen Lipase Evtl ERCP Serumcalcium Wiederholte Blutgasanalysen	Konservativer Therapieversuch (Hebe-Senk-Einlaufe bei Ileusverdacht)		Wie unter a)

Die Applikation von *Analgetica* oder *Sedativa* sollte erst nach der Entscheidung für oder gegen eine Laparotomie erfolgen und am Schluß der Untersuchung mit ihren differentialdiagnostischen Abwagungen stehen Eine vorzeitige Verabfolgung von Sedativa oder Analgetica kann zu einer verhangnisvollen Verkennung des eigentlichen Befundes und damit zu einer Fehldiagnose fuhren.

Wahrend der Operationsvorbereitung ist dem diabetischen Patienten besondere Aufmerksamkeit zu widmen. Dabei sind bei bekanntem *Diabetes* in der Regel exakte Angaben über Insulindosierung oder eingenommene orale Antidiabetica zu erhalten Bei Verdacht auf einen Diabetes wird man stets eine Urinanalyse zum Nachweis einer Glucosurie durchfuhren Die Gefahr einer Hypo- bzw einer Hyperglykamie sollte dem behandelnden Chirurgen stets bewußt sein, so daß beim diabetischen Patienten u.U auch besondere indikatorische Überlegungen zur Geltung kommen mussen

So wird beispielsweise bei jedem abdominalen Infektionsprozeß im Falle eines Diabetes mit seiner Entgleisung zu rechnen sein, die in der Regel nur durch eine chirurgische Sanierung des Entzündungsherdes behoben werden kann Die Behandlung des Diabetes vor, wahrend und nach notfallmaßig durchzufuhrenden Laparotomien erfolgt zweckmaßig durch intravenöse Applikation von Altinsulin uber ein Dauerperfusionsgerat. Mit zusatzlichem Risiko sind auch Patienten belastet, die unter einer Steroiddauerbehandlung stehen, da sie in erhohtem Maße infektionsgefährdet sind. Abgesehen von den bekannten Gefahren einer Ulcusperforation sollte auch das erhohte Risiko von Dickdarmperforationen bei Colitis ulcerosa sowie die Moglichkeit einer akuten Pankreatitis auf der Grundlage einer Cortisonbehandlung erwahnt werden [2, 14]

3 Zielsetzung des chirurgischen Eingriffs

Das primáre Ziel der operativen Therapie sowie das taktische Vorgehen werden sich bei einem Patienten mit den Befunden eines akuten Abdomens nach der Ausgangssituation und dem jeweiligen intraoperativen Befund zu richten haben Dabei muß die Ursachenbeseitigung der Peritonitis ganz im Vordergrund stehen Nur sekundar wird von Fall zu Fall zu entscheiden sein, ob gleichzeitig auch die Grundkrankheit zu sanieren ist.

4 Zugangswege und intraoperative Taktik
(s auch Kap 11.1)

Bei praoperativ nicht genau bekannter Lokalisation der akuten intraabdominalen Erkrankung ist dem medianen Langsschnitt als universellem und raschestem Zugang der Vorzug zu geben Er bietet einen ubersichtlichen Zugang zu allen Regionen der Abdominalhöhle.

Die Entscheidung, ob man den Zugangsweg supra- oder intraumbilical beginnt, wird sich wesentlich nach klinisch-anamnestischen Kriterien zu richten haben. In der Regel führt man bei diffuser Peritonitis unklarer Genese sowie bei Verdacht auf Intraabdominalblutung unbekannter Lokalisation die mediane Mittelbauchlaparotomie mit Umschneidung des Nabels durch

Bei praoperativ lokalisierbarer Ursache der akuten intraabdominellen Erkrankung werden direkte Zugangswege zu bevorzugen sein. So bietet die obere quere Incision im Oberbauchbereich eine bessere Übersicht als die mediane Oberbauchlaparotomie, zumal die quere Incision nach beiden Seiten beliebig verlangert werden kann und somit z.B. auch einen ausreichenden Zugang zur Region des rechten Leberlappens ermoglicht. Gleichzeitig weisen die queren Oberbauchlaparotomien eine niedrigere Rate von Narbenhernien auf Ebenfalls nur unter Verwendung eines speziellen, d.h in der Regel linken subcostalen Zuganges ist das Behandlungskonzept der akuten Pankreatitis durch Splenektomie und Pankreaslinksresektion mit freier Drainage im Sinne der sog Compartmentbildung zielführend realisierbar

Bei praoperativer Lokalisierbarkeit der Peritonitisursache im Bereich des Unterbauchs empfiehlt sich die mediane Unterbauchlaparotomie, die jeweils nach rechts und links im Winkel von 45° bis an den Rippenbogen erweitert werden kann.

Grundsatzlich sollte die Exploration des Bauchraumes – ausgenommen naturlich bei massiven intraabdominellen Blutungen – zentripetal, d.h von den wenig oder unveranderten Arealen zum vermuteten Krankheitsherd voranschreiten, um eine Infektion möglichst nicht zu verbreiten. Ist der septische Focus lokalisiert, muß versucht werden, die Kontamination der Wundrander durch Folienabdeckung (z B Ringfolie) sowie des übrigen Bauchraumes durch Abstopfen mit in desinfizierende Losung getrankten Bauchtüchern zu vermeiden

Das Suchen nach Perforationsstellen wird durch die heute meist vorliegenden röntgenologischen Untersuchungen (Gastrografinschluck oder -passage, Gastrografineinlauf) erleichtert. Nicht vergessen werden darf in allen unklaren Fallen auch die Eröffnung der Bursa omentalis (Ulcusperforation) und die Mobilisation des Duodenums nach Kocher (endoskopische Papillotomie). In manchen Fällen kann das Einspritzen von Blaulösung über eine Magensonde oder ein Darmrohr hilfreich sein, ebenfalls moglich ist ein vorsichtiges Einblasen von Luft uber ein Endoskop. Meist keiner aggressiven chirurgischen Therapie bedürfen kleinere Endoskopieverletzungen des extraperitonealen Rectums, auch wenn diese zunächst durch retroperitoneale Luftansammlung bedrohlich erscheinen.

Welche Drainagen an welcher Stelle eingelegt werden sollen, richtet sich naturlich nach der Art und Lokalisation des intraoperativen Befundes Inwieweit an den typischen Pradilektionsstellen für die postoperativen Abnceßbildungen – subphrenisch beidseits, subhepatisch, paracolisch, Douglas-Raum – vorbeugend Drainagen eingelegt werden sollen, ist individuell zu entscheiden (s. auch Kap. 13).

5 Spezielle Probleme beim akuten Abdomen

Spezielle Probleme für das taktisch chirurgische Vorgehen ergeben sich bei Erkrankungen des akuten Abdomens v a bei unerwarteten und unvorhergesehenen Befunden.

Verdacht akute Appendicitis
Befund akute Cholecystitis
In einzelnen Fallen kann die diagnostische Abklärung der akuten Appendicitis gegenüber akuten Erkrankungen der Gallenblase und Gallenwege praoperativ Schwierigkeiten bereiten, insbesondere wenn keine Moglichkeit zur Sonographie (s Kap 2) besteht. Die alte Einstellung zur primar konservativen Behandlung der akuten Cholecystitis ist heute verlassen Anstelle der Cholecystektomie als Intervalleingriff nach Abklingen aller entzündlichen Erscheinungen ist vielmehr die Fruhoperation getreten In größeren Statistiken wird die Letalitat bei einem solchen Vorgehen mit unter 1% angegeben [5] Nach Kern [10] kann deshalb gelten, daß die Fruhoperation einer akuten Cholecystitis die Regel sein soll, daß die Krankheit aber konservativ weiterbehandelt werden sollte, wenn die Symptome bereits langer als 3–4 Tage bestehen. Wird im akuten Zustand der Cholecystitis unter der primaren Verdachtsdiagnose einer

akuten Appendicitis laparotomiert, so ist die Cholecystektomie durchzuführen Die Durchfuhrung der üblichen intraoperativen Gallenwegsdiagnostik (Cholangiographie, Choledochoskopie) ist auch statthaft und notwendig. Ergibt sich daraus jedoch die Indikation zu ausgedehnteren Choledochus- oder Papilleneingriffen, ist abzuwägen, ob nicht der postoperative Einsatz endoskopischer Methoden eine Alternative darstellen könnte.

Bei galliger Peritonitis als Folge einer Gallenblasenperforation ist die Indikation zur Cholecystektomie ebenfalls eindeutig (s auch Kap 38).

Verdacht akute Appendicitis
Befund akute Ileitis terminalis
Die akute Ileitis terminalis fuhrt oft zu dem klinischen Bild einer akuten Appendicitis und gibt dann Anlaß zur Laparotomie. Bei der Operation findet sich in der Regel eine unauffallige Appendix, wahrend die Wand des unteren Ileums odematös geschwollen und das dazugehörige Mesenterium durch Lymphknotenschwellungen verdickt ist. In dieser Situation sollte keine Resektionsbehandlung oder Umgehungsanastomose durchgefuhrt werden, da die Prognose dieser Erkrankung gut ist und die Symptomatik innerhalb von 3–5 Wochen abklingt

Die beste Therapie ist es, nach einer Lymphknotenbiopsie (Erregerkultur, alternativ serologische Diagnose möglich) das Abdomen wieder zu schließen, um postoperativ eine antibiotische Therapie mit Tetracyclinen oder auch mit Cotrimoxazol durchzuführen.

Die Appendektomie kann risikolos durchgeführt werden, wenn das Caecum unauffallig erscheint, da Fistelbildungen bei normalen Caecumverhaltnissen kaum zu befürchten sind (s. Kap 31).

Phlegmonöse Appendicitis – Meckel-Divertikel
Aufgrund der hohen Komplikationsrate von über 30%, mit der ein Meckel-Divertikel einhergeht – Entzündung, Perforation, Blutung, Invagination, Volvulus und Strangulationsileus [12] – ist die Revision des Dunndarms zum Auffinden und zur Entfernung eines Meckel-Divertikels bei jeder blanden Appendektomie indiziert.

Auch bei akuter, nichteitriger Appendicitis sollte nach dem Vorliegen eines Meckel-Divertikels gefahndet werden, da gelegentlich gleichzeitig Entzundungen sowohl der Appendix als auch im Mekkel-Divertikel angetroffen werden und andererseits natürlich auch nach einer Appendektomie die obengenannten Komplikationen eines Meckel-Divertikels auftreten können. Deshalb sollte nicht vergessen werden, im Rahmen des Aufklärungsgespräches und der Abfassung der Einwilligungserklärung zur

Operation den Patienten auf diese u. U. notwendig werdende Ausweitung des Eingriffes hinzuweisen

Lediglich das Vorliegen einer perforierten Appendicitis mit lokaler Abszeßbildung kann als Kontraindikation zur Revision der Bauchhöhle und des Abtragens eines Meckel-Divertikels angesehen werden [13].

Verdacht akute Appendicitis
Befund gynakologische Erkrankung
Zu den ungewohnlichen Befunden, die sich klinisch unter dem Bild der akuten Appendicitis bemerkbar machen – auch im Kindesalter vorkommend – gehört die *Stieldrehung einer Ovarialcyste* oder eines *Ovarialtumors* Unter den Ovarialtumoren im Kindesalter uberwiegen teratoide Geschwülste, die aufgrund ihrer Größe in sehr viel hoherem Maße zur Torsion neigen als einfache Cysten *Rupturierte Follikelcysten* mit Blutungen aus dem Ovar lassen sich ebenfalls differentialdiagnostisch oft nicht von einer akuten Appendicitis differenzieren. Stielgedrehte Ovarialcysten mit und ohne Ruptur bzw. Blutung konnen ebenfalls als mögliche unerwartete Befunde bei einer explorativen Laparotomie gefunden werden. Findet sich bei einer solchen explorativen Laparotomie unter Appendicitisverdacht anstelle einer Appendicitis eine *akute Salpingitis,* die gehauft doppelseitig auftritt, so beschrankt sich die chirurgische Therapie bei alleiniger Hyperamie der Tuben auf die Befunderhebung, ohne daß eine Drainage erforderlich ware. Die Appendektomie sollte in diesen Fallen vorgenommen werden, da der operative Zugang sonst eine Appendektomie vortauscht und so zu einer spateren Gefahrdung fur den Patienten werden kann Bei vorliegender Pyosalpinx sollte die Indikation zur Salpingektomie sorgfaltig gepruft werden, da sich das Krankheitsbild unter alleiniger antibiotischer Therapie meist beherrschen läßt Lediglich bei ausgedehnter Pyosalpinx mit Abszeßbildung wird die Salpingektomie und Drainage unumganglich.

Verdacht Magen-/Zwolffingerdarmperforation
Befund andere Perforationsformen
Findet sich statt einer vermuteten Ulcusperforation eine praoperativ nicht diagnostizierte Tumorperforation im Bereich des Colons mit regionarer oder auch diffuser frischer Peritonitis, so wird man stets die Resektion des Tumors anstreben. Entschließt man sich nach linksseitiger Hemicolektomie oder Sigmaresektion zu einer primaren Anastomose, so leistet ein doppelläufiger Anus praeter transversalis als prophylaktischer Schutz bei möglichen postoperativen Komplikationen gute Dienste und sollte im Zweifelsfall durchgefuhrt werden. Auch bei einer verschleppten Peritonitis ist die pri-

mare Resektion entweder als rechts- oder linksseitige Hemicolektomie indiziert. Ob aber auch in diesen Fallen ein primäre Anastomosierung statthaft ist, ist noch umstritten und muß vom Lokalbefund abhangig gemacht werden Sicherer ist wohl stets die Diskontinuitatsresektion, am gelaufigsten z B als Operation nach Hartmann bei perforierter Sigmadiverticulitis mit endstandigem Sigmaanus und Blindverschluß des Rectumstumpfes Die Rekonstruktion der Intestinalpassage bleibt dann nach Überwindung der Peritonitis einem Sekundareingriff vorbehalten. Wir selbst bevorzugen in Fallen schwerster Peritonitis im Rahmen unseres Behandlungskonzeptes der programmierten Relaparotomie [2] zur Peritonitisbehandlung meist zunächst die Diskontinuitätsresektion, können aber dann bereits bei der zweiten bis dritten programmierten Relaparotomie, wenn die Peritonitis bereits weitgehend wieder abgeheilt ist, die Reanastomosierung noch innerhalb der ersten Krankheitswoche nachholen, so daß sich ein eigentlicher elektiver Zweiteingriff zur Wiederherstellung der Intestinalpassage haufig erübrigt Besser noch ist die primare Anastomosierung und die Überprufung der Intaktheit der Anastomose anläßlich der Relaparotomien.

Falls man beim stenosierenden, perforierten linksseitigen Coloncarcinom z.B wegen bereits vorliegender Lebermetastasierung, nur in einem einzeitigen Vorgehen noch einen für den Patienten lebenswerten Zeitraum gewinnen zu können glaubt, kann es eine sinnvolle Alternative sein, den gesamten der Stenose vorgeschalteten Dickdarm en bloc mit dem Tumor und der Perforationsstelle zu resezieren und – je nach Sitz des Tumors – eine primare Ileodescendo-, Ileosigmoideo- oder Ileorectostomie anzulegen [16] Mit diesem Vorgehen ist in einem Schritt sowohl der septische Focus eliminiert als auch der unvorbereitete und durch Ileus geschadigte Dickdarm entfernt, die Anastomose kommt in einen blanden Peritonealbereich zu liegen und Dunn-Dickdarm-Anastomosen sind erfahrungsgemaß weniger gefahrdet.

Praoperativ ungeklarte Falle einer Peritonitis können selten auch durch Perforation von röntgennegativen Fremdkörpern sowohl im Bereich des Dunn- als auch des Dickdarms auftreten. Das Fehlen eines erkennbaren Grundes für das plötzliche Auftreten einer Peritonitis darf nicht die Indikation zur explorativen Laparotomie verzogern. Glücklicherweise penetriert die Mehrzahl der Fremdkorper langsam, wodurch der entstehende entzündliche Prozeß lokalisiert bleibt. Pradilektionsstellen solcher Perforationen sind der terminale Oesophagus, die Flexura duodenojejunalis sowie das terminale Ileum, die Region der Ileocaecalklappe sowie das Rectum Die Diagnose wird erst durch die abdominelle Exploration gestellt, doch bleibt selbst dabei die Ursache fur eine Perforation oft noch ungeklärt. Kleine Fremdkörper können beispielsweise in Abscessen liegen und bei deren Entleerung unbemerkt entfernt werden.

Schließlich sind Caecalrupturen als Folge einer distalen Stenose im Bereich des Dickdarms zu erwahnen. Sie konnen folgende Ursachen haben:
- obstruierendes Carcinom der nachgeschalteten Colonabschnitte,
- toxisches Megacolon,
- Volvulus des Caecums,
- Sigmavolvulus,
- langanhaltende, schwere Stuhlverhaltung.

Diese ernste Komplikation zeigt eine hohe Letalitat Die Patienten werden meist unter der Verdachtsdiagnose einer akuten Appendicitis operiert. Sehr rasch entwickelt sich eine gramnegative Sepsis. Anamnestisch ist in der Regel Stuhl- und Windverhaltung uber mehrere Tage festzustellen. Gleichzeitig findet sich meist eine erhebliche abdominale Blahung. Die chirurgische Behandlung richtet sich nach der Ätiologie der Obstruktion, im Zweifelsfalle sollte nur eine weite Caecostomie im Sinne einer Lippenfistel angelegt werden. In der Behandlung des toxischen Megacolons geht der Trend zur Zeit eher weg von der einfachen Dekompression nach Turnbull hin zur primären Resektion und Exstirpation der Toxin- bzw. Sepsisquelle.

Die präoperativ nicht diagnostizierte akute Pankreatitis
Vor besondere intraoperative Probleme sieht man sich bei der *nicht diagnostizierten akuten Pankreatitis* gestellt. Das chirurgisch taktische Vorgehen wird hier v a vom Stadium und vom Ausmaß der Pankreatitis diktiert werden So wird bei der lediglich odematösen Form der Pankreatitis die Drainage der Bursa omentalis oder der Bauchhohle im Falle des Vorliegens von entzündlichem Exsudat ggf. nur durch einen Tenckhoff-Katheter die einzige chirurgische Maßnahme sein. Die weitere Therapie ist konservativ (s. Kap. 41).

Die Prognose der akuten Pankreatitis wird durch eine diagnostische Laparotomie nicht beeintrachtigt. Bei nekrotischen Veränderungen des Pankreas mit Hamatomen, die entweder lokal oder diffus intraparenchymatos ausgebreitet sind, wird das operative Vorgehen durch das Ausmaß der subcapsulär sich ausbildenden und feststellbaren Nekrosen bestimmt (s Kap 41).

Andere präoperativ nicht diagnostizierte, unerwartete Befunde
Zu den seltenen Erkrankungen, die jedoch heute durch die Sonographie praoperativ erkannt wer-

den sollten und die mit der klinischen Symptomatologie einer akuten Cholecystitis oder Pankreatitis einhergehen, gehören z B. infarzierte
Hamangiome der Leber.

Als Folge eines solchen Infarktgeschehens im
Bereich eines Hämangioms oder auch durch Spon-
tanruptur eines Leberzellcarcinoms kann auch eine
akute Intraabdominalblutung resultieren, die in einer eigenen Beobachtung in die Bursa omentalis
erfolgte und deshalb auch im CT mit einer hamorrhagisch nekrotisierenden Pankreatitis verwechselt
wurde [4]

Desgleichen vermag das seltene Krankheitsbild
der *jejunalen Diverticulitis* infolge akut entzündlicher Veränderung, Perforation, Blutung, gelegentlich auch Obstruktion zu akuten Abdominalsym-
ptomen zu führen. Die Symptomatologie gleicht
der einer akuten Cholecystitis, so daß die richtige
Diagnose kaum einmal praoperativ zu stellen ist.

Akute obstruktive Cholangitis
Die Sonographie sollte heute auch die präoperative Differentialdiagnose zwischen einer perforierten Cholecystitis und einer akuten obstruktiven
Cholangitis ermöglichen, wobei im ersten Fall sofort operiert werden muß, im zweiten aber primar
die rasche Entlastung durch nasobiliare Sonde
oder PTCD als für den Patienten am wenigsten
belastende Notfallmaßnahme vorzuziehen wäre.
Wichtig ist hier in jedem Fall eine geeignete antibiotische Therapie, wie z.B die Gabe von Mezlocillin, Apalcillin oder Cefotaxim in Kombination
mit einem Aminoglykosid, u.U auch Metronidazol.

Strangulationsileus
Die Dringlichkeit bei einem mechanischen Ileus
durch eine Bride, durch Incarceration in einer inneren Bruchlücke oder durch einen Volvulus ist
viel höher zu bewerten als etwa bei Obstruktion
durch einen Tumor, da in den ersteren Fallen infolge der Ischämie der Darmwand rasch die Nekrose mit Perforation droht Diagnostisch fuhrend
sollte in solchen Fallen die Anamnese (Voroperation) und die Klinik (schlagartiger Beginn heftiger
Krampfe, starke Übelkeit mit heftigem Erbrechen,
Hyperperistaltik) sein, wahrend das als typisch beschriebene rontgenologische Zeichen kaskadenar-
tig angeordneter Dunndarmschlingen mit Spiegelbildung in der Abdomenleeraufnahme meist nicht
nachweisbar ist.

Mesenterialinfarkt
In den meisten Fällen wird es sich hier zunachst
um eine Verdachtsdiagnose handeln Entscheidend
ist der fruhzeitige Entschluß zur Objektivierung
durch Arteriographie. Diese schließt zwar peri-

phere Ischämien mit segmentaler Darmwandgan-
grän nicht aus, das Wissen um die Durchgangigkeit der Stamme der großen Visceralarterien ist
aber notig, um die Indikation zu einem zusätzlichen rekanalisierenden Vorgehen stellen zu lassen
Empfehlenswert ist es, den Angiographiekatheter
auch wahrend der Laparotomie bis in die postoperative Phase liegen zu lassen, einerseits um den
Erfolg der Gefaßobliteration oder -rekonstruktion
kurzfristig uberprufen zu konnen bzw. ggf. auch
um durch Infusion von vasodilatierenden oder
thrombolytischen Medikamenten eine unterstüt-
zende Therapie einleiten zu konnen

Literatur

 1 Alnor PG (1972) Akutes Abdomen In Voßschulte K,
    Zukschwerdt L (Hrsg) Chirurgische Differentialdiagno-
    stik Thieme, Stuttgart, S 704ff
 2 Bartels H, Lehr L, Gubernatis G, Holscher M (1985)
    Die programmierte Relaparotomie als Therapiekonzept
    in der diffusen 4-Quadranten-Peritonitis Langenbecks
    Arch Chir 366 631
 3 Botsford TW, Wilson RE (1969) In. Dunphy JE (ed)
    The acute abdomen Saunders, Philadelphia London
    Toronto
 4 Caldwell KPS (1950) Spontaneous intraperitoneal hem-
    orrhage due to hemangioma of the liver Br Med J
    II 1125
 5 Edlund Y, Eldh J, Kock NG (1972) Acute cholecystitis
    Acta Chir Scand 138 176
 6 Gelin LE, Nyhus LM, Condon RE (1973) Akutes Ab-
    domen Ein Wegweiser zur raschen Diagnose Deutsche
    Bearbeitung von H Heymann Schattauer, Stuttgart
    New York
 7 Goligher JC, Dombal FT de, Burton J (1972) Crohn's
    disease with special reference to surgical management
    Karger, Basel (Progress in surgery, vol 10)
 8 Gump FE, Lepore M, Barker HG (1967) A revised con-
    cept of acute regional enteritis Ann Surg 166 942
 9 Hahnloser P, Akovbiantz A, Krampp K, Solmsen K
    (1971) Zum Risiko zusatzlicher Eingriffe an den Gallen-
    wegen bei Cholecystitis Schweiz Med Wochenschr
    101 743
10 Kern E (1984) Akute Cholecystitis – Fruhcholecystekto-
    mie? Langenbecks Arch Chir 364 393–396
11 Klingensmith W, Watkins W, Oles P (1966) Cholecyst-
    ectomy in acute cholecystitis Arch Surg 92 689
12 Kunz H (1960) Das akute Abdomen Urban & Schwar-
    zenberg, Munchen Berlin
13 Reiter J, Bayer H-P, Brands W (1976) Zur klinischen
    Bedeutung des Meckelschen Divertikels Fortschr Med
    94 1937
14 Schreiber HW (1972) Meckel-Divertikel In Baumgartl
    (Hrsg) Spezielle Chirurgie fur die Praxis, Bd 2 Thieme,
    Stuttgart, S 264
15 Shepherd JA (1975) A concise surgery of the acute ab-
    domen Churchill, Livingstone Edinburgh London New
    York
16 Wedell HJ, Banzhaf G, Meier zu Eissen P, Castrup W,
    van Calker H (1983) Die notfallmaßige Colektomie mit
    primarer Anastomose beim obturierenden linksseitigen
    Coloncarcinom Chirurg 54 582–588

16 Allgemeine chirurgische Prinzipien bei der Behandlung des Ileus

CH. PETERMANN und M. TREDE

1 Definition

Allgemein versteht man unter Ileus (die Herkunft des Wortes ist unbekannt) eine Storung der Fortbewegung des Darminhaltes Diese Behinderung der Darmpassage kann sowohl durch ein mechanisches Hindernis als auch durch das Sistieren der Muskeltatigkeit der Darmwand, also eine Paralyse, verursacht sein.

Auch der klinische Begriff „Subileus" ist nicht scharf definiert: Es wird hier haufig der Zustand einer partiellen Passagestörung beschrieben, die Abgrenzung zu dem ebenfalls geläufigen Begriff „chronischer Ileus" ist sehr ungenau

Der Ileus ist ein haufiges und fur den Patienten immer bedrohliches Krankheitsbild. Die rechtzeitige und richtige Diagnosestellung und eine adaquate Therapie sind für die Prognose von entscheidender Bedeutung

Die in zahlreichen Organsystemen auftretenden oder den gesamten Organismus schadigenden Folgen eines unbehandelten Ileus werden als „Ileuskrankheit" bezeichnet.

2 Klassifikation und Pathogenese

Die vielfaltigen Ursachen fur die Entstehung eines Ileus sind in Tabelle 16 1 zusammengefaßt Aus klinischer Sicht hat sich die Unterscheidung zwischen mechanischem und paralytischem (funktionellem) Ileus bewahrt Der vasculare Ileus stellt eine eigene nosologische Einheit dar Der postoperative Ileus ist durch eine Reihe besonderer diagnostischer und therapeutischer Probleme gekennzeichnet

2.1 Mechanischer Ileus

Der mechanische Ileus bildet die zahlenmäßig größte Gruppe. Im eigenen Patientengut hatten 62% der Ileuspatienten einen mechanischen Darmverschluß.

2.1.1 Mechanischer Ileus ohne Störung der Blutzirkulation

Die häufigste Ursache ist eine Darmkompression von außen durch Adhasionen, Briden oder Hernien. Die Verlegung des Darmlumens kann verursacht sein durch einen Tumor (z.B. Coloncarci-

Tabelle 16.1. Ileusklassifikation

Mechanisch	Funktionell	Vascular

a) Ohne Storung der Blutzirkulation
  Adhasionen, Briden
  Tumor
  Atypischer Darminhalt
  Entzundungen
  Darmwandschaden
	Toxisch-entzundlich
	  Peritonitis
	  Vergiftung
		Arterielle Embolie
		Arterielle Thrombose
		Venenthrombose
		Vasculitis
		Kollagenosen
		Chronischer Gefaßverschluß
		Nichtokklusive mesenteriale
		  Ischamie

	Metabolisch
	  Elektrolytstorung
	  Eiweißmangel
	  Stoffwechselerkrankung	

b) Mit Storung der Blutzirkulation
  (Strangulationsileus)
  Incarceration
  Invagination
  Volvulus
	Reflektorisch
	  Ureterstein
	  Volle Blase
	  Wirbelbruche	

	Neurologisch-psychiatrisch „Idiopathisch"	

nom) oder durch atypischen Darminhalt (z B. Bezoar, Gallenstein, Fremdkörper) Eigenständige Entzündungen (Ileitis, Colitis) und Schädigungen der Darmwand (z B. nach Radiatio) können zu hochgradigen Stenosen oder Verschlüssen führen.

2.1.2 Mechanischer Ileus mit Störung der Blutzirkulation

Darunter verstehen wir den Strangulationsileus. Entscheidendes Merkmal ist die Behinderung der Darmdurchblutung (s. Abschn 3). Ursachen können eine Incarceration des Darmes in einer Bruchlücke, die Invagination oder ein Volvulus im Bereich des Dunn- oder Dickdarmes sein.

2.2 Paralytischer (funktioneller) Ileus

Hierunter verstehen wir eine Störung der muskulären Funktion der Darmwand. Die Ursachen sind sehr vielfaltig, der Ileus ist eine weitgehend einheitliche Reaktion des Darmes auf verschiedenartige Noxen.

Toxisch-entzündliche Ursachen sind häufig, hier ist in erster Linie die Peritonitis zu nennen, aber auch Vergiftungen können eine Ursache sein.

Metabolische Störungen (Eiweißmangel, Elektrolytstörungen, Stoffwechselerkrankungen) sind seltener

Schließlich kommen neurologisch-psychiatrische und reflektorische Ursachen (z B. Ureterstein, volle Harnblase) in Frage.

Gelegentlich bleibt die Ursache unklar, es wird dann im Schrifttum von einem „idiopathischen Ileus" gesprochen. In diesem Zusammenhang ist die Pseudoobstruktion des Colons (Ogilvie-Syndrom) zu erwahnen.

2.3 Vasculärer Ileus

Hier liegt die primäre Störung im Bereich der den Darm versorgenden Blutgefäße. Als Ursachen kommen die arterielle Embolie und Thrombose, die Mesenterialvenenthrombose, ein chronischer Verschluß der Mesenterialgefäße und systemische Erkrankungen (Vasculitiden, Kollagenosen) in Frage. In diese Gruppe gehört auch die nichtokklusive mesenteriale Ischamie.

2.4 Postoperativer Ileus

Es handelt sich meist um einen paralytischen, seltener auch um einen mechanischen Ileus (Darmabknickung oder Torsion, Platzbauch). Die Abgrenzung eines postoperativen Ileus von einer physiologischen postoperativen Darmatonie ist schwierig, hier gibt es fließende Übergange (s Kap. 19).

Neben einer pathogenetischen Einteilung kann und muß unterschieden werden zwischen einem Dunn- und Dickdarmileus, einem akuten und chronischen Ileus.

3 Pathophysiologie

3.1 Entwicklung der Darmdistension

Das zentrale pathophysiologische Substrat, das fur alle Formen des Darmverschlusses gilt, ist die Darmdistension. Beim mechanischen Darmverschluß ist die Distension Folge des Staus vor dem Verschluß.

Beim funktionellen Ileus stehen nervale, humorale, metabolische, vasculäre oder toxische Storungen am Anfang Sie fuhren zu einer Sympathicus-aktivierung über α-Rezeptoren am Plexus Auerbach Die dann folgende Motilitatsstörung ist gekennzeichnet durch die Abnahme von Peristaltik und Muskeltonus und dem Verschluß des Pylorus und ileocaecalen Sphincters und führt ebenso wie das mechanische Hindernis zur Darmdistension.

Beim kombinierten Ileus oder nichtbehandelten mechanischen oder funktionellen Ileus sind beide Komponenten in gleicher Weise wirksam.

3.2 Folgen der Darmdistension

Durch die Darmdistension kommt es nach dem Laplace-Gesetz zu einer enormen Erhöhung der Wandspannung Diese bedingt eine Zirkulationsstörung und lokale Hypoxie in der Darmwand.

Übersteigt die Wandspannung den venösen Abflußdruck, kommt es zu Stauung, Ödem und Flüssigkeitssequestration Wird der arterielle Einstromdruck überschritten, sind Ischämie und Nekrose die Folge. Der ischamische Zellschaden tritt zuerst an der empfindlichen Mucosa auf. Es kommt zu einer Verlangerung der Diffusionsstrecke, die Resorption der Darmschleimhaut wird zunehmend geringer, die Sekretion nimmt dagegen deutlich zu Daraus folgt eine enorme Flussigkeitssequestration mit Verlust von Wasser, Elektrolyten und Eiweiß in den intraluminalen, interstitiellen, subperitonealen und intraabdominalen Raum.

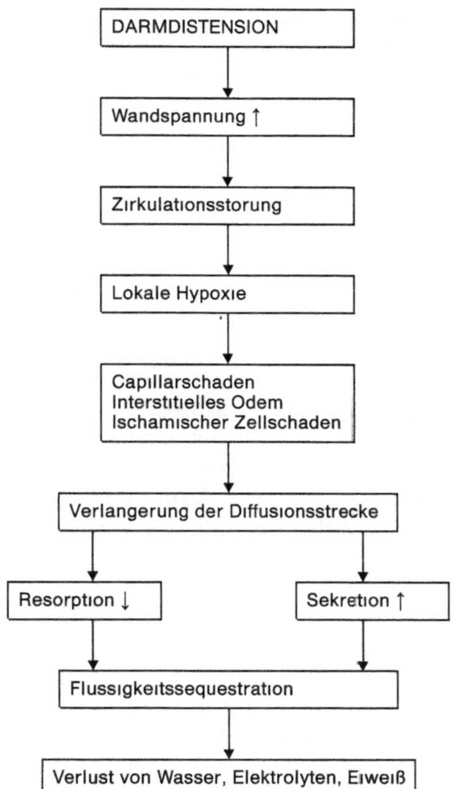

Abb. 16.1. Ileuspathophysiologie I

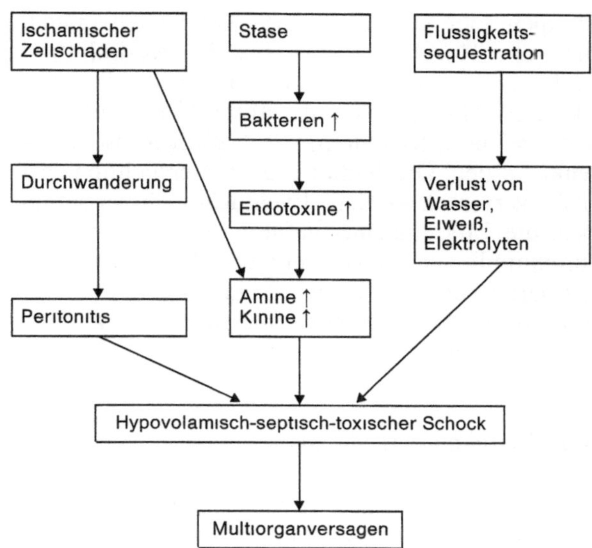

Abb. 16.2. Ileuspathophysiologie II

hen, an dessen Ende dann das Multiorganversagen (Niere, Lunge, Leber) steht (Abb. 16.2).

Die Entstehung eines Ileus und seiner Folgen ist ein äußerst komplexer Vorgang. Die hier aufgezeigten Wege sind zum besseren Verständnis vereinfacht dargestellt Die einzelnen Entwicklungsschritte sind fast alle durch zahlreiche Rückkopplungskreise miteinander verbunden

Die Flüssigkeitssequestration in den intraluminalen Raum potenziert die Darmdistension weiter (Circulus vitiosus) (Abb 16 1)

3.3 Entwicklung der Ileuskrankheit

Die beschriebene Flüssigkeitssequestration mit Verlust von Wasser, Elektrolyten und Eiweiß führt unbehandelt zum hypovolamisch-septisch-toxischen Schock Der Flüssigkeitsverlust alleine führt zum einfachen hypovolamischen Schock. Die beim Ileus entstehende Stase des Darminhaltes führt durch progrediente Verschmutzung von oral her zu einem erheblichen Bakterienwachstum. Die dann vermehrt entstehenden Endotoxine aktivieren ihrerseits wieder biogene Amine (Histamin, Tryptamin, Serotonin, Thyramin) und Kinine Dieser pathophysiologische Mechanismus führt wiederum zum hypovolamisch-septisch-toxischen Schock. Eine dritte Möglichkeit der Entstehung der Ileuskrankheit ist der oben beschriebene ischamische Zellschaden. Hieraus resultiert eine Durchwanderung der Darmwand mit konsekutiver Peritonitis Auch dieser Mechanismus führt unbehandelt zu dem beschriebenen Schockgesche-

4 Notwendige Diagnostik

4.1 Anamnese

Die Frage nach den ileustypischen Symptomen, wie Übelkeit, Erbrechen, Stuhl- und Windverhalten und Schmerzen, ist obligat. Wichtig ist, nach der Dauer der einzelnen Symptome zu fragen Angaben uber fruher durchgemachte Operationen können entscheidende Hinweise liefern

4.2 Klinische Untersuchung

Ganz am Anfang steht der klinische Gesamteindruck, den der Patient macht. Der Erfahrene erkennt auch am Gesichtsausdruck und am Zustand der Zunge, wie es um den Kranken steht (Facies hippocratica). Nach genauer Inspektion des Abdomens (Narben, Hernien, sichtbare Darmsteifungen) folgen Palpation und Perkussion: Meteorismus, Peritonismus oder ein tastbarer Tumor geben wichtige Hinweise fur weitere diagnostische Maßnahmen (der tastbare Tumor kann auch einmal die volle Harnblase sein) Bei der Auskultation muß das Augenmerk auf die Qualität der Peristaltik (z B. Hyperperistaltik, Totenstille) und evtl. vorhandene intraabdominale Gefäßgerausche gelenkt werden. Die digitalrectale Untersuchung darf nicht vergessen werden Eventuelle Schmerzangaben, die Tatsache einer gefullten oder leeren Rectumampulle und das eventuelle Vorliegen eines tastbaren Tumors sind zu dokumentieren Die axillare und rectale Temperaturmessung erganzt diese Untersuchungen

4.3 Röntgenuntersuchungen

Die entscheidende und in jedem Fall durchzufuhrende Rontgenuntersuchung ist die Abdomenleeraufnahme im Stehen. Nur wenn der Patient nicht stehen kann, ist als zweitbeste Lösung die Aufnahme in Linksseitenlage möglich Das Augenmerk ist zu richten auf Spiegelbildungen, freie Luft, Luft in den Gallenwegen (Aerobilie) und Fremdkörper

Die perorale und peranale Gabe eines wasserloslichen Kontrastmittels (Gastrografin) erganzt die native Rontgenaufnahme bei Bedarf (s. Abschn 5–7) Es erubrigt sich (fast) der Hinweis, daß die konventionelle Bariumuntersuchung, gar als MDP, beim Ileus kontraindiziert ist Bestehen entsprechende Verdachtsmomente, kann die Anfertigung eines Ausscheidungsurogramms, einer Angiographie oder auch einmal einer Computertomographie angezeigt sein Zunehmend durchgeführt wird auch die sonographische Untersuchung des Abdomens (z B Pendelperistaltik).

4.4 Laboruntersuchungen

Wirklich pathognomonische „Ileuslaborwerte" gibt es nicht. Im wesentlichen geht es hier um den Ausschluß bzw. die Diagnose von Grundkrankheiten bzw von Sekundarfolgen des Ileus (Harnstoff, Kreatinin, Hamatokrit, Eiweiß, Elektrolyte, Saure-Basen-Haushalt).

4.5 Laparoskopie

Vor dieser Untersuchung beim Ileus muß gewarnt werden; sie darf nur ausnahmsweise durchgefuhrt werden. Sie kann indiziert sein beim alten, kaum operablen bzw narkosefahigen Patienten, v a bei Verdacht auf das Vorliegen eines fortgeschrittenen Mesenterialinfarktes Problematisch bei dieser Untersuchung ist aber, daß die Ausdehnung des

Tabelle 16.2. Obligate Basisdiagnostik

Anamnese
Klinische Untersuchung
Temperatur
Rontgen, Abdomenubersicht, stehend
Magensonde
Labor
Blasenkatheter
Zentraler Venenkatheter

Mesenterialinfarktes nicht in allen Fallen sicher beurteilt werden kann Erschwert wird die Untersuchung v a. durch vorangegangene Laparotomie mit möglicherweise vorliegenden intraabdominalen Verwachsungen. Hier kann das Risiko der Untersuchung höher sein als der Wert der moglichen diagnostischen Aussage.

4.6 Magensonde

Schon wahrend der Phase der Diagnostik ist das Legen einer transnasal eingeführten Magensonde obligat· Menge und Aussehen des ablaufenden Magen-Darm-Inhaltes geben entscheidende Hinweise fur das weitere Vorgehen (s Abschn. 5–7)

Außerdem führt die Magensonde zur Entlastung des Magen-Darm-Traktes und reduziert die pathophysiologisch entscheidende Darmdistension.

Das Legen eines zentralen Venenkatheters und eines Blasenkatheters hat ebenso diagnostischen wie auch therapeutischen Wert. Handelt es sich namlich um einen larvierten Harnverhalt (Überlaufblase), so ist allein dadurch der vermeintliche Ileuszustand behoben (Tabelle 16.2).

4.7 Spezielle klinische Situationen

4.7.1 Gallensteinileus

Naturlich muß man „daran denken", trotzdem entgeht auch dem Erfahrenen immer wieder einmal die angedeutete Luft in den Gallenwegen oder gar das schattengebende Konkrement selbst.

4.7.2 Hoher Dünndarmileus

Das Fehlen von Distension und Spiegelbildungen wiegt hier den Unerfahrenen in Sicherheit. Persistierendes Erbrechen und große Mengen von Rückfluß uber die Magensonde geben neben dem Gastrografinschluck entscheidende Hinweise

4.7.3 Incarcerierte Schenkelhernie

Die kleine incarcerierte Schenkelhernie wird immer wieder, besonders bei alten adipösen Frauen, übersehen Hier fehlt manchmal sogar der lokalisierende Schmerz, und die kleine druckdolente Geschwulst unter dem Leistenband wird durch eine uppige Fettschurze verdeckt

4.7.4 Ogilvie-Syndrom

Hier scheint zunachst beim alten Menschen alles fur ein stenosierendes Sigmacarcinom oder einen Volvulus (Sigma oder Caecum) zu sprechen Klarung und Heilung bringt die vorsichtige Coloskopie mit Absaugen der Luft aus dem atonischen, aber sonst gesunden Dickdarm

5 Konservative Therapiemöglichkeiten

5.1 Klinische Überwachung

Unter guten klinischen Überwachungsbedingungen (chirurgische Wachstation) ist in vielen Fallen primar ein relativ konservatives Vorgehen zu verantworten Engmaschige, v.a klinische Verlaufskontrollen durch einen erfahrenen (und möglichst immer durch denselben) Chirurgen sind erforderlich, damit der Zeitpunkt des notwendigen operativen Eingreifens nicht verpaßt wird. Bei dringendem Verdacht auf das Vorliegen eines mechanischen Darmverschlusses sollte naturlich ohne Zeitverzogerung operiert werden.

5.2 Substitutionstherapie

Die entscheidenden Folgen nach Entwicklung eines Ileus sind der Verlust von Flussigkeit, Elektrolyten und Eiweiß (s. Abschn 3) Diese Verluste mussen moglichst rasch ausgeglichen werden Gelegentlich kann auch die Gabe von Blut erforderlich sein.

Die Bedeutung der Magensonde, des Blasenkatheters und des zentralen Venenkatheters wurde schon erwahnt.

5.3 Anregung der Darmtätigkeit

Die einfachste und oft entscheidend wirksame Anregung des Darmes besteht in der Applikation eines hohen Einlaufes. In hartnackigen Fallen hat sich die langsame transrectale Infusion von 10%iger Kochsalzlosung bewahrt.

Tabelle 16.3. Medikamentose Ileustherapie

Sympathicolyse		
Trifluperidol (Triperidol)	0,03–0,05	mg/kg KG
Chlorpromazin (Megaphen)	1,0	mg/kg KG
Dihydroergotamin (Dihydergot)	0,01–0,02	mg/kg KG
Periduralkatheter		
„Peristaltica"		
Ceruletid (Takus)	40	µg
Neostigmin (Prostigmin)	0,5	mg
Dexpanthenol (Bepanthen)	500	mg
(4- bis 6stundlich)		

Verbesserung der Mikrozirkulation, Ödemausschwemmung
Dextran (Rheomacrodexsorbit)

Einen ausgezeichneten abführenden Effekt hat auch das oral oder über die liegende Magensonde applizierte Gastrografin Hier lassen sich diagnostische Aussagekraft und therapeutischer Effekt gut kombinieren.

Die wichtigsten medikamentösen Therapiemoglichkeiten beim Ileus sind in Tabelle 16.3 zusammengefaßt. Entsprechend den pathophysiologischen Erkenntnissen sollte beim funktionellen Ileus die Sympathicolyse an erster Stelle stehen. Neben dieser medikamentösen Therapie wird zunehmend haufig die Sympathicolyse durch einen Periduralkatheter empfohlen.

Nach Durchbrechen des erhohten Sympathicotonus ist die Gabe von Ceruletid oder Neostigmin und Dexpanthenol sinnvoll. Durch die Gabe von niedermolekularem Dextran kann die Mikrozirkulation der Darmwand verbessert werden, die gleichzeitige Gabe von Sorbit fordert die Ödemausschwemmung

6 Indikationsstellung zur Operation

Die im vorhergehenden Abschnitt beschriebenen konservativen Therapiemoglichkeiten führen in vielen Fallen zum Ziel Eine entscheidende Frage ist aber, ob und wann der Patient doch operiert werden muß Hier ist fast immer ein individuelles Vorgehen angezeigt, es lassen sich jedoch einige Grundregeln aufstellen.

Die sofortige Operation ist erforderlich beim Vorliegen einer Peritonitis (s Kap 17).

Die Operation muß rasch erfolgen beim Vorliegen eines kompletten mechanischen Ileus, beim hohen Dünndarmileus, bei der Strangulation und beim Vorliegen von Organsystemstorungen (z B progrediente Niereninsuffizienz).

Die Operation kann verzögert durchgefuhrt werden beim tiefen (chronischen) Ileus (z.B Dickdarmcarcinom) und bei der nicht durch Peritonitis bedingten Paralyse (z B postoperativer Ileus)

Der Zeitfaktor ist fur die Prognose von entscheidener Bedeutung· Mit zunehmender Dauer der Ileussymptomatik steigt die Letalität des Ileus rasch an Allerdings kann und muß dieses Zeitintervall gewinnbringend genutzt werden durch Ausgleich der gestorten Homoostase (s Abschn. 5).

Im eigenen Krankengut betrug die Letalität bei einer Symptomdauer von unter 3 Tagen 17,8%. Bestanden die Ileussymptome langer als 10 Tage erhohte sich die Letalitat auf 36,7%.

7 Chirurgische Therapie

7.1 Chirurgische Anatomie

Neben funktionellen Ursachen gibt es eine Reihe von anatomisch begründeten Voraussetzungen für die Entstehung eines Ileus. Dem Kinderchirurgen begegnen Atresien verschiedener Darmabschnitte oder das Megacolon Innere (Paraduodenal-, Ileocaecal-, Mesenterial-, Netz-, Zwerchfellucken) und außere Hernien (inguinal, femoral, umbilical, epigastrisch) werden gelegentlich schon bei der klinischen Untersuchung als Ileusursache ubersehen.

Invaginationen kommen im Kindesalter häufig „idiopathisch" vor, oft sind sie aber bedingt durch ein Meckel-Divertikel, Polypen oder Tumoren.

Ein Dickdarmvolvulus entsteht bevorzugt in den relativ mobilen Abschnitten des Colons (Caecum, Sigma).

7.2 Verfahrensspektrum

Die Operationsverfahren sind so vielfaltig wie die Ursachen des Ileus

Die Beseitigung der Ileusursache spielt die entscheidende Rolle bei der Peritonitis oder der Versorgung von Hernien. Entscheidend ist die Wiederherstellung der Darmpassage und der Blutzirkulation der betroffenen Darmabschnitte. Die Darmdekompression kann durch Ausstreifen des Dunndarminhaltes nach oral oder anal, durch Absaugen uber eine Enterotomie oder durch die Einfuhrung von langen Darmsonden erreicht werden

Diese Sonden dienen ebenso wie die Plicationsverfahren [8, 43a] der Rezidivprophylaxe (zur Indikation und zum praktischen Vorgehen wird auf Abschn. 7.4.1 und 7.4.2 verwiesen).

7.3 Verfahrenswahl

7.3.1 Hautschnitt

Die Lage des Hautschnittes sollte sich nach der vermuteten Lokalisation der Ileusursache richten. In unklaren Situationen hat sich die mediane Unterbauchlaparotomie bewahrt. Sie sollte primär klein angelegt werden und kann dann unter linksseitiger Umschneidung des Nabels je nach Diagnose großzugig erweitert werden, beim postoperativen Ileus sollte der Zugang über die alte Operationswunde bzw -narbe gewahlt werden. Wegen oft bestehender Verwachsungen ist es jedoch einfacher und ungefährlicher, zunachst die Verlangerung des alten Schnittes in einen bisher unberührten Teil der Bauchdecke vorzunehmen.

7.3.2 Dünndarm

Sollte im Ileus eine Dünndarmresektion erforderlich sein, sollte die Darmkontinuität praktisch immer durch eine terminoterminale Anastomose wiederhergestellt werden Gelegentlich ist auch eine innere Umgehung mit laterolateraler Anastomose erforderlich

7.3.3 Dickdarm

Als wenig belastender und schneller Eingriff ist die Anlage einer doppellaufigen Colostomie (je nach Ileusursache im Colon transversum oder im Sigma) oft lebensrettend, eine Alternative ist die Caecostomie. Im Bereich des rechten Colons ist nach einer Resektion genau wie beim Dünndarm die terminoterminale Wiederherstellung der Kontinuitat sinnvoll (z.B. Ileotransversostomie). Unter ungünstigen Voraussetzungen (z.B. Peritonitis) kann im Bereich des linken Colons eine Diskontinuitatsresektion das richtige Verfahren sein. Unter optimalen Bedingungen kann als Elektiveingriff spater die Wiederherstellung der Kontinuitat erfolgen. Beim Dickdarmvolvulus ist die Derotation und Pexie angezeigt, bei entsprechender Darmschadigung muß auch hier reseziert werden.

7.3.4 Hernien

Nach der Befreiung des incarcerierten Darmes ist zur Vermeidung eines erneuten Ileus selbstverstandlich der Bruchluckenverschluß erforderlich. Zuvor muß feststehen, daß die Vitalitat des Darmes erhalten ist, sonst ist die Resektion des incarcerierten Darmsegmentes erforderlich.

7.3.5 Gefäßrekonstruktionen

Hier kommen je nach Ursache die Embolektomie oder die Thrombektomie der A. mesenterica superior oder beim chronischen Verschluß ein aortomesenterialer Bypass in Frage.

7.4 Operationstechnik

Die operative Technik wird weniger durch die Diagnose „Ileus" als durch allgemeinchirurgische Prinzipien und Einflüsse der jeweiligen Schule bzw. Ausbildung bestimmt. Außerdem muß sich die Technik an den Ileusursachen orientieren. Zwei in der Ileusbehandlung weit verbreitete spezielle Verfahren werden im folgenden vorgestellt.

7.4.1 Sondenbehandlung

Zur Bedeutung der Magensonde wird auf Abschn 4 und 5 verwiesen In geeigneten Fällen kann das Einbringen von langen, möglichst den gesamten Dünndarm überbrückenden Sonden hilfreich sein Durch diese Sonden (Miller-Abbot, Dennis) kann der Darminhalt abgesaugt werden Dadurch wird der geschädigte und distendierte Darm entlastet und der in Abschn 3 geschilderte Weg zur Ileuskrankheit unterbrochen. Das Ende der Darmsonde sollte möglichst weit distal, wenn möglich aboral der Ileocaecalklappe zu liegen kommen. Durch einen aufblasbaren Ballon kann die Sonde intraoperativ leicht vorgeschoben werden und das Zurückgleiten der Sondenspitze verhindert werden Der Ballon sollte allerdings am ersten postoperativen Tag entblockt werden, damit er nicht zu einem zusätzlichen mechanischen Hindernis wird

Das transnasale Einbringen der Sonde, die über etliche Tage liegenbleiben muß, hat 2 Nachteile:

1. Die subjektive Beeinträchtigung für den Patienten kann erheblich sein, zusätzlich kann eine Beeinträchtigung der Atemfunktion resultieren

2 Die Passage des retroperitoneal liegenden Anteiles des Duodenums ist ohne endoskopische Hilfe oft schwierig. Wir bevorzugen daher das Einbringen der Sonde über eine Enterotomie im Bereich der obersten Jejunumschlinge Über einen Witzel-Kanal kann die Sonde dann durch die Bauchdecke ausgeleitet werden. Das Vorschieben der Sondenspitze bis in das Caecum ist intraoperativ in der Regel problemlos. Bei funktionellen Ileuszuständen im Bereich des Dickdarms (z.B. Ogilvie-Syndrom) kann die peranale Applikation einer Sonde (mit endoskopischer Hilfe) sinnvoll sein.

Neben der Beseitigung der Darmdistension dient die Sondenbehandlung v.a. der Verhinderung eines mechanischen Rezidivileus. Spitzwinkelige Abknickungen des Dünndarmconvolutes durch frische Verwachsungen lassen sich durch diese Sonden vermeiden. Als Hauptindikation sehen wir deshalb den rezidivierenden Ileus, z B. bei der Peritonitis Auf die Gefahren einer möglichen Behinderung der Passage des Darminhaltes durch die Sonde bei wieder funktionierender regelrechter Peristaltik muß hingewiesen werden.

7.4.2 Plicationsverfahren

Eine weitere Methode zur Verhütung des rezidivierenden Adhasionsileus ist die äußere Dünndarmplicatur, zuerst von Noble angegeben Bei dieser Methode werden die Dunndarmschlingen parallel zueinander ausgerichtet und durch seroseröse Nähte fixiert Problematisch ist hier die Naht im Bereich der meistens durch den Ileus vorgeschädigten Darmwand. Außerdem beansprucht dieses Verfahren lange Operationszeiten Günstiger sind die Ergebnisse bei der transmesenterialen Plication nach Childs u Phillips [6] (Abb. 16.3)., Die Dünndarmschlingen werden maanderförmig aneinander gelegt, das Mesenterium wird dann unter Schonung der Gefäße mit 3 U-Nähten fixiert. Die letzten 15 cm des Ileums werden freigelassen Dieses Verfahren ist weniger zeitaufwendig und weist eine geringere Komplikationsrate als die Noble-Plication auf.

Wir geben allerdings der Sondenbehandlung den Vorzug, die Plicationsverfahren sollten nur beim rezidivierenden Ileus angewendet werden.

7.5 Operationsergebnisse

Trotz aller operativen und intensivmedizinischen Fortschritte bleibt der Ileus ein bedrohliches Krankheitsbild Im eigenen Krankengut betrug die Gesamtletalität aller Fälle 27,3%. Einen entscheidenden Einfluß auf Komplikations- und Letalitatsrate haben die Ursache des Ileus und der Allgemeinzustand der Patienten (Risikofaktoren, Begleiterkrankungen, Alter, Tabelle 16 4).

7.6 Frühkomplikationen

Bei der Besprechung des postoperativen Ileus (s. Abschn. 2) wurde auf die schwierige Abgrenzung einer physiologischen postoperativen Atonie vom Ileus hingewiesen Diese Probleme gelten im be-

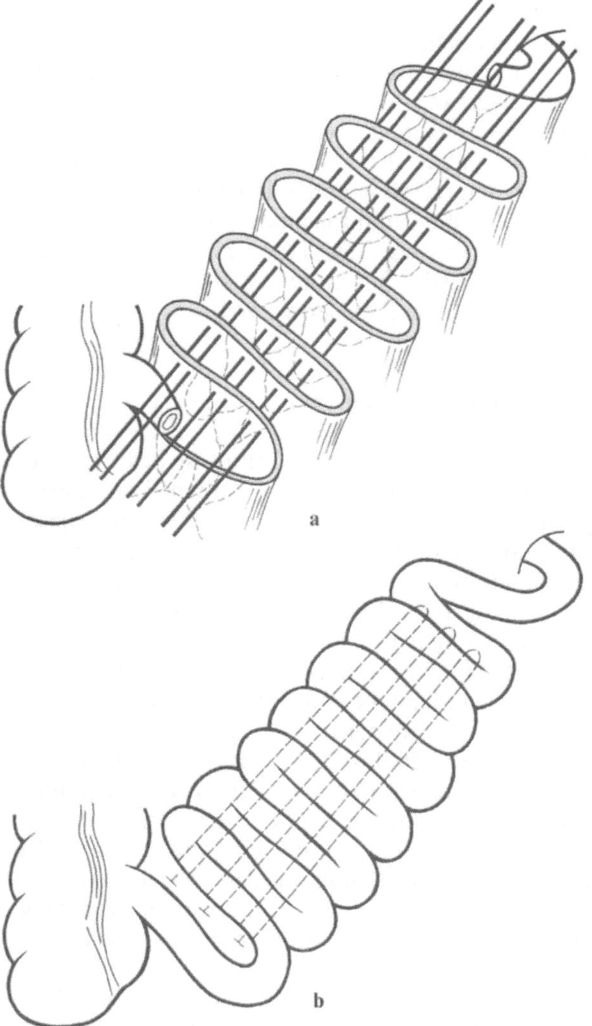

Abb. 16.3a, b. Mesenterialplicatur (Nach Childs u Phillips [6])

Tabelle 16.4. Eigenes Krankengut 1972–1982

Ileusursache	Anzahl	(%)	Letalitat (%)
Bride	186	20,2	10,8
Peritonitis	156	16,9	28,8
Tumoren	145	15,7	33,1
Funktionell	138	15,0	55,1
Hernien	106	11,5	15,1
Postoperativ	57	6,2	19,3
Carcinose	35	3,8	45,7
Fremdkorper, Gallenstein	28	3,0	7,1
Metastasen	21	2,3	33,3
Volvulus	18	2,0	5,6
Radiatio	16	1,7	25,0
Invagination	7	0,8	0
Convolut	3	0,3	66,7
Graviditat	1	0,1	0
Gesamt	922	100	27,3

sonderen Maße fur die postoperative Phase nach einer Laparotomie wegen Ileus

Ein Fortbestehen des Ileus auch postoperativ kann bedingt sein durch eine fehlende oder inkomplette Sanierung des Grundleidens (z B. Fortbestehen der Peritonitis, übersehener zweiter Gallenstein beim Gallensteinileus)

Der Rezidivileus kann entstehen durch die Ausbildung neuer Verwachsungen. Auch die Anastomoseninsuffizienz nach Darmresektion kann einen erneuten Schub einer Peritonitis oder eines Ileus auslosen.

Ein zweiter Schub einer Mesenterialvenenthrombose ist im postoperativen Verlauf oft schwierig zu diagnostizieren. Im Zweifelsfall sollte eine Fruhrelaparotomie („second look") erfolgen

Frühkomplikationen mit oft letalem Ausgang sind Nierenversagen, Leberversagen oder pulmonale Insuffizienz. Dieses Multiorganversagen stellt das haufig letal verlaufende Vollbild der Ileuskrankheit dar

7.7 Spätkomplikationen

Eine Spatfolge ist der rezidivierende Verwachsungsbauch mit entsprechenden Subileusbeschwerden Hier ist im Einzelfall Zuruckhaltung angebracht, um nicht durch eine Relaparotomie erneute weitere Verwachsungen zu provozieren Weitere Spatfolgen wie das „Short-bowel-Syndrom" nach ausgedehnten Dünndarmresektionen oder das sog „Blindsacksyndrom" nach inneren Umgehungen oder „Seit-zu-Seit-Anastomosen" sind nicht ileusspezifisch, sondern Folgen der manchmal unvermeidbaren ausgedehnten Darmresektion bzw einer nicht idealen Operationstechnik Hier wird auf Kap. 31.2 und 31.3 verwiesen

Literatur

1 Ahnefeld FW, Klingebiel K (1980) Metabolische Entgleisungen und Infusionstherapie bei Ileus und Peritonitis In Schonborn H (Hrsg) INA, Bd 20 Thieme, Stuttgart
2 Bizer LS, Liebling RW, Delany HM, Gliedman ML (1981) Small bowel obstruction The role of nonoperative treatment in simple intestinal obstruction and predictive criteria for strangulation obstruction Surgery 89 407
3 Bode WE, Beart RW, Spencer RJ (1984) Colonoscopic decompression for acute pseudoobstruction of the colon (Ogilvie's Syndrome) Am J Surg 147 243
4 Bruch HP, Horl M, Markert K, Kujath P, Henrich HA (1985) Zur Pathophysiologie der nicht okklusiven ischamischen Enteropathie (non occlusive disease) In Haring R (Hrsg) Ileus – Chirurgische und gastroenterologische Praxis de Gruyter, Berlin New York, S 387–398

5 Bunte H (1981) Ileus In Heberer G, Schweiberer L (Hrsg) Indikation zur Operation Springer, Berlin Heidelberg New York

6 Childs WA, Phillips RB (1960) Experience with intestinal plication and a proposed modification Ann Surg 152 258–265

7 Cummings JH, Newmann A, Misiewicz JJ (1973) Effect of intravenous prostaglandin F2α on small intestine function in man Nature 243 169

8 Daniels U, Brunner H, Lenner U (1980) Die Dunndarmplikation nach Noble Kritische Wertung unter Berucksichtigung eigener Ergebnisse Chirurg 51 207–212

9 Deltz F, Hamelmann H (1985) Die Wertigkeit diagnostischer Maßnahmen in der Indikationsstellung und Therapie des Ileus In Haring R (Hrsg) Ileus – Chirurgische und gastroenterologische Praxis de Gruyter Berlin New York, S 129–138

10 Denck H (1962) Erfolgreiche Embolektomie an der A mesenterica superior Klin Med 17 4

11 Eckert P, Barbey-Schneider M (1985) Das Blindsacksyndrom im Dickdarmbereich – chronisch inkompletter Ileus In Haring R (Hrsg) Ileus – Chirurgische und gastroenterologische Praxis de Gruyter, Berlin New York, S 309–314

12 Eigler FW, Dostal G (1981) Akute und chronische Mesenterialarterieninsuffizienz In Heberer G, Schweiberer L (Hrsg) Indikation zur Operation Springer, Berlin Heidelberg New York, S 347–350

13 Farthmann EH, Lehberger FJ (1978) Postoperativer mechanischer Ileus Langenbecks Arch Chir 347 379

14 Farthmann EH, Lindemann M, Knauf M (1980) Klinik und Therapie der toxischen Colondilatation In Schonborn H (Hrsg) INA, Bd 20 Thieme, Stuttgart, S 11–17

15 Fogarty TJ, Fletcher WS (1966) Genesis of nonocclusive mesenteric ischemia Am J Surg 111 130

16 Gogler H, Meckes P, Beger HG (1985) Endotoxin beim experimentellen und klinischen Ileus In Haring R (Hrsg) Ileus – Chirurgische und gastroenterologische Praxis de Gruyter, Berlin New York, S 71–75

17 Grund KE (1982) Behandlung funktioneller Ileusformen Sympathikolyse und Stimulation Dtsch Med Wochenschr 107 209–213

18 Haring R (1985) Ileus – Chirurgische und gastroenterologische Praxis de Gruyter, Berlin New York

19 Hafter E (1978) Praktische Gastroenterologie Thieme, Stuttgart

20 Hecker W (1981) Notfalle in der Neugeborenen- und Sauglingschirurgie Chirurg 52 129

21 Hentschel M (1984) Praxis der Chirurgie des Ileus Enke, Stuttgart

22 Herfarth C, Ewe K (1977) Die chirurgische Behandlung des Morbus Crohn Chirurg 48 569–576

23 Herfarth C, Ewe K (1981) Morbus Crohn des Gastrointestinaltraktes In Heberer G, Schweiberer L (Hrsg) Indikation zur Operation Springer, Berlin Heidelberg New York, S 556

24 Hollender LF, Meyer C, Otteni FR (1975) Die Stellung der Mesenterialplikatur nach Childs und Phillips in der Behandlung und Prophylaxe des Dunndarm-Ileus Chirurg 46 56

25 Huber FB (1981) Ischamische Entero-Colopathien Aktuel Probl Chir Orthop 16 38–74

26 Jackson BT (1976) Bowel damage from radiation Proc R Soc 69 683

27 Janson R, Christ F, Schneider B (1982) Die Wertigkeit der oralen Gastrografin-Passage in der Ileus-Diagnostik Fortschr Rontgenstr 136/6 641

28 Joppich J (1981) Ileus durch Anomalien Chirurg 52 134–141

29 Jung D, Lux M, Werner HH (1983) Innere Darmschienung mit einer auflosbaren Sonde zur Prophylaxe und Therapie des rezidivierenden Adhasionsileus Chirurg 54 278

30 Kapral W (1984) Die Schienung des Dunndarms mit der Miller-Abbottsonde Eine kritische Analyse von 160 Fallen Chirurg 55 391–394

31 Kern E (1970) Zur Chirurgie des postoperativen Ileus Chirurg 41 130

32 Kern E (1980) Postoperativer Ileus – Grundsatzliches zu Pathophysiologie und Klinik Chirurg 51 193

33 Kern E, Lehmann L, Eckert E (1980) Die Mesenterialplikatur nach Childs und Phillips zur Prophylaxe und Therapie des Dunndarmileus Chirurg 51 308–312

34 Koch G, Eichfuß HP, Schumpelick V (1976) Gallensteinileus – Diagnose und Therapie Med Welt 27 296

35 Kummerle F, Grund KE (1985) Pathophysiologie In Haring R (Hrsg) Ileus – Chirurgische und gastroenterologische Praxis de Gruyter, Berlin New York, S 3–14

36 Kusche J, Jostarndt L, Stahlknecht CD (1978) Einfluß von intraluminarem Druckanstieg und Durchblutungsveranderungen auf den Amingehalt und Stoffwechsel der Darmwand In Richter H, Eckert P (Hrsg) Ileus Thieme, Stuttgart

37 Kusche J, Lorenz W, Stahlknecht CD (1981) Intestinal diamine oxidase and histamine release in rabbit mesenteric ischemia Gastroenterology 80 980

38 Lampe HJ, Trede M, Thiele H (1981) Spezielle Indikationen zur chirurgischen Therapie beim Morbus Crohn Chir Prax 29 19

39 Lindenschmidt TO (1976) Postoperative Magen-Darm-Atonie oder paralytischer Ileus? In Pichlmayr R (Hrsg) Postopertive Komplikationen Springer, Berlin Heidelberg New York, S 23

40 Linder MM, Wesch G, Trede M (1985) Retrospektive 11-Jahresanalyse des Ileus-Krankengutes einer chirurgischen Klinik In Haring R (Hrsg) Ileus – Chirurgische und gastroenterologische Praxis de Gruyter, Berlin New York, S 149–156

41 Martell J, Lepsien G, Becker HD (1985) Pharmakotherapie des funktionellen Ileus In Haring R (Hrsg) Ileus – Chirurgische und gastroenterologische Praxis de Gruyter, Berlin New York, S 421–426

42 Mertz C, Neu P (1983) Analyse des Ileuskrankengutes 1970 bis 1980 der Chirurgischen Universitatsklinik Mannheim Dissertation, Universitat Mannheim

43 Nanni C, Garbini A, Luchetti P (1982) Ogilvie's syndrome (Acute colonic pseudo-obstruction) Dis Colon Rectum 25 157

43a Noble TB jr (1937) Plication of small intestine as prophylaxis against adhesions Am J Surg 35 41

44 Nothiger F (1985) Pathophysiologie und Therapie des postoperativen Ileus In Haring R (Hrsg) Ileus – Chirurgische und gastroenterologische Praxis de Gruyter, Berlin New York, S 411–413

45 Oehlert W (1978) Ileus-Ursachen aus der Sicht des Pathologen In Richter H, Eckert P (Hrsg) Intensivmedizin, Notfallmedizin, Anasthesie, Bd 10, Thieme, Stuttgart, S 60–69

46 Ogilvie H (1948) Large intestine colic due to sympathetic deprivation A new clinical syndrome Br Med J II 671–673

47 Pichlmayr R, Lohlein (1980) Akute postoperative Storungen In Siewert JR, Blum AL (Hrsg) Postoperative Syndrome Springer, Berlin Heidelberg New York, S 27

48 Reifferscheid M (1968) Technik und Indikation der intra- und postoperativen Darmschienung Aktuel Chir 21 91–94

49 Reifferscheid M (1975) Storungen der Darmwegsamkeit In Zenker R, Deucher F, Schink W (Hrsg) Chirurgie der Gegenwart, Bd 2/15 Urban & Schwarzenberg, Munchen, S 1–49

50 Reifferscheid M, Pesendorfer H, Schwilden ED (1973) Maßnahmen zur Verhutung des Adhasionsileus Eine Untersuchung der klinischen Wertigkeit von Darmplikation und Darmschienung Bruns Beitr Klin Chir 220 125–132

51 Rennie JA, Christofides ND, Mitchenere P et al (1980) Neural and humoral factors in postoperative ileus Br J Surg 67 694–698

52 Richter H, Kusche J (1978) Neue Aspekte zur Pathophysiologie des Ileus In Richter L, Eckert P (Hrsg) INA, Bd 10 Thieme, Stuttgart, S 74–79

53 Rotzscher V, Verreet P (1985) Gefahren und Komplikationen der inneren Darmschienung In Haring R (Hrsg) Ileus – Chirurgische und gastroenterologische Praxis de Gruyter, Berlin New York, S 249–252

54 Saeger HD, Barth HO, Hagmuller E (1985) Einfluß des Ileus beim primar stenosierenden kolorektalen Karzinom auf Fruh- und Spatergebnisse In Haring R (Hrsg) Ileus – Chirurgische und gastroenterologische Praxis de Gruyter, Berlin New York, S 363–368

55 Schindler G (1984) Stellenwert der Computertomographie in der radiologischen Diagnostik des akuten Abdomens Rontgenpraxis 37 48

56 Schippers E, Langer S (1982) Erfahrungen mit der Dunndarmschienung beim chronischen Adhasionsileus und dem fruhen postoperativen Ileus anhand von 124 Fallen Aktuel Chir 17 92–94

57 Schmid W (1979) Zur Frage der Sanierung der Gallenwege beim Gallensteinileus Helv Chir Acta 46 783–785

58 Schriefers KH (1975) Der mechanische Ileus Chirurg 46 49

59 Schriefers KH, Gerornetta P, Dobler L (1980) Postoperative Ileus-Klinik und chirurgische Therapie Chirurg 51 202–206

60 Schroder D, Bottger T, Cappel J (1985) Intraoperative Dunndarm-Absaugung uber einen Ballonkatheter nach Enterotomie In Haring R (Hrsg) Ileus – Chirurgische und gastroenterologische Praxis de Gruyter, Berlin New York, S 201–206

61 Seidel W, Richter H (1975) Ileus und Peritonitis In Lindenschmidt TO (Hrsg) Pathophysiologische Grundlagen der Chirurgie Thieme, Stuttgart, S 523–546

62 Stelzner F (1979) Die Fruhdiagnose des Ileus durch Magen-Darm-Passage eines resorbierbaren Kontrastmittels und der ruckfallige Darmverschluß Chirurg 50 704–706

63 Swan RW, Fowler WC, Boronow RC (1976) Surgical management of radiation injury to the small intestine Surg Gynecol Obstet 142 325

64 Tondelli P, Muller W, Enderlin F (1975) Dunndarmschienung in der operativen Behandlung des Adhasionsileus Langenbecks Arch Chir 338 169–180

65 Tondelli P, Kohler O, Harder F, Allgower M (1983) Mechanischer Ileus Analyse von 360 Operationen Schweiz Wochenschr 113 561–564

66 Truber E, Kirchmaier CM, Wurbs D (1978) Die nichtokklusive mesenteriale Ischamie Radiol Arch Surg 112/10 1216–1217

67 Truong S, Zlatarski G, Bauer M (1985) Sonographische Diagnostik und Motilitatskontrolle beim Ileus In Haring R (Hrsg) Ileus – Chirurgische und gastroenterologische Praxis de Gruyter, Berlin New York, S 123–128

68 Wachsmuth W (1964) Pathophysiologie und Klinik des Ileus Langenbecks Arch Chir 308 143–162

69 Waclawiczek HW, Wayand W, Silli S (1984) Die Wertigkeit der Rontgenuntersuchung in der Ileusdiagnostik Langenbecks Arch Chir 362 97

70 Wakefield EG, Vickers PM, Walters W (1939) Intestinal obstruction caused by gallstones Surgery 5 670

71 Wangensteen OH (1978) Understanding the bowel obstruction problem Am J Surg 135 131–139

72 Wedell J, Banzhaf G, Meier zu Eissen P, Meier zu Eissen J, von Calker H, Catrup W (1985) Die einzeitige subtotale Kolonresektion wegen des komplett stenosierenden linksseitigen Kolonkarzinoms Erfahrungen und Ergebnisse an 33 Fallen In Haring R (Hrsg) Ileus – Chirurgische und gastroenterologische Praxis de Gruyter, Berlin New York, S 335–362

73 Wyklicky H (1973) Über die Entwicklung des klinischen Begriffs Ileus In Ellegast H, Kainberger F, Wewalka F (Hrsg) Ileus – Pathophysiologie und Klinik Urban & Schwarzenberg, Munchen

74 Zumtobel V, Finke U, Schafer K (1985) Spatergebnisse nach innerer Sondenschienung und Mesenterialplikation beim rezidivierenden Adhasionsileus In Haring R (Hrsg) Ileus – Chirurgische und gastroenterologische Praxis de Gruyter, Berlin New York, S 253–260

17 Peritonitis und Peritonitisbehandlung

R Arbogast

1 Physiologie des Peritoneums

Das Bauchfell, dessen Dicke im parietalen Teil etwa 100 µm, im visceralen nur etwa 50 µm beträgt, kleidet die Peritonealhöhle aus, die der größte extravasale Raum des Korpers ist Ihr geschlossener Sack hat beim Mann keine, bei der Frau durch die Tuben und das Cavum uteri eine Verbindung zur Außenwelt.

Das Peritoneum besteht aus einem einschichtigen Belag von polygonalen Deckzellen von 1–3 µm Dicke.

Unter diesem befindet sich eine Schicht Bindegewebe mit Lymph- und Blutgefaßen und in der Tiefe mit kollagenen Fasern. In der Bauchhohle finden sich 20–50 ml klare Flussigkeit. Dieser dunne Flüssigkeitsfilm halt die Oberflache spiegelnd, glanzend und geschmeidig, so daß die Intraperitonealorgane gegeneinander gut verschieblich sind Die Peritonealflüssigkeit hat ein spezifisches Gewicht von weniger als 1060 g/l und enthält 3 g/l Eiweiß, vorwiegend Albumin, jedoch kein Fibrinogen und weniger als 3000 Zellen pro mm^3, vorwiegend Leuko- und Lymphocyten und abgeschilferte Deckepithelien Das dichtausgebreitete Lymphgefäßnetz hat durch Stomata von 8–12 µm Dicke Verbindung zur freien Bauchhöhle, Bakterien von 0,5–1 µm finden hier also ohne weiteres Durchlaß, ebenso Blutzellen und Flüssigkeit, großere, corpusculare Partikel werden dagegen transcellular abtransportiert („Pinocytose"). In den Mesothelzellen finden sich zahlreiche Blaschen unterschiedlicher Größe, die sich kontinuierlich von der Peritonealoberflache zum subserosen Raum hin bewegen und auf diese Weise Partikel in diesen verbringen [6]

Die Resorption von Flüssigkeit aus der Peritonealhöhle erfolgt sehr intensiv, in 1 h konnen 8% des Korpergewichtes an Flüssigkeit resorbiert werden [13]. Den Flussigkeitsabstrom fordern v. a. die Zwerchfellkontraktionen, dessen Erschlaffung führt zu einem Flussigkeitseinstrom durch die Stomata, seine Kontraktion zu einer Entleerung in die Lymphgefaße entsprechend dem erniedrigten intrathoracalen Druck. Ein Ruckstrom wird wahrend der Exspiration durch ein Klappensystem verhindert. Eine Zwerchfellparese vermindert die Resorptionsleistung Ein Sistieren der Zwerchfellbewegungen z.B beim relaxierten Patienten vermindert diese Leistung weiter Noch mehr mindert eine Überdruckbeatmung diesen Flüssigkeitsabstrom, was moglicherweise eine Ursache dafur ist, daß dauerbeatmete Peritonitispatienten gefährdet sind

Der Flüssigkeitsabstrom aus der Peritonealhöhle ist also gerichtet· Der Oberbauch wird nach cranial, Unter- und Mittelbauch in das kleine Bekken drainiert. Dies erklart die Pradilektionsstellen intraperitonealer Abscesse einmal subphrenisch (da der Lymphstrom pleurawärts gerichtet ist, können Infektionen aus dem Bauchraum in die Pleurahohle verschleppt werden, nicht selten auch „gekreuzt" zur gegenüberliegenden Seite; dies gilt sowohl für Infektionen wie für Metastasen), zum anderen im Douglas-Bereich.

Der intraperitoneale Druck beträgt beim Menschen etwa 8 cm H_2O, bei aufrechter Korperhaltung kann er im unteren Abdomen bis 30 cm, bei Husten, Erbrechen und Defakation bis 150 H_2O ansteigen. Viscerales Peritoneum und Omentum majus haben keine spinalsensible Innervation, sind daher unempfindlich gegen Schmerzreize und nur mit vegetativen Fasern versorgt Dagegen besitzt das Peritoneum parietale eine ausgedehnte spinale Nervenversorgung und ist daher sehr empfindlich gegen alle Reize, die zur reflektorischen unwillkurlichen Kontraktion der Bauchdeckenmuskulatur, zur „Abwehrspannung" in den entsprechenden Segmenten (Head-Zonen) führen.

2 Chirurgische Anatomie des Peritoneums

Die Anatomie des Bauchfellüberzuges ist sehr variabel und nur selten lehrbuchmäßig. Klinische Bedeutung erlangt sie nur insoweit, als taschenartige Ausstülpungen (Recessus) bestehen und zur Incarceration von Eingeweideteilen („innere Hernien")

fuhren konnen Eine fehlende Drehung des Darmes (Mesenterium commune) bedingt Lageanderungen der Darmorgane, hat aber nur topographische Beziehungen zum Peritonealuberzug

Das große Netz (Omentum majus) ragt vom Quercolon aus als freie Schurze von sehr variabler Lange (10–75 cm) über den Dunndarm Es besteht aus 4 Lagen von Peritoneum, die untereinander fest verwachsen sind. Durch Fetteinlagerung und Bindegewebevermehrung wird das Netz mit zunehmendem Alter voluminoser Durch seine Fahigkeit, durch Wanderung in entzündete Gebiete der Bauchhöhle Blutungen, Verletzungen und Infektionen abzukapseln, wird eine Peritonitis oft lokalisiert Das Netz besitzt eine ausgezeichnete Gefäßversorgung und kann daher rasch ausgedehnte Gefaßanastomosen ausbilden. Eine Nekrose des Netzes, z.B bei Incarceration durch einen Bruchsack, kann bei Sekundarinfektion eine diffuse Peritonitis herbeiführen, auch ohne daß der Gastrointestinaltrakt beteiligt ist

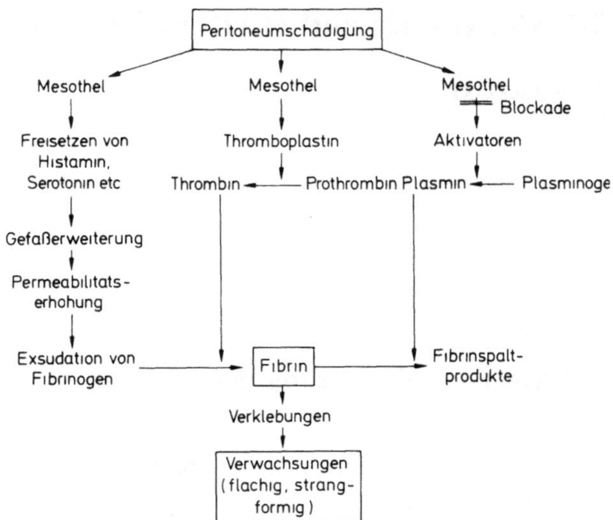

Abb. 17.1. Mechanismen der Fibrinbildung nach Schadigung des Mesothels und Blockade der fibrinolytischen Aktivitat (Nach [6])

3 Pathophysiologie

Die Größe der Bauchfell- und damit der Resorptionsflache einerseits und die Geschwindigkeit des Flussigkeitsabstroms andererseits erklaren die rasch eintretende und schwere Allgemeinreaktion bei diffuser Peritonitis. Bei Kontraktionen der glatten Muskulatur des Darmes verkleinert sich die peritoneale Oberflache und die Deckzellen stauchen sich, das Peritoneum wird runzlig und gleicht im elektronenmikroskopischen Bild einem zusammengeschobenen Tischtuch [6]

Ist der Gastrointestinaltrakt paralytisch, so ist demgemaß die Oberflache des Peritoneums maximal groß und der Resorptionseffekt verstarkt. Andererseits entwickelt sich bei Entzündungsvorgangen sehr leicht ein subseroses Ödem Betragt dessen Dicke nur 2 mm, so betragt bei Ausdehnung auf das gesamte Bauchfell bei dessen Größe von $2\,m^2$ der Flussigkeitsverlust $2\,m^2 \cdot 0,002\,m = 0,004\,m^3$, also 4 l, was $^4/_5$ der zirkulierenden Blutmenge entspricht. Auch dies ist eine Erklarung fur die schwere Schocksymptomatik bei diffuser Peritonitis

Eine andere Moglichkeit ist die Ausbildung eines Ascites Der 1–3 l/Tag betragende Ductusthoracicus-Lymphstrom kann sich bei vermehrter peritonealer Resorption auf 10 l/Tag steigern. Ein Ascites wird erst bei relativer Insuffizienz des Lymphabflusses manifest Dasselbe gilt, wenn die peritonealen Lymphwege verstopft sind, z B bei der Peritonealcarcinose Weitere Faktoren sind an der Ascitesentstehung beteiligt, so eine Hypopro-

teinamie, eine Natriumretention oder eine portale Hypertension. Jede Einwirkung (mechanisch, thermisch, chemisch, bakteriell) auf das Peritoneum bewirkt eine „Entzundung", also Gefäßerweiterung, Permeabilitatserhohung und Fibrinexsudation Normalerweise stehen Fibrinbildung und Fibrinolyse im Gleichgewicht; aus dem Mesothel stammende Aktivatoren wandeln Plasminogen in Plasmin um, das die lokale Fibrinolyse bewirkt. Durch Entzündungen wird die Aktivierung blockiert, so daß das gebildete Fibrin nun nicht mehr abgebaut, sondern durch Fibroblasten in strangformige oder flachige Verwachsungen umgewandelt wird [6]

Die Grundphanomene der Entzündung (Vasodilatation, Leukocytenaktivierung, Zirkulationsstorungen und Permeabilitätssteigerung) sind in Abb. 17 1 dargestellt Sind Bakterien die Ursache der Entzündung, so leiten Komplementaktivierung, das Austreten von Leukocyten und die Opsonierung die Phagocytose ein. Dabei setzt der Kontakt von Komplement mit Immunglobulinen (klassischer Reaktionsweg) bzw. bestimmten Polysacchariden, z B Zellbestandteilen gramnegativer Bakterien (alternativer Reaktionsweg) die letztlich entscheidenden cellularen Abwehrmechanismen in Gang [7].

Die Reaktionsprodukte des Komplementsystems bewirken als chemotaktische Faktoren in kurzester Zeit eine massive Ansammlung polymorphkerniger Granulocyten und Makrophagen in der Peritonealhöhle Andere Proteinfragmente, sog. Opsonine, schaffen uber die Adharenz zwischen Leukocyten und Bakterien die Voraussetzung einer wirksamen Phagocytose Die Anaphylatoxine des Komplementsystems bewirken u.a. eine Freisetzung lysosomaler Enzyme und Substanzen, die einerseits die intracellulare Abtötung der Keime bewirken, andererseits das Ausmaß der Entzündungsreaktion bestimmen.

3.1 Endotoxin

Klinische Beobachtungen aus den letzten 5 Jahren lassen klar erkennen, daß die Gefahrlichkeit der bakteriellen Peritonitis im wesentlichen auf direkten und indirekten Folgen der Einwirkung von Toxinen, insbesondere des Endotoxins auf die Zell- und Organsysteme beruht [2] Endotoxin ist ein makromolekularer Bestandteil aus der Wand der gramnegativen Bakterien, der bei Bakterienzerfall und beim Zellteilungsvorgang freigesetzt wird Bei lokaler oder diffuser Peritonitis gelangt es – häufig in sehr großen Mengen – von der Peritoneumoberflache aus in das Pfortaderblut zur Leber oder kann uber die Lymphbahnen direkt unter Umgehung der Leber in die systemische Zirkulation einströmen Eine Barriere gegen das Endotoxin stellt das reticuloendotheliale System (RES) der Leber dar Erst wenn die Filterkapazitat des Leber-RES erschopft ist, kommt es zur Endotoxinamie mit Endotoxinfolgezustanden [2]. Diese Endotoxinwirkung auf Korperorgane und Organbestandteile kommt auf direktem Wege und durch Mediatoren zustande. Endotoxinmediatoren sind endogene Pyrogene, das C_3-Komplement, Thromboplastin, der Hageman-Faktor, Histamin, Serotonin, Chinine und Prostaglandine.

In Abhangigkeit von der Konzentration des freien Endotoxins im Plasma sind bei bakterieller Peritonitis 3 Zielorgane frühzeitig in den allgemein septischen Prozeß, der nicht mehr als lokale Krankheit eingestuft werden kann, einbezogen.

Es kommt zur direkten Wirkung des Endotoxins auf die Gefaßendothelien in der Nierenrinde, es resultiert eine Verstopfung der Capillaren und eine Vasoconstriction, der Blutfluß durch die Nierenrinde wird vermindert, so daß zunachst funktionell eine Niereninsuffizienz eintritt Der Einfluß des Endotoxins auf die Blutzellsysteme ist vor allen Dingen bei Thrombocyten und Leukocyten regelmaßig nachweisbar. Endotoxin bewirkt fruhzeitig und auch bei geringer Konzentration Thrombocytenaggregation, so daß im peripheren Blut eine Thrombocytopenie resultiert Bedingt durch die im Rahmen der Mikrozirkulationsstörung auftretende Blutsequestration und die auf die Keimquelle gerichtete Wanderung der Leukocyten tritt fruhzeitig bei Peritonitis zunachst im peripheren

Blut eine Leukopenie auf Durch offenbar direkte Wirkung von Endotoxin auf das Knochenmark kommt es zu einer Ausschuttung von vorhandenen Granulocyten und zu einer gesteigerten Neubildung von weißen Blutzellen, so daß nach der leukopenischen Phase eine Leukocytose bzw Granulocytose resultiert. In der Lunge kommt es durch direkte und indirekte Endotoxinwirkung zu einer Flussigkeitsansammlung in den Interalveolarsepten, die sich verbreitern Die durch Flussigkeitsansammlung und Blutstauung verdickten Alveolarsepten bewirken einen gestorten Gasaustausch, es resultiert eine pulmonale Insuffizienz Stoffwechselveranderungen und Verminderungen der myokardialen Herzleistung konnen beobachtet werden Charakteristisch fur die hamodynamischen Veranderungen bei gramnegativer Peritonitis sind hyperdyname Kreislaufveränderungen mit hohem Herzindex und niedrigem peripherem Widerstand sowie hohen arteriovenosen Shuntvolumina [2]

3.2 Fibronectin

Neuerdings wird dem Fibronectin (α_2-SB-Glykoprotein) Bedeutung fur die Inaktivierung der Bakterien zugeschrieben Dieser Stoff tritt pericellular als Matrixfibronectin und im Plasma als losliches Fibronectin auf, wobei ersteres v a die Aufgabe des Opsonins hat Die Bindung von Membran- und Fibrinfragmenten, von Bakterien und Immunkomplexen ist Voraussetzung fur die Phagocytose durch die Zellen des RES [6]

Im septischen Schock ist die Fibronectinkonzentration einerseits wegen des gesteigerten Verbrauchs bei der Opsonierung und durch proteolytischen Abbau durch Leukocyten und Bakterienproteasen, andererseits wegen verringerter Synthese erniedrigt, so fuhren zunehmende Störungen der RES-Leistung der Lungen- und Nierenfunktion und eine Verbrauchscoagulopathie zu einem Circulus vitiosus, aus dem sich auch die Stadieneinteilung der Peritonitis ergibt [7]:

Stadium I   Peritonitis ohne Organausfall (fruhe Stadien, günstiger Verlauf)

Stadium II: Funktionseinschrankung weiterer Organe bzw. manifeste Insuffizienz eines Organsystems

Stadium III.   Peritonitis mit 2 und mehr manifesten Organinsuffizienzen, es droht eine Letalitat von uber 80%

Im übrigen ist es geradezu charakteristisch, daß der Spielraum zwischen biologischem Vorteil und verhangnisvoller Überreaktion bei jedem der 3 Infektabwehrmechanismen relativ klein ist. Die kraftvolle Einschwemmung von Flüssigkeit in den Peritonealraum mit den wichtigen antibakteriellen Substanzen birgt gleichzeitig die Schockgefahr durch Hypovolamie Der rasche Abtransport corpuscularer Bestandteile aus der Peritonealhöhle ist nach Überforderung der unspezifischen Abwehrsysteme als Auslöser der Septicämie anzusehen. Eine kräftige Fibrinbildung tragt einerseits zur Abgrenzung eines Infektionsherdes bei, andererseits wird hierdurch einer späteren Abnceßbildung Vorschub geleistet [20]. Gelingt es der fibrinolytischen Aktivität des Peritoneums nicht, das Fibrin wieder aufzulosen, resultieren flachenhafte und strangförmige Adhasionen mit den bekannten Folgen eines noch nach Jahren möglichen Darmverschlusses Die so oft vorteilhafte Isolierung infizierter Areale durch Fibrin verhindert in anderen Fallen den Kontakt der Erreger mit antibakteriellen Substanzen [7, 20].

Über den klinischen Verlauf entscheidet einerseits die Massivitat der Bakterieninvasion, andererseits das Vorhandensein eines „Nahrbodens" fur die Mikroorganismen (Blut, Blutcoagula, nekrotisches Gewebe usw) Hier wirkt eine Kombination von Hamoglobin und Fibrin besonders ungunstig, weil sie sowohl die Opsonierung wie die Phagocytose verhindert [6].

4 Formen der Peritonitis

Hinsichtlich der *Ursachen* unterscheidet man eine *primäre Peritonitis* (hamatogen, lymphogen, ascendierend, transmural) von einer *sekundaren Peritonitis* (durch Perforation, postoperativ).

Diese Unterscheidung erscheint wenig befriedigend, weil zwischen Entzundungen, die auf das Bauchfell ubergreifen („ascendierend", „transmural") und einer Perforation ja nur ein gradueller Unterschied besteht, der obendrein klinisch nicht verifiziert werden kann. Sinnvoller erscheint es daher zu unterscheiden zwischen *spontan aufgetretener Peritonitis* durch eine von innen aufgetretene, zunächst unklare Erkrankung und der *postoperativen und posttraumatischen Peritonitis,* einerseits durch das immer häufiger werdende Bauchtrauma verursacht, andererseits als Operationsfolge (haufigste Ursache ist die Nahtinsuffizienz).

Weiterhin unterscheidet man eine gallige, eitrige, kotige, chemische Peritonitis Die Invasion von Galle erzeugt für sich allein noch keine „Peritonitis", jedoch ist in sehr vielen Fallen die Gallenflussigkeit mit Bakterien besetzt [7].

Bei der eitrigen Peritonitis uberwiegen aerobe Bakterien, wahrend bei Auftreten von Kot in die freie Bauchhohle sehr viel anaerobe Keime betei-

ligt sind, was eine besonders schwere Verlaufsform bedingt Die sog Bariumperitonitis verlauft wohl deswegen so schwer [7], weil Kot und Barium sich intensiv mischen und die Entfernung dieses Gemisches aus der Bauchhohle, v a. dem Retroperitoneum schon nach kurzer Zeit nicht mehr moglich ist. Daher rührt die hohe Letalitat dieser Peritonitisform, eine chemische Wirkung des Bariums durfte dagegen keine Rolle spielen [7].

Fur den weiteren Verlauf und die Prognose ist erstens entscheidend, ob den Abwehrmechanismen des Korpers (Wandern des Omentum majus, fibrinöse Verklebung von Bauchorganen) eine Abkapselung des Prozesses gelingt und damit nur eine *lokale* Peritonitis manifest wird, und zweitens, ob bei Vorliegen einer bereits *diffusen* Peritonitis durch eine Operation der Ausgangsort der Infektion saniert und damit die Bauchhohle zu einem Zeitpunkt gesaubert werden kann, an dem das Abwehrpotential des Korpers nicht schon irreversibel erschopft ist.

5 Diagnostik und Indikationsstellung zur Operation

5.1 Klinische und Labordiagnostik

Die Diagnose einer Peritonitis ist nach wie vor uberwiegend *klinisch* zu stellen. Spontanschmerz im Abdomen, lokale und diffuse Abwehrspannung, Loslaß- bzw. Bewegungsschmerz als Zeichen einer allgemeinen Beteiligung des Peritoneum parietale, Brechreiz und Erbrechen, Schocksymptome, Leukocytose und Linksverschiebung im Blutbild, Bewußtseinsanderungen (wobei sowohl eine Bewußtseinseintrübung sowie auch eine Euphorie auffallen konnen!) müssen Hand in Hand mit sorgfaltiger Anamneseerhebung (auch bei den Angehorigen!) und der klinischen Untersuchung die Diagnose ergeben.

Änderungen der subjektiven Symptomatik, d.h. reduzierte Schmerzreaktionen, können sich nach Cortison- oder Cytostaticavorbehandlung ergeben, sind aber auch bei Kleinkindern wie bei alteren Patienten nicht selten.

Bei bewußtlosen Patienten, z.B nach einem Polytrauma, kann ein Bauchtrauma unterschatzt oder übersehen werden Der Nachweis lysosomaler Enzyme in der Peritonitis ist z Z. Gegenstand der Diskussion. Nach bisher vorliegenden Untersuchungen scheint die Plasmakonzentration des Elastase-α_1-Proteinaseinhibitor-Komplexes (Eα_1PI) eine neue diagnostische Moglichkeit zu werden [5].

Die Diagnose der *postoperativen* Peritonitis kann erschwert sein, da sonst sichere klinische Zeichen (subfebrile Temperaturen, Beschleunigung der Pulsfrequenz, freie Luft in der Bauchhöhle, Darmatonie, postoperativer Wundschmerz, peritoneale Reizung) allein durch die stattgehabte Operation bedingt sein können und daher nicht uneingeschränkt diagnostisch verwertbar sind. Ein wesentlicher Faktor für eine verzögerte Diagnostik der postoperativen Peritonitis ist die Fehleinschätzung der Situation durch den auf seine Voroperation vertrauenden Chirurgen.

Es muß daher die exakte und stets mißtrauische Beobachtung des postoperativen Verlaufs gefordert werden, um die Diagnose einer postoperativen sekundären Peritonitis rechtzeitig und richtig zu stellen.

5.2 Apparative Diagnostik

Die Röntgenuntersuchung des Abdomens, besser noch des Thorax (Leeraufnahme am stehenden Patienten oder in Linksseitenlage), erbringt nur dann für die Operationsindikation verwertbare Befunde, wenn sich Luft unter den Zwerchfellen angesammelt hat und damit – beim nicht voroperierten Patienten! – eine Perforation bewiesen ist. Doch beweist das Fehlen von freier Luft nicht, daß keine Perforation vorliegt, diese kann ja gedeckt sein

Im übrigen zeigt sich das typische Bild der Darmparalyse, der „funktionelle Ileus": luftgefüllte Darmschlingen, massive Spiegelbildungen. In der Regel ist auch der Dickdarm in die Paralyse miteinbezogen und sichtbar, wodurch ein mechanischer Dünndarmileus als Ursache des stets akuten Abdomens ausgeschlossen werden kann Für die lokalisierte Peritonitis (Flüssigkeitskollektion) geben heute Sonographie und CT wichtige Hinweise, durch diese bildgebenden Verfahren lassen sich Größe, Lokalisation und Konsistenz solcher Ansammlungen relativ genau ermitteln. Diese Verfahren haben auch dazu beigetragen, daß heute eine sonographisch gesteuerte Punktion und Drainage den Herd evtl ohne Laparotomie sanieren kann.

5.3 Operationsindikation

Ist die Indikation zur Laparotomie bei lokalisierter Peritonitis unter Anwendung der oben aufgeführten klinischen Möglichkeiten heute im Einzelfall als relativ anzusehen, so ist sie bei der diffusen Peritonitis zwingend Jede Verzögerung der Operation impliziert einen Anstieg der Letalität [14].

6 Operative Therapie

6.1 Präoperative Maßnahmen

Kontrolle von Atmung, Kreislauf, Ausscheidung mittels entsprechender Flüssigkeits- und Elektrolytzufuhr, nötigenfalls auch unter Einsatz vasoaktiver Substanzen. Zu kontrollieren sind Kreislaufparameter, Urinausscheidung pro Zeiteinheit (suprapubische Ableitung), Blutgasanalyse, Säure-Basen-Haushalt.

6.2 Zugangswege

Bei Peritonitis unklarer Ursache wird allgemein eine mediane Laparotomie unter Umschneidung des Nabels bevorzugt, da sie den umfassendsten Zugang zu allen Bauchorganen bietet und nach oben und unten erweitert werden kann. Außerdem bietet sie auch die besten Voraussetzungen für die im folgenden zu erwähnenden Spülverfahren.

6.3 Operationstaktik

Nach Eröffnung der Bauchhöhle gilt es, die Ursache der Peritonitis, den septischen Herd, aufzufinden und zu sanieren

Nach der Herdsanierung dient eine ausgiebige, wiederholte Spülung der gesamten Bauchhöhle dazu, möglichst viel Eiter, Debris, Bakterien und sonstige Schadstoffe mechanisch zu entfernen und damit den Abwehrmechanismen der Peritonealhöhle wieder eine Chance zu geben. Vor allem bei älterer, kotiger Peritonitis muß die Spülung auch die letzten Reste des makroskopisch sichtbaren Materials entfernen. Antibioticazusätze zur Spülung werden immer wieder diskutiert, doch ist deren Wert *bis heute* nicht bewiesen, und die meisten Autoren lehnen sie ab Wenn technisch möglich, sollten auch die Fibrinauflagerungen entfernt werden. Darunter verbergen sich Bakterien und Endotoxin in großten Mengen, und diese können für den weiteren Verlauf bestimmend sein.

Im Anschluß an die Spülung stehen verschiedene Wege offen Der Nutzen von Drainagen allein ist umstritten. Aus unserer Sicht ergeben sich folgende Möglichkeiten des weiteren Vorgehens:

1. Bei völlig sauberer Bauchhöhle und saniertem Herd (frische Peritonitis, z B eine perforierte Appendix) soll die Bauchhöhle primär und ohne Drainagen verschlossen werden.

2. Sind diese Bedingungen nicht erfüllt, so sind die verschiedenen Methoden der Dauerspülung

oder der offenen Behandlung zu erwagen – eine bloße Drainage der Bauchhohle mit deren gleichzeitigem Verschluß erscheint heute bei diffuser Peritonitis obsolet und nicht mehr vertretbar An Methoden stehen zur Wahl:

a) Verschluß der Bauchhöhle nach vorherigem Einlegen von bis zu 5 Tenckhoff-Kathetern, mit deren Hilfe in den folgenden Tagen im Sinne einer Peritonealdialyse eine Dauerspülung vorgenommen wird Diese Methode wurde von Beger et al [3] erarbeitet Die Bestimmung der Endotoxine im Blutplasma und in der Spulflussigkeit erlaubt Ruckschlüsse hinsichtlich der Dauer der Spülung.

b) Verschluß der Bauchdecken und vorheriges Einlegen von 4 Drainagerohren in die 4 Quadranten des Abdomens, über die ebenfalls über mehrere Tage eine Dauerspülung vorgenommen wird Wenn genügend Flussigkeit verwendet wird, bis zu 30 l/Tag, sollte es möglich sein, peritoneale Adhasionen und Ausbildungen von „Spulstraßen" zu vermeiden Diese Methode wurde v a. von Farthmann et al. [5] propagiert (Abb 17 2).

c) Dem gegenuber stehen die *offenen* Spulmethoden. Bei der kontinuierlichen dorsoventralen Spülung werden die Bauchdecken nicht verschlossen, sondern Gummirohre werden palisadenartig vor die Eingeweide gebracht. Gleichzeitig wird durch 2 von hinten eingelegte Drainagen eine Dauerspulung erzeugt, die quasi als Überlauf durch die Palisadendrainagen nach oben entweicht (Abb 17.3) Pichlmayr et al [19] haben mit dieser Methode beachtliche Erfolge erzielt.

d) Ein ahnliches Verfahren, jedoch ohne *Dauerspulung*, stellt die sog programmierte, wiederholte

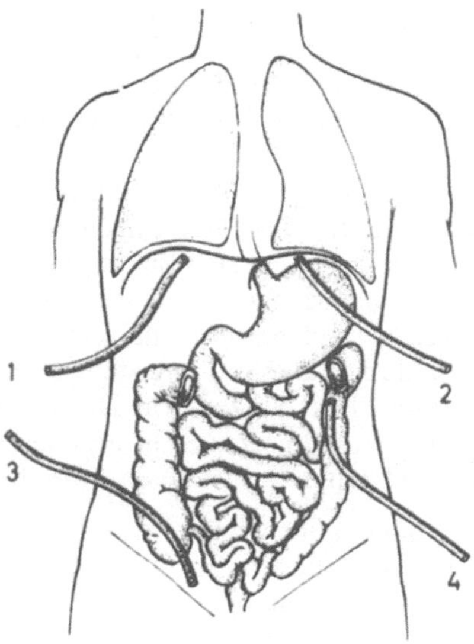

Abb. 17.2. Drainagenlage zur Spulbehandlung der Bauchhohle *1* und *2* = Zulauf, *3* und *4* = Ablauf (Nach [3])

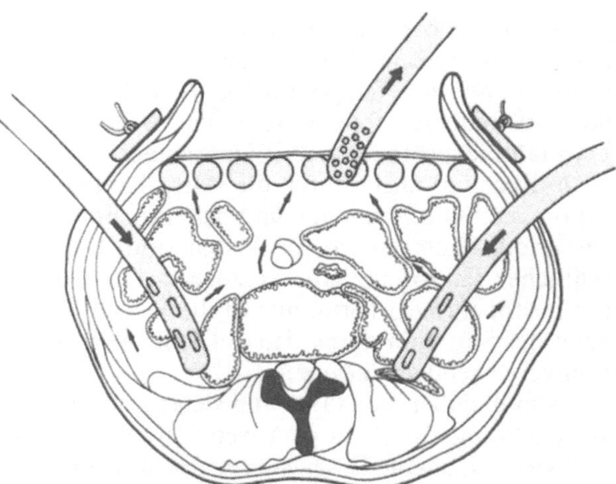

Abb. 17.3. Schematische Darstellung der offenen dorsoventralen Spulbehandlung (Nach [19])

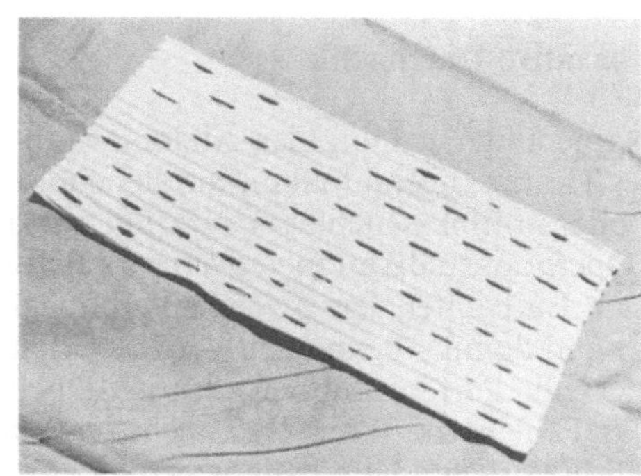

Abb. 17.4. Delbet-Silikonwellendrainage

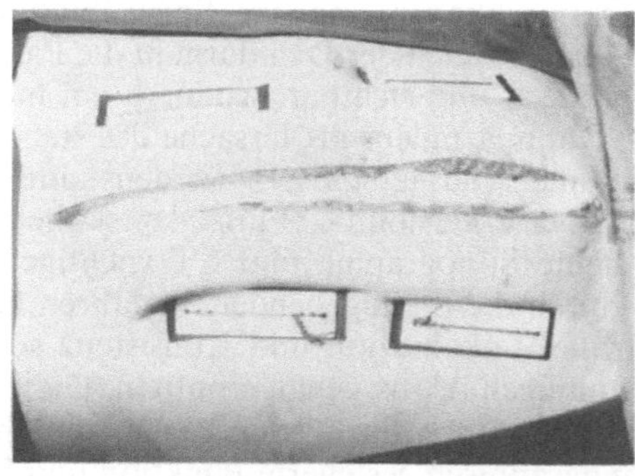

Abb. 17.5. Wellendrainage in situ, die Bauchhohle wird lediglich durch 1 oder 2 Unterstutzungsnahte adaptierend verschlossen

peritoneale Lavage dar Hier werden *keine* Drainagen in die Peritonealhohle eingebracht und damit auch alle Drainagekomplikationen vermieden Die Bauchhohle wird provisorisch mit einer sog Wellendrainage (Abb 17.4) und mit 1 oder 2 Unterstutzungsnahten (Abb 17.5) verschlossen. Eine Vereinfachung des passageren Bauchdeckenverschlusses verspricht moglicherweise die von Teichmann et al [22] angegebene Methode des Bauch-deckenverschlusses mittels Reißverschluß Eine ahnliche Alternative ergibt die von uns seit 2 Jahren geubte Methode mit dem passageren Verschluß des Abdomens durch Incisionsfolien

Zum Zeitpunkt der Operation wird der Patient in das sog „Programm" aufgenommen, wobei festgelegt wird, ob – in schweren Fallen – taglich oder in 2tagigen Abstanden die Bauchhöhle revidiert, gesaubert und gespult wird [13, 14, 15] Diese Methode des offengelassenen Abdomens wurde auch im franzosischen Sprachgebiet [12] und in der Schweiz in jeweils modifizierter Form angewendet. Diese Form der Behandlung bei schwerer diffuser Peritonitis zeitigt noch einen weiteren positiven Effekt dadurch, daß der intraabdominale Druck gesenkt und damit die Nierenfunktion positiv beeinflußt wird [10]

Dieses Verfahren hat *2 Vorteile* Der oft schwere Schritt zur Relaparotomie wird erleichtert Die kritischen Punkte, Anastomosen, Übernahungen etc. sind unter Sicht leicht erreichbar und kontrollierbar Moglicherweise gelingt es mit diesem Verfahren, die Gefahr des postoperativen Verwachsungs- und Bridenileus zu reduzieren. Die Darmschlingen werden nach jeder Spulung im Sinne von Childs [4] gefaltet Der Dunndarm verbleibt aufgrund eines Ödems im Bereich des Mesenteriums in dieser Formation Damit entfallt die Notwendigkeit einer Plication nach Childs u. Phillips [4] oder Noble [17] oder eine innere Schienung.

Daß bei schweren Peritonitisfallen das gesamte Spektrum der modernen Intensivtherapie [18] die chirurgischen Maßnahmen begleiten muß, ist selbstverständlich und braucht hier nicht speziell ausgefuhrt zu werden, da diese Therapie bei allen schweren entzündlichen Zustanden identisch ist Die Notwendigkeit einer systemischen Antibioticabehandlung ist unstrittig [21], eine lokale wird fast allgemein abgelehnt [9].

Literatur

1 Ahrenholz DH, Simmons RL (1980) Fibrin in Peritonitis Beneficial and adverse effects of fibrin in experimental E coli peritonitis Surgery 88 41–47
2 Beger HG, Gogler H, Bittner R, Marzinzig E (1981) Endotoxin bei bakterieller Peritonitis Chirurg 32 81
3 Beger HG, Krautzberger W, Bittner R (1983) Die Therapie der diffusen, bakteriellen Peritonitis mit konti-nuierlicher postoperativer Peritoneal-Lavage Chirurg 54 311–315
4 Childs WA, Phillips RB (1960) Experience with intestinal plication and a proposed modification Ann Surg 152 258–265
5 Duswald KH, Jochum M, Fritz H (1985) Sepsisfruhdiagnose mit dem Elastasetest In Ungeheuer E, Heinrich D (Hrsg) Bakterien, Endotoxin, Sepsis-Immunglobulin-M Springer, Berlin Heidelberg New York Tokyo
6 Farthmann HE, Ruf G, Schoffel U (1983) Pathophysiologie der Peritonitis aus chirurgischer Sicht In Kern E (Hrsg) Die chirurgische Behandlung der Peritonitis Springer, Berlin Heidelberg New York Tokyo, S 1 ff
7 Feifel G, Gaitzsch A (1983) Peritonitis und Infektabwehr Chirurg 54 293–298
8 Halbfaß HJ, Keller H, Boesken WH, Wilms H (1982) Ergebnisse der kontinuierlichen Dauerspulung bei diffus eitriger Peritonitis Freiburger Chirurgengesprach Godecke, Berlin, S 35–39
9 Hamelmann H, Erttmann M (1983) Lokale Anwendung von Antibiotika und Chemotherapeutica bei Peritonitis? In Kern E (Hrsg) Die chirurgische Behandlung der Peritonitis Springer, Berlin Heidelberg New York Tokyo, S 130 ff
10 Harmann PK, Kron IL, McLachlan HD, Freedlender AE, Nolan SP (1982) Elevated intra-abdominal pressure and renal function Ann Surg 196 594
11 Hau T, Nishikawa R, Phuangsab A (1983) Irrigation of the peritoneal cavity and local antibiotics in the treatment of peritonitis Surg Gynecol Obstet 156 25–30
12 Hollender LF, Bur F, Schwenck D, Pigache P (1983) Das „offengelassene Abdomen" Chirurg 54 316–319
13 Kern E, Lick R (1975) Peritoneum In Lindenschmidt TO (Hrsg) Pathophysiologische Grundlagen der Chirurgie Thieme, Stuttgart, S 516–522
14 Kern E, Klaue P, Arbogast R (1983) Programmierte Peritoneallavage bei diffuser Peritonitis Chirurg 54 306–310
15 Kerremans R, Penninckx F, Lauwers P, Fernande P (1982) Mortality of diffuse peritonitis patients reduced by planned relaparotomies Intensivmed Notfallmed Anaesthesiol 37 104
16 Kole W (1983) Gallige Peritonitis In Kern E (Hrsg) Die chirurgische Behandlung der Peritonitis Springer, Berlin Heidelberg New York Tokyo, S 36–46
17 Noble TB jun (1937) Plication of small intestine as prophylaxis against adhesions Am J Surg 35 41–49
18 Peiper HJ (1983) Chirurgische Intensivbehandlung bei Peritonitis In Kern E (Hrsg) Die chirurgische Behandlung der Peritonitis Springer, Berlin Heidelberg New York Tokyo, S 106–116
19 Pichlmayr R, Lehr L, Pahlow J, Guthy E (1983) Postoperativ kontinuierliche, offene dorsoventrale Bauchspulung bei schweren Formen der Peritonitis Chirurg 54 299–305
20 Rotstein OD, Pruett TL, Simmons RL (1986) Fibrin in Peritonitis Ann Surg 203 413
21 Schwemmle K (1983) Systemische Antibioticaanwendung bei Peritonitis In Kern E (Hrsg) Die chirurgische Behandlung der Peritonitis Springer, Berlin Heidelberg New York Tokyo, S 117–129
22 Teichmann W, Eggert DH, Wittmann A, Bocker W (1985) Der Reißverschluß als neue Methode des temporaren Bauchdeckenverschlusses in der Abdominalchirurgie Chirurg 56 173–178

18 Spezielle chirurgische Prinzipien in der Behandlung des traumatisierten Abdomens

F HARDER und M ALLGÓWER

1 Beurteilung des Verletzten

Schwere stumpfe oder penetrierende Verletzungen der Bauchhóhle oder des Retroperitoneums sind háufig mit Thorax-, Schádel- und Extremitatenverletzungen vergesellschaftet Jeder Behandlung muß daher eine Beurteilung der vitalen Gefahrdung (Tabelle 18 1) des Patienten und eine u.U. nur grobe Erfassung aller Verletzungen vorangestellt werden.

Die Versorgung des Schwerverletzten mit Abdominaltrauma soll nach dem in Tabelle 18 1 gezeigten Schema erfolgen. Es ist von größter Wichtigkeit, daß *ein* Chirurg die Organisation der gesamten chirurgischen Versorgung plant und leitet. Dieser Verantwortliche muß sich wahrend der Reanimation rasch einen Überblick über Art und Ausmaß der Verletzungen verschaffen, evtl. notwendige Hilfe von Vertretern von Spezialdisziplinen anfordern und danach den Ablauf der weiteren Diagnostik und die operative Behandlung koordinieren und bestimmen, sonst sind zusammenhanglose Einzelaktionen unvermeidlich (Tabelle 18.2)

In der ersten Beurteilung ist zu unterscheiden zwischen isoliertem Abdominaltrauma und einem Polytrauma mit abdominaler Beteiligung. Beim Schadel-Hirn-Verletzten mit Bewußtlosigkeit ist eine klinische Beurteilung des Abdomens nur un-

Tabelle 18.1. Die Versorgung des Schwerverletzten mit Abdominaltrauma soll nach diesem Schema erfolgen

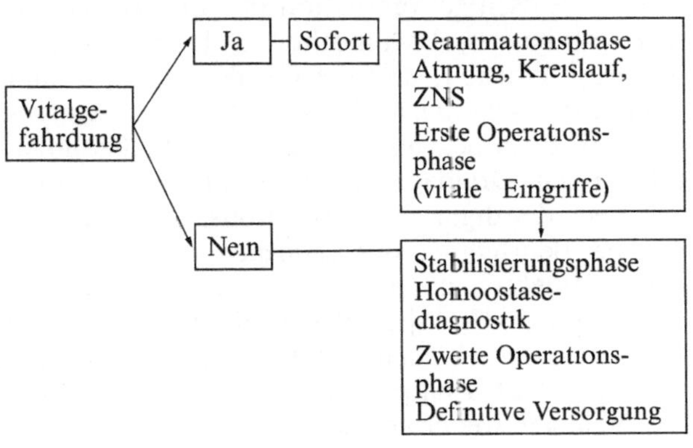

Tabelle 18.2. Die Reihenfolge der therapeutischen Maßnahmen beim Schwerverletzten wahrend ununterbrochener volumenkontrollierter Beatmung in Phase 1–4 [50]

1	*Reanimationsphase* Kreislauf – Atmung – ZNS	Intubation
2	*Erste Operationsphase* Unaufschiebbare Versorgung lebensbedrohlicher Verletzungen	
3	*Stabilisierungsphase* Kreislauf, Atmung, Niere Gerinnung Peripherer Zellstoffwechsel Intestinum	Volumenkontrollierte Beatmung mit PEEP
4	*Zweite Operationsphase* Definitive chirurgische Versorgung	
5	*Erholungsphase*	Extubation

genügend moglich Gerade in derartigen Situationen muß ein erfahrener Kliniker Prioritaten setzen und die Übersicht uber die anlaufenden Aktionen behalten

1.1 Reanimationsphase

Kreislauf, Atmung, ZNS

In den ersten Minuten nach Einweisung muß eine Vitalgefahrdung erfaßt, und ggf mussen geeignete Sofortmaßnahmen ergriffen werden. Bei Ateminsuffizienz erfolgt sofortige Intubation und Beatmung, wahrend gleichzeitig klinisch und mittels Thoraxrontgenbild die Ursache eruiert und moglichst beseitigt (Pneumothorax) oder gebessert (Hámatothorax) wird. Die Ultraschalluntersuchung *auf der Notfallstation* (keine gefahrlichen Transporte in die Róntgenabteilung bei vitaler Gefahrdung) oder die Peritoneallavage klaren Vorhandensein, Ausmaß und vielleicht auch Ursache einer intraabdominalen Blutung ab. Dann muß die Entscheidung gefällt werden, ob eine Indikation zur Notfallaparotomie aus unmittelbar vitaler Gefährdung besteht. Eine Bewußtlosigkeit muß (bei

Beherrschung der Atem- und Kreislaufsituation) abgeklart (Computertomographie) und evtl. chirurgisch behandelt werden (Entlastung eines Hamatoms, Kraniektomie, Hirndrucksonde)

Der *hämorrhagische Schock* muß durch Volumenzufuhr behoben werden Die erste Maßnahme besteht in einer den venosen Ruckfluß fördernden Lagerung Anheben der Beine um 45° Dadurch erreicht man eine Zunahme des venosen Rückflusses um bis zu 500 ml Diese Lagerung erleichtert zudem das Einfuhren eines *zentralen Venenkatheters* in die V subclavia oder V. jugularis interna und eliminiert die Gefahr der Luftembolie Über mehrere *Kanulen* wird rasch fur *Volumenersatz* mit Kristalloiden (Ringer-Lactat) und Kolloiden (Dextran 70000) gesorgt Die mit Dextran erzielte Volumenexpansion ist wirksamer als die unter Kristalloiden. Bei einer Dextranzufuhr von bis zu 15 ml/ kg KG (=11 fur einen Patienten von 70 kg) ist eine chirurgisch storende Blutungsneigung bei Eingriffen im Abdomen nicht zu erwarten. Gleichzeitig erfolgt eine Hemmung der schockbedingten Erythrocytenaggregation Bei anhaltender Blutung soll der weitere Volumenersatz mit gruppengleichem Blut oder notfalls mit Blut der Blutgruppe 0 Rh-negativ fortgefuhrt werden.

Die vitalen Parameter und die eingeleiteten diagnostischen und therapeutischen Maßnahmen sind von der Aufnahme an laufend zu *protokollieren.* Nur die luckenlose Registrierung der Meßwerte, Diagnosen, Maßnahmen, Konsilien und getroffenen Entscheidungen ermoglicht einen standigen Überblick

Der Therapieerfolg wird an der absinkenden *Pulsfrequenz* (Cave: relativ niedere Pulsfrequenz bei Hamatoperitoneum, wohl infolge eines vagalen Reizes), Ansteigen des artiellen Blutdrucks und damit Normalisierung des Schockindex (Pulsfrequenz zu systolischem Blutdruck) ersichtlich [7] Der Normwert des Schockindex liegt zwischen 0,5 und 1,0 Ein Wert uber 1,0 zeigt einen hypovolamischen Schock an Die Urinausscheidung soll mehr als 40 ml/h betragen Bei Beckenverletzungen oder Blutaustritt aus der Harnröhre muß vor Einlegen eines Blasenkatheters zum Ausschluß einer Urethraverletzung die Harnrohre mit Hilfe einer aufgesetzten Olive radiologisch dargestellt werden. Bei verletzter Harnrohre ersetzt die suprapubische Urinableitung den Blasenkatheter. Der *zentrale Venendruck* orientiert uber den venosen Ruckfluß und die Funktion des rechten Ventrikels Die korrekte Lage der Katheterspitze im oberen Hohlvenensystem muß radiologisch kontrolliert werden Der absolute Wert des Zentralvenendrucks sollte in Beziehung zu den anderen Meßwerten gesetzt werden Bleibt die Wiederherstellung normaler arterieller Blutdruckwerte bei hohem Zentralvenen-

druck erfolglos, so ist an die Moglichkeit einer Herztamponade (Ultraschall, Perikardpunktion), eines Herzinfarktes (EKG-Monitor), einer Herzverletzung oder eines Spannungspneumothorax zu denken. Bei geringstem Verdacht auf Abdominalblutung ist schon in der Reanimationsphase nach einer intraabdominalen Blutung zu fahnden Zwei diagnostische Methoden stehen heute zur Verfugung

– die Ultraschalluntersuchung auf der Notfallstation oder
– die Einlage eines peritonealen Katheters

Der Vorteil des Ultraschalls liegt darin, daß es sich um eine beliebig wiederholbare nichtinvasive Maßnahme handelt, die wesentlich rascher durchzuführen ist als eine Computertomographie und für den Nachweis von intraabdominalen Blutungen eine mit der Lavage vergleichbare Treffsicherheit aufweist Der Vorteil der Langzeitlavage ist darin zu sehen, daß sie den Patienten stets begleitet [11, 46] Sie hat beim Bewußtlosen insbesondere wahrend neurochirurgischer Eingriffe bei suspekter abdominaler Situation vorrangige Bedeutung (Kontinuierliche diagnostische Lavage s Kap. 5)

Gelegentlich gelingt es in der Reanimationsphase nicht, allein durch massive Volumenzufuhr einen genugenden Perfusionsdruck zu erzielen, und es mussen zusatzlich Catecholamine zu Hilfe genommen werden, vorwiegend Dopamin.

Die periphere *Hauttemperatur* und die *Venenfullung* geben wertvolle Hinweise auf den Fullungszustand des Kreislaufs Eine Temperaturstufe laßt sich bei peripherer Vasoconstriction an den Unterschenkeln deutlich lokalisieren. Eine zunehmende Verbesserung der Kreislaufsituation ist an der Verschiebung der Temperaturstufe nach peripher erkenntlich

Die *metabolische Acidose* normalisiert sich mit der Verbesserung der Perfusion. *Gerinnungsstörungen* werden durch Transfusionen von blutgruppengleichem tiefgefrorenem, lange lagerfahigem Frischplasma (FFP) korrigiert Lungenauskultation und Thoraxbild informieren uber die symmetrische beidseitige Ventilation der *Lungen* (einseitige Intubation, Pneumothorax, Hamatothorax, Lungenkontusion) und die Große des Herz- und Mediastinalschattens (Herztamponade, Aortenruptur). Eventuell notwendige Sofortmaßnahmen sind Bülau-Drainage, Perikardpunktion, Aortographie oder digitale Substraktionsangiographie

Die Beurteilung des *zentralen Nervensystems* kann objektiv unter Benutzung der Glasgow Coma Scale [42, 43] erfolgen und ermoglicht eine Entscheidung, ob nach Stabilisierung von Atmung und Kreislauf Schadel-, Hirn- oder Ruckenmarkverletzungen weiter abzuklaren oder zu behandeln sind (Computertomographie, Röntgenaufnahme der Wirbelsäule, Dekompression, Stabilisierung).

1.2 Erste Operationsphase

Verletzungen, die eine erfolgreiche Reanimation behindern, müssen unverzüglich operativ versorgt werden. Die Sofortlaparotomie ohne aufwendige vorangehende Diagnostik stellt evtl einen lebensrettenden Eingriff dar Auch im peripheren Krankenhaus muß beim Mehrfachverletzten und u U. gleichzeitig mit organisatorischen Vorkehrungen zur Helikopterverlegung in ein Schwerpunktkrankenhaus eine Sofortlaparotomie zur Blutstillung und zum Erzielen der Transportfähigkeit vorgenommen werden. Ob eine Definitivversorgung bereits in dieser ersten Operationsphase möglich oder sinnvoll ist, entscheiden die weiteren Umstände (Tabelle 18 3).

Tabelle 18.3. Standardisiertes Vorgehen Reanimations- und erste Operationsphase Die Behandlung des Schwerverletzten beginnt mit einfacher Therapie und einfacher Überwachung [50]

Ziel	Normale periphere Zirkulation
Diagnostische Mittel	Klinische Untersuchung Zentraler Venenkatheter Intraarterieller Katheter Blasenkatheter
Behandlung	Volumenkontrollierte Beatmung mit PEEP Adäquate Transfusion von Kristalloiden, Volumen- expander, Blut, tiefgefroren konserviertem Frischplasma, Albumin Erste Operationsphase
Gleichzeitige *Behebung von*	Acidose Oligurie Herzrhythmusstorungen Verbrauchscoagulopathie Schmerzen

1.3 Stabilisierungsphase

Das Verhalten und die Erholung des Gesamtorganismus lassen sich im wesentlichen an der Funktion einzelner Organsysteme überwachen (Tabelle 18.4).

1.3.1 Atmung

Der Schwerverletzte gilt so lange als respiratorisch insuffizient, bis das Gegenteil bewiesen ist. Beim

Tabelle 18.4. Checkliste Phase 1–3 (1 Reanimationsphase, 2 erste Operationsphase, 3 Stabilisierung)

Atmung	Freie Atemwege Indikation zur Intubation Kontrollierte Beatmung mit PEEP Seitengleiche Beatmung, Tubuslage, Pneu Hämatothorax, art Blutgasanalyse
Kreislauf	Lagerung (Trendelenburg, kurz¹) Venöse Zugange Kreislaufparameter, Schockindex Periphere Durchblutung Rasches Ansprechen auf Volumentherapie? *nein* kardiopulmonal, chirurgische Blutung, Coagulopathie, septischer Schock?
ZNS	Bewußtseinslage ⎫ Pupillen ⎪ Verlauf Motorik ⎬ Nackensteifheit ⎭

Tabelle 18.5. Indikation zur mechanischen Überdruckbeatmung

Aspiration
Lungenparenchymverletzung
Schwerer Schock, Puls > 120, Blutdruck < 80,
hochenergetisches schweres Trauma
Schwere Gerinnungsstorung
PaO_2 < 60 mm Hg (FiO_2 = 0,21)
Pulmonalvasculare Hypertension
Vitalkapazität < 15 ml/kg KG

hochenergetischen Trauma, nach schwerem hämorrhagischem Schock, bei multiplen Frakturen, instabilem Thorax, Lungenkontusion, nach Aspiration und bei schwerer Gerinnungsstörung muß sofort intubiert und volumengesteuert beatmet werden. So kann die gefürchtete posttraumatische akute respiratorische Insuffizienz (ARI) verhindert werden [14, 50].

Die Indikation zur Intubation mit Überdruckbeatmung besteht unter den in Tabelle 18 5 angegebenen Bedingungen. Die arterielle Blutgasanalyse unter standardisierten Beatmungsbedingungen orientiert über den aktuellen Gasaustausch. Die Einschrankung der Vitalkapazität kann auf bevorstehende Komplikationen hinweisen. Die in Tabelle 18 5 angegebenen Werte zur Beatmung sind als Richtlinien und nicht als absolute Werte zu verstehen [50] Die Gefahr des Spannungspneumothorax ist bei Thoraxverletzungen stets zu beachten. evtl ein- oder beidseitige Pleuradrainage.

1.3.2 Kreislauf, Nierenfunktion

Zur Überwachung der in der Reanimationsphase mittels Volumenzufuhr erzielten Kreislaufparameter ist die stundlich gemessene Urinausscheidung ein ausgezeichneter Parameter der aktuellen Kreislaufsituation Eine Oligurie deutet aber auf eine Schadigung der Niere hin, die, falls nicht rechtzeitig behoben, zur vorubergehenden Oligoanurie mit der Notwendigkeit einer Ultrafiltration oder Dialyse fuhren kann Die Entwicklung dieser akuten Niereninsuffizienz mit Tubulusnekrose („Schockniere") soll durch eine wirksame, früh einsetzende Volumentherapie verhindert werden. Die bei sinkender Kreatininclearance erzwungene Diurese, gekoppelt mit entsprechender Flüssigkeitszufuhr unter genauer Bilanzierung, kann haufig eine Dialyse vermeiden. Bei Ausbleiben einer genügenden Nierenfunktion ist auch an eine Nierenverletzung und an die Möglichkeit der Einnierigkeit zu denken Kontrolle mittels Computertomographie, Angiographie, evtl Pyelographie, die auch mit nur einem Bild rasch auf der Notfallaufnahmestation durchführbar ist (genugender Perfusionsdruck vorausgesetzt).

1.3.3 Gerinnungsstörungen

Die Gerinnungsstörungen im hypovolamischen Schock (intravasaler Verbrauch, Verlust in Hamatome und nach außen, ungenugender Ersatz durch Infusionen und Transfusionen, mangelnde Synthese durch die Leber) lassen sich durch Verabreichung von tiefgefrorenem Frischplasma im Rahmen der Schocktherapie korrigieren.

1.4. Zweite Operationsphase

In dieser Phase werden die Abdominalverletzungen operiert, die mit Reanimation und Stabilisierung nicht unmittelbar interferiert haben (also weder schwere Blutungen noch freie Perforation eines Hohlorgans). Die Operationsindikation kann durch weitere diagnostische Schritte erhartet werden. Sie müssen eingeleitet werden bei Entwicklung einer Abwehrspannung, wenn Blut, Galle, Darminhalt oder hohe Amylasewerte in der peritonealen Lavageflüssigkeit nachweisbar oder pathologische Befunde in der Abdomenubersichtsaufnahme oder bei einer Kontrastmitteldarstellung erkennbar werden. In dieser Phase kommt der Computertomographie große Bedeutung zu.

2 Verletzungsformen

2.1 Notfalldiagnostik der Abdominalverletzungen

Beim *stumpfen Bauchtrauma* sind parenchymatose Organe in folgender Reihenfolge betroffen· Milz (25%), Leber (15%) und Nieren (12%). Ein relevantes retroperitoneales Hamatom liegt in ungefähr 13% der Fälle vor [5] Demgegenuber beherrschen die Verletzungen der Hohlorgane das *penetrierende Bauchtrauma* Hier fuhren Dunndarmverletzungen mit 30% die Statistik an, gefolgt von Mesenterial- und Netzverletzungen (18%), Leberverletzungen (16%) und Verletzungen des Colons (9%) [5]. Die Klinik der frischen Peritonitis ist bei perforierten Hohlorganen die Regel, aber nicht zwingend Bei geringer abdominaler Besiedelung kann sich das klinische Bild auch erst allmählich ausprägen. Art der Verletzung und Füllungszustand der Hohlorgane sind hier mitbestimmend. Verzögerter klinischer Verlauf ist besonders typisch für Verletzungen des retroperitoneal gelegenen Duodenums.

Eine sorgfaltige klinische Untersuchung des Abdomens ist die Grundlage der Diagnostik Dabei ist die Kenntnis des Unfallhergangs von entscheidender Bedeutung. Fur den Schwerverletzten mit Vitalgefährdung ist aber die sofortige Stabilisierung der alles beherrschende Faktor. Sie hat Vorrang vor der Feindiagnostik Hier ist der Zeitfaktor für die Prognose entscheidend.

Kontusionsmarken, Rippenfrakturen, Beckenbrüche ergeben neben einem Verdacht auf (Spannungs-)Pneumothorax auch Hinweise auf mögliche Organverletzungen, Abwehrspannung und Dampfungen auf Ruptur eines Hohlorgans bzw. auf eine Blutung. Haufig gemeinsam vorkommende Verletzungen sind:
- Rippenfrakturen links und Milzruptur,
- Rippenfrakturen rechts und Leberruptur,
- Beckenfrakturen und Blasen- sowie Urethraverletzungen,
- Kontusionsmarken am Abdomen, z B von einer Steuerradverletzung, und Pankreasverletzungen,
- Mesenterialeinrisse, Duodenum- und Magenverletzungen,
- Spuren von Sicherheitsgurten am Rumpf und Einriß oder Durchtrennung von Dunndarmabschnitten beim Durchrutschen unter dem lockeren Beckengurt („submarining effect").

Solche Dunndarm- und Magenrupturen konnen anfanglich sehr symptomarm verlaufen Es ist daher erforderlich, die Patienten immer wieder neu zu beurteilen [38, 45] und die im folgenden aufgefuhrten diagnostischen Maßnahmen kompromißlos durchzufuhren.

2.1.1 Abdomenleeraufnahme

Ein verschwommener Psoasrandschatten oder abnorme homogene Bezirke deuten auf Hämatome und Austritte von Magen-Darm-Inhalt oder Urin hin Feine Luftblasen entlang dem rechten Psoas, der Nierenkonvexität und hinauf bis ins Subphrenium sind typisch für eine retroperitoneale Ruptur des Duodenums. Hämatome können Darmanteile verdrängen Eine Milzruptur führt zuweilen zu einer typischen Eindellung des kontrastmittelgefüllten Magenfundus oder zur Verdrängung der Magenblase.

2.1.2 Thoraxbild

Falls der Verletzte auf einem Kipptisch aufgerichtet werden kann, kann sich eine subphrenische Luftsichel darstellen. Zwerchfellrupturen und intrathorakale Darmverlagerungen sind beim sofort intubierten Patienten, der mit Überdruck beatmet wird, zuweilen nicht gleich erkennbar und werden u U. erst sekundär, teils sehr spät oder erst intraoperativ entdeckt. Beim schweren Abdominaltrauma sollte stets an die Möglichkeit dieser Verletzung gedacht werden Jeder Mechanismus, der zu einem plötzlichen massiven intraabdominalen Druckanstieg führt, kann das Bersten v.a. des linken Zwerchfells verursachen (Frontalzusammenstoß) Das schwere Thoraxtrauma führt eher zum marginalen Décollement des Zwerchfells Die Struktur des Lungenparenchyms, die Herz- und Gefäßkonturen sowie das Skelett bedürfen einer eingehenden Prüfung Gleichzeitig wird die Lage der Spitze des in der Reanimationsphase eingeführten zentralen Venenkatheters kontrolliert.

2.1.3 Ultraschall

Die Ultrasonographie ist heute zu einem bildgebenden Verfahren herangereift, das es erlaubt, im traumatisierten Abdomen Flüssigkeitsansammlungen und Rupturen speziell parenchymatöser Organe mit großer Treffsicherheit zu diagnostizieren. Das Verfahren ist beliebig wiederholbar Es kann auf der Notfallstation und nicht erst in einem entfernten Röntgenraum zum Einsatz kommen. Mobilität, Geschwindigkeit des Bildaufbaus, Wiederholbarkeit und hohe Treffsicherheit sind Qualitäten dieses Verfahrens, die es (wo vorhanden) noch vor der Peritoneallavage und, was Patiententransport, Untersuchungsdauer und Wiederholbarkeit betrifft, vor der Computertomographie rangieren lassen. Auf die Bildqualität wirken sich gegenüber der Computertomographie

beim natürlich unvorbereiteten Traumapatienten Gasüberlagerungen im Bereich des Magens und des Dickdarms negativ aus Dies hat aber keinen wesentlichen Einfluß auf den Einsatz dieses Geräts zur ersten Beurteilung bei vermuteter Abdominalverletzung Flüssigkeitsansammlungen ab 200 ml werden sicher erkannt, Rupturen der parenchymatosen Organe, wie Milz, Leber, Nieren und Pankreas, ebenfalls, sofern eine auseinanderweichende Gewebeteilung mit einer gewissen Flüssigkeitsansammlung vonstatten gegangen ist. Die Diagnose der Ruptur eines Hohlorgans gelingt in der Regel nicht. Wertvoll ist die Sonographie bei Abdominaltraumen auch in der Verlaufskontrolle, sei es bei zunächst nicht gestellter Operationsindikation oder aber später, in der postoperativen Phase, bei schleppendem Verlauf oder Vermutung septischer Herde infolge einer Ansammlung verschiedener infizierter Flüssigkeiten [1, 17, 27, 48, 51].

2.1.4 Peritoneallavage

Der Vorteil der Peritoneallavage liegt in äußerster Einfachheit, Schnelligkeit der Durchführung, Wiederholbarkeit (Verlaufsbeobachtung) und völliger Unabhängigkeit von Ort und Infrastruktur; zudem begleitet sie den Patienten ständig (neurochirurgische Notoperation bei unklarem Abdomen) Ihre Nachteile gegenüber der Sonographie und dem CT sind die fehlende Organzuordnung und die Tatsache, daß es sich um ein penetrierendes Verfahren handelt, dessen Komplikationsrate nicht gleich Null ist (Verletzungen von Colon, Dünndarm, Blase, Mesenterium) [19, 29, 35]. Sie sollte nach multiplen vorangegangenen Laparotomien und in der Schwangerschaft vermieden werden.

Entleert sich bei Einführen des Katheters durch eine Stichincision 3 cm unterhalb des Nabels in der Medianen sofort massiv Blut aus der Bauchhöhle, so ist die Operationsindikation gestellt Ist dies nicht der Fall, bewahrt sich eine Beobachtung über mehrere Stunden mit wiederholtem Auffüllen und Entleeren der Bauchhöhle mit Elektrolytlösung durch eine Heber-Drainage. Bei lachsfarbener Flüssigkeit werden klinisches Bild und Verlauf die abwartende Haltung bzw. den Entschluß zur Operation mitbestimmen. Eindeutig rote Farbe bedeutet die Operationsindikation. Eine zahlenmäßig besser faßbare Unterscheidung zwischen positiver und negativer Lavage wird von einigen Autoren durch Auszahlen der Erythrocyten und Leukocyten sowie den Nachweis von Galle, Amylase oder Bakterien erzielt Nach Thal [44] gelten mehr als 100 000 Erythrocyten oder mehr als 500 Leukocyten je Kubikmillimeter oder v.a. der Nachweis von

Amylase in der Peritoneallavageflüssigkeit als positiv.

2.1.5 Computertomographie

Die sicherste Organzuordnung unter den 3 hier aufgeführten diagnostischen Methoden (Ultraschall, Lavage und CT) ist mittels CT möglich. Luftüberlagerungen spielen keine Rolle Kontrastmittelgabe erlaubt es ferner, die Durchblutung gewisser Strukturen darzustellen So stellt sich eine Niere nach Abriß des Gefäßstiels noch als Organ dar, doch die einseitig fehlende Kontrastmitteldarstellung demonstriert die fehlende Durchblutung. Sicher zur Darstellung kommen Organrupturen, Hämatome und freie Flüssigkeit im Abdomen. Skelett- (Becken-) und Schädel-CT lassen sich im selben Untersuchungsgang und beim selben Patiententransport durchführen. Ungünstig auf Untersuchungsdauer und Bildqualität wirkt sich die vom Patienten häufig nicht einzuhaltende ruhige Lage aus Leider sind heute noch die meisten Computertomographen in mehr oder weniger großer Distanz von der Notfallstation installiert, so daß bei vital gefährdeten Patienten ein sicherer Transport zum Gerät nicht gewährleistet ist [12, 13, 25, 47, 49]

2.1.6 Laparoskopie

Die Laparoskopie spielt heute in der Abklärung des traumatisierten Abdomens keine Rolle mehr

2.1.7 Kontrastmitteluntersuchungen

Gastrografinschluck
Eine vermutete Ruptur im Bereich der Kardia, des Magens und des oberen Dünndarmabschnittes kann durch Gabe eines wasserlöslichen, dünnflüssigen Kontrastmittels bewiesen oder ausgeschlossen werden.

Angiographie
Die Angiographie ist indiziert, wenn es gilt, abdominale Gefäßverletzungen zu lokalisieren, sei es im Bereich der visceralen Organe oder im Beckenbereich. Gerade hier kann neben der Reposition schwerer Beckenfrakturen die Embolisierung zur Beherrschung arteriell blutender großer retroperitonealer Hämatome beitragen. Der Verlauf der Gefäße kann Aufschluß über Verdrängungen durch Hämatome im Bauchraum oder in einem Organ (Leber) sowie Organrupturen mit partiellem oder totalem Gefäßverschluß geben.

Urethrographie, Cystographie
Schon die digitale rectale Untersuchung kann über einen Urethraabriß orientieren, der bei Beckenfrakturen häufig am Übergang der Pars prostatica in die Pars membranacea liegt. Die erwartete Resistenz der Prostata fehlt; an ihrer Stelle findet sich eine weiche, aus Hämatom bestehende Resistenz. Urin und Blut finden sich auch im Scrotum und in der Dammgegend. Ein Katheter darf nicht eingeführt werden. Statt dessen lassen sich, bei Verdacht auf Ruptur, Blase und Urethra über eine am Meatus aufgesetzte Olive gefahrlos mit Kontrastmittel zur Darstellung bringen

2.1.8 Stichverletzungen der Bauchhöhle

Hier steht die Frage der obligatorischen Revisionslaparotomie zur Diskussion. Im Gegensatz zu Schußverletzungen, wo die Meinung vorherrscht, daß auch bei stabilen Verhältnissen eine Beobachtung nicht genügt [10], sind die Ansichten bei Stichverletzungen geteilt. Große amerikanische Zentren haben die Erfahrung gemacht [8, 41], daß eine Stichverletzung, die die Bauchhöhle betreffen könnte, nicht von vornherein zu einer Laparotomie zwingt. Bei Verletzten, deren Bewußtseinslage nicht getrübt ist, die keine Schmerzmittel erhalten, nicht unter Steroiden stehen und primär keinerlei Zeichen eines intraperitonealen Geschehens aufweisen, halten einige Autoren eine häufig wiederholte klinische Beobachtung für ausreichend. Blaisdell [4] stellte fest, daß signifikante intraabdominale Verletzungen zu 90% dann anzutreffen sind, wenn sich der Stichkanal innerhalb eines Rechtecks findet, das wie folgt definiert ist. ventral der vorderen Axillarlinie, unterhalb einer Horizontalen, die durch die Kreuzungsstelle der vorderen Axillarlinie mit dem 6 Intercostalraum gebildet wird, über der Symphyse Stichverletzungen innerhalb dieses Rechtecks müssen revidiert werden. Dabei sollte man sich auch vergegenwärtigen, daß bei tiefer Exspiration die Zwerchfellkuppen den 5 Intercostalraum erreichen und daher zusammen mit den unmittelbar anliegenden abdominalen Organen bei „thorakalen" Stichverletzungen mitbetroffen sein können.

Die radiologische Darstellung eines Stichkanals mit wasserlöslichem Kontrastmittel ist keine wertvolle Entscheidungshilfe zur Indikationsstellung, da nicht die Frage, ob das Peritoneum eröffnet worden ist oder nicht, zur Laparotomie zwingt, sondern die Frage, ob eine für den Verlauf entscheidende Organverletzung in der Bauchhöhle oder im Retroperitoneum erfolgt ist. Eine Probelaparotomie stellt bei einer Stichverletzung keine nennenswerte Belastung dar Ein Zögern ist deshalb fehl am Platz. Wir empfehlen die Laparotomie, verbunden mit einer minutiösen Revision des Abdomens, dringend.

2.2 Spätuntersuchungen

Bei anhaltender Magen-Darm-Paralyse, bei Resistenzen im Abdomen, Meteorismus, Peritonitis, septischem Fieber, Leukocytose, Ikterus, Amylasämie, Abdominalschmerzen und Status febrilis gelangen Ultraschalluntersuchungen, Computertomographie, Endoskopie mit retrograder Cholangio- und Wirsungographie, Magen-Darm-Passage sowie Colonkontrasteinlauf zur Anwendung. Die neueren bildgebenden Untersuchungsmethoden haben Leber- und Milzszintigraphie weitgehend abgelöst Organrupturen oder abgekapselte Hämatome, Sekretansammlungen oder Abscesse können auf diese Weise Tage nach dem Unfall entdeckt werden.

3 Operative Therapie

Indikation
- Bedrohliche intra- oder retroperitoneale Blutungen (große Gefäße, Leber, Milz, Niere);
- penetrierende Verletzungen;
- positive Peritoneallavage,
- Verdacht auf Magen-, Dünndarm-, Dickdarm- und Pankreasverletzungen, Verletzungen der extrahepatischen Gallenwege, Zwerchfellriß, Blasenruptur und Urethraverletzungen;
- Drainage von Abszeßherden

4 Operatives Vorgehen

4.1 Lagerung

Die Rückenlage mit gespreizten Beinen und der Möglichkeit, in Steinschnittlage überzugehen, erlaubt einen Zugang zum gesamten Abdomen und auch zu den Organen des kleinen Beckens mit der Möglichkeit der abdominoperinealen Drainage Die 45°-Halbseitenlage ist zu empfehlen, wenn die Möglichkeit einer Erweiterung des Abdominaleingriffes in den Thorax besteht (Lungenverletzungen, Zwerchfellruptur) oder aber die supradiaphragmatische Aorta descendens abgeklemmt werden soll (drohende Verblutung, Herzstillstand) Ein Abklemmen der supradiaphragmatischen Aorta wird 30 min lang ohne neurologische Folgen und ohne Niereninsuffizienz ertragen, insbeson-

dere wenn die Zirkulation intermittierend freigegeben wird, nephrotoxische Medikamente gemieden werden und intraoperativ osmotisch wirksame Diuretica und Furosemide zur Anwendung kommen [15].

4.2 Zugänge

Die mediane Laparotomie ist schnell, unblutig und gibt Einblick in das gesamte Abdomen Sie kann in beide Brusthöhlen sowie durch Sternotomie erweitert werden. Das Montieren von selbsthaltenden Haken, auch unter Zeitdruck, kann sich intraoperativ als sehr nützlich erweisen.

4.2.1 Blutstillung

Die Mehrzahl der stark blutenden Abdominalverletzungen kann übersichtlich durch direktes Angehen der Verletzung gestillt werden. Bei einer massiven Blutung gilt es aber, erst eine provisorische Stillung und Übersicht durch Abklemmen der Aorta zu erreichen. Es empfiehlt sich, den Oesophagus mit einer Sonde zu markieren, da bei niedrigem Blutdruck die Aorta schwer zu identifizieren bzw vom Oesophagus zu unterscheiden ist Drei Wege stehen offen:

- Liegt ein massives Hämoperitoneum mit einem auf rasche Volumenzufuhr nicht ansprechenden instabilen Kreislauf vor, so sollte man nicht zögern, primär über eine *Thoracotomie* links die thorakale Aorta abzuklemmen Der Wegfall der abdominalen Tamponade bei der Notfallaparotomie führt dann nicht zu einem Kreislaufzusammenbruch mit eventuellem Herzstillstand. Nach Beherrschung der Blutung abdominal wird die thorakale Aorta wieder freigegeben.

- Der Kreislauf läßt sich kurzfristig stabilisieren. Laparotomie und Kompression der Aorta gegen die Wirbelsäule auf Höhe des Hiatus oesophageus, dann Abklemmen der subdiaphragmalen Aorta. Die pulslose Aorta ist allerdings schwer zu finden. Mit wenigen Handgriffen lassen sich dann Milz, linke Colonflexur, Pankreasschwanz und Magenfundus mobilisieren und en bloc nach medial umschlagen (Abb. 18.1) Nach Durchtrennen des linken Zwerchfellpfeilers gewinnt man weitere 2–4 cm Länge und kann die Aorta umfahren und übersichtlich abklemmen. Durch Ablösen des Colon descendens überschaut man so die ganze Aorta abdominalis. Bei Annahme einer Blutung aus der Leber muß das Lig hepatoduodenale mit einer weichen Klemme abgeklemmt werden (Pringle-Manöver).

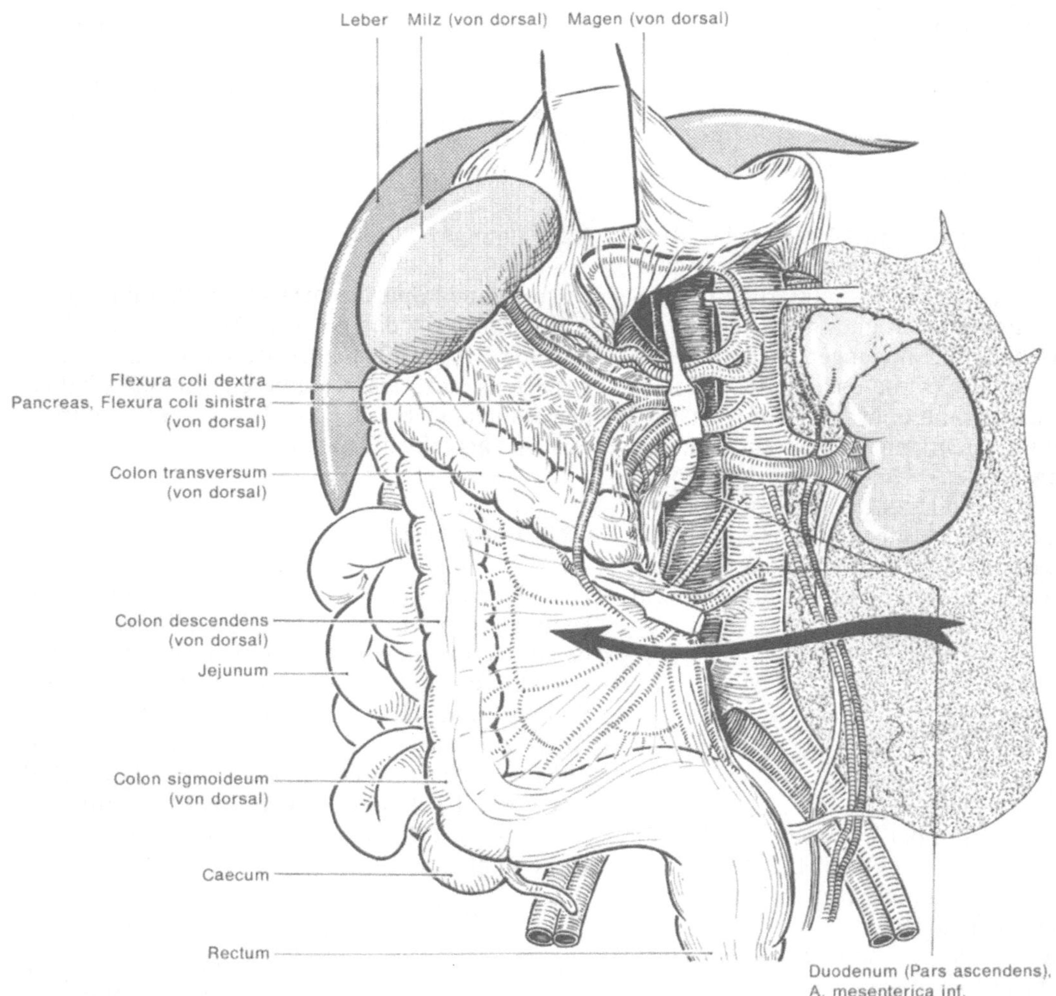

Abb. 18.1. Zugang zur Aorta Milz, Pankreasschwanz und -corpus und das linke Hemicolon werden nach rechts herubergeschlagen Die Aorta liegt vom Hiatus bis zur Bifurkation frei Sie wird nur noch von der linken V renalis uberkreuzt

– *Erweiterung der Laparotomie in den linken Thorax* Die Laparotomie wird durch den 8 Intercostalraum in den linken Thorax ausgedehnt Nach Durchtrennen des Lig pulmonale und Incision der Pleura wird die supradiaphragmale Aorta umfahren und abgeklemmt

Steht eine Cavaverletzung im Vordergrund, bestehen folgende Moglichkeiten·

– Zugang zur Cava und Aorta unterhalb der Nierengefaße von rechts her Die gesamte V. cava bis zum Leberhilus laßt sich durch Eröffnung des Re-

troperitoneums entlang des Caecums und des Colon ascendens sowie durch ein Kocher-Manöver rasch darstellen (Abb. 18 2a, b).

– Die Erweiterung der Laparotomie durch Sternotomie, um nach Perikarderoffnung einen Cavashunt einzufuhren (Abb 18 3) und so die Leber venos zu isolieren, hat sich in der Praxis wohl deshalb nicht durchsetzen konnen, weil der Entschluß zu diesem Schritt erst zu einem Zeitpunkt gefaßt wird, wenn die Blutung aus abgerissenen Lebervenen oder aus einer Verletzung der retrohepatischen V. cava so massiv ist, daß die Einführung des Shunts die Situation nicht mehr ruckgangig machen kann

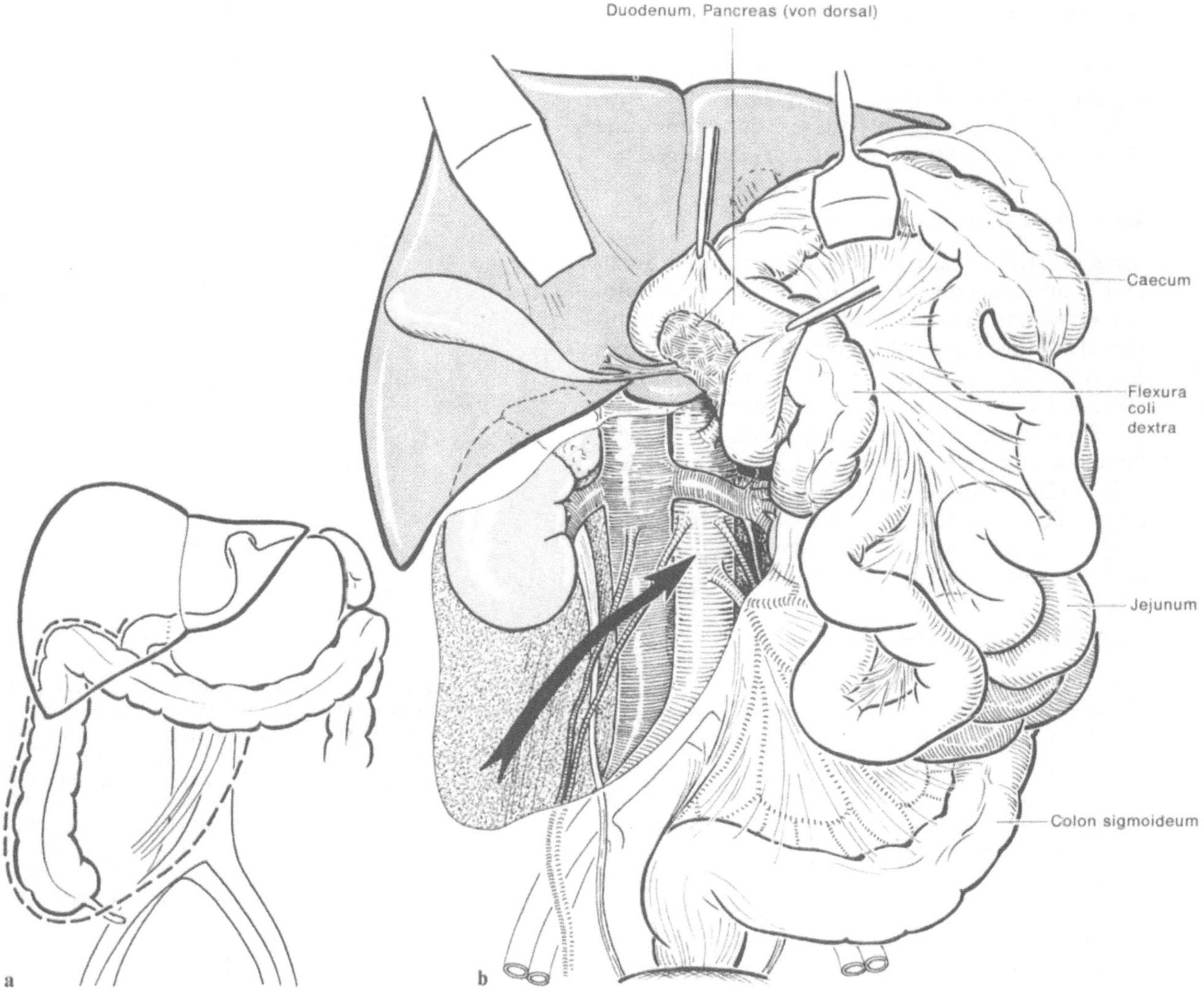

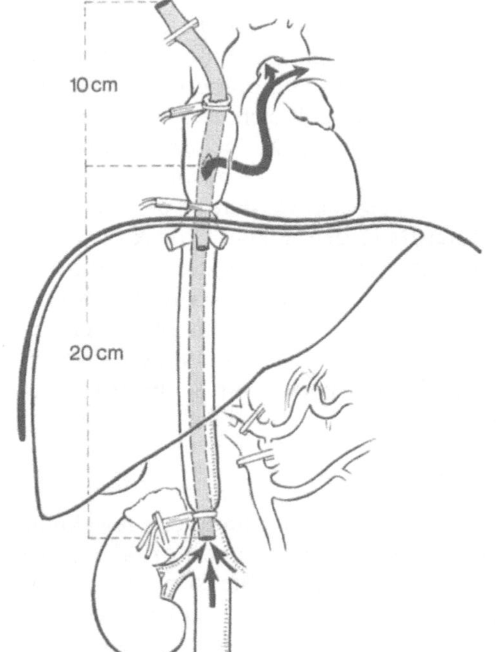

Abb. 18.2. a Zugang zur V cava Incision des Peritoneums
b Zugang zur V cava Das rechte Hemicolon wird vollstandig nach links herubergeschlagen und das Duodenopankreas ausgiebig nach Kocher mobilisiert

Abb. 18.3. Operatives Vorgehen bei Verletzung der Lebervenen und der V cava inferior Einlegen eines intracavalen
Shunts durch das rechte Herzohr (Tabakbeutelnaht) Drosselung der unteren Hohlvene mit Nabelbandchen jeweils
oberhalb der Lebervenen und der Nierenvenen Das
durchstromende Blut verlaßt den Katheter durch ein seit-
liches Loch auf Vorhofhohe Abklemmen von A hepatica
propria und Pfortader

4.3 Die einzelnen Organverletzungen

Die operative Versorgung wird hier jeweils in den organbezogenen Kapiteln dargelegt, mit Ausnahme des Magen-Darm-Traktes, der Nieren und ableitenden Harnwege sowie der großen Gefäße.

4.3.1 Magenverletzungen (s auch Kap 18)

Magenverletzungen werden haufiger durch Stich- und Schußverletzungen als durch stumpfes Abdominaltrauma verursacht. Im letzteren Fall rupturiert der Magen in der Regel in gefülltem Zustand. Rupturen konnen Folge sowohl direkter stumpfer Gewalt als auch eines Decelerationstraumas sein. Bei Stichverletzungen muß stets auch die Magenhinterwand nach Spaltung des Lig gastrocolicum vollständig inspiziert werden, um nach einer Austrittsstelle zu suchen. Die Stich- und Schußverletzungen werden nach Débridement in sicher gesundem Gewebe einreihig ubernaht.

4.3.2 Abdominaler Oesophagus

Die versteckte Lage und der kurze abdominale Verlauf schützen den abdominalen Oesophagus vor Verletzungen. Besteht aufgrund des Verletzungsmusters der Verdacht auf eine Läsion, ist eine Gastrografinpassage durchzuführen. Bei der Exploration des Abdomens wird die Kardia dargestellt. Es empfiehlt sich, zur besseren Übersicht den linken Leberlappen loszulösen und nach rechts herüberzuschlagen. Unter manueller Kontrolle auf Hohe des abdominalen Oesophagus durch den Operateur schiebt erst jetzt der Anasthesist einen dicken Magenschlauch (wie bei Vagotomie üblich) in den Magen vor. Der mit Penrose umfahrene Oesophagus läßt sich nun über diesem Schlauch besonders gut inspizieren. Ein Einriß wird einreihig mit resorbierbarem Nahtmaterial der Starke 3/0 übernäht. Es empfiehlt sich, die Nahte prinzipiell durch Fundoplicatio zu sichern. Kann das obere Ende des Einrisses nicht absolut ubersichtlich übernaht und gedeckt werden, ist eine Erweiterung des Eingriffs in den linken Thorax dringend zu empfehlen, um nach Spaltung des Hiatus oesophageus eine sichere Primarversorgung bewerkstelligen zu können Besonders ein Mehrfachverletzter wird ein Leck infolge inadaquater Primarversorgung und eine Reoperation schlecht tolerieren können

4.3.3 Duodenum

Duodenalverletzungen nach stumpfer Gewalteinwirkung werden wegen der retroperitonealen Lage haufig nicht sofort erkannt Sie konnen sich im Abdomenleerbild durch feinste intrahepatische Blaschenbildung retroperitoneal verraten. Die

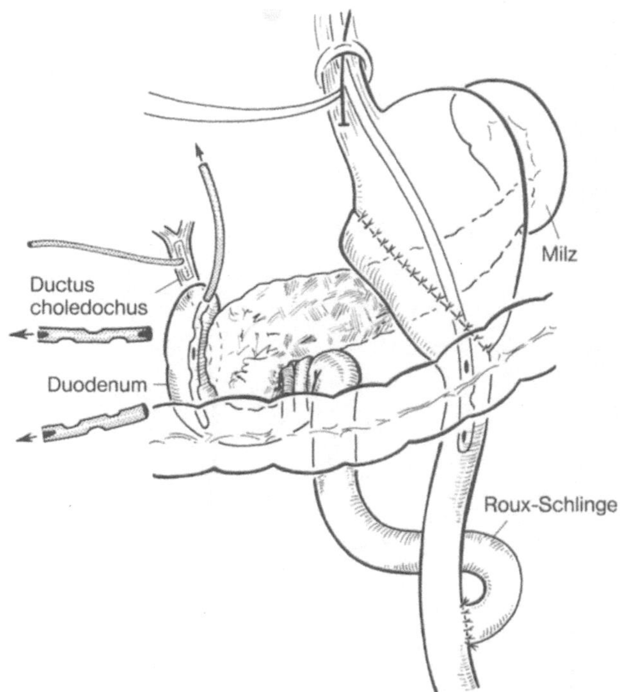

Abb. 18.4. Ausschluß des Duodenopankreas bei schwersten Verletzungen im Bereich des Duodenums und Pankreaskopfes Antrektomie, Gastroenteroanastomose, Vagotomie, T-Drainage des Choledochus, Schlauchduodenostomie [1b, 2] Da diese anisoperistaltische Drainage des Magens mit kurzer zufuhrender Schlinge nicht die beste Entlastung des stark in Mitleidenschaft gezogenen Duodenalstumpfes bietet, ist folgende Alternative vorzuziehen Gastroenterostomie mit Enteroenteroanastomose nach Braun oder Drainage des Magens mit langer, nach Roux ausgeschlossener Y-Schlinge

chirurgische Behandlung reicht von der einfachen Übernahung bis zur Duodenopankreatektomie Eine exakte Befunderhebung ist bei Verletzungen in diesem Bereich entscheidend Mitverletzungen von Pankreasgewebe, Ductus Wirsungianus, Ductus choledochus und V. cava müssen erkannt werden Hamatome in diesem Bereich sollen eröffnet werden, um eine exakte Bilanzierung der Verletzung zu ermöglichen.

Kann eine massive Verletzung wegen ihrer Ausdehnung und infolge der Kontusionierung der Duodenalwand durch Übernähung allein oder Ableitung (s Kap 24 3) nicht versorgt werden und scheint die Pankreaskopfverletzung sich auf eine Parenchymlasion ohne Gangbeteiligung zu beschranken, so empfiehlt sich folgendes Vorgehen: Versorgung der Duodenalverletzung, Ausschluß des Duodenums durch eine Gastroenteroanastomose nach Antrektomie und Vagotomie, T-Drainage des Choledochus, endstandige Schlauchduodenostomie und ganz ausgiebige Spuldrainage der Bauchhohle [2, 3] (Abb. 18 4) als Alternative zu einer bei Mehrfachverletzten belastenden Duode-

nopankreatektomie nach Whipple Um das stark
in Mitleidenschaft gezogene Duodenum nach
Möglichkeit zu entlasten, empfiehlt sich eine
Braun-Fußpunktanastomose oder, wohl besser
noch, eine Drainage des Magenrestes mittels einer
langen nach Roux angeschlossenen Y-Schlinge.
Liegen derart schwere Verletzungen vor, ist auch
stets die Verlegung des Patienten ins nächste größere Zentrum in Erwägung zu ziehen. Bei weniger
ausgedehntem Defekt der Duodenalwand kann die
übernahte Stelle mit aufgesteppter Jejunalwand
abgedeckt werden, oder aber er wird gar nicht erst
übernaht, sondern das debridierte Duodenum wird
über eine an die Verletzung angeschlossene Roux-
Y-Schlinge direkt abgeleitet Um das Duodenum
wirksam und anhaltend zu entlasten, empfiehlt es
sich, eine Gastrostomie anzulegen

4.3.4 Übriger Dünndarm

In Abhängigkeit von der Art der stumpfen Kraft-
einwirkung entstehen Quetschungen, Berstungen
oder Abrisse des Darmes mit mehr oder weniger
ausgedehnten Hämatomen und Areale gestörter
Blutzirkulation Diese können je nach Restzirkula-
tion nach unterschiedlichen Zeitintervallen zu
Gangrän und Perforation betroffener Darmbe-
zirke führen. Bei Verletzungen größerer Mesenterialgefäße kann sich je nach Schwere des abdominalen Blutverlustes schon rasch ein hypovolämi-
scher Schock entwickeln

Zwei typische Verletzungsmuster seien noch erwähnt:
Bei locker angelegtem Dreipunktgurt im PKW
taucht das unfixierte Becken des Fahrers bei Fron-
talaufprall unter dem Beckengurt durch Dabei
„lädt" der Gurt das Dünndarmpaket auf und
quetscht es gegen die Wirbelsäule (Submarinınde-
fekt). Die erwähnten Verletzungsmöglichkeiten
mit sich langsam entwickelnden Zirkulationsstö-
rungen erklären, wieso schwere abdominale Symptome erst nach 2–8 Tagen eintreten können

Bei Sturz eines Radfahrers über den Fahrrad-
lenker hinweg kann der Fahrer gegen einen Handgriff des Lenkers anprallen und sich so v a Dünn-
darm- und Pankreasverletzungen zuziehen.

Die Versorgung der Dünndarmverletzungen folgt
den allgemeinen Prinzipien der Darmchirurgie.
Kompromittierte Darmabschnitte ohne Erho-
lungstendenz sind zu resezieren und die gut durchbluteten Enden End-zu-End zu anastomosieren.
Besonders bei ausgedehnten Befunden mit zweifel-
hafter Durchblutung muß auch an die Möglichkeit
einer Second-look-Operation nach 24–48 h gedacht werden

Will man die Abschnitte 3 und 4 des Duodenums, den Pankreaskopf sowie die A. und V. mesenterica superior besser zugänglich machen, so

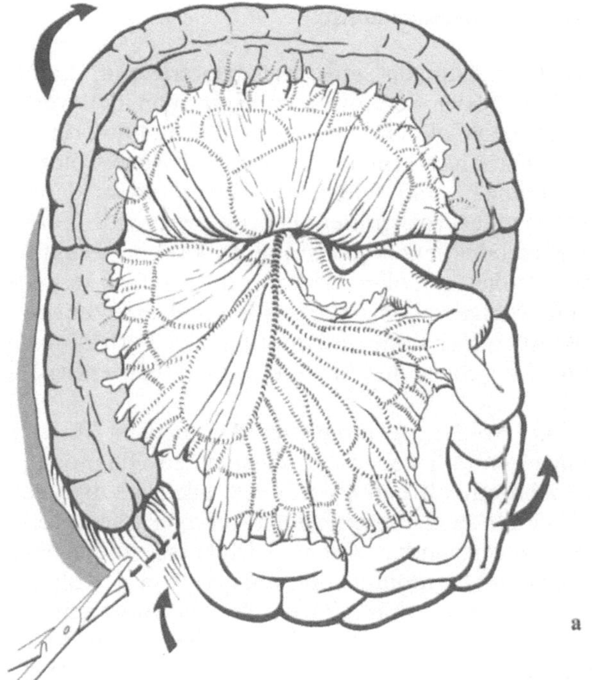

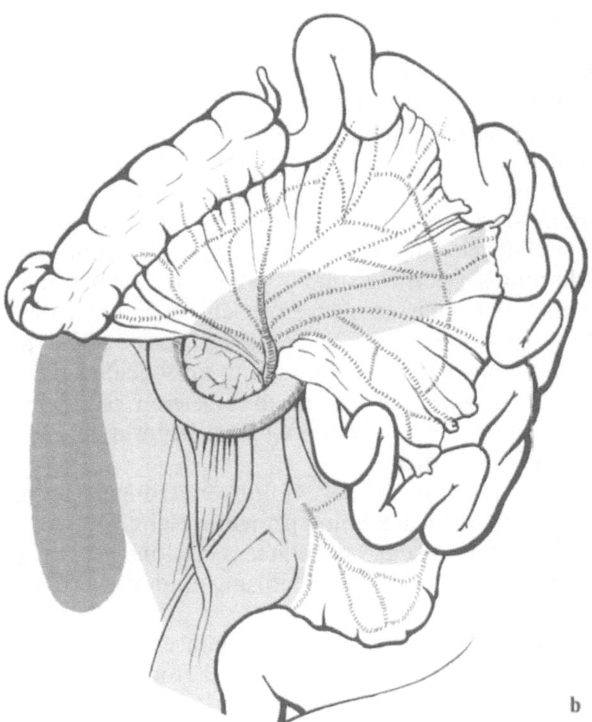

Abb. 18.5a, b. Zugang zum 3 und 4 Abschnitt des Duodenums, der A und V mesenterica superior und zum Pankreaskopf (Aus [16])

eignet sich besonders die vollständige Mobilisation
des rechten Colons mit der rechten Flexur, das
dann mitsamt dem Dünndarmpaket nach links
oben geschlagen werden kann [16] (Abb 18.5).

4.3.5 Colonverletzungen

Colonverletzungen sind meist penetrierend, seien es Stich- oder Schußverletzungen. Von den verschiedenen Colonabschnitten ist das mobile Transversum am haufigsten betroffen. Iatrogene Colonverletzungen sind selten, der Darm zudem dann auch sauber vorbereitet. Die uberwiegende Zahl von Rectalverletzungen ist Folge erotischer Praktiken. Isolierte Colonverletzungen machen insgesamt weniger als $^1/_4$ der Abdominalverletzungen aus. Auch hier konnen Symptome der Perforation zunachst fehlen und sich erst allmahlich entwikkeln.

Die Abklarung moglicher colorectaler Verletzungen umfaßt neben der allgemeinen Diagnostik bei Abdominaltrauma besonders auch die digitale rectale Untersuchung. Finden sich hier irgendwelche weitreichenden Zeichen (Blut), so sind Anoskopie und Sigmoidoskopie angezeigt, evtl Kolposkopie bei der Frau. Bariumkontrastmitteluntersuchungen sind kontraindiziert. Darmspezifische praoperative Vorbereitungen werden mit Ausnahme perioperativer Antibioticatherapie nicht getroffen.

Intraoperativ werden (nach erfolgter Blutstillung) bei ausgedehnten Verletzungen die wichtigsten Lumeneroffnungen provisorisch durch Naht oder mittels Klemmen verschlossen. Die Exploration des Colons erfolgt systematisch, beginnend beim Ascendens, das bei geringstem Verdacht voll mobilisiert wird Erst dadurch konnen Ausstiche an der Ruckseite erkannt werden Bei den übrigen Abschnitten verfahrt man analog Bei Stichverletzungen ist auch an den Ausstich im Bereich des Mesenterialansatzes zu denken. Verletzungstyp und praoperative Untersuchung entscheiden daruber, ob das Rectum zu mobilisieren ist. Eine ubersehene Rectalverletzung kann schwerste Folgen nach sich ziehen

Die Versorgung der Colonverletzungen zeigt eine Tendenz in Richtung primarer Naht. Die Vorverlagerung der verletzten Colonabschnitte stammt aus der Kriegserfahrung und verliert an Bedeutung.

Ob eine Resektion mit primarer Naht zur Durchfuhrung gelangen soll (evtl mit entlastendem Stoma [30]), entscheiden Allgemeinzustand, (abdominale) Begleitverletzungen, Schock, Verschmutzung der Bauchhöhle, Durchblutung des Darmes Bei diffuser Peritonitis darf eine primare Naht nur in Verbindung mit einer protektiven Colostomie angelegt werden. Im Bereich des Sigmoids bietet sich die Möglichkeit der Resektion nach Hartmann mit spaterer Rekonstruktion an. Bei ungünstigen Voraussetzungen kann es einmal notwendig sein, die beiden Darmenden nach Re-

sektion eines nichtreparablen Colonabschnittes als endstandiges Stoma bzw. als Schleimfistel auszuleiten [20] Rectalverletzungen können gelegentlich (fehlende Kontusionierung, keine Laceration, scharf begrenzte, gut durchblutete Wundrander) übernaht werden, mussen aber durch ein protektives Stoma erganzt werden. Bei geringstem Zweifel ist die Hartmann-Resektion vorzuziehen Dabei sind die Organe des kleinen Beckens zusatzlich genau zu inspizieren. Dieser Eingriff wird durch ausgiebige Drainage des Perirectalraumes durch abdominale und pararectale Drains erganzt.

4.3.6 Verletzungen der Niere und der ableitenden Harnwege

Etwa $^3/_4$ aller Nierenverletzungen sind Folge eines stumpfen Traumas [34].

Die weit uberwiegende Zahl penetrierender Nierenverletzungen weist Begleiterscheinungen auf. Die Hamaturie ist das Leitsymptom, hat jedoch quantitativ keine Beziehung zur Schwere der Verletzung und kann auch bei ausgedehnten Verletzungen völlig fehlen [33]. Bei Verdacht auf Nierenverletzung fuhren die folgenden Untersuchungen weiter. i.v.-Pyelographie (bei Schockzustand evtl ungenügender Perfusionsdruck und damit kein Aussagewert), CT mit Kontrastmittelinjektion, Arteriographie (in dieser Reihenfolge). Sie erlauben eine Aussage uber beidseits vorhandene Nieren, Anfärbung, grobe Parenchymstruktur und Nierenkontur, Kelchsystem und ableitende Harnwege. Das CT zeigt das Parenchym in mehr Details, kann Extravasate nachweisen und laßt nichtperfundiertes Gewebe nach Kontrastmittelinjektion ausmachen Perirenale Hamatome stellen sich gut dar Gefaßabriß oder Thrombose erkennt man am besten mit der Arteriographie. Die operative oder konservative Behandlung von Nierenverletzungen ist noch kontrovers. Bei den Graden I und II (Abb 18.6a, b) empfiehlt sich eine weitere Beobachtung [26] Eine Operationsindikation besteht dann erst bei Kreislaufinstabilität, Urinom und spater bei Entstehung einer Hypertonie. Für den operativen Eingriff sprechen eine fortdauernde Kreislaufinstabilitat unter Volumenersatz, Grade III und IV (Abb 18 6 c, d), zunehmendes pulsierendes perirenales Hamatom, Ureterverletzungen und Hilusverletzungen. Der Zugang erfolgt transperitoneal Als erstes gilt es, die Gefaße zu sichern. Der kurzeste Zugang fuhrt zwischen Aorta und V mesenterica inferior am Treitz-Band zu den Nierenarterien und der überkreuzenden linken Nierenvene (Abb 18.7a, b, 18 8a–c). Nach Anschlingen der Gefaße oder Setzen einer Gefaßklemme wird die rechte Niere nach Mobilisation

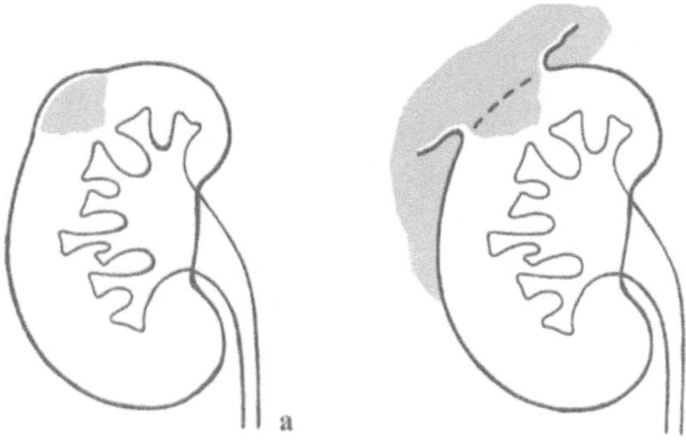

Abb. 18.6 a–d. Einteilung der Nierenverletzungen in 4 Grade (Nach [1 a])

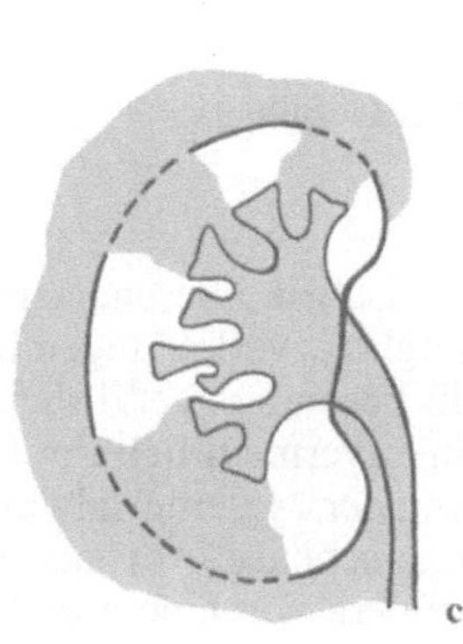

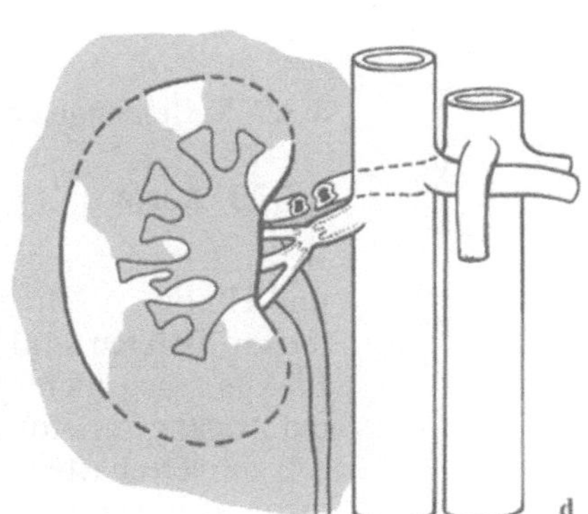

der rechten Colonflexur und Kocher-Manöver, die linke Niere nach Herüberklappen von Milz, Pankreasschwanz und linkem Colon sowie Colon descendens freigelegt

Abb. 18.7. a Zugang zur rechten Niere Mobilisation der rechten Flexur und des Duodenopankreas nach Kocher **b** Freilegung der rechten Niere und Setzen von Gefäßklemmen

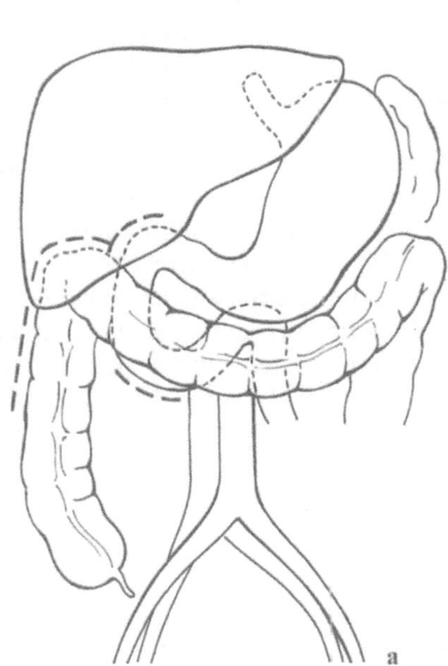

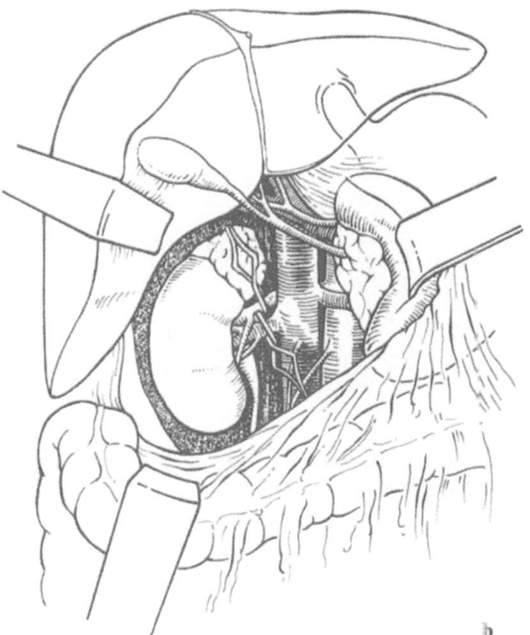

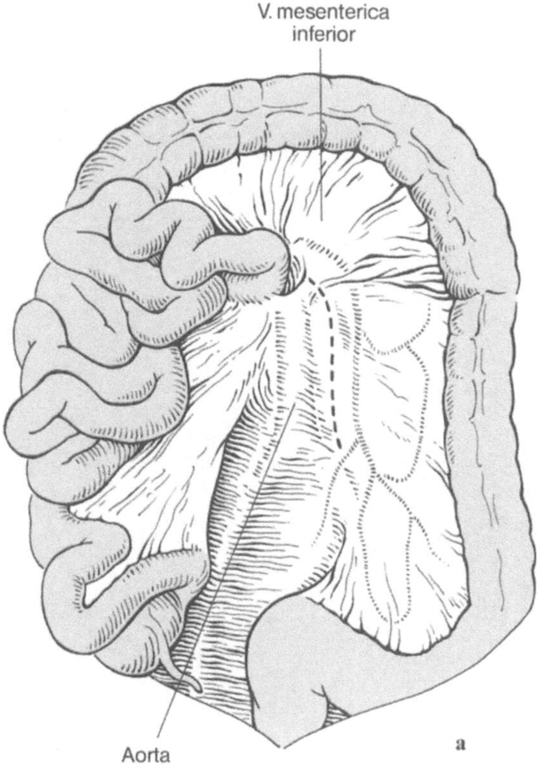

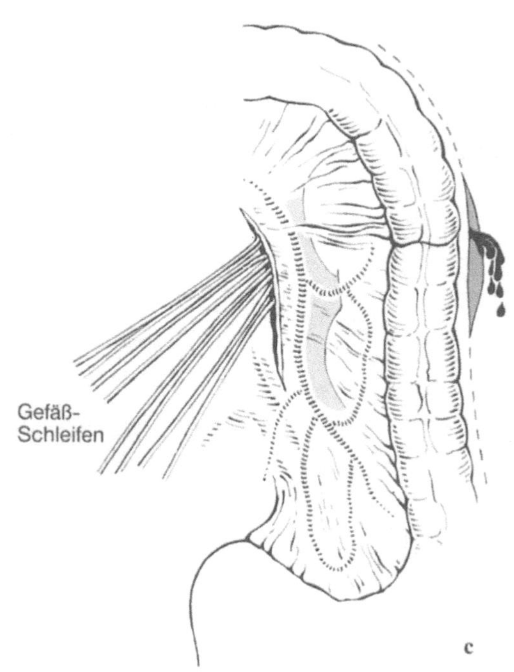

Abb. 18.8a–c. Chirurgische Anatomie und Explorations-
technik der Niere (Nach [31a])

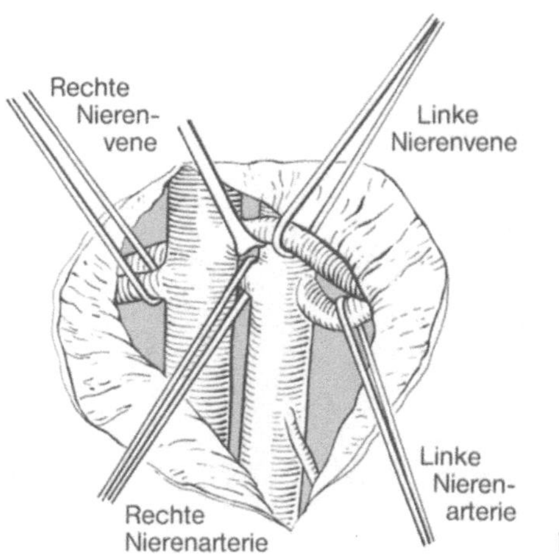

4.3.7 Verletzungen der großen Gefäße

4.3.7.1 Aorta

Besonders der Abschnitt zwischen Nierenarterie
und Hiatus ist schwer zuganglich Verletzungen in
diesem Bereich sind deshalb besonders gefährlich.
Es lohnt sich nicht, sich einen vermeintlich direkten Zugang zur Aorta entlang der Mesenterialwurzel zu verschaffen. Das ubersehbare Aortenseg-
ment ist ungenügend und zudem von einem dichten autonomen Nervengeflecht und vom Pankreas
bedeckt Um sich rasch Klarheit über Art und Ausdehnung der Verletzung zu schaffen, sind die in
Abschn 4 2.1 beschriebenen Zugange empfehlenswert. Zeigt sich, daß keine Kontamination der Peritonealhohle mit Stuhl stattgefunden hat, so sollte
die Autotransfusion zum Einsatz kommen [32].
Zum Zeitpunkt einer provisorischen Blutstillung
durch Abklemmen der Aorta ist das Ausmaß der
Gefaßverletzung abzuschatzen und die notwendige
Übersicht zu gewinnen Durch den beschriebenen
Zugang zur Aorta von links her unter Herüberklappen aller die Aorta bedeckenden Organe von
links nach rechts stellt sich die gesamte subdia-
phragmale Aorta dar. Es darf dabei auch nicht
vergessen werden, daß, wenn es die Übersicht unbedingt erfordert, auch die linke Nierenvene ohne
Schaden fur die linke Niere zwischen V cava und
V spermatica durchtrennt werden darf [24] Kleine
Aortenverletzungen werden ubernaht, solche der
Hinterwand mit Vorteil durch das Lumen der
Aorta hindurch. Bei schweren Verletzungen abge-
hender Arterien muß an die Möglichkeit der Über-
brückung mit autologer Saphena oder V. jugularis
interna gedacht werden.

4.3.7.2 V. cava

Die Cavaverletzung ist häufig nicht sofort ersichtlich. Ein kleines retroperitoneales Hamatom kann

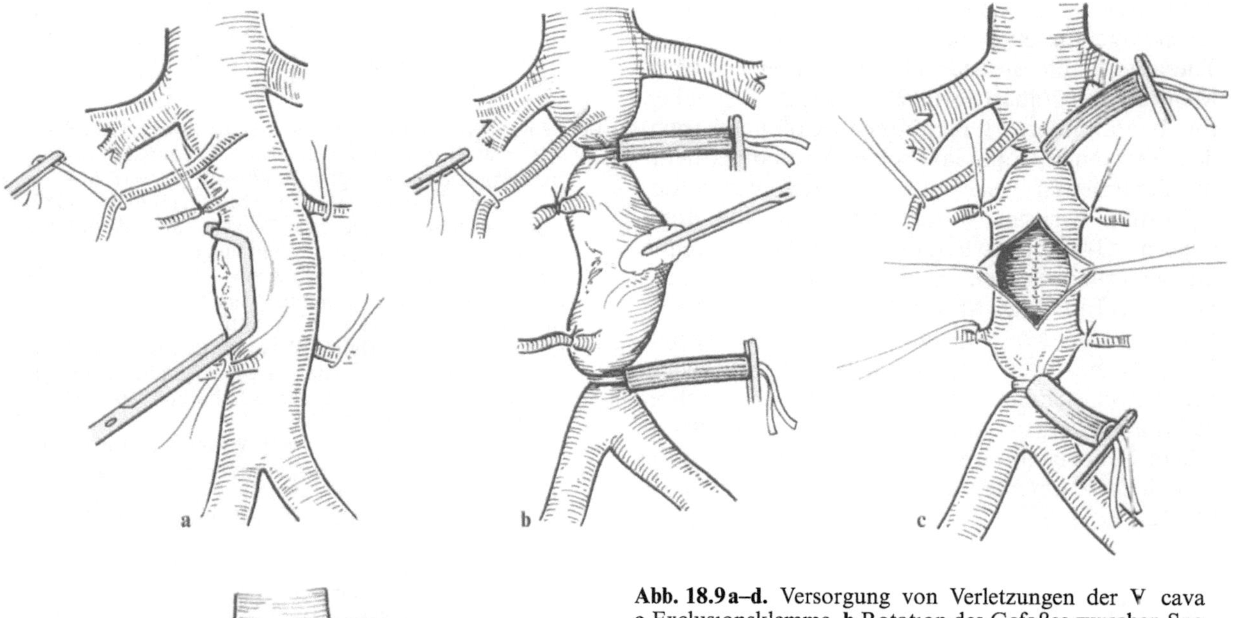

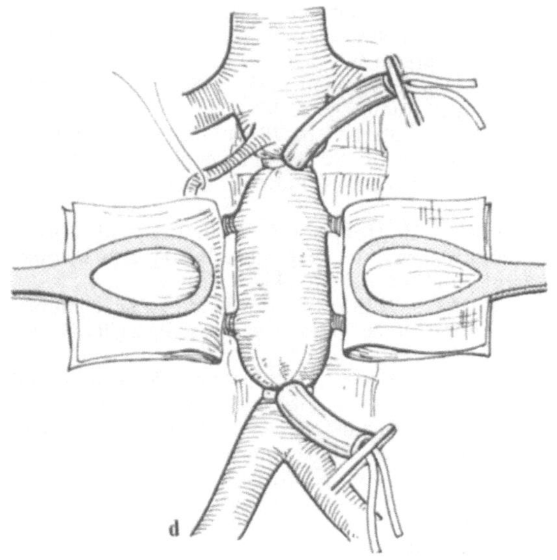

Abb. 18.9a–d. Versorgung von Verletzungen der V. cava **a** Exclusionsklemme, **b** Rotation des Gefäßes zwischen Snares, Ligatur von Lumbalvenen, **c** Naht einer Hinterwandverletzung vom Lumen her, **d** Kompression der zwischen den Zügeln mundenden Lumbalvenen bis zum Beenden der Gefäßnaht [39]

4.3.8 Das retroperitoneale Hämatom bei Beckenfrakturen

Die Eröffnung dieser Hämatome kann zu kaum stillbaren Blutungen führen, bei denen zuweilen auch die Ligatur beider Aa. iliacae internae enttäuscht. Neuerdings scheint die transluminale Embolisierung auch schwere Blutungen unter Vermeidung einer Laparotomie zum Stehen bringen zu können. Bei massiver Symphysensprengung trägt die operative Stabilisierung (am besten mit Zweilochhalbrohrplatte und 2 Spongiosaschrauben in beide Schambeinaste oder mit Fixateur externe bei komplexeren Beckenringfrakturen) weiter zur Blutstillung bei

5 Antibioticatherapie beim Abdominaltrauma

Hämorrhagischer Schock, große Wundfläche nach Gewalteinwirkung mit ausgedehnter Weichteilkontusion und Verschmutzung der Bauchhöhle durch Eröffnung des Magen-Darm-Traktes erhöhen die Wahrscheinlichkeit eines Wundinfektes oder einer Sepsis. Muß eine Eröffnung des Magen-Darm-Traktes angenommen werden, so ist eine antibiotische Behandlung unverzüglich einzuleiten. Unter

das einzige Indiz dafür sein Bei dessen Eröffnung tritt plotzlich eine massive Blutung auf. Bis zur Freilegung des verletzten Cavasegmentes (s. Abschn. 4.2.1) sollten die Verletzungen selbst oder die Cava direkt ober- und unterhalb der Verletzung komprimiert werden Darauf können Gefäßklemmen angelegt und die Verletzung versorgt werden (Abb 18.9a–d) Meist gelingt eine fortlaufende Gefäßnaht, wobei eine gewisse Stenosierung bei der V. cava in Kauf genommen werden darf. Im Notfall darf man die V. cava unterhalb der Vv renales unterbinden [39]. Die Cavaverletzung wird fast nie isoliert angetroffen Haufig liegt gleichzeitig die Verletzung eines Hohlorgans vor und damit eine bakterielle Besiedlung des Operationsgebietes, das infolgedessen ausgiebig drainiert werden muß.

der Operation durchgeführte Abstriche bilden die Grundlage für eine spatere gezielte antibiotische Therapie, sollte sie sich als notwendig erweisen. Mehrere kontrollierte Studien [6, 21, 23, 28] haben für kontaminierte Operationen (Colonchirurgie) den Wert einer prophylaktischen Antibioticatherapie demonstriert Sie sollte unmittelbar vor der Operation wirksam werden und über 48 h fortdauern Grampositive und gramnegative Keime mussen erfaßt werden. Aber auch bei Verletzungen ohne Eroffnung des Magen-Darm-Traktes und bei Stichverletzungen des Thorax haben sich in einer Doppelblindstudie Antibiotica bewahrt [18]. Ferner mehren sich die Hinweise, daß sich allein schon nach massivem Trauma und nach hamorrhagischem Schock eine meßbar verminderte Abwehr von Kompartimenten des Immunsystems einstellt [9, 22, 31, 36, 37].

Literatur

1 Afschrift M, de Sy W, Voet D, Nachtegaele P, Robberecht E (1982) Fractured kidney and retroperitoneal hematoma diagnosed by ultrasound J Clin Ultrasound 10 335–336

1a Bauer KM (1972) Taschenbuch der Urologie Schattauer, Stuttgart

1b Berne CJ, Donovan AJ, Warren EH (1968) Combined duodenal pancreatic trauma The role of end-to-side gastrojejunostomy Arch Surg 96 712–722

2 Berne CJ, Donovan AJ, White EJ et al (1974a) Combined duodenal pancreatic trauma The role of the end-to-side gastrojejunostomy Arch Surg 96 712–722

3 Berne CJ, Donovan AJ, White EJ et al (1974b) Duodenal diverticulisation for duodenal and pancreatic injury Am J Surg 127 503–507

4 Blaisdell CM (1980) Penetrating thoracic and abdominal injuries Vortrag an der Deutsch-Osterreichisch-Schweizerischen Unfalltagung Wien 1979 Springer, Berlin Heidelberg New York

5 Blaisdell FW (1982) General assessement, resuscitation and exploration of penetrating and blunt abdominal trauma In Blaisdell FW, Trunkey DD (eds) Trauma management, vol I Abdominal trauma Thieme & Stratton, New York, pp 1–18

6 Burke JF (1961) The effective period of preventive antibiotic action on experimental incisions and dermal lesions Surgery 50 161–164

7 Burri C, Allgower M (1972) Zentraler Venendruck und Schockindex beim Schwerverletzten Helv Chir Acta 39 107–111

8 Conell WP, Ebert PA, Greenfield LJ et al (1967) A new nonpenetrating technique for the diagnosis of penetrating injuries to the abdomen J Trauma 7 307–314

9 Constantin MB, Menzoian JO, Nimberg RB et al (1977) Association of a circulating immunsuppressive polypeptide with operative and accidental trauma Ann Surg 185 73–79

10 Dawidson I, Muller E, Litwan MS (1976) Gunshot wounds of the abdomen review of 277 cases Arch Surg 111 862–865

11 Eggemann F, Waldthaler A (1982) Das stumpfe Bauchtrauma Diagnostik durch Real-time-Sonographie In Kratochwil A, Reinold E (Hrsg) Ultraschalldiagnostik 1981 Dreilander-Treffen Thieme, Stuttgart New York, S 83–84

12 Federle MP, Goldberg HI, Kaiser JA, Moss AA, Jeffrey RB Jr, Mall JC (1981) Evaluation of abdominal trauma by computed tomography Radiology 138 637–644

13 Feuerbach S, Reiser M, Rust M, Ingianni G (1982) Computertomographie des Beckens und Abdomens beim Polytrauma Intensivbehandlung 7/1 1–6

14 Gallagher TJ, Civetta JM, Kirby RR, Augenstein JS (1977) Posttraumatic pulmonary insufficiency treatable disease South Med J 70 1308–1310

15 Garcia-Rinaldi R, Defore WW, Mattex KL, Beall AC Jr (1976) Unimpaired renal, myocardial and neurologic function after cross clamping of thoracic aorta Surg Gynecol Obstet 143 249–252

16 Gattel RB, Braasch JW (1960) A technique for the exposure of the third and fourth portion of the duodenum Surg Gynecol Obstet 111 379–383

17 Geissl G (1979) Milzruptur-Milzhamatom MMW 121 78–80

18 Grover FL, Richardson JD, Fewel JG et al (1977) Prophylactic antibiotics in treatment of penetrating chest wounds Prospective double-blind study J Thorac Cardiovasc Surg 74 528–536

19 Halbfass HJ, Farthmann EH (1982) Das stumpfe Bauchtrauma Radiologe 22 99–103

20 Haygood FD, Polk HC Jr (1976) Gunshot wounds of the colon review of 100 consecutive patients with emphasis on complications and their causes Am J Surg 131 213–218

21 Harlan-Stone H, Hooper CA, Kolb LD et al (1976) Antibiotic prophylaxis in gastric, biliary and colonic surgery Ann Surg 184 443–452

22 Howard RJ (1979) Effect of injury, mechanical trauma and operation on the immune defenses Surg Clin North Am 59/2 199–211

23 Hughes ESR, Hardy KJ, Cuthbertson AM, Rubbo SD (1970) Chemoprophylaxis in large bowel surgery 1 Effect of intravenous administration of penicillin on incidence of postoperative infection Med J Aust 1 305–307

24 James EC, Fedde CW, Khuri Nt et al (1978) Division of left renal vein – safe surgical adjunct Surgery 83 151–154

25 Jeffrey RB Jr, Federle MP, Crass RA (1983) Computed tomography of pancreatic trauma Radiology 147 491–494

26 Karmi SA, Young JD, Sonderstrom C (1979) Classification of renal injuries as a guide to therapy Surg Gynecol Obstet 148/2 161–167

27 Kay CJ, Rosenfield AT, Armm M (1980) Gray-scale ultrasonography in the evaluation of renal trauma Radiology 134 461–466

28 Keighly MRB, Crapp AR, Burdon DW et al (1976) Prophylaxis against anaerobic sepsis in bowel surgery Br J Surg 63 538–542

29 Klaue P (1980) Die diagnostische Punktion und Spulung des Abdomens beim stumpfen Bauchtrauma Zentralbl Chir 107 281–283

30 Locicero J, Tayima T, Drapanas Th (1975) A half century of experience in the management of colon injuries changing concepts J Trauma 15 575–579

31 Loegering DJ (1977) Humoral factor depression and reticulo-endothelial depression during hemorrhagic shock Am J Physiol 232 283–287

31a McAninck (1982) Injuries to the urinary system In Blaisdell FW, Trunkey DD (eds) Trauma management Thieme & Stratton, New York, pp 199–227

32 McKenzie FN, Heimbecker RO, Walti W et al (1978) Intraoperative autotransfusion in elective and emergency vascular surgery Surgery 4/83 470–475

33 Mendez R (1977) Renal trauma J Urol 118 698–702

34 Peters PC, Breight TC (1977) Blunt renal injuries Urol Clin North Am 4 17–21

35 Scheele J, Wagner W (1981) Stellenwert der Peritonealspulung in der Diagnostik des stumpfen Bauchtraumas MMW 123 876–879

36 Scovil WA, Saba ThM, Kaplan JE et al (1976) Deficits in reticulo-endothelial humeral control mechanisms in patients after trauma J Trauma 16 898–904

37 Scovil WA, Saba ThM, Kaplan JE et al (1977) Disturbances in circulating opsonic activity in man after operative blunt trauma J Surg Res 22 709–716

38 Siemens RA, Fulton RL (1977) Gastric rupture as a result of blunt trauma Am Surg 43 229–233

39 Starzl TE, Kaupp HA, Beheler EM et al (1962) The treatment of penetrating wounds of the inferior vena cava Surgery 51 195–204

40 Steenblock U, Claudi B, Dittmann M, Wolff G (1977) Peritoneallavage beim stumpfen Bauchtrauma Diagnostik und Verlaufsbeobachtung beim Mehrfachverletzten Helv Chir Acta 44 87–88

41 Steichen FM, Efron G, Pearlman DM et al (1969) Radiographic diagnosis versus selective management of penetrating wounds of the abdomen Ann Surg 70 978–983

42 Teasdale G, Jennet B (1976) Assessment and prognosis of coma after head injury Acta Neurochir 34 45–55

43 Teasdale G, Knill-Jones R, Van der Sande J (1978) Observer variability in assessing impaired consciousness and coma J Neurol Neurosurg Psychiatry 41 603–610

44 Thal ER (1977) Evaluation of peritoneal lavage and local exploration in lower chest and abdominal stab wounds J Trauma 17 642–648

45 Thoma R, Cadalbert M, Simeon B (1977) Magen-Darm-Rupturen bei Verkehrsunfallen Helv Chir Acta 44 123–127

46 Tiling T, Schmid A, Maurer J, Kaiser G (1984) Wertigkeit der Ultraschalldiagnostik beim stumpfen Bauchtrauma Hefte Unfallheilkd 163 79–85

47 Toombs BD, Lester RG, Ben-Menachem Y, Sandler CM (1981) Computed tomography in blunt abdominal trauma Radiol Clin North Am 19 17–35

48 Viscomi GN, Gonzalez R, Taylor KJW, Crade M (1980) Ultrasonic evaluation of hepatic and splenic trauma Arch Surg 115 320–321

49 Wing VW, Federle MP, Morris JA, Jeffrey RB, Bluth R (1985) The clincal impact of CT for blunt abdominal trauma AJR 145 1191–1194

50 Wolff G, Dittmann M, Frede KE (1978) Klinische Versorgung des Polytraumatisierten Chirurg 49 737–744

51 Worthen NJ, Worthen WF (1982) Disruption of the diaphragmatic echoes A sonographic sign of diaphragmatic disease J Clin Ultrasound 10 43–45

19 Postoperativer Verlauf und seine Störungen –
Chirurgische Intensivmedizin
im Rahmen der chirurgischen Gastroenterologie

H. BARTELS und J R SIEWERT

1 Allgemeine Gesichtspunkte

Chirurgische Intensivmedizin wird im Rahmen der chirurgischen Gastroenterologie in dreifacher Hinsicht benötigt:
- Als Intensivüberwachung nach großen Eingriffen wie erweiterten Gastrektomien, abdominothorakalen Oesophagektomien, Lebertransplantationen etc.
- Bei Eintritt postoperativer Komplikationen wie intraabdominaler Sepsis, Blutung, Ileus etc.
- Für gastroenterologische Notfallsituationen, ohne daß chirurgische Eingriffe vorausgegangen sind (Oesophagusvaricenblutung, akute Pankreatitis, intestinale Ischamie etc)

2 Intensivmedizinische Therapieverfahren

Unverzichtbare Bestandteile der chirurgischen Intensivmedizin sind ein adäquates Monitoring von Organfunktionen und die Anwendung von Methoden des temporären Organersatzes. Grundvoraussetzung dafür ist das sichere Beherrschen von Kathetertechniken.

2.1 Kathetertechniken

2.1.1 Zentralvenöser Katheter

Der zentralvenöse Zugang wird erforderlich zur Durchführung von parenteraler Ernahrung und Messung des ZVD. Als Zugangsweg bietet sich die Punktion der *V jugularis interna* an mit dem Vorteil, daß großlumige Katheter mit hoher Durchflußrate implantiert werden konnen. Nachteil der Jugularispunktion ist, daß trotz Katheterfixierung eine mechanische Irritation am Hautdurchtritt bei Kopfbewegungen nicht vollständig vermeidbar ist [18]. Technisch einfacher ist die *Subclaviapunktion*. Dem Vorteil der stabilen Katheterfixation steht hier die hohere Rate punktionsbedingter Kompli-

kationen gegenüber [39] Die Kanülierung uber Venen der Ellenbeuge ist risikoarm, es lassen sich aber nur dünnlumige Katheter mit geringer Durchflußrate einführen [30].

2.1.2 Arterielle Katheter

Der arterielle Katheter bietet die Moglichkeit einer kontinuierlichen RR-Messung und darüber hinaus den freien Zugang zur Blutentnahme. Punktionsort ist entweder die Femoralarterie oder die A radialis. Die Kanulierung der A radialis sollte aber nur nach Durchfuhrung des Allen-Tests zur Anwendung kommen (Überprüfung der Funktionsfähigkeit des Hohlhandbogens [73]).

2.1.3 Pulmonalarterielle Thermodilutionskatheter (Swan-Ganz-Katheter)

Mit der ZVD-Messung kann lediglich der rechtsventriculare Fullungsdruck erfaßt werden. Dieser korreliert aber nur annähernd mit dem intravasalen Blutvolumen. Kommt es darauf an, rasche Veranderungen im Füllungszustand des Kreislaufsystems, pathologische Veränderungen im Lungenkreislauf sowie Veränderungen der Rechts- und Linksherzfunktion hinreichend genau verfolgen zu müssen, ist die Einlage eines pulmonalarteriellen Thermodilutionskatheters (Swan-Ganz-Katheter) indiziert. Die Pulmonalisdruckmessung stellt aber ein invasives Vorgehen dar. Verfahrensspezifische Komplikationen sind Thromboembolien, ventriculare Extrasystolien bei Schlingenbildung im rechten Vorhof, Pulmonalarterienverschluß bei vollständiger Occlusion des Gefäßlumens durch den Ballonkatheter bis hin zur Zerreißung der Pulmonalarterie.

2.1.4 Temporäre Schrittmachersonden

Die Indikation fur temporäre Schrittmachersonden ist gegeben bei pharmakologisch nicht beeinflußbarer bradykarder Herzrhythmusstorung. Die Schrittmachersonde wird transvenös in den rechten Ventrikel eingeführt und anhand der Effektivität externer Schrittmacherimpulse positioniert Eine röntgenologische Kontrolle kann zu einem spateren Zeitpunkt erfolgen, wenn die Notfallsituation beherrscht ist.

2.1.5 Kanülierung der Iliacalgefäße

Die Kanülierung der Iliacalgefäße mit großlumigen Kathetern wird erforderlich zur Durchführung extracorporaler Blutreinigungsverfahren wie Hamofiltration, Hämodialyse oder Plasmapherese. Das Vorschieben der Katheter zentralwarts erfolgt nach behutsamer Dilatation der Gefaße in der Leistenregion

Voraussetzungen fur das Legen von Gefäßkathetern sind grundsätzlich sterile Kautelen bei der Implantation, der tagliche Verbandwechsel, das Beherrschen von Katheterkomplikationen (Blutung, Fehlpunktion, Pneumothorax) und von routinemaßigem Katheterwechsel nach Seldinger-Technik zur Infektionsprophylaxe [10].

Zur Erfassung katheterbezogener Komplikationen empfiehlt sich prospektiv die Durchführung eines Katheterprotokolls.

2.2 Mechanische Atemhilfen

2.2.1 Atemhilfen bei maschineller Beatmung und Spontanatmung

Die maschinelle Beatmung mit partiellem oder vollständigem Ersatz der Atemarbeit kommt zur Anwendung, wenn die Homöostase der äußeren Atmung mit anderen Mitteln nicht aufrecht zu erhalten ist.

Das klassische Beatmungsmuster [79] ist niederfrequent (8–10/min), hochvolumig (>15 ml/ kg KG) mit langsamer Inspiration (I.E = 1 1) und PEEP (4–10 cm H$_2$O). Voraussetzung dafur ist eine ausreichende Sedierung und ggf Relaxierung des Patienten. Damit ist die Gefahr der Asphyxie bei Diskonnektion vom Respirator erhöht, der Hustenreflex aufgehoben, eine Fruhmobilisation nicht gewährleistet und die „Weaningphase" grundsatzlich erschwert Aus diesen Gründen wird heute fruhzeitig eine assistierte Beatmungsform oder postoperative Spontanatmung angestrebt. Durch Periduralanaesthesie bleibt der Patient kooperativ und schmerzfrei ohne Sedierung. Über IMV (intermittierende Spontanatmung bei vorgegebener mechanischer Atemfrequenz), IMV mit Druckunterstützung und CPAP-Atmung (Spon-

tanatmung mit PEEP) kann rasch entwöhnt werden [25, 80].

Das therapeutische Prinzip PEEP kann auch bei nichtintubierten, kooperativen Patienten über eine CPAP-Maskenatmung zur Anwendung kommen [3, 72].

2.2.2 Tracheobronchialtoilette und fiberoptische Bronchoskopie

Die konsequente *Tracheobronchialtoilette* hat in der Prophylaxe und Therapie postoperativ-pulmonaler Komplikationen erste Priorität. Als physiotherapeutische Maßnahmen zur Vermeidung einer Hypostase stehen stundliches Umlagern und spater Frühmobilisation auch noch intubierter Patienten im Vordergrund [21]

Apparative Hilfen zur Atemvertiefung sind Inhalationsbeatmung (IPPB = Intermittent postoperative pressure breathing) und Training mit dem Incentive-Spirometer. Unterstutzend wirken das Erlernen bestimmter Atemtechniken zur Verbesserung der Atemmechanik, die medikamentöse Behandlung von Bronchospasmus und Lungenstauung, die Reduktion übermaßiger bronchialer Sekretion und Sanierung praexistenter oder erworbener bronchopulmonaler Infekte

Die *Bronchoskopie* bleibt in der Regel Atelektasen und bronchialer Obstruktion vorbehalten Beim beatmeten Patienten sind die physiologischen Abwehrmechanismen wie mucociliarer Transport, Hustenstoß und Makrophagenfunktion außer Kraft gesetzt [52]. Neben der routinemaßig durchgefuhrten „blinden" Absaugung über den Trachealtubus wird somit bei prolongierter Intubation die endoskopische Reinigung des Bronchialsystems zur Wiederbelüftung aller Lungenabschnitte erforderlich.

Die Bronchoskopie fuhrt zu einer kardiopulmonalen Belastung des Patienten. Systemischer Blutdruck, Pulmonalarteriendruck, Wedge-Druck, Herzminutenvolumen (HMV) und Herzfrequenz steigen wahrend der Untersuchung signifikant an [2]. Das bedeutet, daß bei der Bronchoskopie langer Apnoephasen vermieden werden mussen. Ohne zwischenzeitliche Atemhilfe darf die Untersuchung niemals langer dauern, als der Untersucher selber den Atem anhalten kann.

2.3 Parenterale und enterale Ernährung

(Siehe Kap. 20.1)

2.4 Arteriovenöse Hämofiltration

Die arteriovenöse Hamofiltration imitiert das Prinzip der glomerularen Filtration der menschlichen Niere. Blut wird extracorporal via Arterie durch den Hamofilter gefuhrt und dem Patienten venos rückinfundiert. Der Hamofilter besteht aus einem Capillarsystem unterschiedlicher Porengröße Die Capillaren sind permeabel für Wasser und alle nichtproteingebundenen Substanzen bis zu einem Molekulargewicht von ca 10000 Dalton. Corpusculare Bestandteile des Blutes und Eiweiß werden zuruckgehalten [48]. Die treibende Kraft fur den Blutfluß und die Filtration ist die Differenz zwischen arteriellem und venösem Druck. Als Gefaßzugange erster Wahl gelten die Aa. und Vv. iliacae Grundsatzlich ist auch ein Quinton-Scribner-Shunt als Zugang moglich, aufgrund des kleineren Gefaßquerschnittes ist jedoch dabei die Filtrationsrate geringer, was sich besonders bei Blutdruckinstabilitat nachteilig auswirken kann

Die arteriovenöse Hamofiltration stellt nicht zuletzt wegen ihrer einfachen Durchführbarkeit ein anerkanntes Therapieprinzip in der postoperativen Intensivmedizin dar Die Indikation ist gegeben.

- Bei Hyperhydratationszustanden mit kardiopulmonalen Problemen, wenn eine rasche Entwasserung anders nicht erfolgreich durchgeführt werden kann,
- bei anurischem Nierenversagen, wenn eine vollcalorische parenterale Ernahrung mit dem dazu erforderlichen Flussigkeitsvolumen erforderlich wird,
- beim Hirnodem,
- bei allen Formen der Hyperkaliamie.

Die Effektivitat der arteriovenosen Hamofiltration ist abhangig vom Blutdruck, Hamatokrit und Osmolalitat des Serums Betragt der Filtratfluß 10 ml/min entsprechend 14 l/24 h, kann eine vorbestehende Azotamie stationar gehalten und ein weiterer Anstieg der Retentionswerte vermieden werden Da ein Filtratfluß von 14 l/24 h mit konventionellen Systemen der arteriovenosen Hamofiltration beim chirurgischen Intensivpatienten nicht immer aufrecht zu erhalten ist, sollte mit der Hämofiltration zu einem fruhen Zeitpunkt des Nierenversagens begonnen werden und nicht erst bei eingetretener Anurie [58].

Verfahrensspezifische Komplikationen der Hamofiltration sind.

- Überwasserung bzw Exsiccose des Patienten infolge von Bilanzierungsfehlern,
- veranderte Pharmakokinetik applizierter Medikamente, die in allen Punkten bis heute nicht ausreichend geklart ist,
- Blutungskomplikationen infolge Heparinisierung,
- Fehlpunktion bei der Kanülierung,
- Blutverlust durch Diskonnektion des Systems.

Die Überlegenheit gegenüber intermittierend durchgeführter Hämodialyse besteht darin, daß eine kontinuierliche Behandlung gewahrleistet ist, daß eine voll bilanzierte parenterale Ernährung mit der dazu erforderlichen Volumenbelastung möglich wird und daß hamodynamische Instabilität in geringerem Maße auftritt [78].

Bei der arteriovenösen Hamofiltration müssen hohe Filtratmengen kontinuierlich substituiert werden Dies bedeutet ein aufwendiges stundliches Nachbilanzieren, das Fehlerquellen beinhaltet. Eine prinzipielle Verbesserung des Verfahrens stellen hier Maschinen dar, bei denen die Filtrationsrate gravimetrisch gemessen und mit einer Mikroprozessorpumpe adäquat Lösungen substituiert werden. Zusatzlich kann über eine vorgewählte Gewichtsabnahme bzw -zunahme die Bilanz sicher gesteuert werden. Der wesentliche Vorteil liegt dabei in der höheren Effektivitat der pumpenunterstützten Filtration, mit der bei großkalibrigem Gefäßzugang mühelos eine Ultrafiltratmenge von 60 l/24 h erreicht werden kann [8].

2.5 Plasmapherese

Ein Behandlungsverfahren beim postoperativen Leberversagen stellt die Plasmapherese dar Theoretisch konnen durch einen Plasmaaustausch toxische Substanzen, die von der Leber nicht mehr entfernt werden, aus der Zirkulation genommen und mit Fresh-frozen-Plasma Substanzen, die von der Leber nicht mehr synthetisiert werden, zugefuhrt werden Die Plasmapherese stellt also – wie die Hamofiltration – ein extracorporales Blutreinigungsverfahren dar.

Wie bei der arteriovenösen Hamofiltration dienen als Gefaßzugange weitlumige Katheter, zwischen die Plasmaseparationsmodule (Hohlfasermembranplasmafilter unterschiedlicher Porengröße) geschaltet werden. Unter Zurückhaltung corpuscularer Bestandteile wird das Plasma abfiltriert und isovolamisch durch Fresh-frozen-Plasma ersetzt. Dieses Verfahren kann kontinuierlich als spontane arteriovenöse Plasmaseparation durchgefuhrt werden [9] oder mikroprozessorgesteuert mit einer Monitorisierung, wie sie seit 10 Jahren bei Dialysegeraten Standard ist.

Die Plasmapherese ist im Fachbereich der inneren Medizin und Neurologie ein anerkanntes Therapieverfahren zur Detoxikation. Beim postoperativen Leberversagen, ausgelöst durch Sepsis oder Schock, sind die ersten Behandlungsergebnisse aber eher entmutigend. Theoretisch kann zwar das Behandlungsprinzip durch Zwischenschaltung von Spezialfiltern verbessert werden – Ionex-Austauschharze zur Bilirubinabsorption [26] oder PMX-F-Filter zur Absorption endogener Toxine [51] –, bis heute ungeklärt ist aber die Frage, zu welchem Zeitpunkt des Leberversagens mit der Behandlung begonnen werden sollte und wie die Biokompatibilität extracorporaler Membranseparatoren ist.

3 Allgemeine Komplikationen im postoperativen Verlauf

3.1 Pulmonales Versagen

3.1.1 Prophylaxe

Die pulmonale Komplikation ist der führende Morbiditats- und Letalitatsfaktor in der Abdominalchirurgie. Die Incidenz der obstruktiven Atelektase und Pneumonie nach bauchchirurgischen Eingriffen wird zwischen 40–90% angegeben. Etwa $^1/_4$ der postoperativen Mortalität ist auf Komplikationen des Respirationstraktes zurückzuführen [1].

Die Auswirkung von Thoracotomien, z B im Rahmen der Oesophaguschirurgie, stellt einen schweren Eingriff in die Atemmechanik dar. Die Beeinträchtigung der Lungenfunktion wird unter dem Begriff „Postthoracotomieeffekt" zusammengefaßt [46]. Die Auswirkungen von Eingriffen im Abdominalbereich auf die postoperative Lungenfunktion sind weniger bekannt. Untersuchungen von Schlick [65] zeigen aber, daß nach Oberbauchoperationen am ersten postoperativen Tag die gleiche Einschränkung der Vitalkapazität, des Atemstoßwertes und der maximalen Flußraten vorliegt wie bei Patienten nach Thoracotomien.

Nach abdominalchirurgischen Eingriffen ist die Atemmechanik im Sinne einer restriktiven Ventilationsstorung verandert Die Beweglichkeit von Thorax und Zwerchfell ist lagerungs- und schmerzbedingt eingeschrankt. Dies bewirkt eine Abnahme von Vitalkapazität und Exspirationskraft auf ca. 30% der praoperativen Werte Tiefere Atemzüge, die für das Offenhalten vorwiegend basaler Alveolarbezirke von Bedeutung sind, fallen weg Nach Schlick [65] kommt dieser Effekt um so deutlicher zum Tragen, je naher die Incision dem Zwerchfell liegt, wobei sich horizontale Incisionen weniger stark auf die Lungenfunktion auswirken als Medianschnitte.

Ziel aller prophylaktischen Maßnahmen ist es, die Ausbildung von Atelektasen zu verhindern

[80]. Die mechanischen Atemhilfen, die dafür zur Verfugung stehen, wurden bereits in Abschn. 2.2 1 aufgeführt. Beim nichtintubierten Patienten steht die Physiotherapie mit Frühmobilisation, Atemtraining und apparativen Hilfen zur Atemvertiefung im Vordergrund Voraussetzung dafür ist eine ausreichende Analgesie ohne Sedierung Diese Form der Betreuung von Frischoperierten ist zwangslaufig personalintensiver als die „einfache" Überwachung kontrolliert beatmeter Patienten. Beim intubierten Patienten müssen alle Möglichkeiten einer suffizienten Tracheobronchialtoilette einschließlich fiberoptischer Bronchoskopie ausgeschöpft werden (s Abschn. 2 2.2). Wesentlich ist das fruhzeitige „Weanen" (vom Respirator entwohnen und auf Spontanatmung zurückführen) auf assistierte Beatmungsformen und Spontanatmungsphasen mit maschineller Unterstützung

3.1.2 Therapie

Kann postoperativ nicht extubiert werden – die arterielle Blutgasanalyse (BGA), Atemfrequenz und Vitalkapazität sind als die wesentlichen Parameter beim Spontanatmungsversuch vor Extubation zu bestimmen –, muß eine Nachbeatmung oder zumindest verzögerte Extubation durchgefuhrt werden [79].

Als Indikation zur maschinellen Beatmung gelten [29]:

- die Übernahme der Atemarbeit bei drohender oder manifester Erschöpfung infolge Hypoventilation ($PaCO_2 > 55$ mg Hg), Hyperventilation (Atemfrequenz > 40/min), restriktive Veränderungen mit eingeschränkter Vitalkapazität (< 15 ml/kg KG) und herabgesetzter Inspirationssog (< 25 cm H_2O),
- arterielle Hypoxie ($PaO_2 < 50$ mm Hg) infolge von Diffusionsstörung (Aspiration, Pneumonie, Ödem) oder Ventilationsperfusionsstörung mit Erhöhung des intrapulmonalen Rechts-links-Shunts (Thoraxtrauma, obstruktive Atelektase, Embolie).

Bei jeder Form der gewählten Atemtherapie sollte das Prinzip PEEP zur Anwendung kommen PEEP behindert den endexspiratorischen Alveolenkollaps, beeinflußt die Sekretretention, fuhrt zur Bereitstellung einer größeren Gasaustauschfläche und reduziert dadurch den intrapulmonalen Rechts-links-Shunt und die arterielle Hypoxie [2]

3.2 Kardiales Versagen

3.2.1 Hämodynamisches Monitoring

Die Voraussetzung für eine erfolgreiche Behandlung des kardialen Versagens ist das fruhzeitige Erfassen hamodynamischer Veranderungen und die rechtzeitige Korrektur auftretender Störungen Insofern muß postoperativ speziell beim kardialen Risikopatienten die Indikation zur hamodynamischen Überwachung weit gestellt werden.

Der arterielle Blutdruck stellt nicht das einzige Kriterium zur Beurteilung einer ausreichenden Kreislauffunktion dar. Der Blutdruck steht in Wechselbeziehung zu den Großen Herz-Zeit-Volumen (HZV) und systemischer Gefäßwiderstand Der zentralvenose Druck (ZVD) spiegelt nur die Fahigkeit des rechten Herzens wider, mit dem venosen Ruckstrom fertig zu werden Der ZVD wird beeinflußt vom Volumen und Tonus der zentralen Venen, von der Dehnbarkeit des rechten Ventrikels und vom intrathoracalen Druck [36]. Insofern darf aus dem ZVD allein nicht auf den Hydratationszustand des Patienten geschlossen werden Vor allem erlaubt der ZVD keine Aussage uber die Linksherzfunktion, die indirekt mit dem Pulmonalarterienthermodilutionskatheter gemessen werden muß (s Abschn 2 1 3). Mit dem Swan-Ganz-Katheter werden neben dem ZVD als weitere Parameter direkt oder indirekt erfaßt [36]
- der diastolische Pulmonalarteriendruck und pulmonale Capillarverschlußdruck (WEDGE), die die Abschatzung linksventricularer Fullungsdrucke erlauben,
- der Pulmonalarteriendruck,
- kardiopulmonale Funktionsgrößen wie HZV, Kontraktilitatsparameter, intrapulmonaler Rechts-links-Shunt, Gefaßwiderstande, Sauerstoffverbrauch etc.

3.2.2 Prophylaxe

Die Haufigkeit von Herzrhythmusstorungen im postoperativen Verlauf nach Eingriffen außerhalb der Herz- und Oesophaguschirurgie wird mit 1,2–32% angegeben. Fuhrend sind dabei Vorhofextrasystolien, gefolgt von Sinustachykardien, Vorhofflimmern und ventricularen Extrasystolen [24].

Rhythmusstorungen auf Vorhofebene stellen per se natürlich keine vitale Gefahrdung des Patienten dar. Eine Herzfrequenz > 120 Schlage/min fuhrt aber zum erhöhten myokardialen O_2-Verbrauch. Zusatzlich wird durch die verkürzte Diastolendauer die Coronarperfusion negativ beeinflußt und die Myokardischämie verstarkt Dieser Cyclus muß fruhzeitig durchbrochen werden,

bevor es zur Ausbildung eines kardialen Versagens kommt [32].

Komplexe ventriculare Extrasystolen (LOWN III–V) sind grundsatzlich als vital bedrohlich einzustufen. Hier ist aufgrund der elektrischen Instabilitat jederzeit die Gefahr des Kammerflimmerns gegeben und eine spezifische Therapie erforderlich [50]. Die haufigsten Ursachen für postoperative Tachykardien sind Schmerz, Agitation und Hypovolämie. Weitere Faktoren, die die Ausbildung eines kardialen Versagens nicht nur begünstigen, sondern dessen Pathogenese auch unterhalten, sind Verschiebungen im Saure-Basen- und Wasser-Elektrolyt-Haushalt. Haufige Kontrollen der arteriellen Blutgasanalyse und laborchemischer Parameter sind daher für die Prophylaxe des kardialen Versagens ebenso Voraussetzung wie intensive Diagnostik und aggressive Therapie bei septischen Krankheitsbildern mit ihrem zwangslaufig erhohten O_2-Verbrauch.

3.2.3 Therapie

Das HZV ist das Produkt aus Schlagvolumen und Herzfrequenz. Das Schlagvolumen wird bestimmt von der Vorlast, der Nachlast und der Kontraktilitat Alle 3 Faktoren sind meßbar und können gezielt therapeutisch beeinflußt werden. Als Vorlast wird das enddiastolische Volumen definiert, das die relaxierte Ventrikelwand vordehnt. Klinisch kann dies durch Bestimmung des Wedge-Druckes abgeschätzt und durch Volumentherapie beeinflußt werden.

Die Nachlast entspricht dem Widerstand, der der Pumparbeit des linken Ventrikels entgegenwirkt. Klinisch laßt sie sich durch Messung des systemischen Gefäßwiderstandes erfassen und insofern beeinflussen, daß eine Verminderung des Widerstandes z.B. durch Na-Nitroprussid zur Zunahme von Schlagvolumen und HMV und damit zur Verbesserung der Herzfunktion führen kann [17].

Unter Kontraktilitat wird die Fahigkeit des Herzens verstanden, unabhangig von der Muskelfaserlänge Kraft und Geschwindigkeit der Kontraktion zu verandern. Hier liegt der Ansatzpunkt für inotrop wirkende Substanzen wie Digitalis, Dopamin, Dobutamin und Noradrenalin, die uber eine Verbesserung der Kontraktilitat zu einer Steigerung des HMV beitragen [56].

Andererseits erhöht eine verstärkte Kontraktilität den myokardialen Sauerstoffverbrauch, so daß eine präexistente Ischämie bei coronarer Herzkrankheit (KHK) verstarkt werden kann Die unkritische Anwendung von inotropen Substanzen kann somit paradoxerweise trotz Verbesserung der

Kontraktilität zu einer Verschlechterung der Herzfunktion führen.

Die zweite Größe, die neben dem Schlagvolumen das HMV determiniert, ist die Herzfrequenz. Eine persistierende Sinusbradykardie, ein AV-Block oder eine AV-Dissoziation mit langsamer Überleitung kann zum kritischen Abfall des HMV führen. Medikamentös und/oder durch Schrittmacherstimulation muß die Frequenz auf ein gunstiges Niveau (>60 Schlage/min angehoben werden, s Abschn. 2.1 4). Die Therapie tachykarder Rhythmusstorungen besteht in Digitalisierung, Calciumantagonisten, ggf. Kardioversion (Vorhoftachykardie) oder spezifischer antiarhythmischer oder antifibrillatorischer Medikation (Ventrikeltachykardien).

3.3 Renales Versagen

3.3.1 Prophylaxe

Die Letalität des postoperativ akuten Nierenversagens ist unverandert hoch Sie wird bei isoliertem Organversagen, d.h wenn zusatzlich keine anderen Funktionsstörungen vorliegen, mit ca. 10% angegeben [15]. Treten aber daruber hinaus Lungenversagen, kardiovasculare Instabilitat, Leberausfall oder postoperative septische Komplikationen auf, steigt die Letalitat auf 60–80% an [60]

Eine Kausaltherapie des postoperativ akuten Nierenversagens ist bis heute nicht bekannt. Um so mehr stehen prophylaktische Maßnahmen im Vordergrund Diese Maßnahmen umfassen die fruhzeitige Korrektur von Veranderungen im Wasser-, Elektrolyt- und Saure-Basen-Haushalt und die konsequente Behandlung des Postaggressionssyndroms [37].

Die Niere ist perioperativ Zielscheibe einer Reihe neuroendokriner Reaktionen mit Ausschüttung der Substanzen Noradrenalin, Adrenalin, Aldosteron und ADH Deren Wirkung auf die glomerulären und tubularen Funktionen fuhrt zur postoperativen Oligurie Neben der Vermeidung von Hypoxamie- und Hypotoniephasen stehen zur Minimierung der Streßantwort u.a. eine ausreichend analgetische Therapie, schonende Sedierung und kontrollierte Aufwarmphase im Vordergrund.

In der Fruhphase des renalen Versagens führt die Tubulusschadigung zur Abnahme des Harnkonzentrierungsvermogens. Damit ist pathophysiologisch die Voraussetzung für eine Polyurie gegeben. Diese eröffnet eine der wenigen derzeit verfugbaren Moglichkeiten zur gezielten prophylaktisch-therapeutischen Intervention Durch hohe Infusionsmengen (40–60 ml/kg KG/24 h) konnen

bei ausgeglichener Flussigkeitsbilanz gesteigerte Urin-Stunden-Portionen aufrechterhalten werden.

Voraussetzung fur die Wirksamkeit „nierenprotektiver Maßnahmen" ist aber neben der Reduktion nephrotoxischer Substanzen bzw deren kritischer Einsatz unter kontinuierlicher laborchemischer Kontrolle (Aminoglykosidspiegel) die intensive Diagnostik und frühzeitige Therapie septischer Komplikationen [55].

3.3.2 Therapie

Die postoperative Oligurie stellt ein Alarmsymptom dar, das ohne Zeitverzögerung Diagnostik und Therapie erforderlich macht, um ein akutes Nierenversagen noch zu verhindern. Dies ist aber nur möglich bei prarenalen und postrenalen Storungen

Ist die Oligurie Folge eines verringerten Plasmavolumens (*prarenales Nierenversagen*), besteht die Kausaltherapie in Volumensubstitution. Erst nach erfolgter Volumensubstitution – und nur dann – sollten Diuretica in Form von Mannit (100 ml 20%iges Mannit innerhalb von 10–30 min) oder Schleifendiuretica (Furosemid 20 mg initial, Etacrynsaure 20 mg initial) zur Anwendung kommen

Das *postrenale Nierenversagen* ist Folge einer partiellen oder kompletten Harnwegsobstruktion. Die Durchgängigkeit harnableitender Kathetersysteme muß uberpruft und wiederhergestellt werden, ggf. in Erganzung zum sonographischen Nachweis einer prall gefüllten Harnblase oder Blasentamponade

Eine Kausaltherapie des *renalen Nierenversagens*, d h. des primar im Parenchym begrundeten Nierenversagens, ist nicht bekannt. Bei Auftreten eines etablierten renalen Nierenversagens müssen Methoden des temporären Organersatzes wie klassische Hamodialyse oder arteriovenose Hämofiltrationsverfahren (s Abschn. 2.4) zur Anwendung kommen, bis sich die Nierenfunktion spontan wieder erholt.

3.4 Hepatogenes Versagen

3.4.1 Prophylaxe

Das Leberversagen stellt eine seltene, aber schwerwiegende Komplikation dar, dessen Pathogenese haufig nicht ausreichend geklärt und dessen therapeutische Beeinflußbarkeit weiterhin gering ist Im postoperativen Verlauf werden Leberfunktionsstörungen unterschiedlicher Schweregrade beobachtet, von leichten Verlaufsformen bis hin zur vollstandigen hepatocellularen Inaktivitat. Als Ursachen dafur werden ein vermehrtes Bilirubinangebot und eine hepatocelluläre Schadigung diskutiert.

Vermehrtes Bilirubinangebot
Bei vermehrtem Bilirubinangebot durch Hamolyse, Resorption von Hamatomen oder nach Polytransfusionen wird die Exkretionskapazitat der Leber fur Bilirubin uberschritten. Etwa 10% der transfundierten Erythrocyten werden innerhalb von 24 h abgebaut, woraus sich 250 mg Bilirubin/Konserve ergeben. Die Folge ist eine passagere Hyperbilirubinamie in den ersten postoperativen Tagen, die sich aber spontan zuruckbildet und keine spezifische Therapie erforderlich macht.

Hepatocellulärer Schaden
Auslosende Ursache für den hepatocellularen Schaden sind hamodynamisch-ischamische Faktoren beim Schocksyndrom und der Sepsis [41] und eine direkte zelltoxische Wirkung durch Medikamente und Anaesthetica.

Infolge einer Vasoconstriction im Splanchnicusgebiet, das eine sehr starke α-adrenerge Prasenz hat, kommt es allein durch die Narkose zu einer Verminderung des hepatischen Blutflusses um 25–30% [20] Die Ischamietoleranz der Leber wird dann unterschritten, wenn zusatzlich Schockphasen auftreten. Sekundar führt die Hypotonie zu einer histologisch nachweisbaren Verquellung und spater Nekrose der Leberlappchenzentren, wobei die Schwere der Schadigung mit der Dauer der Hypotension korreliert [19]. Die hepatocellulare Schadigung bei der Sepsis ist ebenfalls auf eine Mikrozirkulationsstorung zuruckzufuhren. In der hyperdynamen Sepsisphase liegt trotz ausreichenden O_2-Angebots eine Hypoxie vor, bedingt durch Blutdruckabfall bei erniedrigtem Gesamtgefaßwiderstand und durch vermehrte arteriovenose Kurzschlußverbindungen, wobei der Sauerstoff an der Peripherie (Leberlappchenzentren) „vorbeigeshuntet" wird [67].
Zu trennen von reinen Storungen der Mikrozirkulation sind hepatocellulare Schaden durch direkte zelltoxische Wirkung von Medikamenten und Anaesthetica Hier sind u.a zu nennen: Halothan, Barbiturate, Tetracycline usw. Die Folge ist haufig eine intrahepatische Cholestase mit Hyperbilirubinamie, Transaminasenanstieg und Erhöhung der alkalischen Phosphatase.
Eine eigentliche Prophylaxe der postoperativen Leberfunktionsstorung ist nicht bekannt Anerkannt ist die Belastung des Gastrointestinaltraktes mit Lactulose. Lactulose, ein synthetisches Disaccharid, wird im distalen Ileum und Colon von Intestinalbakterien aufgeschlusselt. Die anfallenden Produkte wie Essigsäure und Milchsäure senken den intraluminalen pH und behindern dadurch das Wachstum von ureasepositiven Organismen. Die Transformation von NH_4 zu NH_3 wird unterbrochen, NH_4 kann nicht resorbiert werden und wird mit dem Stuhl ausgeschieden. Als Dosierung beim Leberversagen hat sich 250 ml Lactulose via Magensonde oder als Einlauf in 6-h-Intervallen bewahrt.
Als 2. Maßnahme bietet sich an, mit der Lactulose Neomycin (Dosierung. 4mal 1 g Neomycin) zu verabreichen Neomycin ist ein Antibioticum, das nur schlecht aus dem Gastrointestinaltrakt resorbiert (<3%) und nahezu ausschließlich uber die Nieren ausgeschieden wird Neomycin ist sinnvoll zur kurzzeitigen Suppression der bakteriellen Darmflora bei der Behandlung der hepatischen Encephalopathie. Gefürchtete Nebenwirkungen sind die Nephrotoxizitat und Ototoxizitat dieses Praparates, so daß eine laufende Kontrolle der Kreatininclearance und der Neomycinplasmaspiegel erfolgen muß.
Nicht bewiesen in klinischen Studien ist bisher die prophylaktische Wirksamkeit von L-Dopa, Steroiden, Mannitol und Glycerol.

3.4.2 Therapie

Therapeutisch läßt sich das postoperative Leberversagen kausal nicht beeinflussen. Die Behandlung muß vielmehr darauf zielen, weitere lebertoxische Schadigungen zu vermeiden und Zeit zu gewinnen, bis die Leberfunktion sich regeneriert.
Dazu gehört in erster Linie die chirurgische Focussanierung zur Ausschaltung einer Sepsisquelle, eine gezielte antibiotische Bekampfung vorliegender Infektionen und eine suffiziente Behandlung kardiopulmonaler Funktionsstörungen. Die parenterale Ernahrung muß berücksichtigen, daß große Energiemengen erforderlich sind, um den endogenen Katabolismus einzudämmen und daß bei der Aminosaurezufuhr auf aromatische Aminosäuren ganzlich verzichtet werden muß. Blut im Gastrointestinalsystem muß vollständig entfernt werden, da Blut im Darm wiederum zu vermehrtem Anfall von aromatischen Aminosauren fuhrt.
Die Substitution von Gerinnungsfaktoren erfolgt entsprechend den Gerinnungsanalysen und Einzelfaktorbestimmungen. Bei eingeschränkter Syntheseleistung und der daraus resultierenden Gefahr einer Spontanblutung ist der Einsatz von Heparin problematisch Sinnvoll erscheint die Substitution mit AT-III-Konzentraten [74] Als Ultima ratio bleibt die Behandlung mit Plasmapherese (s. Abschn. 2 5).

3.5 Diabetes mellitus

Beim Stoffwechselgesunden ist das Postaggressionssyndrom gekennzeichnet durch die vermehrte Aktivität der „antiinsulinären" Hormone ACTH, Catecholamine, Glucocorticoide und Glucagon. Die streßbedingte Hyperglykämie mit der unverzichtbaren Kohlenhydratzufuhr im Rahmen der postoperativen Ernährung stellen einen Reiz zur Insulinausschüttung dar, der zumeist adäquat beantwortet werden kann. Da aber auch bei erhöhten Insulinwerten die Aktivität der antiinsulinaren Faktoren überwiegt, bleibt ein relativer Insulinmangel bestehen. Gleichzeitig hemmen die durch vermehrte Lipolyse freigesetzten freien Fettsauren die periphere Insulinwirksamkeit [7].

Die Stoffwechselsituation des Diabetikers in der postoperativen Phase ist durch eine schon ausgeschöpfte Insulinreserve gekennzeichnet, so daß die durch katabole Hormonwirkung gesteigerten Vorgange der Proteolyse, Glykogenolyse, Lipolyse und Ketonkörperbildung ungebremst ablaufen müssen.

Bereits präoperativ sollte eine längere Nüchternphase vermieden werden, um eine Stimulierung der Lipolyse mit Steigerung der ketonämischen Acidose zum Operationszeitpunkt zu verhindern Aus diesem Grund empfiehlt sich die am Vortage der Operation einsetzende Gabe von Glucose, die dem Aufbrauch der korpereigenen Glykogenreserve entgegenwirkt. Schon in dieser Phase ist eine kontinuierliche i.v.-Therapie mit Altinsulin im Perfusor von Vorteil, da der Blutzucker leicht auf den angestrebten Wert von 180 mg% eingestellt werden kann.

Postoperativ spricht für die Fortführung der kontinuierlichen Therapie mit Altinsulin über einen Perfusor die grundsätzlich bessere Steuerbarkeit einer kurzwirksamen Substanz. Darüber hinaus erfolgt das parenterale Ernahrungsregime kontinuierlich, so daß eine intermittierende Insulingabe, wie sie moglicherweise praoperativ bestanden hatte, dem aktuellen Bedarf nicht gerecht wird.

Die Glucoseassimilation erreicht bei Diabetikern mit 350 g/24 h eine Grenze, die auch durch überproportionale Steigerung der Insulindosierung kaum überschritten werden kann [64]. Dies ist bei der parenteralen und enteralen Ernährung ebenso zu berucksichtigen wie die Gefahr einer Hypoglykämie, wenn bei hohen Insulindosen die Glucosezufuhr aus irgend einem Grund nur kurzfristig unterbrochen wird.

Die postoperative Insulintherapie ist indiziert bei Diabetikern, die bereits praoperativ insulinpflichtig waren, beim Auftreten einer diabetischen Acidose und grundsätzlich bei jeder kontinuierlichen Blutzuckererhöhung über 250 mg% in der postoperativen Phase. Entscheidend ist die exakte Stoffwechselführung dieser Patienten Unter laufender Kontrolle des Glucosespiegels ist bei kontinuierlicher Applikation von Altinsulin über Perfusionsmaschinen ein Blutzuckerwert um 180 mg% anzustreben [47].

3.6 Cerebrale Funktionsstörungen

Cerebrale Funktionsstörungen in der postoperativen Phase äußern sich als *hirnorganisches Psychosyndrom* (sog. Durchgangssyndrom mit Orientierungsstörung, Verlangsamung des Denkablaufs, Antriebsminderung und vermehrter Reizbarkeit), als *Bewußtseinseintrübung* (Somnolenz, ansprechbar nur noch auf Anruf, einfache Anordnungen werden befolgt) und als *Bewußtlosigkeit* (Koma mit stufenweiser zunehmender Komatiefe, Reaktion auf Schmerzreiz bis hin zur völligen Reaktionslosigkeit).

Als Ursachen für cerebrale Funktionsstörungen kommen postoperativ strukturelle Veränderungen des ZNS und extracranielle Störungen in Frage [16]:

Strukturelle Veränderungen des ZNS sind intracranielle Blutungen, z B. als Folge einer systemischen Heparinisierung oder – sehr viel seltener – thromboembolischer Komplikationen Beide Veranderungen zeigen sich im plotzlichen Auftreten des neurologischen Defizits, sind sehr selten, müssen aber differentialdiagnostisch bei einem psychisch oder neurologisch auffalligen Patienten auf der Intensivstation berücksichtigt werden.

Sehr viel häufiger sind extracerebrale Ursachen:

Endogen Hier sind in erster Linie hypoxamische Zustande zu nennen. Speziell beim alten Menschen sind Unruhe, Agitation oder auch Euphorie und Dissimilation Frühzeichen einer pulmonalen Störung. Die arterielle Blutgasanalyse kann hier diagnostische Klarheit schaffen. Weitere Ursachen sind Verschiebungen im Wasser- und Elektrolythaushalt (hyperosmolares Koma), endokrine Krisen (Hyperglykämie, Hypoglykämie, thyreotoxische Krise), Urämie und hepatogene Encephalopathie Eine der haufigsten Ursachen für die postoperative Bewußtseinsstörung in der postoperativen Phase, u.a. für das Durchgangssyndrom, ist die septische Komplikation. Wird ein Patient postoperativ psychisch auffallig, muß in erster Linie an eine chirurgische Sepsis gedacht und diagnostisch diese Komplikation ausgeschlossen werden.

Exogen Als exogene Ursachen für cerebrale Funktionsstörungen in der postoperativen Phase sind Medikamentennebenwirkungen zu diskutieren, Überhang von Narkotica oder Anaesthetica, Entzugssyndrome bei Alkoholikern bzw Patienten mit langjahrigem Medikamentenabusus und Nebenwirkungen durch Pharmaka, die bei Multiorganinsuffizienz eine veranderte Pharmakokinetik zeigen. Sehr haufig ist aber eine psychische Veränderung gerade bei alten Leuten als Reaktion auf die ungewohnten Ablaufe und Vorgänge in der Intensivstation anzusehen.

Cerebrovasculäre Insuffizienz Speziell bei Diabetikern, Alkoholikern und Arteriosklerotikern kann ein Blutdruckabfall, gleich welcher Genese, zur cerebrovascularen Insuffizienz fuhren, die sich in Bewußtseinstörungen unterschiedlicher Schweregrade außert Auch eine Herzrhythmusstorung kann diese Symptome hervorrufen, wobei pathogenetisch das verringerte HZV verantwortlich ist, wahrend der systemische Blutdruck durchaus im Normbereich liegen kann.

3.7 Alkoholentzugssyndrom

Das Alkoholentzugssyndrom bereitet postoperativ diagnostisch und therapeutisch erhebliche Schwierigkeiten Die Schwere der Entzugssymptomatik ist abhangig von der Menge und Dauer des vorangegangenen Alkoholkonsums, von dem Alter des Patienten, der vorliegenden cellularen Toleranz gegen Alkohol und dem jeweiligen psychischen und physischen Allgemeinzustand des Patienten. Anamnestisch sind Angaben über vorangegangenen Alkoholkonsum häufig sehr unzuverlassig, es besteht aber eine deutliche Koinzidenz mit spezifischen Krankheitsbildern, wie beispielsweise dem Oesophaguscarcinom oder der chronischen Pankreatitis.

Pathophysiologisch liegen dem Alkoholentzugssyndrom Veranderungen im Flussigkeits- und Elektrolythaushalt sowie im Kohlenhydratstoffwechsel zugrunde Alkohol hat einen inhibitorischen Effekt auf das antidiuretische Hormon Die Folge ist ein Anstieg der freien Wasserclearance und Diurese, wobei Natrium, Kalium und Chloridionen retiniert werden Sinkt postoperativ der Alkoholspiegel, erfolgt eine Antidiurese mit positiver Flussigkeitsbilanz Beide Komponenten fuhren zu einer isoosmotischen Expansion des Gesamtkorperwassers, die auch den intracellularen Raum des ZNS betrifft

Verstarkt wird dieser Mechanismus noch dadurch, daß chronischer Alkoholabusus zu einer intracellularen Natriumanreicherung fuhrt Das transcellulare Membranpotential ist dadurch geandert, und dies ist moglicherweise Ursache fur die haufig beobachteten kardialen Arrhythmien und die generalisierte Krampfbereitschaft Weitere Folge des Alkoholabusus ist eine Glykogenverarmung in der Leber und herabgesetzte Glykoneogenese Die Streßsituation beim Entzug zeigt uber die Catecholaminausschuttung eine glykogenolytischen Effekt, so daß der Blutzuckerspiegel zunachst im Normbereich liegen kann Durch Sedierung wird dieser glykogenolytische Effekt unterbrochen, und schwere Hypoglykamien konnen resultieren, die wiederum Ausgangspunkt fur psychomotorische Aktivitat sind

Die Klinik des Alkoholentzugssyndroms ist gekennzeichnet durch psychomotorische Unruhe, Halluzinationen, Desorientiertheit und damit Hand in Hand gehend vegetative Dysregulationen Diese Syndrome können 72–96 h, aber auch 4–8 Tage nach der letzten Alkoholaufnahme auftreten und fallen somit postoperativ in die Phase, in der nach großen Eingriffen ein „Weanen" vom Respirator erfolgen soll.

Die Diagnose des Alkoholentzugs ist nur dann einfach, wenn anamnestisch klare Angaben über einen stattgehabten Alkoholabusus vorliegen. Die Diagnose ist wahrscheinlich bei Auftreten eines alkoholassoziierten Krankheitsbildes am 2. bis 8. Tag nach der Operation, differentialdiagnostisch müssen aber immer frühseptische Komplikationen und eine hepatogene Encephalopathie ausgeschlossen werden

Eine etablierte Therapie des Alkoholentzugssyndroms gibt es bis heute nicht. Für eine perioperative Alkoholsubstitution spricht das Argument, daß der Patient über Veranderungen durch das Postaggressionssyndrom hinaus nicht aus seinem „milieu interne" genommen wird. Verschiebungen im Flüssigkeits- und Elektrolythaushalt sowie im Kohlenhydratstoffwechsel durch Alkoholentzug sind somit vermeidbar, und das „Weanen" vom Respirator gelingt einfacher.

Voraussetzung für eine perioperative Alkoholsubstitution ist jedoch die exakte Kontrolle des Elektrolythaushaltes, da die zentrale Wirkung des Alkohols durch ansteigende Plasmaosmolalität potenziert wird [6]. Die Therapie mit Alkoholsubstitution erfordert, daß die Alkoholgabe sofort postoperativ erfolgt. Als Dosierung haben sich 100 g Alkohol/Tag bewährt als Zusatz zum parenteralen bzw enteralen Ernahrungsregime.

Die wesentlichen Argumente gegen eine Alkoholtherapie sind ethische Gesichtspunkte und die Tatsache, daß unter dieser Behandlung eine Kontinuitatsdelir auftreten kann, das durch C_2H_5OH erst ausgelöst wird. Alternativ werden von Befurwortern einer medikamentösen Behandlung als Therapeutica Clomethiazol (Distraneurin), Benzodiazepam (Valium) und Neuroleptica (Haloperidol) vorgeschlagen Der gemeinsame Nachteil einer medikamentösen Behandlung liegt aber darin, daß der Patient durch die erfolgte Sedierung in der Rehabilitationsphase weniger kooperativ ist, nicht abhustet (starke Sekretion im Tracheobronchialsystem durch Distraneurin!) und im Extremfall entweder nicht von der Beatmungsmaschine abtrainiert werden kann oder sogar erneut beatmungspflichtig wird [33].

4 Chirurgische Komplikationen
im postoperativen Verlauf

4.1 Prophylaxe

Die beste Prophylaxe postoperativer Komplikationen ist eine klar indizierte und technisch einwandfrei durchgeführte Operation.

4.1.1 Antibioticaprophylaxe

Voraussetzung für den Einsatz eines Antibioticums ist die klinische und bakteriologische Diagnose sowie Kenntnis der Lokalisation und des Schweregrades der vorliegenden Infektion Die Wahl des Antibioticums wird durch sein Wirkungsspektrum, Wirkungsart, Pharmakodynamik und Pharmakokinetik bestimmt. Der Infektionsort muß vom Antibioticum in hoher Konzentration erreicht werden [70].

Eine Antibioticaprophylaxe gibt es nur für den chirurgischen Eingriff Zur vorbeugendenen antibiotischen Chemotherapie (Antibioticaprophylaxe) müssen intraoperativ Wirkspiegel erreicht werden, die die Ansiedlung von Erregern verhindern. Die Antibioticaprophylaxe wird ungezielt eingesetzt. Es genügt eine Applikation vor der Operation – am günstigsten bei der Narkoseeinleitung („single shot"). Nur bei Eingriffen über 3 h Dauer sollte eine zweite Applikation durchgeführt werden.

Eine Antibioticaprophylaxe auf der Intensivstation zur Verhinderung nosokomialer Infektion gibt es nicht [34]. Die Indikation zur Antibioticatherapie im Rahmen der gastroenterologischen Chirurgie ist gegeben:
– als fortführende Maßnahme der intraoperativ begonnenen Prophylaxe, wenn der Operationssitus eine bedrohliche Infektion, wie z B Peritonitis, ergeben hat,
– wenn sich in der postoperativen Phase ein septisches Krankheitsbild (Fieber, positive Blutkultur und sekundare Organinsuffizienz) entwickelt und entweder eine eingriffspezifische Komplikation wie Anastomoseninsuffizienz oder ein Katheterinfekt, eine Pneumonie oder Urosepsis angenommen werden mussen.
Das Auftreten von Fieber allein oder der isolierte kulturelle Keimnachweis im Bronchialsekret, Urin oder Wundgebiet ohne sekundäre Organinsuffizienz stellen per se noch keine Indikation zur Antibioticatherapie dar

Eine „kalkulierte" Antibioticatherapie wird ungezielt durchgeführt, wenn noch kein Kulturergebnis vorliegt oder eine bakteriologische Untersuchung bisher nicht möglich war oder deren Ergebnis noch nicht vorliegt. Dabei berücksichtigt wird das für die spezielle Infektion erfahrungsgemäß am häufigsten auftretende Erregerspektrum, d h bei einer intraabdominalen septischen Komplikation aerobe und anaerobe gastrointestinale Keime, und bei einer Pneumonie die z Z. auf der jeweiligen Intensivstation bei Pneumonien am häufigsten angetroffenen Mikroorganismen

Eine „gezielte" Antibioticatherapie ist möglich, wenn ein bakteriologischer Befund und ein Antibiogramm bereits vorliegen. Dann wählt man, wegen der geringeren Gefahr von biologischen Nebenwirkungen, das wirksamste Antibioticum mit dem schmalsten Spektrum. Eine „omnispectrum"-Antibioticatherapie ist notwendig, wenn die Erkrankung – wie bei der Peritonitis – lebensbedrohend ist Es darf keine Zeit bis zum Eintreffen bakteriologischer Ergebnisse verloren werden, und mit der Initialtherapie müssen alle fakultativ pathogenen Keime erfaßt werden.

4.1.2 Streßulcusprophylaxe

Die generelle Notwendigkeit einer Streßulcusprophylaxe bei Risikopatienten in der Intensivmedizin ist unbestritten Die Incidenz der akuten gastroduodenalen Läsion bei unbehandelten Risikopatienten nach Polytrauma, Verbrennung, großen abdominalchirurgischen Eingriffen, Sepsis und Organtransplantationen liegt bei 52–100%, in 19–68% können Blutungen auftreten [69].

4.1.2.1 Allgemeine Maßnahmen

Darunter sind adaquate Sedierung und analgetische Therapie zur Ausschaltung des psychischen Streßfaktors, ausreichende Oxygenierung, Vermeidung von Schockphasen über den gesamten Behandlungszeitraum, konsequente Behandlung der vorliegenden Grunderkrankung und daraus resultierender Sekundarveranderungen, wie z.B. Organversagen bei Peritonitis, frühzeitige Nahrungsaufnahme zur natürlichen Säurebindung, und – wenn möglich – frühzeitige Rehabilitation des Patienten und Verkürzung der gesamten Behandlungsphase auf der Intensivstation zu verstehen.

4.1.2.2 Antacidatitration

Das Therapieziel der Antacidatitration ist es, durch Pufferung der Saure den intragastralen pH-Wert anzuheben, um die peptische Aktivitat zu eliminieren. Voraussetzung ist aber eine Antacidagabe von 30–60 ml/h und die Kontrolle durch regelmaßige Überprufung des intragastralen pH-Wertes z B mit Indikatorpapier Durch eine konsequent durchgeführte Titrationsbehandlung mit striktem Applikationsintervall von 2 h ist eine sichere pH-Kontrolle möglich. Ein weiterer Vorteil dieser Therapie sind die geringen Behandlungskosten Nachteile sind der hohe Personalaufwand, die Tatsache, daß eine Magensonde mit ihren möglichen Komplikationen (Oesophagitis, peptische Stenose, Druckulcera) erforderlich wird, daß bei Eingriffen am Magen und Duodenum selbst (z B Ulcusexcision) die Titration wegen der Gefahr eines Nahtbruches und verfahrensspezifischer Komplikationen wie Alkalose [61], Hypermagnesiamie und Diarrhoeen [38] ausscheidet.

4.1.2.3 Sekretionshemmung mit H_2-Rezeptorenblockern

Die Sekretionshemmung an der Belegzelle selbst stellt die bessere Behandlungsalternative dar Es konnte gezeigt werden [43], daß Cimetidin in der Dosierung 1,2–2,4 g/24 h bei Risikopatienten das Auftreten von Schleimhautlasionen zwar nicht verhindert, aber die Blutungsneigung günstig beeinflussen kann, wenn der intragastrale pH-Wert über 4 angehoben wurde [53].

Ranitidin in der Dosierung 300–600 mg/24 h ist hinsichtlich der Hemmung der Magensekretion und Kontrolle des intragastralen pH-Profils noch effektiver [22]. Im Gegensatz zur Behandlung mit Cimetidin gelingt es in den meisten Fallen auch bei der Sepsis noch, den intragastralen pH-Wert über 4 zu halten Theoretisch sind hiermit die Voraussetzungen geschaffen, im Vergleich zu Cimetidin günstigere klinische Ergebnisse zu erzielen.

4.1.2.4 Kombinationstherapie

Gelingt es nicht, durch Dosissteigerung der H_2-Receptoren-Blocker Cimetidin (Maximaldosis 2,4 g/24 h) oder Ranitidin (Maximaldosis 600 mg/ 24 h) eine ausreichende Anhebung des Magensaft-pH-Werts zu erzielen, bleibt als Alternative die Kombinationstherapie mit Antacidatitration oder dem selektiven Muscarinantagonisten Pirenzepin (Dosierung 2mal 20 mg/24 h), der den Saureoutput uberwiegend durch eine Reduzierung der Volumensekretion und weniger durch Reduzierung der titrierbaren Acidität beeinflußt.

4.1.2.5 Indikation

Eine Streßprophylaxe im Rahmen der chirurgischen Intensivmedizin ist indiziert bei Patienten mit Polytrauma, Verbrennung, großen abdominalchirurgischen Eingriffen, Sepsis und sekundärem Organversagen wie respiratorischer Insuffizienz, Niereninsuffizienz, Leberinsuffizienz, Herz-Kreislauf-Insuffizienz Eine grundsätzliche Prophylaxe

auch bei den Patienten, die dieser Risikogruppe nicht zuzuordnen sind, erscheint nicht erforderlich

4.1.2.6 Pneumonierisiko

Grundsätzlich ist es heute möglich, durch konsequente Anwendung einer Mono- oder Kombinationstherapie eine „sichere" Streßulcusprophylaxe mit Anheben des intragastralen pH-Wertes über 6 zur lokalen Hamostase zu ermöglichen. Untersuchung von Daschner [23] und Brandl [11] haben aber gezeigt, daß unter dieser Therapie das Pneumonierisiko beatmeter Intensivpatienten deutlich erhöht ist

Die Acidität des Magensaftes ist eine der wichtigsten Schutzmaßnahmen des Körpers gegen bakterielle Infektionen des Gastrointestinaltraktes. Nur wenige Bakterien können bei pH 1 oder 2 mehrere Stunden überleben. Es findet sich aber eine direkte Korrelation zwischen Magensaft-pH und Keimzahl des Magensaftes. Bei pH < 2,5 sind die meisten Aspirate steril, über pH 5 konnen vorwiegend gramnegative Keime in einer Keimzahl zwischen 10^6 und 10^8/ml isoliert werden

Je hoher der Magensaft-pH ist, um so häufiger findet sich derselbe Pneumonieerreger zuerst im Magensaft und dann im Trachealsekret Der Magensaft ist somit eines der wichtigsten Erregerreservoirs für pulmonale Infektionen wahrend der Beatmungstherapie Da von allen Krankenhausinfektionen die Pneumonie die höchste Letalität hat, sollte heute die Streßulcusprophylaxe kritisch durchgeführt werden. Es erscheint vielmehr sinnvoll, um nicht eine Komplikation mit hoher Letalitatsrate gegen eine andere auszutauschen, bei Risikopatienten das intragastrale pH-Profil auf 4 einzustellen.

4.1.3 Thromboembolieprophylaxe

Die Notwendigkeit einer postoperativen Thromboseprophylaxe ist durch zahlreiche klinische Studien gesichert [49, 57] Ziel der Thromboseprophylaxe ist es, in der postoperativen Phase das Risiko zu senken, daß ein Patient an einer Lungenembolie verstirbt, der ohne diese Komplikation überlebt hatte, bzw die Morbidität und Behandlungsdauer, die sich aus thromboembolischen Komplikationen ergeben, zu senken. Durch eine Thromboseprophylaxe darf aber nicht das Risiko einer postoperativen Nachblutung bzw. die Blutungsneigung bei praexistenten Störungen der Hamostase erhöht werden.

Die postoperative Thromboembolieprophylaxe auf der Intensivstation wird heute mit Heparin

durchgeführt Der Wirkungsmechanismus einer
niedrig dosierten Heparintherapie ist bisher nicht
befriedigend aufgeklart. Eine Therapieüberwa-
chung in Form von Heparinplasmaspiegelbestim-
mungen ist z.Z. nicht gewahrleistet, da Messungen
der Heparinplasmaspiegel oder Heparinbioverfüg-
barkeit für die klinische Routine bisher nicht vorliegen.

Bekannt ist die vielfache Beeinflußbarkeit des
Gerinnungssystems durch Intensivtherapie und die
individuelle Ansprechrate auf Low-dose-Heparin
Ein Plattchen-Faktor-4-Mangel laßt eine Heparin-
kumulierung und damit möglicherweise eine Po-
tenzierung der Blutungsneigung nicht ausschließen Es wird verständlich, daß bei der therapeutischen Unsicherheit und bisher unzureichenden
Kenntnis über den Wirkungsmechanismus für den
Bereich der postoperativen Intensivmedizin die
Dosierungsvorschlage fur eine Low-dose-Heparin-
prophylaxe erheblich variieren und daß bisher
kaum systemische Dosiswirkungsvergleiche fur
Heparin bei Intensivpatienten durchgeführt wurden

Wie die Insulintherapie sollte unter intensivmedizinischen Bedingungen die Heparintherapie intravenös erfolgen Bei einer subcutanen Injektion
ist die Resorptionsrate nicht sicher vorhersehbar
Heparin sollte ebenfalls uber Perfusormaschinen
kontinuierlich injiziert werden. Das Zuspritzen zu
Infusionslösungen empfiehlt sich nicht, da Inkom-
patibilitaten z B mit Aminosäurelösungen beobachtet wurden. Zur Vermeidung vasospastischer
Komplikationen, die auch in der Abdominalchirurgie gesehen wurden, sollte eine Kombinationsbe-
handlung im Sinne einer Heparin-DHE-Prophy-
laxe nicht zur Anwendung kommen [62].

Möglicherweise stellen *niedermolekulare Hepa-
rine* insofern eine bessere Behandlungsalternative
dar, als von ihnen ein niedrigeres Blutungsrisiko
bei starkerer antithrombotischer Wirkung erwartet wird. Die Thromboseprophylaxe mit niedermo-
lekularen Heparinen ist aber bisher noch nicht hinreichend klinisch geprüft worden. Eine individuelle
Steuerbarkeit der Prophylaxe, wie sie gefordert
wird, erscheint durch Bestimmung der Heparin-
plasmatiter in naher Zukunft möglich.

Eine Thromboseprophylaxe mit 5000 Einheiten
Heparin/24 h, appliziert über eine Perfusorma-
schine, erscheint ausreichend. Die Prophylaxe
sollte aber erst am ersten postoperativen Tag begonnen werden, wenn die das Gerinnungssystem
beeinflussenden Faktoren wie Unterkuhlung, Acidose, Hypocalciamie, Thrombocytopenie usw.
korrigiert worden sind und wenn mit großer Sicherheit davon ausgegangen werden kann, daß
eine fruhe postoperative Nachblutung nicht vorliegt.

Die Indikation zur Heparinprophylaxe ist
grundsatzlich in der postoperativen Phase bei jedem Intensivpatienten gegeben Sie darf aber nicht
Anlaß dafur sein, auf Frühmobilisation und ausreichende Physiotherapie zu verzichten Kontraindiziert ist eine Thromboseprophylaxe bei Patienten
mit Blutungsneigung (Gerinnungsstorung, Lebercirrhose, laufender Anticoagulantiatherapie, gastrointestinalen Blutungen), bei manifestem
Hypertonus, intracerebraler Blutung und jeder
Form von postoperativer Nachblutung mit Ausnahme der selten beobachteten DIC (dissemminier-
ter intravascularer Coagulopathie)

4.1.4 Prophylaktische Anwendung der Magensonde

Das Plazieren von Magensonden in der perioperativen Phase gastroenterologischer Eingriffe ist zu
einer chirurgischen Routinemaßnahme geworden.
Dieses Vorgehen muß heute eher kritisch betrachtet werden. Es sollte individuell abgewogen werden, welche Komplikationen die Magensonde ver-
hüten und welche Komplikationen sie verursachen
kann
Die Indikation zur Magensonde ist gegeben [5]
– als Aspirationsprophylaxe beim Erbrechen, bei
  der postoperativen Magen-Darm-Atonie, beim
  Ileus, bei jeder Ventilationsstörung durch
  Zwerchfellhochstand als Folge einer Magen-
  überblahung,
– beim Vorliegen einer gastrointestinalen Blutung
  zur Diagnostik der Blutungsintensitat und Rezidivblutung,
– bei jedem streßulcusgefahrdeten Risikopatienten zum Monitoring des intragastralen pH-Profils.
Wenn eine Magensonde zur Anwendung kommt,
muß es sich um eine beluftete Sonde handeln. Der
entscheidende Vorteil dieses Sondentyps liegt darin, daß bei kontinuierlichem Sog ein Festsaugen
der Sonde an der Magenschleimhaut und damit
mögliche Lasionen verhindert und die Wahrscheinlichkeit eines frühzeitigen Verstopfens reduziert werden.

Auf der anderen Seite sind typische Komplikationen der Magensonde die Druckläsion, die Refluxoesophagitis und peptische Oesophagussteno-
nose, die Dislokation in die Trachea auch beim
intubierten Patienten und die Moglichkeit einer
Keimascension von Infektionserregern aus dem
Magenreservoir in den Naso- und Oropharynx
Darüber hinaus kann beim wachen Patienten die
Sonde eine psychische Alteration darstellen und
zu Brechreiz und Atembeschwerden fuhren [42].

Die Forderung, daß jeder intubierte Patient auf
der Intensivstation eine Magensonde erhalten

muß, gilt heute nicht mehr uneingeschränkt. Eine Magensonde ist jedoch obligatorisch fur den intubierten Patienten mit gastrointestinaler Blutung, den Risikopatienten fur eine Streßblutung – hier dient die Magensonde zum Monitoring des intragastrischen pH-Profils – und den Patienten mit postoperativer Paralyse [28].

Ein enterales Ernahrungsregime sollte – liegt keine Katheterjejunostomie vor – nicht uber die Magensonde, sondern entweder über weiche transnasal eingeführte Ernährungssonden oder eine endoskopische Magenfistelung vorgenommen werden Die postoperative Darmparalyse ist durch gezielte Therapie z B. mit Parasympathomimetica frühzeitig beeinflußbar (s. Abschn 6.3).

Dies bedeutet, daß heute die Magensonde zum fruhestmoglichen Zeitpunkt, d h in den ersten postoperativen Tagen, entfernt werden kann. Nur die Magensonde, die als chirurgische Zieldrainage bei Eingriffen mit Anastomosierung im oberen Gastrointestinaltrakt oder zur Druckentlastung von Anastomosen intraoperativ eingelegt wurde, darf erst nach dem radiologischen Ausschluß eines Nahtbruches entfernt werden

5 Diagnostik postoperativer chirurgischer Komplikationen nach gastroenterologischen Eingriffen

5.1 Diagnostik der postoperativen Sepsis

5.1.1 Regelüberwachung

Die Regelüberwachung auf der chirurgischen Intensivstation umfaßt neben der Labordiagnostik (Blutbild, Gerinnung, Harnstoff, Kreatinin, Elektrolyte, Bilirubin, GOT, GPT) ein kontinuierliches Monitoring der Vitalparameter einschließlich arterieller Blutgasanalyse und u.a engmaschige klinische Kontrollen. Zusatzlich erforderlich sind bettseitige Röntgenuntersuchungen („Bettlunge") sowie routinemaßig die Differenzierung von Drainageflussigkeiten

Ziel dieser Überwachung ist es, etwaige septische Komplikationen frühzeitig zu erfassen, bevor laborchemische Parameter oder sekundare Organversagen auf die bereits eingetretene Katastrophe hinweisen, die dann möglicherweise nicht mehr kausal und erfolgreich therapiert werden kann.

5.1.2 Weiterführende Diagnostik

Über diese Regelüberwachung hinaus wird eine weiterfuhrende Diagnostik erforderlich bei jedem Abweichen vom normalen postoperativen Verlauf. Dies bezieht sich:

– auf die Vitalfunktionen. wenn sich also ein Patient kardial, pulmonal oder renal verschlechtert, ohne daß vordergründig eine andere Storung dafur gesehen wird,
– auf laborchemische Daten, wie z.B. Anstieg der Retentionswerte, des Bilirubins und der Leukocyten,
– auf die klinische Gesamtbeurteilung, d.h den wiederholten Untersuchungsbefund, die Bewußtseinslage des Patienten, seine Belastbarkeit in Rehabilitationsphasen, den Temperaturverlauf und
– bei jeder postoperativen Akutsituation. Ein kardiopulmonaler Zwischenfall kann grundsatzlich durch eine Lungenembolie oder einen Herzinfarkt verursacht sein. Dies ist aber im unmittelbar postoperativen Verlauf eher die Ausnahme. Viel wahrscheinlicher ist der Kausalzusammenhang mit dem vorausgegangenen chirurgischen Eingriff Damit steht immer die diagnostische Suche nach der „chirurgischen" Komplikation im Vordergrund.

Welche diagnostischen Prinzipien eingesetzt werden, richtet sich nach dem vorausgegangenen Eingriff. Grundsatzlich bieten bettseitige Untersuchungsverfahren den Vorteil, daß sie einfach und beliebig oft wiederholbar sind und eine rasche Information liefern. Damit entfallt der risikoreiche und aufwendige Transport des kritisch Kranken mit den Schwierigkeiten, Überwachung und Therapie kontinuierlich weiterführen zu können. Grundsatzlich stehen folgende Verfahren zur Wahl:

– Sekretion aus Drainagen (Intestinalsekret?),
– Ultraschall (Flüssigkeitsansammlung?),
– Endoskopie (Vitalitat? Fistel?),
– Anastomosenkontrolle mit Gastrografin (Leucomethylenblau),
– Computertomographie (Flüssigkeitsansammlung?),
– spezielle Diagnostik mit Angiographie, Scan etc ,
– diagnostische Laparotomie.

Diese Tatsache darf aber nicht dazu fuhren, daß notwendige Diagnostik unterbleibt, nur weil sie außerhalb der Intensivstation erfolgen muß. Aber die therapeutische Konsequenz, die sich ergibt, muß in einem vernünftigen Verhaltnis zum Aufwand und zur Invasivität des jeweiligen Untersuchungsverfahrens stehen.

5.1.2.1 Sekretion aus Drainagen

Nach Eingriffen am Gastrointestinaltrakt ist bei atypischem postoperativem Verlauf die Anastomoseninsuffizienz die wahrscheinlichste Komplikation Der einfachste Nachweis der Insuffizienz gelingt über die Differenzierung von Wundsekreten und Drainageflüssigkeiten. Der postoperative Drain stellt insofern einen „Spion des Bauches" dar. Die Diagnose im Sinne einer Ja-Nein-Antwort ist gesichert, wenn sich Intestinalinhalt direkt oder als Marker ein Farbstoff bzw wasserlösliches Kontrastmittel in der Röntgenübersichtsaufnahme über die Zieldrainage entleert. Darüber hinaus kann die Drainageflüssigkeit laborchemisch analysiert und speziell auf Hb-Gehalt, α-Amylase und Gallenflüssigkeit untersucht werden.

5.1.2.2 Ultraschallsonographie

Die Ultraschallsonographie ist heute zunehmend in den Mittelpunkt der postoperativen Diagnostik geruckt. Dies gilt besonders für die chirurgische Intensivmedizin, da mit mobilen Geraten die Untersuchung direkt am Krankenbett durchgefuhrt werden kann und der personalaufwendige und für den Patienten belastende Transport in Diagnoseeinheiten entfällt Die Ultraschalldiagnostik ist nichtinvasiv, beliebig oft wiederholbar und hat praktisch keine Kontraindikationen Nach Abkleben mit einer sterilen Folie kann durch frische Operationswunden und auch sekundar infizierte Wunden bedenkenlos geschallt werden.

Grundsatzlich sind sonographisch 2 verschiedenartige Befunde zu differenzieren [12].

1. Die direkte sonographische Darstellung des erkrankten Organs mit seinen pathologischen Veranderungen Dies gilt für den Nachweis intraparenchymaler Lasionen (Leber, Milz), für die Streßgallenblase und – mit Einschrankungen – für die nekrotisierende Pankreatitis [43].

2. Indirekte sonographische Hinweise auf intraabdominal abgelaufene Prozesse: Dies bezieht sich auf freie Flussigkeit, freie Luft [66] und dilatierte Darmschlingen [54]. Eine Differenzierung der freien Flüssigkeit gelingt im Gegensatz zur CT sonographisch nicht Durch schallgezielte Punktion laßt sich aber feststellen, ob es sich um Blut, Eiter oder Intestinalinhalt handelt [40].

Der besondere Wert der sonographischen Kontrolle des postoperativen Abdomens liegt darin, daß in Kenntnis des Operationssitus und der sich daraus ergebenden möglichen Komplikationen gezielt nach freier Flussigkeit und freier Luft gefahndet werden kann und – bei zunachst konservativem Therapieversuch – eine Verlaufskontrolle moglich wird. Untersuchungstechnisch erschwert ist die Sonographie bei ausgeprägtem Meteoris-

mus, bei extremer Adipositas des Patienten, bei abdominalen Drainagen und Bauchwanddefekten. Die diagnostische Wertigkeit ist mit Ausnahme der Pankreasdiagnostik und naturlich in Abhangigkeit von der Erfahrung des jeweiligen Untersuchers heute mit der der CT gleichzusetzen.

5.1.2.3 Anastomosenkontrolle mit Kontrastmittel

Als diagnostisches Prinzip außerhalb der Intensivstation ist an erster Stelle die Gastrografinpassage zu nennen, die als dynamische Untersuchungsmethode insofern mehr Informationen liefert, als eine quantitative Beurteilung der Insuffizienz möglich wird und nachgewiesen werden kann, wohin die Insuffizienz drainiert und ob sie ausreichend drainiert ist Dies ist von entscheidender Bedeutung fur die Indikationsstellung zum Wiedereingriff und dessen praoperativer Planung.

5.1.2.4 Computertomographie (CT)

Der Stellenwert der CT liegt in der von der Erfahrung des Untersuchers unabhangigen objektiven Befunddokumentation und der semiquantitativen Aussage durch Dichtemessung Es kann unterschieden werden zwischen Hamatom, Serom und Absceß. Die CT hilft immer dann weiter, wenn bei Adipositas, Luftuberlagerung oder Schallschatten durch Drainage, Bauchwanddefekt oder knöcherne Strukturen (prasakraler Abscedierung, entzündliche Prozesse im kleinen Becken) eine sonographische Befundung nicht ausreichend gelingt.

Ist die vermutete septische Komplikation nicht Folge einer Anastomoseninsuffizienz, sondern wie nach Eingriffen an parenchymatosen Organen der Austritt organspezifischer Flüssigkeit mit sekundarer intraabdominaler Abscedierung, so bieten sich Sonographie und CT als gleichwertige Untersuchungsverfahren an

Geht es um den Nachweis eines Pankreassequesters oder sind verfahrensspezifisch der Sonographie Grenzen gesetzt, kann nur die CT diagnostisch weiterhelfen.

5.1.2.5 Endoskopie

Die Domäne der Endoskopie ist in der chirurgischen Intensivmedizin die intestinale Blutung. Bei gut zuganglicher proximaler oder distaler Lokalisation der Anastomose kann aber auch endoskopisch durch direkte Aufsicht eine Diagnostik postoperativer septischer Komplikationen dergestalt durchgeführt werden, daß der Vitalitatsnachweis der Anastomose gelingt. Es kann beurteilt werden, wie die Schleimhautdurchblutung eines Interponats ist, ob eine Insuffizienz vorliegt, wie groß sie

ist und – bei zunàchst konservativem Behandlungsversuch – welche Heilungstendenz sie zeigt.

5.1.2.6 Alternative Diagnoseverfahren

Gelingt es nicht, mit den angegebenen Verfahren
bei septischen Komplikationen ein morphologi-
sches Äquivalent zur Klinik zu liefern, bietet sich
als spezifische Diagnostik die selektive Angiographie und der nuklearmedizinische Nachweis eines
entzundlichen Prozesses mit Indium-markierten
Leukocyten an.

5.1.2.7 Diagnostische Relaparotomie

Ultima ratio bei der septischen Komplikation ist
die diagnostische Relaparotomie, die um so dring-
licher wird, je kritischer der Zustand des Patienten
ist. Die Relaparotomie ist kein Eingestandnis einer
Fehlleistung bei der Erstoperation, sondern vielmehr der sicherste Weg jeder intraabdominalen
Diagnostik [68]

5.2 Diagnostik der postoperativen Blutung

Die Ursachen einer postoperativen Blutung sind.
- unzureichende intraoperative Blutstillung,
- Arrosionsblutungen durch Drainagen und Sonden,
- Arrosionsblutungen im Rahmen von Infektionen oder Tumoreinbruch,
- Gerinnungsstorungen.
Diagnostisch leicht voneinander abzugrenzen sind
intra- und extraluminale Blutungen. Die intraluminale Blutung zeigt sich durch den Verlust von Blut
uber Sonden. Der Blutverlust läßt sich abschatzen
und die Blutungsintensität festlegen. Haufigste Ursachen der intraluminalen Blutung sind akute gastroduodenale Lasionen, exacerbierte Ulcera, Son-
denläsionen und Blutungen aus dem Anastomosenbereich Art- und Lokalisationsdiagnostik der
intraluminalen Blutung sind Domanen der Endoskopie [27, 63].

Die extraluminale Blutung ist am haufigsten
durch ungenugende Blutstillung im Operationsgebiet bzw durch Gefäßarrosion von Operations-
drainagen bedingt. Zeigt sich die Blutung nicht
durch den Verlust von Blut aus den Drainagen
(Cave: Drainagendislokation, Verstopfung durch
Coagel), muß die Blutungsintensitat aus klinischen
und laborchemischen Parametern ermittelt werden Das Ausmaß der Blutung kann sonographisch über die Menge der intraabdominalen Flussigkeit abgeschatzt werden

Die postoperative Gerinnungsstorung ist mit
der Zunahme großer abdominalchirurgischer Eingriffe mit Mehrfach- oder Massentransfusionen

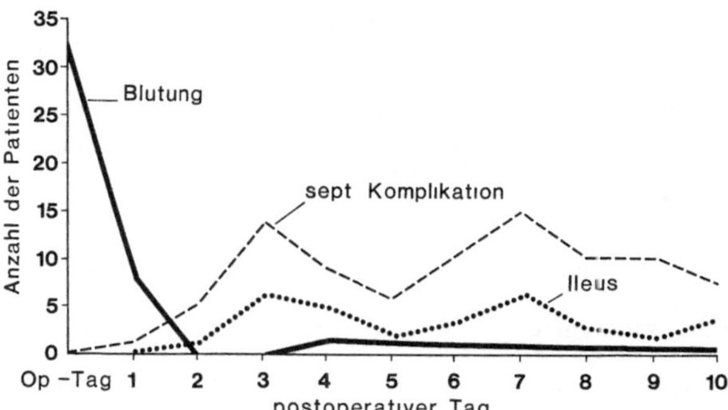

Abb. 19.1. Zeitpunkt des Auftretens postoperativer Komplikationen (Nach [45])

haufiger geworden. Pathophysiologisch handelt es
sich in der Regel um eine Verlustcoagulopathie,
ausgelöst durch den Verlust von Gerinnungspotential bei nichtadaquatem Ersatz. Verstärkt kann
eine solche Blutung werden durch Beeinflussung
der plasmatischen Gerinnung infolge von Unterkuhlung und Acidose

Der Zeitpunkt des Auftretens einer Nachblutung erlaubt Rückschlusse auf ihre Ursache
(Abb 19.1) Mehr als 80% der relaparotomiebe-
durftigen Blutungen treten in den ersten 24 h postoperativ auf. Dies gilt in besonderem Maße für
die Nachblutung, die durch ungenügende intraoperative Blutstillung verursacht ist Blutungen
auf dem Boden einer Verbrauchscoagulopathie,
z B. im Rahmen eines septischen Schocks, sind –
wenn uberhaupt – erst im späteren postoperativen
Verlauf zu erwarten [44].

Die Differentialdiagnose zwischen Verbrauchs-
und Verlustcoagulopathie ist auch unter Einsatz
spezifischer Gerinnungsanalysen schwierig, da im
Rahmen der Intensivbehandlung pharmakologisch
und physikalisch das Gerinnungssystem vielfältig
beeinflußt wird. Fur eine Verbrauchscoagulopathie
(DIC) spricht der Abfall von Thrombocyten, Fibrinogen und Faktor VIII Fibrinspaltprodukte
und Fibrinmonomere sind konstant erhöht, die
PPT und TZ sind immer verlangert.

Die Diagnose wird gesichert mit dem ELISA-
Test, der das terminale Fibrinabbauprodukt
D-Dimer bestimmt Eine Titer-Erhohung von
>4000 mg/ml ist für das Vorliegen einer Ver-
brauchscoagulopathie beweisend (Tabelle 19.1).

Die Arrosionsblutung im Rahmen von Infektionen oder Tumoreinbruch ist ebenfalls eine
Komplikation des spaten postoperativen Verlaufes, wobei die Haufigkeit von Arrosionsblutungen bei Vorliegen einer Peritonitis bzw einer Inte-
stinalfistel zunimmt.

Tabelle 19.1. Differentialdiagnose der postoperativen Blutung

	Chirurgische Blutung	DIC	Hepatogene Coagulopathie	Hyperfibrinolyse
Thrombocyten	↓	(↓↓)	↓	(→)
Fibrinmonomere	↑	(↑)	↑	↑
Fibrinspaltprodukte	↑	(↑)	↑	↑
α₂-Antiplasmin	→	→	(↓)	→
AT III	↓	↓	↓	→
Fibrinogen	↓	(↓↓)	↓	↓
PTT	(→)	↑↑	↑	→
Quick	↓	↓↓	↓	(↑)
T Z	(→)	↑	→	↑
F VIII	↓	(↓↓)	↑	→
F XIII	↓	↓	↓	↓
D-Dimer	→	↑↑↑	→	(↑)

5.3 Diagnostik des postoperativen Ileus

Eine intestinale Motilitätsstörung nach abdominalchirurgischen Eingriffen ist in den ersten 2 Tagen metabolisch, reflektorisch oder pharmakologisch bedingt („physiologische Magen-Darm-Atonie"). Die Peristaltik kommt in der Regel am 3. postoperativen Tag spontan wieder in Gang. Bleibt sie uber den 4. Tag hinaus aus, so ist dies als pathologischer Befund zu werten. Es muß dann nach den folgenden Ursachen gefahndet werden:

Funktioneller Ileus
- Allgemeine Ursachen. metabolisch, reflektorisch, pharmakologisch, Infektion,
- Intraabdominale Ursachen: Blutung, Infektion, intestinale Ischämie,
- Retroperitoneale Ursachen: Blutung, Infektion, reflektorisch.

Mechanischer Ileus
- Adhäsion,
- Strangulation.

Entscheidend für das weitere therapeutische Vorgehen ist der Nachweis bzw. Ausschluß eines Strangulationsileus Der Strangulationsileus ist heute in der postoperativen Phase sehr viel seltener geworden. Dies mag auf atraumatischere Operationstechniken oder verbessertes Nahtmaterial zu-

ruckzuführen sein. Dennoch muß weiterhin an diese lebensbedrohliche Komplikation gedacht werden Zeitlicher Prädilektionspunkt ist der 6. und 7. postoperative Tag (s. Abb 19 1).

Die Differentialdiagnose zwischen funktionellem und mechanischem Ileus speziell beim Beatmungspatienten ist schwierig. Der schleichende Beginn einer Motilitätsstorung ohne zwischenzeitliche Phasen einer nachweisbaren Darmperistaltik spricht für eine Paralyse.

Leichter wird die Diagnosestellung, wenn die Darmperistaltik postoperativ vorübergehend nachweisbar war. Es ist dann ein mechanisches Hindernis anzunehmen. Mitberücksichtigt werden muß aber, daß bei früher postoperativer enteraler Ernahrung eine Ileussymptomatik auftreten kann, die nicht einem mechanischen Ileus entspricht.

Hauptsymptom des mechanischen Ileus ist die Hyperperistaltik. Allerdings kann der Darm durch Hypokaliamie oder auch reflektorisch in seiner Motorik so beeinträchtigt sein, daß die Phase der Hyperperistaltik nicht oder nur fluchtig in Erscheinung tritt. Sind mit Ubretid oder Caerulein krampfartige Schmerzen zu provozieren (s Abschn. 6 3), ist die Diagnose wahrscheinlich, fehlende Schmerzen schließen einen mechanischen Ileus aber nicht aus, dieser kann bereits in eine sekundare Paralyse übergegangen sein.

Ein wichtiges Hilfsmittel zur Differentialdiagnose zwischen mechanischem und paralytischem Ileus ist beim mobilen Patienten die wiederholte Röntgenubersicht des Abdomens im Stehen, die in 6- bis 8stündigem Abstand angefertigt werden sollte und uber die Zunahme der Darmdilatation Auskunft gibt (Abb 19.2a–c) Zeigt sich eine Spiegelbildung im Dick- und Dünndarm, spricht der Befund für eine Paralyse Zeigen sich isolierte Spiegel entweder im Dickdarm oder Dünndarm, ist ein mechanisches Hindernis anzunehmen. Für einen Strangulationsileus sprechen isoliert stehende Darmschlingen

Aussagekräftiger als die Abdomenübersichtsaufnahme ist die *Gastrografinpassage*. Erreicht das Kontrastmittel nach mehreren Abdomenübersichtsaufnahmen das Colon, kann ein kompletter mechanischer Dunndarmileus ausgeschlossen werden.

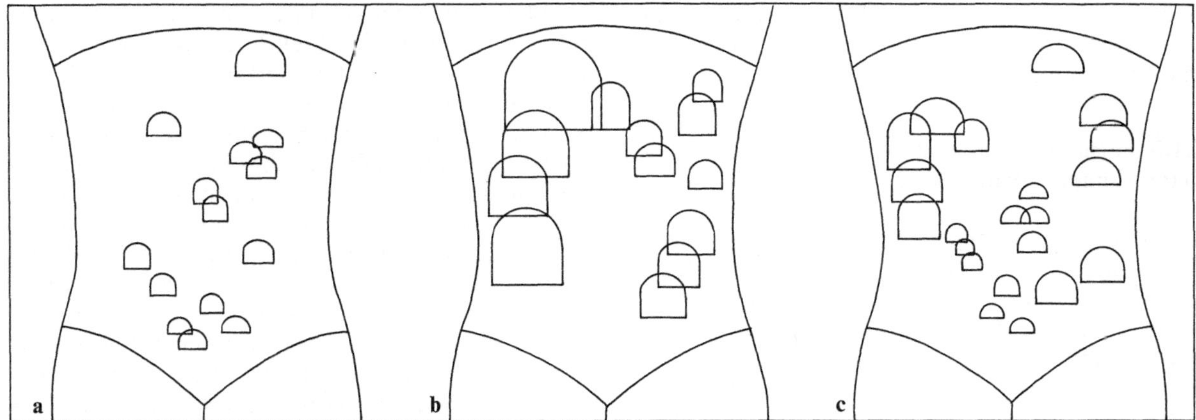

Abb. 19.2 a–c. Halbschematische Darstellung der Spiegelbildungen beim Ileus. **a** Mechanischer Dunndarmileus, **b** Dickdarmileus, **c** Paralyse

6 Therapie postoperativer chirurgischer Komplikationen

6.1 Therapie der septischen Komplikationen

Eine septische Komplikation kann nur dann beherrscht werden, wenn die Infektionsquelle als auslosende Ursache beseitigt werden kann (Focussanierung durch einmalige Operation, Drainagesysteme, Kompartmentbildung und/oder programmierte Relaparotomie). Jede intensivmedizinische Therapie mit Volumensubstitution, Respiratorbehandlung, bilanzierten Ernahrungsprogrammen, prophylaktisch therapeutischer Behandlung des Nierenversagens und pharmakologischer Behandlung mit Corticosteroiden, γ-Globulinen und Antibiotica ist nur als flankierende Maßnahme aufzufassen.

6.1.1 Chirurgische Focussanierung durch einzeitiges Vorgehen

Das klassische Beispiel für die chirurgische Herdsanierung durch einmalige Operation ist die Streßgallenblase, ein Krankheitsbild, das in der chirurgischen Intensivmedizin zunehmend an Bedeutung gewinnt. Mit der Cholecystektomie ist die Infektionsquelle ausgeschaltet und die Sepsis beherrscht

6.1.2 Focussanierung durch Drainagesysteme

Gelingt es nicht, durch ein einzeitiges chirurgisches Vorgehen die Infektionsquelle auszuschalten oder

sind deren Folgen nicht auf einmal eliminierbar, muß das infektiöse Material über Drainagesysteme dauerhaft nach außen abgeleitet werden. Dies gilt in gleichem Maße fur Abscesse in parenchymatösen Organen wie für solche in der freien Bauchhöhle. Die Drainagen können schallgezielt oder CT-gezielt durch Punktion eingelegt werden Eine Spulbehandlung mit lokaler Antibioticatherapie ist ggf uber diese Zieldrainagen moglich. Dieses Vorgehen erscheint sinnvoll und erfolgversprechend u a. bei septischen Komplikationen jenseits des 5 postoperativen Tages, da sich hier bereits Verklebungen und Abkapselungen ausgebildet haben und eine diffuse intraabdominale Keimverschleppung weniger wahrscheinlich ist.

Ein solches weitgehend konservatives Vorgehen ist aber nur so lange gerechtfertigt, wie ein septisches Krankheitsbild mit typischem Temperaturverlauf und sekundärem Organversagen nicht auftritt. Es kann dann davon ausgegangen werden, daß eine ausreichende Drainage nach außen gewahrleistet und ein weiterer gunstiger Spontanverlauf zu erhoffen ist

Gute Ergebnisse, d h. ein spontaner Fistelverschluß, lassen aufgrund eigener Erfahrungen Insuffizienzen des distalen Dünndarms, Anastomosen zwischen Dunn- und Dickdarm, Insuffizienzen des Colons und Insuffizienzen von Oesophagogastroenterostomien erwarten, zumal eine gleichzeitige komplette Absaugung des Magen- und Duodenalsaftes durch intraluminale Sonden moglich wird.

Stellt sich aber unter einem konservativen Behandlungsversuch das klinische Bild einer Sepsis ein, muß davon ausgegangen werden, daß die Drainagesysteme nicht ausreichend fördern und eine Überprüfung der Suffizienz der Drainage z.B. durch Rontgendarstellung erforderlich wird.

Abhangig von der Röntgenuntersuchung muß dann das Therapiekonzept geandert, es müssen entweder neue Drainagesysteme plaziert werden, oder es erfolgt eine operative Revision mit Ausräumung des Abscesses und Auflösung der insuffizienten Anastomosen.

6.1.3 Focussanierung und Drainage durch Kompartmentbildung

Ein besonders effektives, aber auch aggressives Drainagesystem stellt die Kompartmentbildung dar Gelingt es nicht, durch ein einzeitiges chirurgisches Vorgehen die Infektionsquelle zu sanieren, und ist eine Drainageableitung infektiosen Materials nach außen nicht suffizient möglich, muß nach den Regeln der septischen Chirurgie operativ ein breiter Sekretabfluß nach außen geschaffen werden.

Ein Beispiel dafür ist die Duodenalstumpfinsuffizienz. Konventionelle Drainagesysteme gewährleisten nicht einen vollständigen Sekretabfluß Nur durch Kompartmentbildung im rechten Oberbauch und Extraperitonealisieren der Infektionsquelle kann eine permanente Kontamination der Bauchhohle verhindert und ein sicherer Sekretabfluß nach außen geschaffen werden.

Dieses Vorgehen bietet sich z B auch bei der infizierten Pankreasnekrose an. Ziel der Behandlung in diesem Fall ist es, das Retroperitoneum ausreichend zu drainieren. Über transperitoneale Drainagesysteme kann eine Kontamination der primär nichtinfizierten Bauchhöhle erfolgen und zur Entwicklung einer diffusen Peritonitis führen. Es muß also ein freier Sekretabfluß unter Umgehung der Bauchhöhle gewahrleistet sein (s. Kap. 17).

Technisch ist dies möglich, wenn nach Splenektomie, Abdrängen des Magens nach rechts und der linken Colonflexur nach unten der nekrosetragende Pankreasteil reseziert und mit einer Netzplombe der Peritonealraum gegen die neu geschaffene Hohle im linken Oberbauch abgeschottet wird Es kann dann eine offene Wundbehandlung des retroperitonealen Kompartments mit manueller Ausraumung und Sauberung auf der Intensivstation durchgeführt werden, ohne daß eine Reoperation erforderlich ist oder die Bauchhöhle eröffnet wird.

6.1.4. Focussanierung und Peritonitistherapie durch programmierte Relaparotomie

Bei der diffusen Vierquadrantenperitonitis ist ein aggressiveres therapeutisches Prinzip erforderlich. Behandlungsversuche mit kontinuierlicher Spulung des Abdomens mit dem Ziel, infektiöses Material permanent auszuwaschen, scheitern, da sich innerhalb kurzer Zeit Spulstraßen ausbilden und

eine Reinigung der gesamten Bauchhöhle nicht erfolgt. Zusätzlich erwachsen Drainagekomplikationen im Sinne von Fisteln und Blutungen [44].

Behandlungsversuche mit einer Laparostomie, also dem offenen Abdomen im Sinne einer Kompartmentbildung der Bauchhöhle, beinhalten die Gefahr einer permanenten exogenen Infektion und von Sekundärkomplikationen durch Dünndarmfisteln. Darüber hinaus ist der pflegerische Aufwand so groß, daß diese Methode nur verzweifelten Fallen vorbehalten bleiben sollte.

Als Behandlungskonzept bei der diffusen Vierquadrantenperitonitis hat sich die programmierte Relaparotomie im 48-h-Intervall bewährt. Das operationstaktische Vorgehen ist dabei folgendes.
- Die chirurgische Primärtherapie besteht in der Beseitigung der Infektionsquelle Handelt es sich um eine Anastomoseninsuffizienz, ist das bevorzugte Verfahren die Resektion Auf eine primäre Kontinuitätserhaltung des Intestinaltraktes kann zugunsten von getrennt als Stomata ausgeleiteten Darmschenkeln verzichtet werden.
- Es schließt sich das peritoneale Débridement der Bauchhöhle mit Absaugen eitrigen Exsudates und aggressiver mechanischer Reinigung des gesamten Bauchraumes an.
- Der Bauchdeckenverschluß erfolgt mit Fascienperitoneal-U-Nahten einreihig, evertierend und unter Verzicht von Hautadaptation und Drainagen.
- Relaparotomiert wird im festgelegten 48-h-Intervall unter Wiederholung des aufgezeigten Vorgehens.
- Der Programmabschluß erfolgt nach Reinigung aller Abdominalquadranten, wenn also davon ausgegangen werden kann, daß der Primarfocus saniert und darüber hinaus alles infektiöse Material aus dem Bauchraum komplett entfernt ist.

Bei der programmierten Relaparotomie sind grundsätzlich 2 verschiedene Ausgangssituationen voneinander zu trennen:

1. Mit der chirurgischen Primärtherapie gelingt eine Focussanierung. Die Relaparotomie ist dann nur für die Behandlung der „sekundaren" Peritonitis erforderlich. Da eine permanente Reinfektion nicht mehr erfolgt, muß so oft relaparotomiert werden, bis alles infektiöse Material aus dem Bauchraum entfernt ist, nur dann ist die Therapie erfolgreich

2. Mit der chirurgischen Primärtherapie gelingt eine Focussanierung nicht. Die Relaparotomie ist dann immer wieder sowohl für die Beseitigung der primären Infektionsquelle als auch der „sekundaren" Peritonitis erforderlich. In diesem Fall sind alleinige Revisionen im 48-h-Intervall nicht sinnvoll, da eine permanente Reinfektion erfolgt.

Es muß der Versuch unternommen werden, die primare Infektionsquelle zu extraperitonealisieren. Bis dies gelingt, ist eine Dauerspulung des Abdomens oder gar eine Laparostomie unumganglich. Gelingt es nicht, die primäre Infektionsquelle zu extraperitonealisieren, liegt nach den Grundregeln der septischen Chirurgie eine inkurable Situation vor Das Therapiekonzept muß scheitern, und die Prognose ist infaust.

6.2 Therapie der postoperativen Blutung

Aus theoretischer Sicht sollte die Therapie der Blutung kausal sein Dies würde bedeuten, daß eine chirurgische Blutung einer chirurgischen Therapie und eine Blutung auf dem Boden von Gerinnungsstorungen einer Korrektur der Gerinnungsstorung bedarf. In der Praxis liegt aber meistens eine Kombination beider Blutungsformen vor.

Der Circulus vitiosus beginnt mit einer chirurgischen Nachblutung, die dann bei entsprechender diagnostischer und therapeutischer Latenz zu Gerinnungsstörungen im Sinne einer Verlustcoagulopathie fuhrt, die ihrerseits wieder die Blutung unterhalt und verstarkt. Hinzu kommt, daß die plasmatische Gerinnung durch metabolische Acidose, Hypocalciamie und Unterkuhlung des Patienten beeintrachtigt ist

Die Therapie muß alle 3 Storgrößen berucksichtigen. Die Kenntnis der jeweiligen Gerinnungssituation durch kurzfristige Analysen (TZ, PPT, Fibrinogen, Thrombocyten, Einzelfaktorenanalyse) ist eine Voraussetzung dafür.

Der Blutverlust, der durch Transfusionen kompensiert werden muß, ist über Drainagen und Sonden nicht immer zuverlassig erfaßbar Nicht selten sind abdominale Drainagen verlegt, so daß indirekte Zeichen aufmerksam registriert werden mussen. Hier stehen im Vordergrund Kreislaufparameter, sistierende Harnproduktion und pulmonale Funktionseinschränkungen Der Versuch, das Ausmaß der Blutung an der Zunahme des Bauchumfanges abzuschatzen, sollte der Vergangenheit angehören, da mehr als 2 l Blut in der freien Bauchhöhle erforderlich sind, bis eine Zunahme des Bauchumfanges gemessen werden kann Die Ultraschallsonographie mit dem Nachweis freier Flüssigkeit in der Bauchhöhle ist hier das Verfahren der Wahl

Bei der postoperativen Blutung handelt es sich immer auch um den Verlust von Gerinnungspotential. Daher muß therapeutisch der Ersatz dieses Potentiales im Vordergrund stehen Mit der Transfusion von Erythrocytenkonzentraten sollte daher immer die Substitution von gefrorenem Frischplasma (DFFP), in dem alle Gerinnungsfaktoren

einschließlich der thermolabilen Faktoren enthalten sind, erfolgen.

Thrombocyten und gereinigte Einzelfaktoren sollten gezielt substituiert werden, wenn die Analyse einen spezifischen Faktorenmangel zeigt

Die disseminierte intravasale Coagulopathie (DIC) als Ursache einer postoperativen Nachblutung ist eine extreme Ausnahme. In aller Regel liegt eine chirurgische Nachblutung vor, die einer chirurgischen Therapie zugänglich ist.

Ist der Blutverlust so groß, daß eine Kreislaufstabilisierung unter Substitutionstherapie nicht gelingt, muß umgehend relaparotomiert werden. Die Korrektur des Gerinnungsstatus hat dann in zeitlichem Zusammenhang mit der operativen Versorgung zu erfolgen. Die Indikation zur Reoperation wird in Abhangigkeit des vorangegangenen Eingriffes individuell zu stellen sein. Es sollte aber als obere Grenze eines konservativen Behandlungsversuches die Transfusion von maximal 6 Konserven/24 h angesehen werden.

Handelt es sich nach Eingriffen an parenchymatösen Organen um eine diffuse capillare Blutung, z B. aus einer Leberresektionsfläche, und ist eine „chirurgische" Blutstillung nicht durchführbar, bleibt als Ultima ratio die Tamponade: Mit Bauchtüchern wird das Blutungsgebiet komprimiert und das Abdomen ohne Drainage verschlossen. Auf diese Weise erfolgt eine „mechanische" Blutstillung. Die Entfernung der Tamponaden kann nach einigen Stunden durchgeführt werden, wenn der Allgemeinzustand des Patienten sich gebessert hat und die Gerinnungssituation stabilisiert ist.

Blut in der freien Bauchhohle bietet über die Hypovolämie hinausgehend weitere Probleme. Einmal wird Blut im Gegensatz zu anderen Flüssigkeiten nur relativ langsam aus der Bauchhöhle resorbiert. Es führt zu einer Beeintrachtigung der Darmmotilitat und stellt einen Nährboden für exogene oder endogene Keime dar Es sind die toxische Wirkung von Eiweißabbauprodukten nach Resorption und eine mechanische Beeintrachtigung der Atemfunktion durch Zwerchfellhochstand und Darmatonie zu berücksichtigen. Aus diesen Gründen ist die operative Revision auch in solchen Fallen indiziert, in denen die Blutung klinisch bereits zum Stehen gekommen ist.

Erscheint eine Relaparotomie zu risikoreich, kann in beschranktem Umfang eine peritoneale Reinigung auch durch Einlage von 2 Lavagekatheter und intensive Spülung erreicht werden.

6.3 Therapie der intestinalen Passagestörungen

Ziel jeder Therapie beim Ileus ist neben der Ausschaltung der Ileusursache die gleichzeitige Beseitigung der Darmdistension, um den Circulus vitiosus der Ileuskrankheit zu durchbrechen Bei mechanischer Darmverlegung kann dieses Ziel nur chirurgisch erreicht werden, bei paralytischem oder funktionellem Ileus dagegen kann zumindest im Anfangsstadium ein konservativer Behandlungsversuch unternommen werden.

Außer beim Strangulationsileus – hier ist wegen der drohenden Ernahrungsstörung des Darmes eine absolute Indikation zur Operation gegeben – ist Voraussetzung fur jede konservative Therapie zunachst eine Entlastung des Intestinaltraktes nach oral und aboral Dazu gehort auch der sofortige Abbruch eines enteralen Ernahrungsregimes, in der Regel sind Magensonde und Einlauf bzw Darmrohr die Verfahren der Wahl Zusatzlich kann der Versuch mit Sorbit als osmotischem Drastikum unternommen werden

Zunehmend kommt den endoskopischen Techniken eine größere Bedeutung zu Mit Hilfe der flexiblen Endoskopie kann direkt eine Dekompression des gestauten Darmes erfolgen und gleichzeitig eine Verweilsonde gelegt werden Nur unter der Voraussetzung einer solchen Darmentlastung ist der Einsatz motilitatssteigernder Pharmaka sinnvoll Im Vordergrund stehen nach wie vor Parasympathomimetica, wobei dem Ubretid (0,02 mg/kg KG) wegen der geringeren Nebenwirkungen im Bereich des Bronchialsystems gegenuber dem Prostigmin der Vorzug zu geben ist (Tabelle 19 2).

Unter den gastrointestinalen Hormonen kommt v.a. dem Caerulein (gastrinahnliches Polypeptid) eine motilitatssteigernde Wirkung zu Caerulein kann therapeutisch in einer Dosierung von 0,5 µg/kg KG (Takus) als Kurzinfusion eingesetzt

Tabelle 19.2. Therapie der intestinalen Passagestorungen

Funktioneller Ileus

Entlastung durch Sonden
Sphincterdehnung
Parasympathomimetica
Distigminbromid (Ubretid 0,02 mg/kg KG)
Caerulein (Takus 0,5 mg/kg KG)
Cholecystokinin (CCK 1 IE/kg KG)
Sympatholytica
Trifluperidol (Triperidol 0,5 mg/kg KG)
Periduralanaesthesie (Bromageschema)
Relaparotomie

Mechanischer Ileus

Relaparotomie

werden Ebenso kann Cholecystokinin (CCK) zum Einsatz kommen (1 E. CCK/kg KG i v).

Ein vergleichbarer pharmakologischer Effekt kann durch medikamentose Sympathicolyse hervorgerufen werden [59] Als Substanzen bieten sich an α-Rezeptoren-Blocker (Triperidol· Dosierung 0,5 mg/kg KG) oder Lokalanaesthetica appliziert uber einen Periduralkatheter. Die Dosierung der Periduralanaesthesie ist abhangig vom Alter des Patienten, von Korpergröße und Anzahl der zu blockierenden Spinalsegmente [15].

Verlaufen derartige konservative Therapieversuche auch bei Wiederholung erfolglos, so wird die Relaparotomie notwendig Auch der funktionelle Ileus rechtfertigt eine Laparotomie zum Zwecke der Darmentlastung Das Risiko der unterlassenen Losung eines mechanischen Ileus ist wesentlich höher zu bewerten als das Risiko einer Relaparotomie bei paralytischem Ileus.

Literatur

1 Adolf J (1982) Funktionelle Wirksamkeit der fiberoptischen Bronchoskopie bei obstruktiver Atelektase Intensivbehandlung 1 21

2 Adolf J (1985) Die fiberoptische Bronchoskopie in der Intensivmedizin – funktionelle Wirksamkeit und methodische Nebenwirkung Langenbecks Arch Chir 365 37

3 Anderes C (1979) Postoperative spontaneous breathing with CPAP to normalize postoperative oxygenation Intensive Care Med 5 15

4 Barret CR (1978) Flexible fiberoptic bronchoscopy in the critically ill patient Chest 73 746

5 Bauer J (1975) Is routine postoperative nasogastric decompression really necessary? Ann Surg 201 233

6 Beard J (1974) The use of plasma and urine osmolality in evaluating the acute phase of alcohol abuse South Med J 673 271

7 Beger HG (1981) Plasmakatecholamine, Insulin und Glukose in der postoperativen Phase Chirurg 52 225

8 Bischoff W (1982) Continuous pump driven hemofiltration in renal failure In Kramer P (ed) Arteriovenous hemofiltration Springer, Berlin Heidelberg New York Tokyo, p 220

9 Bismuth H (1983) Postoperative liver insufficiency Prevention and management World J Surg 7 505

10 Bozetti F (1983) Prevention and treatment of central venous catheter sepsis by exchange via a guide wire Am Surg 198 48

11 Brandl M (1985) Keimflora in Magensaft und Bronchialsekret bei langzeitbeatmeten Intensivpatienten Anaesthesist 34 203

12 Braun B (1982) Moglichkeiten und Grenzen der Ultraschalldiagnostik in der Gastroenterologie Z Gastroenterol 20 53

13 Bromage P (1962) Spread of analgesic solutions in the epidural space and their site of action Br J Anaesth 34 161

14 Brown CB (1981) High-dose furosemide in acute renal failure A controlled trial Clin Nephrol 35 90

15 Cameron JS (1986) Acute renal failure in the intensive care unit today Intensive Care Med 12 64

16 Cerra FB (1982) Mental status, the intensive care unit and cimetidine Ann Surg 196 565

17 Chattergue K (1977) Vasodilator therapy in heart failure Prog Cardiovasc Dis 19 301

19 Clarke R (1976) Changes in liver function after different types of surgery Br J Anaesth 48 119

18 Chute E (1982) Late development of hydrothorax and hydromediastinum in patients with central venous catheters Crit Care Med 10 868

20 Coopermann L (1977) Anaesthesia and the liver Surg Clin North Am 57 421

21 Couners A (1980) Chest physical therapy Chest 78 559

22 Damman H (1983) Gastrales Saureprofil uber 24 Stunden 2 × 400 mg Cimetidin versus 2 × 150 mg Ranitidin Dtsch Med Wochenschr 108 600

23 Daschner F (1986) Erhoht Streßulcus-Prophylaxe das Pneumonie-Risiko bei Beatmung? Anaesthesist 35 325

24 Davis D (1983) Diagnosis and management of cardiac arrhythmias in the postoperative period Surg Clin North Am 63 1091

25 Downs JB (1983) Intermittent mandatory ventilation A new approach to weaning patients from mechanical ventilators Chest 64 331

26 Drenger B (1985) Plasmapheresis for streptococcal sepsis? Lancet 8461 943

27 Drunfield MW (1983) Outcome of endoscopy and barium radiography for acute upper gastrointestinal bleeding Controlled trial in 1037 patients Br Med J 284 545

28 Essenhigh D (1973) Gastric decompression after abdominal surgery Br Med J I 189

29 Falke K (1976) Kriterien fur die Indikation zur Respirator-Beatmung Intensivbehandlung 1 151

30 Fischer J (1977) Central venous cannulation A radiological determination of catheter positions and immediate intrathoracic complications Acta Anaesthesiol Scand 21 45

31 Ganz W (1974) Measurements of blood flow in thermodilution Am J Cardiol 29 241

32 Goldman L (1983) Cardiac risks and complications of noncardiac surgery Ann Surg 198 780

33 Gower W (1980) Prevention of alcohol withdrawal symptoms in surgical patients Surg Gynecol Obstet 151 382

34 Graham L (1984) Der kritische Einsatz von Desinfektionsmitteln und Antibiotika in der Intensivtherapie Intensivbehandlung 3 101

35 Green F (1978) Effect of acid and pepsin on blood coagulation and platelet aggregation – A possible contribution to prolonged gastroduodenal mucosal hemorrhage Gastroenterology 74 38

36 Gruyton AC (1973) Central venous pressure Physiological significance and clinical implication Am Heart J 86 431

37 Hackl J (1979) Das Verhalten von Plasmareninaktivitat, Plasmaaldosteron und Elektrolytbilanz in der postoperativen Phase Anasthesist 24 477

38 Hastings P (1978) Antacid titration in the prevention of acute gastrointestinal bleedings A controlled randomized trial in 100 critically ill patients N Engl J Med 298 1041

39 Heberer M (1984) Prospektive Untersuchung der Komplikationen des zentralen Venenkatheters Infusionsther Klin Ernahr 11 254

40 Holscher A (1985) Ultraschalldiagnostik des akuten, nicht traumatisierten Abdomens Chir Prax 34 29

41 Hottenroth C (1983) Diagnostische transumbilicale Shuntsimulation als Indikationshilfe zum portosystemischen Shunt Chirurg 54 149

42 Ibrahim A (1977) Is postoperative proximal decompression a necessary complement to elective colon resection? South Med J 70 1010

43 Kayassek W (1982) Medikamentose Therapie der akuten gastroduodenalen Lasion In Blum A, Siewert JR (Hrsg) Ulcustherapie, 2 Aufl Springer, Berlin Heidelberg New York

44 Keller E (1983) Relaparotomie, retrospektive Analyse und intensivmedizinische Aspekte Langenbecks Arch Chir 360 167

45 Ketterl R (1984) Kontrolle des intragastralen pH-Wertes bei Sepsis bzw Peritonitis durch Ranitidin versus Cimetidin Z Gastroenterol 10 602

46 Khalil M (1980) Predicting loss of pulmonary function after pulmonary resection for bronchogenic carcinoma Chest 77 3

47 Koferstein R (1982) Postoperativen Stoffwechsel des Diabetikers exakt fuhren Klinikarzt 11 383

48 Kramer P (1980) Management of anuric intensive care patients with arteriovenous hemofiltration Int J Artif Organs 3 225

49 Kuster B (1984) Wert von Heparin-Dihydergot® zur Prophylaxe thromboembolischer Komplikationen Schweiz Med Wochenschr 114 322

50 Lown B (1971) Approaches to sudden death from coronary heart disease Circulation 44 130

51 Lysaght MJ (1983) Spontaneous membrane plasmapheresis Trans Am Soc Artif Intern Organs 29 506

52 Makajan VK (1978) The value of fiberoptic bronchoscopy in the management of pulmonary collaps Chest 78 817

53 Martin L (1980) Failure of gastric pH control by antacids or cimetidine in the critically ill A valid sign of sepsis Surgery 88 59

54 Meiser G (1983) Die sonographische Objektivierung des fruhen, radiologisch negativen Darmverschlusses Langenbecks Arch Chir 360 279

55 Milligan SW (1978) Intraabdominal infection in acute renal failure Arch Surg 113 467

56 Mueller HS (1978) Effect of dopamine on haemodynamics and myocardial metabolism in shock following acute myocardial infarction in man Circulation 57 361

57 Multicenter Trial Committee (1984) Dihydroergotamine-Heparin prophylaxis of postoperative deep vein thrombosis A multicenter trial JAMA 251 240

58 Okazaki M (1976) Ultrafiltration of blood Effect of hematocrit on ultrafiltration rate Ann Biomed Eng 4 138

59 Petri G (1971) Sympatholytic treatment of "paralytic" ileus Surgery 70/3 395

60 Pine RW (1983) Determinations of organ malfunction or death in patients with intraabdominal sepsis A discriminant analysis Arch Surg 118 242

61 Priehl HJ (1980) Antacid versus cimetidine in preventing acute gastrointestinal bleeding A randomized trial in 75 critically ill patients N Engl J Med 302 426

62 Ranft K (1979) Vasculitis allergica nach perkutaner und subkutaner Heparinapplikation bei Polycythaemia vera Med Welt 30 1489

63 Riemann JF (1985) Technische Verfahren in der Intensivmedizin Diagnostische und therapeutische Endoskopie Intensivmed Prax 22 11

64 Rossini A (1976) How to control the blood glucose level in the surgical diabetic patient Arch Surg 3 945

65 Schlick W (1984) Auswirkungen einer Laparotomie auf die Lungenfunktion Intensivbehandlung 2 48

66 Seitz K (1982) Sonographischer Nachweis freier Luft in der Bauchhohle Ultraschall Med 3 4

67 Siegel J (1981) Metabolic adequacy and sequence of development of the physiologic determinants of survival Arch Surg 116 1330

68 Siewert JR (1970) Die Fruhrelaparotomie Chirurg 41 76

69 Siewert JR (1982) Akute gastroduodenale Lasionen. Intensivbehandlung 4 121
70 Simon C (1985) Antibiotika-Therapie in Klinik und Praxis Schattauer, Stuttgart New York
71 Spiegel P (1981) Extrakorporaler Blutkreislauf Vorteile und Gefahren großlumiger Venenkatheter Intensivtherapie 13 387
72 Suter P (1975) Optimum endexspiratory airway pressure in patients with acute pulmonary failure N Engl J Med 292 284
73 Thomas F (1983) The risk of infection related to radial vs femoral sites fo arterial catheterization Crit Care Med 11 807
74 Vogel GE (1984) Substitution von Antithrombin III Eine neue Therapiemoglichkeit bei schweren Lebererkrankungen Hamostaseologie 2 54
75 Wayand W (1979) Kontrollierte klinische Studie zum Vergleich „blinde" gegen fiberbronchoskopische Absaugung bei Respiratorpatienten Anaesthesist 28·92
76 Weissmann J (1963) Intermittent mandatory ventilation Am Rev Respir Dis 127 641
77 White P (1979) Thrombotic complications of heparin therapy Including six cases of heparin-induced skin necrosis Ann Surg 190 595
78 Wolf A (1982) Perioperative parenterale Ernahrung und Therapie bei eingeschrankter Nierenfunktion Acta Chir Austria 14 17
79 Wolff G (1977) Die kunstliche Beatmung auf der Intensiv-Station Springer, Berlin Heidelberg New York
80 Wolff G (1979) Die respiratorische Insuffizienz in der Chirurgie Schweiz Med Wochenschr 109 1552
81 Wolff G (1982) Optimal endexspiratory airway pressure for ventilated patients Intensive Care Med 48 39

20 Additive Therapie

20.1 Parenterale und enterale Ernährung

A. Leutenegger und M. Heberer

1 Allgemeiner Überblick

1.1 Einleitung

Die chirurgische Gastroenterologie behandelt wie kaum eine andere Fachdisziplin Patienten, deren Erkrankung eine Ernahrung unter vollständiger oder teilweiser Umgehung des gastrointestinalen Resorptionsweges notwendig macht.

Die Möglichkeit der vollständigen parenteralen Ernahrung und Fortschritte der Sondenernährung haben Prognose- und Therapiemöglichkeiten in der chirurgischen Gastroenterologie wesentlich beeinflußt. Ein großes Substratangebot, standardisierte Techniken der parenteralen (zentralvenösen und periphervenösen) Zufuhr und enteralen Verabreichung (nasogastrale Nährsonden, Jejunalsonden, Witzel-Fistel) und eine strenge Indikationsstellung haben zu einer erfolgreichen Basistherapie der gastroenterologischen Chirurgie beigetragen.

Die Indikation zur Ernahrungstherapie verlangt stets eine Entscheidung zwischen parenteraler und enteraler Ernährung oder einer Kombination beider Formen [5, 31].

Die vollstandige calorienreiche Ernährung ist allerdings nicht bei jedem Patienten in der ersten postoperativen Phase angezeigt. Bei gutem Ernährungszustand reicht eine hypocalorische Infusion von 2–3 l 5%iger Glucoseelektrolytlösung während der ersten 3 Tage nach einem abdominalen Wahleingriff aus Der damit in Kauf genommene Verlust von rund 2 kg fettfreier Körpermasse und 1 kg Fettgewebe wird in der spateren anabolen Phase rasch wieder aufgebaut. Risiko und Kosten einer vollständigen, insbesondere parenteralen Ernährung sind in diesen Fallen nicht gerechtfertigt. Mit einem sog. proteinsparenden hypocalorischen (periphervenösen) Infusionskonzept [27, 42] kann uber mehrere postoperative Tage wohl eine bessere Stickstoffbilanz erreicht werden. Eine günstige Beeinflussung von Verlauf und Prognose mit diesem Konzept ist aber nicht erwiesen, so daß diese Therapieform umstritten ist.

Müssen aber Patienten in reduziertem Allgemein- und Ernährungszustand operiert werden, liegen konsumierende Erkrankungen vor oder machen postoperative Komplikationen die frühzeitige Wiederaufnahme einer normalen Ernährung unmöglich, muß der Energie- und Nährstoffbedarf baldmöglichst gedeckt werden. In solchen Fällen muß die Zufuhr mindestens dem Erhaltungsbedarf entsprechen oder gar im Sinne des Aufbaus als bedarfsdeckende hochcalorische Ernährung darüber hinausgehen. Der Nahrungsbedarf ist um so größer, je größer Katabolismus und Energieausgabe sind, d.h je ausgedehnter und länger der chirurgische Eingriff und je schwerer etwaige postoperative Komplikationen sind [48].

Der normale Proteinturnover für einen 70 kg schweren Mann beträgt rund 250 g/Tag. Posttraumatischer Streß führt zu einer Störung des Gleichgewichtes zwischen Eiweißsynthese und -abbau. Einer nur geringgradig erhöhten Eiweißsynthese steht ein starkerer Eiweißabbau unter dem Einfluß der katabolen Hormone, wie Catecholamine, Glucocorticoide, Glucagon und des humoralen Mediators der Entzündungsreaktion, Interleukin 1, gegenüber Dieser erhöhte Eiweißumsatz führt zu einem größeren Energiebedarf, der allerdings teilweise durch die verminderte Aktivität der Patienten in der frühpostoperativen Phase aufgewogen wird [5, 33, 63].

Jeder Streß und damit auch jede Operation führt in Abhängigkeit von Dauer und Ausmaß zu einer gut bekannten Stoffwechselreaktion, die insbesondere durch eine Erhöhung der obenerwähnten katabolen Hormone, eine gesteigerte Proteolyse, eine vermehrte hepatische Gluconeogenese und verminderte periphere Glucoseutilisation sowie eine verbesserte Fettutilisation gekennzeichnet ist [25, 35]. Die Auswahl und Zusammensetzung der Nahrsubstrate muß deshalb in der frühpostoperativen Phase dieser veranderten Stoffwechselsituation angepaßt werden.

Die möglichst genaue Erfassung des Energiebedarfes ist eine wesentliche Voraussetzung für eine adäquate Ernahrungstherapie Harris u. Benedict [29] haben vor über 60 Jahren eine auch heute

Tabelle 20.1. Harris-Benedict-Formel zur Berechnung des basalen Energiebedarfes (BEE) (Nach [29])

Frauen

$$BEE = 655 + (9,6\ W) + (1,8\ H) - (4,7\ A)$$

Manner

$$BEE = 66 + (13,7\ W) + (5\ H) - (6,8\ A)$$

W aktuelles Gewicht in kg, *H* Korpergroße in cm, *A* Alter in Jahren

Tabelle 20.2. Calorischer Erhaltungsbedarf (50jahriger Patient von 70 kg KG[a])

	kcal	kJ
Grundumsatz	1 500–1 600	6 300–6 700
Bettruhe	1 800–2 000	7 500–8 400
Mittlere bis großere Wahloperation	1 800–2 400	7 500–10 000
Multiple Frakturen	2 000–2 400	8 400–10 000
Fieber von 38–39° C	2 200–2 600	9 200–10 900
Schwerer Infekt (Peritonitis, Sepsis)	2 400–3 200	10 000–13 400
Ausgedehnte schwere Verbrennungen	4 000–6 000	16 700–25 000

[a] Pro 10 kg KG mehr bzw weniger werden 10% der Kalorien zu- bzw abgezahlt (gilt von 40–100 kg) Umrechnungsfaktor 1 kcal = 4,186 Joule

noch gültige Formel zur Berechnung des Energiebedarfes angegeben (Tabelle 20 1). Die nach dieser Formel errechneten Zahlen stehen in vertretbarer Relation zu den Daten, die durch die indirekte Calorimetrie erhoben wurden. Fur die tagliche Praxis reicht allerdings eine Schatzung des Calorienbedarfes aus (Tabelle 20.2)

Dudrick fuhrt im Manual of Surgical Nutrition des American College of Surgeons [4] eine lange Liste von Indikationen zur parenteralen Ernahrung auf. Grundsatzlich ist die enterale oder parenterale Ernahrung bei Patienten angezeigt, die nicht ausreichend essen konnen, sollen oder wollen. Das Ziel ist die Erhaltung eines guten Ernahrungszustandes oder das Erreichen einer anabolen Stoffwechsellage mit Verbesserung des Ernahrungszustandes, Zunahme von Korpereiweiß und Korpergewicht und Verbesserung des Allgemeinzustandes, der Wundheilung und der Infektabwehr.

Kommen Patienten im Zustand der Mangel- oder Unterernahrung zur Operation, empfiehlt sich, wenn moglich, eine 8- bis 10tagige praoperative kunstliche Ernahrung als adjuvante Vorberei-

tung. Die Erfolgsaussichten für einen chirurgischen Eingriff konnen durch praoperative Normalisierung des Ernahrungszustandes, insbesondere bei Patienten mit Oesophaguscarcinomen, Morbus Crohn oder Colitis ulcerosa deutlich verbessert werden [6, 50, 51]

1.2 Ernährungsdiagnostik

Die objektive praoperative Erfassung des Ernahrungszustandes ist erwunscht, um Risikopatienten fruhzeitig als solche zu erkennen und ggf. eine entsprechende Ernahrungstherapie in die Wege zu leiten Extreme Formen von Mangel- und Unterernahrung, wie z B. eine fortgeschrittene Tumorkachexie oder eine Anorexia nervosa, sind leicht zu erkennen Leichtere Formen von Mangelernahrung werden aber haufig ubersehen, obwohl sie fur die Prognose des Patienten ebenfalls entscheidend sein konnen. Die klinischen Folgen der Mangelernahrung sind schwerwiegend. Im Vordergrund stehen erhöhte Infektanfälligkeit, respiratorische Insuffizienz wegen mangelnder Atemarbeit sowie Wundheilungsstorungen bis zum Platzbauch [64].

Die anthropometrische Erfassung des Ernahrungszustandes ist aufwendig, und die Meßwerte sind trotz standardisierter Technik nicht ohne weiteres vergleichbar. Labormedizinisch stehen heute die Bestimmungen von Serumalbumin, Praalbumin, Transferrin und retinolbindendem Protein im Vordergrund. Albumin mit einer Halbwertszeit von 20 Tagen gilt als zuverlassigster Faktor zur Erhebung des allgemeinen Ernahrungszustandes, wahrend Transferrin mit einer Halbwertszeit von 7–8 Tagen, Praalbumin mit einer Halbwertszeit von 2 Tagen sowie retinolbindendes Protein mit einer Halbwertszeit von 12 h Auskunft über kurzfristige Änderungen des aktuellen Ernahrungszustandes geben konnen Aspekte der immunologischen Abwehrlage konnen mit Hilfe von Hauttests mit sog. Recall-Antigenen, wie beispielsweise Streptokinase, Mumps, Candida, Trichophyton oder Tuberculin, erfaßt werden. Daneben konnen die absolute Lymphocytenzahl im weißen Blutbild, die relative Anzahl der T-Lymphocyten, verschiedene Komplementbindungsreaktionen, Phagocytosetests und Immunglobuline in der Elektrophorese weiter Auskunft uber den Immunzustand des Patienten geben [3, 17]. Die Hauttests mit Recall-Antigenen sind zeitraubend, und es scheint sich abzuzeichnen, daß die Aussagekraft nicht den ursprunglichen Erwartungen entspricht [58] In gesunden Kontrollgruppen variiert der Anteil anergischer Patienten zwischen 5 und 38%, daher ist keine zuverlassige prognostische Aussage mehr moglich [14] Recall-Antigen-Tests dienen jedoch haufig als Verlaufsparameter.

Eine umfassende Erhebung des Ernahrungsstatus erfordert Untersuchungen uber etwa 4–5 Tage [59]

Als wichtige Hinweise für einen schlechten Ernahrungszustand (mit vergleichsweise guten prognostischen Aussagen bei einem ersten Screening) durfen eine erniedrigte Serumalbuminkonzentration als Ausdruck der verminderten Eiweißreserven und eine Verminderung der Gesamtlymphocytenzahl als Indikator des Immunstatus angesehen werden [10] Ebenso spricht eine ungewollte Gewichtsabnahme von mehr als 10% des Korpergewichts im Zeitraum von 4 Wochen fur einen schlechten Ernahrungszustand

Risikopatienten weisen einen Serumalbumingehalt von weniger als 30 g/l und Gesamtlymphocyten von weniger als 1500/mm^3 auf Bei diesen Patienten treten in uber 60% der Falle spater Komplikationen auf [11, 13, 17, 59]

Weitergehende prognostische Indices sind verschiedentlich publiziert und diskutiert worden, haben sich aber in der Praxis bislang nicht allgemein durchgesetzt [5, 14, 51].

1.3 Indikationen

Bezogen auf die spezifischen Probleme der gastroenterologischen Chirurgie liegen insbesondere die in Tabelle 20 3 zusammengefaßten Indikationen zur künstlichen Ernahrung nahe Wahrend die parenterale Ernahrung all diesen Indikationen gerecht werden kann, hat man in den letzten Jahren gelernt, bei erhaltener Dünndarmtatigkeit, insbesondere bei entzundlichen Erkrankungen, der Ernahrung mit bilanzierten Diaten uber eine gastrale oder jejunale Nahrsonde den Vorzug zu geben und

Tabelle 20.3. Indikationen zur enteralen und parenteralen Ernahrung in der gastroenterologischen Chirurgie

- Gastrointestinale Verschlusse und Ileus, insbesondere bei hochsitzenden Hindernissen im Oesophagus, Magen und Dunndarm
- Enteroenterale und enterocutane Fisteln
- Peritonitis
- Platzbauch
- Schwere katabole Zustande, insbesondere Polytrauma mit gastrointestinalen Verletzungen
- Short-gut-Syndrom
- Malresorption
- Ulcerative oder granulomatose Colitiden, Crohn-Enteritis
- Akute (hamorrhagische) Pankreatitis
- Strahlenschadigungen des Darms und Chemotherapieeffekte am Darm
- Therapieresistente Diarrhoeen

die Indikation zur parenteralen Ernahrung restriktiver zu stellen

Neben den eindeutig geringeren Kosten sprechen auch folgende Argumente für eine moglichst weite Indikationsstellung zur enteralen Ernahrung:

Intestinale Adaptation
Intraluminale Nahrsubstrate üben enterohormonvermittelt eine trophische Wirkung auf den Gastrointestinaltrakt aus Nur bei adaquater enteraler Ernahrung bleiben Struktur und Funktion der Mucosa erhalten, wahrend es in Abwesenheit intraluminaler Nahrsubstrate, z B unter parenteraler Ernahrung oder nach Ausschaltungsoperationen, zu morphologischer und funktioneller Schleimhautatrophie kommt [16, 41, 65].

Substratinduzierte Regulation
Enteral verabreichte Nahrsubstrate nehmen Einfluß auf die Regulation ihrer eigenen Verwertung (positives Feedback)· Wird der Gastrointestinaltrakt durch die parenterale Ernahrung umgangen, so werden diese Regulationsmechanismen ausgeschaltet (z B. rascherer Anstieg von Glucose und niedrigere Blutzuckerwerte bei enteraler im Vergleich zur parenteralen Applikation [44, 55]).

Postoperativer Ileus
Nach Laparotomien besteht eine 24- bis 48stündige Entleerungsstorung des Magens und eine 2–4 Tage andauernde Dickdarmatonie, wahrend im Bereich des Dunndarms die postoperative Verminderung von Motilitat und Absorptionsfahigkeit oft klinisch nicht bedeutsam ist [22, 62].

Als weitere Argumente zugunsten der enteralen Ernahrung werden haufig die ohne Zweifel geringeren Kosten und ein im Vergleich zur parenteralen Ernahrung geringeres Risiko angeführt Letzteres kann bislang allerdings nicht als bewiesen gelten, da auch die enterale Ernahrung mit spezifischen Komplikationen (z B. Aspiration, Diarrhoe) belastet ist und die Komplikationsquoten bislang nicht direkt miteinander verglichen wurden.

In manchen Fallen empfiehlt sich auch ein Beginn mit intravenoser Ernahrung und bei Stabilisierung der Verhaltnisse ein spaterer Übergang auf enterale Ernahrung mit bilanzierten Diäten.

Die enterocutane Fistel darf heute wohl zu den wesentlichsten Indikationen zur parenteralen Ernahrung gezahlt werden. Die vollstandige intravenose Ernahrung erlaubt es heute, dieses schwierige Krankheitsbild in zweifacher Hinsicht therapeutisch anzugehen. Erstens ist es moglich, diese Patienten uber lange Zeit und oft trotz schwierigster

Verläufe und schwerster Komplikationen am Leben und bei genügend gutem Ernährungszustand zu halten, bis es gelingt, das Fistelproblem zu beheben, und zweitens beeinflußt die parenterale Ernährung per se das gastrointestinale Fistelproblem günstig und stellt damit eine eigenständige therapeutische Maßnahme dar. In erster Linie geht es darum, die oft beträchtlichen Flüssigkeitsverluste zu kompensieren und gleichzeitig eine Homöostase der Körpersäfte wiederherzustellen. Defizite sowohl an essentiellen Nährstoffen als auch an Elektrolyten und Spurenelementen sowie Vitaminen müssen und können korrigiert werden. Die parenterale Ernährung fuhrt gleichzeitig zu einer markanten Reduktion der Gastrointestinalsekrete und in deren Folge zu einer mehr oder weniger weitgehenden Ruhigstellung des Gastrointestinaltraktes. Insbesondere diese Faktoren tragen zu einer eigentlichen Fistelheilung bei [18, 38].

Andeutungsweise muß noch eine weitere Indikationsgruppe für die parenterale Ernährung erwahnt werden: die chronischen Langzeitpatienten mit inoperablen stabilen gastrointestinalen Fisteln oder mit Zustand nach ausgedehnter Resektion und Kurzdarmsyndrom. Für diese Patienten setzt sich mehr und mehr die ambulante parenterale Heimernährung durch. Dies ist selbstverstandlich eine aufwendige Therapie, die eine intensive Betreuung dieser Patienten durch spezialisierte Ambulatorien erfordert. Dank implantierbarer Zentralvenenkatheter aus Silikonkautschuk mit Filtern und Infusionspumpen sowie einem leistungsstarken Verteilersystem zur Heimlieferung der individuell hergestellten Ernahrungslosungen können heute selbst solche Patienten lange Zeit vor dem Hungertod bewahrt werden. Die Rolle der ambulanten enteralen Ernahrung ist demgegenüber bislang noch nicht eindeutig definiert [15, 49, 61].

2 Parenterale Ernährung

2.1 Nährstoffe

Zur Deckung des Nährstoff- und Energiebedarfes stehen verschiedene Substrate zur Verfügung: Aminosäuren, Kohlenhydrate, Zuckeraustauschstoffe, Fette und Alkohol.

Die *Aminosauren* sind die einzigen Stickstoffquellen der Nahrung. Es konnen 8 essentielle Aminosäuren vom Korper nicht synthetisiert werden Die Verwertung von Aminosäuren erfolgt im Prinzip nach intravenoser Zufuhr nicht anders als bei peroraler Aufnahme. Der minimale tägliche Eiweißbedarf beträgt 0,6 g/kg KG. Neben der Quantitat ist der biologische Wert der angebotenen Aminosaurenmischung, d h. der prozentuale Anteil der Verwertbarkeit, wesentlich. Es ist wunschenswert, daß der Quotient essentieller Aminosauren zum Gesamtstickstoff im angebotenen Präparat möglichst optimal, d.h. dem Körpereiweiß oder dem Eidotter angeglichen ist Dieser Quotient betragt beim Körpereiweiß 3,5–4, beim Eidotter 3,2.

Es stehen heute fast nur noch synthetische Mischungen von L-Aminosauren in unterschiedlicher Konzentration und mit verschiedenen Aminosaurenmustern zur Verfugung Den speziellen metabolischen Situationen von Uramiepatienten und Patienten mit ausgeprägter Leberinsuffizienz werden spezielle Aminosaurenmuster angepaßt. Für Uramiepatienten kommen heute Lösungen mit ausschließlich essentiellen Aminosäuren zum Einsatz, womit allerdings uber langere Zeit keine Homöostase aufrechterhalten werden kann Die Indikation zu sog. Nephrolösungen beschrankt sich auf kurzzeitige parenterale Ernährung wahrend einer Phase, die eine Dialysebehandlung des Patienten nicht erlaubt. Spezielle Infusionslösungen zur parenteralen Ernahrung schwer leberinsuffizienter Patienten berücksichtigen die verminderte Umbauleistung der Leber mit der Anhäufung von Neurotransmitterstufen (Tyrosin, Tryptophan) im Gehirn und der besseren peripheren Utilisation der verzweigtkettigen Aminosäuren, die eine markante Entlastung des Leberstoffwechsels bewirken. Diese verzweigtkettigen Aminosauren Leucin, Isoleucin und Valin gewinnen eine zunehmende Bedeutung, da sie teilweise in der Muskulatur abgebaut werden können. Die Aufnahme dieser Aminosäuren in die Muskelzellen erfolgt insulinabhängig. Bei Hyperinsulinismus besteht daher ein vermehrter Bedarf an verzweigtkettigen Aminosauren zur Aufrechterhaltung der Homoostase. Bei postoperativer parenteraler Ernährung wie auch insbesondere bei leberinsuffizienten Patienten wird deshalb heute ein hoher Anteil verzweigtkettiger Aminosauren, insbesondere Leucin, empfohlen [52].

Aminosäurenlösungen sollen zur optimalen Verwertung immer gleichzeitig mit den Energielieferanten (Kohlenhydrate und Fett) verabreicht werden Empfehlenswert ist eine gleichzeitige Zufuhr von 100–150 kcal/g Stickstoff.

Fettemulsionen eignen sich dank ihrer guten periphervenosen Verträglichkeit und des großen Energieangebots (9 kcal/g) als zusatzliche Calorienspender für die parenterale Ernahrung Der stickstoffsparende Effekt von Fetten ist demjenigen der Glucose unterlegen In der frühpostoperativen Phase der streßbedingten Glucoseintoleranz wird Fett hingegen deutlich besser verwertet und eignet sich besonders als zusätzlicher Energielieferant [35] Der tägliche Bedarf an essentiellen Fettsäuren, etwa 7–10 g Linol-, Linolen- und Arachidonsäure [47, 67], wird mit der Zufuhr von 50 ml 20%iger Fettemulsion gedeckt.

Die zahlreichen diskutierten Kontraindikationen für Fettemulsionen können nicht mehr aufrechterhalten werden Fett ist die hauptsächliche Energiequelle des katabolen Patienten in der postoperativen Phase. Beim Abbau der Triglyceride zu Fettsäuren wird Glycerol freigesetzt, das zudem in der Leber zu Glucose synthetisiert werden kann Außerdem belegen zahlreiche Untersuchungen, daß Fett in der postoperativen Phase rascher aus der Blutbahn eliminiert und oxidiert wird [8, 35, 66]. Nachdem in zahlreichen Untersuchungen auf der ganzen Welt das günstige Stoffwechselverhalten der Fettemulsionen dokumentiert wurde, gelten als einzige Kontraindikation noch die akute Schockphase oder primäre und sekundäre Stoffwechselstörungen, die zu einer Erhöhung der Triglyceridkonzentration im Serum über 4,5 mmol/l führen Solche Konzentrationen können anhand der Serumtrübung, die bei einer Serumkonzentration von mehr als 3,3 mmol/l entsteht, klinisch festgestellt werden.

Kohlenhydrate können die essentiellen Aminosäuren sowie die essentiellen Fettsäuren nicht ersetzen Abgesehen von diesen Einschränkungen ist aber letzteren, d.h. insbesondere der *Glucose*, aufgrund ihrer metabolischen und technologischen Eigenschaften als Hauptenergielieferant der Vorzug zu geben. Ein Minimum an Glucose (ca. 100 g/ Tag) ist zudem zur Energieversorgung der Erythrocyten und teilweise des ZNS notwendig (absolute Glucoseabhängigkeit). Der Verwertung von Glucose sind aber ebenfalls Grenzen gesetzt. Unter dem diabetogenen Einfluß einer Streßsituation ist die Glucosetoleranz oft stark vermindert Als Ursache dafür ist v. a. die erhöhte Sekretion von Insulinantagonisten wie Catecholaminen, Wachstumshormon, Glucocorticoiden und evtl Glucagon verantwortlich Diese Faktoren führen dazu, daß eine ausgeglichene Energiebilanz postoperativ meist nicht erreicht werden kann. Hyperglykämien sind v.a. bei Patienten mit ausgedehnten Eingriffen und schweren Komplikationen wie Abscessen, Peritonitis, Pankreatitis, Ileus, Sepsis, Schock usw. zu erwarten. Sofern sich Hyperglykämien in dieser Phase mit Insulin nicht korrigieren lassen (und in seltenen Fällen gar zu einer osmotischen Dehydratation führen), muß die zugeführte Kohlenhydratmenge reduziert werden.

So können durch den Einsatz eines Kohlenhydratgemisches aus Glucose und den Glucoseaustauschstoffen Fructose und Xylit in isocalorischer Menge die Blutzuckerkonzentration und der Insulinbedarf signifikant gesenkt werden [39, 40].

Fructose und die Polyalkohole Sorbit und Xylit sind vorwiegend Lebersubstrate und versorgen die Peripherie erst nach ihrer Umwandlung in Glucose Weil die Ersatzzucker zu einem hohen Prozentsatz in Glucose umgewandelt werden, findet der Abbau dieser Substrate entgegen früherer Annahme nur zu einem Teil insulinunabhängig statt. Bei bestimmten schwerkranken Patienten mit ausgeprägter streßbedingter Glucoseintoleranz erlauben die Zuckeraustauschstoffe aber eine leichtere Einstellung des Blutzuckers und damit eine bessere parenterale Ernährung.

Der Einsatz von Fructose (und damit auch Sorbit, das nach Dehydratation in Fructose umgewandelt wird) wird allerdings in der Pädiatrie wegen der potentiellen Gefahr einer angeborenen Fructoseintoleranz abgelehnt. Xylit, ein Fünferalkohol mit kohlenhydratähnlichen Stoffwechseleffekten, wird teilweise insulinunabhängig und über eigene Stoffwechselwege in der Leber metabolisiert und kann deshalb erfolgreich zur zusätzlichen Caloriensubstitution verwendet werden Nach jahrelanger Diskussion über unerwünschte Nebenwirkungen wie Oxalatablagerungen und Harnsäureanstieg, die lediglich bei hoher Zufuhr beobachtet werden, setzt sich heute Xylit mehr und mehr als ergänzendes Energiesubstrat mit einer Dosierung von maximal 100 g/Tag durch [5, 20, 39].

Für *Aethylalkohol* (7 kcal/g) ist die Umsatzfähigkeit begrenzt. In höherer Dosierung ist er zudem toxisch. Insbesondere beim Vorliegen von Lebererkrankungen ist die Verabreichung von Alkohol kontraindiziert. Alkohol wird deshalb für die parenterale Ernährung nicht mehr empfohlen.

Voraussetzung für eine optimale Toleranz der zugeführten Nährstoffe ist eine Adaptation durch tägliche Steigerung der zugeführten Substratmengen Insbesondere sollte die Glucosezufuhr langsam, d h. täglich um 100 g, gesteigert werden. Die Zuflußrate hat über 24 h möglichst konstant zu erfolgen ($\pm 10\%$). Wenn hochkonzentrierte Zuckerlösungen infundiert werden ($>30\%$), sind, wenn möglich, Infusionspumpen oder Zwischenbehälter zur stündlichen Dosierung zu verwenden. Der Blutzuckerspiegel soll nicht über 11 mmol/l (200 mg%) steigen. Hyperglykämien führen zu Glucosurie und zu osmotischer Diurese mit Elektrolyt- und Wasserverlust Plötzliche starke Verlangsamung oder gar Abbruch der Glucosezufuhr kann zu Hypoglykämie führen. Bei Abbruch der parenteralen Ernährung muß deshalb langsam ausgeschlichen werden.

Diagnostische oder therapeutische Belastungen (Narkose, Operationen) führen zu einer akuten Verschlechterung der Glucosetoleranz. Es empfiehlt sich deshalb, die parenterale Ernährung während zusätzlicher Belastungen einzustellen und

Tabelle 20.4. Vorschlag zur stufenweisen Steigerung der postoperativen parenteralen Ernahrung (fur einen 70 kg schweren Patienten)

Infusionstag bzw. -stufe	J total (kcal)	Infusionslosung		Menge in g	J in % Protein/ Kohlenhydrate/ Fett
Stufe I	6300 (1 500)	1000 ml Glucose 500 ml Fett 500 ml Aminosauren	20% 10% 10%	200 50 50	14 55 31
Stufe II	8800 (2100)	1000 ml Glucose 500 ml Fett 1000 ml Aminosauren	30% 10% 10%	300 50 100	20 59 21
Stufe III	12500 (3000)	1000 ml Glucose 500 ml Fett 1000 ml Aminosauren	40% 20% 10%	400 100 100	14 55 31

lediglich eine hypocalorische 5- bis 10%ige Glucoselösung zu infundieren Anschließend muß die hochcalorische Ernahrung wieder schrittweise aufgebaut werden. Aminosaurenlösungen mussen parallel zur Kohlenhydratinfusion appliziert werden Die Insulinfreisetzung durch gleichzeitig zugefuhrte Kohlenhydrate ist Voraussetzung fur eine optimale Eiweißsynthese Die Infusion erfolgt durch ein katheternahes Y-Stuck, sofern keine fertig gemischten Ernahrungslosungen infundiert werden [23].

Bei vorwiegend polytraumatisierten Intensivpflegepatienten hat sich bereits in der fruhposttraumatischen oder -postoperativen Phase eine sog. „all-in-one"-Infusionslosung aus Aminosauren, Fettemulsion und Austauschzuckern bewahrt. Blutglucosekonzentration und Insulinbedarf konnten gegenuber einem Vergleichskollektiv unter standardisierter parenteraler Ernahrung mit Glucose und Aminosauren signifikant gesenkt werden Mit dem Angebot einer stabilen gebrauchsfertigen Infusionslosung mit Kohlenhydraten, Fetten und Aminosauren wird die technische Durchführung der parenteralen Ernahrung wesentlich vereinfacht [39].

Fur die parenterale Langzeitbehandlung nicht unterernahrter Patienten mit dem Ziel einer ausgeglichenen Bilanz empfiehlt sich i. allg eine tagliche Eiweißzufuhr von 0,8–1 g/kg KG und eine Calorienzufuhr, die 10–20% uber dem berechneten Grundumsatz liegt Bei mangelernahrten Patienten soll die parenterale Ernahrung mit dem Ziel eines anabolen Aufbaus 1,5–1,8 g Aminosauren/kg KG und Tag enthalten, und die Energiezufuhr soll den Grundumsatz um 50% ubersteigen Größere Stickstoff- und Energiezufuhren sind bei hyperkatabolen Zustanden nur selten notwendig

Tabelle 20 4 enthalt einen Vorschlag zur stufenweisen Steigerung der postoperativen parenteralen Ernahrung unter Verwendung von Glucose, Aminosauren und Fettemulsionen. Calorienangebot und Infusionsmengen sind dem Energiebedarf und dem Körpergewicht des Patienten anzupassen. Anstelle von Glucose kann auch eine isocalorische Menge eines Kohlenhydratgemisches aus Glucose und Xylit verabreicht werden [46].

Bei Verabreichung einer fertigen Mischlosung aus Kohlenhydraten, Aminosauren und Fetten empfiehlt sich eine tagliche Steigerung der parenteralen Ernahrung in der postoperativen Phase durch Steigerung der Infusionsmenge, da die prozentuale Zusammensetzung dieser fertigen Mischlosungen konstant ist. Der Flussigkeitsbedarf ist durch zusatzliche Zufuhr einer niedrigkonzentrierten Elektrolyt-Glucose-Losung abzudecken.

Zusatzlich sind der Infusion, vorzugsweise der Kohlenhydratlosung, Elektrolyte hinzuzufügen Bei Ernahrung mit einer All-in-one-Losung empfiehlt sich eine zusatzliche Tragerlosung für Additive wie Elektrolyte, Vitamine etc., da die Fett-Aminosäuren-Kohlenhydrat-Mischungen ein relativ labiles Gleichgewicht aufweisen und bei Zufugung zusatzlicher Elektrolyte bzw Vitamine leicht Ausfallungen auftreten

Bei vollstandiger parenteraler Ernahrung liegt ein erhohter Kaliumbedarf vor. So sind pro Liter 10- bis 20%iger Glucose 40 mval und pro Liter 30- bis 40%iger Glucose 60 mval Kaliumchlorid zuzufugen Der Bedarf an Natriumchlorid betragt 100–150 mval/Tag und wird haufig bereits mit den Aminosaurelosungen gedeckt. Pro Liter Kohlenhydratlosung verabreichen wir zudem 5 mval Magnesiumchlorid. Der Bedarf an Phosphaten wird durch die Verabreichung von 0,5 l einer 10%igen Fettemulsion gedeckt Andernfalls verabreichen wir 4,3 mmol Phosphat/l Kohlenhydratlösung in Form von 10 ml eines Phosphatpuffers von pH 7,4. Falls das Serumphosphat unter 2,0 mg%

abfällt, muß bis zur Korrektur die parenterale Ernahrung reduziert werden Der Vitaminbedarf wird durch ein handelsubliches wasserlosliches Polyvitaminpraparat, das taglich der Kohlenhydratinfusion zugefugt wird, gedeckt Zusatzlich verabreichen wir 1mal wochentlich 1 Ampulle Folvit zu 15 mg i v oder i m zur Deckung des Folsaurebedarfes. Vitamin B_{12} wird 1mal wochentlich durch 1 Ampulle B_{12} 1000 Gamma i.v. oder i.m. und Vitamin K durch intravenose Applikation von wochentlich 3–5 mg Konakion zugefuhrt. Die zusatzliche Verabreichung von Spurenelementen ist bei gelegentlichen Vollblut- oder Plasmatransfusionen nicht notwendig Bei parenteraler Langzeiternahrung können allerdings Zink- oder Kupfermangelerscheinungen auftreten, die eine gezielte Substitution erfordern [2, 26, 32] Ebenso ist evtl. eine Eisensubstitution notwendig, sofern keine regelmaßigen Bluttransfusionen erfolgen. Zur Deckung des Spurenelementbedarfes steht heute auch eine taglich zu verabreichende Sammelampulle [z B Addamel (Vitrum)] zur Verfugung

Neben dem Grundbedarf sind pathologische Verluste zu ersetzen. Die Sekrete von Magenfisteln sind stark sauer und enthalten große Mengen Natrium und Kalium. Großere Magensaftverluste führen deshalb zu metabolischer Alkalose, Hypokaliamie und Hyponatriamie Duodenal- und Dünndarmfisteln sezernieren alkalischen Darmsaft, und bei chronischen Fisteln muß insbesondere dem großen Calcium- und Magnesiumverlust Beachtung geschenkt werden Alle Sekrete des oberen Magen-Darm-Abschnittes sind zudem reich an Proteinen, so daß bei chronischer Fistel ein Proteinmangelzustand entstehen muß.

2.2 Vorbereitung des Patienten zur parenteralen Ernährung und technische Durchführung

Erhebliche Störungen des Wasser- und Elektrolythaushaltes, des Saure-Basen-Gleichgewichtes, Hypovolamie oder Anamie sollten vor Beginn der parenteralen Ernahrung behoben werden Bei vollstandiger parenteraler Ernahrung kann eine übermaßige Flussigkeitsbelastung nur mit stark hyperosmolaren Losungen (1000–3000 mosm/l) vermieden werden Dazu ist eine moglichst hohe und rasche Verdunnung in einer großen Strombahn erforderlich, die eine zentralvenöse Zufuhr der Infusionslosungen uber einen Katheter in der V. cava superior bedingt. Das Einlegen des Cavakatheters hat unter Berucksichtigung aller aseptischen Kautelen zu erfolgen, um die gefurchtete Kathetersepsis nach Moglichkeit zu vermeiden Wir bevorzugen die Punktion der V subclavia durch infraclavicularen Zugang, die durch Kopftieflage des Patienten wesentlich erleichtert wird Die Katheterlage muß vor Beginn der hyperosmolaren Infusion radiologisch kontrolliert werden Der Katheter wird unmittelbar neben der Punktionsstelle durch Naht an der Haut fixiert, wodurch ein Hin- und Hergleiten des Katheters in der Punktionsstelle vermieden wird und lokale Infektionen entscheidend vermindert werden konnen. Besondere Aufmerksamkeit ist der Sicherung der Verbindung zwischen Katheter und Infusionsbesteck zu widmen, um ein Auseinanderfallen und die Gefahr einer Luftembolie zu verhindern Die Kathetereinführungsstelle wird mindestens 3mal wochentlich mit einem neuen Deckverband versehen, evtl unter lokaler Anwendung antibioticahaltiger Salben oder Sprays, das Infusionsbesteck wird taglich gewechselt. Der Cavakatheter kann bei sauberer Pflege und Technik so lange liegen bleiben, wie er durchgangig bleibt und keine Infektionszeichen bestehen. Bei unklaren Fieberzustanden, die nicht auf eine andere Quelle zuruckgefuhrt werden können, muß der Katheter aber spatestens nach 24 h entfernt werden, da er als mögliche Streuquelle zu betrachten ist Bei septischen Patienten wechseln wir den Cavakatheter alle 3–5 Tage Da die hochkonzentrierten Nahrlosungen ideale Kulturmedien fur pathogene Keime darstellen, sollte der fur die parenterale Ernährung verwendete Katheter ausschließlich diesem Zwecke dienen, d h. er sollte nicht zu zusatzlichen therapeutischen oder diagnostischen Maßnahmen verwendet werden. Insbesondere dürfen keine zusatzlichen Bolusinjektionen, keine Bluttransfusionen sowie – wegen der retrograden Kontaminationsgefahr – keine Zentralvenendruckmessungen vorgenommen werden. Bei Infektverdacht sollte von der Seldinger-Technik zum Katheterwechsel Abstand genommen und ein neuer Katheter durch neue Punktion an anderer Stelle eingeführt werden [53].

Parenteral ernahrte Patienten sollten, wenn möglich, taglich mehrmals mobilisiert werden, um Muskelatrophien und Skelettentkalkungen entgegenzuwirken.

2.3 Klinische Überwachung und Laborkontrollen während der parenteralen Ernährung

Vor Beginn der parenteralen Ernahrung sind die Ausgangswerte zu sichern.

Die klinische Überwachung am Krankenbett hat regelmaßig und in kurzen Abstanden zu erfolgen In 2stündlichen Abstanden muß die Infusionsrate uberpruft werden, 8stundlich werden Puls, Blutdruck, Atmung und Uringlucose (Clinitest)

überprüft. Täglich wird eine genaue Flüssigkeits-bilanz mit Bestimmung des Körpergewichtes ge-macht.

Der Blutzucker wird 2mal täglich bis zum Errei-chen eines Steady state bestimmt. Täglich werden Natrium und Kalium, Serumkreatinin und Serum-harnstoff überprüft. Nach Erreichen eines Steady state können diese Kontrollen 3mal wöchentlich vorgenommen werden. Wöchentlich überprüfen wir im Serum Chlorid, Phosphor, Calcium, Ma-gnesium, Transaminasen, alkalische Phosphatase und Bilirubin sowie die Prothrombinzeit. Das ganze Blutbild und die Bluteiweiße werden eben-falls wöchentlich kontrolliert.

Bei stark positivem Urinzucker muß innerhalb von 2–4 h die Blutzuckerbestimmung erfolgen. Ist dies nicht möglich, muß die Glucosezufuhr um 50% reduziert werden. Bei Hyperglykämien sollte man sich zuerst vergewissern, ob nicht eine Fehlbe-stimmung (Blutprobe durch Infusionskatheter ent-nommen) oder eine zu hohe Infusionsgeschwindig-keit vorgelegen hat. Insulin verabreichen wir erst, wenn 1malige Blutzuckerwerte zwischen 11 und 17 mmol/l am nächsten Tag immer noch in diesem Bereich liegen. Bei Blutzuckerwerten über 17 mmol/l beginnen wir sofort mit der Insulinthe-rapie. Der Insulinbedarf ist sehr unterschiedlich, deshalb beginnen wir immer mit kleinen Dosen, die der stündlichen Infusionsmenge direkt beigege-ben werden. Zusätzliche subcutane bzw. intrave-nöse Insulingaben sind nur notwendig, wenn der Blutzucker über 20–22 mmol/l ansteigt [24].

Abschließend ist festzuhalten, daß viele Fragen im Zusammenhang mit der parenteralen Ernäh-rung noch nicht restlos geklärt sind. Die vollstän-dige parenterale Ernährung stellt eine anspruchs-volle Methode mit zahlreichen Risiken dar. Die Indikation ist deshalb restriktiv zu stellen, und zur erfolgreichen Durchführung muß die lückenlose klinische und labormäßige Überwachung des Pa-tienten sichergestellt sein [36].

Wegen der Komplikationsmöglichkeiten mit der therapiebedingten Sepsis im Vordergrund ist nach Möglichkeit einer kurzfristigen peripherve-nösen Glucose-Elektrolyt-Infusion oder einer en-teralen Ernährung der Vorzug zu geben.

3 Enterale Ernährung

Neue ernährungsphysiologische Konzepte, neue Anwendungstechniken und neue Diätetica haben Möglichkeiten und Indikationen der künstlichen enteralen Ernährung in den vergangenen Jahren wesentlich erweitert.

Die Indikation zur enteralen Ernährung sollte gestellt werden, wenn eine langerfristige prä- oder postoperative künstliche Ernährung geplant oder zu erwarten ist und keine Kontraindikationen ge-gen die enterale Ernährung (z.B. Ileus, Peritonitis) bestehen. Müssen hingegen metabolische Entglei-sungen innerhalb kurzer Zeit ausgeglichen werden oder kann bzw. darf der Gastrointestinaltrakt zur Ernährung nicht verwendet werden, so wird wei-terhin die Indikation zur parenteralen Ernährung zu stellen sein.

3.1 Zugangswege und Materialien

In der gastrointestinalen Chirurgie stehen nasoga-strale Sonden in Konkurrenz zu den Enterosto-mien (Tabelle 20.5). Für die präoperative Ernäh-rung und die nutritive Unterstützung von Patien-ten, die nicht laparotomiert wurden, jedoch bei funktionierendem Gastrointestinaltrakt ein Miß-verhältnis zwischen Substratzufuhr und Calorien-bedarf aufweisen (z.B. Verbrennung, Anorexie), findet in der Regel die nasogastrale Sonde Verwen-dung. Bei erhöhter Aspirationsgefahr (z.B. tiefe Bewußtlosigkeit mit nicht sicher erhaltenen Schluckreflexen) oder Nichtakzeptanz der Sonden-ernährung wegen geschmacklicher Mißempfin-dung infolge Reflux (z.B. chemisch definierte Diät bei Morbus Crohn) sollten Dünndarmsonden be-vorzugt werden. Neuerdings lassen sich auch mit Hilfe endoskopischer Techniken percutane Ernäh-rungsfisteln in Magen und Duodenum einführen (percutane endoskopische Gastrostomie, PEG) [37, 54].

Als Sondenmaterialien stehen neben dem preis-günstigen PVC heute auch Polyurethan und Sili-konkautschuk zur Verfügung. PVC-Sonden benö-tigen als Weichmacher 30–40 Gewichtsprozente niedermolekularer Substanzen, die aufgrund ihrer Struktur durch Kontaktsubstanzen des Ernäh-rungssubstrates (z.B. Fett) und durch Körperflüs-sigkeiten ausgewaschen werden. Dadurch härten die Sonden, und es kann zu Drucknekrosen und Druckulcera, in Extremfällen auch zu Perforatio-

Tabelle 20.5. Zugangswege der künstlichen enteralen Ernäh-rung

Transnasale Sonden	*Enterostomien*
Nasogastral	Pharyngostomie
Nasoduodenal	Oesophagostomie
Nasojejunal	Gastrostomie
	Percutane endoskopische Gastrostomie
	Duodenostomie
	Jejunostomie

nen kommen [19]. Die modernen Sondenmaterialien bedürfen keiner Weichmacher und harten auch
bei monatelangen Liegezeiten nicht. Trotz des höheren Preises ist die Verwendung dieser Sonden
daher bei langeren Liegezeiten gerechtfertigt.

Fur die Passage moderner Diatetica ist ein In-
nendurchmesser von 2 mm (entsprechend Charr
8–12) praktisch immer ausreichend. Transnasale
Ernahrungssonden sind heute filiforme Sonden
aus Polyurethan oder Silikonkautschuk, die zum
Einfuhren in den Magen eine temporare Versteifung benotigen (z B. Führungsmandrin, Außenbe-
schichtung mit Gelatine) Zur Passage derartiger
Sonden in den Dünndarm besitzen diese einen
Führungsbolus aus Stahl, Wasser oder Quecksil-
ber. Die Pyloruspassage kann zusatzlich durch la-
gerungstechnische Maßnahmen (initiale Rechtsseitenlage, nach Rontgenkontrolle Linksseitenlage)
und Pharmaka (z.B Metoclopramid 10 mg i.m)
unterstutzt werden. Als Alternative kommt heute
auch die endoskopische Plazierung in Betracht
Die Austrittsoffnung der Dünndarmsonden sollte
stets distal des Treitz-Bandes liegen, da in dieser
Position die Refluxrate in den Magen und damit
die Gefahr der Aspiration im Vergleich zur intraduodenalen Sondenlage wesentlich vermindert ist
[28]. Eine chirurgische Variante der Dünndarmsonden ist die transcutane Katheterjejunostomie
[12, 34, 45] Diese Sonden werden peroperativ plaziert, wenn nach Laparotomien eine langere Phase
nutritiver Unterstützung mit Wahrscheinlichkeit
erforderlich oder als adjuvante Maßnahme in die
Therapie eingeplant ist (Tabelle 20.6). Als Jejunal-
katheter werden filiforme Sonden mit ca. 2 mm
Außendurchmesser verwendet. Diese werden über
einen submucosen oder subserösen Tunnel von ca

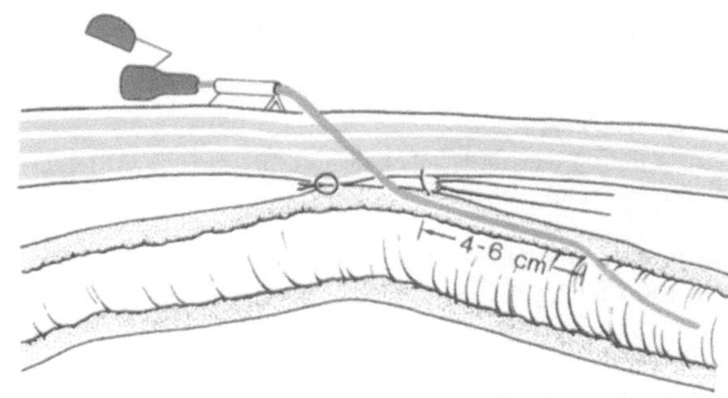

Abb. 20.1. Prinzip der Katheterjejunostomie Einbringen
des Jejunalkatheters uber einen 4–6 cm langen submucosen oder subserosen Antirefluxtunnel, Pexie der kanu-
lierten Jejunalschlinge an das Peritoneum mit absorbier-
barer Naht, cutane Fixation des Katheters uber eine Hal-
teplatte

4–6 cm Lange in die erste Jejunalschlinge eingefuhrt Zur Vermeidung von Komplikationen haben
sich dabei 3 Prinzipien als wesentlich erwiesen:

1. Die Pexie der kanülierten Jejunalschlinge an
das parietale Peritoneum verhindert ein Zurückgleiten des Katheters in die Peritonealhöhle und
damit die intraperitoneale Infusion.

2. Die Kanülierung der ersten Jejunalschlinge
unmittelbar distal der Flexura duodenojejunalis
und damit ein möglichst kurzes Segment zwischen
Treitz-Band und dem Ort der Pexie verhindert einen mechanischen Ileus infolge Volvulus oder Einklemmung.

3. Ein spezielles cutanes Fixationssystem (z B.
durch spezielle Halteplatten kommerzieller Jeju-
nalkathetersysteme) sollte sowohl den Jejunalka-
theter gegen akzidentelle Entfernung sichern als
auch die mechanische Reizung der Katheterein-
trittsstelle, die zu lokalen infektiosen Komplikationen disponiert, reduzieren (Abb 20.1).

3.2 Diätetica

Die Vielzahl der heute verfugbaren Diatetica bietet
die Moglichkeit einer individuellen rationalen Ernahrungstherapie. Grundsatzlich sollte jede Sondendiat dem Prinzip der „definierten, bilanzierten
Sondendiat" entsprechen (Tabelle 20.7) Eine zu
vertretbarem Preis selbst hergestellte Sonderkost
kann diesen Anforderungen nicht genügen, diese
Diaten sind namlich nicht nährstoffdefiniert und
daher in der Regel als einseitig, nicht vollwertig
und potentiell kontaminiert zu betrachten.

So kann eine Einteilung der Diatetica in 3 Gruppen mit jeweils definierten Anforderungen empfohlen werden (Tabelle 20 8):

Tabelle 20.6. Indikationen und Kontraindikationen der Katheterjejunostomie

---

Indikationen

- Proximale Anastomosen bei großen Eingriffen an Oeso-
  phagus, Magen, Duodenum, Pankreas, Leber und Gallen-
  wegen
- Distale Anastomosen bei großen Eingriffen an Dunn- und
  Dickdarm, insbesondere bei tiefer anteriorer Rectumre-
  sektion
- Polytraumatisierte Patienten bei Laparotomie
- Laparotomien bei Tumorpatienten vor Strahlen- oder
  Chemotherapie

Kontraindikationen	*Unklare Indikationen*
- Kardiopulmonale Insuffizienz	- Entzundliche Darm-erkrankungen
- Peritonitis	(M Crohn,
- Ascites	Colitis ulcerosa)
- Strahlenenteritis	- Pankreatitis
- Adhasionsileus	

Tabelle 20.7. Grundsatzliche Anforderungen an eine Sondendiat

Nichtproteinenergie
²/₃ als Kohlenhydrate, ¹/₃ als Fett evtl bis zu 50% mittelkettige Triglyceride)

Nichtproteincalorien/Stickstoffgehalt
Etwa 150 kcal/1 g N

Isoosmolaritat
Etwa 300 mosmol/kg

Elektrolyte, Mineralien, Vitamine
Entsprechend Erhaltungsbedarf

Viskositat
Moglichst niedrig (filiforme Sonden)

Sterile Packung

Niedrige Kosten

Tabelle 20.8. Einteilung der Sondendiaten in 3 Stufen

Stufe I (NDD)	Stufe II (modifizierte NDD)	Stufe III (CDD)
Einfache, nahrstoffdefinierte Diat	Modifizierte nahrstoffdefinierte Diat	Chemisch definierte Diat
Hochmolekulare Nahrstoffe	Wie Stufe I, aber	Niedermolekulare Nahrstoffe
Protein Polysaccharide LCT-Fett	Lactosefrei MCT-reich	Oligopeptide Oligosaccharide MCT-Fett Essentielle Fettsauren

Stufe I

Die einfache nahrstoffdefinierte Diat (NDD) ist auf eine normale Verdauungsleistung abgestimmt Sie unterscheidet sich von der normalen Ernahrung im wesentlichen durch Sondengangigkeit und Freiheit von Ballaststoffen. Sie sollte filiforme Sonden passieren konnen, gebrauchsfertig und billig sein

Stufe II

Die modifizierte nahrstoffdefinierte Diat der II Stufe (modifizierte NDD) ist der verminderten Verdauungsleistung von Patienten mit Mangelernahrung, Kurzdarmsyndrom und Pankreasinsuffizienz insbesondere durch Lactosefreiheit und einen hohen Gehalt an mittelkettigen Fettsauren (MCT) angepaßt.

Bei signifikanter Mangelernahrung ist die Verdauungsleistung vermindert, weil der Organismus in dieser Situation auf kurzlebige und leicht zugangliche Enzymeiweiße zuruckgreift, die sich als funktionell wichtiger Enzymbesatz der gastrointestinalen Mucosa finden·

- Die Lactase ist bei 0,5–10% der europaischen Bevolkerung ein primar limitierendes Verdauungsenzym Bei Mangelernahrung und gastroenterologischen Erkrankungen (z.B. Morbus Crohn) nimmt dieser Prozentsatz als sog. sekundare Lactoseintoleranz zu [7, 9, 56].
- Die Verdauung langkettiger Fettsauren erfordert neben Lipasen und Galle die Resynthese der Fettsauren zu Chylomikronen Diese komplexe Fettverdauung ist bei Patienten mit verminderter Verdauungsleistung haufig gestort, wahrend mittelkettige Triglyceride (MCT), also Triglyceride mit Fettsauren zwischen 8 und 10 Kohlenstoffatomen, unabhangig von Lipasen und Triglyceridsynthese vom Darmepithel resorbiert werden [21]

Diese Argumente begrunden die Anforderung der Lactosefreiheit und eines hohen Anteiles von MCT (abgesehen von essentiellen Fettsauren), an die modifizierte nahrstoffdefinierte Diat der II. Stufe.

Stufe III

Die chemisch definierten Diaten (CDD) sind mit minimaler Verdauungsleistung absorbierbar und daher einerseits bei Patienten mit ausgepragten Storungen der Verdauung (Kurzdarmsyndrome, Enteropathie, Leber- und Pankreasinsuffizienz), zur Ruhigstellung distaler Darmabschnitte (entzundliche Darmerkrankungen, intestinale Fisteln) sowie zur kunstlichen enteralen Ernahrung in der unmittelbar postoperativen Phase (Jejunostomieernahrung) geeignet. Die 1. Generation dieser Produkte, die unter den Namen „Elementardiat" oder „Astronautenkost" bekannt wurde, findet heute praktisch keine Verwendung mehr, da sich die 2. Generation, die sog. Oligopeptiddiaten, durch bessere Vertraglichkeit und eine hochwertigere Proteinkomponente in Form der Oligopeptide auszeichnet. In den 70er Jahren wurde die Resorption intakter, kurzkettiger Peptide und ihre ernahrungsphysiologische Relevanz bewiesen [1, 43, 60] Eine Oligopeptiddiat wird nicht nur quantitativ besser absorbiert als eine entsprechende aus Monoaminosauren zusammengesetzte Proteinkomponente, sondern sie zeichnet sich daruber hinaus durch eine geringere Osmolaritat aus Aufgrund der bedarfsadaptierten Zusammensetzung mit ausreichenden Mengen von essentiellen Fettsauren, MCT als Energietrager, Vitaminen und Spurenelementen sind diese Praparate auch für eine langerfristige kunstliche Ernahrung ohne weitere Supplementation geeignet.

3.3 Durchführung der Sondenernährung in der gastroenterologischen Chirurgie

3.3.1 Präoperativ

Eine grundsätzliche präoperative Sondenernährung, etwa zur Darmvorbereitung bei Patienten mit entzündlichen Dickdarmerkrankungen, entbehrt einer rationalen Begründung. Diese Vorbereitung wurde durch die orthograde Darmspülung abgelöst.

Bei mangelernährten Patienten wird in der Regel eine modifizierte nährstoffdefinierte Diät (modifizierte NDD, Stufe II) verwendet, da die Patienten dieser Gruppe das Kriterium der Mangelernährung erfüllen. Die Dauer der Realimentationsphase sollte mindestens 1 Woche betragen [6, 50], und die täglich zugeführte Calorienzahl sollte 2500 kcal/Tag nicht unterschreiten. Der Ernährungsaufbau verlangt bei diesen Patienten eine kurze Adaptationsphase von ca. 2 Tagen, bei denen zunächst 50 und dann 70–80% der angestrebten Energiemenge zugeführt werden.

Als Erfolgskontrolle können der klinisch beurteilte Zustand des Patienten, ein Anstieg des Serumalbuminwertes, eine Konversion des Hauttests der verzögerten Immunität von anerger zu normerger Reaktion und ein Anstieg der kurzlebigen Serumproteine (Transferrin, retinolbindendes Protein, Präalbumin) verwendet werden.

3.3.2 Postoperative Phase

Die Katheterjejunostomie kommt als eine Alternative zur langfristigen parenteralen Ernährung bei Patienten in Betracht, die laparotomiert und mit großer Wahrscheinlichkeit während einer längeren postoperativen Phase ausschließlich künstlich ernährt werden müssen. Die Ernährung über die Katheterjejunostomie wird über eine Adaptationsphase aufgebaut (Abb. 20.2), sollte stets pumpenkontrolliert erfolgen und eine Oligopeptiddiät (CDD, Stufe III) verwenden: Unter physiologischen Bedingungen reguliert nämlich die Magenentleerung die transduodenale Passagegeschwindigkeit und sorgt für ein geeignetes intraluminales Verhältnis von Pankreasfermenten zu Substrat. Die intrajejunale Ernährung umgeht dieses Regulativ und führt darüber hinaus zu einer geringeren Pankreassekretion von Volumen, Bicarbonat und Protein als eine entsprechende intragastrale Ernährung. Dieser „Bypass der Physiologie" macht eine technische Kompensation notwendig: Zum einen müssen Ernährungspumpen die kontrollierte Substratabgabe ins Jejunum besorgen, zum anderen muß dem möglichen Mißverhältnis von Pan-

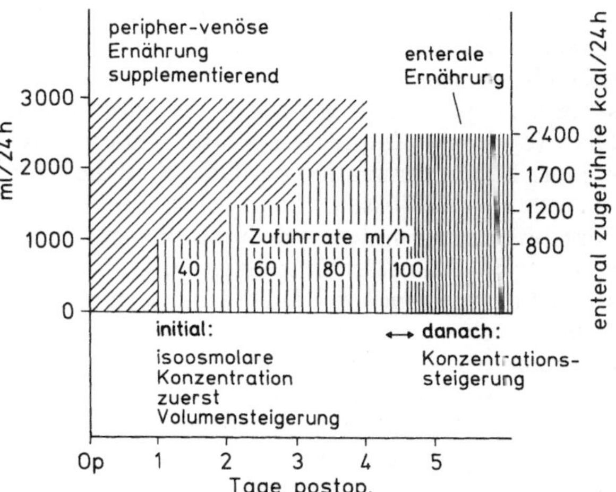

Abb. 20.2. Aufbauschema der Dünndarmernährung (nasoduodenale Sonde, Katheterjejunostomie) mit einer chemisch definierten Diät der 2. Generation (Oligopeptiddiät)

kreasfermenten zu intraluminalen Nährstoffen durch eine Diät vorgebeugt werden, die eines minimalen Verdauungsprozesses bedarf. Diesem Erfordernis entspricht nach heutigem Kenntnisstand am ehesten die definierte Oligopeptiddiät.

Es wird 24 h postoperativ bei stabiler kardiopulmonaler Situation und intakter Dünndarmmotilität mit der Infusion begonnen (vgl. Abb. 20.2). Dabei wird das zugeführte Volumen entsprechend der individuellen Toleranz des Patienten stufenweise gesteigert. Bei Verwendung nahezu isoosmolarer Diäten ist eine initiale Verdünnung nicht erforderlich. Nach einer längeren Adaptation an die Oligopeptiddiät ist auch bei der intrajejunalen Ernährung ein Übergang zu hochmolekularen Diäten (Stufe III – Stufe II – Stufe I) möglich.

Die klinische Überwachung erfordert mehrmals täglich eine Kontrolle des Abdomens, das abgetastet und auskultiert werden soll. Bei schlechten Darmgeräuschen, abdominaler Distension oder Krämpfen muß die Zufuhrrate vermindert und die Ursache abgeklärt werden. Die Laborkontrollen umfassen während der Adaptationsphase mehrmals täglich die Bestimmung des Blutzuckers, alle 2 Tage die Bestimmung der Serumelektrolyte Natrium und Kalium, der Retentionswerte (Harnstoff und Kreatinin) und des Hämatokrits sowie wöchentlich die Kontrolle der Vitamin-K-abhängigen Gerinnungsfaktoren.

Bei Komplikationen ist generell neben der Abklärung der Ursache eine Reduktion der Zufuhrrate, der Übergang auf die nächsthöhere Diätstufe (Stufe I – Stufe II – Stufe III; s. Tabelle 20.8) oder evtl. der Abbruch der Sondenernährung indiziert. Eine Diarrhoe ist häufig verursacht durch zu hohe

Infusionsgeschwindigkeit, eine für die jeweilige Situation zu hohe Osmolarität der Diät, Unverträglichkeit von Lactose oder langkettigen Fettsäuren, zu niedrige Temperatur der infundierten Diät (optimal: Zimmertemperatur) oder durch bakterielle Kontamination der Diät. Sind diese Ursachen ausgeschlossen, kann eine funktionelle Diarrhoe angenommen und durch pharmakologische Verlängerung der Transitzeit (z.B. durch Zusatz von Loperamid zur Diät) behandelt werden. Gelegentlich ist auch die Gabe kleinster Mengen peroraler Wunschkost wirksam.

Auch die künstliche enterale Ernährung ist eine Therapiemaßnahme, die der sorgfältigen Indikationsstellung (Nachweis der Mangelernährung), der klinischen und labormedizinischen Überwachung während der Durchführung sowie einer Erfolgskontrolle bedarf. Sind diese Voraussetzungen gegeben, kann durch die Ernährungstherapie die Prognose verbessert und die Komplikationswahrscheinlichkeit vermindert werden [30, 31, 50, 51, 57].

Literatur

1. Adibi SA, Kim YS (1981) Peptide absorption and hydrolysis. In: Johnson LR (ed) Physiology of the gastrointestinal tract. Raven, New York, pp 1073–1095
2. Aggett PJ, Davies NT (1983) Some nutritional aspects of trace metals. J Inherited Metab Dis [Suppl 1] 6:22
3. Baker JP, Detsky AS, Wesson DE et al. (1982) Nutritional assessment: A comparison of clinical judgment and objective measurements. N Engl J Med 306:969–972
4. Ballinger WF, Collins JA, Drucker WR, Dudrick SJ, Zeppa R (1975) Manual of surgical nutrition. Saunders, Philadelphia London Toronto
5. Blackburn G, Leutenegger AF (1985) Update on intravenous hyperalimentation and jejunal tube feeding. State Art Surg 86:18–21
6. Bodoky A, Heberer M, Duerig M, Harder F (1985) Bedeutung der Katheterjejunostomie in der postoperativen Ernährung bei abdominal-chirurgischen Eingriffen. Helv Chir Acta 52:671–675
7. Canzler H (1978) Grundlagen der Sondenernährung. Internist (Berlin) 19:28–43
8. Carpentier YA, Thonnart N, Denis P (1985) Metabolic utilization of LCT vs mixed MCT/LCT emulsion during intravenous infusion in man. In: Eckart J, Wolfram G (Hrsg) Fett in der parenteralen Ernährung, Bd 3. Zuckschwerdt, München, S 40–51
9. Chernoff R (1980) Enteral feeding. Am J Hosp Pharm 37:65–74
10. Ching N, Grossi CE, Angers J, Zurawinsky HS, Jham G, Mills CB, Nealon TF (1980) The outcome of surgical treatment as related to the response of the serum albumin level to nutritional support. Surg Gynecol Obstet 151:199–202
11. De La Hunt MN, McDonald PJ, Karran SJ (1984) Anthropometric nutritional assessment is of value in colorectal patients. Dis Colon Rectum 27:296–298
12. Delany HM, Carnevale NJ, Garvay JW, Moss CM (1977) Postoperative nutritional support using needle catheter feeding jejunostomy. Ann Surg 186:165–170
13. Dickhaut SC, DeLee JC, Page CP (1984) Nutritional status: Importance in predicting wound-healing after amputation. J Bone Joint Surg [Am] 66:71–75
14. Dionigi R, Cremaschi RE, Jemos V, Dominioni L, Monico R (1986) Nutritional assessment and severity of illness classification systems: A critical review on their clinical relevance. World J Surg 10:2–11
15. Dudrick SJ, O'Donnell JJ, Englert DM, Blume ER, Belloso RM, Peters C (1986) 150 patient-years of ambulatory home total parenteral nutrition (TPN) in the management of difficult gastrointestinal disorders. Book of Abstracts 8th Congress of the ESPEN, 0.17
16. Feldman EJ, Dowling RH, McNaughton J, Peters TJ (1976) Effects of oral versus intravenous nutrition on intestinal adaptation after small bowel resection in the dog. Gastroenterology 70:712–719
17. Fischer JE (1982) Nutritional assessment before surgery. Am J Clin Nutr 35:1128–1131
18. Fischer JE (1983) The pathophysiology of enterocutaneous fistulas. World J Surg 7:446
19. Fuchs HH, Arnold K, Klupp M (1981) Langzeiternährung bei neurologischen Intensivpatienten. Intensivmed Prax 18:267–271
20. Georgieff M, Lyle LM, Bistrian BR, Blackburn GL (1985) Xylitol, an energy source for intravenous nutrition after trauma. JPEN 9:199–202
21. Geser CA, Mueller-Hess R, Jequier E, Felber JP (1973) Vergleichende Stoffwechseluntersuchungen nach Verabreichung von langkettigen (LCT) und mittelkettigen Triglyceriden (MCT) an Normalpersonen. Z Ernährungswiss [Suppl] 17:50–55
22. Glucksman DL, Kalser MH, Warren WD (1966) Small intestinal absorption in the immediate postoperative period. Surgery 60:1020–1025
23. Goeschke H, Leutenegger AF (1977) Hyperkalorische Ernährung. Wiener Klin Wochenschr 89/5:141–146
24. Goeschke H, Leutenegger AF, Gruber UF (1975) Postoperative parenterale Ernährung. Nutr Metabol [Suppl 1] 1:197–208
25. Goeschke H, Baer E, Girard J, Leutenegger AF, Niederer W, Oberholzer M, Wolff G (1978) Glucagon, insulin, cortisol and growth hormone levels following major surgery: Their relationship to glucose and free fatty acid elevation. Horm Metab Res 10:465–470
26. Graetz KW, Glinz W (1983) Ist die Substitution von Zink und Kupfer bei parenteral ernährten polytraumatisierten Patienten notwendig? Schweiz Med Wochenschr 113:1133–1135
27. Guenther B, Utz F, Teichmann R, Hartl W (1983) Periphervenöse hypocalorische Ernährung nach großen Abdominaleingriffen. Infusionsther Klin Ernähr 10:74–78
28. Gustke RF, Varma RR, Soergel KH (1970) Gastric reflux during perfusion of the proximal small bowel. Gastroenterology 6:890
29. Harris JA, Benedict FG (1919) A biometric study of basal metabolism in man. Carnegie Institution of Washington, No 279
30. Heatley RV, Williams RHP, Lewis MH (1979) Preoperative intravenous feeding – a controlled trial. Postgrad Med J 55:541–545

31 Heberer M, Harder F (1986) Alternative methods of nutrition in the postoperative phase World J Surg 10 95–101

32 Herold G, Stephan B, Menzel T (1978) Gezielte Substitution von Zink, Kalzium, Kupfer, Magnesium und anorganischem Phosphat wahrend der postoperativen parenteralen Ernahrung Infusionsther Klin Ernahr 5 316–320

33 Hill GL, Church J (1984) Energy and protein requirements of general surgical patients requiring intravenous nutrition Br J Surg 71 1–9

34 Kirschner M (1929) Die prophylaktische Jejunostomie bei Magenoperationen Arch Klin Chir 157 561–600

35 Kleinberger G (1986) New aspects of parenteral nutrition with fat emulsions in injured patients World J Surg 10 20–32

36 Knochel JP (1985) Complications of total parenteral nutrition Kidney Int 27 489–496

37 Larson DE, Fleming CR, Schroeder KW (1983) Percutaneous endoscopic gastrostomy Mayo Clin Proc 58 103

38 Leutenegger AF (1984) Parenterale Ernahrung bei enterokutanen Fisteln Schweiz Rundschau Med (Praxis) 73/47 1433–1436

39 Leutenegger AF, Frutiger A (1986) All-in-One Conventional versus two different all-in-one solutions for total parenteral nutrition of surgical intensive care patients World J Surg 10 84–94

40 Leutenegger AF, Goeschke H, Stutz K, Mannhart H, Werdenberg D, Wolff G, Allgower M (1977) Comparison between glucose and a combination of glucose, fructose and xylitol as carbohydrates for total parenteral nutrition of surgical intensive care patients Am J Surg 133 199–205

41 Levine GM, Deren JJ, Yezdimir E (1976) Small-bowel resection Oral intake is the stimulus for hyperplasia Dig Dis Sci 21 542–546

42 Loehlein D (1986) Principles and indications of hypocaloric parenteral nutrition World J Surg 10 64–71

43 Matthews DM, Adibi SA (1976) Peptide absorption Gastroenterology 71 151–161

44 McArdle AH, Palmason C, Morency I, Brown RA (1981) A rational for enteral feeding as the preferable route for hyperalimentation Surgery 68 69–72

45 McDonald HA (1954) Intrajejunal drip in gastric surgery Lancet I 1007

46 Michel L, Serrano A, Malt RA (1981) Nutritional support of hospitalized patients N Engl J Med 304 1147–1152

47 Mohler H (1981) Über essentielle Fettsauren Mitt Gebiete Lebensm Hyg 72 108–119

48 Moore FD, Brennan MF (1975) Surgical injury Body composition, protein metabolism and neuroendocrinology In Ballinger WF, Collins JA, Drucker, WR, Dudrick SJ, Zeppa R (eds) Manual of surgical nutrition Saunders, Philadelphia London Toronto, pp 169–222

49 Mueller JM, Keller H, Vleeschauwer B, Schmitz M (1982) Die parenterale Ernahrung vom ambulanten Patienten In Kleinberger G, Doelp R (Hrsg) Klinische Ernahrung 10 Basis der parenteralen und enteralen Ernahrung Zuckschwerdt, Munchen Bern Wien, S 153–165

50 Mueller JM, Keller HW, Brenner U, Walter M, Holzmueller W (1986) Indications and effects of preoperative parenteral nutrition World J Surg 10 53–63

51 Mullen JL, Buzby GP, Matthews DC, Smale BF, Rosato E (1980) Reduction of operative morbidity and mortality by combined preoperative and postoperative nutritional support Ann Surg 192 604–613

52 Nachbauer CA, James JH, Edwards LL, Ghory MJ, Fischer JE (1984) Infusion of branched chain-enriched amino acid solutions in sepsis Am J Surg 147 743–752

53 Pettigrew RA, Lang SDR, Haydock DA, Parry BR, Bremner DA, Hill GL (1985) Catheter-related sepsis in patients on intravenous nutrition A prospective study of quantitative catheter cultures and guidewire changes for suspected sepsis Br J Surg 72 52–55

54 Ponsky JL, Gauderer MWL, Stellato TA (1983) Percutaneous endoscopic gastrostomy Review of 150 cases Arch Surg 118 913

55 Raptis S, Dollinger HC, Schroeder KE, Schleyer M, Rothenbucher G, Pfeiffer EF (1973) Difference in insulin, growth hormone and pancreatic enzyme secretion after intravenous and intraduodenal administration of mixed amino acids in man N Engl J Med 288 1199–1202

56 Rothauve HW, Ernous D, Flatz G (1972) Die Haufigkeit der Laktoseintoleranz bei gesunden Erwachsenen in Deutschland Dtsch Med Wochenschr 97 376–380

57 Sagar S, Harland P, Shields R (1979) Early postoperative feeding with elemental diet Br Med J 1 293–295

58 Schackert HK, Betzler M, Zimmermann GF et al (1986) The predictive role of delayed cutaneous hypersensitivity testing in postoperative complications Surg Gynecol Obstet 162 563–568

59 Schmoz G, Hartig W, Weiner R, Roick M (1982) Praxis der Ernahrungsdiagnostik Infusionsther Klin Ernahr 9 130–143

60 Silk DB, Fairclough PD, Clark ML et al (1980) Use of a peptide rather than free amino acid nitrogen source in chemically defined elemental diets JPEN 4 548–553

61 Solassol C, Joyeux H, Pujol H, Romieu C (1976) Long-term parenteral nutrition An artificial gut Int Surg 61 266–270

62 Tinckler LF (1965) Surgery and intestinal motility Br J Surg 2 140–150

63 Watters JM, Bessey PQ, Dinarello CA, Wolff SM, Wilmore DW (1985) The induction of interleukin-1 in humans and its metabolic effects Surgery 98 298–306

64 Wesdorp RIC, Krause R, Meyenfeldt MF von (1983) Cancer cachexia and its nutritional implications Br J Surg 70 352–355

65 Weser E, Fletcher JT, Urban E (1979) Short bowel syndrome Gastroenterology 77 572–579

66 Wolfram G (1986) Medium-chain triglycerides (MCT) for total parenteral nutrition World J Surg 10 33–37

67 Wolfram G, Zumtobel V, Zoellner N (1977) Die Bedeutung der essentiellen Fettsauren fur Patienten mit einer akuten, schweren Krankheit Anaesth Intensivther Notfallmed 103 74–83

20.2 Antimikrobielle Chemoprophylaxe und Chemotherapie

R. ANSORG

1 Chemoprophylaxe bakterieller Infektionen

1.1 Allgemeine Gesichtspunkte

Ziel der Chemoprophylaxe ist v a. die Verhütung der Manifestation von Infektionen im jeweiligen Operationsareal. Daruber hinaus wird die Verhutung der systemischen Ausbreitung von Infektionserregern aus dem Operationssitus angestrebt [19, 37, 54, 65]. Parachirurgische Infektionen, wie z B katheterbedingte Harnwegsinfektionen oder intubationsbedingte respiratorische Infektionen, liegen außerhalb des Zielgebietes der chirurgischen Chemoprophylaxe [3, 19, 26, 37, 68]

Wie bei jeder prophylaktischen Maßnahme müssen 3 Fragen geklärt sein: Ist sie notwendig? Ist sie wirksam? Ist sie unschadlich?

Bei der Beurteilung der Notwendigkeit ist zwischen allgemeinem und individuellem Infektionsrisiko zu unterscheiden Das allgemeine Infektionsrisiko wird entscheidend bestimmt durch das ein-griffsbedingte Ausmaß der mikrobiellen Kontamination (Tabelle 20 9) Zusatzlich spielen Dauer des praoperativen Klinikaufenthaltes, hygienische Patientenvorbereitung, Operationsdauer und -technik eine Rolle [3, 19, 25, 28, 36, 56, 92] Bei aseptischen Eingriffen (Kategorie I) wird eine generelle Chemoprophylaxe abgelehnt [19, 28, 92] Liegen in einer Klinik die Wundinfektionsraten bei diesen Eingriffen hoher als 1–2%, besteht der Verdacht auf mangelnde Hygiene. Abdominalchirurgische Eingriffe gehoren vorwiegend den Kategorien II, III und IV an, deren Infektionsrate auch unter optimalen operationshygienischen Bedingungen so hoch liegt, daß in der Regel die Notwendigkeit einer Chemoprophylaxe besteht Bei den septischen Eingriffen der Kategorie IV ist vielfach bereits eine Chemotherapie erforderlich [19, 28, 80] Das individuelle Infektionsrisiko, das durch dispositionelle Faktoren wie extremes Alter, Obesitas, Malnutrition, vorbestehende Organschaden und Immuninsuffizienz erhöht sein kann, begründet zusatzlich die Notwendigkeit einer Chemoprophy-

Tabelle 20.9. Klassifizierung chirurgischer Eingriffe nach dem Ausmaß der bakteriellen Kontamination bzw nach dem Infektionsrisiko ohne Chemoprophylaxe (Modifiziert nach [25, 91])

Kategorie	Spezifikation	Durchschnittliche Wundinfektionsrate
I Kontaminationsarm („clean")	Eingriffe ohne Eroffnung eines Hohlraumsystems, keine Entzundung im Operationsgebiet, keine Unterbrechung der Sterilitat (Typ Mammaoperation)	≤5%
II Geringgradig kontaminiert („clean-contaminated")	Eingriffe mit Eroffnung eines Hohlraumsystems, jedoch ohne starke Keimaussaat, geringfugige Unterbrechung der Sterilitat (Typ Gallenwegsoperation)	ca 10%
III Mittelgradig kontaminiert („contaminated")	Elektive Eingriffe mit Eroffnung eines bakteriell stark besiedelten Hohlraumsystems, akute nichteitrige Entzundung im Operationsgebiet, frische Traumen, deutliche Unterbrechung der Sterilitat (Typ Colorectale Operation)	ca 20–40%
IV Hochgradig kontaminiert („dirty")	Perforation eines Hohlraumsystems, alte traumatische Wunden, purulente Infektionen im Operationsgebiet (Typ Appendixperforation)	>50%

laxe auch bei Eingriffen mit allgemein geringem Infektionsrisiko [19, 92].

Die Wirksamkeit einer Prophylaxe ist auf eindeutige Weise nur durch Feldversuche, d.h. prospektive randomisierte doppelblinde Studien mit Kontrollgruppen zu belegen [13, 19, 28, 31, 58]. Im folgenden werden nur Prophylaxestudien berücksichtigt, die diesen Anforderungen genügen. Experimentelle und zahlreiche klinische Ergebnisse weisen zweifelsfrei nach, daß die entscheidende Grundbedingung für eine wirksame Chemoprophylaxe ein antimikrobiell relevanter Blut- und Gewebespiegel zum Zeitpunkt der Kontamination und wenige Stunden danach ist Eine zusätzliche antibiotische „Abdeckung" präoperativ und postoperativ ist nutzlos [13, 19, 28, 80, 92, 116]

Die Unschadlichkeit eines Antibioticums wird in erster Linie durch das Ausmaß seiner biologischen und toxischen Nebenwirkungen umrissen. Beide Faktoren wiederum sind weitgehend abhängig von der Menge der verabreichten Substanzen bzw der Dauer der Applikation. Unter diesem Aspekt ist die Ultrakurzzeitprophylaxe (Eindosisprophylaxe) bei erwiesener Wirksamkeit als Verfahren der Wahl anzusehen (Tabelle 20.10). Im optimalen Fall ist bei dieser Prophylaxe mit einer einzigen Antibioticagabe ca 1 h vor Operationsbeginn bzw. zum Zeitpunkt der Narkoseeinleitung wahrend der Operation ein Gewebespiegel zu erreichen, der das Angehen verschleppter Keime verhindert. Bei langdauernden Operationen ($>$ 2–3 h) mit einer entsprechend verlangerten Kontaminationszeit ist der schützende Blut- und Gewebespiegel durch eine oder mehrere intraoperative Antibioticadosen aufrechtzuerhalten [5, 19, 28]. Solange für einzelne Operationsindikationen die Ultrakurzzeitprophylaxe nicht ausreichend gepruft

Tabelle 20.10. Schemata systemischer Chemoprophylaxe zur Verhutung postoperativer Infektionen

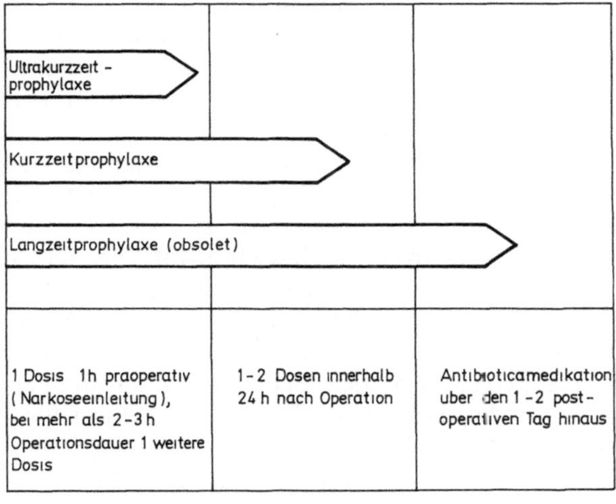

ist, kann die Kurzzeitprophylaxe mit Beginn bei Narkoseeinleitung, evtl intraoperativer Antibioticagabe und 1–2 Dosen postoperativ als Regelschema verwendet werden Die prolongierte Antibioticaapplikation über den Zeitraum des Kontaminationsrisikos hinaus (Langzeitprophylaxe) vermindert nicht das Infektionsrisiko, sondern führt vielmehr zur Selektion resistenter Keime, zu Superinfektionen und toxischen Effekten und muß nach dem aktuellen Erkenntnisstand als obsolet bezeichnet werden [13, 19, 28, 48, 58, 116].

Stehen mehrere Antibiotica mit nachgewiesener prophylaktischer Wirksamkeit zur Verfugung, sollten die Substanzen gewahlt werden, die am besten vertraglich sind. β-Lactam-Antibiotica und Nitroimidazole besitzen hier Vorzüge, wahrend z B. Clindamycin wegen des besonderen Risikos der pseudomembranosen Enterocolitis skeptisch zu beurteilen ist Aminoglykoside, die haufig für die Therapie lebensbedrohender Infektionen notwendig sind, sollten für die Prophylaxe nur ausnahmsweise eingesetzt werden [43, 49].

1.2 Oesophagus

Ausführliche Angaben über die postoperative Infektionsrate liegen nicht vor [39]. Da die Schleimhaut des Oesophagus in der Regel nur geringgradig kolonisiert ist, ist auch das Kontaminationsrisiko des Operationsgebietes gering einzustufen, eine generelle Chemoprophylaxe scheint deshalb nicht erforderlich zu sein. Im individuellen Fall ist jedoch bei Vorliegen zusatzlicher infektionsdisponierender Faktoren, z B. ausgedehntem Eingriff, langer Operationsdauer und malignen Erkrankungen, eine Chemoprophylaxe in Erwagung zu ziehen.

In Analogie zur Magenchirurgie (s. Abschn 1.3) ist bereits von einer Ultrakurzzeitprophylaxe eine Reduzierung des bakteriellen Infektionsrisikos zu erwarten. Die Wahl des Antibioticums ist an den in erster Linie in Frage kommenden Keimen der oralen Flora zu orientieren. Auch wenn kontrollierte Studien fehlen, ist die Gabe von 1 g Cephazolin zum Zeitpunkt der Narkoseeinleitung oder intraoperativ bzw die einmalige Gabe eines Antibioticums mit ahnlichem Wirkungsspektrum gegen aerobe grampositive und gramnegative Keime vertretbar

1.3 Magen und Duodenum

Für gastroduodenale Eingriffe werden Infektionsraten von 5–50% mitgeteilt, wobei die Infektionsrate mit dem Grad der intragastralen und intraduodenalen Keimbesiedelung korreliert Bei nichtobstruierendem Ulcus duodeni entsprechen die Infektionsraten kontaminationsarmen Eingriffen [28, 80, 116], so daß eine generelle Chemoprophylaxe nicht erforderlich ist. Liegen verminderte Acidität des Magensaftes (pH > 4) und verminderte Magenmotilität vor, wie z.B bei Malignomen, Obstruktionen, Blutungen und Therapie mit H_2-Receptorenblockern, ist die Keimbesiedelung und damit die postoperative Infektionsrate stark erhöht [38, 54, 82, 94] Für diese Patientengruppen ist eine generelle Chemoprophylaxe indiziert. Das Erregerspektrum umfaßt vorwiegend gramnegative und grampositive aerobe Keime, insbesondere Enterobacteriaceae, Staphylokokken, Streptokokken.

Die Ultrakurzzeitprophylaxe erwies sich in mehreren Studien als effektiv Verwendet wurden u.a.:
- 1,5 g Cefuroxim i.v [54, 88];
- 1600 mg Tinidazol und 400 mg Doxycyclin i.v. [39];
- 3 g Mezlocillin i v [70].

Eine effektive Kurzzeitprophylaxe wurde u.a. durchgeführt mit·
- 3mal 1 g Cefazolin i.m. [115];
- 3mal 1 g Cefamandol i m./i.v. [116];
- 1mal 2 g und 2mal 1 g Cefamandol i v [94].

Nach den vorliegenden Daten ist die Ultrakurzzeitprophylaxe mit einem Cephalosporin vom Typ des Cefazolin und Cefuroxim oder mit einem Antibioticum mit ähnlichem antibakteriellem Spektrum und vergleichbarer Pharmakokinetik bevorzugt einzusetzen.

1.4 Gallenblase und Gallenwege

Bei gallenchirurgischen Eingriffen variiert die postoperative Infektionsrate stark in Abhängigkeit vom bakteriellen Besiedelungsgrad der Gallenwege zum Zeitpunkt der Operation. Sind die Gallenwege steril, liegt die Infektionsrate wie bei anderen kontaminationsarmen Eingriffen im Bereich ≤ 5%, während bei Bacteribilie Infektionsraten von bis zu 46% beschrieben werden [21, 65]. Besonders häufig wird eine Bacteribilie bei Patienten im Alter über 70 Jahre, bei Verschlußikterus, akuter Cholecystitis und Choledocholithiasis auch ohne Ikterus intraoperativ vorgefunden [21, 92]. Zumindest bei diesen Patientengruppen ist eine generelle Chemoprophylaxe indiziert, sie wird aber auch bei unkomplizierten Fällen als berechtigt angesehen [50, 64, 118]. Als Erreger kommen in erster Linie aerobe gramnegative und grampositive Keime – Enterobacteriaceae, Staphylokokken und Streptokokken – in Frage.

Die Ultrakurzzeitprophylaxe führte zu einer signifikanten Reduzierung der Infektionsincidenz u a. mit folgenden Antibiotica.

- 1,5 mg/kg Tobramycin und 600 mg Lincomycin i.v [47];
- 1600 mg Tinidazol und 400 mg Doxycyclin i.v. [39],
- 960 mg Co-Trimoxazol i v [89];
- verschiedene Cephalosporine – Cefazolin, Cefradin, Cefuroxim, Cefamandol, Cefoxitin, Cefotaxim, Ceftriaxon – in Dosen von 1–2 g i.m. oder i.v [64, 67, 88, 90, 98, 119, 123];
- 2 g oder 5 g Mezlocillin i v. [50, 64].

Die Verfahren der Kurzzeitprophylaxe müssen in Anbetracht der eindeutigen Wirksamkeit der Ultrakurzzeitprophylaxe als überholt gelten.

1.5 Pankreas

Die Infektionsrate wird mit 5–25% angegeben [56]. Enterobacteriaceae sind die häufigsten Erreger. Kontrollierte Studien über den Wert einer Chemoprophylaxe liegen nicht vor. Eine Indikation dürfte jedoch zumindest bei den mittelschweren und schweren Verlaufsformen sowie der biliaren Form der akuten Pankreatitis und bei begleitender Cholecystitis gegeben sein. Eine Eindosisprophylaxe entsprechend dem Verfahren bei Eingriffen an der Gallenblase und den Gallenwegen dürfte in der Regel das Verfahren der Wahl sein.

1.6 Appendix

Die Häufigkeit infektiöser Komplikationen nach Appendektomie korreliert mit dem Grad der entzundlichen Veränderung der Appendix. Bei normaler Appendix und Appendicitis phlegmonosa liegt die Infektionsrate um ≤ 10–20%, übersteigt aber häufig 50% bei gangranöser und perforierter Appendix [28, 29, 41, 45, 106] Unter der Vielzahl aerober und anaerober Infektionserreger stehen Enterobacteriaceae und Bacteroidesarten im Vordergrund [20, 113].

Es besteht weitgehend Übereinstimmung, daß bei nichtentzündlicher Appendix eine generelle Chemoprophylaxe unnötig ist [28, 45, 71, 106]. Liegt die postoperative Infektionsrate bei diesen Eingriffen über 5%, erscheint eine Überprüfung der Operationstechnik und der allgemeinen Operationshygiene sinnvoller als der prophylaktische Einsatz von Antibiotica. Bei gangranöser und perforierter Appendix mit lokaler oder diffuser Peritonitis ist zwar durch kurzfristige Chemoprophylaxe eine Reduzierung der Wundinfektionsrate auf etwa die Halfte der Placebo-Gruppe zu erzielen [20, 106], die verbleibende hohe Komplikationsrate zeigt aber, daß in diesen Fallen eine praoperativ oder intraoperativ beginnende und in der postoperativen Phase prolongiert fortgeführte Chemotherapie gegen aerobe und anaerobe Bakterien erforderlich ist [10, 14, 28, 29, 71, 99].

Als Indikationsbereich für die Chemoprophylaxe verbleiben in erster Linie phlegmonose Appendicitisformen ohne Übergreifen auf das Peritoneum Mit dem Effekt einer signifikanten Reduzierung der infektiösen Komplikationsrate wurden u a folgende Ultrakurzzeitprophylaxeverfahren eingesetzt:
- 600 mg Lincomycin i m. [77];
- 600 mg Clindamycin i.m [29];
- 600 mg Clindamycin und 120 mg Gentamicin i v [106];
- 500 mg Metronidazol i.v. [45, 46, 97, 107, 111],
- 1 g Metronidazolsuppositorien [71, 121].

Bei der Metronidazolprophylaxe ist unter Berucksichtigung der erreichbaren Serum- und Gewebespiegel [14] der intravenösen Applikation der Vorzug zu geben.

1.7 Colon, Rectum

Colorectale Eingriffe sind von allen abdominalchirurgischen Operationen mit der höchsten Infektionsrate belastet. Sie liegt auch bei elektiven Eingriffen in der Regel bei 40–50% [13, 28, 35, 72]. Entsprechend der Zusammensetzung der Faecalflora sind die postoperativen Infektionen meist polymikrobiell, durch aerobe und anaerobe Keime, besonders Enterobacteriaceae und Bacteroidesarten, bedingt [11].

Die bei elektiven Eingriffen durchgeführte praoperative mechanische Darmvorbereitung durch Flüssigdiat, Laxantia und Einlaufe oder durch orthograde Darmspulung erleichtert das chirurgische Vorgehen und verringert die faecale Kontaminationsintensität des Operationssitus, sie allein jedoch reicht zur Reduzierung der Infektionshaufigkeit nicht aus [1, 22, 42, 80, 101, 133]. Die zusatzliche Verabreichung von Antibiotica wird generell als notwendig angesehen, der Verzicht auf Antibiotica als ethisch nicht vertretbar bezeichnet [15, 20, 72, 131]

Nach der Applikationsform sind hauptsachlich 2 Verfahren zu unterscheiden. die intraluminale (orale) Antibioticagabe mit vorwiegend lokaler, den Keimgehalt des Darmes reduzierender Wirkung und die parenterale Antibioticagabe mit systemischer Wirkung.

Für die intraluminale Chemoprophylaxe wurden u a folgende Substanzen mit infektionsverminderndem Effekt eingesetzt: Erythromycinbase [22, 23, 33, 53, 93, 107, 128], Tetracyclin [129] oder Metronidazol [27, 81, 85], jeweils kombiniert mit Neomycin oder Kanamycin, Tinidazol kombiniert mit Tetracyclin [95] oder Colistin [100], Metronidazol kombiniert mit Erythromycin [81], Metronidazol als Monosubstanz [52]. Das Schema mechanischer Darmvorbereitung mit Flussigdiat, Abführmitteln und Einlaufen am 3., 2 und 1. präoperativen Tag und orale Gabe von 1 g Erythromycinbase + 1 g Neomycin jeweils um 13. 14 und 23 Uhr am 1. präoperativen Tag ist wohl das am haufigsten verwendete intraluminale Verfahren. Der wirksame Bestandteil der Kombination ist aber offenbar nicht das nichtresorbierbare Aminoglykosid, sondern das resorbierbare und systemisch wirkende Erythromycin [13, 80]

Zur systemischen Kurzzeitprophylaxe nach mechanischer Darmreinigung wurden u.a. verwendet:
- 3mal 500 mg Erythromycin und 1,5 mg/kg Tobramycin i.v [16];
- 3mal 500 mg Metronidazol und 1,5 mg/kg Tobramycin i.v. [16, 69];
- 3mal 500 mg Metronidazol i v [35, 69];
- 2mal 800 mg Tinidazol i.v [60];
- 3mal 2 g Cefoxitin i.v [59];
- 3mal 1 g Cefazolin i.v [115].

Die systemische Chemoprophylaxe im Ultrakurzzeitverfahren nach mechanischer Darmreinigung erwies sich als effektiv mit.
- 1600 mg Tinidazol und 400 mg Doxycyclin i v. [40];
- 500 mg Metronidazol und 960 mg Co-Trimoxazol i.v. [57];
- 500 mg Metronidazol und 5 g Mezlocillin i.v. [102];
- 2 g Cefoxitin i v. [133],
- 2 g Lamoxactam i.v [102].

Die Kombination der intraluminalen mit einer systemischen, vorwiegend mit alteren Cephalosporinen durchgeführten Chemoprophylaxe [23, 24, 62, 74, 84, 87] zeigte gegenuber den Einzelverfahren keine eindeutige Verbesserung

Da die intraluminale Prophylaxe besonders bei Verfahren mit mehr als 24 h praoperativer Dauer zur Selektion resistenter Stamme, zum Überwuchern von Staphylokokken und zum Auftreten pseudomembranoser Enterocolitiden führen kann [1, 66], sind die parenteralen Prophylaxeverfahren vorzuziehen [2, 13, 19, 66]. Sie besitzen zusatzlich den Vorteil, daß sie neben der Verhütung der Infektionen im Operationsbereich auch die Chance bieten, in den Kreislauf verschleppte Keime zu eliminieren. Wenn auch gezeigt werden konnte, daß allein gegen Anaerobier wirksame Substanzen wie Metronidazol einen prophylaktischen Effekt aufweisen, erscheint es sicherer, Antibiotica oder Antibioticakombinationen zu verwenden, die auch die zweifellos nicht zu vernachlassigenden Aerobier erfassen [80]. Die bislang vorliegenden Ergebnisse der Ultrakurzzeitprophylaxe lassen den Trend zur Aufgabe anderer Prophylaxeschemata berechtigt erscheinen.

2 Chemotherapie

2.1 Allgemeine Gesichtspunkte

In der gastroenterologischen Chirurgie sind Wund- und Weichteilinfektionen, diffuse und abscedierende intraabdominale Infektionen und von diesen Lokalisationen ausgehende septische Streuungen die wichtigsten Infektionsmanifestationen. An erster Stelle in der Therapie dieser Infektionen steht die chirurgische Intervention; Antibiotica besitzen eine sekundare, wenn auch vielfach unverzichtbare Adjuvansfunktion

Eine Chemotherapie kann optimal ausgewählt werden, wenn Infektionslokalisation, Art der Erreger, antibiotische Empfindlichkeit der Erreger, Pharmakokinetik und Vertraglichkeit der in Frage kommenden Antibiotica bekannt sind (gezielte Chemotherapie) Gerade im chirurgischen Bereich laßt es der Krankheitszustand der Patienten aber haufig nicht zu, mit dem Beginn einer Chemotherapie so lange abzuwarten, bis das Ergebnis der Erregerisolierung und Empfindlichkeitsbestimmung vorliegt Vielmehr muß nach Sicherung von Untersuchungsmaterial umgehend eine initiale Chemotherapie eingeleitet werden Fur ihre Auswahl sind verschiedene Aspekte zu berücksichtigen Werden „Notfallkombinationen" von 3 und mehr Antibiotica verstarkt eingesetzt mit dem Ziel, moglichst luckenlos alle in Frage kommenden Erreger zu erfassen, besteht die Gefahr, daß im Laufe der Behandlung Superinfektionen mit multiresistenten Erregern auftreten, daß sich die Nebenwirkungen summieren und daß ein infektioser Hospitalismus induziert wird. Notfallkombinationen sollten auf Einzelfalle beschrankt bleiben. Die Orientierung der initialen Chemotherapie allein an überregional oder bei anderen Kliniken ermittelten Erreger- und Empfindlichkeitsdaten und den daraus abgeleiteten Empfehlungen birgt das Risiko, daß lokal eine differierende Erreger- und Empfindlichkeitssituation vorliegen kann, auf die die empfohlenen Antibiotica nicht optimal zutreffen. Unter diesem Vorbehalt sind auch die in den folgenden Abschnitten angegebenen Therapieempfehlungen zu sehen Lokale Erreger- und Empfindlichkeitskataster [3, 9] gewahrleisten am besten, daß die initiale Chemotherapie rationell und erfolgreich ist.

Die nach Beginn der initialen Chemotherapie eintreffenden mikrobiologischen Befunde können die Antibioticawahl bestätigen oder zu ihr in Diskrepanz stehen Im letzten Fall ist eine Umstellung der Therapie nur dann erforderlich, wenn auch die klinischen Befunde das Fehlen eines Therapieeffektes anzeigen Eine Chemotherapie allein „nach Antibiogramm", ohne Berucksichtigung des klinischen Verlaufes, wurde die Gewichtigkeit mikrobiologischer Untersuchungen einseitig überbetonen.

Die Dauer einer Chemotherapie wird im wesentlichen bestimmt durch die Reaktion des Patienten auf die Behandlung. Fur die meisten akuten chirurgischen Infektionen dürfte eine Behandlung uber etwa 10 Tage ausreichend sein [3] Bei Ausbleiben eines therapeutischen Effektes in diesem Zeitraum ist eine Kontrolle der antiinfektiösen Maßnahmen – einschließlich chirurgischer Revision, Chemotherapieumstellung und Suche nach weiteren Infektionslokalisationen und -erregern – dringend geboten [78]

Bei Therapieerfolg sollte die Antibioticabehandlung aus Sicherheitsgrunden 2–3 Tage uber das Abklingen der klinischen Symptomatik hinaus fortgefuhrt werden. Ein „Ausschleichen" der Medikation ist jedoch weder gerechtfertigt noch sinnvoll.

2.2 Wund- und Weichteilinfektionen

Bei Infektionen chirurgischer Wunden mit Abflußmöglichkeit von Eiter und Sekret ist die Lokalapplikation von Antibiotica in Form von Spray, Puder, Salben, Styli etc in der Regel kontraindiziert Insbesondere Aminoglykoside enthaltende Präparate und Kombinationen sollten wegen Resistenzentwicklung und Allergisierung vermieden werden [8, 126]. Wenn Lokalantibiotica uberhaupt in Betracht gezogen werden, sollte man sich auf Substanzen beschranken, die für die parenterale Therapie nicht oder nur selten in Frage kommen, wie z B. Bacitracin oder Polymyxin B. In den meisten Fallen sind Antiseptica, z.B Polyvidon-Jod-Praparate, für die Lokalbehandlung die Mittel der Wahl.

Bei fortgeleiteten Wundinfektionen mit infektiosen Allgemeinsymptomen ist neben der lokalen chirurgischen Sanierung und Antisepticabehandlung eine parenterale Chemotherapie erforderlich, die an die individuell nachgewiesenen Erreger angepaßt sein soll. Für die initiale Therapiewahl kann bereits ein Grampraparat von Wundsekret hilfreich sein.

Ein Spezialfall sind durch Clostridien hervorgerufene Gasbrandinfektionen in Form der Gasbrandmyositis oder der Gasbrandphlegmone Die Diagnose stützt sich ganz uberwiegend auf klinische Befunde Ein sofort durchgefuhrtes Grampraparat von Wundsekret kann durch den Nachweis plumper grampositiver Stabchen die Diagnose untermauern, der spater vorliegende kulturelle Erregernachweis besitzt nur bestatigenden Wert Bereits die klinische Verdachtsdiagnose indiziert die umgehende Behandlung mit Penicillin G (20–30 Mio. IE i v). Bei Penicillinallergie kommen Erythromycin und Metronidazol in Frage Da die Infektionen meist polymikrobiell sind, empfiehlt sich die zusatzliche Gabe von Aminoglykosiden. Der Wert einer Behandlung mit hyperbarem Sauerstoff und Gasbrandantitoxinserum wird unterschiedlich beurteilt [124, 132]

2.3 Peritonitis

Die mikrobiell bedingten Peritonitiden lassen sich nach der Pathogenese in 3 Formen einteilen [79, 105, 127, 135]

1 Primäre (spontane) Peritonitis bei Kindern, vorwiegend durch Streptococcus pneumoniae (Pneumokokken) und Staphylococcus aureus, aber auch Enterobacteriaceae, bei Patienten mit Lebercirrhose vorwiegend durch Enterobacteriaceae

2. Sekundare Peritonitis durch polymikrobielle Flora infolge Perforation, Traumatisierung oder Durchwanderung des Gastrointestinaltraktes sowie ausgehend von Infektionen des Urogenitaltraktes

3 Sonderformen sind die tuberkulose Peritonitis, die durch Neisseria gonorrhoeae oder Chlamydia trachomatis bedingte Perihepatitis (Fritz-Hugh-Curtis-Syndrom) und die Peritonitis bei Patienten mit Peritonealdialyse.

Hinsichtlich der Chemotherapie der selteneren spontanen Peritonitiden und der Sonderformen, die in der Regel keine chirurgische Intervention erfordern, wird auf die Spezialliteratur verwiesen. Größere Bedeutung besitzen die sekundaren Peritonitiden, die in etwa 1–2% des chirurgischen Krankengutes an Schwerpunktkliniken vorkommen [127] und eine Letalitat bis zu 60% aufweisen [18].

Die Notwendigkeit einer fruhzeitigen systemischen Chemotherapie, die moglichst praoperativ, spatestens intraoperativ beginnen sollte, steht außer Frage. Die Sicherung von mikrobiologischem Untersuchungsmaterial durch diagnostische Lavage und evtl durch Abnahme von Blutkulturen vor Therapiebeginn ist vorteilhaft, zumindest aber sind intraoperativ Eiter- bzw Sekretproben zu entnehmen.

Wenn auch insbesondere bei Peritonitiden ohne Ileus mit Ausgangspunkt im oberen Intestinaltrakt wegen der dominierenden Enterobacteriaceae und Streptokokken zum Teil eine Monotherapie mit Ureidopenicillinen oder Cephalosporinen als ausreichend angesehen wird [76, 117, 125, 127], ist doch aus Sicherheitsgrunden fur die initiale Chemotherapie bei diesen Ausgangspunkten wie auch bei Ausgangspunkten im unteren Intestinaltrakt die gesamte fakultativ pathogene – aerobe und anaerobe – intestinale Mikrobenflora zu berücksichtigen. Eine moglichst lückenlose, intensive intravenose Chemotherapie erscheint deshalb bei jeder Form der sekundären Peritonitis gerechtfertigt.

Solche Intensivkombinationen sind u a. [73, 120, 134]:
- Ureidopenicillin (Mezlocillin 3mal 5 g, Azlocillin 3mal 5 g, Piperacillin 3mal 4 g) und Cephalosporin (Cefoxitin 3mal 2 g);
- Ureidopenicillin und Aminoglykosid (Gentamicin 3mal 80 mg, Tobramycin 3mal 80 mg, Netilmicin 2- bis 3mal 150 mg, Amikacin 2- bis 3mal 500 mg);
- Cephalosporin (Cefoxitin 3mal 2 g, Lamoxactam 3mal 2 g) und Aminoglykosid;
- Metronidazol (3mal 500 mg) und Ureidopenicillin oder Aminoglykosid oder Cephalosporin (Cefotaxim 3- bis 4mal 2 g);
- Ureidopenicillin und Aminoglycosid und Metronidazol.

Die Anwendung von Aminoglykosiden wird wegen ihrer potentiellen Nephrotoxizitat z.T als risikoreich betrachtet Andererseits ist ihre vorzugliche Wirksamkeit gegen aerobe Keime und der mögliche Synergismus mit Ureidopenicillinen und Cephalosporinen hoher anzusetzen als die erganzende Wirkung von Ureidopenicillinen und Cephalosporinen Auch bei eingeschränkter Nierenfunktion haben sie deshalb – unter Berucksichtigung der Dosisanpassung – in der Behandlung lebensbedrohlicher Infektionen ihren Platz [32].

Die lokale, intraperitoneale Antibioticaapplikation ist ebenso umstritten wie die verschiedenen Formen der Spulbehandlung der Bauchhohle, evtl unter Zusatz von Antiseptica (PVJ, Taurolin) Die Lokalapplikation wird unter der Vorstellung empfohlen, daß auf diese Weise am Infektionsort sehr viel höhere Antibioticakonzentrationen als durch parenterale Gabe erzielt werden können. Als Gegenargumente werden folgende Punkte angefuhrt·

Die lokal applizierten Antibiotica werden individuell variierend, haufig zu rasch resorbiert, sie fließen an die tiefste Stelle des Abdomens ab und erreichen nicht den gewünschten Wirkungsort, sie können das Peritoneum reizen und damit zu Adhäsionen führen, sie können cytotoxisch auf das Peritonealmesothel wirken, die systemische Ausbreitung der Erreger wird nicht sicher genug verhindert [3, 4, 6, 30, 32, 51, 63, 73]

Bei sehr grundlicher Spulbehandlung scheint der Effekt weniger in der spezifischen Wirkung zugeführter Antibiotica als vielmehr in der mechanischen Reinigung der Bauchhohle zu liegen [32, 55]. Unter diesem Aspekt kann auf den Antibioticazusatz zu Spullosungen verzichtet werden. Die parenterale Chemotherapie ist besser steuerbar und durch ihre systemische Wirkung überlegen.

2.4 Intraabdominale Abscesse

Die Pathogenese intraabdominaler Abscesse entspricht weitgehend der Peritonitisentstehung Haufigste Ursachen sind Appendicitis, Diverticulitis, Cholecystitis, Cholangitis, Pankreatitis und Abdominaltrauma [75].

Nach tierexperimentellen Untersuchungen sind intraabdominale Infektionen Teil eines biphasischen Prozesses Die erste, peritonitische Phase wird entscheidend bestimmt durch Enterobacteriaceae, geht mit Bacteriamie einher und verlauft häufig letal Wird diese Phase überstanden, folgt die zweite Phase, die Absceßbildung, bei der anaerobe Bakterien die dominierende Rolle spielen. Wurden Versuchstiere nach Implantation von Kapseln mit Darminhalt mit Aminoglykosiden behandelt, die gegen Anaerobier unwirksam sind, konnte die Peritonitisrate, nicht aber die Abscesßbildung verringert werden. Der Einsatz des gegen Anaerobier wirksamen, aber gegen Enterobacteriaceae unwirksamen Clindamycin reduzierte die Abscesßrate, nicht jedoch die Peritonitisrate [12, 96]. Dieser synergistische Effekt aerober und anaerober Bakterien bei intraabdominellen Infektionen belegt die Notwendigkeit einer Chemotherapie gegen beide Erregergruppen.

Für die initiale Chemotherapie sind die in Abschn. 2 3 genannten Antibioticakombinationen geeignet, wobei insbesondere gegen Anaerobier wirksame Komponenten zu berücksichtigen sind. Der Beginn der Chemotherapie sollte moglichst vor der chirurgischen Intervention liegen, um eine lokale und systemische Verschleppung der Mikroben zu verhuten [61, 110].

Mikrobiologisches Untersuchungsmaterial sollte – wenn moglich – vor Chemotherapie durch Punktion, spatestens intraoperativ und zusatzlich wiederholt aus der drainierten Abscesßhohle gewonnen werden, um die Chemotherapie individuell anzupassen.

Die lokale Instillation von Antibiotica ist in ihrer Wirkung unsicher und besitzt wohl keinen großeren Effekt als eine mechanische Reinigung der Abscesßhohle.

2.5 Sepsis

Unter dem Begriff Sepsis (Septicamie) werden mikrobielle Allgemeininfektionen verstanden, die charakterisiert sind durch einen Sepsisherd, durch kontinuierliches oder periodisches Auftreten der Erreger im Blut (septische Generalisation) und durch eventuelle Absiedelung der Erreger in anderen Korperregionen (septische Metastasen). Das klinische Bild ist vielgestaltig, wobei die Symptome von Absiedelungen oder Allgemeinsymptome bis hin zum septischen Schock im Vordergrund stehen können

Nach einer neueren Übersicht [83] beträgt die Sepsisfrequenz an großen Krankenhäusern ca. 10 auf 1000 Einweisungen; bei chirurgischen Patienten sind Sepsitiden zu mehr als 80% nosokomial bedingt, d.h sie treten im Verlauf der stationären Behandlung der Grunderkrankung auf. Unter den verschiedenen Ausgangsherden steht der Gastrointestinaltrakt mit etwa 20% neben Harntrakt, intravasculären Fremdkörpern und Respirationstrakt an vorderster Stelle.

Das Erregerspektrum zeigt je nach Eintrittspforte typische Konstellationen: Enterobacteriaceae und Staphylokokken sind allgemein dominierend, wahrend anaerobe Keime aus der Bacterioidesgruppe im Gegensatz zur Abscesßbildung in den Hintergrund treten Da für den Einzelfall die Erregeratiologie nur zu vermuten ist, sind frühzeitige und wiederholte Blutkulturen unverzichtbar.

Die initiale Chemotherapie der enterogenen Sepsis muß ebenso wie bei der Peritonitis breit angelegt sein Kombinationen von Ureidopenicillinen bzw. Cephalosporinen und Aminoglykosiden, evtl. erganzt durch ein Isoxazolylpenicillin gegen Penicillinase bildende Staphylokokken und Metronidazol gegen Anaerobier, sind in der Regel erforderlich.

3 Chemoprophylaxe und Chemotherapie mycetischer Infektionen

Bei chirurgischen Patienten spielen vorwiegend hefeähnliche Pilze der Gattung Candida, insbesondere Candida albicans, als Mykoseerreger eine Rolle. Diese Keime sind typische Opportunisten, d.h. sie besiedeln häufig saprophytar-epiphytisch die Schleimhaut des Digestions- und des oberen Respirationstraktes, können aber bei lokaler oder allgemeiner Alterierung der unspezifischen und spezifischen Abwehrmechanismen in ein parasitär-invasives Stadium überwechseln [109]. Zu unterscheiden sind cutane, mucocutane (Stomatitis, Oesophagitis, Vaginitis, Balanitis, Enterocolitis) und systemische (Sepsis, Meningitis, Endophthalmitis, Pneumonie, Endokarditis, Herdnephritis, Peritonitis) Candidamykosen Insbesondere die Endomykosen treten selten als Primärerkrankung auf, sondern in der Regel auf dem Boden chronisch-konsumierender Grunderkrankungen, bei aggressiven Therapieformen mit Cytostatica, Immunsuppressiva, Corticosteroiden, antibakteriellen Antibiotica, im Gefolge invasiver diagnostischer und therapeutischer Verfahren wie Hämodialyse, parenteraler Ernährung, Venen- und Blasenkatheterismus, endotrachealer Intubation und nach großen chirurgischen Eingriffen [130] Nach unselektierten Sektionsstatistiken beträgt die Häufigkeit von Endomykosen 0,5–10%, im Durchschnitt 6% der Obduktionen Die Letalität von Endomykosen wird mit 75% angegeben [122].

Während cutane und mucocutane Candidamykosen durch Inspektion (Endoskopie) und Erregernachweis meist problemlos zu diagnostizieren sind, ist die Diagnose einer Candidaendomykose außerordentlich schwierig Die klinische Symptomatik ist uncharakteristisch, der Pilznachweis in Urin, Stuhl und respiratorischen Sekreten ist wegen der häufigen Schleimhautbesiedelung diagnostisch meistens wertlos; der Pilznachweis in Blut, Liquor und Punktaten ist zwar aussagekräftig, gelingt aber vielfach nicht, der Nachweis hoher oder ansteigender Candidaantikorper im Serum stützt die Verdachtsdiagnose, ist aber keinesfalls beweisend [7]. Häufig ist nur eine Wahrscheinlichkeitsdiagnose aufgrund prädisponierender Faktoren, Mißerfolg einer antibakteriellen Chemotherapie und verdächtiger serologischer Befunde zu stellen.

Hauptziel einer antimycetischen Chemoprophylaxe ist die Verhütung von Candidaendomykosen, ihre Notwendigkeit ist durch die schlechte Prognose dieser Infektionen begründet Eine generelle Indikation besteht bei chirurgischen Eingriffen nicht, sie ist aber speziell angezeigt bei Patienten mit malignen Erkrankungen, in der Transplantationschirurgie, bei Patienten mit präoperativer antibakterieller Chemotherapie und bei Patienten, die erwartungsgemäß postoperativ einer prolongierten Intensivpflege (Intubation) bedürfen.

Da Ausgangspunkt und Eintrittspforte der vorwiegend endogenen Infektionen die mit Candida besiedelten Schleimhäute sind, ist die konsequente ste prophylaktische Maßnahme die selektive Pilzdekontamination dieser Areale Die alleinige Darmdekontamination ist sicher nicht ausreichend Gemessen an der Verhütung eines postoperativen Anstieges der Candidaantikorper bzw Verringerung der Kolonisationsrate erwies sich die topische Applikation von Polyenantimycetica als wirksam [10, 34, 114]. Da sie nicht resorbiert werden, Resistenzentwicklungen nicht bestehen und Candida nicht zur Normalflora gehört, sind auch bei längerer Anwendung weder toxische noch ökologisch-biologische Nebenwirkungen zu befürchten.

Ein komplettes Dekontaminationsschema sollte umfassen:

Ororespirationstrakt z.B. Inhalation von 1 ml 0,25% Pimaricinsuspension 4mal tgl, Austupfen der Mundhöhle mit 1% Pimaricinsuspension 4mal tgl. oder Amphotericin-B-Lutschtabletten 6mal tgl., Instillation von je 5 Tropfen 1%iger Pimaricinsuspension bds in die Nase 4mal tgl.

Digestionstrakt z.B. Amphotericin B 100 mg oral 4mal tgl oder Nystatin 500 000 IE oral 4mal tgl.

Genitale z.B. Applikation von Amphotericin B- oder Nystatinsalbe (Ovula) 2mal tgl.

Die Dekontamination sollte aus Sicherheitsgründen möglichst 3–4 Tage vor Operation beginnen und während der Intensivpflege bzw für die Dauer einer eventuellen antibakteriellen Chemotherapie fortgeführt werden, auch wenn sich eine erst am Tage der Intubation beginnende ororespiratorische Prophylaxe als effektiv erwies [10]. Eine parenterale antimycetische Chemoprophylaxe ist wegen der unsicheren Wirksamkeit (Imidazolantimycetica) und der Nebenwirkungen (Amphotericin B, 5-Fluorcytosin) kontraindiziert

Für die Chemotherapie cutaner und mucocutaner Candidamykosen stehen topische Präparationen von Polyenantimycetica (Amphotericin B, Pimaricin, Nystatin) und Imidazolantimycetica (Clotrimazol, Miconazol, Bifonazol) zur Verfügung. Die Behandlung erfordert vielfach mehrere Wochen, in schweren Fällen (Sooroesophagitis) kann eine systemische antimycetische Chemotherapie erforderlich sein

Die intravenöse Gabe der Kombination von Amphotericin B mit 5-Fluorcytosin bietet die größte Sicherheit in der Therapie der Candidaendomykosen. Systemische Imidazolantimycetica (Miconazol, Ketokonazol) sind in ihrer Wirksamkeit fraglich und umstritten [17, 96, 108, 130].

Ein empfehlenswertes Therapieschema ist:

– Amphotericin B i.v , Testdosis von 1 mg, Überwachung von Temperatur, Puls, Atemfrequenz, Blutdruck während 3 h,

– wenn keine Reaktion, 0,3 mg/kg KG/Tag;
– wenn geringe Reaktion, 0,3 mg/kg KG/Tag und 25 mg Hydrocortison,
– wenn starke Reaktion, am 1 Tag 0,1 mg/kg, am 2. Tag 0,2 mg/kg, ab 3 Tag 0,3 mg/kg KG, jeweils plus 50 mg Hydrocortison;
– 5 Fluorcytosin i.v oder oral 150 mg/kg KG/ Tag [108].

Blutbild, Leber- und Nierenfunktion sind laufend zu uberwachen. Bei eingeschrankter Nierenfunktion ist 5-Fluorcytosin-Dosisreduzierung und evtl Intervallbehandlung erforderlich.

Bei Candidaperitonitis und intraabdominalen Candidaabscessen (meist vergesellschaftet mit bakterieller Infektion) wurde Amphotericin B auch intraperitoneal appliziert [103, 104]. Zur Verhinderung einer Dissemination der Erreger ist eine systemische Chemotherapie aber wohl sicherer und erfolgreicher [44, 112]

Literatur

1 Aeberhard P (1980) Mechanische Darmvorbereitung und Antibiotikaprophylaxe in der Kolonchirurgie – eine Ubersicht Schweiz Rundsch Med 69 754–761

2 Aeberhard P, Fluckiger M, Berger J, Novak A (1981) Antibiotische Darmvorbereitung oder perioperative parenterale Abschirmung bei Coloneingriffen? Langenbecks Arch Chir 353 233–240

3 Altenmeier WA, Burke JF, Pruitt BA, Sandusky WR (1976) Manual on control of infection in surgical patients Lippincott, Philadelphia Toronto

4 Altunbay S, Bleiler HJ, Heil TH (1982) Die postoperative Peritonitis Fortschr Med 100 560–565

5 Ambrose NS, Burdon DW, Keighley MRB (1983) A prospective randomised trial to compare Mezlocillin and Metronidazol with Cefuroxim and Metronidazol as prophylaxis in elective colorectal operations Proc 13th Cong Chemoth (Wien) 68 16–17

6 Anderson ED, Mandelbaum DM, Ellison EC, Carey LC, Coopermann M (1983) Open packing of the peritoneal cavity in generalized bacterial peritonitis Am J Surg 145 131–135

7 Ansorg R (1984) Endomykosen In Thomas L (Hrsg) Labor und Diagnose Medizinische Verlagsgesellschaft, Marburg/Lahn, S 923–935

8 Ansorg R (1985) Dermatologische Indikationen fur Cephalosporine und Aminoglykoside In Mahrle G, Ippen H (Hrsg) Dermatologische Therapie Perimed, Erlangen, S 167–169

9 Ansorg R, Klar R, Kuhn H (1980) Bedeutung lokaler Erreger- und Empfindlichkeitskataster fur die initiale Chemotherapie und die Rationalisierung des Antibioticaverbrauches Off Gesundheitswes 42 13–19

10 Ansorg R, Wurz U, Bittrich B (1983) Reduzierung des Endomykose-Risikos bei Patienten mit prolongierter endotrachealer Intubation durch lokale antimycetische Prophylaxe Anaesthesist 32 438–442

11 Bartlett JG, Condon RE, Gorbach SL, Clarke JS, Nichols RL, Ochi S (1978) Veterans administration cooperative study on bowel preparation for elective colorectal operations Impact of oral antibiotic regimen on colonic flora, wound irrigation cultures and bacteriology of septic complications Ann Surg 188 249–254

12 Bartlett JG, Louie TJ, Gorbach SL, Onderdonk AB (1981) Therapeutic efficacy of 29 antimicrobial regimes in experimental intra-abdominal sepsis Rev Infect Dis 3 535–542

13 Bartlett SP, Burton RC (1983) Effects of prophylactic antibiotics on wound infection after elective colon and rectal surgery 1960 to 1980 Am J Surg 145 300–309

14 Bates T, Touquet VLR, Tutton MK, Mahmoud SE, Reuther JWA (1980) Prophylactic metronidazole in appendicectomy A controlled trial Br J Surg 67 547–550

15 Baum ML, Anish DS, Chalmers TC, Sacks HS, Smith H, Fagerstrom RM (1981) A survey of clinical trials of antibiotic prophylaxis in colon surgery Evidence against further use of no-treatment controls N Engl J Med 305 795–799

16 Bell GA, Foghergill J, Murphy J, Smith JA (1983) Intravenous prophylactic antimicrobial drugs in elective colorectal operations Surg Gynecol Obstet 156 351–354

17 Bennet JE, Remington JS (1981) Miconazol in cryptococcosis and systemic candidiasis A word of caution Ann Intern Med 94 708–709

18 Bohnen H, Boulanger RN, Meakins JL, McLean PH (1983) Prognosis in generalized peritonitis Relation to cause and risk factors Arch Surg 118 285–290

19 Burdon DW (1982) Principles of antimicrobial prophylaxis World J Surg 6 262–267

20 Busuttil RW, Davidson RK, Fine M, Tompkins RK (1981) Effect of prophylactic antibiotics in acute nonperforated appendicitis Ann Surg 194 502–509

21 Chetlin SH, Elliott DW, Pittsburgh MD (1973) Preoperative antibiotics in biliary surgery Arch Surg 107 319–323

22 Clarke JS, Condon RE, Bartlett JG, Gorbach SL, Nichols RL, Ochi S (1977) Preoperative oral antibiotics reduce septic complications of colon operations results of prospective, randomized, double-blind clinical study Ann Surg 186 251–259

23 Condon RE, Bartlett JG, Nichols RL, Schulte WJ, Gorbach SL, Ochi S (1978) Preoperative prophylactic cephalothin fails to control septic complications of colorectal operations Results of controlled clinical trial Am J Surg 137 68–74

24 Coppa GF, Eng K, Gouge TH, Ranson JH, Localio SA (1983) Parenteral and oral antibiotics in elective colon and rectal surgery Am J Surg 145 62–65

25 Cruse PJE, Foord R (1973) A five-year prospective study of 24649 surgical wounds Arch Surg 107 206–210

26 Daschner F (1978) Antibiotikaprophylaxe in der Intensivmedizin Helv Chir Acta 45 475–481

27 Dion YM, Richards GK, Prentis JJ, Hinchey EJ (1980) The influence of oral versus parenteral preoperative Metronidazole on sepsis following colon surgery Ann Surg 192 221–226

28 Dipiro JT, Bivins BA, Record KE, Bell RM, Griffen WO (1983) The prophylactic use of antimicrobials in surgery In Ravitch MM (ed) Current problems in surgery, No 20, Year Book Medical Publishers, Chicago, pp 70–132

29 Donovan IA, Ellis D, Gatehouse D et al (1979) Onedose antibiotic prophylaxis against wound infection after appendicectomy A randomized trial of clindamycin, cefazolin sodium and a placebo Br J Surg 66 193–196

30 Dunn DL, Simmons RL (1982) The meaning of research in experimental peritonitis Surgery 93 471–474

31 Editorial (1980) Prophylaxis of surgical wound sepsis Br Med J 280 1063

32 Editorial (1980) Peritonitis today Br Med J 280 1095–1096

33 Edmondson HT, Rissing JP (1983) Prophylactic antibiotics in colon surgery Arch Surg 118 227–231

34 Evans EGV, Forster RA (1976) Antibodies to candida after operation on the heart J Med Microbiol 9 303–308

35 Eykyn SJ, Jackson BT, Lockhart-Mummery HE, Phillips I (1979) Prophylactic peroperative intravenous Metronidazole in elective colorectal surgery Lancet II 761–764

36 Finch WT, Sawyer JL, Schenker SA (1976) A prospective study to determine the efficacy of antibiotics in acute pancreatitis Ann Surg 183 667–671

37 Flynn NM, Lawrence RM (1979) Antimicrobial prophylaxis Med Clin North Am 63 1225–1244

38 Gatehouse D, Dimock F, Burdon DW, Alexander-Williams J, Keighley MRB (1978) Prediction of wound sepsis following gastric operations Br J Surg 65 551–554

39 Giercksky KE, Danielsen S, Garberg O et al (1982) Single dose pre-operative antimicrobial prophylaxis in abdominal operations J Antimicrob Chemother [Suppl A] 10 123–128

40 Giercksky KE, Danielsen S, Garberg O et al (1982) A single dose Tinidazole and Doxycycline prophylaxis in elective surgery of colon and rectum Ann Surg 195 227–231

41 Gilmore OJA, Martin TDM (1974) Aetiology and prevention of wound infection in appendicectomy Br J Surg 61 281–287

42 Goldring J, Scott A, McNaught W, Gillespie G (1975) Prophylactic oral antimicrobial agents in elective colonic surgery Lancet II 997

43 Gorbach SL (1983) Prophylactic antibiotics Proc 13th Int Cong Chemoth (Wien) 9 6–12

44 Gordon RA, Simmons BP, Appelbaum PC, Aber RC (1980) Intra-abdominal abscess and fungemia caused by Candida krusei Arch Intern Med 140 1239–1240

45 Gottrup F (1980) Prophylactic Metronidazole in prevention of infection after appendicectomy Report of a double-blind trial Acta Chir Scand 146 133–136

46 Greendall MJ, Bakran A, Pickford IR et al (1979) A double-blind trial of a single intravenous dose of Metronidazole as prophylaxis against wound infection following appendicectomy Br J Surg 66 428–429

47 Griffiths DA, Shorey BA, Simpson RA, Speller DCE, Williams NB (1976) Single-dose preoperative antibiotic prophylaxis in gastrointestinal surgery Lancet I 325–328

48 Gruber UF (1983) Ist eine Antibiotika-Prophylaxe in der Chirurgie sinnvoll? JAMA Schweiz 2 328

49 Gruber UF (1983) Perioperative prevention of infection with antibiotics Proc 13th Int Cong Chemoth (Wien) 9 1–5

50 Gruber UK, Elke R, Widmer M, Trippel M, Gerber H (1983) Soll man in der Gallenwegchirurgie eine Antibiotika-Prophylaxe machen? Schweiz Med Wochenschr 113 558–559

51 Grund KE (1981) Chirurgische Probleme der Peritonitis In Kempf P (Hrsg) Behandlung der Peritonitis Zuckschwerdt, Munchen, S 67–86

52 Hagen TB, Bergan T, Liavag I (1980) Prophylactic Metronidazole in elective colo-rectal surgery Acta Chir Scand 146 71–75

53 Hancke E, Stelzner F (1980) Praoperative Antibiotica-prophylaxe reduziert septische Komplikationen bei Colon- und Rectumeingriffen Langenbecks Arch Chir 353 71–74

54 Hares MM, Hegarty MA, Warlow J et al (1981) A controlled trial to compare systemic and intra-incisional cefuroxime prophylaxis in high risk gastric surgery Br J Surg 68 276–280

55 Hau T, Nishikawa R (1983) Irrigation of the peritoneal cavity and local antibiotics in the treatment of peritonitis Surg Gynecol Obstet 56 25–30

56 Herfarth C, Horn J, Daschner F (1982) Aktuelle Probleme in Chirurgie und Orthopadie, Bd 19 Huber, Bern Stuttgart Wien, S 120–122

57 Higgins AF, Lewis A, Noone P, Hole ML (1980) Single and multiple dose Cotrimoxazole and Metronidazole in colorectal surgery Br J Surg 67 90–92

58 Hirschmann JV, Inui TS (1980) Antimicrobial prophylaxis A critique of recent trials Rev Infect Dis 2 1–23

59 Hoffmann CEJ, McDonald PJ, Watts JM (1981) Use of peroperative Cefoxitin to prevent infection after colonic and rectal surgery Ann Surg 193 353–356

60 Hojer H, Brote L, Nystrom PO, Wetterfors J (1981) Systemic prophylaxis in colorectal surgery A comparison between Tinidazole and Doxycycline Scand J Infect Dis [Suppl] 26 75–78

61 Hurley DL, Howard P, Hahn HH (1979) Perioperative prophylactic antibiotics in abdominal surgery A review of recent progress Surg Clin North Am 59 919–933

62 Jagelman DG, Fazio VW, Lavery IC, Weakley FL, Chaney TL (1982) A prospective randomized study of prophylactic Mannitol (10%)-Neomycin-Cefotaxime therapy in patients undergoing elective colonic and rectal surgery Clin Ther [Suppl A] 5 32–37

63 Jedeikin RJ, Engelberg M, Shapira AL, Kaplan R, Hoffmann S (1983) Fecal peritonitis An approach to its managment Isr J Med Sci 19 119–123

64 Karran SJ, Tasker G, Walmsley BH, McDonald P, de la Hunt M (1983) Multicentre confirmation of the value of single dose antibiotic prophylaxis in elective biliary surgery Eur Surg Res 15 66

65 Keighley MRB (1977) Micro-organisms in the bile A preventable cause of sepsis after biliary surgery Ann Coll Surg Engl 59 328–334

66 Keighley MRB, Arabi Y, Alexander-Williams J, Youngs D, Burdon DW (1979) Comparison between systemic and oral antimicrobial prophylaxis in colorectal surgery Lancet I 894–897

67 Kellum JM, Gargano S, Curtis LE et al (1983) Single dose Ceftriaxone prophylaxis versus multi-dose Cefazolin in high risk biliary tract surgery Proc 13th Cong Chemoth (Wien) 42 22–28

68 Kiss J, Schnitzler J (1980) Antibiotische Prophylaxe in der allgemeinen Chirurgie Acta Chir Hung 21 279–300

69 Klay K, Hassler H, Aeberhard P (1983) Perioperative Antibiotikaprophylaxe in der Kolonchirurgie Metronidazol und Tobramycin versus Metronidazol allein Schweiz Med Wochenschr 113 392–394

70 Konradt J, Kania U, Schneider B, Vosberg W (1983) Antibiotic prophylaxis in carcinoma surgery of the stomach Proc 13th Cong Chemoth (Wien) 120 35–38

71 Kortelainen P, Huttunen R, Kairaluoma MI, Mokka REM, Laitinen S, Larmy TKI (1982) Singel-dose intrarectal Metronidazole prophylaxis against wound infection after appendectomy Am J Surg 143 244–245

72 Kuschke J, Stahlknecht CD (1981) Antibioticaprophylaxe bei colorectalen Operationen Gibt es ein Mittel der Wahl? Chirurg 52 577–585

73 Lang E (1983) Klinisch praktische Aspekte der anaeroben Infektionen Medizinische Information Zeitschriften-Verlagsgesellschaft, Wien

74 Lazorthes F, Legrand G, Monrozies X et al (1981) Comparison between oral and systemic antibiotics and their combined use for the prevention of complications in colorectal surgery Dis Colon Rectum 25 309–311

75 Lea AS, Feliciano DV, Gentry LO (1982) Intra-abdominal infections – an update J Antimicrob Chemother 9 107–113

76 LeFrock JL, Molavi A, Carr B, Rolston K, Schell R, Chandrasekar P, Kannangara W (1983) Mezlocillin versus Cefoxitin in intraabdominal and pelvic infections Proc 13th Int Cong Chemoth (Wien) 82 10–13

77 Leigh DA, Pease R, Henderson H, Simmons K, Russ R (1976) Prophylactic lincomycin in the prevention of wound infection following appendicectomy A double blind study Br J Surg 63 973–977

78 Lennard ES, Dellinger EP, Wertz MJ, Minshew BH (1982) Implications of leukocytosis and fever on conclusion of antibiotic therapy for intra-abdominal sepsis Ann Surg 195 19–24

79 Levison ME (1982) DDx for abdominal infections Heading of peritoneal emergencies Geriatrics 37 69–79

80 Lewis RT (1981) Antibiotic prophylaxis in surgery Can J Surg 24 561–566

81 Lewis RT, Allan CM, Goodall RG, Lloyd-Smith WC, Marien B, Park M, Wiegand FM (1981) Preventing anaerobic infection in surgery of the colon Can J Surg 24 139–141

82 LoCicero J, Nichols RL (1980) Sepsis after gastroduodenal operations Relationship to gastric acid, motility and endogenous microflora South Med J 73 878–880

83 'Lode H, Harnoß CM, Fangmann B, Loehr A, Wagner J (1983) Sepsis – Ätiologie, Epidemiologie, Klinik und Prognose bei 446 Patienten Dtsch Med Wochenschr 108 1908–1914

84 Maki DG, Aughey DR (1982) Comparative study of Cefazolin, Cefoxitin, and Ceftizoxime for surgical prophylaxis in colorectal surgery J Antimicrob Chemother 10 281–287

85 Matheson DM, Arabi Y, Baxter-Smith D, Keighly MRB (1977) Multicentre study of bowel preparation for colorectal cancer Br J Surg 64 839

86 Medoff G, Brajtburg J, Kobayaski GS, Bolard J (1983) Antifungal agents useful in therapy of systemic fungal infections Annu Rev Pharmacol Toxicol 23 303–330

87 Mehigan D, Zuidema GD, Cameron JL (1981) The role of systemic antibiotics in operations upon the colon Surg Gynecol Obstet 153 573–576

88 Mitchell NJ, Evans DS, Pollock D (1980) Pre-operation single-dose cefuroxime antimicrobial prophylaxis with and without metronidazole in elective gastrointestinal surgery J Antimicrob Chemother 6 393–399

89 Morran C, McNaught W, McArdle C (1978) Prophylactic cotrimoxazole in biliary surgery Br Med J II 462–464

90 Mourot N, Ghesquire F, Leveque C, Laroussinie G, Viars P, Chigot JP, Mercadier M (1981) Complication pariétales aprés cholécystectomie intérét d'une antibiothérapie prophylactique par la céfazoline Sem Hop Paris 17–18 909–911

91 National Research Council (1964) Post-operative wound infections The influence of ultraviolet irradiation of the operating room and various other factors Ann Surg [Suppl 2] 160 1–64

92 Nichols RL (1981) Use of prophylactic antibiotics in surgical practice Am J Med 70 686–692

93 Nichols RL, Condon RE, DiSanto AR (1977) Preoperative bowel preparation Arch Surg 112 1493–1496

94 Nichols RL, Webb WR, Jones JW, Smith JW, LoCicero J (1982) Efficacy of antibiotic prophylaxis in high risk gastroduodenal operations Am J Surg 143 94–98

95 Ofstad E, Brabrand G, Helsingen N et al (1980) Tinidazole and Doxycycline as antimicrobials in elective colorectal surgery Scand J Gastroenterol [Suppl] 15 29–35

96 Onderdonk AB, Bartlett JG, Louie TJ, Sullivan-Seigler N, Gorbach SL (1976) Microbial synergy in experimental intraabdominal abscess Infect Immun 13 22–26

97 Paakkonen M, Mononen P, Kostiainen S (1982) The value of a single intravenous dose of Metronidazole as prophylaxis against wound infection after appendicectomy Ann Chir Gynaecol 71 137–139

98 Papachristodoulou AJ, Mackenzie A, Norman J, Karran SJ (1978) Single dose Cephazolin prophylaxis in biliary tract surgery J R Coll Surg (Edinburgh) 23 178–183

99 Pinto DJ, Sanderson PJ (1980) Rational use of antibiotic therapy after appendicectomy Br Med J 280 275–277

100 Raahave D, Friis-Moller A, Jakobsen BH, Knudsen J, Bulow S (1981) Whole gut irrigation with saline, Tinidazole and Colistin before colorectal operations Scand J Infect Dis [Suppl] 26 79–83

101 Raahave D, Hart Hansen O, Carstensen HE, Friis-Moller A (1981) Septic wound complications after whole bowel irrigation before colorectal operations Acta Chir Scand 147 215–218

102 Raetzel G, Gortz G, Haring R, Harnoss BM, Rodloff A, Hahn H (1983) Preoperative antibiotic prophylaxis in elective colon surgery with Lamoxactam or Metronidazol plus Mezlocillin Proc 13th Cong Chemoth (Wien) 68 6–9

103 Rahko PS, Davey WP, Wheat LJ, Bartlett M (1983) Treatment of Torulopsis glabrata peritonitis with intraperitoneal Amphotericin B JAMA 249 1187–1188

104 Rault R (1983) Candida peritonitis complicating chronic peritoneal dialysis A report of five cases and review of the literature Am J Kidney Dis 2 544–547

105 Richter K, Richter R (1981) Peritonitis – Pathogenese und funktionelle Morphologie In Kempf P (Hrsg) Behandlung der Peritonitis Zuckschwerdt, Munchen, S 1–47

106 Rowlands BJ, Clark RG, Richards DG (1982) Single-dose intraoperative antibiotic prophylaxis in emergency abdominal surgery Arch Surg 117 195–199

107 Saario I, Wuokko E, Saario L, Silvola H (1981) Metronidazole prophylaxis against wound infections in patients undergoing appendicectomy Ann Chir Gynaecol 70 71–74

108 Scholer HJ (1978) Aktueller Stand der systemischen antimykotischen Chemotherapie In Wegmann T (Hrsg) Erkennung und Behandlung systemischer Mykosen Roche, Basel, S 97–119

109 Seeliger HPR, Vogtle-Junkert U (1976) Die aktuelle Bedeutung der Systemmykosen in Mitteleuropa Chemotherapy [Suppl 1] 22 1–30

110 Shires GT, Dineen P (1982) Sepsis following burns, trauma and intra-abdominal infections Arch Intern Med 142 2012–2022

111 Sole GM, Studley JGN, Powis SJA (1982) Post-appendicectomy wound sepsis The prophylactic value of Metronidazole and Cefoxitin Br J Clin Pract 36 90–92

112 Solomkin JS, Flohr AB, Quie PG, Simmons RL (1980) The role of Candida in intraperitoneal infections Surgery 88 524–530

113 Stone HH (1976) Bacterial flora of appendicitis in children J Pediatr Surg 11 37–41

114 Stone HH, Geheber CE, Kolb LD, Kitchens WR (1973) Alimentary tract colonization by Candida albicans J Surg Res 14 273–276

115 Stone HH, Hooper CA, Kolb LD, Geheber CE, Dawkins EJ (1976) Antibiotic prophylaxis in gastric, biliary and colonic surgery Ann Surg 184 443–452

116 Stone HH, Haney BB, Kolb LD, Geheber CE, Hooper CA (1979) Prophylactic and preventive antibiotic therapy Timing, duration and economics Ann Surg 189 691–699

117 Stone HH, Geheber CE, Kolb LD, Strom PR (1982) Clinical evaluation of Cefotaxime versus Gentamicin plus Clindamycin in the treatment of polymicrobial peritonitis Clin Ther 5 1–9

118 Strachan CJL (1983) Prevention in gastro-intestinal and biliary surgery Proc 13th Cong Chemoth (Wien) 9 13–17

119 Strachan CJL, Black J, Powis SJA et al (1977) Prophylactic use of cephazolin against wound sepsis after cholecystectomy Br Med J I 1254–1256

120 Tally FP, McGowan K, Kellum JM, Gorbach SL, O'-Donnell TF (1981) A randomized comparison of Cefoxitin with or without Amikacin and Clindamicin plus Amikacin in surgical sepsis Ann Surg 193 318–323

121 Tanner WA, Ali AE, Collins PG, Fahy AM, Lane BE, McCormack T (1980) Single dose intra-rectal metronidazole as prophylaxis against wound infection following emergency appendicectomy Br J Surg 67 809–810

122 Taschdjian CL, Seelig MS, Kozinn PJ (1973) Serological diagnosis of candidal infections CRC Crit Rev Clin Lab Sci 4 19–59

123 Tasker DG, O'Malley V, Lewis P, Karran SJ (1983) Cefotaxim in the prophylaxis of wound infection following cholecystectomy Proc 13th Int Cong Chemoth (Wien) 69 22–25

124 Tirpitz D, Krull F (1980) Letalitat bei Gasodeminfektionen Katamnestische Untersuchungen von 110 eigenen Fallen Dtsch Ärztebl 77 53–58

125 Tornqvist A, Forsgen A, Leander L, Ursing J (1983) Cefuroxim compared with the combination Cefuroxim and Mitronidazol in the treatment of diffuse peritonitis Proc 13th Int Cong Chemoth (Wien) 82 14–17

126 Van Joost TH, Boelen RE, Faber WR (1981) Sensibilisatie voor antibiotica uit de groep der aminoglycosiden Ned Tijdschr Geneeskd 125 572–574

127 Wacha H (1983) Peritonitis Fortschr Med 101 514–519

128 Wapnick S, Guinto R, Reizis I, LeVeen HH (1979) Reduction of postoperative infection in elective colon surgery with preoperative administration of Kanamycin and Erythromycin Surgery 85 317–321

129 Washington JA, Dearing WA, Indd ES, Elveback LR (1974) Effect of preoperative antibiotic regimen on development of infection after intestinal surgery Ann Surg 180 567

130 Wegmann T (1979) Medizinische Mykologie – Ein praktischer Leitfaden Roche, Basel

131 Willis AT, Ferguson IR, Jones PH (1977) Metronidazole in prevention and treatment of bacteroides infections in elective colonic surgery Br Med J I 607–610

132 Wilson GS, Miles A (1975) Topley and Wilson's principles of bacteriology, virology and immunity Arnold, London, pp 2258–2277

133 Winker H, Dortenmann J, Wittmann DH (1983) Infektionsprophylaxe bei elektiven Dickdarmoperationen Ergebnisse einer prospektiven randomisierten Vergleichsstudie Chirurg 54 272–277

134 Wittmann DH (1980) Chemotherapeutic principles of difficult-to-treat infections in surgery I Peritonitis Infection 8 323–329

135 Wust J, Graevenitz A von (1983) Mikrobiologie der Peritonitis Schweiz Rundsch Med 72 347–350

20.3 Chemotherapie

U FINK

1 Allgemeine Stellung

Die Operation ist die einzige Behandlungsform, die bei Carcinomen des Gastrointestinaltraktes zu Heilungen führt. Allerdings erfolgt aufgrund eines meist indolenten Verlaufs die Diagnosestellung zu einem Zeitpunkt, zu dem bei der Mehrzahl der Patienten bereits Metastasen in den regionaren Lymphknoten, eine Infiltration in umliegende Organe und/oder eine Fernmetastasierung vorliegen. Unter Berücksichtigung der Tumorausbreitung zum Zeitpunkt der Diagnose sind Funfjahresuberlebensraten von weniger als 5% für Carcinome des Pankreas, der Leber und der Gallenwege, von 10–15% bei Oesophagus- und Magencarcinomen und etwa 50% bei colorectalen Neubildungen Spiegelbild der unterschiedlich effektiven, aber begrenzten Moglichkeiten der alleinigen chirurgischen Therapie dieser Tumoren. Eine entscheidende Verbesserung der Prognose kann daher nur erwartet werden, wenn es gelingt, wirksamere multimodale Therapiestrategien unter Einschluß von Operation, Strahlen- und/oder Chemotherapie zu entwickeln bzw die Tumoren frühzeitig zu diagnostizieren.

Die (meist Adeno-) Carcinome des Gastrointestinaltraktes werden als maßig chemotherapiesensibel angesehen Die Ursachen der Chemotherapieresistenz sind vielfaltig und konnen 3 Ebenen zugeordnet werden· der Tumorbiologie, der Pharmakologie und individuellen patienteninharenten Faktoren

Tumorbiologie
Die Tumoren wachsen in der Regel langsam und weisen daher nur einen kleinen Anteil proliferierender, chemotherapieempfindlicher Zellen auf. Daher ist entsprechend zellkinetischer Vorstellungen auch stets nur ein beschrankter Therapieeffekt zu erwarten [32].

Nach operativer Verkleinerung nimmt zwar die Wachstumsfraktion der Resttumoren durch vermehrte Rekrutierung von Zellen aus der Ruhefraktion zu, gleichzeitig steigt jedoch der Anteil prolife-

rierender Zellen, die infolge von Spontanmutationen eine Resistenz gegen die etablierten Cytostatica entwickelt haben Wahrend bei verschiedenen anderen durch Chemotherapie heilbaren Tumoren (z B Teratocarcinome, maligne Lymphome) die primare Resistenz durch hochwirksame Cytostaticakombinationen mit nichtkreuzresistenten Einzelsubstanzen durchbrochen werden kann, sind diese Voraussetzungen fur eine kurativ orientierte Chemotherapie bei gastrointestinalen Carcinomen bisher noch nicht gegeben Daher ist auch der Wert der operativen Reduktion der Tumorzellmasse bei nicht kurativ resezierbarem Primartumor oder Metastasen, das sog Debulking, umstritten Es fehlt der Beweis, daß mit dieser Maßnahme die Ergebnisse einer nachfolgenden medikamentosen Therapie eindeutig verbessert werden konnen.

Cytostatica
Für die antineoplastische Behandlung der gastrointestinalen Carcinome stehen bisher nur wenige wirksame Einzelmedikamente zur Verfugung Hierzu zahlen 5-Fluorouracil und andere Pyrimidinanaloga (FUDR, Ftorafur), Doxorubicin (Adriamycin), 4-Epidoxorubicin und die Nitrosoharnstoffe (BCNU, CCNU, MeCCNU, TCNU, Streptozotocin) Cisplatin und Etoposid (VP-16) werden derzeit in der Kombinationschemotherapie bei Tumoren des oberen Gastrointestinaltraktes klinisch geprüft Die erzielbaren Remissionsraten betragen bestenfalls 20–30%, beim Magencarcinom unter strenger Patientenselektion mit den etablierten Cytostaticakombinationen etwas mehr. Fur die meisten Tumorlokalisationen fehlt bisher der Beweis, daß Cytostaticakombinationen wirksamer sind als eine Monotherapie in aquitoxischer Dosierung. Mogliche Ausnahmen sind Oesophagus- und Magencarcinome in lokal fortgeschrittenen, nichtmetastasierten Stadien. Die meist partiellen Remissionen dauern nur sehr kurz (3–6 Monate) Langfristige Vollremissionen mit sehr gutem Palliativeffekt sind seltene Ausnahmen Daher ist auch ungesichert, ob Cytostatica trotz erzielbarer Remissionen die Überlebenszeit signifikant verlangern.

Individuelle Faktoren

Ein höheres Alter und ein reduzierter Allgemeinzustand gehen mit einem gesteigerten Toxizitätsrisiko einher. Darüber hinaus interferieren tumorunabhängige und tumorabhängige (durch Metastasen, akute und chronische Organtoxizität der Cytostatica) Organfunktionsstörungen mit der Aktivierung, Metabolisierung, Inaktivierung und Elimination der Cytostatica Die verlangsamte Elimination der aktiven Metabolite bei Leber- und/oder Nierenfunktionsstörungen macht zur Vermeidung unerwünschter Nebenwirkungen Dosisreduktionen erforderlich, u U sind deshalb wirksame Medikamente (z B. Anthracycline bei einem Serumbilirubin über 3 mg%, Cisplatin bei einer endogenen Kreatininclearance unter 60 ml/min) kontraindiziert

Angesichts der marginalen Wirkung der Cytostatica kann bei Carcinomen des Gastrointestinaltraktes in Spätstadien keine medikamentöse Behandlung als Routinemaßnahme für die Praxis empfohlen werden. Die Therapieentscheidung wird dann sehr stark von individuellen Gegebenheiten seitens des Patienten – Art der Beschwerden, Allgemeinzustand, Wachstumsgeschwindigkeit des Tumors, Begleiterkrankungen, Überwachungsmöglichkeiten etc. – mitbeeinflußt. Diese Forderung eines auf jeden Einzelfall zugeschnittenen individualisierten Behandlungsplans erklart die Schwierigkeit, chemotherapeutische Richtlinien für Carcinome des Gastrointestinaltraktes lehrbuchmäßig aufzustellen.

Ausgenommen sind maligne Lymphome, Metastasen von Tumoren anderer Primarlokalisation, einige besondere Tumorlokalisationen wie isolierte Lebermetastasen bei colorectalen Carcinomen (s Kap. 39 4) und die carcinomatöse Peritonitis oder sekundäre Tumorbeschwerden wie das Postproktomiesyndrom, für die besondere Regeln gelten

2 Anwendungsmöglichkeiten

Bei bösartigen soliden Tumoren des Gastrointestinaltraktes bestehen grundsätzlich folgende Anwendungsmöglichkeiten.
- kurative Zielsetzung adjuvante Chemotherapie nach R0-Resektion,
- palliative Zielsetzung im Rahmen chirurgischer Palliativmaßnahmen.
  - präoperative (neoadjuvante) Chemotherapie bei lokal fortgeschrittenen, nichtmetastasierten Primartumoren,
  - postoperative Chemotherapie bei makroskopischen und mikroskopischen Residualtumoren (nach R2- bzw. R1-Resektion),

- in metastasierten Stadien als eigenstandige systemische Maßnahme.

2.1 Adjuvante Chemotherapie

Mit der adjuvanten Chemotherapie mit kurativer Zielsetzung wird versucht, postoperativ trotz R0-Resektion im Wundbett oder in Mikrometastasen verbliebene Tumorrestherde zu vernichten. Eine erfolgreiche adjuvante Chemotherapie wird sich in einer Verbesserung der chirurgischen Heilungsraten niederschlagen. Tierexperimentelle Untersuchungen zeigen eine höhere Erfolgswahrscheinlichkeit, wenn wirksame Cytostaticakombinationen, die in metastasierenden Stadien häufiger (über 10%) zu kompletten Remissionen führen, frühzeitig peri- und/oder postoperativ eingesetzt werden Bisher fehlen für die meisten Tumorlokalisationen (Colon/Rectum, Pankreas-, Leber- und Gallenwege) Chemotherapieprotokolle, die die geforderte Wirksamkeit in metastasierten Stadien erfullen Bei den Plattenepithelcarcinomen des Oesophagus und den Magencarcinomen zeichnet sich – allerdings an streng ausgewählten Patientenkollektiven – die Möglichkeit einer aktiveren (auf dem Boden von Cisplatin EAP, FAMTX [15, 29]), aber auch hoher toxischen Chemotherapie ab, doch müssen vor dem adjuvanten Einsatz dieser wesentlich aggressiveren Kombinationen bei potentiell geheilten Patienten die bisher als präliminar zu bewertenden Daten an einem größeren Patientenkollektiv bestatigt werden.

Inzwischen wurden zahlreiche gut kontrollierte Studien abgeschlossen [5, 7, 8, 9, 11, 13, 18, 23, 37, 38, 41]. In einzelnen Studien war ein leichter Vorteil der adjuvanten Chemotherapie gegenüber einem ausschließlich operativen Vorgehen sowohl hinsichtlich des rezidivfreien als auch des Langzeitüberlebens zu verzeichnen. Klarer erkennbare Vorteile ergaben sich zumeist nur für Untergruppen (bei den NSABP-Studien bei Carcinomen der rechten Colonflexur bzw. bei mannlichen Patienten unter 65 Jahren mit Rectumcarcinom), die erst in retrospektiven Analysen ermittelt wurden. Angesichts der widersprüchlichen Ergebnisse [11, 41] muß die systemische adjuvante Chemotherapie derzeit noch als experimentelles Therapieverfahren bewertet werden und kann daher noch nicht als Routinemaßnahme empfohlen werden.

Die gleiche Zuruckhaltung gilt auch für die adjuvante locoregionale Chemotherapie, bei der bei Risikopatienten mit Colon- und Rectumcarcinom Cytostatica (zumeist 5-Fluorouracil) perioperativ intraperitoneal [35] bzw. in die Pfortader [24, 36] injiziert wurden. Nach noch als vorläufig zu bewertenden Ergebnissen senkt 5-FU intraperitoneal, verglichen mit der systemischen Verabreichung, zwar die Entwicklung einer Peritonealcarcinose signifikant, ohne allerdings die Ausbildung von Lebermetastasen zu beeinflussen Die Überlebensraten waren bei beiden Applikationsweisen vergleichbar Die Beobachtung, daß eine perioperative Pfortaderinfusion mit Mitomycin und 5-FU die Entwicklung metachroner Lebermetastasen signifikant senkt, wird gegenwärtig in 2 Studien der SAKK und der EORTC überprüft [24]. Langzeitergebnisse liegen daher noch nicht vor

2.2 Präoperative (neoadjuvante) Chemotherapie

Bei Carcinomen im Bereich von Oesophagus und Magen, bei denen trotz fehlender Fernmetastasen aufgrund bekannter tumorbiologischer Besonderheiten oder lokaler Gegebenheiten eine potentiell kurative Operation unsicher ist, wird gegenwärtig in Studien eine praoperative (neoadjuvante) Chemotherapie durchgeführt.

Ziele der neoadjuvanten Chemotherapie sind [12, 30]:
- durch Verkleinerung des Primartumors die Radikalität des operativen Eingriffes zu steigern, um die Gefahr von Lokalrezidiven zu senken,
- durch Devitalisierung des Primartumors einer perioperativen Metastasierung bzw. Tumorzellimplantation vorzubeugen,
- durch frühzeitigen Beginn der Systemtherapie möglicherweise vorhandene, klinisch aber noch nicht erkennbare Mikrometastasen zu eliminieren,
- durch Überprüfung der Wirksamkeit der Chemotherapie am Primartumor frühzeitig Risikopatienten zu erkennen, bei denen postoperativ eine Änderung der Chemotherapie („Salvage Chemotherapie") erfolgen muß

Eine zusammenfassende Betrachtung der bisher vorliegenden Ergebnisse aus unkontrollierten Studien ergibt bei Oesophaguscarcinomen in operablen Stadien [T1- und T2-Tumoren) keine erkennbaren Vorteile gegenuber der primaren Operation Dagegen scheint bei lokal fortgeschrittenen Carcinomen (T3- und T4-Tumoren) von Oesophagus und Magen die Möglichkeit zur R0-Resektion durch eine praoperative cisplatinhaltige Kombinationschemotherapie zuzunehmen. Die praoperative Chemotherapie hat keinen Einfluß auf die Wundheilung, sofern die Operation nach Abklingen der Myelosuppression (Granulocyten über 2000/µl, Thrombocyten über 100000/µl) durchgeführt wird Als problematisch erweist sich ein „acute respiratory distress syndrom" (ARDS) nach Vortherapie mit Bleomycin, Vincaalkaloiden

(Vincristin, Vinblastin und Vindesin) und Mitomycin C, bei dem verschiedentlich letale Verlaufe berichtet wurden.

Wegen der erhöhten Morbidität und dem Fehlen von Langzeitergebnissen muß das Konzept der praoperativen neoadjuvanten Chemotherapie als experimentell bewertet werden und sollte daher nur innerhalb klinischer Studienprotokolle verfolgt werden [14, 29, 40]

In gewissen Situationen kann es sinnvoll sein, chirurgische und chemotherapeutische Maßnahmen mit palliativer Zielsetzung zu kombinieren. Das haufigste Beispiel ist das Coloncarcinom mit ausgedehnter Peritonealcarcinose bei der Erstdiagnose Eine Operation ware hier zu diskutieren, nachdem chemotherapeutisch eine befriedigende Metastasenruckbildung bei persistierendem Primartumor eingetreten ist.

2.3 Postoperative palliative Chemotherapie bei makroskopischen oder mikroskopischen Resttumoren

Die Indikation zur postoperativen Chemotherapie bei nur palliativ operierten Patienten (R1- und R2-Resektion) wird entsprechend der in Abschnitt 2.4 angefuhrten Vorgehensweise gestellt. Dabei ist zu berucksichtigen, daß maligne epitheliale Tumoren des unteren Gastrointestinaltraktes langere Zeit spontan asymptomatisch verlaufen Eine vorzeitig begonnene, aggressive Chemotherapie fuhrt angesichts der fehlenden Aussicht auf Heilung in der Regel zu subjektiv belastenden Nebenwirkungen, die in keinem Verhältnis zum therapeutischen Gewinn stehen

Wenn bereits präoperativ der Verdacht besteht, daß nur eine Resektion unter palliativen Gesichtspunkten möglich sein wird, sollten in einem interdisziplinaren Gesprach unter Einschluß von Operateur, Strahlen- und Chemotherapeuten bereits vor dem geplanten Eingriff die Möglichkeiten eines multimodalen Vorgehens (perioperativ. Ausmaß des Debulking, intraoperative Strahlentherapie mit interstitiellen Verfahren, Implantation von permanenten Zugangen wie Ports zur locoregionalen Therapie, postoperativ alleinige Strahlentherapie oder Chemotherapie oder simultane Strahlen- und Chemotherapie) festgelegt werden Grundsatzlich sollten bei Residualtumoren deren Lokalisation exakt dokumentiert und die Rander markiert werden (Titanclips zur Vermeidung von Artefakten im Computertomogramm), da dadurch das Tumorwachstum leichter meßbar wird, v a. aber auch bei gegebenen Voraussetzungen eine gezieltere Bestrahlungsplanung möglich wird.

2.4 Chemotherapie in metastasierten Stadien

2.4.1 Indikation

Wegen der marginalen Wirkung der Chemotherapie gilt heute noch als Faustregel, die Behandlung erst dann zu beginnen, wenn tumorbedingte Beschwerden des Patienten einen Behandlungsversuch rechtfertigen. Der Therapieentscheid (Wahl der Medikamente, Mono- oder Kombinationschemotherapie, Art der Durchfuhrung als Stoßtherapie oder als kontinuierliche Therapie) wird stark von individuellen Gegebenheiten des Tumors (Tumor- bzw Metastasenlokalisation, Tumormasse, histologischer Subtyp, Differenzierungsgrad, Wachstumsgeschwindigkeit) und vom Zustand des Patienten (Alter, Allgemeinzustand, Begleiterkrankungen, Überwachungsmoglichkeiten, etc) mitbeeinflußt

Vorrangige Indikation zum Beginn einer Chemotherapie ist der dringende Therapiewunsch des informierten Patienten. Daruber hinaus ist eine Cytostaticatherapie bei Carcinomen des Gastrointestinaltraktes nur indiziert, wenn eine oder mehrere der folgenden Bedingungen erfullt sind (s. auch [26]):
- zunehmende tumorbedingte Beschwerden, die mit einfachen symptomatischen Mitteln nicht behoben werden konnen,
- rasche Tumorprogredienz bei noch gutem korperlichem Allgemeinzustand,
- unmittelbar drohende Gefahr einer tumorbedingten Komplikation, v a Ileus, Ikterus, Cavaverschluß u a ,
- soziale Indikationen, jugendliches Alter u a.,
- Vorliegen mehrerer prognostisch günstiger Faktoren.

Relative Indikationen
- erhöhtes Behandlungsrisiko bei an sich gegebener Therapieindikation: latente Infekte, erhohte Infektbereitschaft (Diabetiker, Uramiker, chronische Harnwegsinfekte etc), vorbestehende Nausea und Erbrechen, Diarrhoe, Leberfunktionseinschrankung,
- hoheres Alter,
- nur lokal bedingte Beschwerden (evtl. in Kombination mit Strahlentherapie),
- bei klinisch sehr wahrscheinlichem Rezidiv oder Metastasen ohne gesicherte Histologie (steigende CEA-Werte, neu aufgetretene Herde im Immunszintigramm)

Kontraindikationen
- langsam wachsende, asymptomatische Tumoren, v a. bei alteren Patienten,
- schwere Begleiterkrankungen, wenn sie vorherrschend für die Krankheitssymptome verantwortlich sind (z B. terminales Nierenversagen, dekompensierte Lebercirrhose),
- vorausgegangene oder gleichzeitige, ausgedehnte, großfeldrige Strahlentherapie,
- durch Chemotherapie nicht oder sehr schwer beeinflußbare Metastasen (Hirn-, Meningeal- und Epiduralmetastasen), die nicht gleichzeitig bestrahlt werden konnen, Tumorherde in sehr gefaßarmen fibrotischen oder nekrotischen Geweben, z.B nach intensiver Strahlentherapie,
- terminale Krankheitsstadien,
- Vorliegen mehrerer prognostisch ungünstiger Faktoren.

2.4.2 Wahl der Therapie

Die Wahl der Cytostatica und die Art der Chemotherapie wird maßgeblich von der Lokalisation des Malignoms und dessen histologischem Subtyp bestimmt Im Gegensatz zu chemotherapeutisch besser beeinflußbaren Tumoren ist die Kombinationschemotherapie des Gastrointestinaltraktes der Monotherapie nicht sicher uberlegen Mogliche Ausnahmen sind Oesophagus- und Magencarcinome (Kombinationschemotherapie s Kap. 25 u. 27) sowie kleinzellig-anaplastische Carcinome unterschiedlicher Lokalisation (wirksame Kombinationen Cisplatin + Etoposid, Adriamycin + Cyclophosphamid + Vincristin, "ACO")

Die wirksamen Einzelsubstanzen (Remissionsraten 15–25%) sind in Tabelle 20.11 zusammengefaßt. Angaben zur Applikationsart, Dosierung, Applikationsintervall und Nebenwirkungen der wichtigsten Cytostatica bei der Therapie gastrointestinaler Tumoren finden sich in Tabelle 20 12. Hinsichtlich weiterer Einzelheiten wird auf die organbezogenen Kapitel verwiesen

2.4.3 Voraussetzungen vor Beginn einer Chemotherapie

Vor Beginn der Chemotherapie müssen die in Tabelle 20.13 angeführten allgemeinen Voraussetzungen erfüllt sein Daruber hinaus sind die fur die verschiedenen Substanzen unterschiedlichen relativen und absoluten Kontraindikationen zu berücksichtigen, u a , da von besonderer klinischer Relevanz, bei Anthracyclinen (Adriamycin und 4-Epidoxorubicin) schwerere kardiale Funktionsstörungen (manifeste Herzinsuffizienz, maligne Rhythmusstorungen) und eine gestorte Ausscheidungsfunktion der Leber (Serum-Bilirubin über 3 mg/dl), bei Cisplatin eine kompensierte oder manifeste Niereninsuffizienz (endogene Kreatininclearance unter 60 ml/min).

Tabelle 20.11. Wahl der Cytostatica bei Gastrointestinaltumoren

Histologie und Lokalisation	Chemotherapie
Adenocarcinome	
Oberer Gastrointestinaltrakt	5-Fluorouracil Anthracycline – Doxorubicin (Adriamycin) – 4-Epidoxorubicin
Pankreas	5-Fluorouracil Anthracycline – Doxorubicin – 4-Epidoxorubicin Mitomycin C Ifosfamid
Unterer Gastrointestinaltrakt	5-Fluorouracil Nitrosoharnstoffe (BCNU, CCNU, TCNU, ACNU)
Leber- und Gallenwege	5-Fluorouracil Anthracycline – Doxorubicin – 4-Epidoxorubicin Mitoxantron Etoposid Cisplatin (?)
Plattenepithelcarcinome	Cisplatin Vindesin Bleomycin
Kleinzellig-anaplastische Carcinome	Cisplatin/Etoposid Adriamycin/Cyclophosphamid/Vincristin (ACO) 4-Epidoxorubicin/Cyclophosphamid/Vincristin (EpiCO)
Carcinoide	5-Fluorouracil Doxorubicin Cisplatin/Etoposid α_2-Interferon
Sarkome	Doxorubicin Ifosfamid

2.4.4 Maßnahmen zur Überwachung der Chemotherapie

Zur Früherkennung akuter toxischer Nebenwirkungen, die eine Dosismodifikation erforderlich machen, sind regelmäßige Laborkontrollen vor und während der Chemotherapie und im therapiefreien Intervall (wochentlich) folgender Parameter (Minimalprogramm) erforderlich.
– peripheres Blutbild. Leukocyten und Thrombocyten
– Serumbilirubin, Transaminasen, Serumkreatinin.

Die Einzeldosen werden entsprechend der beobachteten Toxizität angepaßt, wobei bei aggressiveren Cytostaticakombinationen Dosismodifikationen nicht nur entsprechend der aktuellen Laborwerte, sondern auch nach dem Ausmaß der Tiefstwerte der Leuko- und Thrombocyten (Nadir) im therapiefreien Intervall zu erfolgen haben. Angaben zur Dosisanpassung von 5-FU finden sich in Tabelle 20 14, hinsichtlich der Dosismodifikationen der anderen Cytostatica wird auf die weiterführende Literatur [10, 26] verwiesen.

2.4.5 Therapieablauf

Bei der geringen Remissionsrate und der fraglichen lebensverlangernden Wirkung muß jede Chemotherapie bei soliden Tumoren des Gastrointestinaltraktes als therapeutischer Versuch bewertet werden. Zur fruhzeitigen Erkennung einer Tumorprogression unter Chemotherapie sind zur Vermeidung der dann unverantwortbaren Toxizität engmaschige Verlaufskontrollen durchzuführen. Dabei liegt ein besonderes Problem in der Schwierigkeit, das Verhalten solider Tumoren unter der Che-

Tabelle 20.12. Applikationsart, Dosierung (*KG* = Korpergewicht, *KOF* = Korperoberflache), Applikationsintervall und Nebenwirkungen der wichtigsten Cytostatica bei der Therapie von Gastrointestinaltumoren

Cytostaticum	Applikationsart	Dosierung	Applikationsintervall	Mogliche Nebenwirkungen, Bemerkungen
5-Fluorouracil	i v -Stoß	12,0–15,0 mg/kg KG entsprechend 500–600 mg/m² KOF	1mal wochentlich	Nausea, Erbrechen, Stomatitis, Diarrhoe, selten Neurotoxizitat, Knochenmarktoxizitat
	i v -Stoß oder kontinuierliche Infusion	12,0–13,5 mg/kg KG entsprechend 500–600 mg/m² KOF	Taglich uber 5 Tage, alle 4 Wochen	Selten Nausea und Erbrechen, Stop bei Diarrhoe und/oder Abfall der Leuko- und Thrombocyten, Kardiotoxizitat moglich
	i v kontinuierliche Langzeitinfusion	300 mg/m² KOF	Taglich uber 30 Tage (experimentell)	Stomatitis, Diarrhoe, Hand-Fuß-Syndrom Seltener Nausea und Erbrechen, Knochenmarktoxizitat, Kardiotoxizitat moglich !

Tabelle 20.12. (Fortsetzung)

Cyto-staticum	Applikationsart	Dosierung	Applikations-intervall	Mogliche Nebenwirkungen, Bemerkungen
5-Fluoro-uracil	p o (Kapseln, Trinkampullen)	12,0–15,0 mg/kg KG entsprechend 500–600 mg/m² KOF	2- bis 3mal wochentlich (Dosis verteilt auf 2 mal pro Tag)	Geringe Hamatoxizitat, mehr Nausea, Erbrechen, Diarrhoe
	i a (A hepatica)	600–1000 mg/m² KOF	Taglich uber 5 Tage, alle 4 Wochen	Selten Nausea und Erbrechen, Knochenmarktoxizitat, biliare Sklerose
	intraperi-toneal	600–1000 mg/m² KOF	taglich uber 5 Tage oder 1mal wochentl, alle 2 Wochen (experimentell)	Bauchschmerzen, chemische Peritonitis
Doxo-rubicin	i v	60–90 mg/m² KOF	Tag 1, alle 3 Wochen	Nausea, Erbrechen, Stomatitis, Knochenmarktoxizitat, Alopecie Cave – Kumulative Kardiotoxizitat (≥ 550 mg/m²) – Dosisreduktion bei Bilirubinerhohung obligat – Paravasation → fruhzeitige chirurgische Intervention
	i v	8–12 mg/m² KOF	Wochentlich („low dose")	Selten Nausea, Erbrechen, Stomatitis, Knochenmarktoxizitat, Alopecie Cave – Kumulative Cardiotoxizitat (≥ 550 mg/m²) – Dosisreduktion bei Bilirubinerhohung obligat – Paravasation → fruhzeitige chirurgische Intervention
	i a (A hepatica)	60–75 mg/m² KOF	Tag 1, alle 3 Wochen	Nur bei normalem Serumbilirubinwert Experimentell
	intraperi-toneal	40 mg in 2 l Dialysat		Chemische Peritonitis (experimentell)
4-Epi-Doxo-rubicin	i v	75–90 mg/m² KOF	Tag 1, alle 3 Wochen	Nausea, Erbrechen seltener, Knochenmarktoxizitat, Alopecie Cave – Kumulative Cardiotoxizitat (≥ 750 mg/m²) – Dosisreduktion bei Bilirubinerhohung erforderlich – Paravasation → fruhzeitige chirurgische Intervention
	i v	15–25 mg/m² KOF	Wochentlich („low dose")	Selten Nausea, Erbrechen, Knochenmarktoxizitat, Alopecie Cave – Kumulative Cardiotoxizitat (≥ 750 mg/m²) – Dosisreduktion bei Bilirubinerhohung erforderlich – Paravasation → fruhzeitige chirurgische Intervention
Mito-mycin C	i v	10–12 mg/m² KOF	Alle 6–8 Wochen	Knochenmarktoxizitat, verzogert auftretende Thrombocytopenie, akute allergische Alveolititis, kumulativ hamolytisch-uramisches Syndrom (selten → umgehende Hamofiltration) Cave Paravasation → fruhzeitige chirurgische Intervention
	i a (A hepatica)	10–15 mg/m² KOF	Alle 4–6 Wochen	Experimentell
Nitroso-harnstoffe – Nimustin (ACNU)	i v	2,0–3,0 mg/kg KG entsprechend 90–100 mg/m² KOF	Tag 1, alle 6 Wochen	Gemeinsame Nebenwirkungen der Nitroso-harnstoffe

Tabelle 20.12. (Fortsetzung)

Cyto-staticum	Applikationsart	Dosierung	Applikations-intervall	Mögliche Nebenwirkungen, Bemerkungen
– Carmustin, BCNU	i v	100 mg/m² KOF	Tag 1–3, alle 6 Wochen	– Verzögerte Knochenmarktoxizität, v a Thrombocytopenie
– Lomustin, CCNU	p o	2–3 mg/kg KG entsprechend 100–130 mg/m² KOF	Tag 1, alle 6 Wochen	– Nausea und Erbrechen – Cave paravenöse Injektion
– Strepto-zotocin	i v	13–15 mg/kg KG entsprechend 500–600 mg/m² KOF	Täglich über 5 Tage, alle (4–)6 Wochen	
Alkylantia				
– Cyclo-phos-phamid	i v	750–1200 mg/m² KOF	Tag 1, alle 3–4 Wochen	Knochenmarktoxizität, Alopecie, hämorrhagische Cystitis → Prävention durch Uromitexanprophylaxe
– Ifosfamid	i v	30,0–50,0 mg/kg KG entsprechend 1500–2000 mg/m² KOF	Täglich über 3–5 Tage, alle 3–4 Wochen	Knochenmarktoxizität, hämorrhagische Cystitis → Prävention durch Uromitexan-prophylaxe (s u)
Mesna (Uro-mitexan)	i v	20% der Ifosfa-mid-Dosis sofort sowie 4 und 8 h nach Ifosfamid	Beginn gleichzeitig mit Ifosfamid- bzw Cyclo-phosphamid-behandlung	
	p o	40% der Ifosfamid-Dosis sofort, sowie 4 und 8 h nach Ifosfamid		
Cisplatin	i v	15–25 mg/m² KOF 50 mg/m² KOF 80–120 mg/m² KOF	Tag 1–5, alle 3–4 Wochen Tag 1, alle 3 Wochen Tag 1, alle 3–4 Wochen	Nausea, Erbrechen (Antiemesisprophylaxe), Nephrotoxizität (forcierte Diurese erforderlich), Neurotoxizität (kumulativ ab 600 mg/m²), Ototoxizität
	i p	90(–270) mg/m² KOF in 2 l Dialysat	Tag 1, alle 3 Wochen (experimentell)	Natriumthiosulfatprophylaxe (i v) zur Vermeidung der Nephrotoxizität
Etoposid	i v	100–120 mg/m² KOF	Täglich über 3–5 Tage, alle 3–4 Wochen	Knochenmarktoxizität, Übelkeit, Erbrechen, Alopecie
	p o	100–200 mg/m² KOF	Täglich über 3–5 Tage, alle 3–4 Wochen	
Bleomycin (Bleo-mycinum Mack)	i v , i m , s c	10–20 mg/m² KOF	1- bis 2mal pro Woche	Mucositis, Fieber, kumulative Lungenfibrose (≥ 400 mg) Cave Akute respiratorische Insuffizienz peri- und postoperativ, verstärkt mit Mitomycin C und Vincaalkaloiden
Vincristin (Vincristin Liquid) (Lilly)	i v	0,02–0,05 mg/kg KG entsprechend 1,4 mg/m² KOF (maximale ED 2 mg)	Wöchentlich	Akut paralytischer Ileus, kumulative periphere Neurotoxizität
Vindesin (Eldesine)	i v	0,7–0,9 mg/kg KG entsprechend 3,0 mg/m² KOF	Wöchentlich	Kumulative periphere Neurotoxizität, seltener Knochenmarktoxizität Cave Akute respiratorische Insuffizienz peri- und postoperativ, verstärkt bei Kombination mit Mitomycin C

Tabelle 20.13. Allgemeine Voraussetzungen vor Beginn einer Chemotherapie

---

Histologisch gesicherte Diagnose
Erfassung und Dokumentation der Krankheitsausbreitung
   (Staging)
Meßbare oder evaluierbare Tumorparameter
Normale Knochenmarkreserven
   (Leukocyten $\geq 4000/\mu l$, Thrombocyten $\geq 100\,000/\mu l$)
Keine vorausgegangene großflächige Bestrahlung
Keine komplizierenden Zweiterkrankungen
Abgeschlossene Wundheilung
Keine latenten oder manifesten Infektionen
Guter Allgemeinzustand (Karnofsky-Index ≥ 70)
Aufgeklärter Patient (Krankheit, Behandlungsnotwendig-
   keit, akute und chronische Nebenwirkungen)
Gesicherte Indikation zur Chemotherapie

---

motherapie zu messen, da nur selten gut abgrenzbare und eindeutig meßbare Tumormanifestationen vorliegen.

Erschwerend kommt hinzu, daß die diagnostische Aussagekraft der meisten nichtinvasiven Untersuchungsmethoden (Sonographie, Computertomographie) im Abdomen außerordentlich begrenzt ist. Eine mögliche Verbesserung zeichnet sich durch den Einsatz der Immunszintigraphie (systemisch, bei Peritonealcarcinose auch intraperitoneal) ab [4] In Ermangelung objektiver Kriterien der Erfolgsbeurteilung einer Chemotherapie mussen häufig subjektiv, indirekte Meßparameter zu Hilfe gezogen werden, wobei bei Abdominalbeschwerden bei operierten Patienten auch andere Ursachen differentialdiagnostisch abzugrenzen sind.

Bei chemotherapeutisch behandelten Patienten, deren Tumor nicht direkt meßbar ist, muß aus dem Verlauf der Tumormarker (CEA und Ca 19-9), falls diese vor Beginn der Chemotherapie erhöht waren, gemeinsam mit dem klinischen Eindruck und anderen Hilfsparametern – Schmerzen, Gewicht, Blutsenkung etc. – auf das Tumorverhalten geschlossen werden.

Bei eingetretener Besserung sollte zur Fortsetzung der Therapie eine Dosierung gewahlt werden, die mit möglichst geringen Nebenwirkungen belastet ist. Bei nachgewiesener Wirkungslosigkeit

nach einer Behandlungsdauer von 4–8 Wochen sowie bei persistierender Toxizitat (Nausea, Erbrechen, Diarrhoen, Leuko- und Thrombocytopenien) sollte die Behandlung umgehend beendet werden

3 Spezielle Indikationen

Für primäre und sekundare maligne Lymphome und Metastasen von Tumoren anderer Primarlokalisation gelten besondere Regeln, die teilweise an anderer Stelle (z B. s. Kap. 27 16) abgehandelt werden Für den klinischen Alltag von vorrangiger Bedeutung sind die carcinomatose Peritonitis und das Postproktektomiesyndrom, für die die wichtigsten therapeutischen Richtlinien angeführt werden sollen.

3.1 Maligner Ascites

Ascites bei malignen Erkrankungen kann durch eine peritoneale Tumorzellaussaat, eine Lebermetastasierung oder eine Behinderung des lymphatischen Abflusses hervorgerufen werden Die haufigsten Tumoren, bei denen ein Ascites durch eine Peritonealcarcinose auftreten kann, sind [1] ·
– Ovarialcarcinom,
– Endometriumcarcinom,
– Coloncarcinom,
– Magencarcinom,
– Pankreascarcinom,
– primäre Lebertumoren und Lebermetastasen anderer Primartumoren.

Da für den Ascites auch bei Patienten mit Malignomen zahlreiche Ursachen verantwortlich gemacht werden konnen, ist zumindest vor Einleitung einer Chemotherapie eine cytologische Sicherung der Diagnose erforderlich

Für die Therapie des malignen Ascites bieten sich verschiedene Moglichkeiten an.
– Diuretica,
– Entlastungspunktion,
– systemische Chemotherapie,
– intraperitoneale Chemotherapie,

Tabelle 20.14. Dosisanpassung von 5-FU bei Gastrointestinaltumoren

Toxizitatsskala	Leukocyten (pro mm³ Blut)	Thrombocyten (pro mm³ Blut)	Bilirubin (mg%)	Transaminasen	5-FU-Dosis (%)
0	>4000	>100 000	<1,0	Doppelter Normwert	100
1	3000–4000	70 000–100 000	1,0–1,5	Bis 5facher Normwert	75
2	2000–3000	50 000–70 000	1,5–2,0	5–10facher Normwert	50
3	<2000	<50 000	>2,0	>10facher Normwert	Stop, Warten bis Toxizitatsskala 1 wieder erreicht

- intracavitare Radionuklide (einschließlich monoklonaler Antikorper),
- peritoneovenoser Shunt.

Bei diffuser Peritonealcarcinose werden zumeist mehrere Therapiemöglichkeiten kombiniert

Die medikamentose Therapie mit Diuretica und Aldosteronantagonisten ist bei cytologisch positivem Ascites häufig unwirksam, kann jedoch bei Stauungsascites, bedingt durch Lebermetastasen, mit Erfolg eingesetzt werden. Wiederholte Entlastungspunktionen haben nur einen kurzfristigen Effekt, wegen des Verlustes erheblicher Proteinmengen ist eine parenterale Substitution erforderlich.

Die systemische Chemotherapie ist bei chemotherapiesensibleren Tumoren indiziert, insbesondere wenn nicht nur Peritonealmetastasen, sondern auch weitere Fernmetastasen vorliegen. Auch bei weniger cytostaticasensitiven Tumoren ist bei ambulanten Patienten und nicht sehr bedrohlichen Situationen primar ein therapeutischer Versuch mit einer systemischen Therapie angezeigt

Eine intraperitoneale Chemotherapie hat gegenüber der systemischen Chemotherapie den Nachteil, daß sie nur intraabdominale, oberflachliche Metastasen (maximaler Durchmesser unter 5 mm) beeinflußt, aber den Vorteil der praktisch fehlenden Systemtoxizitat und der größeren Erfolgsaussicht.

Voraussetzung für die Wirksamkeit einer intraperitonealen Chemotherapie ist eine homogene Verteilung des Cytostaticums im gesamten Peritonealraum. Um alle Bereiche des Peritoneums zu erreichen, muß eine Instillation in großen Flüssigkeitsmengen (1500–2000 ml, z.B. NaCl 0,9%ig) durchgefuhrt werden.

Die intraperitoneale Verabreichung des Cytostaticums sollte moglichst über einen implantierten peritonealen Katheter (z.B. Port-A-Kath-IP-System) erfolgen, der im Rahmen einer Laparotomie chirurgisch implantiert wird Es ist jedoch auch moglich, für die jeweilige Chemotherapie einen percutanen Peritonealkatheter mittels Seldinger-Technik (bei wenig Ascites nach CO_2-Insufflation) zu legen.

Bei allen Patienten sollte eine Computertomographie des Abdomens nach Instillation von 250 ml Kontrastmittel und 1500 ml NaCl 0,9%ig durchgeführt werden, um die freie Durchgängigkeit der Peritonealhöhle zu dokumentieren (mogliche Alternative. Röntgenaufnahme in Rechtsseitenlage, Linksseitenlage, Kopftieflage und im Stehen).

Verschiedene Cytostatica (5-FU, Adriamycin, 4-Epidoxorubicin, Mitoxantron, Bleomycin, Cytarabin, Cisplatin, Etoposid) wurden in klinisch-experimentellen, vorwiegend pharmakokinetisch

orientierten Studien intracavitar instilliert [22, 33], wobei die therapeutischen Erfahrungen bei diffuser Peritonealcarcinose bei gastrointestinalen Tumoren bis auf 5-FU noch sehr begrenzt sind. Mittel der Wahl für eine intraperitoneale Chemotherapie bei Adenocarcinomen ist 5-FU. 5-FU wird zwar resorbiert, aber sehr rasch in der Leber entgiftet. Zur systemischen Toxizitat kommt es bei homogener Verteilung im gesamten Peritonealraum sehr selten und erst, wenn innerhalb 1 Woche mehr als 8–10 g 5-FU i.p. verabreicht werden. Dagegen führt die Instillation von 5-FU in gekammerte Ergusse zu einer starkeren systemischen Toxizitat, weshalb vor Beginn jeder intraperitonealen Chemotherapie die freie Verteilung im Bauchraum radiologisch gesichert werden muß.

Die wirksamste Form der intraperitonealen 5-FU-Verabreichung (5-FU 4 mM 8mal alle 4 h alle 14 Tage, mit Drainage vor jeder Instillation oder 1mal täglich uber 5 Tage ohne Drainage) ist noch nicht bekannt [34]. Fur die Praxis eignet sich (bei temporarem Katheter) folgendes Vorgehen·

- Anlegen eines percutanen Katheters mittels Seldinger-Technik,
- moglichst vollständige Entfernung des Ascites,
- radiologische Überprüfung der Verteilung (250 ml Kontrastmittel in 2000 ml NaCl 0,9%ig, 37° C),
- nach Entfernung des Ascites und Spülung Instillation von 1000 mg 5-FU in 2000 ml NaCl (0,9%ig; 37° C),
- Wiederholung taglich 5 Tage lang,
- erneuter Therapiecyclus nach 14 Tagen bis zum deutlichen Nachlassen oder Sistieren des Ascites.

In schweren Fallen oder bei durch Laparotomie nachgewiesener Peritonealcarcinose empfiehlt sich die Implantation eines intraperitonealen Katheters, der an einen subcutanen Port angeschlossen wird (z B. Port-A-Cath-IP). (Fixation des Ports auf dem unteren Rippenbogen in der mittleren Clavicularlinie)

Weiteres Vorgehen:
- Unmittelbar postoperativ Spülung des Portsystems mit NaCl 0,9%ig, bis die Spülflussigkeit makroskopisch kein Blut mehr enthält, anschließend Instillation von 1 l NaCl 0,9%ig 2 h lang, gefolgt von 1 l NaCl 0,9%ig alle 6 h über 24 h, allmahliche Steigerung des Instillationsvolumens auf 2000 ml
- Tag 7 nach der Operation. Radiologische Überprüfung der Verteilung, anschließend nach Entfernung des Ascites und Spulung,
- Instillation von 1000 mg 5-FU in 2000 ml NaCl, 0,9%ig (37° C),
- Wiederholung taglich 5 Tage lang,

- erneuter Therapiezyklus nach 14 Tagen, jeweils nach Überprufung der Verteilung.

Mögliche Nebenwirkungen sind vorübergehende, in der Regel tolerable Bauchschmerzen und bei langerer Therapiedauer die Entwicklung einer chemischen Peritonitis (v a bei der 36-h-Austauschdialyse) Weitere katheterbedingte Komplikationen sind meist Ruckflußstorungen, vereinzelt Paravasate bei Katheterrupturen und – bei steriler Technik selten – Infektionen des Port- und Kathetersystems.

Die angeführten Maßnahmen sind bei einem Drittel bis der Halfte der Patienten mit malignem Ascites erfolgreich Sie können unter den gegebenen Voraussetzungen vermutlich fruhzeitiger postoperativ begonnen werden Mit Störungen der Wundheilung ist nicht zu rechnen, solange die Leukocytenzahl im peripheren Blutbild nicht abfallt

Bei diffuser und feinknotiger peritonealer Aussaat kann auch die topische Instillation von ^{32}Phosphor- oder ^{90}Yttriumkolloid durchgeführt werden [16].

Ein cytostatica- und strahlentherapieresistenter Ascites kann durch Anlage eines Shunts zwischen dem Peritoneum und der V. subclavia (LeVeen- oder Denver-Shunt) zeitweilig beherrscht werden. Allerdings kommt es dabei zu einer massiven hamatogenen Tumorzellaussaat [17].

3.2 Postproktektomiesyndrom

Infiltrationen des Plexus sacralis bei primär lokal fortgeschrittenen und lokal rezidivierenden Rectumcarcinomen stellen ein besonderes therapeutisches Problem dar, da die massiven und haufig schwer beeinflußbaren Schmerzen die Lebensqualitat der Betroffenen maßgeblich beeintrachtigen

Versagen palliative Schmerzbestrahlung, eine systemische 5-FU-Therapie oder eine medikamentöse Analgeticabehandlung, kann ein Therapieversuch mit einer Beckenperfusion bei der Mehrzahl der Patienten zu einer befriedigenden Schmerzlinderung führen Die Katheter werden von der A femoralis in beide Aa iliacae internae mit Hilfe der Seldinger-Technik plaziert

Die optimale Form des Vorgehens ist nicht bekannt, so daß die Wahl der Therapie entsprechend den individuellen Faktoren getroffen werden muß. Sofern nach vorausgegangener Bestrahlung noch eine ausreichende Dosisreserve vorhanden ist, sollte stets eine Kombination von Strahlentherapie und Chemotherapie erfolgen [3, 27, 39].

Sinnvolle Möglichkeiten sind ·
- Alleinige Strahlentherapie (ED 2 Gy, HD 30–45 Gy),
- 5-FU i.a (15 mg/kg/Tag Tag 1–5, anschließend 7,5 mg/kg/Tag Tag 6–10 i.a als kontinuierliche Infusion),
- 5-FU + Mitomycin C (MMC 10 mg/m² i a. Bolus Tag 1 + 5-FU 500 mg/m²) Tag 1–5 als kontinuierliche Infusion i a.,
- simultane 5-FU- und Strahlentherapie (5-FU 300 mg/m² i a. als kontinuierliche Infusion Tag 1–5 + simultane Radiatio ED 1,8–2 Gy, HD 30 Gy)

4 Richtlinien bei irresektablen intraabdominalen Metastasen

Finden sich nach chirurgischer Eroffnung der Bauchhohle intraabdominale Metastasen und Inoperabilitat, sollten vor Beendigung der diagnostischen Laparotomie die vorhandenen diagnostischen und therapeutischen Moglichkeiten genutzt werden. Hierzu gehoren (modifiziert nach Nagel [25]):
- bei unbekanntem Primartumor intraoperative Tumorsuche und Biopsie von Metastasen; Gewinnung von ausreichendem Material (fixiert und unfixiert) zur Histologie, Immunhistochemie und evtl für Hormonreceptoren,
- bei gegebener Moglichkeit einer postoperativen Nachfolgetherapie (Strahlen- und/oder Chemotherapie) operative Tumorreduktion und Markierung der Resttumoren mit Titanclips zur Bestrahlungsplanung bzw spateren Meßbarkeit des Tumorwachstums,
- bei Tumorlokalisationen, die in absehbarer Zeit zu schweren Komplikationen fuhren konnen, Anstreben der Resektion,
- bei isolierter Lebermetastasierung Implantation eines intraarteriellen Portsystems zur postoperativen locoregionalen Therapie, sofern folgende Voraussetzungen erfüllt sind fehlender Nachweis von Metastasen im Thorax- und Knochensystem, normale anatomische Verhaltnisse der A hepatica, vollstandige Perfusion der Leber (Methylenblau),
- bei Vermutung eines malignen Lymphoms nach Rucksprache mit dem Internisten und/oder Strahlentherapeuten Staginglaparotomie einschließlich Splenektomie und Keilexcisionen aus beiden Leberlappen,
- bei pramenopausalen Patientinnen mit receptorpositivem Mammacarcinom Ovarektomie und Gewebeentnahme zur erneuten Receptorbestimmung.

5 Akutes Abdomen bei Chemotherapie

Bei der Behandlung maligner Tumoren mit Cytostatica kommt es haufig zu Therapiekomplikationen, die u U eine chirurgische Intervention erfordern. Im Bauchraum sind dies ·
- Darmperforation beim Zerfall intraluminaler Darmmetastasen,
- Milzruptur bei tumorbefallener Milz, v.a. bei malignen Lymphomen,
- Ulcusperforation bei Corticosteroidbehandlung,
- Abscesse oder Phlegmonen,
- paralytischer Ileus bei Vincristinintoxikation

Die Indikationen zum chirurgischen Eingriff entsprechen den ublichen bei akutem Abdomen Allerdings muß bei intensiv cytostatisch vorbehandelten Patienten mit gestörter Wundheilung und erhohter postoperativer Infektgefahr gerechnet werden, besonders problematisch ist ein operatives Vorgehen zum Zeitpunkt der maximalen Myelosuppression (längerfristige Substitution von Thrombocyten, ggf. auch Granulocyten u.U. erforderlich, deshalb frühzeitige HLA-Typisierung) Bei der Beurteilung eines akuten Abdomens bei einem chemotherapeutisch behandelten Tumorpatienten muß beachtet werden, daß die Abwehrlage evtl schwer gestort ist und es entsprechend zu atypischen Krankheitsverlaufen, etwa einer phlegmonosen Appendicitis oder Divertikelperforation ohne Peritonismus, kommen kann

6 Perspektiven und Verbesserungsmöglichkeiten

Trotz intensiver Bemühungen sind bisher die Möglichkeiten der Chemotherapie bei der Behandlung gastrointestinaler Carcinome begrenzt und unbefriedigend geblieben. Daher müssen alle Entwicklungen besonders sorgfältig verfolgt werden, mit denen sich in näherer Zukunft ein Ausweg aus dem bestehenden therapeutischen Dilemma abzeichnet. In Tabelle 20.15 sind Perspektiven von Verbesserungsmöglichkeiten zusammengefaßt, wobei Reihenfolge und Gewichtung subjektiv sind und keinen Anspruch auf Vollständigkeit erheben.

Bisher am weitesten gediehen sind Versuche, die Wirkung von 5-Fluorouracil, dem bei der Behandlung gastrointestinaler Carcinome wichtigsten Cytostaticum, durch biochemische Interaktion (Biomodulation) mit hochdosiertem Leucovorin (Synonyma Folinsaure, Citrovorumfaktor, Calciumleucovorin, Calciumfolinat und 5-Formyltetrahydrofolsaure) im Tumorgewebe zu steigern Infolge der Verstarkung und Prolongierung des Hemmeffektes von FdUMP auf die Thymidi-

Tabelle 20.15. Neue Ansatze zur Wirkungssteigerung der Cytostatica

---

Biomodulation von 5-Fluorouracil (Leucovorin, Allopurinol, Thymidin, Dipyridamol)

Wirksamere Kombinationen (FAMTX, EAP etc)

Langzeitchemotherapie kontinuierlich, z B Langzeitinfusion von 5-FU

Simultane Strahlen- und Chemotherapie (5-FU als kontinuierliche Langzeitinfusion)

Hochdosischemotherapie mit autologer Knochenmarktransplantation ± Wachstumsfaktoren

Sequentielle multimodale adjuvante regionale Therapien (SMART)

Biological response modifiers (Interferone, Interleukin 2, Tumornekrosefaktor)
- Monotherapie (i v , i a , i p , intralasional)
- kombiniert mit Chemotherapie, Strahlentherapie

Monoklonale Antikorper als Trager von Cytostatica

Liposomen als Trager von Cytostatica

---

latsynthetase wird die DNS-de-novo-Synthese von Tumorzellen wirksam gehemmt und die Cytotoxizitat gesteigert Die meisten klinischen Erfahrungen basieren auf unkontrollierten Phase-II-Studien bei colorectalen, Magen- und Pankreascarcinomen [19, 20, 21] Erste Phase-III-Studien sind inzwischen abgeschlossen. Dabei zeichnen sich mit der Kombination Leucovorin + 5-FU bei colorectalen Carcinomen signifikant höhere Remissionsraten (30–40%) gegenüber einer 5-FU-Monotherapie (10–15%) ab. Bei 5-FU-vorbehandelten progredienten Patienten kann in Einzelfallen (10–15%) durch diese Kombination noch eine Tumorrückbildung erzielt werden Allerdings kann die Kombination Leucovorin + 5-FU noch nicht als Standardbehandlung bewertet werden, da optimale Anwendungsformen, zeitliche Verabfolgung und Dosierung der beiden Substanzen noch nicht sicher erarbeitet sind Zur Beantwortung der offenen Fragen sind inzwischen jedoch zahlreiche Studien begonnen worden, so daß dieses Therapieprinzip in naherer Zukunft auch in breiterem Rahmen eingesetzt werden kann. Verschiedene andere in Tabelle 20 15 aufgefuhrte Verfahren, die sich z T in der klinischen Prufung befinden, zeigen ebenfalls erste ermutigende Ergebnisse.

Literatur

1 Appelqvist P, Silvio J, Samela L et al (1982) On the treatment and prognosis of malignant ascites Is survival time determined when the abdominal paracentesis is needed? J Surg Oncol 20 238–342
2 Budd GT, Fleming TR, Bukowski RM et al (1987) 5-Fluorouracil and folinic acid in the treatment of metastatic colorectal cancer A randomized comparison A Southwest Oncology Group Study J Clin Oncol 5 272–277

3 Carlson G, Hafstrom L, Jonsson PE et al (1986) Unresectable and locally recurrent rectal cancer treated with radiotherapy or bilateral internal iliac artery infusion of 5-fluorouracil Cancer 58 336–340

4 Colcher D, Estban J, Carrasquillo JA et al (1987) Completion of intracavity and intravenous administration of monoclonal antibody (B 72 3) in patients with carcinoma Cancer Res 47 4218–4224

5 Coombes RC, Schein PS, Chilvers C et al (1987) A controlled trial of FAM (5-FU, adriamycin, mitomycin-C) chemotherapy as adjuvant treatment for resected gastric carcinoma (Abstract 142) Proc ECCO 4 37

6 Doroshow JH, Bertrand M, Multhauf P et al (1987) Prospective randomized trial comparing 5-FU versus (vs) 5-FU and high dose folinic acid (HDFA) for treatment of advanced colorectal disease Proc Am Soc Clin Oncol 6 96

7 Douglas HO (1985) Gastric Cancer Overview of current therapies Semin Oncol [Suppl 4] 12/3 57–62

8 Douglas HO (1987) Adjuvant treatment in colorectal cancer An update World J Surg 11 478–492

9 Engstrom PF, Lavin PT, Douglas HO, Brunner KW (1985) Postoperative adjuvant 5-fluorouracil plus methyl-CCNU therapy for gastric cancer patients Cancer 55 1868–1873

10 Fink U (1987) Richtlinien fur Dosismodifikationen In Schmoll HJ, Peters HD, Fink U (Hrsg) Kompendium Internistische Onkologie, Teil 2 Springer, Berlin Heidelberg New York Tokyo, S 1073–1090

11 Fisher B, Wolmark N, Rockette H et al (1987) Adjuvant chemotherapy or postoperative radiation for rectal cancer (Abstract 359) Proc Am Soc Clin Oncol 6 92

12 Herrmann R, Schlag P (1983) Praoperative (neoadjuvante) Chemotherapie – ein neues onkologisches Konzept Dtsch Ärztebl 80 46–48

13 Higgins GA, Amadeo JH, Smith DE et al (1983) Efficacy of prolonged intermittend therapy with combined 5-FU and methyl-CCNU following resection for gastric carcinoma A veterans administration surgical oncology group report Cancer 52 1105–1112

14 Kelsen DP (1987) Preoperative chemotherapy in esophageal carcinoma World J Surg 11 433–438

15 Klein HO, Wickramanayke PD, Dieterle F et al (1982) Chemotherapieprotokoll zur Behandlung des metasasierenden Magenkarzinoms Methotrexat, Adriamycin und 5-Fluorouracil Dtsch Med Wochenschr 107 1708–1712

16 Lacy JH, Wieman TJ, Shively EH (1984) Management of malignant ascites Surg Gynecol Obstet 159 397–412

17 LeVeen HH, Wapneck S, Grosbey S et al (1976) Further experience with peritoneo-venous shunt for ascites Ann Surg 184 574

18 Macdonald JS (1987) Adjuvant therapy of gastrointestinal cancer In Salmon SE (ed) Adjuvant therapy of cancer Grune & Stratton, New York, pp 479–496

19 Machover D, Schwarzenberg L, Goldschmidt E (1982) Treatment of advanced colorectal and gastric adenocarcinomas with 5-FU combined with high-dose folinic acid A pilot study Cancer Treat Rep 66 1803–1807

20 Machover D, Goldschmidt E, Chollet P et al (1986) Treatment of advanced colorectal and gastric adenocarcinomas with 5-fluorouracil and high-dose folinic acid J Clin Oncol 4 685–696

21 Madajewicz S, Petrelli N, Rustum YM et al (1984) Phase I–II trial of high-dose calcium leucovorin and 5-fluorouracil in advanced colorectal cancer Cancer Res 44 4667–4669

22 Markman M (1986) Intraperitoneal antineoplastic agents for tumours principally confined to the peritoneal cavity Cancer Treat Rev 13 219–242

23 Metzger U, Schneider K, Largadèr F (1982) Adjuvante Therapie des Kolon- und Rektumkarzinoms Übersicht uber den heutigen Stand Onkologie 5 228–236

24 Metzger U, Mermillod B, Aeberhard P et al (1987) Intraportal chemotherapy in colorectal carcinoma as an adjuvant modality World J Surg 11 452–458

25 Nagel GA (1981) Additive Therapie Chemotherapie In Allgower M, Harder F, Hollender LF, Peiper H-J, Siewert JR (Hrsg) Chirurgische Gastroenterologie, 1 Aufl Springer, Berlin Heidelberg New York, S 253–258

26 Nagel GA (1985) Tumoren des Gastrointestinaltrakts In Brunner KW, Nagel GA (Hrsg) Internistische Krebstherapie, 3 Aufl Springer, Berlin Heidelberg New York Tokyo, S 510–526

27 Patt UZ, Ray E, Peters RE et al (1985) Palliation of pelvic recurrence of colorectal cancer with intraarterial 5-fluorouracil and mitomycin Cancer 56 2175–2180

28 Petrelli N, Herrera L, Stulc J et al (1987) A phase III study of 5-fluorouracil (5-FU) versus 5-FU + methotrexate (MTX) versus 5-FU + high dose leucovorin (CF) in metastatic colorectal adenocarcinoma Proc Am Soc Clin Oncol 6 74

29 Preusser P, Wilke H, Achterrath W et al (1987) Phase-II-Studie mit Etoposid, Adriamycin, Cisplatin (EAP) beim primar inoperablen, metatasierten Magenkarzinom Tumor Diagn Ther 8 43–48

30 Rosen G, Caparros B, Huvos AG et al (1982) Preoperative chemotherapy for osteogenic sarcoma Selection of postoperative adjuvant chemotherapy based on the response of the primary tumour to preoperative chemotherapy Cancer 49 1221–1230

31 Schlag P, Herrmann P, Raeth U et al (1987) Neoadjuvant chemotherapy in esophageal cancer – results of a phase II-trial Proc ECCO 4 31

32 Skipper HE, Schabel FM Jr, Lloyd HH (1978) Experimental therapeutics and kinetics Selection and overgrowth of specifically and permanently drug-resistant tumour cells In Ariel IM (ed) Progress in clinical cancer, vol 7 Grune & Stratton, New York, pp 342–354

33 Speyer JL (1985) The rationale behind intraperitoneal chemotherapy in gastrointestinal malignancies Semin Oncol [Suppl 4] 12/3 23–28

34 Speyer JL, Collins JM, Dedrick RL et al (1980) Phase I and pharmacological studies of 5-fluorouracil administered intraperitoneally Cancer Res 40 567–572

35 Sugarbaker PH, Gianola FJ, Speyer JC et al (1985) Prospective, randomized trial of intravenous versus intraperitoneal 5-fluorouracil in patients with advanced primary colon or rectal cancer Surgery 98 414–421

36 Taylor J, Machin D, Mullee M et al (1985) A randomized controlled trial of adjuvant portal vein cytotoxic perfusion in colorectal cancer Br J Surg 72 359

37 The Gastrointestinal Tumour Study Group (1982) Controlled trial of adjuvant chemotherapy following curative resection for gastric cancer Cancer 49 1116–1122

38 The Gastrointestinal Tumour Study Group (1987) Further evidence of effective adjuvant combined radiation and chemotherapy following curative resection of pancreatic cancer Cancer 59 2000–2010

39 Tseng MH, Park HC (1985) Pelvic intra-arterial mitomycin C infusion in previously treated patients with metastatic, unresectable, pelvic colorectal cancer and angiographic determination of tumor vascularity J Clin Oncol 3 1093–1100

40 Wilke H, Preusser P, Fink U et al (1987) Preoperative „neoadjuvant" chemotherapy with etoposide/adriamycin/cisplatin (EAP) in local advanced gastric cancer Proc ECCO 4 32

41 Wolmark N, Fisher B, Rockette H et al (1987) Adjuvant therapy in carcinoma of the colon Five year results of NSABP protocol C-01 (Abstract 358) Proc Am Soc Clin Oncol 6 92

20.4 Radio-Onkologie der gastrointestinalen Tumoren

R Hunig

1 Einleitung

Die Radiotherapie kann auch bei einigen Malignomen des Gastrointestinaltraktes helfen, die von der Operation erhoffte Heilungschance zu vergroßern, sie uberhaupt erst zu ermoglichen oder sogar eine Alternative zur Operation zu bieten So kann die Radiotherapie als postoperative Maßnahme die locoregionale Tumorelimination bei solchen Kranken sichern, bei denen aufgrund statistischer Untersuchungen mit einiger Wahrscheinlichkeit selbst dann mit residuellem Tumor gerechnet werden muß, wenn Operateur und Pathologe keine Anhaltspunkte dafur haben Erst recht ist die postoperative Radiotherapie indiziert, wenn der Operateur bewußt Tumor belassen mußte oder ein solches Operationsresultat erst vom Pathologen diagnostiziert wurde. Eine praoperative Radiotherapie kann zur Verbesserung der Heilungsaussichten beitragen, wenn ein technisch primar nicht radikal operabler Tumor durch eine Vorbestrahlung komplett resezierbar und gleichzeitig das mit der intraoperativen Tumorzellausbreitung verbundene Risiko einer iatrogenen Metastasierung vermindert wird.

Sieht man davon ab, daß eine Radiotherapie in der Regel wesentlich mehr Zeit beansprucht als eine komplikationslos ablaufende Operation und Nachbehandlung, so liegen die Vorteile einer Radiotherapie auch darin, Korpervolumina nahezu homogen zu belasten, die aufgrund ihrer Ausdehnung (Lymphknoten) und/oder Lage allein operativ nicht oder jedenfalls nicht mit der notwendigen Sicherheit saniert werden konnen

2 Allgemeine Bemerkungen

2.1 Physikalisch-technische Gesichtspunkte

Da die Sicherheit, mit einer Radiotherapie die erhoffte Wirkung zu erzielen, mit der applizierten Tumordosis steigt, haben die Gleichmaßigkeit der Dosisverteilung innerhalb der zu bestrahlenden Region („Zielvolumen") und die Moglichkeiten zur optimalen Schonung besonders der dem Zielvolumen benachbarten gesunden Strukturen oft entscheidenden Einfluß auf die Prognose des Leidens Diese Bedingungen lassen sich mit einer sog konventionellen Rontgenstrahlung (200–250 kV) nicht erfüllen Das bedeutet, daß percutane Tumorbestrahlungen nur mit einer sog. Megavoltstrahlung (Energie >1 MV) mit adaquaten, zum Vorteil fur die Patienten heute recht aufwendigen Applikationstechniken vorgenommen werden sollten Dies gilt jedenfalls, sofern es sich nicht nur um eine „Schmerzbestrahlung" bei Patienten mit sehr geringer Lebenserwartung oder um nur ganz oberflachlich gelegene und sehr kleine Haut- oder Schleimhauttumoren handelt.

Außerdem verwendet man heute zur superselektiven Radiotherapie (allein oder in Kombination mit percutanen Bestrahlungen) geschlossene bzw. feste radioaktive Strahlenquellen, appliziert entweder intracavitar (^{60}Co, ^{137}Cs) oder interstitiell (^{125}J, ^{192}Ir, ^{198}Au).

2.2 Strahlenbiologische Gesichtspunkte

Die Wirksamkeit der von den erwähnten Quellen erzeugten Strahlung vermindert sich mit abnehmendem Sauerstoffgehalt des Tumors erheblich. Wachsen Tumoranteile hyp- oder sogar anoxisch, was u a bei großeren Plattenepithel- und Adenocarcinomen der Fall ist, mußte eine um das 2- bis 3fach hohere Dosis gegeben werden, um den gleichen Effekt wie am normal mit Sauerstoff versorgten Tumorgewebe zu erzielen Solche Dosen lassen sich jedoch zumindest percutan nicht einstrahlen, da dies mit Sicherheit zu schwersten Strahlenschaden an den gesunden Geweben fuhren wurde Bei einer Bestrahlung mit Neutronen oder negativen π-Mesonen ist die Strahlenwirkung dagegen wesentlich weniger von der Sauerstoffkonzentration im Tumorgewebe abhangig

Bei dem üblichen Ablauf einer Radiotherapie werden an 5 Tagen der Woche 1,8–2 Gy eingestrahlt Schlechter Allgemeinzustand, großes Zielvolumen, eine zusatzliche Chemotherapie, starke Beschwerden bzw. Storungen und verschiedenes mehr konnen den Radio-Onkologen veranlassen, ein anderes Behandlungsschema dem beschriebenen vorzuziehen. Generell gilt, daß aus der Zahl der Sitzungen oder aus der Dauer der gesamten Behandlung nicht auf die Schwere der Erkrankung geschlossen werden darf

Die Grunde fur das Fraktionieren der Dosis sind folgende

Die Strahlensensibilitat von Zellen, also auch derjenigen eines Tumors, ist wesentlich davon abhangig, in welcher Phase des Vermehrungscyclus die Zelle der Strahlung ausgesetzt wird. Besonders leicht laßt sich eine Strahlenschadigung in der fruhen S-Phase und wahrend der Mitose erzielen Mit der Anzahl der Mitosen innerhalb eines Tumorzellverbandes steigt darum die Strahlensensibilitat des Tumors Da jedoch die Mitoserate selbst bei undifferenzierten Tumoren relativ klein ist, nimmt die Haufigkeit letaler Zellschadigungen und damit die Aussicht auf eine Sterilisierung des ganzen Tumors in einem gewissen Bereich mit der Zahl der Bestrahlungsfraktionen zu

Bemuhungen um eine moglichst effiziente Fraktionierung haben jedoch nicht nur diesem, sondern auch einem weiteren strahlenbiologischen Phanomen Rechnung zu tragen Wie das gesunde Gewebe ist auch das Tumorgewebe in der Lage, sich von den Folgen einer Bestrahlung allmahlich und bis zu einem bestimmten Grad zu erholen Hinsichtlich Umfang und Geschwindigkeit dieses Prozesses ist das Tumorgewebe in Abhangigkeit von der Tumorart und anderen tumorspezifischen Eigenschaften weniger leistungsfahig als das gesunde Gewebe. Werden Einzeldosis und die Intervalle zwischen den Bestrahlungen gunstig gewahlt, so kommt es zu einer Dissoziation der Dosis-Schadens-Kurven, indem sich die Bestrahlungen – wie angestrebt – am Tumor starker auswirken als am gesunden Gewebe

2.3 Die Strahlenempfindlichkeit von Tumoren des Gastrointestinaltraktes

Bei malignen Tumoren des Gastrointestinaltraktes handelt es sich vorwiegend um Carcinome, im Oesophagus und in der Analregion in erster Linie um Plattenepithel-, im übrigen Gastrointestinalbereich um Adenocarcinome.

Außerhalb der Radio-Onkologie ist heute noch die Vorstellung verbreitet, hochdifferenzierte Pflasterzellcarcinome und Adenocarcinome reagierten kaum auf eine Bestrahlung Diese Ansicht stammt noch aus der Zeit vor Einführung der Megavolt-

strahlung Die niedrige Energie der damals nutzbaren Rontgenstrahlung bedingte eine nur geringe Reichweite im Gewebe (Halbwertstiefe bei 200–250 kV Maximalenergie etwa 6 cm) und fuhrte darum zu einer beträchtlichen Strahlenbelastung gesunder Strukturen (in erster Linie der Haut) besonders bei der Bestrahlung tief gelegener Tumoren Bereits Tumordosen von 30–40 Gy, beispielsweise auf den Oesophagus oder den Inhalt des kleinen Beckens, konnten oft nur mit schweren Veranderungen an den gesunden Geweben erkauft werden, was trotz der inzwischen erzielten beachtlichen Fortschritte die heute noch weit verbreitete Angst vor einem Strahlenschaden bei nicht oder ungenugend informierten Außenstehenden im Bewußtsein halt

Heute kann mittels Megavoltstrahlung und aufwendiger Bestrahlungspläne mit Strahlendosen behandelt werden, die nicht nur in der Lage sind, mit großer Zuverlassigkeit massive Tumorverkleinerungen zu erzielen, sondern sowohl Plattenepithel- als auch Adenocarcinome vollständig zu beseitigen, ohne daß dies mit unverhaltnismaßigen Risiken fur die Patienten verbunden ware Selbstverstandlich setzt die Durchfuhrung solcher Behandlungen entsprechende Erfahrungen bei der Entscheidung über die Bestrahlungstechnik sowie bei der Beurteilung nicht nur der individuellen Tumorsituation, sondern auch der individuellen Reaktionen am Tumor und an den gesunden Geweben voraus

2.4 Radiotherapie in Kombination mit Radiomodifikatoren

Da sich die Strahlensensibilitat von Plattenepithel- und Adenocarcinomen sowie von bestimmten Sarkomen bereits mit zunehmendem Differenzierungsgrad der Tumoren so weit vermindern kann, daß eine Tumorsterilisierung oder wenigstens eine schwere Schadigung des Tumorgewebes (s. Abschn. 3 1) auch mit hoher Strahlendosis nur ausnahmsweise gelingt, lag es nahe, die Wirksamkeit der Kombination von Radio- und Chemotherapie (simultan oder sequentiell) auch bei Tumoren des Gastrointestinaltraktes zu prufen Obwohl man von einigen seit Jahren bekannten Cytostatica weiß, daß sie die Wirkung der Radiotherapie verstarken konnen, gibt es bis heute keine zuverlassigen Beweise fur eine damit erreichbare Vergroßerung der Tumorsterilisierungsrate Ein wesentlicher Grund dafur ist die Tatsache, daß diese Medikamente eine Verstarkung des Strahleneffektes nicht nur am Tumor, sondern auch an den gesunden Geweben verursachen und dadurch die applizierbare Strahlendosis relativ fruhzeitig limitieren.

Dem Sauerstoffeffekt, d h der hohen Strahlenresistenz hyp- und anoxisch wachsender Tumorzellen, versucht man ebenfalls mit bestimmten Medikamenten zu begegnen. Dabei handelt es sich um Radiosensitizer, die den Vorteil haben, selektiv die Strahlensensibilitat von hyp- und anoxischen Tumorzellen zu verbessern Da diese Zellen in zahlreichen Tumoren, z B. auch bei Adeno- und Plattenepithelcarcinomen, in einem mit der Tumorgröße steigenden Anteil vorhanden sind und zur Radiotherapie nur die herkömmlichen Hochvoltgerate verwendet werden, erhofft man sich von Radiosensitizern eine wesentliche Verbesserung der Prognose bestrahlter Patienten.

Entsprechendes gilt für sog Radioprotektoren, d.h Substanzen, die die Strahlentoleranz der gesunden Gewebe selektiv erhöhen, so daß das von ihnen umgebene Tumorgewebe mit einer hoheren als der üblichen Strahlendosis belastet werden kann.

Eine weitere vielversprechende Möglichkeit, die Radiokurabilität von Tumoren ohne verstärkte Belastung oder Gefahrdung der gesunden Gewebe günstig zu beeinflussen, bietet die Hyperthermie. Hierunter versteht man eine Überwärmung der tumortragenden Korperregion einschließlich des Tumors selbst auf 43–44° C mittels elektromagnetischer Wellen, Ultraschall oder durch eine Perfusion vor oder nach den Bestrahlungen Neben besonders ausgebildetem Personal erfordert diese komplexe und noch in der klinischen Erprobung befindliche Therapie v.a. für die Überwärmung von tief im Korperinneren gelegenen Tumoren einen betrachtlichen instrumentellen Aufwand Daher sollte die Anwendung vorlaufig nur auf entsprechend ausgerüstete und erfahrene Zentren beschrankt werden

2.5 Kontrollierte Studien

Tumorart, -lage und -stadium sowie Art und Umfang der therapeutischen Maßnahmen bestimmen den Erfolg einer Behandlung Diese jedem Onkologen gelaufige Korrelation impliziert einen betrachtlichen Aufwand vielfaltiger Art, wenn es einer exakten Erfolgsbeurteilung wegen darum geht, Patienten mit Tumoren einer bestimmten Art und Lage in einem bestimmten Stadium auf eine bis ins Detail vorgeschriebene Weise zu behandeln sowie alle relevanten Daten einer strengen Qualitatskontrolle zu unterziehen und die erhaltenen Daten statistisch auszuwerten. Will man 2 oder mehr verschiedene therapeutische Konzepte hinsichtlich ihrer Wirksamkeit miteinander vergleichen, so hat der Zufall darüber zu entscheiden, nach welcher Vorschrift die Behandlung erfolgen muß Eine solche Randomisierung ist selbstverständlich nur zulassig, wenn kein Kollektiv gegenuber einem anderen bewußt benachteiligt wird und wenn Datenerfassung und -verarbeitung so rasch erfolgen, daß auf offenkundige Differenzen im Ergebnis umgehend reagiert werden kann. Ein rasches und zuverlassiges Urteil über die Leistungsfahigkeit von Behandlungen setzt voraus, daß möglichst viele Patienten in moglichst kurzer Zeit in eine solche Studie aufgenommen werden Bei den strengen Auswahlkriterien ist deshalb in der Regel ein Zusammenschluß einer Reihe von onkologischen Zentren unerlaßlich

2.6 Mögliche Nebenwirkungen und Komplikationen während und nach einer Radiotherapie

Jede Tumortherapie kann Nebenwirkungen und Risiken haben. Bei der Radiotherapie werden sie nicht nur von Laien, sondern auch von unzureichend informierten Ärzten weit eher als Regel denn als Ausnahme betrachtet, obwohl heute wegen der uberall eingeführten Megavolttherapie weit haufiger das Gegenteil richtig ist Daß ein „Strahlenkater" unvermeidbare Begleiterscheinung einer Bestrahlung sei, wird von vielen Nichtbetroffenen ebenso für selbstverstandlich gehalten wie die Legitimation zur Diagnose eines „Strahlenschadens", auch wenn nichts weiter bekannt ist, als daß ein Tumorpatient eine Radiotherapie erhielt.

Art und Umfang der Nebenwirkungen einer Radiotherapie werden von zahlreichen Faktoren bestimmt Die wichtigsten sind: Allgemeinzustand, Funktion der verschiedenen Organe, Tumorart, -stadium und -lage, Art und Auswirkungen einer vorangegangenen oder simultan zur Bestrahlung laufenden Behandlung (Operation, Chemotherapie), Begleiterkrankungen, Lage und Ausdehnung des bestrahlten Korpervolumens (Zielvolumen), Art der zwangslaufig mitbestrahlten Organe bzw Gewebe, Bestrahlungstechnik, Strahlenart, Höhe der Einzel- und der Gesamtdosis, Dauer der Radiotherapie, Reaktion des Tumors auf die Behandlung (rascher oder langsamer Tumorzerfall), Ernahrung sowie die Fahigkeit und Bereitschaft zum Ertragen von Belastungen. Das letztere bedarf einer ganz besonderen Aufmerksamkeit von seiten aller beteiligten Ärzte. Dabei ist es allerdings Aufgabe v.a. des zustandigen Radio-Onkologen, die Kranken einerseits dem Ernst der Situation angemessen moglichst offen uber Anlaß, Ziel und Ablauf der Radiotherapie zu informieren, andererseits ihnen aber auch sowohl wahrend als auch nach der Bestrahlung regelmaßig nicht nur für somatische, sondern auch für intellektuelle und psychische Probleme jederzeit zur Verfügung zu stehen Nur wenn – neben anderen Bedingungen – auch diese erfüllt ist, darf man von den Patienten die Kooperationsbereitschaft erwarten, der es v.a dann bedarf, wenn die Radiotherapie auch objektiv stark belasten muß (rascher Tumorzerfall, hohe Dosis, großes Zielvolumen und/oder empfindliche Strukturen in der bestrahlten Region).

Wahrend einer Radiotherapie stehen von den moglichen Allgemeinerscheinungen ein vermehrtes Ruhebedürfnis und am Anfang gelegentlich eine Neigung zur Übelkeit im Vordergrund, beides offenbar in erster Linie abhängig von der Geschwindigkeit des Tumorzerfalls und der Größe des bestrahlten Volumens Appetitmangel ist weit eher eine Begleiterscheinung der Erkrankung als der Bestrahlung Ein passagerer leichter bis maßiger Abfall der Lympho- und Thrombocyten wird besonders bei langdauernder und großvolumiger Bestrahlung fast regelmäßig gefunden Beides gibt jedoch nie Anlaß zu einer Unterbrechung oder einer vorzeitigen Beendigung der Bestrahlungsserie, sofern nicht als Folge einer mitwirkenden cytostatischen Therapie exzessiv niedrige Werte erreicht werden.

Lokale Reaktionen unter Radiotherapie werden einerseits im Sinne einer Perforation z.B des Oesophagus oder eines großen Blutgefaßes (also kein Strahlenschaden, sondern Folge einer an sich erwünschten Reduktion des Tumors), andererseits durch die von der Bestrahlung im bestrahlten Gebiet stets verursachten Entzündung hervorgerufen. Es kann also je nach bestrahlter Region zu einer Oesophagitis mit oder ohne Strahlenreaktion an der Lunge, Gastritis, Enteritis, Colitis oder Proktitis kommen. Wird mit hoher Dosis großvolumig auf das Abdomen, besonders auf die im Becken liegenden Dünn- und Dickdarmabschnitte, bestrahlt, so kann dies als Spatreaktion – vor allem, wenn Adhasionen vorbestehen – u.U. erst nach Jahren zu ausgeprägten Konglomerattumoren mit schwerer Schädigung der Darmschleimhaut, in seltenen Fällen sogar zur Darmperforation fuhren. Solche Komplikationen kommen aus bisher unbekannten Gründen gelegentlich auch nach eher niedrigen Strahlendosen vor, ohne daß man in jedem Fall vorher ein entsprechendes Risiko hatte erkennen können.

Die im Gegensatz zum Rectum besondere Strahlenempfindlichkeit des Dünndarms ist den Radio-Onkologen gut bekannt, und daher auch die Schwierigkeit hinsichtlich der Vermeidung von Strahlenschaden an diesem Darmabschnitt. Green et al [5] untersuchten an einem Krankengut von 187 Patienten, die wegen verschiedener Indikationen mit Dosen von 35 Gy und mehr auf das kleine Becken bestrahlt wurden, mittels systematisch durchgefuhrter Röntgendünndarmpassagen die Lage und Mobilität des Dünndarms in Beziehung zum kleinen Becken. Dabei konnten sie bestätigen, daß der Anteil des im kleinen Becken befindlichen Dünndarms in Abhängigkeit von der Konstitution und der Lage der Patienten variiert und daß eine vorausgegangene Operation und/oder Entzündung haufig zur Dunndarmfixation im kleinen Becken führt. Letztere hat zur Folge, daß die hier befindlichen Dunndarmschlingen bei jeder Bestrahlung die volle Tumordosis oder wenigstens einen großen Teil derselben erhalten. Bei kritischen Verhaltnissen kann es darum von Vorteil sein, Bestrahlungen der Beckenregion nicht – wie ublich – in Rücken-, sondern in Bauchlage vorzunehmen. Außerdem ist von den auch bei Beckenbestrahlungen möglichen verschiedenen Applikationstechniken diejenige anzuwenden, mit der sich die Dünndarmbelastung moglichst gering halten laßt, so v.a die „shrinking-field-technique", bei der nur die hinsichtlich des Tumors am meisten gefahrdete Region die volle Dosis erhalt.

Eine andere bei der großvolumigen Bestrahlung von Rectum- und Analcarcinomen bewährte Möglichkeit besteht in dem von uns als „LSLF(large-small-large-field)-technique" bezeichneten Konzept, bei dem zuerst die Region des Primartumors mit dem regionaren Lymphabflußgebiet, dann nur die PT-Region und schließlich wieder beide Regionen gemeinsam bestrahlt werden. Da in der Regel größere Teile des Dunndarms bei der Bestrahlung der intrapelvinen Lymphknoten, nicht aber bei der des Primartumors mitbestrahlt werden, bietet diese Technik dem Dünndarm eine Erholungsphase, die wahrscheinlich dazu beitragt, das Komplikationsrisiko weiter zu vermindern.

Schließlich müssen in diesem Zusammenhang auch die Versuche erwahnt werden, den Dunndarm durch eine Plombe im kleinen Becken (Silikon. [4]; Omentum majus· [3, 7]) zu verdrangen oder durch resorbierbare Zügel [6] aus dem kleinen Becken herauszuhalten

Bei der Formulierung von Radiotherapiekonzepten ist darum einerseits den beschriebenen Nebenwirkungen und Risiken, andererseits selbstverstandlich aber auch den Konsequenzen einer ungenügenden Tumorbehandlung Rechnung zu tragen, eine Aufgabe, mit deren Erfüllung auch Erfahrene wegen der Unberechenbarkeit individuell unterschiedlicher Reaktionen auf die gleiche Noxe immer wieder Schwierigkeiten haben.

2.7 Nachsorgeuntersuchungen

Jede onkologische Institution, in der Tumorpatienten behandelt werden, hat ihre eigene „Nachsorge" Deren Aufgabe besteht in erster Linie darin, den Verlauf der Erkrankung nach abgeschlossener Behandlung zu kontrollieren, Rezidive oder Metastasen frühzeitig zu erkennen und die dann evtl erforderlichen diagnostischen und therapeutischen Maßnahmen einzuleiten Ein Rezidiv oder eine Metastase schließt keinesfalls grundsatzlich eine Heilung aus

Weiterhin ist die Nachsorge zur Beurteilung der Behandlungskonzepte hinsichtlich ihrer Wirksamkeit ebenso wie im Hinblick auf Nebenwirkungen und Komplikationen der Therapie bei der heute eher aggressiven Tumorbehandlung nicht nur nützlich, sondern als Voraussetzung für u.U notwendige Modifikationen unbedingt erforderlich

Aus diesen Gründen sind Nachsorgeuntersuchungen in der Regel nicht delegierbar. Nur der für die spezielle Therapie verantwortliche oder mit ihr genau vertraute Arzt ist in der Lage, allen für die Beurteilung des Tumorleidens wichtigen Gesichtspunkten gerecht zu werden, auch denjenigen, die mit den erwünschten und unerwünschten Therapiefolgen im Zusammenhang stehen. Dies gilt auch und ganz besonders für den Radio-Onkologen, dessen „Medikament Strahlen" sich durch eine besonders geringe therapeutische Breite auszeichnet und erst nach Jahren faßbare Veränderungen an den gesunden Geweben verursachen kann. Darum sind hier fachkundige Verlaufskontrollen absolut unerläßlich bzw. Voraussetzung für eine Radiotherapie mit dem Ziel, den Patienten jede mit zumutbaren Mitteln erreichbare Heilungschance zu bieten

Daß Nachsorgeuntersuchungen im Einvernehmen und im engen Kontakt v a. auch mit den Hausarzten erfolgen, sollte im Hinblick auf die besondere Problematik onkologischer Patienten als Selbstverständlichkeit betrachtet werden.

3 Formen der Radiotherapie

3.1 Radiotherapie im Rahmen einer Therapie mit kurativer Zielsetzung

Hier kann die Radiotherapie mit einer Operation auf 3 verschiedene Weisen kombiniert werden, und zwar als

- praoperative (z B. bei Oesophagus-, großem Anal- und Rectumcarcinom),
- intraoperative,
- postoperative (z B beim Oesophagus-, Sigmoid-, Rectum- und Analcarcinom, aber auch beim Magen-, Pankreas- und Gallenwegscarcinom) oder
- pra- und postoperative Maßnahme (z.B beim Rectumcarcinom)

Außerdem ist die Radiotherapie mit kurativer Zielsetzung bei 3 Carcinomen des Gastrointestinaltraktes eine Alternative zum radikalen chirurgischen Eingriff. beim Oesophagus- und Analcarcinom sowie beim kleinen und tiefsitzenden Rectumcarcinom.

Die Aufgaben der pra- und postoperativen Radiotherapie wurden eingangs umrissen Die Erfolge der Zusatzbehandlung sind – wie bei jeder lokalen Therapie – in erster Linie an der Haufigkeit der Rezidive zu messen, an der Überlebensrate dagegen nur, wenn die locoregionale Sanierung darauf einen Einfluß hat Andererseits wird die Prognose – wie z B. auch bei den fortgeschrittenen Stadien des Mammacarcinoms – zum uberwiegenden Teil von den zum Zeitpunkt der initialen Therapie klinisch noch nicht faßbaren Fernmetastasen bestimmt Sind diese vorhanden, so kann natürlich von der Entfernung von Primartumor und locoregionalen Metastasen keine Verbesserung der Behandlungsergebnisse erwartet werden, solange es nicht gelingt, die Fernmetastasen mit einer systemischen Therapie zu beseitigen.

Die präoperative Radiotherapie kann durch Variation von Einzel- und Gesamtdosis sowie von Zahl und zeitlicher Verteilung der Fraktionen auf sehr unterschiedliche Weise erfolgen Die größte Wirksamkeit bezuglich aller angestrebten Effekte hat jedoch offenbar das herkömmliche bzw am weitesten verbreitete Fraktionierungsschema· 5mal 1,8–2 Gy/Woche. Die Gesamtdosis sollte so hoch sein, daß einerseits die Angehrate bei der Operation ausgeschwemmter oder im Operationsbereich verbliebener Tumorzellen möglichst zuverlässig vermindert wird Andererseits sollen aber auch die Operation und der postoperative Verlauf nicht in einem dem Risiko eines Tumorrezidives unangemessenen Umfang ungünstig beeinflußt werden Das bedeutet ca 40–50 Gy in 4–6 Wochen mit einem Intervall von etwa 4 Wochen bis zur Operation In dieser Zeit klingt die akute Strahlenreaktion (Hyperamie) so weit ab, daß eine wesentliche Erschwerung der Operation nicht mehr befurchtet werden muß. Die durch die Vorbestrahlung verursachte Tumorverkleinerung und -demarkierung sind in der Regel in dieser Zeit ebenfalls so weit fortgeschritten, daß sie die vom Operateur angestrebte Radikalität des Eingriffes tatsachlich erleichtern Niedrigere Strahlendosen oder die Beschrankung auf wenige Bestrahlungen mit hoher Einzeldosis sind Versuche, mit geringerem zeitlichem Aufwand die gleichen Wirkungen zu erzielen wie bei dem oben beschriebenen Modus Inwieweit es sich hierbei nur um Kompromisse oder um ebenfalls akzeptable Alternativen handelt, bedarf noch der Prüfung mittels randomisierter Studien.

Bei der intraoperativen Radiotherapie appliziert man in der Regel mittels Elektronen 10–20 Gy auf das vom Operateur genau definierte Zielvolumen in einer Sitzung Diese Bestrahlung entspricht einem vorgezogenen Boost und ermöglicht eine optimale Schonung der dem Zielvolumen benachbarten gesunden Strukturen. Ergänzt wird diese von Abe et al. [1, 2] entwickelte und bisher v.a bei Carcinomen des Rectums und Colons sowie des Pankreas angewandte Behandlung (Übersicht bei Rich [8]) stets durch eine postoperative Radiotherapie.

Ob die intraoperative Radiotherapie einen wesentlichen Beitrag zur Verbesserung der Prognose dieser Leiden zu leisten vermag, ist noch ungewiß.

Im Gegensatz zur praoperativen Radiotherapie bestehen bei der postoperativen Radiotherapie – mit ihr sollte etwa 2–3 Wochen nach der Operation begonnen werden – bis heute keine Neigungen, vom bewahrten Behandlungsschema mit 5mal 1,8–2 Gy/Woche bis zu einer Gesamtdosis von 50–60 Gy abzuweichen, sofern die Bestrahlungen percutan erfolgen. Für die intraoperative und die interstitielle postoperative Radiotherapie gelten andere Regeln

Die postoperative Bestrahlung richtet sich gegen sicher oder vermutlich in loco verbliebene Tumorreste Besonders nach langerem Intervall zwischen Operation und Beginn der Radiotherapie befurchtet man ungunstige Auswirkungen einer narbenbedingten Reduktion der Durchblutung auf die Strahlenempfindlichkeit des Tumorgewebes (Sauerstoffeffekt). Weiterhin muß eher mit starkeren Darmreaktionen gerechnet werden, wenn postoperativ adharente Darmabschnitte innerhalb des zu bestrahlenden Volumens gelegen sind.

Eine pra- und postoperative Radiotherapie erfolgt gemäß den Indikationen, wie sie fur jede der beiden Strahlenbehandlungen beschrieben wurden Voraussetzung fur die zusatzliche postoperative Bestrahlung ist allerdings, daß die praoperativ applizierte Dosis noch eine weitere Radiotherapie ohne unzumutbare Gefahrdung der vorbelasteten gesunden Strukturen zulaßt. Da sich der Effekt einer Nachbestrahlung als Erganzung zu einer Vorbestrahlung mit der Lange des Intervalls zwischen beiden vermindert, sollte man um eine moglichst rasche Einleitung der postoperativen Radiotherapie bemuht sein, d.h die Indikation dazu mit den Radio-Onkologen besprechen, sobald das Operationsergebnis vorliegt.

Die alleinige (definitive) Radiotherapie beim Oesophagus-, Rectum- und Analcarcinom als Alternative zur Operation wird in den Kap. 25.12, 37.2.10 und 37.4 9 behandelt Bereits hier soll jedoch darauf hingewiesen werden, daß eine Radiotherapie mit kurativer Zielsetzung, d h. eine Bestrahlung mit einer entsprechend hohen Dosis, wegen der actinisch verursachten Veranderungen an den gesunden Geweben (Fibrose) in der Regel eine spatere Operation ausschließt. Generell gilt dies jedoch nicht, da es erfahrenen Chirurgen in Einzelfallen gelingt, mit der Entfernung eines trotz Radiotherapie aufgetretenen Rezidives oder eines verbliebenen Tumorrestes doch noch eine vollstandige Sanierung zu erzielen. Im Gastrointestinaltrakt betrifft dies in erster Linie Carcinome des Rectums und der Analregion.

Als elektive (neuerdings auch adjuvante) Radiotherapie bezeichnet man eine Bestrahlung auf ein Zielvolumen, in dem klinisch keine Tumormanifestationen nachweisbar sind, von dem man aber aufgrund statistischer Daten weiß, daß ein Befall sehr wahrscheinlich ist Dies betrifft in erster Linie die regionaren Lymphknoten und außerdem auch die unmittelbare Nachbarschaft eines nach histologischer Beurteilung im Gesunden resezierten fortgeschrittenen Primartumors.

Fur die elektive Bestrahlung klinisch negativer Lymphknoten gelten für Plattenepithel- und Adenocarcinome 45–50 Gy, appliziert in etwa 5 Wochen, als kurativ wirksam Fur eine elektive Bestrahlung der Region des Primartumors sollten mit Rucksicht auf die sehr wahrscheinlich gestorte (verminderte) Durchblutung eher höhere Dosen gewahlt werden

3.2 Palliative Radiotherapie

Wie jede andere palliative Maßnahme hat auch die palliative Radiotherapie v a das Ziel, dem unheilbar Tumorkranken die ihm verbleibende Lebenszeit lebenswert zu erhalten, indem man Beschwerden mindestens zu lindern oder solche tumorbedingten Veranderungen vorbeugend zu beseitigen versucht, die bei weiterem Fortschreiten Beschwerden verursachen konnen Dazu kommen – allerdings weniger haufig – palliative Behandlungen, die nicht nur Beschwerden vermindern, sondern gleichzeitig auch eindeutig die Überlebenszeit zu verlangern vermogen. Eine palliative Therapie soll den Patienten einerseits so wenig wie moglich belasten, andererseits aber so wirksam sein, daß der Patient von seiten der behandelten Region moglichst bis zum Tod beschwerdefrei bleibt Indikation für eine palliative Radiotherapie ist – sieht man von hier nicht zu diskutierenden Ganzkorperbestrahlungen ab – stets ein „Ort der

Not", d.h. eine umschriebene Tumormanifestation, die Beschwerden verursacht oder zu verursachen droht Je nach Lokalisation kann eine Tumormanifestation auf verschiedene Weise zum „Ort der Not" werden u a. durch Schmerzen infolge Nervenkompressionen oder Knochendestruktionen, durch eine drohende pathologische Fraktur (besonders schwerwiegend am tragenden Skelett, v a. in der Wirbelsaule wegen der Gefahr einer Querschnittslasion), eine Passagebehinderung z B im Bereich des Oesophagus, der Kardia, der V. cava superior, der großen Gallenwege oder eines Ureters, durch eine Storung der Hirn- oder Netzhautfunktion oder durch psychisch belastende kosmetische Veränderungen.

Die Wirksamkeit palliativer Bestrahlungen hängt von Tumorart und applizierter Dosis ab. Diese wird ihrerseits von der Lage des Herdes und den Möglichkeiten bestimmt, die fur die individuelle Situation adäquate Bestrahlungstechnik realisieren zu können. Oft bedarf es dazu trotz reduzierter Strahlendosis des gleichen Aufwandes wie bei einer Bestrahlung mit kurativer Zielsetzung.

Die palliative Radiotherapie ist eine für den Radio-Onkologen häufige und dankbare Aufgabe, da sich das Behandlungsziel meist erreichen laßt und z.B. vorher an Schmerzen leidenden Patienten die lastigen Nebenwirkungen starker Analgetica durch Verzicht auf derartige Mittel ersparen hilft.

Um einem lebenswilligen Tumorpatienten wesentliche Voraussetzungen für ein als sinnvoll empfundenes Leben langfristig zu erhalten oder zuruckzugeben, sollte man beim Auftreten einer Störung oder Beschwerde als Folge einer umschriebenen Tumormanifestation auf keinen Fall von vornherein resignieren oder nur eine Minimaltherapie einleiten. Vielmehr ist im Rahmen eines interdisziplinären Konzils zu prufen, bei welchen Maßnahmen (operativ, radiotherapeutisch, medikamentos) Belastung und Wirkung im gunstigsten Verhältnis zueinander stehen oder ob eine kombinierte Behandlung zu bevorzugen ist.

4 Diagnostik vor Einleitung der Radiotherapie

Zur Formulierung des Konzeptes fur eine Tumortherapie mit kurativer Zielsetzung und daneben natürlich auch zur Beurteilung des Behandlungserfolges bedarf es der Kenntnis nicht nur der Tumorart (Histologie), sondern auch der des Tumorstadiums Dies gilt für den Radio-Onkologen ebenso wie fur den Chirurgen und den medizinischen Onkologen.

Das Tumorstadium wird durch die Ausdehnung des Primartumors (T1–4), den Grad des Befalls der regionären Lymphknotenstationen (N0–4) und die Ab- oder Anwesenheit von Fernmetastasen (M0–1) bestimmt und ist als sog. TNM-Schlüssel fur zahlreiche Tumorlokalisationen in einer Veroffentlichung der UICC [9] definiert. Die zur Bestimmung des Tumorstadiums erforderlichen Untersuchungen richten sich nach der Lokalisation sowie nach dem aus klinischen und pathologisch-anatomischen Beobachtungen bekannten Ausbreitungsmodus der Tumoren. Hier soll jedoch nicht im einzelnen auf die pratherapeutische Abklarung eingegangen, sondern nur darauf hingewiesen werden, welche Informationen – abgesehen vom Ergebnis des „staging" – vor Beginn einer Radiotherapie vorhanden sein sollten Das sind zur Beurteilung von allgemeinen Reaktionen und Risiken: Gewicht, Blutdruck, BSR, rotes und weißes Blutbild einschließlich Reticulo- und Thrombocytenzahl, CEA, Bilirubin, GOT, GPT, γ-GT, alkalische Phosphatase, Serumeisen, Gesamteiweiß, Albumin, Na, K, Ca, anorganischer Phosphor, Harnstoff, Kreatinin und Harnsaure.

Vor Bestrahlungen des Oesophagus sollten neben den bei jeder Tumorbeurteilung in 2 Ebenen angefertigten obligaten Übersichtsaufnahmen des Thorax eine Oesophagus-Kardia-Passage sowie ein EKG und zur Bestrahlungsplanung möglichst auch ein fur diesen Zweck angefertigtes Computertomogramm des Thorax vorliegen.

Bei Bestrahlungen auf das Abdomen ist zwischen Ober- und Mittelbauch einerseits und Unterbauch bzw. kleinem Becken andererseits zu unterscheiden. Fur Ober- und Mittelbauchbestrahlungen bedarf es einer Magen-Darm-Passage mit Leeraufnahme des Abdomens (Konkremente?) und eines i.v.-Urogramms (Lage der Nieren? Konkremente? Abflußbehinderung?), für Bestrahlungen des Unterbauches eines Colonkontrasteinlaufes mit Darstellung des terminalen Ileums (Divertikel? Stenose? Lage und Beweglichkeit des terminalen Ileums?), eines i.v.-Urogramms (Abflußbehinderung? Konkremente?), ggf. einer gynakologischen Untersuchung und ebenfalls eines Computertomogramms speziell für die Bestrahlungsplanung

Erweist sich eine Metastase als „Ort der Not", so tut man gut daran, sich genauer über mogliche weitere Herde, die evtl. auch einer palliativen Behandlung bedürfen, zu informieren. (Beispiel. neben einer schmerzenden Skelettmetastase kann durchaus noch eine andere stumme Metastase im tragenden Skelett z.B in der Wirbelsaule oder im Becken, existieren)

Ist dies der Fall, so lassen sich beide Manifestationen gleichzeitig bestrahlen, was schonender und billiger ist als eine sequentielle Behandlung.

Literatur

1 Abe M (1984) Intraoperative radiation therapy for gastrointestinal malignancy In DeCosse JJ, Sherlock P
  (eds) Clinical management of gastrointestinal cancer
  Nijhoff, Boston, pp 327–349
2 Abe M, Takahashi M, Yabumoto E, Adachi H, Yoshii
  M, Mori K (1980) Clinical experiences with intraoperative radiotherapy of locally advanced cancers Cancer
  45 40–48
3 DeLuca F, Ragins H (1985) Construction of an omental
  envelope as a method of excluding the small intestine
  from the field of postoperative irradiation to the pelvis
  Surg Gynecol Obstet 160 365–366
4 Durig M, Heberer M, Hunig R, Nemec HW, Osterwalder
  A, Steenblock U, Harder F (1983) Die Vermeidung von
  Strahlenschaden des Dunndarmes bei Bestrahlungen von
  Tumoren im Beckenbereich Helv Chir Acta 50 109–112
5 Green N, Iba G, Smith WR (1975) Measures to minimize
  small intestine injury in the irradiated pelvis Cancer
  35 1633–1640
6 Kavanah MT, Feldman MI, Devereux DF, Kondi ES
  (1985) New surgical approach to minimize radiation-as-
  sociated small bowel injury in patients with pelvic malignancies requiring surgery and high-dose irradiation A
  preliminary report Cancer 56 1300–1304
7 Moreaux J, Horiot A, Barrat F, Mabille J (1984) Obliteration of the pelvic space with pedicled omentum after
  excision of the rectum for cancer Am J Surg 148 640–
  644
8 Rich TA (1986) Intraoperative radiotherapy Radiother
  Oncol 6 207–221
9 Spiessl B, Hermanek P, Scheibe O, Wagner G (eds) (1985)
  UICC-TNM-Atlas Springer, Berlin Heidelberg New
  York Tokyo

20.5 Transluminale Embolisation in Organbereichen des Gastrointestinaltrakts

R. Schuster, H.-J. v. Romatowski, H. Klengel und F. Stöckmann

1 Übersicht

Superselektive Katheterverfahren ermöglichen die transluminale, therapeutische Occlusion arterieller Gefäße auch in Organbereichen des Gastrointestinaltraktes. Die therapeutische Embolisation erstreckt sich überwiegend auf Arterien der Leber, des Versorgungsgebietes der A. gastrica sinistra und selten im Rahmen gastroenterologischer Maßnahmen auf die Milzarterie. Therapeutische Occlusionen werden in erster Linie zur Drosselung der Blutversorgung von Geschwülsten, seltener und auch nur temporär bei gastrointestinalen Blutungen und in Einzelfällen auch zur Verminderung der Organdurchblutung (Milz) angewendet [1, 3, 14] Sie kann dauerhaft mit nichtresorbierbaren Embolisaten oder zeitweilig mit Hilfe resorbierbarer Occlusionsmaterialien erfolgen Für die Tumorbehandlung lassen sich injizierbare Embolisate auch mit Cytostatica kombinieren [12, 13] Außerdem können Kombinationen der einfachen transluminalen Embolisation mit einer chirurgischen Unterbindung angewendet werden [16]

2 Indikationen, Kontraindikationen, eingriffstypische Nebenwirkungen und Komplikationen

2.1 Indikationen

Die Sauerstoffversorgung der Leber sowohl über die A. hepatica als auch über den Pfortaderkreislauf [1, 6, 15] beinhaltet die Möglichkeit, periphere oder sog proximale Verschlusse der A. hepatica durchzuführen, um die Blutzufuhr zu vermehrt vascularisierten Tumoren zu drosseln, ohne daß es zu einer kompletten Nekrose der arteriell minderdurchbluteten Leberanteile kommt [1, 6, 16]. Als besonders geeignet für Embolisationsverfahren haben sich hochvascularisierte, langsam wachsende Metastasen hormonbildender Geschwülste des Gastrointestinaltraktes erwiesen. Wenn operative Verkleinerungsmoglichkeiten und cytostatische Behandlungsmaßnahmen ausgeschopft sind, bietet die Embolisation einen weiteren Weg, durch Drosselung der arteriellen Blutzufuhr die Hormonproduktion zu hemmen [16, 17].

Je nach Große und Verteilung der Metastasen muß die Indikation zu einer uberwiegend peripheren Occlusion kleiner Arterien oder zu einer Kombination der peripheren Embolisation mit einem proximalen Verschluß größerer Äste gestellt werden Der ausschließliche proximale Verschluß, wie er durch eine chirurgische Unterbindung durchgeführt wird, wirkt sich nur zeitweilig aus, da sich Umgehungskreislaufe bilden [11, 16]

Bei unsicherem Katheterzugang kann eine periphere Embolisation über eine chirurgische Freilegung von Hepaticaasten mit anschließender zusatzlicher proximaler Unterbindung erfolgen In zunehmendem Maße wird die Embolisation der Leberarterien mit der Verabfolgung von Cytostatica zur sog Chemoembolisation kombiniert Dieses Verfahren kann generell für Lebermetastasen Anwendung finden Dabei werden lyophilisierte, pulverisierte Cytostatica injizierbaren Embolisaten beigemischt oder in Form von Mikrokapseln verabfolgt [8, 12, 13].

Auch bei dieser Indikation wird die möglichst weit peripher erfolgende Occlusion erstrebt. Indikationen der temporaren Occlusion von Gefaßen bei gastrointestinalen Blutungen ergeben sich bereits im Rahmen der diagnostischen Angiographie mit dem Ziel, Zeit für ein chirurgisches Vorgehen zu gewinnen Die Milzembolisation ist im Rahmen gastroenterologisch chirurgischer Maßnahmen von untergeordneter Bedeutung.

2.2 Kontraindikationen

Bei unzureichender Zugänglichkeit eines Embolisationsgebietes der Leber für ein Katheterverfahren ist zu prufen, ob ein kombiniertes, chirurgisches Vorgehen mit peripherer Embolisation und proximaler Unterbindung durchführbar ist. Hier sind die Varianten der Leberarterien, wie sie bei der angiographischen Diagnostik beschrieben sind (Kap. 3 2), genau zu analysieren

Die Einbeziehung der Gallenblasenarterien in das Embolisationsgebiet kann zu Nekrose und Perforation der Gallenblase führen [6, 10] Eine entsprechende Lokalsation der A cystica kann daher auch eine unzureichende Katheterzuganglichkeit bedingen Ist ein chirurgisches Vorgehen kombiniert mit einer Embolisation vorgesehen, muß ggf. auch eine Cholecystektomie erwogen werden [2–4]

Jede Beeinträchtigung des portalen Kreislaufes stellt eine Kontraindikation für ein Embolisationsverfahren der Leber dar [1, 5, 17] Da die Leber Sauerstoff über den arteriellen und den portalen Kreislauf erhalt, kann bei Drosselung oder Unterbrechung der arteriellen Versorgung Lebergewebe wenigstens teilweise durch Sauerstoffversorgung über den portalen Weg uberleben. Storungen des portalen Kreislaufes, etwa bei portaler Hypertension oder bei Rechtsherzinsuffizienz bzw. Tricuspidalinsuffizienz, stellen daher eine absolute Kontraindikation für ein Embolisationsverfahren dar.

Die Stauung der Gallenwege, etwa durch tumorbedingte Kompression, erhöht die Gefahr irreparabler Lebernekrosen nach Embolisation [7]. Dies gilt auch, wenn kurzzeitig vor einer Embolisation das Gallenwegssystem durch eine Drainage entlastet wurde

Bei hormonbildenden, langsam wachsenden Metastasen kann eine geringe arterielle Vascularisation eine Kontraindikation zur Occlusionstherapie darstellen, da dann die Blockade der arteriellen Zufuhr erfahrungsgemaß keinen wesentlichen Effekt auf die Hormonproduktion bewirkt.

2.3 Eingriffstypische Nebenwirkungen und Komplikationen

Als eingriffstypische Nebenwirkungen treten auch bei partieller peripherer Embolisation der Leber Schmerzen auf, diese können in der Dimension von Tagen abklingen In Einzelfallen kommen aber rezidivierend und in der Intensitat wechselnd Schmerzen über Zeitraume von Wochen vor Übelkeit, Subileuszeichen und Fieberschube klingen gewöhnlich im Verlauf von Tagen ab. Regelmaßig erfolgt ein Anstieg der Leberenzyme mit Maximalwerten der Lactatdehydrogenase (LDH) etwa 30 h bis 2 Tage nach der Embolisation (Abb 20 3)

Außer diesen eingriffstypischen Nebenwirkungen können Komplikationen in Form des erwahnten Gallenblaseninfarktes, irreparabler Lebernekrosen und von Leberabscessen auftreten. Verletzungen der Gefaßwand bei der Katheterführung konnen zu einem über das vorgesehene Ausmaß der Embolisation hinausgehenden Gefaßverschluß und so zu nicht beherrschbaren Leberausfällen führen.

Die Verschleppung von Embolisationsmaterial in andere Gefaßbereiche kommt als Komplikationsmoglichkeit für alle Embolisationsverfahren in Betracht

Zu den erwahnten eingriffstypischen Nebenwirkungen und Komplikationen kommen die im Rahmen der angiographischen Diagnostik erläuterten Komplikationen von seiten des Eingriffes an den Gefaßen und der Anwendung von Kontrastmittel

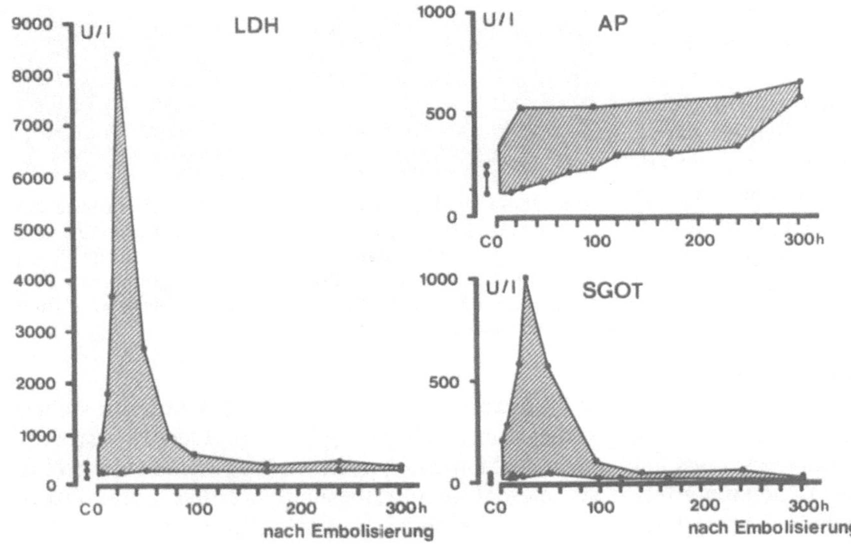

Abb. 20.3. Verhalten von LDH, AP und SGOT im Serum von 6 Patienten mit endokrinen gastrointestinalen Tumoren mit Lebermetastasen [15–17]

3 Technische Voraussetzungen

Als apparative Voraussetzungen kommen die gleichen Einrichtungen, wie sie im Rahmen der Angiographie (s. Kap 3.2) erläutert wurden, in Betracht Es sollte möglichst ein um die Patientenachse drehbares und in craniocaudaler Richtung kippbares Durchleuchtungsgerat vorliegen Eine Kameratechnik von 100×100 mm erleichtert die Dokumentation der Katheterführung. Es können ferner konventionelle Blattfilmwechsler unter Nutzung von Schwarzweiß- oder Farbfilmen (Medichrome) verwendet werden. Auch bei Embolisierungsverfahren ermöglicht die digitale Subtraktionsangiographie eine wesentliche Verminderung der zur Katheterfuhrung und zur Kontrolle des Occlusionseffektes erforderlichen Kontrastmittelmengen, wie in Kap 3 2 erlautert wurde.

4 Methodik

Zur Embolisation im Bereich der A. hepatica eignen sich injizierbare Embolisate, die eine möglichst weit periphere Gefäßocclusion bewirken können Im Verlauf der Entwicklung der Embolisierungstechniken wurden vielfältige Materialien wie Gelfoam, Fett- und Muskelgewebe, Silikone, Acrylate und Fibrospum verwendet Transkathedral verabfolgbare Spiralen, wie etwa Gianturco-Spiralen, eignen sich für Embolisationsverfahren im Bereich der Leberarterien nicht, da sie ahnlich wie die kurzstreckige chirurgische Unterbindung nur eine zeitweilige Minderdurchblutung ermöglichen. Der kurzstreckige Occlusionsbereich wird dann durch Umgehungskreislaufe umgangen

In eigener Erfahrung hat sich schnell hartendes, in einem Wasser-Alkohol-Gemisch gelostes Prolamin mit Kontrastmittelzusatzen (Ethibloc) bewahrt

Überwiegend erfolgt die Katheterführung uber den femoralen Zugang. In Einzelfällen wurde in eigener Erfahrung auch der Zugang vom Arm aus genutzt. Fur die angiographische Abklarung der anatomischen Verhaltnisse sowie der Vascularisation sind uberwiegend mehrfach gekrümmte Katheter wie etwa ein Sidewinderkatheter (7 French) geeignet In Abhangigkeit von den anatomischen Verhaltnissen konnen uber diesen Zugang multipel verformbare Katheter wie Sones- oder Shirey-Katheter eingefuhrt werden

Im Rahmen der angiographischen Darstellung sollte zur Beurteilung des Pfortaderkreislaufes ein indirektes Portogramm über die A lienalis angefertigt werden Varianten der rechten Leberarterie

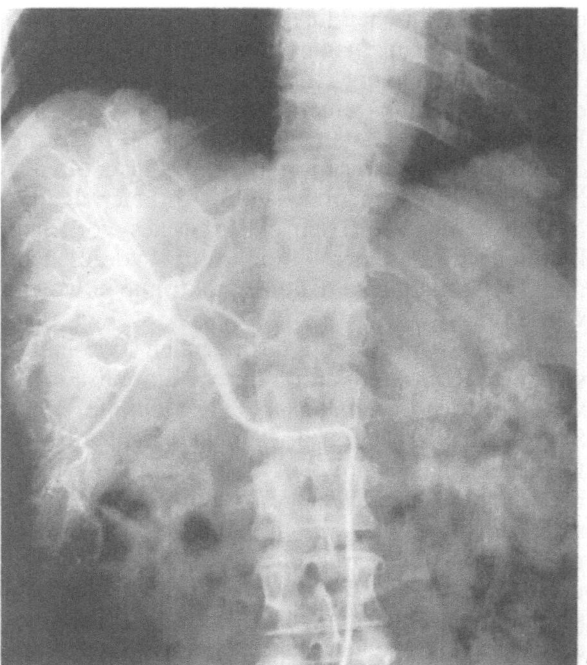
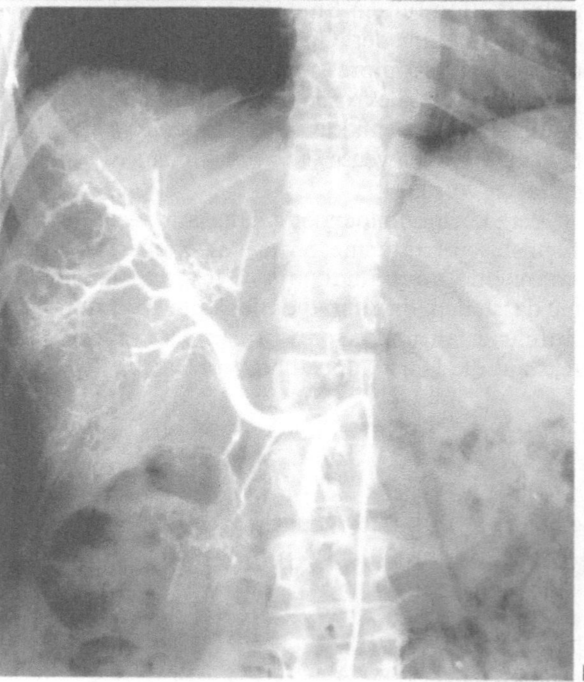

Abb. 20.4a, b. Embolisation der rechten Leberarterie bei Abgang aus der A mesenterica superior Partielle periphere Embolisation mit Erhalt der zentralen Arterienaste durch Injektion von 2mal 1,5 ml Ethibloc **a** Angiogramm vor Embolisation, **b** Kontrollangiogramm unmittelbar nach erfolgter Embolisation

mit Abgang aus der A mesenterica superior stellen keine Kontraindikation fur eine Occlusionstherapie dar, da auch über diesen Weg selektiv die rechte A mesenterica aufgesucht werden kann (Abb. 20 4a, b). Auch bei dieser Variante ist auf den Ab-

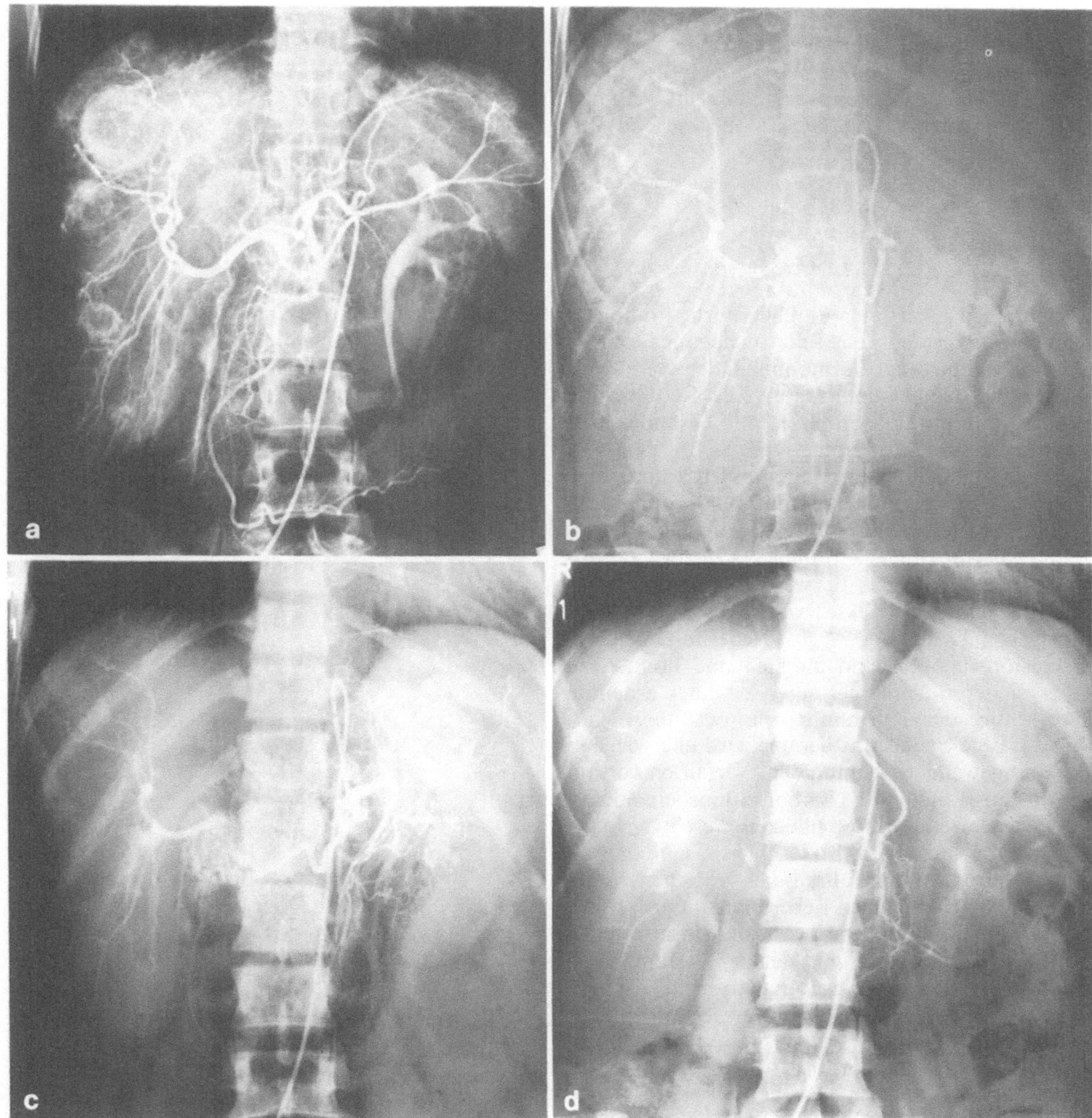

Abb. 20.5a–d. Patientin 32 Jahre alt **a** Metastasen eines Insulinoms mit umschriebenen Herdbildungen, **b** nach proximaler Ligatur Teilrevascularisierung, **c** 15 Monate nach chirurgischer Ligatur ausgepragter Umgehungskreislauf mit Versorgung der rechten A hepatica **d** Kontrollangiogramm nach Injektion von 3 ml Ethibloc mit Occlusion des Umgehungskreislaufes und Anfarbung peripherer Äste der A hepatica durch kontrastmittelhaltiges Ethibloc [14, 16] Bei Verschluß der A hepatica propria und offener A hepatica communis kann der Blutstrom durch Ballonabdichtung der A hepatica communis uber Äste der A gastro- und pancreaticoduodenalis sowie periportale Collateralen in Richtung Leber gelenkt werden [11]

gang der A. cystica zur Vermeidung einer Mitembolisierung dieses Gefaßes zu achten

Auch Revascularisationen uber Umgehungskreislaufe konnen mit Hilfe des injizierbaren Embolisates erneut verschlossen werden [11, 16] (Abb. 20.5a–d).

Für die kombinierte Anwendung eines Occlusionsverfahrens mit gleichzeitiger Verabfolgung von Cytostatica konnen dem Embolisat pulverisierte und lyophilisierte Chemotherapeutica zur Durchführung einer sog Chemoembolisation beigemischt werden [12, 13].

Zur temporaren Occlusion in Blutungsbereichen, etwa des Versorgungsgebietes der A gastrica

sinistra, sind resorbierbare Embolisate – Gelfoam,
Fibrospum, Spongostan, Gelaspon oder Spongel,
um nur einige Substanzen zu erwahnen – geeignet.
Der Katheterzugang erfolgt bereits im Rahmen
der diagnostischen Abklärung überwiegend mit
multipel verformbaren Kathetern.

5 Ergebnisse

Die moglichst peripher durchgefuhrte Embolisation im Versorgungsgebiet der A hepatica ermöglicht bei Metastasen hormonbildender Geschwulste des Gastrointestinaltraktes eine Reduzierung
der Hormonproduktion. Dies gilt besonders für
Carcinoide und Insulinome [2–5, 9, 15–17] (Abb
20 6a, b, 20.7, 20 8). Bei Carcinoiden konnte eine
Besserung der klinischen Symptomatik mit Ruckgang   der   Ausscheidung   von   Hydroxyindolessigsaure über Zeitraume bis zu etwa 24 Monaten erzielt werden Es werden mittlere Zeiten
des Embolisationseffektes von etwa 14 Monaten
angegeben [2, 5, 16] Auch Wiederholungen der
Occlusionstherapie sind moglich und können zu
einer weiteren Verlangerung oder einer erneuten
Drosselung der Hormonproduktion fuhren [11,
16, 17] Eine Occlusionstherapie wird uberwiegend
dann angewendet, wenn andere Verfahren versagt
haben. Im Rahmen der Embolisationsbehandlung
von Metastasen hormonbildender Geschwulste geben Carrasco et al [2] Todesfalle im Gefolge der
Embolisation an. Sie fuhren dies auf einen zu geringen noch tumorfreien Leberanteil an und crlau-
tern an einer Gesamtubersicht von 310 arteriellen
Leberembolisationen, von denen 18 zum Tode
fuhrten, daß auch in diesen Fallen mehr als 50%
des Lebergewebes durch Tumor ersetzt war [2].

Bei den hormonbildenden Geschwulsten kann es nach
der Embolisation zeitweilig zu einem Anstieg der Hormonproduktion kommen (s Abb 20 4, 20 5) Im Rahmen der
eigenen Beobachtungen konnte die deutliche Verminderung
der Hydroxyindolessigsaureausscheidung beim Carcinoid
sowie die Senkung der Seruminsulinspiegel bei Patienten mit
Lebermetastasen eines Insulinoms bestatigt werden (s
Abb 20 7, 20 8) Auch bei Vorliegen einer Variante in Form
des Abganges der A hepatica dextra aus der A mesenterica
superior ließ sich komplikationslos eine Embolisation des
rechten Leberastes durchfuhren Komplikationen von seiten
der Gallenblase wurden nicht beobachtet
Insgesamt wurden 8 Embolisationen der A hepatica mit
einer schnell hartenden Aminosaurelosung (Ethibloc bei 7
Patientinnen mit vascularisierten Lebermetastasen hormonbildender Geschwulste) durchgefuhrt (s Abb 20 7) 5 Embolisationen erfolgten bei 4 Patientinnen mit Metastasen
eines Insulinoms, 3 Embolisationen bei 2 Patientinnen mit
Metastasen eines Carcinoids und 1 Embolisation bei einer
Patientin mit Metastasen eines Apudoms Das Embolisat
wurde in die rechte Leberarterie verabfolgt In einem Falle
wurde die periphere Embolisierung der arteriellen Versor-

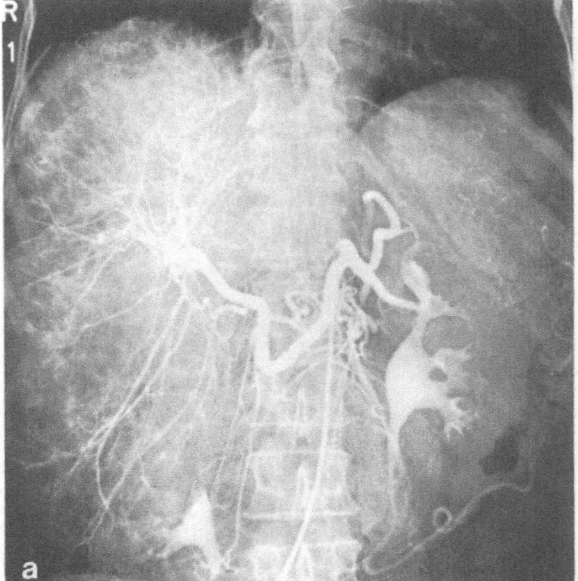
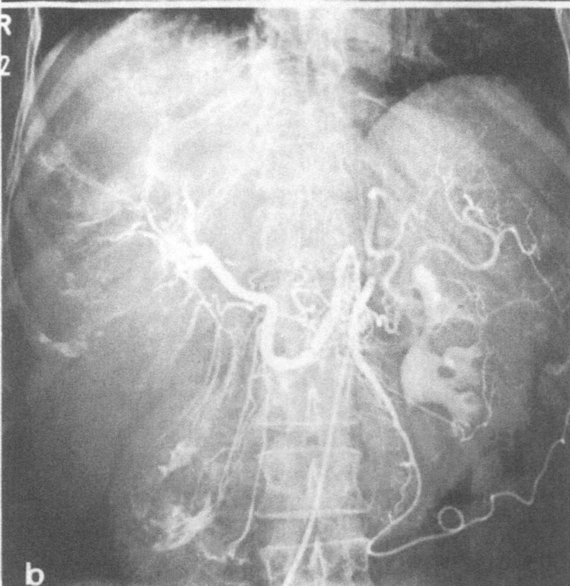

Abb. 20.6a, b. Patientin, 65 Jahre alt Diffuse Lebermetastasierung eines Carcinoids **a** Angiogramm vor Embolisierung,
b Kontrollangiogramm nach Embolisierung peripherer Aste
des rechten Leberarterienastes mit 8 ml Ethibloc

gung einer ausgedehnten subphrenischen Metastase mit
chirurgischer Unterbindung der rechten Leberarterie kombiniert, bei einer weiteren Patientin erfolgte zunachst eine
proximale chirurgische Unterbindung Durch die Ausbildung von Umgehungskreislaufen kam es zu einer Teilrevas-
cularisation der A hepatica In diesem Falle wurde durch
superselektive Verabfolgung des Embolisates uber den Umgehungskreislauf erneut eine periphere partielle Embolisierung mit Verminderung der Hormonproduktion erzielt (s
Abb 20 5a–d) Die Embolisierungstherapie wurde nur dann
angewendet, wenn chirurgische und medikamentose Behandlungsmoglichkeiten ausgeschopft waren In einem Fall
einer Embolisierung von Carcinoidmetastasen verstarb die

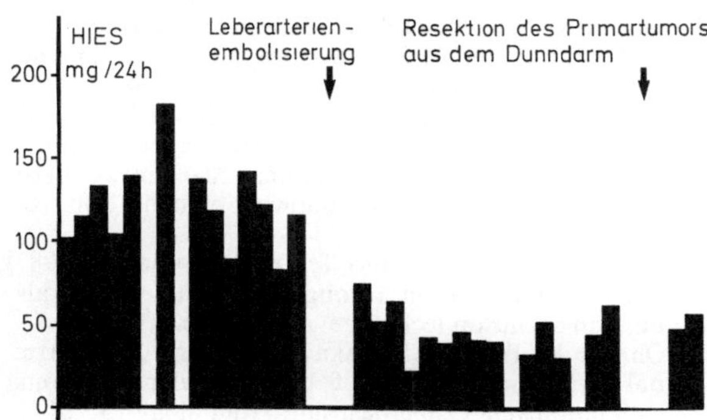

Abb. 20.7. Hydroxyindolessigsaure-Ausscheidung bei einer Patientin mit einem Carcinoid und Lebermetastasen vor und nach Leberarterienembolisierung [16, 17]

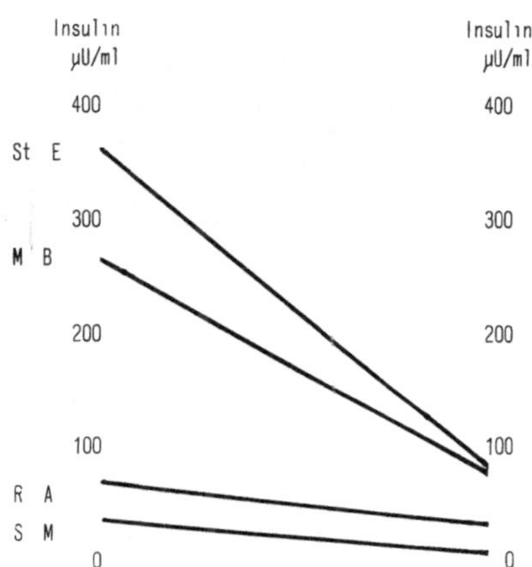

Abb. 20.8. Seruminsulinspiegel bei 4 Patienten mit einem Inselzellcarcinom und Lebermetastasen vor und nach Embolisierung der A hepatica [17]

Patientin infolge der Embolisation Durch eine Dissektion im Gebiet der Katheterfuhrung war es zu einem größeren Ausmaß der Gefaßocclusion gekommen als vorgesehen, zusatzlich mußte ein verminderter portaler Zustrom angenommen werden In den ubrigen Fallen bewirkte die Drosselung der arteriellen Durchblutung in jedem Falle zumindest eine temporare Verminderung der Hormonproduktion Das verwendete Ethibloc erwies sich nicht in jedem Falle als permanentes Embolisat Es wurden z T Revascularisationen bis zum ursprunglichen Gefaßkaliber beobachtet

Die Überlebenszeiten nach der Embolisationstherapie lagen zwischen 3 Monaten und 4 Jahren Die Patientin mit dem letztgenannten Krankheitsverlauf steht noch in Beobachtung Nach etwa 10jahrigem Krankheitsverlauf wurde bei der Patientin die periphere Embolisation einer subphrenischen Metastase mit der chirurgischen Unterbindung der A hepatica dextra kombiniert

Die angegebenen Rekanalisationen wurden in zeitlichen Großenordnungen von 9–12 Monaten beobachtet In der Literatur werden bei der gleichen Substanz auch fruhere Rekanalisationen in Großenordnungen von 3 Monaten angegeben [13]

Die Kombination der arteriellen Occlusion mit Cytostatica als sog. Chemoembolisation wurde bei primaren Lebercarcinomen angewendet. Die Überlebensrate der Patienten ergab in 24% der Fälle 12 Monate Es wurde eine temporare Tumorverkleinerung um etwa 50% bei etwa 33% der Patienten erzielt. Im Rahmen dieser Behandlungen wurden Mitomycin-C-Mikrokapseln verwendet [12]

Bei nichthormonbildenden Geschwulsten erzielten Chuang et al eine mittlere Überlebenszeit mit Hilfe der ausschließlichen Embolisation von 11,5 Monaten [3, 4] Diese Überlebenszeit entspricht etwa den Ergebnissen nach intraarterieller Infusion mit 5-FU bei Metastasen colorectaler Geschwulste.

Die mittlere Überlebenszeit nach Chemoembolisation primarer Leberzelltumoren liegt in Großenordnungen von 17,4 Monaten Die Zweijahresuberlebenszeit wird in Größenordnungen von 20,3–30% angegeben. Damit gelangt dieses Behandlungsergebnis in die Größenordnungen der Zweijahresuberlebenszeit nach Leberresektion mit Größenordnungen von 19,6–59,5%. Funfjahresuberlebenszeiten werden ausschließlich nach chirurgischer Behandlung erreicht, nicht jedoch mit Hilfe der Chemoembolisation [5, 12, 13]

Beobachtungen an 8 Hepatektomien bei primären Leberzellcarcinomen, die praoperativ embolisiert wurden, zeigten, daß in 4 Fallen die Geschwulste deutlich verkleinert und abgekapselt waren In diesen Fallen lagen die Geschwulste außerhalb moglicher Entstehungswege von Umgehungskreislaufen. Wichtig erscheint noch im Rahmen dieser Beobachtungen, daß bei allen Patienten mit Ausnahme eines cholecystektomierten gangranose Veranderungen an der Gallenblase festgestellt wurden [10]

Die tatsachliche Bedeutung der Chemoembolisation kann derzeit noch nicht endgültig beurteilt werden Es gibt Annahmen, nach denen die Kombination der Hypoxamie als Folge der arteriellen Occlusion in Kombination mit ortlicher, langsamer Cytostaticaabgabe eine Verstarkung des cytostatischen Effektes bewirken kann.

Fur die Drosselung der Hormonproduktion bei Metastasen hormonbildender Geschwulste hat sich auch die ausschließliche Embolisation ohne Cytostatica als effektiv erwiesen.

Literatur

1 Allison DT, Modlin JM, Tenkins WJ (1977) Treatment of carcinoid liver metastases by hepatic artery embolization Lancet II 1323

2 Carrasco DH, Charnsangavej D, Ajani J, Samaan NA, Richli W, Wallace S (1986) The carcinoid syndrome Palliation by hepatic artery embolization AJR 147 149

3 Chuang VP, Wallace S (1981) Hepatic artery embolization in the treatment of hepatic neoplasms Radiology 140/1 51

4 Chuang VP, Wallace S, Chin-Shiung Soo, Charusangavei C, Bowers T (1982) Therapeutic ivalon embolization of hepatic tumors AJR 138 289

5 Clouse ME, Lee RGL, Duszlak EJ et al (1983) Peripheral hepatic artery embolization for primary and secondary hepatic neoplasms Radiology 147 407

6 Doppmann JL, Girton M, Kahn ER (1978) Proximal versus peripheral hepatic artery embolization Experimental study in monkeys Radiology 143 577

7 Doppmann JL, Girton M, Verness M (1982) The risk of hepatic artery embolization in the presence of obstructive jaundice Diagn Radiol 143 37

8 Junyuan G, Zhicheng H, Pengcheng L, Daoyu H (1987) Intraarterielle Chemotherapie und Embolisierung der Arteria hepatica bei primaren Lebercarcinomen Rontgenpraxis 40 211

9 Mewes M, Abdelhamid S, Wollenweber J (1982) Die Embolisation der Arteria hepatica zur Behandlung des Karzinoid-Syndroms Z Gastroenterol 20 438

10 Nakamura H, Tanaka T, Hori S, Yoshioka H, Kuroda C, Okamura J, Sakurai M (1983) Transcatheter embolization of hepatocellular carcinoma Assessment of efficacy in cases of resection following embolization Radiology 147 401

11 Nakamura H, Hashimoto T, Oi H, Sawada S (1987) Hepatic embolization through periportal collaterals Balloon occlusion technique AJR 148 626

12 Ohnishi K, Tsuchiya S, Nakayama T et al (1984) Arterial chemoembolization of hepatocellular carcinoma with mitomycin C microcapsules Radiology 152 51

13 Schultheis KH (1985) Embolisation-Chemoembolisation Beitr Onkol 21 201

14 Schuster R (1986) Radiologische Alternativen zur Splenektomie Langenbecks Arch Chir 369 387

15 Schuster T, Romatowski HJ von, Erkelenz I, Kramer R, Stockmann F (1982) Kriterien diagnostischer und therapeutischer Verfahren zur Organgefäßembolisation (Niere, Milz, Leber) Rontgenblatter 35 139

16 Schuster T, Romatowski HJ von, Creutzfeldt W, Stockmann F (1983) Transluminale Okklusionsbehandlung von Lebermetastasen hormonbildender Geschwulste Rontgenpraxis 36 368

17 Stockmann F, Romatowski HJ, Reimold MV, Schuster T, Creutzfeldt W (1984) Hepatic artery embolization for treatment of endocrine gastrointestinal tumors with liver metastases Z Gastroenterol 11 652

21 Organtransplantation

G Gubernatis und R Pichelmayr

Mit Beiträgen von G. Florack, W H. Schraut und K.K W Lee

1 Allgemeines

1.1 Übersicht

Die Transplantation hat in den letzten Jahren erhebliche Änderungen und einen deutlichen Wandel erfahren. Dies ist auch für die nachsten Jahre zu erwarten, denn die Transplantationschirurgie ist ein sehr expansiver und innovativer Bereich Durch zunehmende Erfahrungen und weiter verbesserte Ergebnisse kam es zur Ausweitung der Indikationen und konsekutiv zu steigendem Bedarf mit weiter zunehmenden Transplantationszahlen Dies gilt insbesondere für die Lebertransplantation und in Zukunft auch für die Pankreastransplantation, die als therapeutische Verfahren anerkannt sind bzw es wohl in Kürze werden Weil die operationstechnischen Schwierigkeiten und Probleme im wesentlichen als uberwunden angesehen werden konnen, werden in Zukunft die immunologischen, perioperativen, logistischen und besonders die die Indikationen betreffenden Gesichtspunkte an Bedeutung gewinnen Aufgabe dieses Kapitels ist es, neben einem allgemeinen Überblick den derzeitigen Stand der Möglichkeiten darzustellen (Tabelle 21 1) und insbesondere auf die Patientengruppen innerhalb der Gastroen-terologie hinzuweisen, für die eine Transplantation in Frage kommt, und zu klären, welche Erfolgsaussichten dabei bestehen Grundlage und Modell für alle Organtransplantationen ist die seit langem routinemäßig durchgeführte Nierentransplantation, anhand derer zwar einige prinzipielle Aspekte dargelegt werden, die selbst jedoch im Rahmen der Gastroenterologie keine detaillierte Darstellung erfahren soll

1.2 Immunologische Gesichtspunkte

Abhängig vom genetischen Verhaltnis zwischen Spender und Empfanger sind die Transplantationen immunologisch klassifiziert (Tabelle 21 2) Die genetische Differenz zweier Individuen setzt sich aus der Differenz aller Histokompatibilitatssysteme zusammen. Ein Histokompatibilitatssystem ist die Summe aller Transplantationsantigene, die von einer engbegrenzten Genregion kontrolliert werden Die Zahl der moglichen Allele (mogliche Varianten eines Genortes) bestimmt dabei den Polymorphismus des jeweiligen Systems. Die verschiedenen Genregionen bzw Histokompatibilitatssysteme haben jedoch sehr unterschiedliche Bedeutung für die Auslösung von Immunreaktionen, so daß man unterteilen kann in ein Haupthisto-

Tabelle 21.1. Überblick uber den derzeitigen Stand der Organtransplantation (1988/89)

Organ	Derzeitiger Stand therapeutische Bedeutung	Welt-weit	Haufigkeit in der gesamten BRD	BRD jahrlich (1988)
Niere	Therapeutisches Verfahren, Methode der Wahl	>200 000	~13 800	~1 700
Leber	Therapeutisches Verfahren an speziellen Zentren	~5 000	~700	~250
Pankreas	Zunehmende Indikation	~2 000	~150	50
Dunndarm	Experimentelles Stadium	–	1	
Herz	Therapeutisches Verfahren mit hohem Erfolg	~9 000	~700	~250
Herz-Lunge	Noch in Erprobung und Entwicklung	~430	8	5
Knochenmark	Therapeutisches Verfahren an speziellen Zentren	>5 000	~800	~400
Cornea, Gehorknochelchen, Knorpel,	Therapeutisches Verfahren		sehr haufig	
Haut, Extremitaten	Tierexperimentelles Stadium		–	

Tabelle 21.2. Immunologische Klassifikation von Transplantaten

Genetische Beziehung zwischen Spender und Empfanger		Bezeichnung des Transplantats	Antigene Differenz	Immunologische Abstoßung
Ein Individium	Autogen autolog	Autotransplantat	0	0
Genetisch identische Individuen	Isogen syngen	Isotransplantat	0	0
Genetisch differente Individuen derselben Species	Allogen homolog	Allotransplantat	Alloantigene	+
Unterschiedliche Species	Xenogen	Xenotransplantat	Xenoantigene	+

kompatibilitatssystem (major histocompatibility complex, MHC) und die ubrigen Systeme (Non-MHC) Beim Menschen entspricht dem MHC das HLA-System mit den Loci HLA-A, -B und -C (bilden Klasse-I-Antigene) und HLA-D/DR (bilden Klasse-II-Antigene) sowie einer Reihe weiterer Genorte (bilden Klasse-III-Antigene), die derzeit noch keine Bedeutung fur die klinische Testung haben Die in den Loci HLA-A, -B und -C codierten Klasse-I-Antigene sind auf nahezu allen Zellen lokalisiert, wahrend die im HLA-D/DR-Locus codierten Klasse-II-Antigene auf B-Zellen, aktivierten T-Zellen, Makrophagen und Endothelzellen lokalisiert sind. Die immunologischen Reaktionen unterscheiden sich je nach Antigenklassen Wahrend sich das MHC durch eine außerordentlich große Zahl von Allelen und entsprechendem Polymorphismus (mehrere Millionen Phanotypen) auszeichnet, sind die Non-MHC durch eine große Anzahl der Systeme bei relativ geringem Polymorphismus charakterisiert. Ein typisches Beispiel ist das AB0-Blutgruppensystem.

Nicht nur das MHC, sondern auch Systeme des Non-MHC besitzen die Fahigkeit zur Auslosung von Alloimmunreaktionen

Klinisch kann die Transplantatabstoßung in 3 Gruppen unterteilt werden: hyperakute Abstoßung, akute Abstoßung und chronische Abstoßung.

Hyperakute Abstoßung
Die hyperakute Abstoßung ist durch praformierte Antikorper infolge Vorsensibilisierung gegen das Transplantat (z B durch Transfusionen, Schwangerschaft, vorangegangene Transplantationen) bedingt. Sie erfolgt sofort nach Anschluß des Transplantates an den Empfanger und fuhrt direkt zur Zerstörung des Organs Die Reaktion kann bei nicht so starker Vorsensibilisierung auch noch in den ersten Tagen nach der Transplantation auftreten, in diesem Falle konnen an der sog „accelerierten Abstoßung" auch cellulare Elemente (speziell sensibilisierte T-Lymphocyten) beteiligt sein.

Wesentliches histologisches Korrelat ist eine Thrombosierung mit Schadigung der terminalen

Strombahn und ischamischen Transplantatnekrosen

Akute Abstoßung
Charakteristisch sind zellvermittelter, typischer Verlauf von Erkennung und Elimination von korperfremden „allogenen" Geweben durch das Immunsystem mit einer rasch zunehmenden, „krisenhaften" Storung der Transplantatfunktion nach einer Latenzzeit von wenigstens 4–5 Tagen. Die akute Abstoßung zeigt eine relative Haufung in den ersten Wochen und Monaten nach Transplantation. Wesentliches histologisches Korrelat sind entzundliche interstitielle Veränderungen mit cellularen Infiltraten

Chronische Abstoßung
Die chronische Abstoßung ist durch das Auftreten einer langsamen, aber kaum aufzuhaltenden Funktionsverschlechterung des Transplantates gekennzeichnet. Sie kann in Zusammenhang mit einer akuten Abstoßung stehen, kann sich jedoch auch unabhangig von vorangegangenen Abstoßungsereignissen entwickeln Wesentliches histologisches Korrelat ist eine zunehmende Fibrose des Parenchyms mit Lumeneinengung der Gefaße.

1.3 Histokompatibilität, Cross-match, Organaustausch

Die genannten Gesichtspunkte bilden die Grundlage fur die Bestimmung der Histokompatibilitat jedes potentiellen Organempfangers, wobei klinisch die Bestimmung der Allele des HLA-Systems sowie des AB0-Blutgruppensystems von Bedeutung ist Um die Haufigkeit und Schwere von Abstoßungsreaktionen zu senken und eine moglichst weitgehende Übereinstimmung von Empfanger und Spenderorgan zu erreichen, werden alle potentiellen Empfanger mit ihren immunologischen Daten zentral gespeichert (fur Zentraleuropa. Eurotransplant in Leiden) und bei einem Organangebot mit den Spenderdaten verglichen. Allerdings sind bei der Auswahl eines geeigneten Empfangers nicht

Tabelle 21.3. Dringlichkeitsstufen potentieller Nierentransplantationsempfanger im Eurotransplantbereich

Dringlichkeitsstufe 0	„high urgency" Patienten mit hochster medizinischer Dringlichkeit Überleben ohne Transplantation nur noch als begrenzt (Wochen bis Monate) kalkuliert
Dringlichkeitsstufe 1	Hochimmunisierte Patienten mit cytotoxischen Antikorpern gegen mehr als 60% von Panellymphocyten, soweit nicht zu Gruppe 4 gehorig
Dringlichkeitsstufe 2	Alle auf eine Transplantation vorbereiteten Patienten ohne Kriterien der Dringlichkeitsstufe 0, 1 oder 4
Dringlichkeitsstufe 3	Patienten, die zur Transplantation vorgesehen sind, bei denen jedoch temporare Kontraindikationen vorliegen oder die vorbereitenden Maßnahmen noch nicht abgeschlossen sind
Dringlichkeitsstufe 4	Hochimmunisierte Patienten mit cytotoxischen Antikorpern gegen mehr als 85% von Panellymphocyten („European immunised file") Diese Patientengruppe wird monatlich aktualisiert und besitzt hochste Prioritat im Fall eines Transplantatangebotes

nur immunologische Daten von Bedeutung, sondern auch klinische Gesichtspunkte entscheidend So werden die Empfanger in die in Tabelle 21.3 aufgefuhrten 5 Gruppen unterteilt.

Die Kriterien und Vereinbarungen hinsichtlich Empfangerauswahl und Organaustausch zwischen den Zentren andern sich derzeit, um neuen Erkenntnissen Rechnung zu tragen. Zweifellos bleibt die Vorrangstellung des hochsensibilisierten Patienten, der nur schwer ein passendes Organ erhalten kann Auch das sog. „fullhouse match" mit voller Übereinstimmung in allen HLA-Genorten erfordert den Transport zum Empfanger. Bei geringeren Übereinstimmungsgraden sind bei der Organvermittlung auch Gesichtspunkte der Organisation und Verlangerung der kalten Ischämiezeit durch Transportwege zu berucksichtigen. Vor einer Transplantation muß in jedem Falle zum Ausschluß einer hyperakuten Abstoßung ein sog. Cross-match zwischen Spenderlymphocyten und Empfangerserum durchgefuhrt werden, in speziell gelagerten Fallen (Gefahr besonderer Vorsensibilisierung) u.U auch als getrenntes B- und T-Zell-cross-match.

Außer durch logistische Voraussetzungen wird der Organaustausch bei der Niere dadurch moglich, daß sich die Organqualitat anhand von anamnestischen, klinischen und biochemischen objektiven Parametern relativ zuverlassig beurteilen laßt und die Organgewinnung nach standardisierten Verfahren ablauft. So steht mit dem Necro Kidney Report ein verlaßliches Dokument zur Abschatzung der Gute eines Organs zur Verfugung Im Gegensatz hierzu existieren fur die Leber keine so objektiven und zuverlassigen Parameter, d.h. es gehen in die Beurteilung auch wesentliche subjektive Kriterien, wie z B Organfarbe und Konsistenz oder Oberflächenbeschaffenheit, mit ein, so daß in der Regel die Explantation durch das Transplantationsteam vorgenommen wird (s. auch Abschn. 2 und 4).

1.4 Immunsuppression

Fur die lebenslang durchzufuhrende Immunsuppression zur Unterdruckung der empfangereigenen Abwehrreaktionen stehen verschiedene Methoden und Substanzgruppen zur Verfugung (Tabelle 21.4)

Keines der aufgefuhrten chirurgischen oder physikalischen Verfahren hat derzeit eine großere klinische Bedeutung, da entweder ihre Wirksamkeit zweifelhaft ist (Spendervorbehandlung, Milzexstirpation) oder ihre Anwendung mit erheblichen Risiken und Nebenwirkungen verbunden ist (Radiatio), so daß sich die immunsuppressive Basistherapie aus einer Zwei- oder Mehrfachkombination der verschiedenen Substanzgruppen zusammensetzt, typischerweise Cortison mit Cyclosporin A oder Azathioprin oder beiden (sog. „triple-drug therapy") Die zeitlich begrenzte Verabfolgung von Antithymocytenglobulin (ATG) oder Antilymphocytenglobulin (ALG) als Basistherapie ist speziellen Indikationen vorbehalten, wie sie z B. bei hochimmunisierten Empfangern mit entsprechend hohem Abstoßungsrisiko bei einer Zweittransplantation vorliegen können

Tabelle 21.4. Immunsuppressive Behandlungsverfahren

Chirurgische und physikalische Verfahren	Substanzgruppen der medikamentosen Therapie
Ionisierende Strahlen [Ganzkorper, Transplantat, Milz und Thymus, Total lymphoid irradiation (TLI)]	Corticosteroide Azathioprin Cyclosporin A
Ductus-thoracicus-Drainage	Antithymocytenglobulin, Antilymphocytenglobulin (ATG, ALG)
Milzexstirpation	
Spendervorbehandlung (Bestrahlung, Medikamente)	Monoklonale Antikorper

Trotz dieser immunsuppressiven Therapie kann jederzeit eine akute Abstoßung, insbesondere in den ersten Wochen und Monaten nach Transplantation, auftreten, sie bedarf sofortiger Behandlung, entweder in Form mehrfacher Bolusgaben von Corticosteroiden oder bei Nichtansprechen mittels ATG oder monoklonaler Antikorper

Allerdings steht der klinische Einsatz monoklonaler Antikorper noch ganz am Anfang (Erstzulassung Mitte 1986). Sie scheinen insbesondere bei der Abstoßungsbehandlung sehr gut wirksam zu sein, inwieweit sie für eine Basistherapie gunstig sind, ist derzeit noch offen

1.5 Komplikationen der Immunsuppression

Die *Infektion* stellt bei immunsuppressiven Patienten ein besonderes Problem dar, das nicht nur durch gehauftes Auftreten, sei es durch Neuinfektion, sei es durch Aktivierung praexistenter latenter Infektionen, sondern auch durch atypische Erreger und die Moglichkeit plötzlicher Exacerbationen mit foudroyantem Verlauf gekennzeichnet ist. Eine Isolation der Patienten hat sich zwar nicht sicher als günstiger gegenüber allgemeiner Hygiene erwiesen, alle Katheter bedürfen jedoch besonders guter Pflege bei möglichst kurzer Verweildauer.

Eine Antibioticaprophylaxe ist bei Nierentransplantationen, wenn überhaupt, nur kurzfristig (z B. single shot) angezeigt, bei anderen Organtransplantationen wird eine möglichst breite Abdeckung (z.B Dreifachkombination) uber einen Zeitraum von wenigen Tagen durchgefuhrt. Die Haufigkeit und Schwere von Infektionen hangen sehr von der Stärke der Immunsuppression ab Die Gefahr von Infektionen ist besonders nach mehrmaliger oder lange fortgesetzter Abstoßungsbehandlung gegeben Besonders die typischerweise nach der 3. bis 4. Woche auftretenden viralen Infektionen (v.a CMV) sowie systemisch auftretende Pilzinfektionen (v.a Candida) können schwerste, u U. tödlich verlaufende Komplikationen darstellen Sofortiges Absetzen der Immunsuppression stellt die u U lebensrettende therapeutische Maßnahme dar. Bei der Nierentransplantation wird dabei auch der Organverlust einkalkuliert, bei der Leber- oder Herztransplantation muß individuell versucht werden, bei einer sich abzeichnenden Abstoßung die Immunsuppression wieder einzusetzen In der Phase einer viralen Infektion durfte i allg. die Immunabwehr abgeschwacht sein, was die Organerhaltung auch ohne Immunsuppression begünstigen kann

Ein weiterer gravierender Nachteil der lebenslangen Immunsuppression ist die erhöhte *Tumorincidenz*, wobei besonders Hauttumoren und lymphoproliferative Erkrankungen gehauft sind. Auch fur das Auftreten dieser Komplikationen ist die Höhe der verwendeten Immunsuppression maßgebend.

Die früher haufigen Komplikationen der Knorpel-Knochen-Destruktion (z.B. aseptische Hüftkopfnekrose) sind ebenso wie andere cushingoide Nebenwirkungen infolge der heute üblichen niedrig dosierten Corticoidgabe deutlich zurückgegangen.

1.6 Initiale Nichtfunktion

Die initiale Nichtfunktion (INF) eines Transplantates bei erhaltener Durchblutung, d h. bei Ausschluß einer technisch-chirurgischen Ursache, kann durch schlechte Organqualitat oder zu lange kalte oder warme Ischamiezeit oder andere spender- oder logistikabhangige Ursachen bedingt sein. Wahrend nach Nierentransplantation durch Fortfall weniger Parameter zunächst nur die Beurteilung des postoperativen Verlaufes erschwert wird und sich die Tubulusnekrose u U noch nach Wochen bis zur Normalfunktion erholen kann, stellt die INF bei anderen Organen eine schwerwiegende Komplikation, meist ohne rechtzeitige Erholungsfahigkeit des Organs dar, so daß die Indikation zur fruhzeitigen Retransplantation gestellt werden muß

1.7 Postoperativer Verlauf und Rehabilitation

Der postoperative Verlauf ist wesentlich durch obengenannte Gesichtspunkte gepragt. Die oft schwierige Differentialdiagnose bei bestimmten Symptomen, wie z.B Fieber oder Schmerzen, mit der Moglichkeit sehr raschen Voranschreitens bestimmter Komplikationen, die Notwendigkeit haufiger Laborkontrollen z B. fur Blutspiegelbestimmungen von Cyclosporin A bedingen einen langeren stationaren Aufenthalt. Die lebenslang bestehende Gefahr akuter oder chronischer Abstoßung machen dauerhafte ambulante Kontrollen notwendig. Dennoch andert sich die Lebensqualitat der Patienten entscheidend, z B durch den Fortfall der zeitlichen und medizinischen Nachteile chronischer Dialysebehandlung oder durch die relativ schnelle Wiedererlangung körperlicher und geistiger Kräfte nach oft langjahrigem Siechtum infolge chronischer Lebererkrankung. Nach Entlassung aus dem stationaren Bereich ist für lebertransplantierte Patienten die berufliche und soziale Rehabilitation die Regel. Fur Kinder bedeutet die Transplantation darüber hinaus die Möglichkeit zu einer normalen Entwicklung, die nur durch die entsprechend zu modifizierende Immunsuppression (wenig oder keine Steroide) nachteilig beeinflußt wird.

2 Lebertransplantation

2.1 Übersicht

Die erste Lebertransplantation wurde von Starzl am 1 3 1963 bei einem 3jährigen Kind durchgeführt. Sowohl dieser wie zahlreiche weitere Versuche blieben zunächst erfolglos, bis Starzl 1967 an einem 18 Monate alten Madchen mit nichtresezierbarem Tumor die erste erfolgreiche Lebertransplantation vornahm Seitdem hat die Lebertransplantation eine anfangs allmähliche, in jüngster Zeit rasche Entwicklung erfahren, so daß bisher weltweit mehr als 5 000 Transplantationen durchgeführt wurden.

War früher die Indikation eine Art Ultima ratio bei Patienten mit infauster Prognose in präfinalem Zustand, so hat die zunehmende Erfahrung zu er-

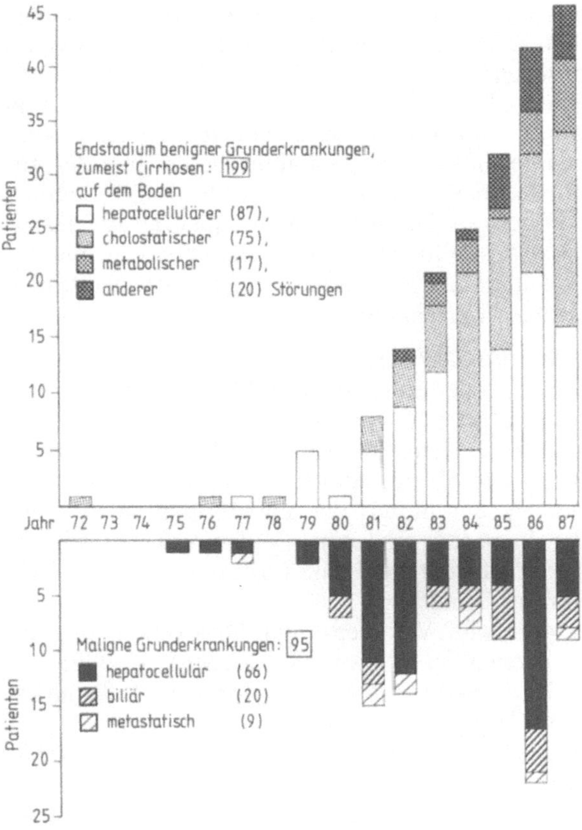

Abb. 21.1. Häufigkeit und Indikationen der Lebertransplantation am Beispiel MHH Hannover (Stand 31 12 1987, 294 Patienten)

Tabelle 21.5. Häufigkeit der Lebertransplantation in Europa (Stand 31 08 1988, 2 829 Transplantationen, 2 454 Patienten) (Quelle European Liver Transplant Registry)

Land	Stadt/Zentrum	Anzahl der Transplantationen
Bundesrepublik Deutschland	Berlin-Steglitz	3
	Essen	7
	Frankfurt	10
	Freiburg	3
	Hamburg	26
	Hannover	392
	Heidelberrg	16
	Kiel	3
	Munchen	22
	Tubingen	17
Belgien	Brussel, Louvain	211
	Brussel, Erasme	22
Finnland	Helsinki	23
Frankreich	Besancon	44
	Bordeaux	29
	Paris, Brousse	256
	Paris, Cochin	98
	Paris, St Antoine	10
	Lyon Herriot	29
	14 weitere Zentren	173
Großbritannien	Birmingham	196
	Cambridge	534
Italien	Genua	5
	Mailand	51
	Rom (2 Zentren)	21
Niederlande	Groningen	89
Norwegen	Oslo	25
Österreich	Innsbruck	78
	Wien	102
Spanien	Barcelona (2 Zentren)	65
	Madrid (2 Zentren)	99
Schweden	Goteborg	35
	Huddinge	41
Schweiz	Genf	7

heblicher Erweiterung der Indikationsstellung sowohl bezüglich Erkrankungsart als auch v a. bezüglich des Erkrankungsstadiums geführt [10, 21, 24, 43, 49, 63, 72, 74, 76, 77, 92, 104]. In Abb. 21.1 wird nicht nur die zunehmende Transplantationsfrequenz, sondern auch der Wandel der Indikation mit zunehmendem Anteil von Cirrhosen bei Erwachsenen und bei Kindern veranschaulicht. Mit Erweiterung der Indikation und steigender Erfahrung sowie verbesserten Ergebnissen hat auch der Bedarf erheblich zugenommen, so daß Lebertransplantationen nicht nur in den bisherigen Zentren [Pittsburgh (USA), Cambridge (GB), Hannover (BRD) und Groningen (NL)] ausgeführt werden, sondern auch von weiteren Kliniken angeboten werden. Einen Überblick über die Lebertransplantationsaktivitaten in Europa gibt Tabelle 21 5.

2.2 Prinzipien der operativen Technik

2.2.1 Vorgehen bei der Spenderoperation

Die Leberentnahme wird in aller Regel in Form einer Mehrorganentnahme zusammen mit Nieren, ggf. mit Herz und ggf. mit Pankreas, durchgefuhrt [36, 37, 105]. Fur das Lebertransplantat ist v.a. die genaue Beachtung und Schonung der arteriellen Zuflußbahn entscheidend Hierbei sind die haufigen Normvarianten der arteriellen Gefäßversorgung zu beachten. In der Regel wird man bestrebt sein, einen Aortenpatch an der bzw. den Aa hepaticae zu haben. Alle wesentlichen Strukturen werden fernab der Leber durchtrennt, um beim Empfanger reichlich Langen für die Anastomosierung zur Verfugung zu haben Die Konservierung der Leber erfolgt mit kalter Losung in der Regel simultan über die Aorta und die V portae. Kalte Ischamiezeiten wurden bisher (Euro-Collins-Losung) móglichst kurz (ca. 6h) gehalten Zukünftig werden mit neuen Losungen längere Ischàmiezeiten (ca. 24h–?) möglich sein. Die Gallenwege werden nach Entnahme leergespült und die Gallenblase, sofern sie nicht zur Anastomosierung verwendet wird, entfernt. Vor Einsetzen des Transplantates werden die venösen Gefäße auf die individuell geeignete Lange gekurzt und besonders sorgfaltig alle Gefaßeinmündungen in die retrohepatische V. cava umstochen.

2.2.2 Vorgehen bei der Empfängeroperation

Standardvorgehen ist die orthotope Lebertransplantation (Abb. 21 2) [72] Dies gilt auch fur Erkrankungen, bei denen die Entfernung der eigenen Leber nicht erforderlich ware, da die heterotope auxillare Lebertransplantation zumindest bislang durch eine erhebliche Komplikationsrate belastet ist und bisher nur in Einzelfallen erfolgreich war

Bei der orthotopen Lebertransplantation kommt es auf eine in vielen Schritten besonders exakte chirurgische Technik an Dies betrifft v.a. die möglichst blutsparende Entfernung der eigenen Leber, eine subtile Blutstillung im gesamten Leberbett, besonders im Retroperitonealraum, eine sicher nicht zur Stenose führende Gefaßanastomosierungstechnik mit geeigneter Lage der Gefäße und eine gute Wiederherstellung des Gallenwegssystems Gerade von der Menge der benötigten Transfusionen hangt der weitere Verlauf maßgeblich ab Jede chirurgische Komplikation und erforderliche Relaparotomie mindert die Überlebenschancen des Patienten Es muß deshalb oft mit einem erheblichen Zeitaufwand für die Transplantation gerechnet werden, um am Ende der Operation einen technisch einwandfreien Situs zu gewahrleisten Wahrend in fruheren Jahren mehrfach Versuche zur extracorporalen Umleitung des Blutes in der anhepatischen Phase durch die dabei erforderliche Heparinisierung sich als ungeeignet erwiesen haben, wurde durch Einfuhrung der auf Zentrifugalwirkung beruhenden neuen „Biopumpe" und Verwendung heparinisierter Schlauchsysteme die Entlastung des portalen und unteren cavalen Gefaßbettes unter verbesserten Bedingungen moglich.

Wahrend die Prinzipien der Lebertransplantation im wesentlichen geklart sind, erfordert die Durchführung individuell einen hohen Grad der persönlichen Erfahrung und eine hervorragende Abstimmung mit der bei der wechselnden hamodynamischen Situation anspruchsvollen anaesthesiologischen Fuhrung.

Chirurgisch technisch ist die Lebertransplantation durch 3 Problembereiche gekennzeichnet.

Hepatektomie
Das Hauptproblem besteht in der Entfernung der alten empfangereigenen Leber. Diese kann relativ einfach sein, z B. bei Tumorpatienten ohne extrahepatische Verwachsungen, und bis zu höchsten Schwierigkeitsgraden reichen, z B. bei Patienten mit langjähriger Cirrhose und Zustand nach mehrfachen Voroperationen, wie z B nach portosystemischem Shunt wegen portaler Hypertension bei Budd-Chiari-Syndrom oder Operation nach Kasai wegen Gallenwegsatresie Solche Probleme konnen technische Inoperabilitat bedingen oder zumindest das Letalitatsrisiko des Eingriffes deutlich erhohen, so daß hieraus Konsequenzen für die Indikationsstellung sowohl für die Lebertransplantation als auch v a für eventuelle Voroperationen gezogen werden müssen (s auch Abschn. 2.7).

Anhepatische Phase
Während der anhepatischen Phase (supra- und infrahepatische V. cava inferior und V. portae geklemmt, A hepatica communis ligiert) wird in der Regel der obengenannte venovenöse Bypass verwendet, der mittels der sog Biopumpe Blut aus der V. portae und einer V femoralis in eine V axillaris fordert und damit folgende entscheidende Vorteile bringt·
- deutliche Volumen- und Druckentlastung im Bereich der V cava inferior und V. portae;
- keine Bildung ischamisch-toxischer Substanzen im Mesenterialbereich,
- deutlich geringere Haufigkeit intra- bzw. postoperativen Nierenversagens,
- Moglichkeit ausgiebiger Blutstillung besonders des retroperitonealen Bereiches.

Vor der Reperfusion können alle Gefaßanastomosen, beginnend mit der suprahepatischen V cava

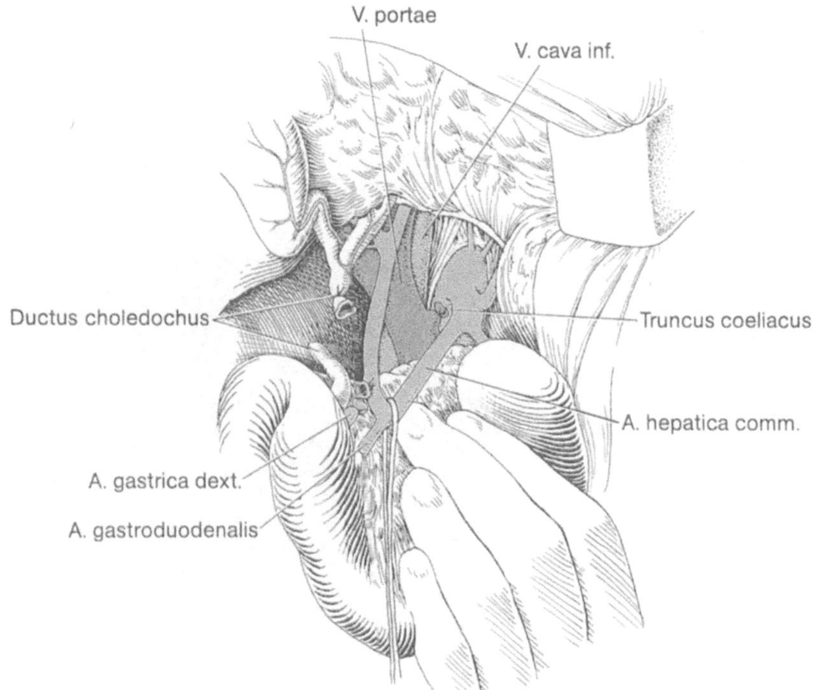

Abb. 21.2. Technik der Lebertransplantation (Situs der subhepatischen Region nach Durchtrennung des Ductus choledochus und Praparation der Gefaße) Nach Eroffnung des Abdomens und Losung der linksseitigen Pars affixa sowie des kleinen Netzes werden die Strukturen des Lig hepatoduodenale bis auf die praparierte V portae dicht am Hilus abgesetzt Danach wird die infrahepatische V cava inferior oberhalb der Nierenvenenabgange freigelegt Nach Luxation der Leber nach links wird sie vom Retroperitoneum freiprapariert, bis auch die suprahepatische V cava inferior von allen Seiten frei und somit abklemmbar ist Hangt die Leber zu diesem Zeitpunkt quasi nur noch an den venosen Gefaßen, so wird nach Praparation der Leiste und Axilla der femoroportoaxillare venovenose Bypass eingebracht und die Empfangerhepatektomie durchgefuhrt Vor Implantation der Spenderleber muß eine subtile Blutstillung der spater nur schwer zuganglichen retroperitonealen Ablosungsstellen vorgenommen werden Nach Anastomosierung der supra- und infrahepatischen V cava inferior wird vorzugsweise auch der Truncus coeliacus der Spenderleber mit Aortenpatch auf die A hepatica des Empfangers anastomosiert, bevor der Bypass beendet und als letztes die V portae anastomosiert wird, da die Reperfusion der Leber von Beginn an mit arteriellem Blut sich funktionell positiv auszuwirken scheint Nach Wiederanschluß der Gallenwege (siehe unten) erfolgt nochmals ausgiebige, oft schwierige Blutstillung, da jede Reoperation zwangslaufig das Infektionsrisiko unter Immunsuppression erheblich vergroßert Nach [72]

inferior, hergestellt werden, so daß die Leber portal als auch arteriell uber die in der Regel mit Aortenpatch anastomosierte A hepatica communis reperfundiert wird, was funktionell vorteilhaft sein soll Sollte doch ohne Bypass operiert werden (z B. Budd-Chiari-Syndrom, Kinder), andert sich unter

Umstanden die Abfolge von Anastomosen und Reperfusion zwecks rascher portaler Druckentlastung und fruhzeitiger Reperfusion.

Gallenwegsrekonstruktion
Ein weiterer Problembereich ist der Wiederanschluß der Gallenwege, der fruher viel Komplikationen verursacht hat, heute jedoch recht standardisiert ist Es stehen verschiedene Methoden zur Verfügung (Abb 21 3).

1 Verbindung Spender/Empfanger-Gallenwege:
- End-zu-End-Anastomose des Ductus choledochus,
- Seit-zu-Seit-Anastomose des Ductus choledochus,
- Verbindung mit Spendergallenblase als Conduit;
2. Ableitung durch Roux-Y-Schlinge

Die meisten Zentren bevorzugen heute eine direkte Anastomosierung zwischen Spender- und Empfangergallengang, im eigenen Vorgehen am haufigsten die Seit-zu-Seit-Anastomose. Sie scheint uns den großtmoglichen Schutz vor Insuffizienz und Stenosierung zu geben Die Benutzung der Gallenblase als Conduit zwischen spender- und empfangerseitigen Choledochusstumpfen wird von dem Zentrum in Cambridge, das diese Methode angegeben hat, benutzt. Immer wenn eine direkte Anastomosierung der Gallenwege nicht moglich ist, wie z.B bei cholangionarem Carcinom, primar sklerosierender Cholangitis oder zu kurzen oder schlecht

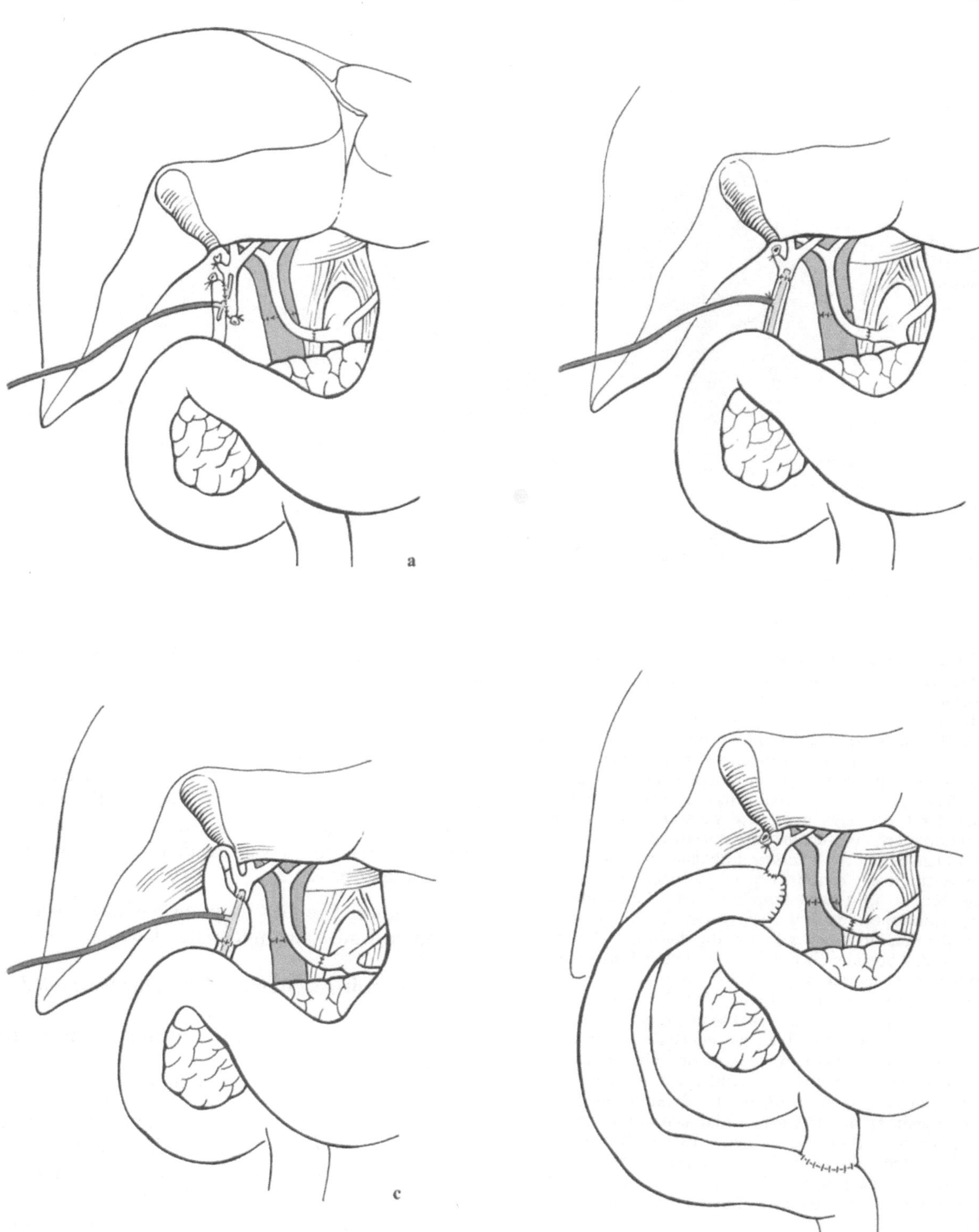

Abb. 21.3a–d. Gebräuchliche Methoden zur Gallenwegsrekonstruktion bei Lebertransplantationen **a** Seit-zu-Seit-Anastomose, **b** End-zu-End-Anastomose, **c** Gallenblasenkonduit, **d** Choledocho-Roux-Y-Jejunostomie

durchbluteten Gallenwegsstumpfen, wird eine Anastomose des Gallenganges mit einer langstreckig ausgeschalteten Roux-Y-Jejunumschlinge vorgenommen.

2.3 Immunologische, perioperative und logistische Gesichtspunkte

Die Lebertransplantation unterscheidet sich in einigen Bereichen der oben aufgeführten Gesichtspunkte erheblich von der Nierentransplantation. Um eine möglichst kurze kalte Ischämiezeit einzuhalten, ist die Durchfuhrung einer Histokompatibilitatstestung sowie eines Cross match praeperativ in der Regel nicht moglich, allerdings wohl auch nicht von so entscheidender Bedeutung wie bei der Nierentransplantation, so daß im wesentlichen auf Blutgruppenkompatibilitat geachtet wird. Die Auswahl des Empfangers nach Blutgruppe, Spender-Empfanger-Gewichtsrelation sowie Dringlichkeit geschieht durch direkte Kontaktaufnahme zwischen Spender- und Empfangerzentrum, die ggf durch Eurotransplant vermittelt wird Wenn auch ahnliche Standardisierungen wie bei der Niere fur die Leberspende angestrebt werden (Necro Liver Report, – s. auch Abschn. 4),

so wird derzeit die Explantation zwecks Beurteilung der Organqualitat und wegen etwaiger technischer Besonderheiten von Mitgliedern des Transplantationsteams vorgenommen, das nach einem abgestuften Plan parallel mit der Empfangeroperation beginnt. Die postoperative Phase verlauft nach den allgemein nach großen Eingriffen üblichen intensivmedizinischen Kautelen unter Beachtung der durch die Immunsuppression wie oben dargestellt veranderten Bedingungen und soll hier keine detaillierte Darstellung erfahren.

2.4 Indikation

Bei bereits weitgehender Standardisierung der Technik und zunehmender Verbesserung der perioperativen und intensivmedizinischen Gesichtspunkte mit entsprechender Verringerung der perioperativen Letalitat wird die Erfolgsrate der Lebertransplantation zunehmend von der richtigen Indikationsstellung abhängen [74] Deshalb muß einerseits dieser Bereich standig neuen Erkenntnissen und Ergebnissen Rechnung tragen und ist damit relativ rascher Veranderung unterworfen, andererseits aber kann die Indikation zu einem solchen Eingriff nur individuell gestellt werden. So

Tabelle 21.6. Indikationsgruppen zur Lebertransplantation

Erkrankungen	Einzelerkrankungen	Bemerkungen
Erwachsene		
Maligner Tumor in Cirrhose		Multilocular, Cirrhose im Vordergrund
Maligner Tumor ohne Cirrhose	Fibrolamellares Carcinom Hepatocellulares Carcinom Hilus-Klatskin-Tumor Cholangiocellulares Carcinom Metastasen	Prognose?
Cirrhose	Primar biliare Cirrhose (PBC) Posthepatitische Cirrhose Wilson-Krankheit Alkoholtoxische Cirrhose Sklerosierende Cholangitis Sekundar biliare Cirrhose	Indikationszeitpunkt!
Benigne Erkrankung ohne Cirrhose	Budd-Chiari-Syndrom Cysten Multiple Adenome	Nur bei spezieller Situation
Akutes Leberversagen	Vorerkrankungen (Cirrhose) Subakute bzw foudroyante Hepatitis (B, NANB) } Intoxikation	Sehr ungunstig Gunstig, sofern zeitgerechte Organverfugbarkeit
Kinder		
Malignom	Hepatoblastom u a	Organverfugbarkeit
Cirrhose	Fruhkindliche Hepatitis Gallengangsatresie Leberbedingte Stoffwechselstorung (z B α_1-Antitrypsinmangel, Wilson-Krankheit, Byler-Krankheit, hereditare Tyrosinamie)	Voroperationen!

sollen im folgenden die derzeitigen Entscheidungskriterien dargestellt werden, auf denen die individuellen Entscheidungen basieren mussen In Abhangigkeit von bestimmten charakteristischen Gemeinsamkeiten bezuglich der Indikationsstellung konnen die einzelnen Krankheiten in die in Tabelle 21.6 aufgelisteten Indikationsgruppen eingeteilt werden.

Maligner Tumor in Cirrhose

Bei dieser Gruppe handelt es sich v a. um den meist zufallig durch Sonographie oder bei ansteigendem α-Fetoprotein diagnostizierten, eher kleinen Tumor bei bekannter langjahriger Cirrhose. Typisches Merkmal ist die technische Resezierbarkeit bei funktioneller Inoperabilitat, die Cirrhose laßt keine ausreichend große Resektion zu, sparsame, etwa Subsegmentresektionen sind wegen zu geringem Abstand zum benignen Gewebe und v.a. Gefahr multilocularen Auftretens des Tumors nicht indiziert

Die Indikation zur Lebertransplantation kann daher bei funktioneller Inoperabilitat nach Ausschluß extrahepatischen Tumorwachstums gegeben sein.

Maligner Tumor ohne Cirrhose

Die Bedeutung dieser Indikation ist offen, weil das Zwei- bis Dreijahresüberleben mit nur ca 20–30% niedrig ist [22, 39, 40, 73, 75, 78] Nicht nur die hohen Kosten, sondern v a auch die Enttauschung der von den Patienten investierten Erwartungen und Hoffnungen ließen den Aufwand als unverhaltnismaßig erscheinen, wenn auch eine gute mittelfristige Palliation bei der Mehrheit der Patienten sowie langfristige Heilung bei wenigen Patienten erreicht werden konnte. Allerdings wurde bei vielen Patienten kein exaktes praoperatives Grading und Staging durchgefuhrt, so daß oft der Mißerfolg durch zum Zeitpunkt der Transplantation bereits existente Lymphknoten- oder Fernmetastasen prajudiziert war und das genannte schlechte Gesamtresultat mitbedingte Die Frage nach einem verstarkten Tumorwachstum unter Immunsuppression bleibt weiterhin offen, es gibt jedoch momentan keine sicheren Hinweise auf eine solche stimulierende Interferenz Es erscheint uns derzeit weiterhin berechtigt, Tumorpatienten in den Indikationsbereich einzuschließen Dabei bedarf es einer exakten Sicherung der Artdiagnose sowie des Ausschlusses extrahepatischen Tumorwachstums, besonders auch in den regionaren Lymphknoten, notfalls durch diagnostische Laparotomie. Erst nach Analyse solcher prospektiver Studien mit langfristiger Verlaufskontrolle kann etwas uber den Wert der Indikation und die Erfolgsaussichten beim jeweiligen Tumortyp festgestellt werden. So

ist zu erwarten, daß das uniloculare hepatocellulare und besonders das fibrolamellare Carcinom, das nur aufgrund ungunstiger Lokalisation nicht reseziert werden kann, eine wesentlich gunstigere Prognose hat als z B das multiloculare cholangionare Carcinom Die Tumorarten sind in der Reihenfolge der geschatzten Verschlechterung der Prognose in Tabelle 21 6 aufgefuhrt

Die Indikationsstellung bei nichtresezierbaren *Lebermetastasen* ist wegen der in diesem Stadium oft vorhandenen extrahepatischen Mikrometastasen sowie wegen des fur die Patienten hohen Aufwandes hinsichtlich des Risikos und der Investition von Zeit und Hoffnung gemessen an der zu erwartenden Verlangerung der Lebenszeit einerseits und auch wegen des derzeit erheblichen Mangels an Spenderorganen andererseits eher zuruckhaltend zu sehen. Allerdings ist dabei auch nach der Art des Primartumors zu unterscheiden So wird die Indikation bei Carcinoid nach bestmoglichem Ausschluß extrahepatischen Wachstums eher zu stellen sein als in ahnlicher Situation bei Colontumor.

Die Frage *additiver Therapie* ist derzeit noch ungelost, hoffnungsvolle Ansatze mit Chemotherapie und Radiatio mit nachfolgender autogener Knochenmarktransplantation haben bisher enttauscht [58].

Die wichtige Voraussetzung des Ausschlusses extrahepatischen Tumorwachstums kann nach Durchführung der üblichen laborchemischen Methoden und bildgebenden Verfahren bei (weiter-) bestehendem Verdacht die *Indikation zur diagnostischen Laparotomie* bedeuten In jedem Falle sollte bei Operationen zur Resektion eines Tumors bei intraoperativ uberraschender Inoperabilitat ein

Tabelle 21.7. Ergebnisse der Lebertransplantation bei Malignom

Zentrum	*Überleben*			
	n gesamt	1 Jahr	2 Jahre	3 Jahre
Denver/	20 (1963–80)	30%	20%	10%
Pittsburgh	21 (1980–85)	70%	40%	30%
Cambridge/ King's College	40 (1975–83)	40%		7%
Hannover	59 (1975–85)	34%	22%	10%

Bisherige langste Uberlebenszeiten

15 Jahre (Gallenwegsatresie, okkultes hepatocellulares Carcinom) [104]
11 Jahre (großes hepatocellulares Carcinom) [76]
 6 Jahre (hepatocellulares Carcinom) [76]
 3 Jahre (colorectale Metastase) [76]

sorgfältiges regionales Lymphknotenstaging vorgenommen werden

Genauere Kenntnisse der funktionellen Resektabilität von Tumoren (besonders bei Cirrhose) durch praoperative Funktionsteste einerseits und erweiterte Resektionsverfahren andererseits, in Zukunft auch besonders die Methodik der Ex-situ-Operation der Leber [81], werden die Indikation zur Lebertransplantation bei Malignomen weiter einschranken.

Die Indikation zur Transplantation bei Lebermalignom wird sich zunehmend eingrenzen auf Tumorformen, die sich bei weiterer Erfahrung als potentiell kurativ transplantierbar erweisen werden. Die Klarung dieser Frage ist neben der Palliation und der Chance auf langfristiges Überleben in Einzelfallen heute mit eine Berechtigung zu dieser Indikation.

Cirrhosen

Grundsatzlich stellt jede voll ausgeprägte Cirrhose mit Insuffizienzerscheinungen eine Indikation zur Lebertransplantation dar Voraussetzung ist, daß sie konservativ ausbehandelt ist und weiterhin Progredienz aufweist Die Beurteilung nach speziellen objektiven Daten, wie z.B. Laborwerten, ist unzureichend, vielmehr sind es allgemeine und individuelle Kriterien wie korperlicher Allgemeinzustand, Muskeldystrophie, berufliche Tatigkeit und Leistungsfahigkeit, Leistungsknick und Leidensdruck sowie Moglichkeit ambulanter oder Notwendigkeit stationarer Behandlung, die fur die Indikationsstellung bedeutend sind Somit stellt sich die Frage nach dem Verlauf, seiner Komplikationshaufigkeit und der sich daraus ergebenden Prognose. Der erwartete Verlauf kann gleichförmig und relativ gut abschatzbar, wie z.B bei primar biliarer Cirrhose (PBC), sein mit dem Risiko, bei einer elektiven Indikation einen zu fruhen Zeitpunkt zu wahlen Er kann sprunghaft und komplikationsreich sein, wie z.B bei posthepatischer Cirrhose, mit dem Risiko, bei plotzlichem Auftreten schwerer Komplikationen die Indikation zu spat zu stellen Die Frage nach dem richtigen Indikationszeitpunkt, theoretisch gut definiert als ausbehandelte Cirrhose im Stadium beginnender Dekompensation mit schlechter Prognose, ist im individuellen Fall oft sehr schwierig zu beantworten, stellt aber fur diese Erkrankungsgruppe das uber den Erfolg oder Mißerfolg entscheidende Problem dar. So konnen die Patienten nach der durch den Zeitpunkt beeinflußten Prognose in die in Abb 21.4 gezeigten 3 Indikationsgruppen eingeteilt werden.

Sowohl die *PBC* als auch die *posthepatitische Cirrhose* stellen klassische Indikationen fur die Le-

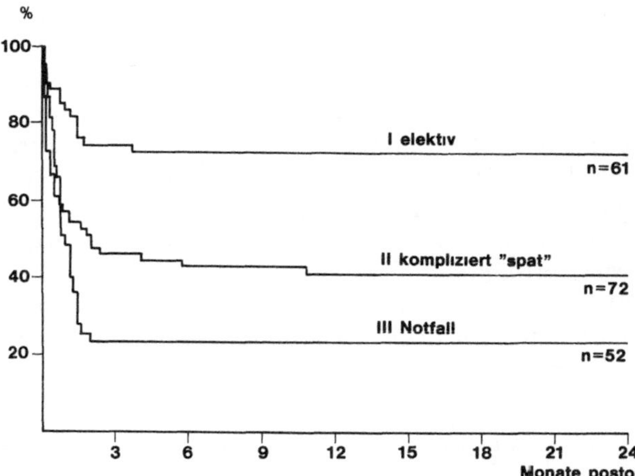

Abb. 21.4. Ergebnisse der Lebertransplantation in Hannover bei Erwachsenen mit Cirrhose in Abhangigkeit von Indikationskategorien (n = 185)

bertransplantation dar [25, 50, 62, 64]. Allerdings ist bei beiden Krankheitsbildern die Frage nach dem Rezidiv der Grundkrankheit noch nicht abschließend beantwortbar. Insbesondere bei der Hepatitis werden die verschiedenen Formen und Schweregrade hinsichtlich ihrer Prognose unterschieden werden mussen

Auch eine Cirrhose aufgrund eines *Morbus Wilson* stellt eine Indikation dar [84], insbesondere, wenn die neurologischen Symptome trotz Penicillamin fortschreiten

Bei der *alkoholtoxischen Cirrhose* handelt es sich um eine umstrittene Indikation [6, 11] Die Cirrhose kann trotz tatsachlicher Abstinenz fortschreiten. Andererseits sind mit dem Alkoholismus erhebliche Unwagbarkeiten verbunden, so daß die Indikation nur in Ausnahmefallen und sehr individuell zu stellen ist Bei der gehauft mit Colitis ulcerosa vorkommenden *sklerosierenden Cholangitis* [59] kann die Frage einer vor oder nach Transplantation vorzunehmenden Darmoperation nur individuell beantwortet werden

Das typische und prognostisch bedeutsame Problem dieser Erkrankungsgruppe ist der individuelle Zeitpunkt der Indikation, die grundsatzlich bei jeder konservativ ausbehandelten Cirrhose im Stadium der beginnenden Dekompensation gegeben ist

Benigne Erkrankung ohne Cirrhose

In speziellen Situationen konnen auch Erkrankungen aus dieser Gruppe eine Indikation zur Lebertransplantation darstellen Besonders hervorzuheben ist dabei das *Budd-Chiari-Syndrom*, wenn eine Lysetherapie nicht in Frage kommt oder erfolglos verlaufen ist und Progredienz besteht Insbesondere ist vor Durchführung ohnehin nur symptomatischer operativer Maßnahmen, wie z B portosystemischen Shunts oder peritoneojugulare Ascitesableitung, an die Möglichkeit einer Lebertransplantation zu denken, die durch evtl. vorangegangene Operationen spater erheblich erschwert wurde mit entsprechend höherer Letalität. Im Gegensatz hierzu durfte es sich bei symptomatischer Cystenleber extremer Ausprägung nach mehrfachen erfolglosen Entlastungsversuchen oder bei multiplen, nichtresezierbaren Leberadenomen mit unsicherer pathologischer Befundung um seltene, sehr individuelle Indikationen handeln

Die Moglichkeit einer (spaterer) Transplantation sollte bei Operationsindikationen beachtet werden.

Akutes Leberversagen

Das akute Leberversagen, z B bei fulminant verlaufender Hepatitis oder bei Dekompensation eines bisher nicht bekannten Morbus Wilson, stellt dann eine Indikation dar, wenn die Moglichkeit der Besserung und Leberregeneration minimal eingeschatzt wird und ein fortschreitender Leberausfall mit Komaentwicklung vorliegt Wird eine Lebertransplantation erwogen, sollte jedoch nicht bis zum Auftreten sekundarer Komplikationen wie Sepsis oder Multiorganversagen gewartet werden. Allerdings wird hier das Problem der Verfugbarkeit eines geeigneten Spenderorgans besonders evident [12, 41, 112]

Bei Irreversibilitat eines akuten Leberversagens ist vor Auftreten sekundarer Komplikationen die Indikation zur Lebertransplantation gegeben.

Maligner Tumor im Kindesalter

Die seltenen Malignome beim Kind stellen ebenso wie beim Erwachsenen eine mogliche Indikation dar [19, 20, 71] Allerdings besteht besonders bei diesem Indikationsbereich wie auch bei kindlichen Cirrhosen das Problem, daß meist kein geeignetes Spenderorgan in der notwendigen Zeit zur Verfugung steht und die Kinder sterben, bevor sie die Chance zu einer Transplantation haben Zukünftig mag dieses Problem durch die Moglichkeiten der Segmenttransplantation gemildert werden [17, 88], insbesondere wenn der andere Leberteil in Form der Splittingtransplantation für einen erwachsenen Empfanger verwendet werden kann [80].

Cirrhosen im Kindesalter

Cirrhosen aufgrund fruhkindlicher Hepatitis, Gallengangsatresie oder Stoffwechseldefekten wie α_1-Antitrypsinmangel bedeuten eine Indikation zur Lebertransplantation [19, 79, 117]. Daher sollten Operationen wegen obengenannter Diagnosen bei Kindern, bei denen evtl eine Lebertransplantation in Frage kommt, auf ein Minimum beschrankt

werden und ggf. nur in typischer Weise (z.B. bei Operation nach Kasai) durchgefuhrt werden Insgesamt haben Cirrhosen im Kindesalter eine schlechte Prognose, selbst wenn sie noch nicht zu Dekompensationserscheinungen gefuhrt haben Aus diesem Grund muß die Indikation frühzeitig gestellt werden Im Gegensatz zum Erwachsenenalter besteht bei Kindern bereits ab dem Zeitpunkt des Vorliegens einer Cirrhose die Indikation zur Lebertransplantation.

Nota bene

Bei Operationen zur Lebertumorresektion und uberraschend nichtresezierbarem Befund (Lokalisation, Ausdehnung, Cirrhose) sollten immer regionare Lymphknoten zur Histologie entnommen werden.

Patienten mit langsam progredienter Erkrankung, wie z B. PBC, sollten möglichst fruhzeitig im Transplantationszentrum von Hepatologen und Chirurgen gesehen werden, um den individuellen Verlauf beobachten und ggf. den elektiven individuellen Indikationszeitpunkt gemeinsam mit den zuweisenden Kollegen bestimmen zu können.

2.5 Ergebnisse

Wie aus Abschn 2.4 hervorgeht, sind die Ergebnisse nach Lebertransplantation v.a. von der Grunderkrankung und dem Indikationszeitpunkt abhangig. Die perioperative Letalitat ist bei Tumorpatienten gering Die Langzeitresultate werden ausschließlich von typischerweise im 6 bis 18 Monat auftretenden Rezidiven bestimmt. Eine Verbesserung dieser Resultate ist durch gezieltere Indikationsstellung zu erwarten (Die derzeitigen Ergebnisse ausgewahlter Zentren der Welt sind in Tabelle 21.7 dargestellt)

Im Gegensatz hierzu bestimmt in der Gruppe der benignen Erkrankungen mit Cirrhose die hohe perioperative Letalitat auch das Langzeitresultat. Das Problem eines späteren Rezidivs der Grundkrankheit besonders bei Autoimmunerkrankungen wurde bereits oben dargelegt und spielt für die in Abb 21.4 gezeigten Ergebnisse keine Rolle. Deutlich ist hier der entscheidende Einfluß des richtigen Indikationszeitpunktes zu ersehen. Die Ergebnisse der Lebertransplantation bei Kindern sind in Abb. 21.5 dargestellt.

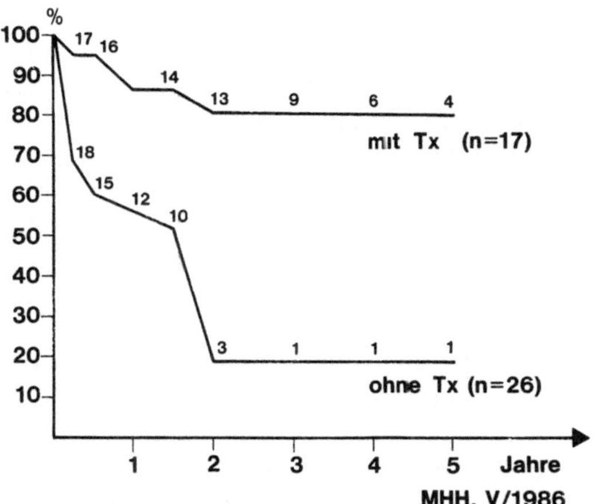

Abb. 21.5. Ergebnisse der Lebertransplantation bei Kindern (biliare Atresie) im Vergleich zum Verlauf bei konservativer Behandlung Verlauf ab 1 Vorstellung in der Klinik (Nach Burdelski, Hannover, pers Mitt)

2.6 Alternativen

Die Isolierung und Aufarbeitung von *Hepatocyten* wird zwar intensiv erforscht, befindet sich jedoch derzeit noch im experimentellen Stadium und dürfte in nächster Zukunft noch keine klinische Bedeutung erlangen.

Die *heterotope Lebertransplantation* bietet einige typische pathophysiologische, technische und indikatorische Besonderheiten, die im folgenden kurz skizziert werden sollen. Problematisch ist die Frage nach einem ausreichenden portalen Blutfluß für beide Lebern mit möglicher Atrophie und Funktionslosigkeit des zu gering mit intestinalen Stoffen durchbluteten Organs. Hamodynamisch ist ferner der Lebervenenabfluß bei herzferner Anastomosierung als problematisch zu bewerten. Hinzu treten Probleme aufgrund der Organgröße mit entsprechendem Platzbedarf hinsichtlich Kompression und Verdrehung von Anastomosen. Geringen indikatorischen Vorteilen, wie z.B. bei exzessiven Voroperationen im rechten oberen Quadranten mit technischer Inoperabilität einer orthotopen Lebertransplantation oder bei vorübergehendem totalem Leberausfall mit erwarteter Erholungsfähigkeit der Empfängerleber und transitorischer heterotoper Transplantation mit anschließender Exstirpation der Transplantatleber, stehen erhebliche Nachteile und Einschrankungen gegenüber. Die heterotope Lebertransplantation kommt weder für maligne Grunderkrankungen in Frage, noch beseitigt sie bei Cirrhosen das Risiko einer Carcinomentwicklung.

Die heterotope Lebertransplantation hat derzeit keine wesentliche klinische Bedeutung.

2.7 Auswirkungen auf die Hepatologie und Erfordernisse der nächsten Jahre

Die Erfahrung, daß im späten Stadium vieler Lebererkrankungen eine Lebertransplantation mit guten Erfolgsaussichten möglich ist, muß die Entscheidungen über diagnostische und therapeutische Maßnahmen bereits vorher beeinflussen. Weitgehende Vermeidung von Operationen bei möglichen Lebertransplantationspatienten mit Entscheidungen zugunsten alternativer Verfahren, wie z.B. Oesophagusvaricensklerosierung statt Shuntoperation oder bei unvermeidlicher Operation Wahl eines Standardvorgehens, stellen ebenso Erfordernisse für die nächsten Jahre dar wie die Vorstellung von Patienten in einem ausreichend frühen Stadium zur Frage und gemeinsamen Festlegung eines elektiven Indikationszeitpunktes.

Für das gemeinsame Auffinden eines geeigneten Zeitraumes für eine elektive Indikation zur Lebertransplantation kommen der Langzeitbeobachtung und der Bearbeitung prognostischer Kriterien des Spontanverlaufes der einzelnen Cirrhoseformen hohe Bedeutung zu.

3 Pankreastransplantation

G. Florack

3.1 Entwicklung

Der Weg, die gestörte endokrine Stoffwechselsituation beim Diabetes mellitus durch Transplantation von Pankreasgewebe zu normalisieren, wurde bereits Ende des letzten Jahrhunderts erkannt. Doch mangelndes Wissen um immunologische Zusammenhänge und technisches Vorgehen führten zum Versagen früher Versuche [111]. Durch die Entdeckung des Insulins 1922 [8] wurde zunächst das Interesse an der Pankreastransplantation verdrangt, und die Anstrengungen konzentrierten sich auf die Reinherstellung des Insulins und die Optimierung der Blutzuckereinstellung. Zwar konnte durch die Einführung des Insulins die Lebenserwartung der diabetischen Patienten eindrucksvoll verlängert werden, gleichzeitig wurden aber speziell bei juvenilen Diabetikern sekundäre Krankheitsbilder offenbar, wie Coronarsklerose, Nephrosklerose, Retinopathien und Neuropathien, die nunmehr Hauptursache für Morbidität und frühe Letalität sind. Die Verhütung dieser Komplikationen erwies sich als problematisch, da mit Standardtechniken der exogenen Insulinadministration keine perfekte Stoffwechselkontrolle erreicht werden kann.

Dieser Umstand hat das Interesse von Chirurgen, Diabetologen und Nephrologen neu stimuliert, den Insulinmangeldiabetes (Typ I) durch Transplantation eines korperfremden funktionstuchtigen Pankreas zu behandeln

1966 wurde das erste sofort vascularisierte Pankreasorgan transplantiert [44]. In dieser Phase wurden entweder segmentale oder pancreaticoduodenale Transplantate verpflanzt, wobei die Erfolgsrate wegen haufiger Infektionen, Gefäßthrombosen, Duodenalleckagen und früher Abstoßung niedrig war, so daß dieses Verfahren aufgegeben wurde. Es folgte ein Zeitraum (1974–1977), in dem die Verpflanzung freier Transplantate, also Inselzellen, meist in Form einer von exokrinem Gewebe weitgehend gereinigten Pankreasgewebesuspension favorisiert wurde. Die Erfolge waren jedoch derart gering, daß diese Technik derzeit klinisch nur noch selten angewendet wird

Seit 1977 werden erneut Transplantationen sofort vascularisierter Pankreata vorgenommen Das weltweit neu geweckte Interesse an der Pankreastransplantation wird dokumentiert durch die im International Pancreas Transplant Registry [108] gesammelten Daten Danach sind bis Juli 1986 insgesamt 911 Pankreastransplantationen bei 852 diabetischen Patienten durchgefuhrt worden, mehr als $^2/_3$ der Falle (646 oder 71%) seit 1983.

3.2 Technik

Zur Pankreastransplantation wird entweder das linksseitige Pankreassegment (Pankreasschwanz) oder das gesamte Organ mit dem Gefäßstiel von Milzarterie und -vene entnommen Um zusatzliche Gefäßlänge zu erhalten, kann auch der Truncus coeliacus und die Portalvene mit excidiert werden und am Transplantat verbleiben. Letzteres ist allerdings nicht möglich, falls bei einer Mehrfachorganspende auch die Leber entnommen werden soll oder die Organspende von einem lebenden Verwandten erfolgt, dann muß die Entnahme eines Pankreassegmentes genugen Wird auf die Leberentnahme verzichtet, konnen Pankreas und Duodenum mit der gesamten Blutversorgung intakt belassen bleiben, einschließlich der lienalen und vom Truncus coeliacus ausgehenden gastroduodenalen bzw pancreaticoduodenalen Gefäßarkade sowie der transversalen pankreatischen und inferioren pancreaticoduodenalen Arkade aus der A mesenterica superior Die korrespondierenden Venen, die in die Pfortader drainieren, mussen entsprechend am Transplantat verbleiben. Die simultane Entnahme der Nieren ist durch dieses Manöver nicht

beeintrachtigt. Das Belassen der Milz am Pankreastransplantat, gedacht als Thromboseprophylaxe zur Verbesserung der Durchströmung des pankreatischen Gefäßsystems mit seiner Niedrigflußcharakteristik ist wegen des möglichen Auftretens einer akuten Graft-versus-host-Krankheit (GvH, Transplantat gegen Empfanger) nicht opportun [27]. Ob das Duodenum als Segment oder duodenaler Patch am Pankreastransplantat belassen wird, hangt von der Auffassung des jeweiligen Chirurgen ab, wie mit dem exokrinen Drüsenanteil verfahren werden soll

Das Pankreas ist ein Organ mit komplexer doppelter Aufgabe, wobei fur die Zielsetzung der Regulierung der diabetischen Stoffwechselerkrankung nur die endokrine Funktion wesentlich, die Behandlung des exokrinen Drüsenanteils jedoch problematisch ist

Das von Dubernard et al [30] inaugurierte Verfahren der Ductusocclusion durch Injektion eines synthetischen Polymers, das das Pankreasgangsystem durch Aushartung rasch verschließt, ist auch heute noch eine häufig angewendete und unmittelbar postoperativ mit wenig Komplikationen behaftete Methode Zur Blockierung der exokrinen Sekretion werden verschiedene Polymere (Neopren, Polyisopren, Prolamin, Silikon) bevorzugt. Es resultiert die Umwandlung der Acinuszellen in fibroses Gewebe, wahrend die Inselzellen erhalten bleiben. Nicht auszuschließen ist aber, daß im Langzeitverlauf Inselzellen auch ihre Funktion einbüßen und als Organabstoßung gewertete Transplantatverluste letztlich Folge einer Fibrosierung der Inselzellen waren

Es werden neuerdings wieder Operationstechniken mit Herstellung des exokrinen Drainageweges in ein Hohlorgan angewendet, um die Morphologie des Transplantates zu bewahren und damit auch die Inselzellen zu schutzen

Als Transplantate kommen Pankreassegmente, Gesamtpankreata mit einem schmalen duodenalen Saum zirkulär der Papilla Vateri oder Duodenopankreastransplantate in Frage. Am haufigsten werden heute als Drainagepool des exokrinen Sekrets je nach Erfahrung der einzelnen Transplantationsgruppen eine in Roux-Y-Technik ausgeschaltete Jejunumschlinge [35], der Magen [23] oder die Blase verwendet [103] Über das operative Vorgehen informieren schematisch Abb 21 6–21 9, wobei, wie eingangs angefuhrt, sowohl Pankreassegmente wie Gesamtorgane bei Entnahme der Druse von einem verstorbenen Spender verwendet werden konnen Durch die Maximierung der Inselzellmasse wird die funktionelle endokrine Reserve erhoht und eine Optimierung der Regulation des Kohlenhydratstoffwechsels erwartet [109].

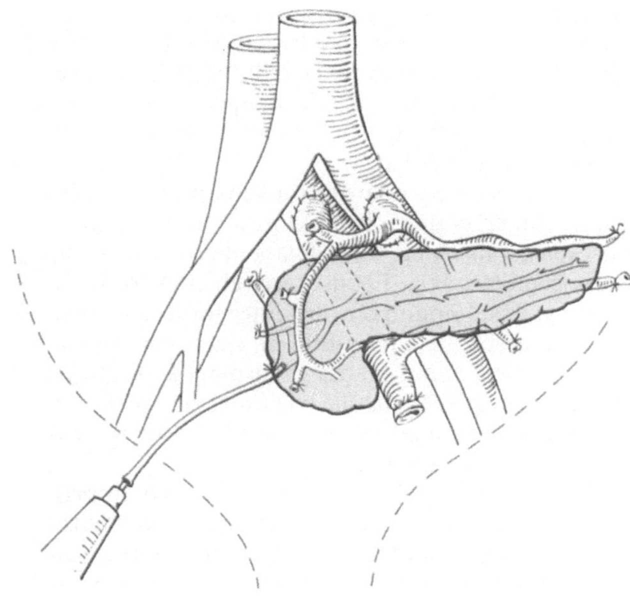

Abb. 21.6. Transplantation eines totalen Pankreas durch Anastomosierung an die Iliacalgefäße, ähnlich ist die Technik bei Verpflanzung eines Pankreassegmentes (Pankreasschwanz) Die exokrine Sekretion wird unterdrückt durch die Injektion eines synthetischen Polymers in das Pankreasgangsystem und die daraus resultierende Occlusion des Ductus pancreaticus mit Fibrosierung der Acinuszellen

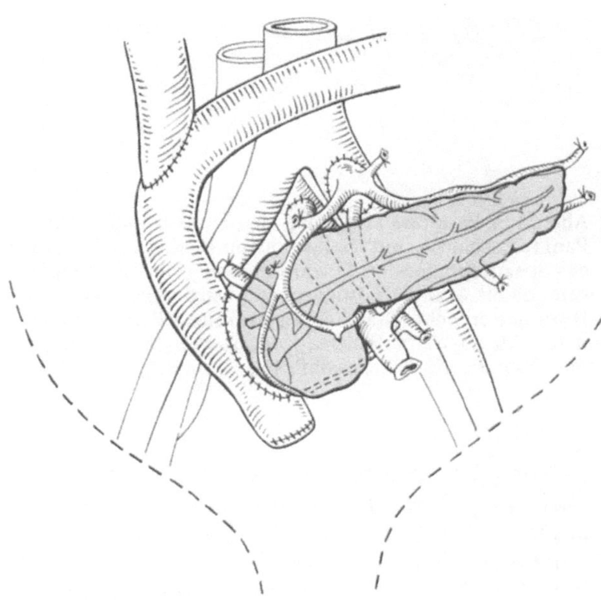

Abb. 21.7. Transplantation des gesamten Pankreas an die Iliacalgefäße Ein duodenaler Saum ist am Pankreas belassen und wird Seit-zu-Seit mit einer in Roux-Y-Technik ausgeschalteten Jejunumschlinge anastomosiert Die Darmanastomose kann auch mit erhaltenem duodenalem Segment durchgeführt werden bei pancreaticoduodenalem Transplantat Bei Verpflanzung nur des Pankreasschwanzes wird zur Darmanastomose eine teleskopartige Einstulptechnik angewendet

Abb. 21.8. Transplantation des Pankreas an die Iliacalgefäße, dargestellt als pancreaticoduodenales Transplantat mit exokriner Sekretdrainage in die Blase durch Duodenocystostomie Ähnliche Anastomosentechniken zur Blase können auch mit einem duodenalen Patch oder mit dem Pankreas selbst bei Transplantation nur eines Pankreassegmentes durchgeführt werden

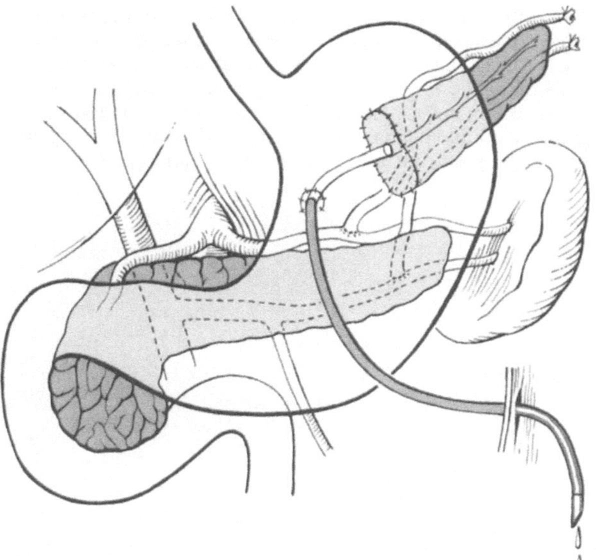

Abb. 21.9. Paratope Plazierung des Transplantats, hier als Pankreassegment, mit Gefäßanastomosen der Milzgefäße des Spenderorganes an Milzarterie und -vene des Empfangers, damit wird der portalvenose Abstrom der endokrinen Hormone erreicht Drainage des exokrinen Pankreassekrets in den Magen durch Pancreaticogastrostomie mit temporarer Ableitung des Pankreassaftes nach außen

Von den meisten Transplantationschirurgen werden die Transplantate heterotop in die Iliacalgrube plaziert, mit Gefäßanastomosierung zwischen dem Gefäßstiel des Transplantats und den Iliacalgefaßen, was zu einer systemischen venosen Insulindrainage unter initialer Umgehung des Leberkreislaufes fuhrt. Selten wird auch die Venenanastomose an eine Mesenterialvene angestrebt, um die physiologischere portale venose Abstromroute zu erhalten Von Calne [23] wird aus diesen Gründen das Transplantat paratop lokalisiert, mit Gefaßanastomosen an die Milzgefäße des Empfangers und exokriner Sekretdrainage in den Magen.

Eine Alternative zur Transplantation sofort vascularisierter Pankreata stellt die Verpflanzung isolierter Inseln oder einer Pankreas-Inselzell-Gewebesuspension dar, meist durch intraportale oder intralienale Injektion Dieses für den Empfanger wenig belastende Verfahren, in tierexperimentellen Versuchen erfolgreich, hat bei der klinischen Erprobung bislang nicht zu einer Blutzuckerkonstanz mit guten Langzeitergebnissen gefuhrt.

3.3 Indikation

Die Indikation zur Pankreastransplantation ist derzeit ausschließlich für juvenile Diabetiker (Insu-

linmangeldiabetes) gegeben, um die Stabilisierung der endokrinen Stoffwechselsituation zu erreichen. Beim Gesunden setzen intakte β-Zellen Insulin bedarfsgerecht frei, so daß Plasmaglucosespiegel innerhalb eines sehr engen Bereiches konstant aufrecht erhalten werden.

Durch nach Standardtechniken appliziertes Insulin konnen breite Schwankungen der Plasmaglucosespiegel nicht bei allen Diabetikern zuverlassig vermieden werden. Ebenso erreichen Anordnungen wie Insulinpumpen, die intermittierend oder kontinuierlich Insulin zufuhren, auch bei engmaschiger Bestimmung der Plasmaglucosespiegel nicht die prazise Kontrolle wie funktionierende Inselzellen. Sie beinhalten gleichzeitig das Risiko hypoglykamischer Episoden.

Es herrscht die Meinung vor, daß die diabetische Stoffwechselstorung, manifestiert durch chronische oder intermittierende Hyperglykamien, verantwortlich ist fur mikrovasculäre und andere Lasionen, die Augen, Nieren, Nerven und Gefaßsystem befallen und nach Jahren zu Erblindung, Nierenversagen, Neuropathien, Coronarsklerose und peripheren Gefäßverschlüssen mit Gangran bei über 50% der Patienten mit Diabetes mellitus vom Typ I fuhren. Frühzeitig zu erkennen, welche Patienten mit diesen Problemen in der Zukunft konfrontiert werden und damit rechtzeitig die Weichen in Richtung operativer endokriner Ersatztherapie durch Pankreastransplantation zu stellen, ist eine schwierige, interdiszplinare arztliche Aufgabe.

Gegenwartig sind Pankreastransplantationen auf Patienten beschrankt, deren sekundare diabetische Komplikationen bereits oder voraussichtlich zukünftig schwerwiegender einzustufen sind als die potentiellen Nebeneffekte der immunsuppressiven Therapie, die zur Verhinderung der Organabstoßung durchgeführt werden muß Man ist bei der Indikationsstellung zur Transplantation dieser Problematik zunachst ausgewichen, indem man Pankreastransplantationen bei den juvenilen Diabetikern vornahm, die schon nierentransplantiert waren und damit bereits eine immunsuppressive Behandlung empfingen oder die wegen gleichzeitigen Vorliegens einer terminalen Niereninsuffizienz zur simultanen Organtransplantation vorgesehen waren.

Seit 1980 werden auch vermehrt nichturämische und nichtnierentransplantierte diabetische Patienten mit progressiv fortschreitenden Sekundarerkrankungen zur Pankreastransplantation vorgesehen Generell sollen Patienten ohne Anzeichen diabetischer Komplikationen von der Operation ausgeschlossen werden, aber auch solche, deren fortgeschrittene Sekundärlasionen sich bereits eigenstandig progredient entwickeln. Wegen der Vielartigkeit der begleitenden Krankheitsbilder ist diese

Regel jedoch nicht immer einzuhalten. So mögen Patienten mit Erblindung, aber früher diabetischer Nephropathie oder Patienten mit präproliferativer diabetischer Retinopathie und manifester Nephrosklerose durchaus zur Pankreastransplantation akzeptiert werden. Im Idealfall wäre es wünschenswert, komplikationsgefährdete diabetische Patienten zu erfassen, bevor Sekundärerkrankungen aufgetreten sind oder einen Status erreicht haben, bei dem die Korrektur des endokrinen Defekts nicht langer ihre Progression aufzuhalten vermag Frühe Hinweise bei Diabetikern für das Auftreten mikrovasculärer Komplikationen sind Gelenksteifigkeit in der Jugend [90] und für die Entwicklung der von raschem Sehverlust gefolgten diabetischen Retinopathie hohe Serumspiegel des insulinähnlichen Wachstumsfaktor I (IGF-I) [60].

3.4 Besonderheiten

Für den Typ-I-Diabetes scheint eine genetische Prädisposition vorzuliegen Dies wird durch die im Vergleich zur Allgemeinbevölkerung größere familiäre Häufung von Diabetes mellitus belegt Es besteht eine hohe Frequenz der humanen Lymphocytenantigene (HLA) DR3 und/oder DR4 von über 90% [113], während diese bei der nichtdiabetischen Bevölkerung nur ca. 30% beträgt. Dies wirft die Frage auf, wie wichtig das Matching für die Pankreastransplantation ist. Für die auch in der Nierentransplantation am wichtigsten erachtete HLA-Klasse II wäre für die Pankreastransplantation durch das differente Verteilungsmuster auf dem DR-Locus bei Diabetikern und Nichtdiabetikern nur selten eine Kompatibilität zu erzielen, was die Verfügbarkeit an Spenderorganen zur Transplantation limitieren wurde. Deshalb wird von allen Transplantationsgruppen nur eine Übereinstimmung von Empfänger und Spender im AB0-System und obligat das negative Cross match angestrebt.

Diese Einstellung ist auch beeinflußt durch die Scheu vieler Transplantationszentren, das Pankreas mehr als 6 h zwischen Organentnahme und Transplantation zu konservieren, obgleich klinische Ergebnisse vorliegen, die über konstant erfolgreiche Pankreaskonservierung durch hypotherme Lagerung in SGF-Plasma-Losung bis zu 28 h berichten [31]. Diese Zeit wäre ausreichend, um eine Histokompatibilitätstestung durchführen zu können und damit eine immunologisch zumindest akzeptable Kombination von Spenderorgan und Empfänger zu erreichen.

Andererseits wird seit der Verbesserung immunsuppressiver Therapien u.a. durch Verwendung von Cyclosporin der Wert der perfekten Gewebe-

übereinstimmung, so z B. für die Nierentransplantation, neuerdings kontrovers beurteilt [55, 70]

Die immunsuppressive Therapie wird von den einzelnen Transplantationszentren recht unterschiedlich durchgeführt Seit 1983 wurde bei 80% der Empfänger von Pankreastransplantaten Cyclosporin in der initialen Behandlungsphase verwendet, entweder allein oder in Kombination mit Prednisolon oder Azathioprin Auch das Dreimedikamentenschema mit Cyclosporin, Azathioprin und Prednisolon, evtl. sogar noch während der ersten 10 postoperativen Tage ergänzt durch die Gabe von Antilymphocytenglobulin (ALG oder ATG), hat sich bewährt Dadurch kann die Dosierung der einzelnen Präparate reduziert werden, was das Auftreten der durch Immunsuppression provozierten Nebenwirkungen begrenzt.

Ein wesentliches Problem der Pankreastransplantation stellt das immunologische Monitoring dar, d.h das frühzeitige Erkennen einer Organabstoßung. Plasmaglucose- und Seruminsulinspiegel sind für das Pankreas weniger empfindliche Indikatoren der Abstoßung als z B. das Serumkreatinin für die Niere. Nach der bei urämischen diabetischen Patienten durchgeführten simultanen Organtransplantation von Niere und Pankreas, entnommen vom selben Spender, besteht neben dem immunologischen Vorteil die Möglichkeit des exakteren postoperativen Monitorings über die Bestimmung des Serumkreatinins und damit das frühzeitigere Erkennen und Therapieren einer Abstoßung, die gegen beide transplantierten Organe gerichtet ist.

Die Sorge um die immunologische Überwachung hat u.a auch die Wahl der Operationstechnik mitbeeinflußt. Durch einen in den Ductus pancreaticus eingebundenen Drain wird das Pankreassekret in der frühen postoperativen Phase extern abgeleitet und so die Amylase direkt bestimmt Erst nach sicherer Etablierung des Transplantats erfolgt nach Occlusion des Pankreasganges die Drainentfernung [16, 107] Analog kann bei der pancreaticovesicalen Sekretdrainage über die Bestimmung der Urinamylase die exokrine und damit indirekt die endokrine Funktionalität des transplantierten Pankreas kontrolliert werden [103].

3.5 Ergebnisse und Ausblick

Die Ergebnisse nach Pankreastransplantation werden beeinflußt durch eine Vielzahl von Faktoren, bedingt durch die angewendeten unterschiedlichen Operationstechniken (Gesamtorgan versus Pankreassegment) sowie die Behandlung der exokrinen Sekretion, durch variierende Modalitäten in der immunsuppressiven Therapie und durch die Selektion des diabetischen Patientengutes mit unterschiedlich stark ausgeprägten Begleiterkrankungen. Fur alle seit 1966 an das Pancreas Transplant Registry [108] gemeldeten Fälle wird eine Einjahrestransplantatfunktionsrate von 34% und eine Einjahrespatientenüberlebensrate von 74% angegeben Bei Aufgliederung der Zahlen nach separaten Zeitraumen, die den Erfahrungszuwachs widerspiegeln, findet sich eine deutliche Verbesserung der Organfunktionsraten (42%) innerhalb der letzten 3,5 Jahre gegenüber fruheren Zahlen. Die Pankreastransplantation ist auch komplikationsärmer geworden mit ca 80% Einjahresuberleben gegenüber 42% in der Anfangsphase dieses Verfahrens Dies reflektiert verfeinertes operatives Vorgehen und exakteres Monitoring, aber auch sorgfaltigere Selektion der Empfanger. Von einzelnen Transplantationsgruppen werden derzeit bereits Transplantatfunktionsraten erreicht, die über 70% nach 1 Jahr liegen. Dies sind noch nicht Ergebnisse, wie sie fur die Nierentransplantation optimal erzielt werden konnen, aber sie zeigen, daß die Pankreastransplantation sicherer geworden ist und daß das Verfahren des experimentellen Charakters enthoben ist.

Hinsichtlich der Immunsuppression hat sich eine Dreifachtherapie in der Kombination von Cyclosporin, Azathioprin und Prednisolon mit signifikant höheren Pankreastransplantatfunktions- und Patientenüberlebensraten als vorteilhaft erwiesen, verglichen mit jedem anderen immunsuppressiven Schema.

Wegen der noch bestehenden Unsicherheit, welche juvenilen Diabetiker sekundare Organläsionen entwickeln werden, sind die meisten Pankreastransplantationen bei Patienten erfolgt, die bereits Begleiterkrankungen hatten Selbst in den letzten Jahren (seit 1983) wurden Pankreasverpflanzungen bei 84% der Patienten vorgenommen, bei denen wegen einer diabetischen Nephropathie bereits eine Nierentransplantation erfolgt war oder diese simultan durchgefuhrt werden mußte

Für die Zukunft ist zu erwarten, daß die Auswahlkriterien zur Pankreastransplantation subtiler und die Methode weiter sicherer und erfolgreicher werden wird. Das Ziel ist, die Pankreastransplantation beim juvenilen Diabetiker durchzufuhren, bevor es zur klinischen Manifestation diabetesinduzierter Komplikationen kommt.

4 Organspende

4.1 Einleitung

Wie bereits in der Übersicht und im Abschnitt uber die Indikation zur Lebertransplantation dargelegt, hat der zunehmende Bedarf dazu geführt, daß die Moglichkeiten und Chancen der Transplantation für einen bestimmten Patienten nicht nur von medizinischen oder individuellen Gesichtspunkten abhangen, sondern auch von der Organverfügbarkeit. Ebenso, wie bei der Nierentransplantation die Diskrepanz zwischen potentiellen Empfangern und verfügbaren Transplantaten immer weiter auseinandergeht und viele Patienten jahrelange Wartezeiten in Kauf nehmen mussen, stellt sich dieses Problem auch fur die Lebertransplantation und kann unter dem vitalen Druck zu einer fatalen Problematik werden, wenn es der Ärzteschaft nicht gelingt, das zweifellos vorhandene Spenderpotential z.B. durch besonders gute Kooperation noch besser auszuschopfen [4, 101, 114–116]

4.2 Logistik

Einige allgemeine Gesichtspunkte hinsichtlich der Ablaufe wurden bereits in den vorangegangen Abschnitten dargestellt. Auf jeden Fall sollte nach allgemeiner Vorklarung eines möglicherweise in Frage kommenden Spenders eine fruhzeitige Kontaktaufnahme mit dem nachsten Transplantationszentrum erfolgen, da u.U. insbesondere bei Mehrorganentnahme umfangreiche organisatorische Vorbereitungen getroffen werden mussen In jedem Fall müssen *vor* einer Entnahmeoperation die Leber- bzw. Herzempfanger feststehen. In der Regel wird die Entnahme dieser Organe auch durch Mitglieder der Transplantationsteams vorgenommen [37]. Die Organisation der Empfangerauswahl sowie die Koordination u U. mehrerer Entnahmeteams ist Aufgabe des Transplantationszentrums. Außerdem unterstutzt das Transplantationszentrum ggf in organisatorischer und medizinischer Hinsicht das Krankenhaus des Spenders bei der Durchfuhrung der folgenden notwendig werdenden Tatigkeiten:
- Hirntoddiagnostik,
- Feststellung, ob eine (Mehr-)Organentnahme aus medizinischer Sicht in Frage kommt,
- Einwilligung,
- Zustimmung des Rechtsmediziners (nur bei unnatürlichem Tod, z.B. Unfall),
- ggf. spenderspezifische Behandlungsmaßnahmen bzw. Verlegung ins Transplantationszentrum

4.3 Hirntod

Der Hirntod ist ethisch und rechtlich allgemein als Tod des Individuums anerkannt [13] Die Institution des „Hirntodes" ist das Ergebnis moderner Intensivtherapie, seine Etablierung stand in keinem Zusammenhang mit der Organspende. Um möglichen unterschwelligen Befürchtungen, der Hirntod könne im Zusammenhang mit einer bevorstehenden Organspende vorzeitig und nicht genügend gewissenhaft bescheinigt werden, entgegenzutreten, hat der Beirat der BÄK eine Klarstellung zur Hirntoddiagnostik [3] durch eine offizielle Bekanntmachung einschließlich eines Hirntodprotokolls erreicht [18].

Die 2 für die Feststellung des Hirntodes verantwortlichen Ärzte mussen selbstverstandlich unabhangig von der Transplantation sein, einer von ihnen muß mehrjahrige Erfahrung bei der Behandlung schwer hirnverletzter Patienten besitzen Intoxikationen, Unterkühlung und ahnliche Artefakte müssen ausgeschlossen sein

Wird die klinische Untersuchung durch ein 30minutiges EEG erganzt, das Nullinie zeigt, kann ein schrittweises beiderseitiges Erlöschen der fruhen akustisch evozierten Potential-Wellen III bis V gezeigt werden oder liegt eine Angiographie mit einwandfreiem cerebralem Zirkulationsstillstand vor, so kann sofort der Hirntod bescheinigt werden, andererseits mussen die klinischen Hirntodkriterien bei primarer Hirnschadigung uber 12 h, bei sekundarer über 3 Tage vorliegen. Bei Sauglingen und Kindern bis zum 2 Lebensjahr mussen aufgrund der Unreife des Gehirns die klinischen Kriterien *einschließlich* eines EEG uber wenigstens 24 h, bei Neugeborenen über 3 Tage vorliegen, bevor der Hirntod festgestellt werden kann

4.4 Medizinische Eignung eines bzw. mehrerer Organe

Die Beurteilung, ob eines oder mehrere Organe eines Hirntoten fur eine Organspende in Frage kommen, richtet sich nach allgemeinen sowohl den Spender insgesamt als auch das jeweilige Organ betreffenden Gesichtspunkten sowie nach allgemeinen und speziellen, in ihrer Quantitat organabhangig unterschiedlich zu bewertenden Kriterien.

4.4.1 Allgemeine, den Spender betreffende Gesichtspunkte

Praexistente ubertragbare Erkrankungen des Spenders müssen ausgeschlossen sein Dies betrifft vor allem:

Malignität
Jeder Verdacht auf maligne Erkrankung sowie jeder auch klinisch als ausgeheilt anzusehende Zustand nach Malignom stellt eine Kontraindikation dar Eine Ausnahme stellt ein primarer Hirntumor dar Hier ist allerdings vor Transplantation eines Organs die zweifelsfreie Histologie des Tumors unabdingbar.

Infektion
Eine HTLV-III-Infektion muß ausgeschlossen sein Eine CMV-Infektion ist je nach Empfangerstatus unterschiedlich zu beurteilen. Eine bakterielle Kontamination, z. B. des Dauerkatheters, der Zugange oder des Tubus, ist nur dann akzeptabel, wenn sie klinisch noch nicht zu manifesten Infektionszeichen geführt hat.

Insgesamt sind v.a. auch der Verlauf, Dauer und mögliche Komplikationen einer Intensivtherapie sowie Vorerkrankungen, todesverursachendes Ereignis sowie mögliche Intoxikationen zu bewerten.

4.4.2 Allgemeine organbezogene Gesichtspunkte

Bei der Beurteilung eines speziellen Organs ist auf folgende Gesichtspunkte zu achten
- Praexistenter Organschaden z.B durch arteriosklerotische Veranderungen,
- praexistente übertragbare Krankheit, z.B organtypische Infektion,
- Grad und Reversibilitat eines durch die Todesursache oder den Verlauf erworbenen Organschadens, z B durch Schock,
- erworbene, mit dem Organ übertragbare Infektion, z B. Harnwegsinfekt,
- Anomalien.

*Allgemeine und spezielle organabhängige
quantitative Kriterien*
Der Bereich dieser Beurteilungskriterien ist mehr oder weniger stark standig im Fluß, da die Organqualitat von sehr vielen Faktoren beeinflußt wird und von Laborwerten nicht vollstandig erfaßt werden kann [56, 87]. Insbesondere berücksichtigen quantifizierte Grenzwerte nicht den Verlauf, der aber fur die prognostische Beurteilung und Abschatzung einer moglichen initialen Nichtfunktion nach Transplantation ganz wesentlich ist Wie bereits in Abschn 4 2 erwahnt, gehen insbesondere bei der Beurteilung der Leber nicht nur objektive, sondern auch subjektive Daten hinsichtlich Leberkonsistenz, Farbe und Oberflachenbeschaffenheit mit ein, wahrend die Kriterien fur das Herz und die Niere weitgehend objektiv und standardisiert

Tabelle 21.8. Allgemeine und spezielle quantitative organbezogene Grenzwerte fur eine Eignung als Transplantat

	Niere	Leber	Pankreas	Herz
Alter	<65 (>65)	1–45 (>45)	<40 $(>40?)$	15–45 (55)
RR			>100	
ZVD			>5	
Vasopressive Substanzen		Dopamin „low dose"		
	evtl auch Dobutrex			
$pO_2^+ O_2^-$-Sattigung			normal	
Organspezifische Werte bzw bedeutsame Unterschiede	Kreatinin <250 µmol/l oder gutes Ansprechen auf Volumengabe Urinvolumen >50 ml/h keine Bakterien im Urin	Intensivtherapie ≤ 7 Tage GOT <100 GPT <50 GLDH <10 Bilirubing <1 mg% HbsAg negativ	Glucose Amylase	Intensivtherapie ≤ 7 Tage EKG, ECG Thoraxrontgen

sind. Insgesamt sind die in Tabelle 21.8 wiedergegebenen Daten daher eher als grobe Richtwerte zu verstehen.

4.5 Einwilligung

Liegt ein klar dokumentierter Wille des Verstorbenen vor, z.B. in Form eines Spenderausweises, so ist die Situation unproblematisch

Anderenfalls müssen die Angehorigen ihre Einwilligung geben, um die sie auch bei vorliegendem Spenderausweis gebeten werden. Den Angehorigen kommt dabei kein eigenes Recht am Leichnam zu, sondern sie sind nach dem sog. Totensorgerecht dazu verpflichtet, quasi als Testamentsvollstrecker im Sinne des Verstorbenen zu handeln.

Die Anwendung des § 34 StGB betreffend den rechtfertigenden Notstand zwecks Organentnahme ohne vorliegende Einwilligungserklarung ist v a. bei vitaler Bedrohung eines konkreten potentiellen Empfangers juristisch gerechtfertigt, sollte jedoch auch wegen der negativen Öffentlichkeitswirkung bei evtl. spaterer ablehnender Haltung der Angehorigen eine sehr seltene Ausnahme bleiben.

4.6 Spenderspezifische Behandlungsmaßnahmen

Jegliche speziell auf die Belange der Organtransplantation gerichtete diagnostische oder therapeutische Maßnahme darf selbstverstandlich erst *nach* endgültiger Hirntodbestimmung erfolgen. Eine Ausnahme stellen lediglich die Blut(mit-)entnahme zur Bestimmung z.B. der Blutgruppe oder HTLV III dar sowie jede Untersuchung aus ohnehin entnommenen Proben (z.B Urin) Dies gilt jedoch z.B. nicht für eine Lymphknotenentnahme zur Gewebetypisierung.

Grundsatzlich ist die intensivmedizinische Behandlung eines Spenders identisch mit der vorhergehenden Intensivtherapie. Ein wesentlicher Unterschied besteht in dem Bestreben, jegliche Applikation von Catecholaminen durch maximale Volumengabe zu vermeiden bzw abzubauen, wobei Dopamin in Nierendosis als unkritisch anzusehen ist Zusätzlich sollte die erhöhte Kreislauflabilitat sowie rasche Elektrolytverschiebungen durch Ausfall cerebraler Steuerungsfunktionen beachtet werden.

4.7 Verlegung eines potentiellen Organspenders

Sollte ein Organspender zur Organentnahme nach erfolgter Hirntoddiagnostik verlegt werden, so ist dies unproblematisch moglich, wenn die Angehorigen zugestimmt haben.

Eine Verlegung zur Hirntoddiagnostik nach dem Protokoll setzt voraus, daß der Patient nach klinischen Gesichtspunkten eindeutig hirntot ist und ohne Berucksichtigung einer Organentnahme die therapeutischen Maßnahmen eingestellt wurden Die Verantwortung fur die Sicherheit dieser Diagnose und den Transport liegt beim behandelnden Arzt Eine diese Umstande berucksichtigende Aufklarung und Einwilligung der Angehörigen sowie ärztliche Transportbegleitung erscheinen obligat.

Hiervon deutlich zu unterscheiden ist die Verlegung zur weiteren diagnostischen Abklarung. Diese Verlegung ist juristisch unproblematisch und immer gerechtfertigt, auch wenn mit Wahrscheinlichkeit keine therapeutischen Konsequenzen mehr entstehen Die übernehmende Klinik – typischerweise neurochirurgisch oder anaesthesiologisch – ist unabhängig vom Transplantationsbereich. Die Absprachen finden zwischen den an der Verlegung beteiligten Kliniken statt, das Transplantationszentrum kann ggf. vermittelnd Kontakte herstellen, ist jedoch ansonsten unbeteiligt.

5 Gegenwärtiger Stand der Dünndarmtransplantation

W H Schraut und K K W Lee

Unter Kurzdarmsyndrom („short gut syndrome") ist ein Zustand der Malabsorption und Unterernahrung zu verstehen, der nach einer ausgedehnten Dünndarmresektion, oftmals mit einer zusätzlichen Colonresektion, entsteht Die Entwicklung der totalen parenteralen Ernahrung (TPE) gemeinsam mit Fortschritten in der pra- und postoperativen chirurgischen Behandlung hat uber die letzten Jahre zum Anwachsen einer Patientengruppe geführt, die einen solchen extremen Intestinalverlust überlebten und in der Folge notwendigerweise ein Kurzdarmsyndrom entwickelten.

Kinder und Erwachsene mit Kurzdarmsyndrom sind für den Rest ihres Lebens auf intravenose Ernahrung angewiesen Die Entwicklung und Standardisierung der TPE als Heimtherapie hat die langfristige Prognose für diese Patienten und ihre Ruckführung in den gesellschaftlichen und persönlichen Kreis sehr verbessert [42]. Trotz dieses Erfolgs sind die Patienten mit Kurzdarmsyndrom in ihrem täglichen Leben aufgrund ihrer Abhängigkeit von der totalen parenteralen Ernährung äußerst eingeschrankt [106] Zudem kann TPE mit erheblichen Komplikationen verbunden sein Kathetersepsis ist eine solche lebensbedrohliche akute Komplikation, mit der jederzeit zu rechnen ist. Weiter ist langandauernde intravenöse Ernahrung mit metabolischen Storungen verbunden, insbesondere kann sie zur Leberfunktionsstörung führen und den Knochenmetabolismus im Sinne einer fortschreitenden Osteoporose beeintrachtigen [15, 102]

Diese Komplikationen sind besonders einschneidend und problematisch bei der Behandlung von Kindern mit TPE. Die Langzeitprognose ist fur sie weniger günstig (eine 15%ige Mortalitätsrate) als die fur Erwachsene, hauptsachlich wegen des erhohten Risikos der Leberstorung, der spezifischen Ernahrungsbedürfnisse, wie sie mit dem Wachstum verbunden sind und durch intravenöse Ernahrungstherapie nicht unbedingt erfullt werden, und schließlich der Schwierigkeiten, die aus dem beschrankten venosen Zugang erwachsen [34] Letztlich ist deshalb die intravenöse Ernahrung ein ungenügender Ersatz fur einen normal funktionierenden Dunndarm. Die bestmogliche Behandlungsstrategie fur Patienten mit ungenugender Absorptionskapazitat besteht darin, einen gesunden neuen Dünndarm zu implantieren.

Ehe Cyclosporin erhaltlich wurde, gab es eine Vielzahl von experimentellen und 8 klinischen Untersuchungen, die jedoch alle ohne Erfolg blieben, da die damalige immunsuppressive Behandlung nicht ausreichte, um die Abstoßung des intestinalen Transplantats zu verhindern und ein Langzeitüberleben des Transplantats (und damit des Empfangers) zu erlauben [2, 32, 67, 68] Diese Erfahrungen und eine Reihe von zusatzlichen Laborstudien wahrend der letzten Jahre haben das Verstandnis der Probleme und Schwierigkeiten, die mit der Dunndarmtransplantation verbunden sind, erweitert und verbessert.

Eine Vielzahl experimenteller Untersuchungen dokumentierte die technischen Aspekte, die eine Dünndarmtransplantation ermöglichen, informierte uber das potentielle Risiko einer todlichen Graft-versus-host-Reaktion, die durch die lymphatischen Gewebe eines Dünndarmtransplantats induziert werden kann, und zeigten, daß die Abstoßung von Dunndarmtransplantaten durch den Einsatz der Immunosuppressiva Azathioprin, Prednison und Antilymphocytenserum verzögert werden kann Mehrere Veroffentlichungen deuten an, daß die kurzzeitige Ischamie, die Denervation und die Unterbrechung der lymphatischen Drainage einen erfolgreichen Versuch nicht ausschließen und daß die damit verbundenen morphologischen und funktionellen Veranderungen des Transplantats reversibel sind. d.h. keine schwerwiegenden, lang andauernden Nebeneffekte hinterlassen [46, 54, 68, 93]

Die experimentelle Basis
der Dünndarmtransplantation
Mit der Entwicklung und Erhaltlichkeit des immunsuppressiven Medikaments Cyclosporin kam es zu einer Reihe von experimentellen Studien an Ratten, Hunden und Schweinen. Untersuchungen mit verschiedenen Rattenstammen als Spender und Empfanger zeigten definitiv, daß Cyclosporin (15 mg/kg KG/Tag fur 1–4 Wochen) eine Abstoßung verhindern kann [38, 45, 52]. Es erwies sich jedoch als weniger wirksam, wenn es als immunsuppressive Monotherapie an Schweinen oder Hunden nach Dünndarmtransplantaten erprobt wurde. Wahrend die Mehrzahl der Studien eine statistisch signifikante Verlangerung des Transplantatuberlebens zeigte, war die Anzahl der Transplantate, die für längere Zeit (Jahre) funktionell intakt blieben, prozentual sehr gering, wenn man die große Anzahl von Versuchen berücksichtigte Eine hohe technische Komplikationsrate war

die Hauptursache der Mißerfolge [1, 26, 29, 82, 83, 85, 86]

Reznick et al. [85] und Craddock et al [26] veroffentlichten als erste eine Studie an Hunden, die Cyclosporin nach Dunndarmtransplantation erhielten. Diese Untersuchungen zeigten, daß die Abstoßung verzogert und in einigen Fällen durch tägliche intramusculare Injektion von Cyclosporin in einer Dosis von 25 mg/kg KG verhindert werden konnte Die Hunde überlebten mit orthotopischen Transplantaten im Durchschnitt 103,8 ± 39,4 Tage, wohingegen Hunde ohne immunsuppressive Therapie nach 12,5 ± 4,6 Tagen verstarben. Die Zugabe von Steroiden hatte sich nicht unbedingt als geeignet erwiesen, die Resultate der Cyclosporinmonotherapie zu verbessern, zumindest nicht im Hundemodell, wie Diliz-Perez et al [29], Aeder et al. [1] und Raju et al [83] berichteten

Die Cyclosporintherapie für Schweine mit Dünndarmtransplantaten wurde erstmals von Ricour et al [86] beschrieben, die Cyclosporin intravenös, intramuscular und/oder oral den Empfangern von intraabdominellen Dünndarmtransplantaten verabreichten. Diese Untersuchungen erbrachten, daß den Empfangern von Dünndarmtransplantaten in Kontinuität mit ihrem eigenen Gastrointestinaltrakt Cyclosporin parenteral und nicht oral gegeben werden sollte, da eine ausreichende Cyclosporinabsorption über das Transplantat zumindest wahrend der ersten postoperativen Wochen nicht gewahrleistet ist Drei Schweine, die Cyclosporin parenteral erhielten, überlebten mehr als 100 Tage Pritchard u Kirkman [45], die eine ahnliche Studie durchfuhrten, waren weitaus weniger erfolgreich mit der oralen Cyclosporintherapie, konnten jedoch ebenso bessere Resultate erreichen, wenn sie Cyclosporin parenteral gaben.

Zusammenfassend konnen folgende Aussagen gemacht werden Cyclosporin als Monotherapie kann die Abstoßung von Dunndarmtransplantaten nicht verlaßlich verhindern, zumindest nicht im Hunde- oder Schweinemodell. Die Transplantatabstoßung wird jedoch erheblich verzogert und ein gelegentliches Langzeituberleben des Empfangers erreicht, besonders wenn Cyclosporin parenteral gegeben wird.

Es ware zu erwarten, daß in der klinischen Dunndarmtransplantation eine Kombination von Cyclosporin mit Azathioprin, Antithymocytenglobulin (ATG), Prednison und zusatzlich monoklonalen Antikorpern (OKT 3) eine weitere Verbesserung dieser Resultate erlauben wurde.

Experimentelle Untersuchungen am Rattenmodell der Dünndarmtransplantation zeigten, daß für den Empfanger eines Dünndarmtransplantats der Verlauf einer Abstoßungsepisode, wie wir sie aus der Nierentransplantation kennen und erfolgreich

behandeln konnen, eine außerst ernste und lebensbedrohliche Situation darstellt. Die Barrierefunktion der intestinalen Mucosa, die den Übertritt von Toxinen und Bakterien verhindert, bleibt in den Frühstadien der Abstoßung zwar erhalten, wie es von Arnaud-Battandier et al. [5] berichtet wurde, mit Fortschreiten des Abstoßungsprozesses verliert der Dünndarm jedoch diese Barrierefunktion, und zusatzlich zum Abstoßungsprozeß entwickelt sich eine Infektion des Transplantats Der Empfanger eines Dünndarmtransplantats bedarf daher einer außerst sorgfaltigen praventiven Form der Immunsuppression Die ausgedehnte mucöse und submucöse Infiltrierung durch Lymphocyten und die sporadische Mucosazerstörung, wie man sie in Verbindung mit der Abstoßung sieht, konnen durch eine immunsuppressive Kombinationstherapie, die Breitspektrumantibiotica einschließen würde, kaum rückgangig gemacht werden und erfordern daher die Entfernung des Transplantats, ehe es zu Transplantatnekrose mit bakterieller Permeation, Perforation und Peritonitis kommt. Selbst wenn der Empfanger eines Dünndarmtransplantats ein solch fortgeschrittenes Stadium der Abstoßung und die damit assoziierten septischen Komplikationen überleben sollte (dies geschieht gelegentlich im Rattenmodell der akzessorischen Dunndarmtransplantation), dann wird man mit Transplantatfibrose und Intestinalverschluß rechnen mussen, die letztlich einem Transplantatverlust gleichkommen [52]. Die Abstoßung eines Dünndarmtransplantats muß daher frühzeitig entdeckt und ihr Fortschreiten vermieden werden.

Neben der Abstoßungsreaktion muß sich die Dünndarmtransplantation auch mit dem Problem einer Graft-versus-host-Reaktion (GvH) befassen. Eine GvH, die durch die immunkompetenten allogenen Lymphocyten in den Peyer-Plaques und Lymphknoten des Transplantats und durch die „passenger leukocytes" induziert wird, die den Empfanger als fremd erkennen und daher eine eigene Abstoßungsreaktion verursachen, kann nach einer Dunndarmtransplantation fatal verlaufen. Bei Ratten lassen sich die speziellen immunologischen Gegebenheiten zur Induzierung einer fatalen GvH-Erkrankung arrangieren, indem ein F_1-hybrider Empfanger ein Dünndarmtransplantat vom Elternpaar erhalt, z B mittels der Lewis → Lewis × Brown-Norway-F_1-Kombination [28, 61, 99]. Im klinischen Bereich besteht eine solche spezielle Situation nicht, und die Entwicklung einer tödlichen GvH-Reaktion ist nicht unbedingt zu erwarten, ware jedoch in der Theorie moglich Dies konnte eintreten, wenn eine ausgedehnte praexistierende Immunschwache des Empfangers bestünde, wie man sie manchmal in Verbindung mit Unterernahrung sieht, oder wenn eine immunologisch bedingte Pravalenz der Spenderlymphocyten aufgrund zuvoriger Sensibilisierung gegen den Empfanger vorhanden ware. Ausreichende praoperative Diagnostik und Vorbereitung ebenso wie ein korrekter Cross match sollten die Entwicklung einer GvH-Erkrankung aufgrund dieser Umstande verhindern Dennoch erscheint es ratsam, die Lymphocyten in dem Transplantat immunologisch inaktiv zu machen Da es unpraktisch ist, den Organspender mit Rontgenbestrahlung oder Chemotherapie vorzubehandeln, mussen samtliche Methoden der Vermeidung der GvH-Reaktion gegen die Lymphocyten in dem Transplantat gerichtet sein Eine Bestrahlung des kalten, nichtperfundierten Transplantats mit 10 Gy unmittelbar nach der Transplantatentnahme vom Spender verhindert die Entwicklung einer GvH-Erkrankung im Rattenmodell der Dunndarmtransplantation effektiv, ohne daß eine morphologische oder funktionelle Beeintrachtigung des Transplantats im Sinne einer Bestrahlungsenteritis befürchtet werden müßte [51] Diese Technik der Röntgenvorbestrahlung des Transplantats kann ohne Schwierigkeiten in klinischen Studien angewendet werden.

Ein erfolgreiches Programm der klinischen Dünndarmtransplantation bedarf einer Methode der Transplantatuberwachung Die histologische Untersuchung von Dunndarmschnitten und Biopsiematerial zeigte, daß die histologische Folge der Abstoßung stets mit zunehmender Mucosa- und Submucosainfiltration durch Lymphocyten beginnt, die zur Zerstorung der Mucosa fortschreitet und letztlich entweder zur Transplantatnekrose oder -fibrose fuhrt [89]. Diese histopathologische Folge bleibt bei chronischer Abstoßung erhalten, entwickelt sich jedoch langsamer und endet immer in der Fibrose Es bedarf einer Biopsie der gesamten Dunndarmwand, um in jedem Falle eine absolut verlaßliche Aussage bezuglich des Schweregrades der Abstoßung zu erhalten. Eine Schleimhautbiopsie reicht oftmals nicht aus, da haufig nicht alle Darmwandschichten und die gesamte Lange des Dünndarmtransplantats gleichmaßig und gleichzeitig befallen sind. Es wäre auch zu bedenken, daß das Transplantat in orthotopischer Lage zu Biopsiezwecken nicht ohne weiteres zuganglich ist Zusätzlich muß eine Darmperforation befurchtet werden

Wenn man diese Einschrankungen der Überwachung von Dunndarmtransplantaten durch wiederholte Biopsie berucksichtigt, dann ware es vorteilhaft, einen Funktionstest zu entwickeln, der sich einfach und wiederholt durchfuhren ließe und zudem eine ausreichende Sensitivitat und Spezifitat besaße, um eine klare Aussage zu machen Nordgren et al [66] entwickelten einen 14-C-Glucoseabsorptionstest, der die funktionelle Integritat

eines Dünndarmtransplantats wahrend der Abstoßung reflektiert Die Verwendung eines Radioisotopes, wenn auch in außerst geringer Menge, muß jedoch kritisch beurteilt werden, insbesondere da dieser Funktionstest wiederholt durchgeführt wurde Hatcher et al [38] untersuchten die Absorption von α-D-Glucose und Polyethylenglykol (PEG) durch Thiery-Vella-Schlingen bei Ratten und fanden einen graduellen Abfall der Glucoseabsorption und einen Anstieg der PEG-Permeation mit zunehmender Transplantatabstoßung. In dieser Studie erwiesen sich jedoch beide Untersuchungsmethoden wie auch Schleimhautbiopsien als ungenugend für eine frühzeitige Aussage über den Abstoßungsprozeß, bevor sich klinische Anzeichen (palpierbare abdominale Resistenz) entwickelten

Ein Maltoseabsorptionstest, der wie ein Glucosetoleranztest durchgeführt wird, hat sich nach unserer Erfahrung als vorteilhaft erwiesen [9] Eine definierte Maltoselosung wird entweder peroral gegeben oder in das proximale Enterostoma instilliert. Um Maltose zu absorbieren, muß das Maltosemolekül durch die Disaccharidase Maltase in der Dunndarmmucosa in sein Monosaccharid Glucose gespalten werden und dann als Glucose aktiv absorbiert werden Dies fuhrt zu einer Erhohung des Serumglucosespiegels. Sowohl der Gipfel wie auch die Form einer Serumglucosekurve, wie man sie mit dem Maltoseabsorptionstest erhalt, geben Aufschluß uber die Funktionskompetenz eines Dünndarmtransplantates Frühzeitig in der Abstoßungsfolge verringert und verspatet sich der Gipfel der Glucosekurve Mit fortschreitender Abstoßung, die durch Diarrhoe und Gewichtsverlust klinisch offensichtlich wird, kommt es zur Abflachung der Glucosekurve Diese Veranderungen gehen einher mit zunehmender Zerstorung der Dünndarmarchitektur

Der Maltoseabsorptionstest hat sich als Überwachungsmethode bewahrt, da er den funktionellen und histologischen Zustand eines Dunndarmtransplantates, das eine Abstoßungsreaktion durchmacht, widerspiegelt Im Hinblick auf die klinische Situation würde eine kontinuierliche Transplantatuberwachung mittels des Maltoseabsorptionstests durchgefuhrt Sobald der Test abnorm wurde, ware eine Biopsie angebracht Aufgrund beider Untersuchungsresultate könnte die immunsuppressive Behandlung entsprechend verandert werden

Im Hinblick auf die Dünndarmtransplantation in der padiatrischen Altersgruppe entsteht die Frage, ob fur den Empfanger eines Dunndarmtransplantates normales Wachstum und Entwicklung zu erwarten waren Experimentelle Untersuchungen an Ratten demonstrierten, daß junge

Empfanger eines Transplantates nahezu normal heranwuchsen, ungeachtet der Tatsache, ob sie ein Transplantat des gesamten Dunndarms, des Jejunums oder des Ileums erhielten [100]. Wie zu erwarten, entstanden bei den Empfangern von Jejunum- oder Ileumtransplantaten spezifische Ernahrungsdefizite (Hypovitaminose, reduzierte Serumtriglyceridspiegel), die bei den Empfangern von Iso- oder Allotransplantaten des Gesamtdunndarms nicht gesehen wurden Ohne Zweifel ware die Transplantation des gesamten Dunndarms die beste Therapie fur Patienten mit Kurzdarmsyndrom Es ist jedoch realistischer, sich mit der Transplantation von Segmenten des Dunndarms zu begnugen, insbesondere, da es unmoglich sein durfte, ein Gesamtdunndarmtransplantat in der kontrahierten Abdominalhohle eines Patienten mit Kurzdarmsyndrom unterzubringen [94] Ein Ileumtransplantat ware einem Jejunumtransplantat aufgrund seiner speziellen Absorptionskapazitaten vorzuziehen.

In der erwahnten Studie [100] wurde uberraschenderweise eine persistierende erhohte Fettausscheidung im Stuhl der Empfanger von Allo- oder Isotransplantaten entdeckt Mehrere experimentelle Untersuchungen haben die anastomotische Rekonstituierung der lymphatischen Drainage nach Dünndarmtransplantation aufgezeigt [7, 52] Die Unterbrechung der lymphatischen Wege konnte dennoch ein kausaler Faktor für die Fettabsorptionsstörung sein, falls die Rekanalisierung, wenn auch anatomisch vorhanden, funktionell ungenügend sein sollte Experimentelle Untersuchungen in diese Richtung sind bisher nicht durchgefuhrt worden. Ballinger et al. [7] berichteten, daß Transplantatdenervierung die Hauptursache der Steatorrhoe nach Dünndarmtransplantation darstellt Es darf angenommen werden, daß die Folgen der Denervierung (die *nicht* zu einer Veranderung der Dunndarmmotilitat fuhren) und der Unterbrechung der lymphatischen Drainage nicht 100%ig reversibel sind und gemeinsam den Grund dieser persistierenden Fettabsorptionsstorung darstellen.

Man muß in Betracht ziehen, daß die Absorption von Cyclosporin, einer fettloslichen Substanz, infolge dieser Fettabsorptionsstorung ungenügend sein durfte. Um effektive Serumspiegel von Cyclosporin zu erreichen, ware daher für kunftige klinische Dunndarmtransplantationen die parenterale Cyclosporintherapie anzuraten, und zwar nicht nur in der frühen postoperativen Periode, wie bereits besprochen [82], sondern auch u.U als parenterale Langzeittherapie.

Fur ein Dunndarmtransplantat bestehen 2 Moglichkeiten der venosen Drainage Die Transplantatpfortader kann entweder mit der Pfortader oder unteren Hohlvene des Empfangers anastomosiert werden Aufgrund mehrerer Berichte aus der Allgemein- und auch der Transplantationsimmunologie [14, 48, 91, 97] kann man mit positiven immunologischen Konsequenzen der Pfortaderdrainage im Sinne einer verzogerten Transplantatabstoßung rechnen. Diese Verzogerung ist jedoch geringfügig [97] und dürfte nicht ausreichen, um eine portoportale Anastomose zu rechtfertigen, die technisch als schwierig betrachtet wird Eine portoportale Anastomose ware jedoch vorzuziehen, da sie die physiologische Situation rekonstituiert Eine systemische venose Drainage dagegen kommt einem partiellen portocavalen Shunt gleich, ist also nicht physiologisch und verursacht Nebeneffekte, wie z B Hyperammonämie, Veränderungen im Serumaminosaurenprofil und eine Verminderung des Lebergewichtes im Verhaltnis zum Gesamtkörpergewicht [47, 98] Wenn auch diese metabolischen Veranderungen keine klinisch offensichtlichen Veränderungen zur Folge haben, ware es dennoch denkbar, daß sie bei Patienten mit durch TPE vorgeschadigter Leber oder mit einer hepatotoxischen Reaktion aufgrund immunsuppressiver Therapie klinische Wertigkeit erhalten Unter diesen Umständen ware dann die Pfortaderdrainage der systemischen Drainage vorzuziehen, es sei denn, anatomische oder operationstechnische Schwierigkeiten würden dies verhindern

Eine erfolgreiche Strategie zur klinischen Dunndarmtransplantation erfordert eine sichere effektive Methode der kurzzeitigen Dünndarmpraservation Lillehei et al [54], Schraut et al. [95] und mehrere andere Gruppen [57, 110] erwiesen die Zuverlassigkeit der Dunndarmpräservation fur 3–4 h durch Hypothermie (4° C) Zieht man jedoch die klinische Situation in Betracht, durfte in einem solch kurzen Zeitintervall die Transplantatentnahme vom Spender, der Transport zum Empfanger und seine Vorbereitung nicht moglich sein, es sei denn, man verwendete Lebendspender, z B. Verwandte Es ist weitaus realistischer, eine Praservation von 6–8 h oder sogar langer in Betracht zu ziehen, falls Spender und Empfanger sich in verschiedenen Instituten befinden sollten

Zur Zeit benutzen wir eine modifizierte Extracellularflussigkeit, die 5% Fructose und 5000 U/l Heparin enthalt, zur intravascularen Spulung nach Transplantatentnahme vom Spender; intraluminale Ausspulung des Darmes folgt mit derselben Losung bei 4° C, jedoch ohne Heparin. Diese Technik erlaubt eine Praservation des Dünndarmtransplantats uber 12 h [53] Da eine längere sichere Praservationsperiode nicht garantiert werden kann, ist es ratsam, die Dunndarmtransplantation nur dann durchzufuhren, wenn Spender und Empfanger sich in geographischer Nähe befinden, vorzugsweise in der gleichen Klinik

Die ethische Grundlage der klinischen
Dunndarmtransplantation

Es erhielten 8 Patienten ein Dunndarmtransplantat, bevor Cyclosporin zur klinischen Anwendung kam. Alle verstarben entweder aufgrund technischer Schwierigkeiten oder infolge einer Abstoßung und/oder einer GvH-Reaktion Bisher erhielt 1 Patientin ein Dunndarmtransplantat und wurde mit Cyclosporin behandelt, sie verstarb aufgrund eines cerebrovascularen Zwischenfalls 10 Tage nach Transplantation Nordgren u. Cohen [65] berichteten, daß nur sehr geringe histologische Veränderungen im Transplantat zu sehen waren, die auf eine Abstoßungsreaktion hatten hinweisen können. Wenn dies auch als Mißerfolg der klinischen Dünndarmtransplantation betrachtet werden könnte, so muß man jedoch zugestehen, daß Cyclosporin in Verbindung mit den anderen Immunsuppressiva keineswegs als ungenügende Behandlung der Abstoßungsreaktion von Dünndarmtransplantaten betrachtet werden kann. Obwohl Cyclosporin das langzeitige Überleben von Dünndarmtransplantaten im Hundemodell nicht garantieren kann, darf man sich daran erinnern, daß mit nahezu jeder Art der Organtransplantation, die vom Hundemodell zur klinischen Anwendung kam, im klinischen Bereich sowohl die unmittelbaren als auch langfristigen Resultate besser waren als im Hundelabor. Das Hundemodell erscheint ein äußerst schwieriges und rigoroses Modell der Transplantationsbiologie zu sein. Mit der Entwicklung neuerer und besserer Methoden zur Behandlung des Patienten nach Organtransplantation und insbesondere durch die Entwicklung von Cyclosporin, das zusätzlich zu den anderen Immunsuppressiva, Prednison, ATG, Azathioprin und OKT3, gegeben wird, sollte sich die Prognose für Patienten nach Dünndarmtransplantation erheblich verbessern.

Die Dünndarmtransplantation kann sich als eine ethische und humane Form der Therapie erweisen. Zur Zeit sollten nur die Patienten als Kandidaten für ein Intestinaltransplantat betrachtet werden, die absolut und permanent auf die totale parenterale Ernahrung angewiesen sind, die schwerwiegende Nebeneffekte der TPE (wiederholte septische Episoden, Verlust jeglichen venosen Zugangs, Leberfunktionsstorungen, schwerwiegende Beeintrachtigung des Knochenmetabolismus) erlitten und deren Prognose daher äußerst ungunstig ist. Patienten mit akuten septischen Komplikationen und im Terminalstadium sollten nicht als Kandidaten für ein Dünndarmtransplantat betrachtet werden, da ihr reduzierter und labiler Allgemeinzustand ein erfolgreiches Resultat ausschließen wurde.

Um die klinische Dünndarmtransplantation zu einer klinisch sicheren Behandlungsmethode zu entwickeln, werden und müssen Strategien angewandt werden, die diesem Ziel forderlich sind. Die Operation selbst sollte auf eine Art und Weise durchgefuhrt werden, die einen Erfolg nahezu garantiert, was den Aufschub einer intestinalen Anastomose verlangt, bis das Transplantat immunologisch toleriert wird, d h bis sich alle Parameter, die eine Abstoßung andeuten könnten, unter entsprechender Therapie normalisierten. Das Dünndarmtransplantat, vorzugsweise das Segmenttransplantat eines pädiatrischen Spenders, das ausreichenden Platz in der Abdominalhöhle des Empfangers finden kann, wurde daher als eine Thiery-Vella-Schlinge implantiert werden, um es der Inspektion, Biopsie und Funktionsstudien zuganglich zu erhalten Unmittelbar vor Transplantation wurde das Dünndarmtransplantat mit 10 Gy vorbehandelt werden, um somit die Entwicklung einer GvH-Erkrank

Zusammenfassung

Die Dünndarmtransplantation kann zu einer klinischen Behandlungsform entwickelt werden, da 1) Abstoßung durch Cyclosporin zusammen mit Azathioprin, Prednison, ATG und moglicherweise OKT 3 verhindert werden kann, 2) eine GvH-Erkrankung durch in-vitro-Rontgenbestrahlung des Transplantats und durch Immunsuppressiva vermieden wird, 3) Transplantatuberwachung durch eine Kombination des Maltoseabsorptionstests oder eines anderen Funktionstests und Transplantatbiopsie moglich wird und 4) eine Methode zur sicheren kurzzeitigen Praservierung eines Kadavertransplantats vorhanden ist

Das Risiko, das dem Patienten durch ein Dünndarmtransplantat erwachsen konnte, ist heute aufgrund der Fortschritte vermindert, die in der Transplantationsbiologie und Chirurgie i allg. gemacht wurden Zusätzlich zu verbesserter immunsuppressiver Therapie gelang die Entwicklung besserer, hochwirksamer Antibiotica und diagnostischer Methoden zur Erfassung von Viruserkrankungen, die insgesamt zu einer sicheren und effektiven klinischen Anwendung der Dünndarmtransplantation beitragen sollten.

Literatur

1 Aeder MI, Payne WD, Jeng LB et al (1984) Use of cyclosporine for small intestinal allotransplantation in dogs Surg Forum 35 387

2 Alican F, Hardy JD, Cayırlı M et al (1971) Intestinal transplantation Laboratory experience and report of a clinical case Am J Surg 121 150

3 Angstwurm H (1984) Medizinische Aspekte der Organtransplantation Wann spricht man vom Hirntod? perimed, Erlangen (der arzt im krankenhaus und im gesundheitswesen, monatsschrift des marburger bundes, S 27–31)

4 Arbeitsgemeinschaft der Transplantationszentren in der Bundesrepublik Deutschland einschl Berlin-West eV (1988) Transplantationskodex Mitteilungen der Deutschen Gesellschaft für Chirurgie 2 (Beilage)

5 Arnaud-Battandier F, Salmon H, Aynand JM et al (1986) In vitro and in vivo studies of the mucosal immune barrier after long term small bowel allotransplantation in pigs using cyclosporin A In Deltz E, Thiede A, Hamelmann H (eds) Small bowel transplantation Experimental and clinical fundamentals Springer, Berlin Heidelberg New York Tokyo, pp 39–43

6 Atterbury CE (1986) The alcoholic in the lifeboat Should drinkers be candidates for liver transplantation? J Clin Gastroenterol 8 1–4

7 Ballinger WF, Christy MG, Ashby WB (1962) Autotransplantation of the small intestine The effect of denervation Surgery 52 151

8 Banting FG, Best CH (1922) The internal secretion of the pancreas J Lab Clin Med 7 251

9 Billiar TR, Garberoglio C, Schraut WH (1984) Maltose absorption as an indicator of small intestinal allograft rejection J Surg Res 37 15

10 Bismuth H, Houssin D, Ornowski J, Meriggi F (1986) Liver resections in cirrhotic patients A western experience World J Surg 10 311–317

11 Bismuth H, Gugenheim J, Ciardullo M (1986) Indications for hepatic transplantation in alcoholic cirrhosis Transplant Proc 18 83–85

12 Bismuth H, Samuel D, Gugenheim J, Castaing D, Berneau J, Rueff B, Benhamou JP (1987) Emergency liver transplantation for fulminant hepatitis Ann Intern Med 107 337

13 Bockle F (1984) Ethische Aspekte der Organspende und -transplantation Entscheidung zwischen Pflicht und Pietat perimed, Erlangen (der arzt im krankenhaus und im gesundheitswesen, monatsschrift des marburger bundes, S 21–26)

14 Boeckx W, Sobis H, Lacquet A et al (1975) Prolongation of allogenic heart graft survival in the rat after implantation on portal vein Transplantation 19 145

15 Bowyer BA, Fleming CR, Ludwig BA et al (1985) Does long-term parenteral nutrition in adult patients cause chronic liver disease? JPEN 9 11

16 Brattstrom C, Tydén G, Malmborg AS, Lundgren G, Ost L, Groth CG (1987) Studies of the exocrine secretion of segmental pancreas grafts with special reference to the diagnosis of rejection and to the penetration of drugs into the pancreatic juice Transplant Proc 19 2332

17 Brolsch CE, Neuhaus P, Burdelski M, Bernsau U, Pichlmayr R (1980) Orthotope Transplantation von Lebersegmenten bei Kleinkindern mit Gallengangsatresien Langenbecks Arch Chir [Suppl] 105–109

18 Bundesarztekammer (1986) Stellungnahme des Wissenschaftlichen Beirates Kriterien des Hirntodes Dtsch Arztebl 43 2940

19 Burdelski M, Schmidt K, Hoyer PF, Galaske R, Brodehl J, Pichlmayr R (1986) Indications for liver transplantation in pediatric patients Transplant Proc 18 89–91

20 Burdelski M, Schmidt K, Hoyer PF, Bernsau U, Galaske R, Brodehl J, Ringe B, Lauchart W, Wonigeit K, Pichlmayr R (1987) Liver transplantation in children The Hannover experience Transplant Proc 19 3277

21 Busuttil RW, Memsic LDF, Quinonen-Baldrich W, Hiatt JR, Ramming KR (1986) Liver transplantation at UCLA Am J Surg 152 75–80

22 Calne RY (1982) Liver transplantation for liver cancer World J Surg 6 76–80

23 Calne R, Brons JGM (1985) Observations on paratopic segmental pancreas grafting with splenic venous drainage Transplant Proc 17 340

24 Calne RY, Williams R, Rolles K (1986) Liver transplantation in the adult World J Surg 10 422–431

25 Corman JL, Putnam CW, Iwatsuki S, Redeker AG, Porter KA, Peters RL, Schroter G, Starzl TE (1979) Liver allograft Its use in chronic active hepatitis with macronodular cirrhosis, hepatitis B surface antigen Arch Surg 114 75–78

26 Craddock GN, Nordgren SR, Reznick RK et al (1983) Small bowel transplantation in the dog using cyclosporine Transplantation 35 284

27 Deierhoi MH, Sollinger HW, Bozdech MJ, Belzer FO (1986) Lethal graft versus host disease in a recipient of a pancreas-spleen transplant Transplantation 41 544

28 Deltz E, Muller-Hermelink HK, Ulrichs K et al (1981) Development of graft-vs-host reaction in various target organs after small bowel intestine transplantation Transplant Proc 13 1215

29 Diliz-Perez HS, McClure J, Bedetti C et al (1984) Successful small bowel allotransplantation in dogs with cyclosporine and prednisone Transplantation 37 126

30 Dubernard JM, Traeger J, Neyra P, Touraine JL, Traudiant D, Blanc-Brunat N (1978) A new method of preparation of segmental pancreatic grafts for transplantation Trials in dogs and in man Surgery 84 633

31 Florack G, Sutherland DER, Heise J, Najarian JS (1987) Successful preservation of human pancreas grafts for 28 hours Transplant Proc 19 3882

32 Fortner JG, Sichuk G, Stephen D et al (1972) Immunological response to an intestinal allograft with HLA-identical donor-recipient Transplantation 14 531

33 Goott B, Lillehei RC, Miller FA (1960) Mesenteric lymphatic regeneration after autografts of small bowel in dogs Surgery 48 571

34 Grosfeld JL, Rescorla FJ, West KW (1986) Short bowel syndrome in infancy and childhood Analysis of survival in 60 patients Am J Surg 151 41

35 Groth CG, Tydén G, Lundgren G et al (1984) Segmental pancreatic transplantation with enteric exocrine diversion World J Surg 8 257

36 Gubernatis G, Pichlmayr R (1988) Eine sichere und rasche Technik der Spendernephrektomie Chirurg 59 491–495

37 Gubernatis G, Abendroth D, Haverich A, Bunzendahl H, Illner WD, Meyer HJ, Land W, Pichlmayr R (1988) Technik der Mehrorganentnahme Chirurg 59 461–468

38 Hatcher PA, Deaton DH, Bollinger RR (1984) Transplantation of the entire small intestine in inbred rats using cyclosporine Surg Forum 35 385

39 Iwasaki Y, Okamura T, Ozaki A, Todoroki T, Takase Y, Ohara K, Nishimura A, Otsu H (1986) Surgical treatment for carcinoma at the confluence of the major hepatic ducts Surg Gynecol Obstet 162.457

40 Iwatsuki S, Gordon RD, Shaw BW, Starzl TE (1985) Role of liver transplantation in cancer therapy Ann Surg 202 401

41 Iwatsuki S, Esquivel CO, Gordon RD, Shaw BW, Starzl TE, Shade RR, Van Thiel DH (1985) Liver transplantation for fulminant hepatic failure Semin Liver Dis 5 325–328

42 Jeejeebhoy DN, Langer S, Tsallas G et al (1976) Total parenteral nutrition at home Studies in patients surviving four months to 5 years Gastroenterology 71 943

43 Jenkins RL (1986) The Boston center for liver transplantation Arch Surg 121 424–430

44 Kelly WD, Lillehei RC, Merkel FK, Idezuki Y, Goetz FC (1967) Allotransplantation of the pancreas and duodenum along with the kidney in diabetic nephropathy Surgery 61 827

45 Kirkman RL, Lear PA, Madara JL, Tilney NL (1984) Small intestine transplantation in the rat – immunology and function Surgery 96 280

46 Kocandrle V, Houttuin HE, Prohaska JV (1966) Regeneration of the lymphatics after autotransplantation and homotransplantation of the entire small intestine Surg Gynecol Obstet 122 587

47 Koltun WA, Madara JL, Smith RJ, Kirkman RL (1987) Metabolic aspects of small bowel transplantation in inbred rats J Surg Res 42 341

48 Kort WJ, Westbroeck DL, MacDicken I et al (1973) Orthotopic total small bowel transplantation in the rat Eur Surg Res 5 81

49 Krom RAF (1986) Liver transplantation at the Mayo Clinic Mayo Clin Proc 61 278–282

50 Lauchart W, Muller R, Pichlmayr R (1987) Immunoprophylaxis of hepatitis B virus reinfection in recipients of human liver allograft Transplant Proc 19 2387–2389

51 Lee KKW, Schraut WH (1985) In vitro allograft irradiation prevents graft versus host disease in small-bowel transplantation J Surg Res 38 364

52 Lee KKW, Schraut WH (1986) Structure and function of orthotopic small-bowell allografts in rats with cyclosporin A Am J Surg 151 55

53 Tsujinaka Y, Moynihan HL, Schraut WH (1987) Successful prolonged preservation of small bowel grafts using a modified extracellular fluid perfusate Eur Surg Res 19(1) 76

54 Lillehei RC, Goott B, Miller FA (1959) The physiological response of the small bowel of the dog to ischemia including prolonged in vitro preservation of the bowel with successful replacement and survival Ann Surg 150 543

55 Lundgren G, Albrechtsen D, Flatmark A et al (1986) HLA-matching and pretransplant blood transfusions in cadaveric renal transplantation – a changing picture with Cyclosporin Lancet II 66

56 Makowka L, Gordon RD, Todo S, Ohkohchi N, Marsh JW, Tzakis AG, Yokoi H, Ligush J, Esquivel CO, Satake M, Iwatsuki S, Starzl TE (1987) Analysis of donor criteria for the prediction of outcome in clinical liver transplantation Transplant Proc 19 2378–2382

57 Manax WG, Bloch JH, Eyal Z, Lillehei RC (1965) Experimental preservation of the small bowel Am J Surg 109 26

58 Margreiter R, Huber C, Wiederwieser D, Gratwohl A, Frommhold H, Schonitzer D (1985) Combined bone marrow and liver transplantation with total body irradiation and high-dose cyclophosphamide in the treatment of metastatic liver disease Transplant Proc 17 296

59 Marsh JW, Iwatsuki S, Makowka L, Esquivel CO, Gordon RD, Todo S, Tzakis A, Miller C, Van Thiel D, Starzl TE (1988) Orthotopic liver transplantation for primary sclerosing cholangitis Ann Surg 207 21–25

60 Merimee TJ, Zapf J, Froesch ER (1983) Insulin-like growth factors Studies in diabetics with and without retinopathy N Engl J Med 309 527

61 Monchik GJ, Russell PS (1971) Transplantation of small bowel in the rat Technical and immunological considerations Surgery 70 693

62 Muller R, Lauchart W, Farle M, Klein H, Niehoff G, Pichlmayr R (1988) Simultaneous passive-active immunization to prevent HBV-reinfection in HBsAG positive liver transplant recipients Liss, New York (in press)

63 National Institutes of Health (1984) Liver transplantation Consensus Development Conference June 20 – 23 1983 Hepatology 4 107S–110S

64 Neuberger JM, Portmann B, MacDougall BRD, Calne RY, Williams R (1982) Recurrence of primary biliary cirrhosis after liver transplantation N Engl J Med 306 1–4

65 Nordgren S, Cohen Z (1986) Intestinal transplantation surgical techniques in animals and man In Deltz E, Thiede A, Hamelmann H (eds) Small bowel transplantation Experimental and clinical fundamentals Springer, Berlin Heidelberg New York Tokyo, pp 172–181

66 Nordgren S, Cohen Z, Mackenzie R et al (1984) Functional monitors of rejection in small intestinal transplants Am J Surg 147 152

67 Okumura M, Fujimara I, Ferrari AA et al (1969) Transplante del intestino delgrado, apresentacao de um caso Rev Hosp Clin Fac Med Sao Paulo 24 39

68 Olivier CL, Rettori R, Olivier CH et al (1969) Homotransplantation orthotopique de l'intestin grêle et des colóns dróit et transverse chez l'homme J Chir (Paris) 98 323

69 Olivier CL, Rettori R, Olivier CH, Camilieri JP (1972) Interruption of the lymphatic vessels and its consequences in total homotransplantation of the small intestine and right side of the colon in man Lymphology 5 24

70 Opelz G for the Collaborative Transplant Study (1987) Effect of HLA matching in 10,000 Cyclosporine-treated cadaver kidney transplants Transplant Proc 19 641

71 Otte JB, de Ville de Goyet J, de Hemptinne B, Kestens PJ, Moulin D, Carlier MA, Claus D, Rahier J, Buts JP (1987) Liver transplantation in children Report of 2 1/2 years' experience at the University of Louvain Medical School in Brussels Transplant Proc 19 3289

72 Pichlmayr R (1981) Transplantationschirurgie Springer, Berlin Heidelberg New York

73 Pichlmayr R (1988) Is there a place for liver grafting for malignancy? Transplant Proc 20 478

74 Pichlmayr R (1988) Derzeitige Indikationen zur Nieren-, Pankreas- und Lebertransplantation Chirurg 59 454–458

75 Pichlmayr R, Lehr L, Ziegler H (1983) Resektion hilusnaher Gallengangscarcinome statt palliativer Gallenwegsdrainage Langenbecks Arch Chir 359 275–238

76 Pichlmayr R, Ringe B, Lauchart W, Wonigeit K (1987) Liver transplantation Transplant Proc 19 103–112

77 Pichlmayr R, Muller R, Schmidt FW, Brunner G, Burdelski M (1987) Die Lebertransplantation – Aktueller Stand und Indikation Internist 28 1–7

78 Pichlmayr R, Ringe B, Lauchart W, Bechstein WO, Gubernatis G, Wagner E (1987) Radical resection and liver grafting as the two main components of surgical strategy in the treatment of proximal bile duct cancer World J Surg 12 68–77

79 Pichlmayr R, Ringe B, Burdelski M, Lauchart W, Schmidt E (1987) Lebertransplantation bei Stoffwechselerkrankungen Z Gastroenterol 22 57–60

80 Pichlmayr R, Ringe B, Gubernatis G, Hauss J, Bunzendahl H (1988) Transplantation einer Spenderleber auf zwei Empfanger (Splitting-Transplantation) – Eine neue Methode in der Weiterentwicklung der Lebersegmenttransplantation Langenbecks Arch Chir 373 127–130

81 Pichlmayr R, Bretschneider HJ, Kirchner E, Ringe B, Lamesch P, Gubernatis G, Hauss J, Niehaus KJ, Kaukemuller J (1988) Ex situ-Operation an der Leber Eine neue Moglichkeit in der Leberchirurgie Langenbecks Arch Chir 373 122

82 Pritchard TJ, Kirkman RL (1985) Small bowel transplantation World J Surg 9 860

83 Raju S, Didlake RH, Cayirli M et al (1984) Experimental small bowel transplantation utilizing cyclosporine Transplantation 38 561

84 Rakela J, Kurtz SB, McCarthy JT, Ludwig J, Ascher NL, Bloomer JR, Claus PL (1986) Fulminant Wilson's disease treated with postdilution hemofiltration and orthotopic liver transplantation Gastroenterology 90 2004–2007

85 Reznick RK, Craddock GN, Langer B et al (1982) Structure and function of small bowel allografts in the dog Immunosuppression with cyclosporin A Can J Surg 25 51

86 Ricour C, Revillon Y, Arnaud-Battandier F et al (1983) Successful small bowel allografts in piglets using cyclosporine Transplant Proc 15 3019

87 Ringe B, Neuhaus P, Pichlmayr R, Heigel B (1985) Aims and practical application of a multi organ procurement protocol Langenbecks Arch Chir 365 47–55

88 Ringe B, Pichlmayr R, Burdelski M (1988) A new technique of hepatic vein reconstruction in partial liver transplantation Transplant Int 1 30

89 Rosemurgy AS, Schraut WH (1986) Small-bowel allografts Sequence of histologic changes in acute and chronic rejection Am J Surg 151 470

90 Rosenbloom AL, Silverstein JH, Lezotte DC, Richardson K, McCallum M (1981) Limited joint mobility in childhood diabetes mellitus indicates increased risk for microvascular disease N Engl J Med 305 191

91 Sakai A (1970) Role of the liver in kidney allograft rejection in the rat Transplantation 9 333

92 Scharschmidt BF (1986) Human liver transplantation An analysis of 819 patients from 4 centers Churchill Livingstone, Edinburgh (Recent Advances in Hepatology)

93 Schiller WR, Suriyapa C, Mutcheler JHW et al (1973) Motility changes associated with canine intestinal allografting J Surg Res 15 379

94 Schraut WH, Lee KKW (1986) Procurement of intestinal allografts from living related and from cadaver donors In Deltz E, Thiede A, Hamelmann H (eds) Small bowel transplantation Experimental and clinical fundamentals Springer, Berlin Heidelberg New York Tokyo, pp 203–210

95 Schraut WH, Lee KKW (1986) Intestinal preservation of small bowel grafts by vascular washout and cold hypothermic storage In Deltz E, Thiede A, Hamelmann H (eds) Small bowel transplantation Experimental and clinical fundamentals Springer, Berlin Heidelberg New York Tokyo, pp 65–73

96 Schraut WH, Rosemurgy AS, Riddell RM (1983) Prolongation of intestinal allograft survival without immunosuppressive drug therapy J Surg Res 34 597

97 Schraut WH, Abraham VS, Lee KKW (1985) Portal versus systemic venous drainage of small-bowel allografts Surgery 98 579

98 Schraut WH, Abraham VS, Lee KKW (1986) Portal versus caval venous drainage of small bowel allografts Technical and metabolic consequences Surgery 99 193

99 Schraut WH, Lee KKW, Dawson PJ, Hurst RD (1986) Pathologic changes associated with graft-versus-host disease induced by small-bowel allografts Transplantation 41 286

100 Schraut WH, Lee KKW, Sitrin M (1987) Recipient growth and nutritional status following transplantation of segmental small-bowel allografts J Surg Res 43 1

101 Schreiber HL (1983) Voruberlegungen fur ein kunftiges Transplantationsgesetz In Kohlmann G (Hrsg) Festschrift fur Ulrich Klug Deubner, Koln, S 341

102 Selligman JU, Basi SS, Dietel M et al (1984) Metabolic bone disease in a patient on long-term parenteral nutrition A case report and review of the literature JPEN 8 722

103 Sollinger HW, Kalayoglu M, Hoffman RM, Belzer FO (1985) Results of segmental and pancreaticosplenic transplantation with pancreaticocystostomy Transplant Proc 17 360

104 Starzl TE, Iwatsuki S, Shaw BW, Gordon RD, Esquivel CO (1986) Liver transplantation in the ciclosporin era Prog Allergy 38 366–394

105 Starzl TE, Miller C, Broznick B, Makowka L (1987) An improved technique for multiple organ harvesting Surg Gynecol Obstet 165 343

106 Steiger E, Srp F (1983) Morbidity and mortality related to home parenteral nutrition in patients with gut failure Am J Surg 145 102

107 Steiner E, Klima G, Niederwieser D, Konigsrainer A, Herold M, Margreiter R (1987) Monitoring of the pancreatic allograft by analysis of exocrine secretion Transplant Proc 19 2336

108 Sutherland DER, Moudry KC (1987) Clinical pancreas and islet transplantation Transplant Proc 19 113

109 Sutherland DER, Chinn PL, Elick BA, Najarian JS (1984) Maximization of islet mass in pancreas grafts by near total or total whole organ excision without the duodenum from cadaver donors Transplant Proc 16 115

110 Toledo-Pereyra LH, Najarian JS (1973) Small bowel preservation – comparison of perfusion and nonperfusion systems Arch Surg 107 875

111 Williams PW (1894) Notes on diabetes treated with extract and by grafts of sheep pancreas Br Med J II 1303

112 Williams R, Gimson AES (1984) An assessment of orthotopic liver transplantation in acute liver failure Hepatology 4 22S–24S

113 Wolf E, Spencer KM, Cudworth AG (1983) The genetic susceptibility to type I (Insulin-dependent) diabetes Analysis of the HLA-DR association Diabetologia 24 224

114 Wolfslast G (1982) Transplantation ohne Gesetz? Zur rechtlichen Situation der Organspende NMW 124 105

115 Wolfslast G (1984) Rechtsfragen der Organtransplantation Gesetzliche Regelung ware wunschenswert perimed, Erlangen (der arzt im krankenhaus und im gesundheitswesen, monatsschrift des marburger bundes, S 9–13)

116 Wolfslast G, Schreiber HL (1985) Rechtsfragen der Transplantation In Dietrich E (Hrsg) Organspende – Organtransplantation Indikation – Technik – Resultate Schulz, Starnberg, S 33

117 Zitelli B Jr, Malatack JJ, Gartner JC Jr, Shaw BW Jr, Iwatsuki S, Starzl TE (1983) Orthotopic liver transplantation in children with hepatic-based metabolic disease Transplant Proc 15 1284–1287